Der Saunaführer

Franken & Oberpfalz

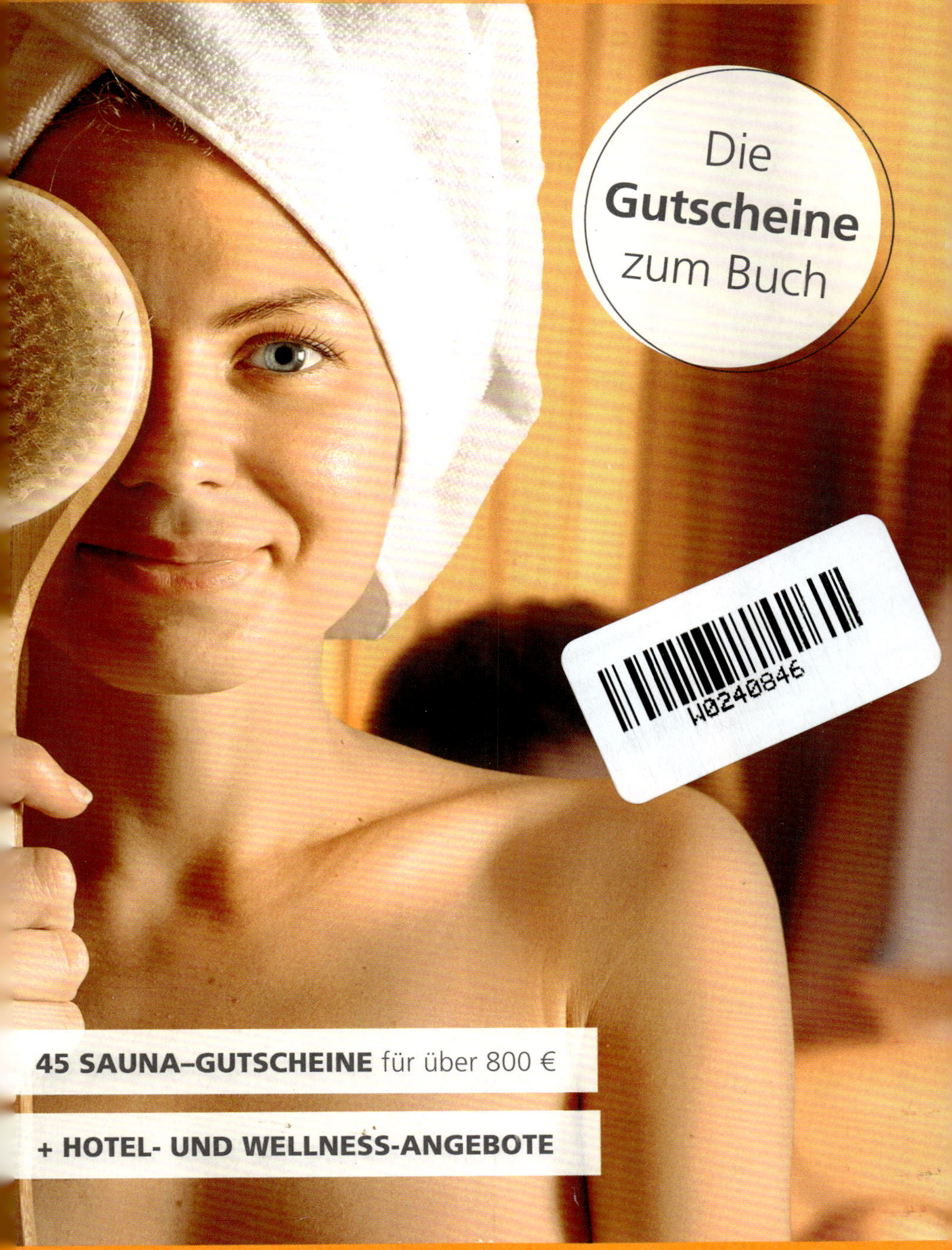

Die **Gutscheine** zum Buch

45 SAUNA–GUTSCHEINE für über 800 €

+ HOTEL- UND WELLNESS-ANGEBOTE

SAUNEN & BÄDER GENIESSEN – Gutscheine gültig bis einschließlich 1.1.2024

Regeln zur Nutzung des Buches

So kannst du deinen Saunabesuch von Anfang an genießen.

VOR DEINEM BESUCH

Informiere dich bitte vor der Fahrt in die Sauna auf der jeweiligen Homepage aktuell über Preise, Öffnungszeiten etc. Natürlich kann sich während der Laufzeit der Gutscheine hier etwas verändern – u. a. sind Betreiberwechsel oder Schließungen möglich. Für den möglichen Entfall des Gutscheins können wir keine Haftung übernehmen. Außerdem könnten sich, trotz aller Sorgfalt, Fehler bei den Öffnungszeiten oder Preisen eingeschlichen haben. Informiere uns bitte bei Änderungen.

EINLÖSUNG

Die Gutscheine sind nur gültig, wenn du dieses Heft an der Kasse vorlegst und der Gutschein vom Personal herausgetrennt wird. Bereits herausgetrennte und wieder eingeklebte Gutscheine müssen nicht mehr angenommen werden.

EINSCHRÄNKUNGEN

Die Art des Gutscheins wird von den Betreibern festgelegt. Bitte lies vor deinem Besuch den auf dem Gutschein formulierten Text, damit es an den Kassen nicht zu Missverständnissen kommt.

Achte bitte auch darauf, ob der Gutschein die Nutzung einer evtl. vorhandenen Badelandschaft mit einschließt oder es Sonderregelungengibt, z.B. bei evtl. Terminen und Events bei denen der Gutschein aus dem Saunaführer nicht eingelöst werden kann, gibt.

ZEITTARIFE

Erkundige dich bitte vor deinem Besuch bei der Sauna, ob du durch Zuzahlung einen höheren Tarif erhalten kannst (z.B. von einer 4-Std.-Karte auf eine Tageskarte).

ALLGEMEIN

Für alle Gutscheine gilt: Eine Barauszahlung des Gutscheines ist ausgeschlossen. Speisen und Getränke sowie andere kostenpflichtige Zusatzleistungen sind nicht Bestandteil des Gutscheines. Für alle Anlagen ist die eigene Haus- und die aktuelle Badeordnung bindend. Die Gutscheine sind nicht mit anderen Rabatten kombinierbar.

GUTSCHEINKATEGORIEN

Saunagutscheine | Thermengutscheine | Hotel- & Wellnessgutscheine

In allen Gutscheinkategorien gibt es verschiedene Varianten (1-Personen-/ Partner-/ Vario-Gutschein). Vario-Gutscheine sind immer auch für Einzelpersonen nutzbar.

Es kann aufgrund der allgemeinen Hygienebestimmungen zu Verzögerungen und Begrenzungen der Besucherzahlen beim Einlass kommen. Bitte habe dafür Verständnis und achte auf die Hygienekonzepte der jeweiligen Betreiber. Mehr Informationen hierzu auch im Buch.

Aktuelle Situation

Diese Regeln sind für alle Gutscheine im Heft bindend.

PARTNER-GUTSCHEIN

Bade- und Saunalandschaft, Bad Brambach

Beim Kauf einer Tageskarte ist die gleiche Karte für die 2. Person gratis.

- Ist nur zu zweit einlösbar

GUTSCHEIN

Bade- und Saunalandschaft
Badstraße 47
D-06648
Bad Brambach
037438 88111

Gültig bis 1.1.2024

VARIO-GUTSCHEIN

Thüringens Terrassentherme, Bad Colberg

Sie sparen 50% beim Kauf einer Tageskarte. Oder Sie erscheinen in Begleitung und erhalten beim Kauf einer Tageskarte, die gleiche Karte gratis für die 2. Person.

- Gilt für 1 oder 2 Personen

GUTSCHEIN

Thüringens Terrassentherme
Parkallee 1
D-98663
Bad Colberg
03687 1230

Gültig bis 1.1.2024

PARTNER-GUTSCHEIN

Saunawelt, Bad Elster

Beim Kauf einer Tageskarte Saunawelt (inkl. Badelandschaft und Sauna im Albert Bad) ist die gleiche Karte für die 2. Person gratis. Für 5,00 Euro pro Person kann die Soletherme Bad Elster zugebucht werden.

- Ist nur zu zweit einlösbar

GUTSCHEIN

Saunawelt Bad Elster
Badstraße 6
D-08645
Bad Elster
037437 71111

Gültig bis 1.1.2024

1-PERSONEN-GUTSCHEIN

KissSalis Therme, Bad Kissingen

Sie erhalten zum Preis des gültigen 3-Stunden-Saunatarifs eine Tageskarte.

- Gilt für 1 Person

GUTSCHEIN

KissSalis Therme
Heiligenfelder Allee 16
D-97688
Bad Kissingen
0971/12 18 00-0

Gültig bis 1.1.2024

PARTNER-GUTSCHEIN

AQACUR, Bad Kötzting

Beim Kauf einer Tageskarte ist die gleiche Karte für die 2. Person gratis.

- Ist nur zu zweit einlösbar

GUTSCHEIN

AQACUR
Bürgermeister-Seidl-Platz 1
D-93444
Bad Kötzting
09941 9475-0

Gültig bis 1.1.2024

PARTNER-GUTSCHEIN

ARDESIA-Therme, Bad Lobenstein

Beim Kauf einer Tageskarte ist die gleiche Karte für die 2. Person gratis.

- Ist nur zu zweit einlösbar

GUTSCHEIN

ARDESIA-Therme
Parkstraße 8
D-07356
Bad Lobenstein
036651 3939-200

Gültig bis 1.1.2024

4 013258 420670

Notizen:

Die Barauszahlung ist ausgeschlossen.
Region 17.5

Region 17.5

Die Barauszahlung ist ausgeschlossen.

Notizen:

4 013257 420671

Notizen:

Die Barauszahlung ist ausgeschlossen.
Region 17.5

Region 17.5

Die Barauszahlung ist ausgeschlossen.

Notizen:

Region 17.5

Die Barauszahlung ist ausgeschlossen.

Notizen:

Region 17.5

Die Barauszahlung ist ausgeschlossen.

Notizen:

Der Gutschein darf nur vom Personal herausgetrennt werden.

VARIO-GUTSCHEIN

Bulmare, Burglengenfeld

Sie sparen 50% beim Kauf einer Tageskarte. Oder Sie erscheinen in Begleitung und erhalten beim Kauf einer Tageskarte, die gleiche Karte gratis für die 2. Person.

- Gilt für 1 oder 2 Personen

GUTSCHEIN

Bulmare
Im Naabtalpark 44
D-93133
Burglengenfeld
09471 601930

Gültig bis 1.1.2024

PARTNER-GUTSCHEIN

Aquaria, Coburg

Beim Kauf einer Tageskarte ist die gleiche Karte für die 2. Person gratis.

- Ist nur zu zweit einlösbar

GUTSCHEIN

Aquaria
Rosenauer Straße 32
D-96450
Coburg
09561 74916-40

Gültig bis 1.1.2024

PARTNER-GUTSCHEIN

parc vital, Crailsheim

Beim Kauf einer Tageskarte ist die gleiche Karte für die 2. Person gratis.

- Ist nur zu zweit einlösbar

GUTSCHEIN

parc vital
Badwiesen 1
D-74564
Crailsheim
07951 963-400

Gültig bis 1.1.2024

VARIO-GUTSCHEIN

HOUSE OF SPORTS, Eckental

Sie sparen 50% beim Kauf einer Tageskarte inkl. einem Mineraldrink und einer Massage auf unserer Massageliege. Oder Sie erscheinen in Begleitung und erhalten beim Kauf einer Tageskarte inkl. einem Mineraldrink und einer Massage auf unserer Massageliege, die gleiche Karte gratis für die 2. Person. (Wert 29 €).

- Gilt für 1 oder 2 Personen
- Preiserhöhung & evtl. Zuzahlung möglich

GUTSCHEIN

HOUSE OF SPORTS
Orchideenstraße 18
D-90542
Eckental
09126 8887

Gültig bis 1.1.2024

ZUSATZ-GUTSCHEIN

HOUSE OF SPORTS, Eckental

Sie erhalten eine Saunalandschaft-Tageskarte mit einem alkoholfreien Getränk, Massage auf unserer Wassermassageliege und Hyaluron-Anti-Aging Behandlung zum Preis von 89,00 € statt 99,00 €.

- Gilt für 1 Person

GUTSCHEIN

HOUSE OF SPORTS
Orchideenstraße 18
D-90542
Eckental
09126 8887

Gültig bis 1.1.2024

PARTNER-GUTSCHEIN

MainSaunaLand, Eibelstadt

Beim Kauf einer Tageskarte ist die gleiche Karte für die 2. Person gratis.

- Ist nur zu zweit einlösbar

GUTSCHEIN

MainSaunaLand
Am Sportpark 2
D-97246
Eibelstadt
09303 - 98 18 18

Gültig bis 1.1.2024

Region 17.5

Die Barauszahlung ist ausgeschlossen.

Notizen:

Region 17.5

Die Barauszahlung ist ausgeschlossen.

Notizen:

Region 17.5

Die Barauszahlung ist ausgeschlossen.

Notizen:

Region 17.5

Die Barauszahlung ist ausgeschlossen.

Notizen:

Region 17.5

Die Barauszahlung ist ausgeschlossen.

Notizen:

Region 17.5

Die Barauszahlung ist ausgeschlossen.

Notizen:

Der Gutschein darf nur vom Personal herausgetrennt werden.

VARIO-GUTSCHEIN

Königs-Bad, Forchheim

Sie sparen 50% beim Kauf einer Tageskarte. Oder Sie erscheinen in Begleitung und erhalten beim Kauf einer Tageskarte, die gleiche Karte gratis für die 2. Person.

- Gilt für 1 oder 2 Personen

GUTSCHEIN

Königs-Bad
Käsröthe 4
D-91301
Forchheim
09191 34156-60

Gültig bis 1.1.2024

PARTNER-GUTSCHEIN

Hotel Strohofer, Geiselwind

Beim Kauf einer Tageskarte ist die gleiche Karte für die 2. Person gratis.

- Ist nur zu zweit einlösbar

GUTSCHEIN

Hotel Strohofer
Scheinfelder Str. 21
D-96160
Geiselwind
09556 18600

Gültig bis 1.1.2024

PARTNER-GUTSCHEIN

Freizeitbad Juramare, Gunzenhausen

Beim Kauf einer Sauna- oder Kombi-Tageskarte ist die gleiche Karte für die 2 Person gratis.

- Ist nur zu zweit einlösbar

GUTSCHEIN

Freizeitbad Juramare
Bahnhofplatz 16
D-91710
Gunzenhausen
09831 8004-800

Gültig bis 1.1.2024

VARIO-GUTSCHEIN

Saaletalbad, Hammelburg

Sie sparen 50% beim Kauf einer Tageskarte. Oder Sie erscheinen in Begleitung und erhalten beim Kauf einer Tageskarte, die gleiche Karte gratis für die 2. Person.

- Gilt für 1 oder 2 Personen

GUTSCHEIN

Saaletalbad
Am Sportzentrum 8
D-97762
Hammelburg
09732 902-250

Gültig bis 1.1.2024

VARIO-GUTSCHEIN

Balance Fitness, Herzogenaurach

Sie sparen 50% beim Kauf einer Tageskarte. Oder Sie erscheinen in Begleitung und erhalten beim Kauf einer Tageskarte, die gleiche Karte gratis für die 2. Person.

- Gilt für 1 oder 2 Personen

GUTSCHEIN

Balance Fitness
Beethovenstr. 6
D-91074
Herzogenaurach
09132 60312

Gültig bis 1.1.2024

VARIO-GUTSCHEIN

Freizeitbad Atlantis, Herzogenaurach

Sie sparen 50% beim Kauf einer Tageskarte. Oder Sie erscheinen in Begleitung und erhalten beim Kauf einer Tageskarte, die gleiche Karte gratis für die 2. Person.

- Gilt für 1 oder 2 Personen

GUTSCHEIN

Freizeitbad Atlantis
Würzburger Str. 35
D-91074
Herzogenaurach
09132 9047-00

Gültig bis 1.1.2024

Region 17.5

Die Barauszahlung ist ausgeschlossen.

Notizen:

Region 17.5

Die Barauszahlung ist ausgeschlossen.

Notizen:

Region 17.5

Die Barauszahlung ist ausgeschlossen.

Notizen:

Region 17.5

Die Barauszahlung ist ausgeschlossen.

Notizen:

Region 17.5

Die Barauszahlung ist ausgeschlossen.

Notizen:

Region 17.5

Die Barauszahlung ist ausgeschlossen.

Notizen:

Der Gutschein darf nur vom Personal herausgetrennt werden.

VARIO-GUTSCHEIN

Ulsterwelle, Hilders

Sie sparen 50% beim Kauf einer Tageskarte. Oder Sie erscheinen in Begleitung und erhalten beim Kauf einer Tageskarte, die gleiche Karte gratis für die 2. Person.

- Gilt für 1 oder 2 Personen

GUTSCHEIN

Ulsterwelle
Heideweg 17
D-36115
Hilders
06681 917278

Gültig bis 1.1.2024

PARTNER-GUTSCHEIN

FrankenLagune, Hirschaid

Beim Kauf einer Tageskarte ist die gleiche Karte für die 2. Person gratis.

- Ist nur zu zweit einlösbar

GUTSCHEIN

FrankenLagune
WELLNESS-CENTER
Georg-Kügel-Ring 5
D-96114
Hirschaid

Gültig bis 1.1.2024

PARTNER-GUTSCHEIN

HofSauna, Hof

Beim Kauf einer Tageskarte ist die gleiche Karte für die 2. Person gratis.

- Ist nur zu zweit einlösbar
- Einzulösen nur an der HofBad-Kasse

GUTSCHEIN

HofSauna
Oberer Anger 4
D-95028
Hof
09281 812440

Gültig bis 1.1.2024

PARTNER-GUTSCHEIN

WONNEMAR, Marktheidenfeld

Beim Kauf einer Tageskarte ist die gleiche Karte für die 2. Person gratis.

- Ist nur zu zweit einlösbar
- Die Vorlage von zwei Gutscheinen ist nicht gestattet, der Eine kann nicht die Begleitperson des Anderen sein
- Der Gutschein darf nur vom Personal herausgetrennt werden

GUTSCHEIN

WONNEMAR
Am Maradies 8
D-97828
Marktheidenfeld

Gültig bis 1.1.2024

VARIO-GUTSCHEIN

Freizeitzentrum »Rohrer Stirn«, Meiningen

Sie sparen 50% beim Kauf einer Tageskarte. Oder Sie erscheinen in Begleitung und erhalten beim Kauf einer Tageskarte, die gleiche Karte gratis für die 2. Person.

- Gilt für 1 oder 2 Personen

GUTSCHEIN

Freizeitzentrum
»Rohrer Stirn«
Rohrer Stirn
D-98617
Meiningen
03693 484-400

Gültig bis 1.1.2024

PARTNER-GUTSCHEIN

Therme Obernsees, Mistelgau/Obernsees

Beim Kauf einer Tageskarte »Thermalbad inkl. Saunaeintritt« ist die gleiche Karte für die 2. Person gratis.

- Ist nur zu zweit einlösbar

GUTSCHEIN

Therme Obernsees
An der Therme 1
D-95490
Mistelgau/Obernsees
09206 99300-0

Gültig bis 1.1.2024

Region 17.5

Die Barauszahlung ist ausgeschlossen.

Notizen:

Region 17.5

Die Barauszahlung ist ausgeschlossen.

Notizen:

Region 17.5

Die Barauszahlung ist ausgeschlossen.

Notizen:

Region 17.5

Die Barauszahlung ist ausgeschlossen.

Notizen:

Region 17.5

Die Barauszahlung ist ausgeschlossen.

Notizen:

Region 17.5

Die Barauszahlung ist ausgeschlossen.

Notizen:

Der Gutschein darf nur vom Personal herausgetrennt werden.

PARTNER-GUTSCHEIN

Badeland, Münchberg

Beim Kauf einer Tageskarte (im Sommer inkl. Freibad) ist die gleiche Karte für die 2. Person gratis.

- Ist nur zu zweit einlösbar

GUTSCHEIN

Badeland
Schützenstr. 26
D-95213
Münchberg
09251 1233

Gültig bis 1.1.2024

PARTNER-GUTSCHEIN

Katzwangbad, Nürnberg

Beim Kauf einer Tageskarte ist die gleiche Karte für die 2. Person gratis.

- Ist nur zu zweit einlösbar

GUTSCHEIN

Katzwangbad
Katzwanger
Hauptstraße 21
D-90453
Nürnberg
09122 76611

Gültig bis 1.1.2024

PARTNER-GUTSCHEIN

Südstadtbad, Nürnberg

Beim Kauf einer Tageskarte ist die gleiche Karte für die 2. Person gratis.

- Ist nur zu zweit einlösbar

GUTSCHEIN

Südstadtbad
Allersberger Str. 120
D-90461
Nürnberg
0911 231-14164

Gültig bis 1.1.2024

PARTNER-GUTSCHEIN

Langwasserbad, Nürnberg

Beim Kauf einer Tageskarte ist die gleiche Karte für die 2. Person gratis.

- Ist nur zu zweit einlösbar

GUTSCHEIN

Langwasserbad
Breslauer Straße 251
D-90471
Nürnberg
0911 231-10900

Gültig bis 1.1.2024

PARTNER-GUTSCHEIN

CabrioSol, Pegnitz

Beim Kauf einer Tageskarte Sauna ist die gleiche Karte für die 2. Person gratis.

- Ist nur zu zweit einlösbar

GUTSCHEIN

CabrioSol
Badstraße 4
D-91257
Pegnitz
09241 489080

Gültig bis 1.1.2024

PARTNER-GUTSCHEIN

Stadtbad Plauen, Plauen

Beim Kauf einer Tageskarte ist die gleiche Karte für die 2. Person gratis.

- Ist nur zu zweit einlösbar

GUTSCHEIN

Stadtbad Plauen
Hofer Straße 2
D-08527
Plauen
03741 281587-0

Gültig bis 1.1.2024

Region 17.5

Die Barauszahlung ist ausgeschlossen.

Notizen:

Region 17.5

Die Barauszahlung ist ausgeschlossen.

Notizen:

Region 17.5

Die Barauszahlung ist ausgeschlossen.

Notizen:

Region 17.5

Die Barauszahlung ist ausgeschlossen.

Notizen:

Region 17.5

Die Barauszahlung ist ausgeschlossen.

Notizen:

Region 17.5

Die Barauszahlung ist ausgeschlossen.

Notizen:

Der Gutschein darf nur vom Personal herausgetrennt werden.

VARIO-GUTSCHEIN

Freizeit- und Erlebnisbad Juramar, Pottenstein

Sie sparen 50% beim Kauf einer Tageskarte. Oder Sie erscheinen in Begleitung und erhalten beim Kauf einer Tageskarte, die gleiche Karte gratis für die 2. Person.

- Gilt für 1 oder 2 Personen

GUTSCHEIN

Freizeit- und Erlebnisbad Juramar
Am Kurzentrum 4
D-91278
Pottenstein
09243 903166

Gültig bis 1.1.2024

PARTNER-GUTSCHEIN

SAALEMAXX, Rudolstadt

Beim Kauf einer Tageskarte ist die gleiche Karte für die 2. Person gratis.

- Ist nur zu zweit einlösbar

GUTSCHEIN

SAALEMAXX
Hugo-Trinckler-Str. 6
D-07407
Rudolstadt
03672 3145-0

Gültig bis 1.1.2024

PARTNER-GUTSCHEIN

Saunapark im Schenkenseebad, Schwäbisch Hall

Beim Kauf einer Tageskarte ist die gleiche Karte für die 2. Person gratis.

- Ist nur zu zweit einlösbar

GUTSCHEIN

Saunapark im Schenkenseebad
Schenkenseestraße 76
D-74523
Schwäbisch Hall
0791-401281

Gültig bis 1.1.2024

PARTNER-GUTSCHEIN

SILVANA, Schweinfurt

Beim Kauf einer Tageskarte ist die gleiche Karte für die 2. Person gratis.

- Ist nur zu zweit einlösbar

GUTSCHEIN

SILVANA
An den
Unteren Eichen 1
D-97422
Schweinfurt
09721 931-399

Gültig bis 1.1.2024

VARIO-GUTSCHEIN

SonneBad, Sonneberg

Sie sparen 50% beim Kauf einer Tageskarte. Oder Sie erscheinen in Begleitung und erhalten beim Kauf einer Tageskarte, die gleiche Karte gratis für die 2. Person.

- Gilt für 1 oder 2 Personen

GUTSCHEIN

SonneBad
Wiesenstraße 18
D-96515
Sonneberg
03675 40 66 660

Gültig bis 1.1.2024

VARIO-GUTSCHEIN

Erlebnisbad Steinwiesen, Steinwiesen

Sie sparen 50% beim Kauf einer Tageskarte. Oder Sie erscheinen in Begleitung und erhalten beim Kauf einer Tageskarte, die gleiche Karte gratis für die 2. Person.

- Gilt für 1 oder 2 Personen

GUTSCHEIN

Erlebnisbad Steinwiesen
Mühlwiesen 1
D-96349
Steinwiesen
09262 1277

Gültig bis 1.1.2024

Region 17.5

Die Barauszahlung ist ausgeschlossen.

Notizen:

Region 17.5

Die Barauszahlung ist ausgeschlossen.

Notizen:

Region 17.5

Die Barauszahlung ist ausgeschlossen.

Notizen:

Region 17.5

Die Barauszahlung ist ausgeschlossen.

Notizen:

Region 17.5

Die Barauszahlung ist ausgeschlossen.

Notizen:

Region 17.5

Die Barauszahlung ist ausgeschlossen.

Notizen:

Der Gutschein darf nur vom Personal herausgetrennt werden.

VARIO-GUTSCHEIN

Altmühltherme Treuchtlingen, Treuchtlingen

Sie sparen 50% beim Kauf einer Tageskarte. Oder Sie erscheinen in Begleitung und erhalten beim Kauf einer Tageskarte, die gleiche Karte gratis für die 2. Person.

- Gilt für 1 oder 2 Personen

VARIO-GUTSCHEIN

Physiotherapie Werntal, Werneck

Sie sparen 50% beim Kauf einer Tageskarte. Oder Sie erscheinen in Begleitung und erhalten beim Kauf einer Tageskarte, die gleiche Karte gratis für die 2. Person.

- Gilt für 1 oder 2 Personen

GUTSCHEIN

Physiotherapie Werntal
Bühlweg 3a
D-97440
Werneck
09722 944070

Gültig bis 1.1.2024

VARIO-GUTSCHEIN

WOLFGANG-ADAMI-BAD, Würzburg

Sie sparen 50% beim Kauf einer Tageskarte. Oder Sie erscheinen in Begleitung und erhalten beim Kauf einer Tageskarte, die gleiche Karte gratis für die 2. Person.

- Gilt für 1 oder 2 Personen

GUTSCHEIN

WOLFGANG-ADAMI-BAD
Oberer Bogenweg 1
D-97074
Würzburg
0931 – 7979 5-0

Gültig bis 1.1.2024

PARTNER-GUTSCHEIN

Saunagarten Kist, Würzburg-Kist

Beim Kauf einer Tageskarte erhalten Sie eine Ermäßigung von 6,00 Euro für die 2. Tageskarte.

- Ist nur zu zweit einlösbar

GUTSCHEIN

Saunagarten Kist
Hauptstraße 7
D-97270
Würzburg-Kist
09306 1365

Gültig bis 1.1.2024

PARTNER-GUTSCHEIN

Sibyllenbad, Bad Neualbenreuth

Beim Kauf einer Tageskarte »Badelandschaft« ist die gleiche Karte für die 2. Person gratis.

- Ist nur zu zweit einlösbar

GUTSCHEIN

Sibyllenbad
Kurallee 1
D-95698
Bad Neualbenreuth
09638 933-0

Gültig bis 1.1.2024

PARTNER-GUTSCHEIN

CabrioSol, Pegnitz

Beim Kauf einer Tageskarte Bad ist die gleiche Karte für die 2. Person gratis.

- Ist nur zu zweit einlösbar

GUTSCHEIN

CabrioSol
Badstraße 4
D-91257
Pegnitz
09241 489080

Gültig bis 1.1.2022

Notizen:

Region 17.5

Die Barauszahlung ist ausgeschlossen.

Notizen:

Region 17.5

Die Barauszahlung ist ausgeschlossen.

Notizen:

Region 17.5

Die Barauszahlung ist ausgeschlossen.

Notizen:

Region 17.5

Die Barauszahlung ist ausgeschlossen.

Notizen:

Region 17.5

Die Barauszahlung ist ausgeschlossen.

Notizen:

Der Gutschein darf nur vom Personal herausgetrennt werden.

PARTNER-GUTSCHEIN

Landhaus Beckmann, Kalkar

Sie erhalten für 2 Personen zwei Übernachtungen im Doppelzimmer der Comfort-Kategorie mit Frühstück und mit 2 Stunden »Private Spa« zum Preis von 50%.

- Ist nur zu zweit einlösbar
- Regulärer Preis: ab 334 Euro (Stand: 2/20)
- Reservierungsanfrage unter: info@landhaus-beckmann.de

GUTSCHEIN

Landhaus Beckmann
Römerstraße 1
D-47546
Kalkar
02824 9625 6666

Gültig bis 1.1.2024

PARTNER-GUTSCHEIN

float Center, Regensburg

Sie erhalten ein Einzelticket Paar Float zum Preis eines Einzeltickets Single Float.

- Ist nur zu zweit einlösbar

GUTSCHEIN

float Center
Glockengasse 5
D-93047
Regensburg
0941 58 65 620

Gültig bis 1.1.2024

PARTNER-GUTSCHEIN

AKZENT Aktiv & Vital Hotel Thüringen, Schmalkalden

Sie erhalten 2 Übernachungen inkl. Frühstück für zwei Personen mit den auf der Rückseite angegebenen Leistungen zum Preis von 149 Euro statt 298 Euro.

- Ist nur zu zweit einlösbar

Weitere Hinweise auf der Rückseite!

GUTSCHEIN

AKZENT Aktiv & Vital Hotel Thüringen
Inhaber Marcel Gerber
Notstrasse 33
D-98574
Schmalkalden

Gültig bis 1.1.2022

PARTNER-GUTSCHEIN

float Center, Würzburg

Sie erhalten ein Einzelticket Paarfloat zum Preis eines Einzeltickets Singlefloat.

- Ist nur zu zweit einlösbar

GUTSCHEIN

float Center
Röntgenring 4
D-97070
Würzburg
0931 32955483

Gültig bis 1.1.2024

Region 17.5

Die Barauszahlung ist ausgeschlossen.

Notizen:

Region 17.5

Die Barauszahlung ist ausgeschlossen.

Notizen:

Region 17.5

Die Barauszahlung ist ausgeschlossen.

Leistungen:

- Buchbar auf Anfrage und nach Verfügbarkeit, nicht an Wochenenden & Feiertagen
- 2x Übernachtungen im Vital Doppelzimmer
- 2x Vital-Frühstücksbuffet
- Nutzung der Bade- und Saunalandschaft
- WLAN
- Parkplatz am Hotel

Region 17.5

Die Barauszahlung ist ausgeschlossen.

Notizen:

Der Gutschein darf nur vom Personal herausgetrennt werden.

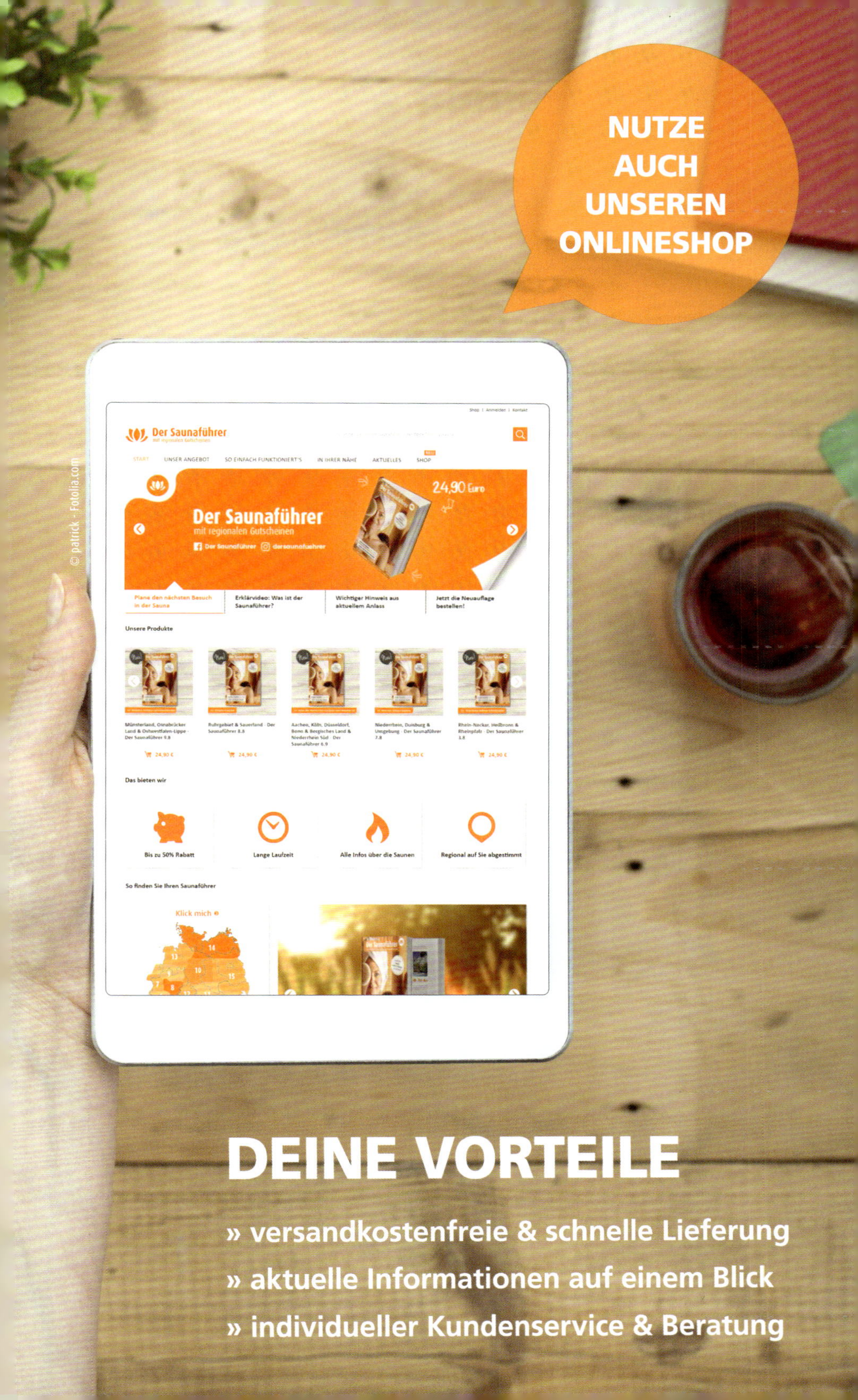
NUTZE AUCH UNSEREN ONLINESHOP
Der Saunaführer
mit regionalen Gutscheinen
START
UNSER ANGEBOT
SO EINFACH FUNKTIONIERT'S
IN IHRER NÄHE
AKTUELLES
SHOP
24,90 Euro
Plane den nächsten Besuch in der Sauna
Erklärvideo: Was ist der Saunaführer?
Wichtiger Hinweis aus aktuellem Anlass
Jetzt die Neuauflage bestellen!
Unsere Produkte
Das bieten wir
Bis zu 50% Rabatt
Lange Laufzeit
Alle Infos über die Saunen
Regional auf Sie abgestimmt
So finden Sie Ihren Saunaführer
Klick mich
© patrick - Fotolia.com
DEINE VORTEILE
» versandkostenfreie & schnelle Lieferung
» aktuelle Informationen auf einem Blick
» individueller Kundenservice & Beratung

NOTIZEN

NOTIZEN

	ORT	ANLAGE	BUCH S.	GUTSCHEIN S.
1	Bad Brambach	Bade- und Saunalandschaft Bad Brambach	36	3
2	Bad Colberg	Thüringens Terrassentherme	40	3
3	Bad Elster	Saunawelt, Bad Elster	44	3
4	Bad Kissingen	KissSalis Therme	50	3
5	Bad Kötzting	AQACUR	56	3
6	Bad Lobenstein	ARDESIA-Therme	62	3
7	Bad Neualbenreuth	Sibyllenbad	68	5
8	Bad Rodach	ThermeNatur	74	5
9	Bad Steben	Therme Bad Steben	80	5 | 17
10	Bad Windsheim	Franken-Therme	88	5
11	Bamberg	Bambados	94	5
12	Bayreuth	LOHENGRIN THERME	100	5
13	Burglengenfeld	Bulmare	106	7
14	Coburg	Aquaria	112	7
15	Crailsheim	parc vital	116	7
16	Eckental - Brand	HOUSE OF SPORTS	120	7
17	Eibelstadt	MainSaunaLand	124	7
18	Forchheim	Königs-Bad	128	9
19	Geiselwind	Hotel Strohofer	132	9
20	Gunzenhausen	Freizeitbad Juramare	136	9
21	Hammelburg	Saaletalbad	140	9
22	Herzogenaurach	Balance Fitness	144	9
23	Herzogenaurach	Freizeitbad Atlantis	146	9
24	Hilders	Ulsterwelle Hilders	150	11
25	Hirschaid	FrankenLagune	154	11
26	Hof	HofSauna	158	11
27	Marktheidenfeld	Wonnemar Marktheidenfeld	162	11
28	Meiningen	Freizeitzentrum »Rohrer Stirn«	166	11
29	Mistelgau Obernsees	Therme Obernsees	170	11
30	Münchberg	Badeland Münchberg	176	13
31	Nürnberg	Katzwangbad	180	13
32	Nürnberg	Südstadtbad	182	13
33	Nürnberg	Langwasserbad	186	13
34	Pegnitz	CabrioSol	190	13 | 17
35	Plauen	Stadtbad Plauen	194	13
36	Pottenstein	Freizeit- und Erlebnisbad Juramar	198	15
37	Rudolstadt	SAALEMAXX	202	15
38	Schwäbisch Hall	Saunapark im Schenkenseebad	208	15
39	Schweinfurt	SILVANA	214	15
40	Sonneberg	SonneBad Sonneberg	218	15
41	Steinwiesen	Erlebnisbad Steinwiesen	222	15
42	Treuchtlingen	Altmühltaltherme Treuchtlingen	226	17
43	Werneck	Physiotherapie Werntal	228	17
44	Würzburg	WOLFGANG-ADAMI-BAD	232	17
45	Würzburg	SAUNAGARTEN - RÖDER THERMEN	236	17

ÜBERREGIONALE **HOTEL- & WELLNESSANLAGEN**

1	Kalkar	Landhaus Beckmann	242	19
2	Regensburg	float Regensburg	246	19
3	Schmalkalden	AKZENT Aktiv & Vital Hotel Thüringen	248	19
4	Würzburg	float Center Würzburg	254	19

Alle **Gutscheine** sind online unter **www.der-saunafuehrer.de** einsehbar

ISBN 978-3-86696-830-1 | 24,90 €

Inhaltsverzeichnis

- **KAPITEL 1:** Eine Übersicht

Vorwort: Was uns am Herzen liegt 4
Karte: Der Saunaführer erscheint in folgenden Regionen 5
Die Saunen: Ihre Region auf einen Blick! 6
Ihre Wunschsauna im Saunaführer 8
Die Vorteile unseres Saunashops 9
Der Saunaführer im Internet 10
Wellness mit Mama und Papa – Babysauna 11
Tipps zum Saunieren 12
Fragen und Antworten rund um die Sauna 14
Russische Banja, Caldarium & Co. – Sauna ist nicht gleich Sauna! 16
NEU: Wer bietet was? Überblick der Highlights jeder Anlage 18

- **KAPITEL 2:** Die Vielfalt des Saunierens

Die Gebäudearchitektur 20
Saunagebäude – eine Außenansicht 22
Saunagebäude – eine Innenansicht 24
Der Außenbereich 26
Wasserwelten – Das Abkühlen 28
Die Aufgüsse 30
Die Anwendungen 32
Das Ruhen nach der Sauna 34

- **KAPITEL 3:** Die Sauna-Beschreibungen

Saunen der Region 36 – 275

- **KAPITEL 4:** Wellness- und Hotelbeschreibungen

Verwöhntage in Wellnessanlagen und -hotels 276 – 299

Die Gutscheine für Ihren Saunabesuch finden Sie im Extra-Heft.

Vorwort

Was uns am Herzen liegt

Liebe Saunafreundin, lieber Saunafreund,

VORWORT

jede neue Auflage bringt für uns als Verlag auch neue Aufgaben mit sich: Passt die Region noch, ist sie zu groß oder zu klein? Welche Saunen werden in einem Buch präsentiert, unabhängig von Bundesland- oder Ländergrenzen? Wo sind die natürlichen Grenzen, die so häufig ungeschriebenen Gesetzen folgen, wie etwa Sprachgrenzen, Bergen, Flüssen, Straßen usw.? Die Ihnen vorliegende Ausgabe wurde unter diesen Gesichtspunkten gestaltet.

Auf Anregungen für neue Ausgaben freuen wir uns.

SIE BESTIMMEN MIT, WELCHE ANLAGE IM BUCH DABEI IST!

Die Gutscheine, oft von erheblichem Wert, sind ein Anreiz für Sie, die Saunen des Buchs zu besuchen, auch wenn z.B. ein längerer Anreiseweg zu bewältigen ist. Das kann jedoch dauerhaft nur funktionieren, wenn ein Nutzen für beide Seiten entsteht. Ob 1-Personen-, Vario©- oder Partner-Gutschein: Durch die Gutscheine erhalten Sie einen hohen Nutzen, der Ihren Buchkauf mehr als wettmacht.

Deshalb bitten wir Sie:

- Nutzen Sie die Angebote der Anlagen wie Massage, Wellness oder andere.
- Genießen Sie das sehr gute Angebot der Gastronomie der Saunen.
- Lesen Sie die Hinweise zur Nutzung der Gutscheine und informieren Sie sich vorher über aktuelle Öffnungszeiten und Besonderheiten.

So verhindern Sie kleinere Gutscheinwerte oder den kompletten Rückzug aus dem Buch. Das kann auch nur in Ihrem Sinne sein. Deswegen noch einmal ein Appell an die Vernunft:

Nur aus einem Geben und Nehmen entsteht ein Nutzen für alle!

HINWEISE ZUR NUTZUNG DES BUCHS

Informieren Sie sich bitte vor der Fahrt in die Sauna auf der jeweiligen Homepage aktuell über Preise, Öffnungszeiten etc. Natürlich kann sich während der Laufzeit der Gutscheine hier etwas verändern – vielleicht hat sich im Buch auch, trotz aller Sorgfalt, ein Fehler bei den Öffnungszeiten etc. eingeschlichen. Informieren Sie uns gerne bei Änderungen.

- **Gutscheinwerte:** Lesen Sie vor Ihrem Besuch genau die Informationen auf dem Gutschein. Es gibt hier und da Sonderregelungen.
- Die Gutscheine sind nur gültig, wenn Sie das beiligende Gutscheinheft an der Kasse vorlegen und der Gutschein vom Personal herausgetrennt wird
- Sauna-Events: Es ist möglich, dass die Gutscheine bei Sonderveranstaltungen in den Betrieben nicht eingelöst werden können.
- **Weitere Informationen finden Sie auch im Gutscheinheft.**

Der Saunaführer erscheint in folgenden Regionen

Weitere Informationen finden Sie unter www.der-saunafuehrer.de

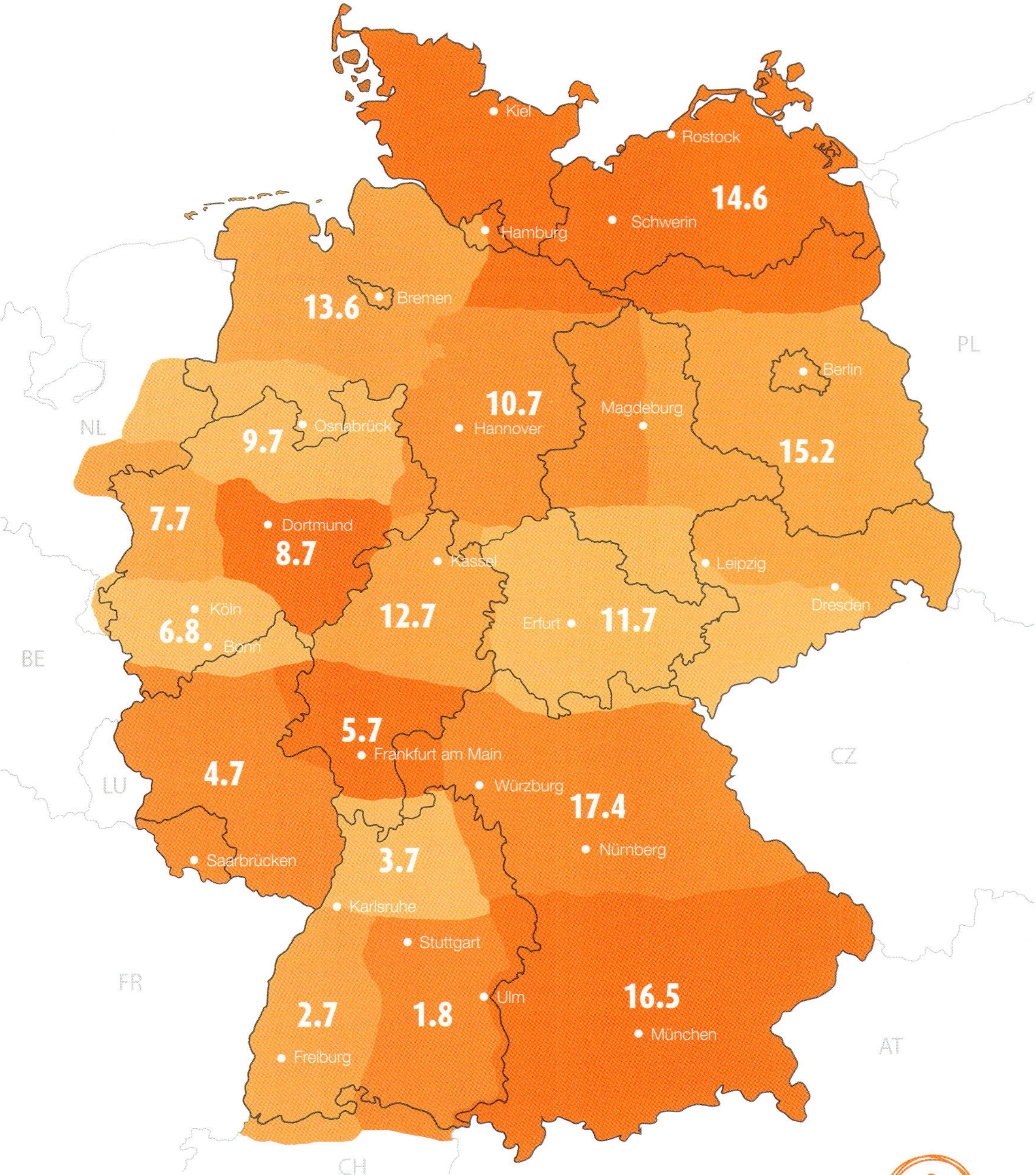

Diese Karte dient nur der groben Orientierung, denn es gibt natürlich Überschneidungen zwischen den Regionen. Eine genaue Übersicht finden Sie unter **www.der-saunafuehrer.de.** Die Einteilung der Regionen des Saunaführers ist so gestaltet, dass von der Mitte aus jede Sauna in ungefähr 1,5 Stunden erreicht werden kann.

Alles auf einen Blick!

Sie planen ein entspanntes Wochenende in einer Sauna, wissen jedoch noch nicht, wohin die Reise gehen soll? Die folgende Übersicht soll Ihnen dabei eine nützliche Orientierungshilfe für die kommenden Seiten sein. Sie fasst alle wichtigen Angaben auf einen Blick zusammen, sodass Sie schnell und einfach zu jedem Betrieb die zugehörigen Einträge in diesem Buch finden können.

	ORT	ANLAGE	SEITE
1	Ahlen	Parksauna Ahlen	36
2	Bad Bentheim	Bentheimer Mineraltherme	40
3	Bad Bentheim	Badepark Bentheim	44
4	Bad Driburg	Driburg Therme	48
5	Bad Lippspringe	Westfalen-Therme	54
6	Bad Pyrmont	Hufeland Therme	58
7	Bad Pyrmont	Pyrmonter Welle	64
8	Bad Rothenfelde	carpesol SPA Therme	68
9	Bad Salzuflen	VitaSol Therme	74
10	Bad Sassendorf	SoleTherme	80
11	Bielefeld	Sport- und Freizeitbad ISHARA	84
12	Bielefeld	ALTSTADT SAUNA BIELEFELD	88
13	Bielefeld	Sportmühle Bielefeld	90
14	Bocholt	Inselbad Bahia	94
15	Bönen	Bad & Sauna Bönen	100
16	Borken	Aquarius Borken	104
17	Bramsche	Hase Bad mit Varus Therme	108
18	Coesfeld	CoeSauna	114
19	Detmold	Saunaland Aqualip	118
20	Doetinchem (NL)	Easyfeeling Sauna - Skincare - Wellness	120
21	Dorsten	Freizeitbad Atlantis	124
22	Dülmen	DIE SAUNA INSEL®	128
23	Dülmen	Düb - Freizeitbad Dülmen	134
24	Emsbüren	Aktiv Park	138
25	Everswinkel	Vitus Saunadorf	142
26	Georgsmarienhütte	Panoramabad Georgsmarienhütte	146
27	Gronau-Epe	SAUNAPARK EPE	150
28	Haltern am See	Freizeitbad Aquarell	156
29	Hamm	Maximare	160

30	Hasbergen	Sauna-Welt "MEDITERRAN"	166
31	Herford	H2O Herford	172
32	Hiddenhausen-Eilshausen	Sauna Foerdermann	178
33	Horn-Bad Meinberg	Bad Meinberger Badehaus	182
34	Lemgo	Eau-Le	186
35	Lingen	Linus Lingen Wasserwelten	192
36	Lippstadt	Walibo Therme	196
37	Minden	Sauna der Sinne	200
38	Münster	West-Sauna	204
39	Münster	Eymann-Sauna	208
40	Oer-Erkenschwick	maritimo	212
41	Oldenzaal (NL)	Sauna Keizer	218
42	Olfen	Phoenix SPA	222
43	Osnabrück-Lüstringen	Bahama-Sports	226
44	Osnabrück-Nahne	Bahama-Sports	226
45	Rheine	Rheni Vita	230
46	Rieste	Alfen Saunaland	232
47	Schloß Holte-Stukenbrock	Gartenhallenbad SHS	238
48	Soest	AquaSpa und AquaFun Soest	242
49	Stadthagen	Tropicana Stadthagen	248
50	Steinfurt	Elan Sport- und Saunazentrum in Steinfurt	252
51	Voorst (NL)	Thermen Bussloo	256
52	Wallenhorst	FFS Fitness- und Saunacenter	264
53	Wesel	HeubergSauna	268
54	Zutphen (NL)	Wellness Center de Bronsbergen	272

ÜBERREGIONALE HOTEL- UND WELLNESSANLAGEN

1	Geestland	Das Romantik Hotel Bösehof	278
2	Hörstel	AKZENT Hotel Saltenhof	282
3	Kalkar	Landhaus Beckmann	286
4	Steffeln / Vulkaneifel	Vulkanhotel Steffelberg	290
5	Schmalkalden	AKZENT Aktiv & Vital Hotel Thüringen	294

Helfen Sie uns mit: Tipps sind immer willkommen

Auch die fleißigsten Bienen stoßen irgendwann an ihre Grenzen – das gilt leider auch für uns.

Etwa 800 Saunen befinden sich in unseren Regionalausgaben. Unsere Freunde in der Schweiz, Österreich und in den Niederlanden sind genauso vertreten wie der hohe Norden. Ob Ihre nächste Geschäftsreise Sie nach Bremen führt, Ihre Nichte im Alpenvorland den Bund der Ehe eingeht oder aber Ihr kommender Erholungsurlaub eine Reise in den Odenwald vorsieht – mit unseren Saunaführern müssen Sie in vielen deutschen Landstrichen nicht auf Ihre Saunagänge verzichten.

Bei der Planung der Neuausgaben versuchen wir auch jedes Jahr aufs Neue, unsere regionalen Saunaführer mit weiteren tollen Anlagen zu versehen. Das bedeutet viele, mühsame Stunden für uns – die wir aber für Sie gerne investieren. Aber eine Arbeit, bei der uns auch des Öfteren eine super Sauna durch die Lappen geht. Zum Glück sind Sie stets aufmerksam! Von Ihrer Seite aus kommen ebenfalls zahlreiche wertvolle Tipps bezüglich Sauna-Anlagen, die noch gar nicht in unseren Büchern vertreten sind. Von unserer Seite an dieser Stelle ein riesengroßes Lob für Ihre offenen Augen – machen Sie bitte weiter so!

Denn es gibt da draußen leider weiter viel zu viele wunderschöne Anlagen, die noch nicht berücksichtigt werden konnten. Daher unser Appell an dieser Stelle: Entdecken Sie eine Sauna, die sich wunderbar für unseren Saunaführer eignet, zögern Sie nicht, uns diese vorzustellen. Wir nehmen jeden Tipp dankbar auf!

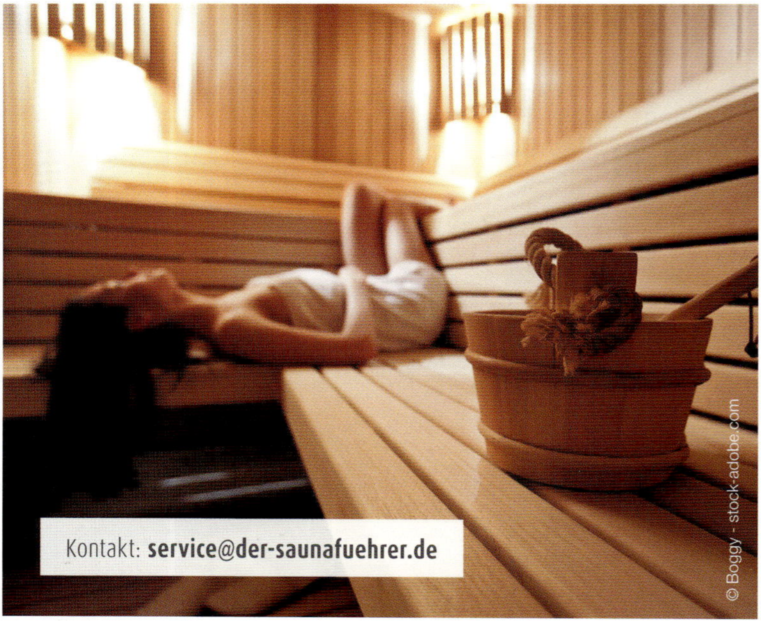

Die Qual der (Aus-)Wahl

Übers Bücher kaufen im Jahr 2018 & die Vorteile des Direktkaufs

Durch das Internet kamen die verschiedensten Möglichkeiten. Mittlerweile können Sie unter unzähligen Anbietern auswählen und das Buch Ihres Vertrauens ergattern. Auch der örtliche Buchhandel ist immer noch so gut wie in jeder Stadt zuhauf zu finden. Kompetente Beratung steht dort im Vordergrund. Im Vergleich zum Internet geht das natürlich hier schneller: Ohne Versandkosten und meist direkt zum Mitnehmen. Toll.

Doch die kompetenteste Beratung gibt es immer noch bei den Verlagen selber. Spezielle Fragen zum Buch werden hier direkt von der Quelle fachmännisch beantwortet. Der Pluspunkt zum Internet und zum Buchhandel.

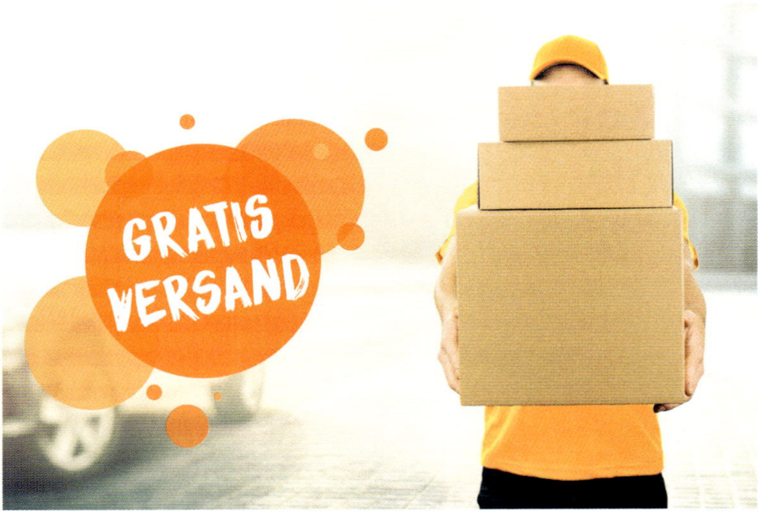

Hier finden Sie jede einzelne Ausgabe unserer Saunaführer samt darin befindlichen Saunen und Gutscheinen. Per PayPal-Bezahlung oder Sofortüberweisung geht Ihr Buch direkt am nächsten Tag bei uns heraus. Mit dem Versand per DHL bieten wir Ihnen eine direkte Sendungsverfolgung.

Und wenn Sie eine Frage oder weitere Anmerkung für uns haben: Unsere Türen sind immer für Sie offen. Wagen Sie es doch einfach und bestellen den nächsten Saunaführer direkt bei uns. Spätestens dann werden Sie merken: Bücher kaufen im Jahr 2018 ist eigentlich nicht ganz so schwer.

➡ www.der-saunafuehrer.de

Besuchen Sie uns im Shop und auf unseren Social-Media-Kanälen

Infos & Shop:

Alle Saunaführer sind im Shop erhältlich und durch die Rubrik »Aktuelles« sind Sie immer auf dem neuesten Stand. Es bleibt spannend: Weitere Funktionen sind in Vorbereitung.

Vorteile unserer Internetseite:

- versandkostenfrei bestellen inkl. Sendungsverfolgung
- bequeme Bezahlung
- Alle Infos zu den Saunen
- Sonderaktionen & Newsletter
- Tolle Gewinnspiele
- interaktive Karte mit allen Saunen in Ihrer Nähe

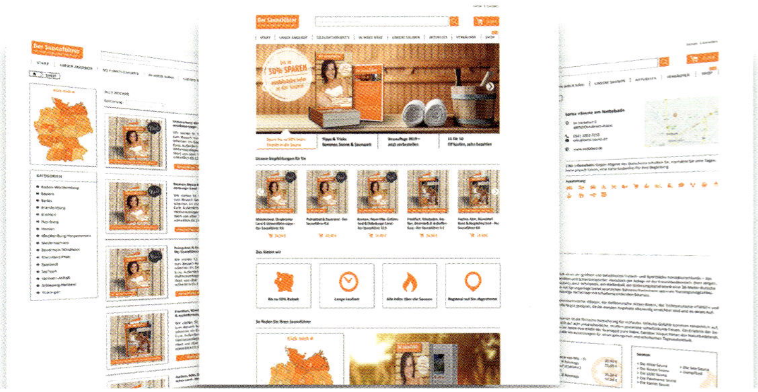

www.der-saunafuehrer.de

Folgen Sie uns auf Facebook, Instagram oder Twitter und profitieren von exklusiven Vorteilen:

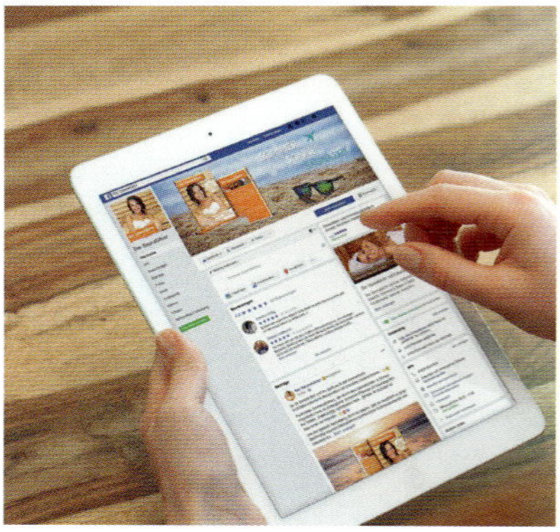

Ihre Vorteile:

- Alle Informationen zu den Neuauflagen
- Exklusive Rabattaktionen
- Tolle Gewinnspiele
- Schneller & einfacher Kontakt bei Fragen und Anregungen
- Tipps & Tricks
- Und vieles mehr ...

Wellness mit Mama und Papa

Babys und Kleinkinder in der Sauna? Kann das gut für den Nachwuchs sein? Immer mehr Saunen reagieren auf diesen Trend mit speziellen Kursen und Öffnungszeiten und bieten das Schwitzen mit den Kleinsten an. Viele Eltern fragen sich, ob eine Babysauna sinnvoll und worauf zu achten ist.

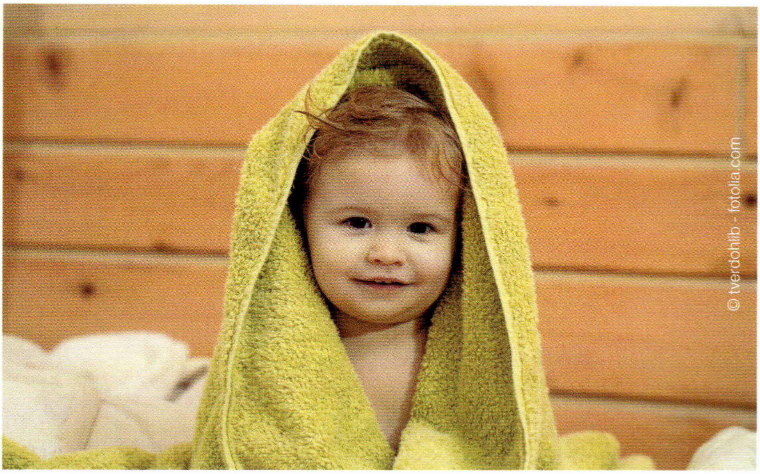

AB WANN IN DIE SAUNA?

Genauso, wie es bei Gewohnheit von Hitze und feuchter Luft unproblematisch ist, schwanger in die Sauna zu gehen, kann das erholsame Erlebnis auch nach der Geburt zusammen mit dem Baby erlebt werden. Ab vier Monaten ist der Besuch einer Babysauna möglich, denn um auf Nummer sicher zu gehen, dass das Baby vollkommen gesund ist, sollte die U4 abgewartet werden. Berichtet der Kinderarzt von einem gesunden Baby ohne Herz- und Kreislaufproblemen steht einem ersten Besuch in der Sauna nichts mehr im Weg. Besitzt die Sauna jedoch kein spezielles Baby-Angebot, dürfen Kinder in der Regel erst ab dem dritten Lebensjahr mitgenommen werden.

DER SAUNABESUCH

Für die Kleinen eignet sich vor allem trockene Hitze, so also das Klima der finnischen Sauna. Anfangs sollten drei Minuten Schwitzen auf der mittleren Bank nicht überschritten werden (Raumklima 60 °C, Luftfeuchte ca. 15 %) und Aufgüsse sind in jedem Fall tabu. Behüten Sie das Kind auf dem Schoß oder im Arm und geben ein Gefühl von Geborgenheit, in dem Sie es sanft streicheln. Sie sollten dabei stehts die Körpersprache des Kindes beobachten und bei Unruhe und Weinen die Sauna verlassen. Je nachdem, wie gut das Kind die Hitze verträgt, kann der Saunagang später auf sechs Minuten ausgedehnt werden. Mehr als zwei Saunagänge sollten es aber nicht sein. Nach dem Saunieren das Kind schonend abkühlen: lauwarm duschen oder den Körper von Hand mit Wasser erfrischen. Anschließend das Kind in ein Handtuch wickeln, kurz an die frische Luft gehen und entspannen.

Tipps zum Saunieren

Alles rund um die richtige Sauna-Nutzung

TIPPS FÜR DEN SAUNA-NEULING

Wer schon häufig in der Sauna war, kann dieses Kapitel getrost überspringen, für den Sauna-Neuling enthält es aber sicher einige wichtige und grundsätzliche Informationen. Nehmen Sie sich für Ihren ersten Saunabesuch mindestens drei Stunden Zeit! So haben Sie genug, alle Angebote der Sauna genau unter die Lupe zu nehmen und zu testen, was Ihnen am besten gefällt.

WAS IN DIE SAUNA-TASCHE GEHÖRT

In die Saunatasche gehören:

- ✔ Das Sauna-Handtuch (es sollte gut Schweiß aufnehmen können und eine Länge von etwa zwei Metern haben)
- ✔ Ein bis zwei Handtücher zum Abtrocknen nach den Duschgängen
- ✔ Ein Bademantel
- ✔ Badesandalen
- ✔ Shampoo, Duschgel und ggf. Pflegemittel zur Anwendung nach dem Saunieren
- ✔ Badekleidung (falls Schwimmbad vorhanden)
- ✔ Kamm, Bürste & Föhn

Empfehlenswert sind zudem ein paar dicke Socken (vor allem im Winter), diese sind für die Ruhephase sehr angenehm. Wenn Sie genügend Zeit und Muße haben, können Sie natürlich auch etwas zum Lesen einpacken.

ESSEN VOR DEM SAUNIEREN

Vor dem Saunieren sollten Sie auf ein opulentes Mahl verzichten und nur leichte Kost zu sich nehmen. Verzichten Sie vor Ihrem Saunabesuch außerdem auf intensiven Knoblauchgenuss, denn dieser Duft breitet sich mit dem austretenden Schweiß sehr intensiv aus.

VORBEREITUNG AUF DAS SAUNIEREN

In den Umkleideschränken lassen Sie die Dinge zurück, die Sie beim Saunieren nicht brauchen. Ihre Saunatasche nehmen Sie – falls dies erlaubt ist – mit in die Anlage. Legen Sie Schmuck, Uhr etc. möglichst ab, denn das Metall wird in der Sauna auf der Haut sehr heiß.

Für Brillen gibt es in der Regel vor jeder Sauna-Kabine geeignete Ablagen. Wenn Sie die Brille innerhalb des Schwitzraumes benötigen, denken Sie daran, dass sie unmittelbar nach Eintritt in die Kabine beschlägt. Kontaktlinsen schaden nicht, können jedoch stören, wenn sie scheuern oder zu brennen beginnen.

VOR DEM ERSTEN SAUNAGANG

Zuerst steht die Dusche auf dem Programm: Eine gründliche Reinigung ist wichtig für das Schwitzen, denn saubere Haut schwitzt besser. Trocknen Sie sich bitte nach dem Duschen gut ab, denn die Wassertropfen auf der Haut zögern den Schwitzprozess hinaus. Ein warmes Fußbad vor dem ersten Saunagang ist äußerst wohltuend – und regt zudem den Kreislauf an, sodass Sie in der Sauna deutlich schneller ins Schwitzen kommen.

DER ERSTE SAUNAGANG

Nun geht es in die Sauna-Kabine: Sauniert wird grundsätzlich nackt. Sie finden Bänke in unterschiedlicher Höhe, wobei gilt: je höher, desto wärmer. Testen Sie, welche Höhe Ihnen entspricht. Setzen oder legen Sie sich immer auf Ihr Sauna-Handtuch als Unterlage. Haben Sie nicht den Anspruch, die Dauer des Ablaufes einer Sanduhr (meistens läuft die Sanduhr 15 Minuten) innerhalb der Kabine zu verbleiben. Die Sanduhr kann der Orientierung dienen, aber wenn es Ihnen nach fünf oder sieben Minuten reicht, verlassen Sie die Sauna. Wenn Sie den Aufguss nicht mehr aushalten, verlassen Sie die Sauna-Kabine bitte sofort. Überschätzen Sie sich zu Beginn nicht, sondern lernen Sie das Saunieren langsam und mit Bedacht, dann haben Sie nachhaltig Freude an diesem Erlebnis.

NACH DEM SAUNIEREN

Nach dem Saunieren beginnen Sie die Abkühlphase an der frischen Luft. Ihre Lungen brauchen Sauerstoff. (Der Sauerstoffgehalt in einer Sauna ist in etwa so hoch wie auf einem Berg in 2.000 Meter Höhe). Wenn es Ihrem Körper gut tut, steht nun der Gang ins Tauchbecken an. Die Ruhephase nach den einzelnen Gängen ist wichtig: Schauen Sie sich die gebotenen Möglichkeiten an und entspannen Sie. Zwischen den einzelnen Saunagängen lassen Sie sich zu Beginn ruhig eine halbe Stunde Zeit, bis Sie Ihren eigenen Rhythmus gefunden haben. Die Anzahl der Durchgänge entscheiden Sie für sich. Ob es beim ersten Mal zwei oder mehr Gänge sind, sollten Sie von Ihrer körperlichen Verfassung abhängig machen.

DAS TRINKEN

Saunieren bedeutet einen hohen Flüssigkeitsverlust. Es gibt verschiedene Theorien, wovon eine besagt, man solle während des Saunabesuches nichts trinken, da ansonsten nur das Wasser ausgeschwitzt wird. Eine andere These besagt: Viel trinken, damit der Körper optimal entschlackt wird. Wie bei vielen Dingen liegt die Wahrheit irgendwo dazwischen. Wenn Sie das Bedürfnis haben, trinken Sie – am besten Wasser – so viel, wie Ihnen gut tut. Nach dem Saunabesuch sollten Sie in jedem Fall Ihrem Körper genügend Flüssigkeit zur Verfügung stellen.

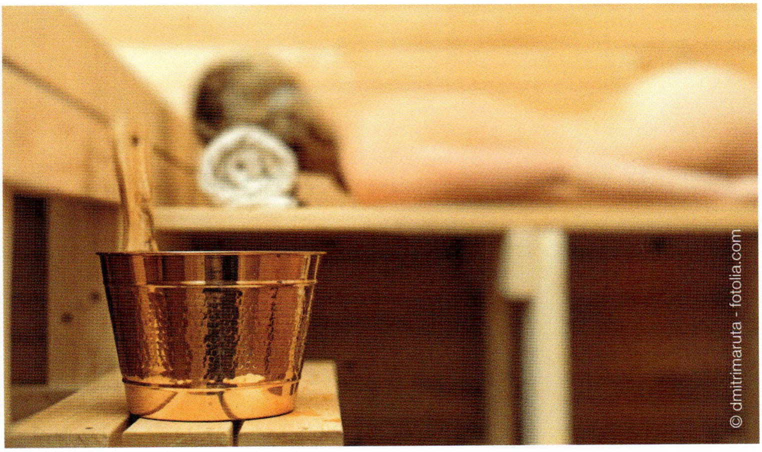

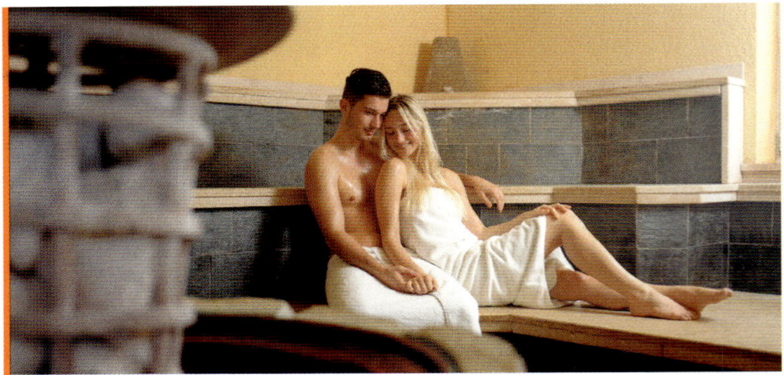

WARUM SOLLTE DIE SAUNA REGELMÄSSIG BESUCHT WERDEN?

In der Sauna wirkt die Wärme von außen auf den Körper. Um sich gegen diese zu schützen, fängt der Körper an zu schwitzen und durch Verdunstung des Schweißes wird der Körper gekühlt. Durch sich erweiternde Blutgefäße sinkt der Blutdruck und mit dem Schweiß werden Giftstoffe aus dem Körper abtransportiert. Der abwechselnd warme und kalte Einfluss auf die Blutgefäße stärkt das Immunsystem.

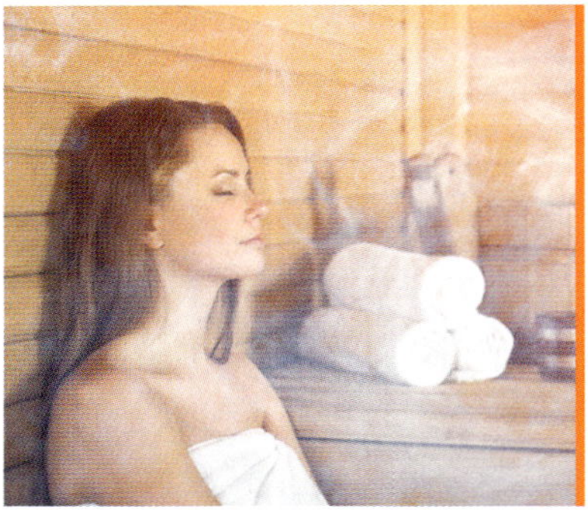

WIE OFT SOLLTE MAN DIE SAUNA BESUCHEN?

Wir empfehlen den Gang ins Schwitzbad einmal in der Woche, bei dem drei Saunagänge durchgeführt werden. Möchte man das Sauna-Erlebnis häufiger genießen, ist auch dieses möglich. In dem Fall sollte jedoch die Anzahl der Gänge reduziert werden.

WARUM GEHT MAN NACKT IN DIE SAUNA?

Der einzige Ort, an dem in der Sauna das Tragen von Textilstoff vermieden werden sollte, ist in der Saunakabine. Das Tragen von Badekleidung beeinträchtigt durch Schweißaufnahme dessen Verdunstung und somit auch die Abkühlung des Körpers – nicht der erwünschte Effekt!

AUF WELCHE BANK SETZT MAN SICH ALS ANFÄNGER?

Am besten eignet sich für Anfänger ein Platz auf der mittleren Bank. Damit die Ruhe in der Sauna nicht groß gestört wird, sollte der Platz höchstens einmal gewechselt werden. Je nachdem, wie die Hitze in der Mitte empfunden wird, kann man sich nach oben (wärmer) oder unten (kälter) umorientieren.

SOLLTE MAN IM LIEGEN ODER SITZEN SAUNIEREN?

Wenn genug Platz in der Sauna ist, empfiehlt sich ein Schwitzgang im Liegen. Einerseits bekommt der Körper in der Waagerechten die Wärme gleichmäßiger ab, andererseits ist das Liegen ganz einfach entspannter.

NIMMT MAN IN DER SAUNA AB?

Richtiges Abnehmen funktioniert in der Sauna leider nicht. Zwar zeigt die Waage nach einem Saunabesuch meist 1-2 Kilogramm weniger an, jedoch liegt das am kurzzeitigen Wasserverlust durch das Schwitzen. Da der große Durst nicht lange auf sich warten lässt, ist der Wasserspeicher, und somit auch das Gewicht, schnell wieder aufgefüllt.

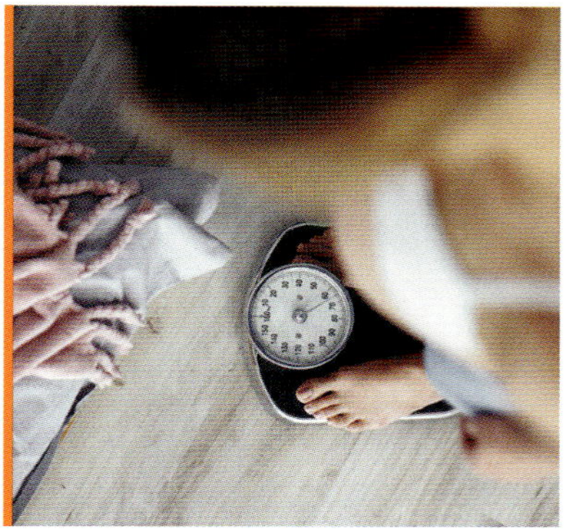

DARF MAN MIT MEDIKAMENTEN DIE SAUNA BESUCHEN?

Jeder, der aufgrund einer Krankheit oder auch aufgrund chronischer Beschwerden Medikamente zu sich nimmt, sollte vorher Rücksprache mit dem Hausarzt halten und sich erkundigen, ob mit den Medikamenten eine Wechselwirkung mit der Sauna besteht. Denn die Wärme sorgt dafür, dass sich die Adern erweitern und die Wirkstoffe schneller aufgenommen werden.

WARUM IST DAS DUSCHEN VOR DER SAUNA WICHTIG?

Auf der Haut befindet sich in der Regel ein hauchdünner Fettfilm, der vor einem Saunagang abgewaschen werden sollte, da der Fettfilm das Schwitzen der Haut verhindert. Nach der Vorreinigung ist es dann ebenso wichtig, sich abzutrocknen, da die Feuchtigkeit auf der Haut den gleichen verzögernden Effekt hat, wie der Fettfilm.

DARF ICH MIT EINER ERKÄLTUNG IN DIE SAUNA GEHEN?

Grundsätzlich sollte die Sauna nur dann besucht werden, wenn sich der Körper in gesundem Zustand befindet. Mit einer Erkältung kann der Kreislauf nicht stabil genug für das Saunabad sein. Der grippale Infekt sollte deshalb erst auskuriert und der Kreislauf wieder sicher stabil sein, bevor man wieder mit dem Saunieren beginnt.

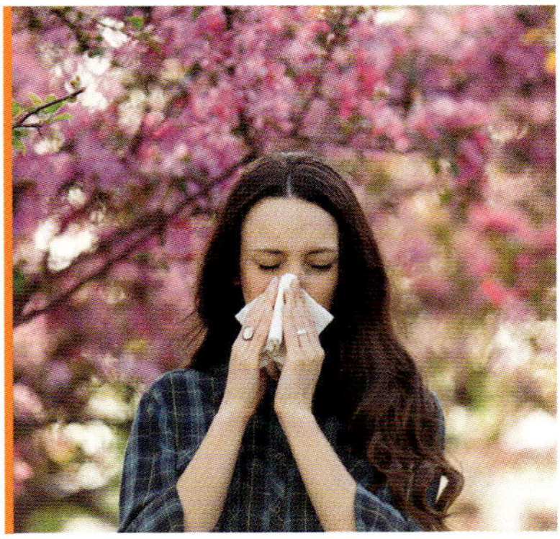

Sehr beliebt und hierzulande am bekanntesten, sind die Finnische Sauna und das Dampfbad. Es gibt jedoch zahlreiche andere Saunaarten, die sich teils mehr, teils weniger in ihrem Aufbau, dem vorherrschenden Klima und auch der Wirkung auf den Körper unterscheiden. Für einen kleinen Überblick über die verschiedenen Saunatypen und ihre individuellen Leistungen folgt eine übersichtliche Zusammenstellung der beliebtesten Saunavarianten.

Erdsauna

110–130 °C
10 %
heiß & trocken

Sie ist die ursprünglichste und zugleich auch die heißeste aller Saunen. Denn die ersten Spuren lassen sich in das steinzeitliche Asien zurückführen, wo sich die Urmenschen Erdlöcher gruben, in die sie sich hineinsetzten, sie mit heißen Steinen füllten und durch deren Überguss mit Wasser heißen Dampf erzeugten. Die in die Erde eingelassene Sauna erreicht eine Temperatur zwischen 110–130 °C, die Feuchtigkeit der Luft ist sehr niedrig.

Finnische Sauna

80–100 °C
10 %
heiß & trocken

Typischerweise in einem Holzhaus untergebracht ist sie die bekannteste Art der Sauna. Bei einer Temperatur zwischen 80–100 °C und einer Luftfeuchtigkeit von etwa 10 % herrscht in dieser ein sehr heißes und trockenes Klima. Die trockene Luft ist wichtig, da sich nur mit dieser die hohe Temperatur gut aushalten lässt. Die Sauna stärkt die körpereigene Abwehr, verbessert die Atmung und das Hautbild und steigert das Wohlbefinden.

Russische Banja

bis 100 °C
100 %
heiß & feucht

Warmes und sehr feuchtes Klima herrscht in der Russischen Banja. Übersetzt man dieses ins Deutsche, so bedeutet das Wort "Banja" nichts anderes als "Sauna". Was die Temperatur angeht, ist die russische Variante der finnischen sehr ähnlich: sie erreicht bis zu 100 °C. Der wesentliche Unterschied liegt hier in der Luftfeuchtigkeit, die ebenfalls etwa 100 % erreicht. In der Banja wird der Körper vorsichtig mit Birkenzweigen abgeschlagen. Dieses Ritual regt die Blutzirkulation an.

Hamam

50 °C
100 %
warm & feucht

Ebenfalls unter dem Namen Türkisches oder Orientalisches Bad bekannt ist das Hamam. Diese Saunaart stammt aus dem arabischen Kulturraum und ist einem Dampfbad sehr ähnlich. Ganz im Gegenteil nämlich zur klassisch Finnischen Sauna kommt das Hamam auf eine Temperatur von etwa 50 °C, die Luftfeuchtigkeit ist jedoch mit 100 % sehr hoch. Umgeben von Nebelschwaden wird auf dem typischen marmorierten Nabelstein in der Mitte des Raumes entspannt. Eine positive Wirkung hat es auf die Spannkraft der Haut, der Körper entschlackt und entgiftet und der Kreislauf wird geschont.

Caldarium

40–55 °C
80–100 %
warm & feucht

Das Caldarium entstammt der klassisch-römischen Thermenanlage. Bei einer Temperatur zwischen 40–55 °C und einer Luftfeuchtigkeit zwischen 80–100 % besitzt es ein warmes und sehr feuchtes Klima. Die Wärme erfährt man über beheizte Wände, Böden und Sitzbänke. Es eignet sich als Vorbereitung für den Gang in eine trocken-heiße Sauna, und bietet sich vor allem für Personen mit Kreislaufproblemen und Rheumaerkrankungen an. Zudem befreit es die Atemwege und sorgt für eine entspannte Muskulatur.

Biosauna/Sanarium®

45–60 °C
40–55 %
warm & mild

Ein sanfter Schwitzgang ist in der Biosauna bei 45–60 °C und einer relativen Luftfeuchtigkeit zwischen 40–55 % zu erleben – sie ist klimatisch eine Mischung aus Sauna und Dampfbad. Durch die ausgeglichene Temperatur mit der Feuchtigkeit ist ein längerer Aufenthalt in dieser Variante gegenüber der Finnischen Sauna möglich. Im Vordergrund steht das Ziel eines sanften Saunabades, das durch die niedere Temperatur den Kreislauf schont.

JETZT NEU!

So finden Sie Ihre perfekte Sauna noch schneller

Um Ihnen eine direkte Übersicht über die Highlights jeder Wellnessanlage zu bieten, haben wir eine Auswahl an Piktogrammen speziell für Sie entwickelt. Falls Sie sich beim Entdecken neuer Saunen schon immer gefragt haben, ob diese eine Übernachtungsmöglichkeit, kostenlose Parkplätze oder ein Schwimmbad bieten – mit diesen Symbolen haben Sie nun alles im Blick.

Die in den Saunaeinträgen abgebildeten Piktogramme sind lediglich eine kleine Auswahl – die Saunaanlagen bieten mehr Angebote und Extras, als mit den Piktogrammen dargestellt.

WLAN

BADESHOP

WOHNMOBILSTELLPLATZ

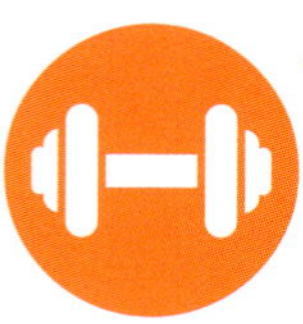
FITNESS

BARZAHLUNG

BEHINDERTENGERECHT
(nicht nach DIN 18040)

KOSTENLOSE PARKPLÄTZE

HOTEL

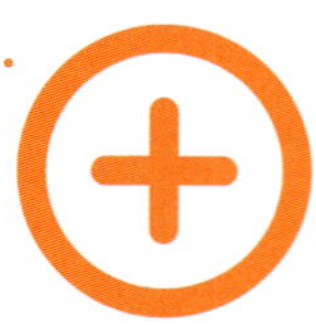
ZUSATZANGEBOT

EC-KARTENZAHLUNG

Die Zuordnungen basieren auf den Angaben der Betreiber (Stand 06.2018). Änderungen vorbehalten.

SAUNA

DAMPFBAD

AUSSENANLAGE

ABKÜHLMÖGLICHKEIT

DUSCHE

WELLNESSBEREICH

BABYSAUNA

KINDERBEREICH

RUHEMÖGLICHKEIT

SOLARIUM

WHIRLPOOL

SCHWIMMBAD

RUTSCHE

RESTAURANT

BAR/BISTRO

Die Zuordnungen basieren auf den Angaben der Betreiber (Stand 06.2018). Änderungen vorbehalten.

Architektonische Meisterwerke

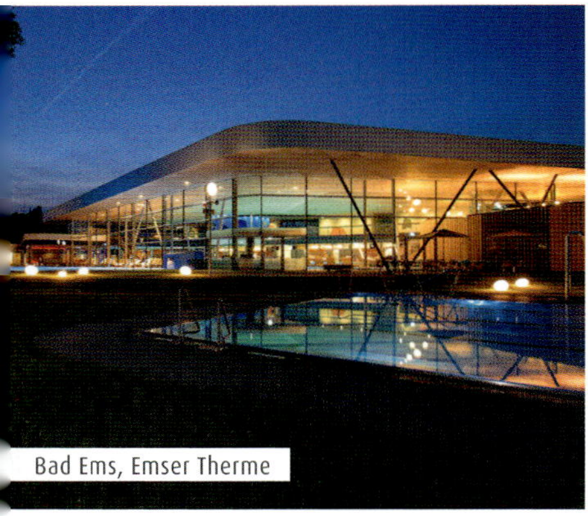

Bad Ems, Emser Therme

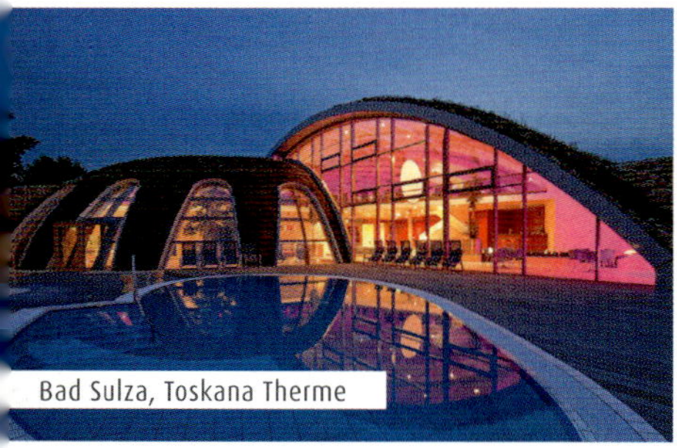

Bad Sulza, Toskana Therme

Sicher: Die Gebäudearchitektur sagt mitnichten immer etwas über die Qualität der Saunaanlage im Inneren des Gebäudes aus. Oftmals ist es sogar bei architektonisch gelungenen Entwürfen und Umsetzungen so, dass dem Architekten besser empfohlen worden wäre, vor Umsetzung des Auftrags selbst eine Zeit lang regelmäßig die Sauna zu besuchen, um die dortigen Abläufe wirklich kennenzulernen. Wir möchten Ihnen an dieser Stelle die Vielfältigkeit der Bädergestaltung näherbringen, Ihnen an einigen Beispielen zeigen, wie sich heute Bäder dem Besucher präsentieren. Der Bogen spannt sich von der Saunaanlage untergebracht in Privathäusern, traditionellen Schwimmbädern, über Jugendstilprachtbauten bis hin zu Glaspalästen. Wohl dem, der eine Reise tut, und sich die Zeit nimmt, auch die Architektur zu genießen. Die auf diesen Seiten gezeigten Bilder sind aus unterschiedlichen Regionen unseres Saunaführers zusammengestellt und sollen Ihnen einfach Lust machen, die einzelnen Berichte auch unter dem Aspekt der Architektur zu lesen.

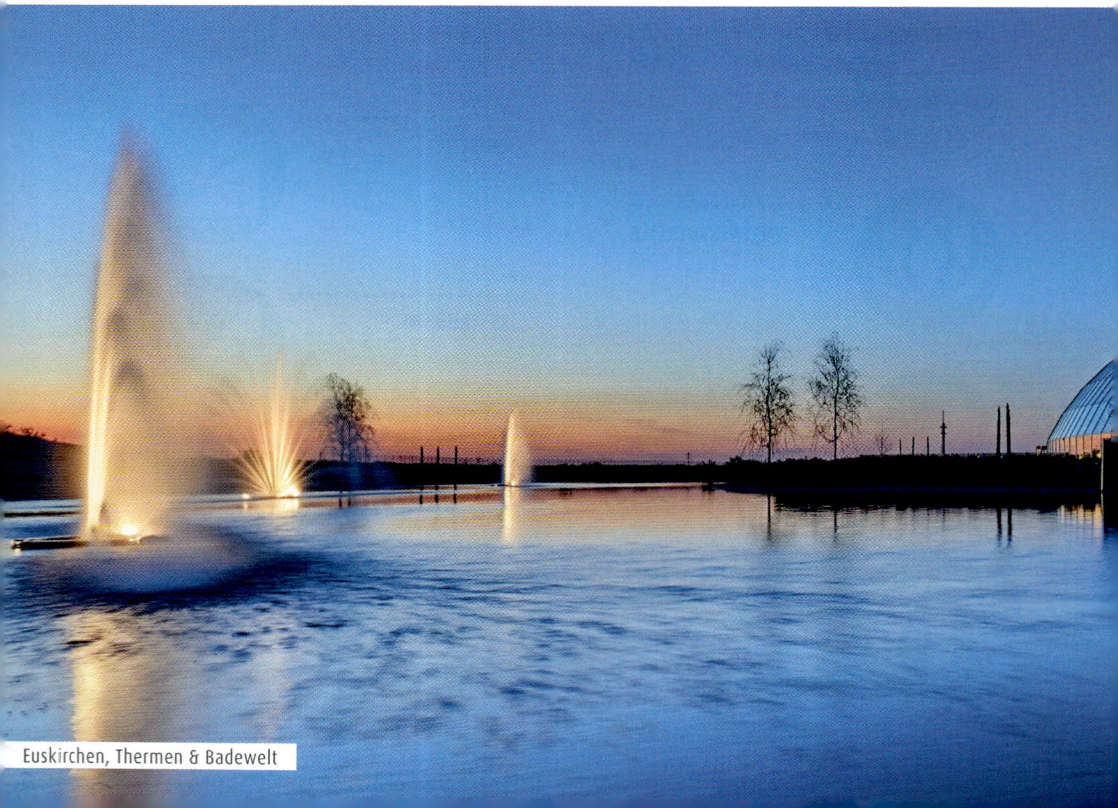

Euskirchen, Thermen & Badewelt

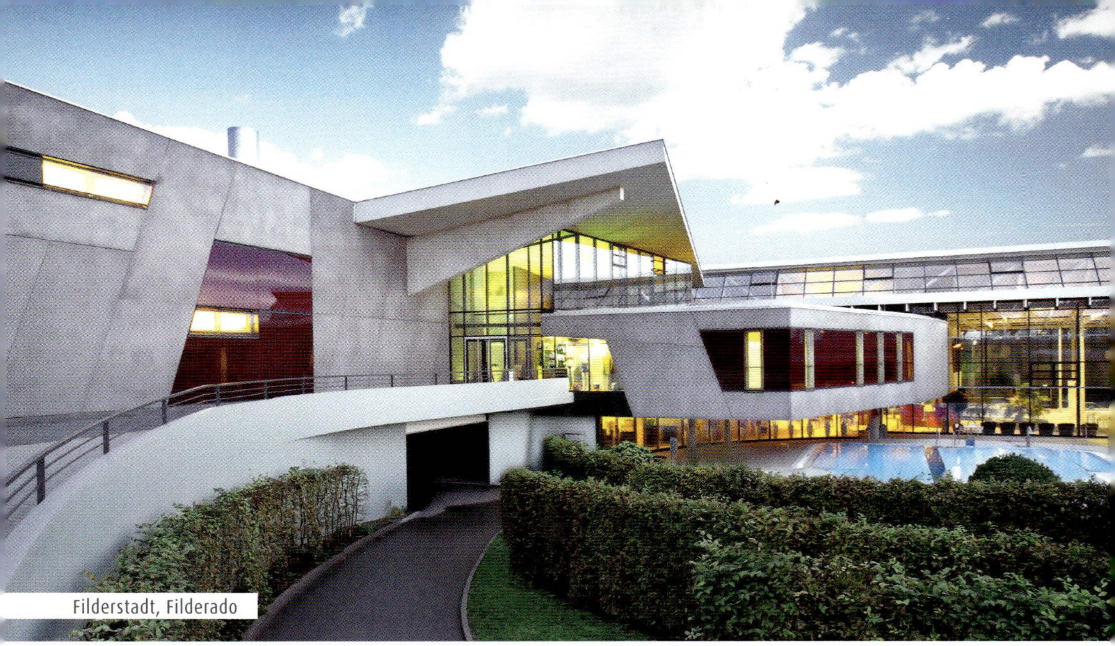

Filderstadt, Filderado

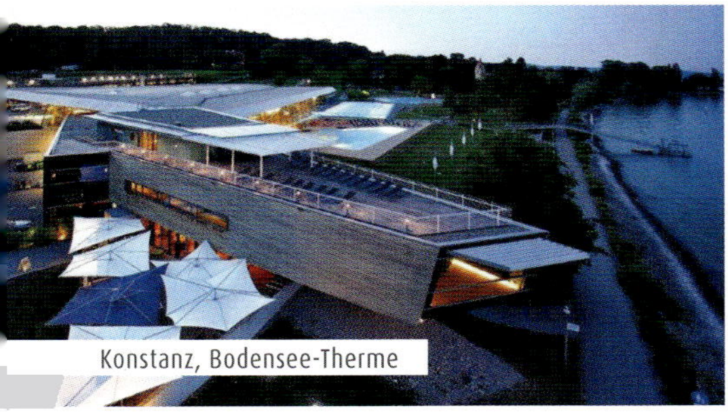

Konstanz, Bodensee-Therme

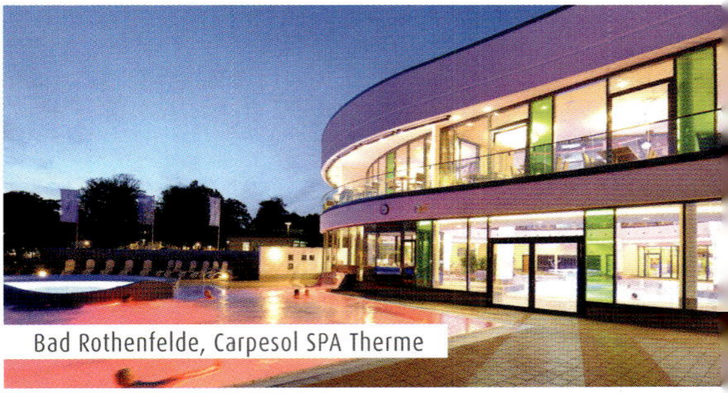

Bad Rothenfelde, Carpesol SPA Therme

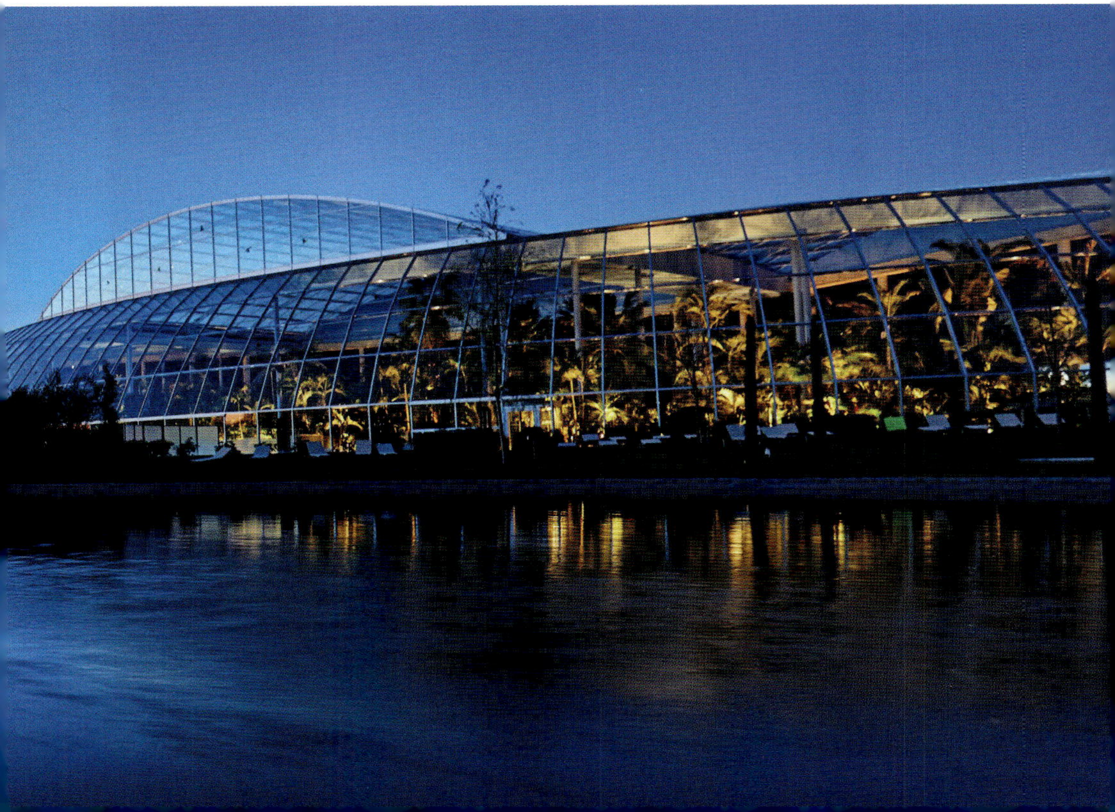

Saunagebäude

Eine Außenansicht

Da hat sich eine ganz neue Architektur entwickelt: Im Schwarzwaldhaus-Stil, mit Grasdächern bewachsene Erdsaunen, Gebäuden, die verglast oder mit Titanzink verkleidet sind oder die inmitten eines Sees stehen, in Gewölbeform gemauerte Lehmsaunen oder die mobilen Saunen, in Form von Fässern.

Durchblättern Sie unsere Saunaführer, Sie werden Saunagebäude finden, bei denen sich die Reise schon wegen der abwechslungsreichen Bauwerke lohnt. Doch egal, wie schön die Gebäude auch sind, auf das Innere kommt es an: auf einen guten Saunaofen und ein top Saunaklima – eben auf alles, was einen erholsamen Saunagang ausmacht.

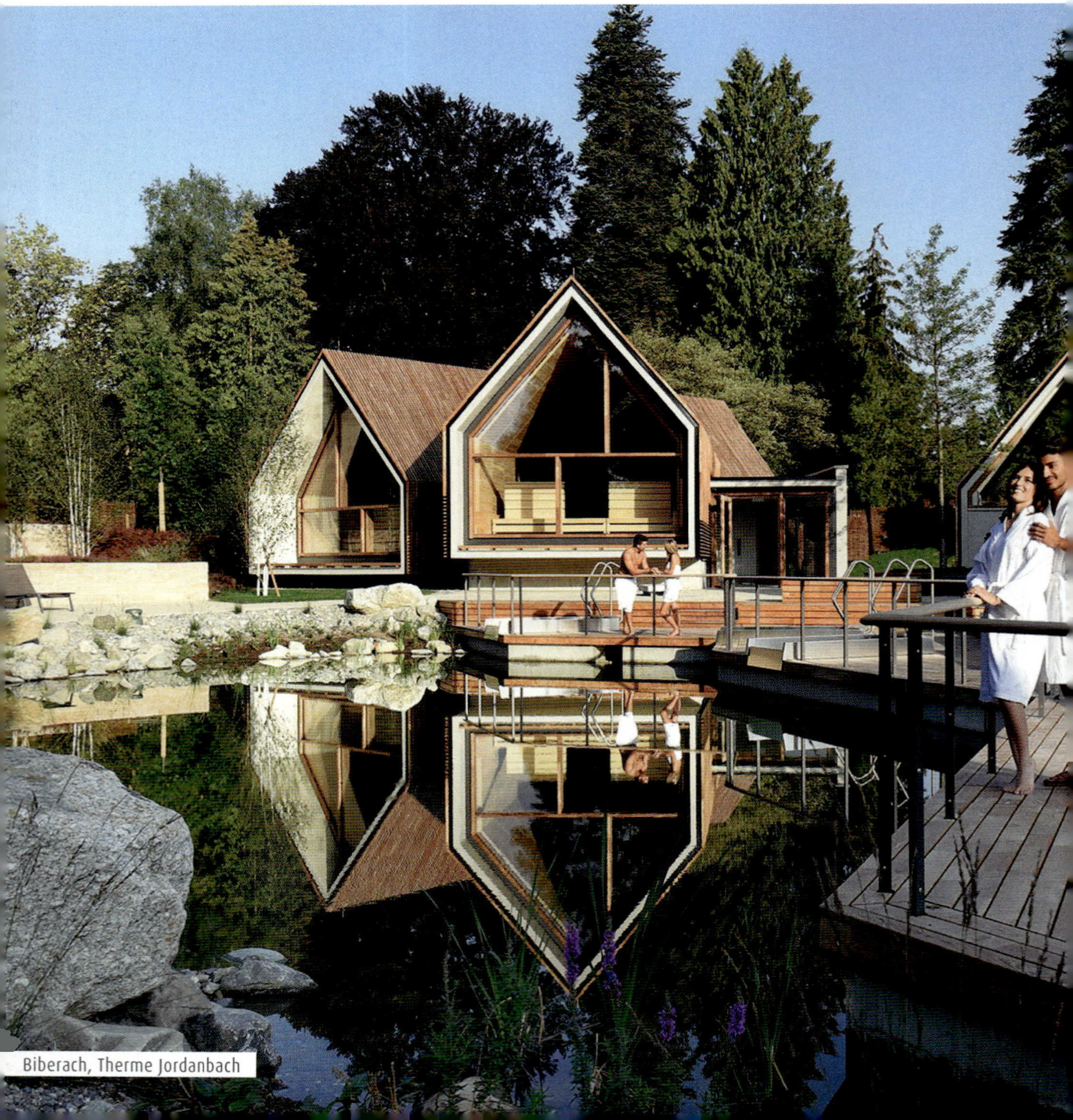

Biberach, Therme Jordanbach

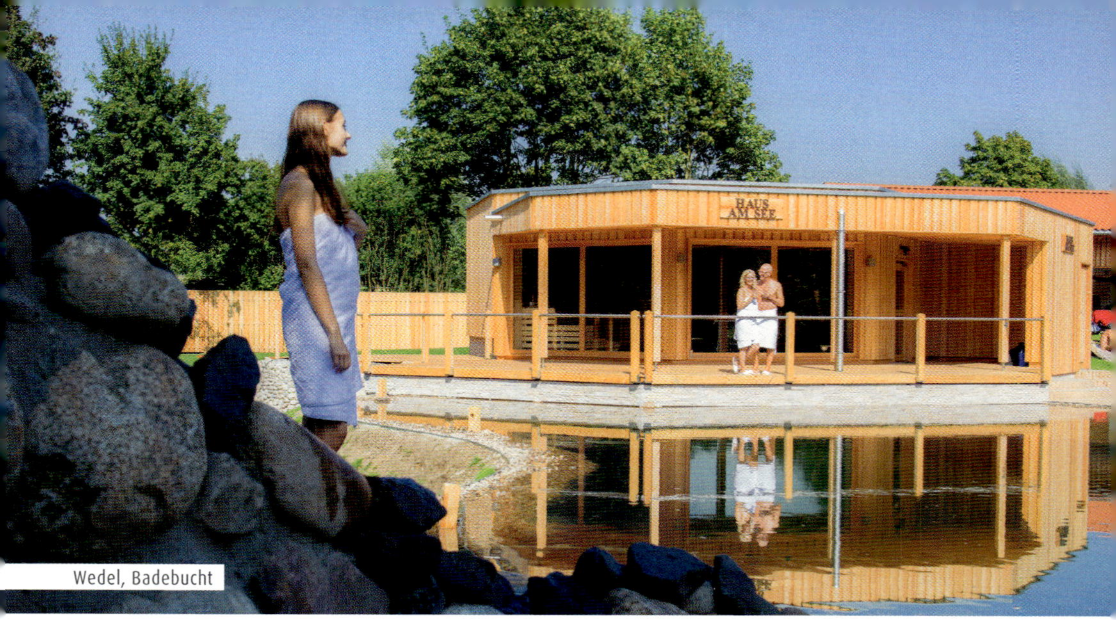

Wedel, Badebucht

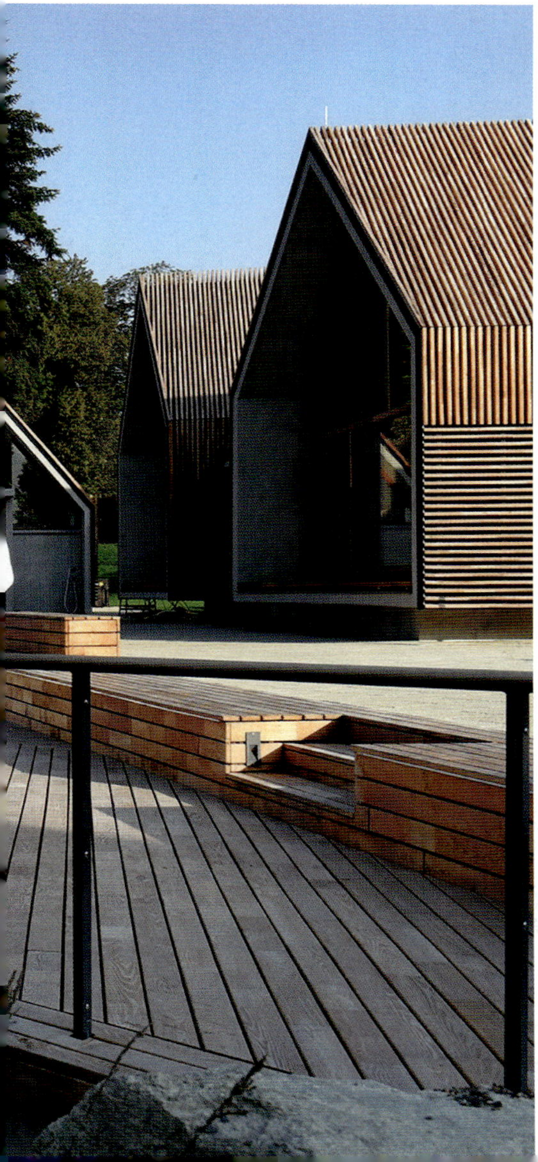

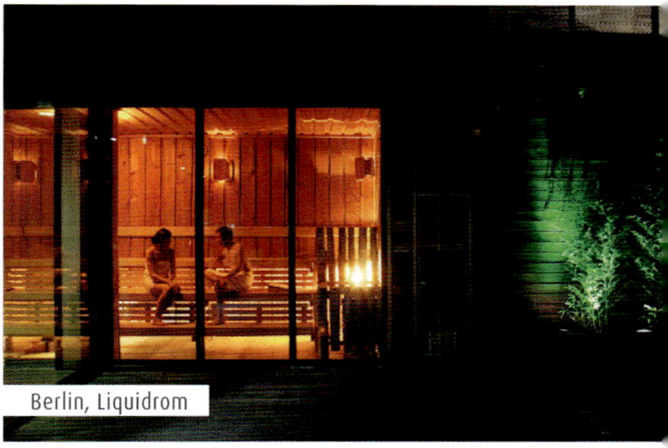
Berlin, Liquidrom

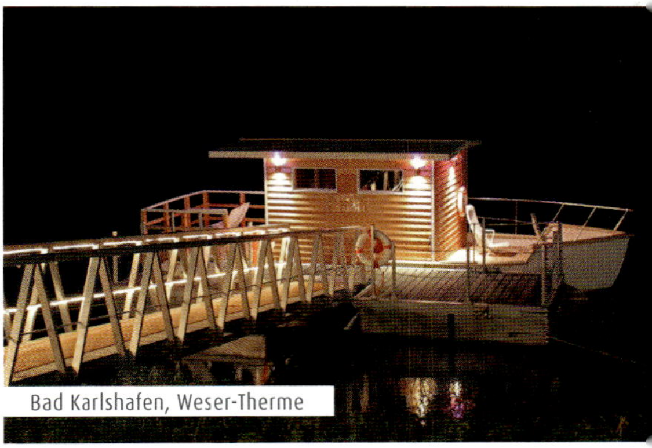
Bad Karlshafen, Weser-Therme

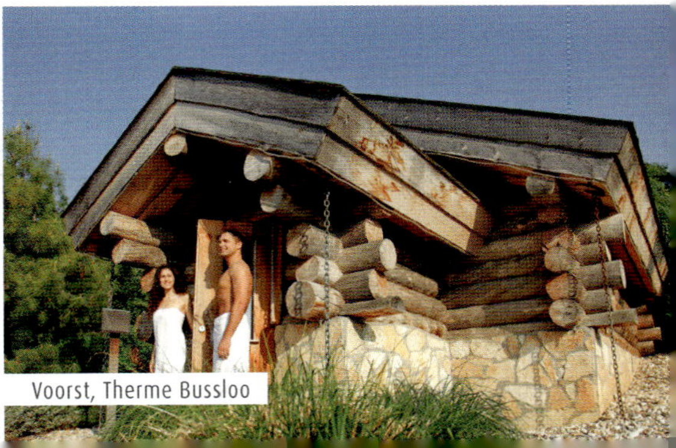
Voorst, Therme Bussloo

Saunagebäude

Eine Innenansicht

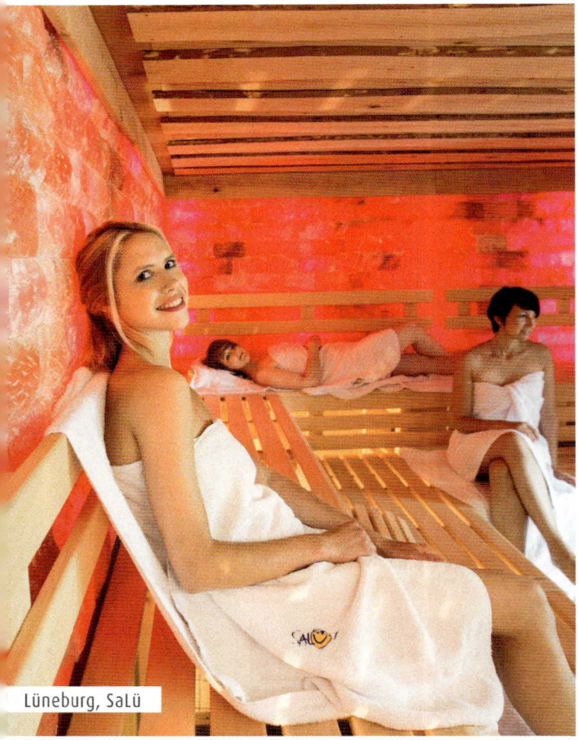

Lüneburg, SaLü

Lange vorbei sind die Zeiten der mit Fichtenholz „verbretterten" Schwitzkabinen. Am häufigsten wird natürlich Holz verwendet, von rustikalen Brettern, edlen Massivhölzern, furnierten Paneelen bis hin zu massiven Blockbohlen, zunehmend aus edlem Kelo-Holz. Mitunter wird das Holz mit Natursteinen, Ziegeln aus Himalaya-Salz oder farbig verputzen Wänden kombiniert. Auch die Saunaöfen entpuppen sich als wahre Augenweiden. Sehr positiv zu bewerten ist auch, dass es immer häufiger freie Sicht nach außen in den schönen Außenbereich, gibt je nach Gegend auf einen Fluss, Berge, einen See oder sonst wo hin. Sie haben die Qual der Wahl: meditative Musik, Farblicht-Therapie, ein Aquarium oder einen Fernseher in der Sauna, oder aber einfach nur: Ruhe – auch die hat ihren Reiz.

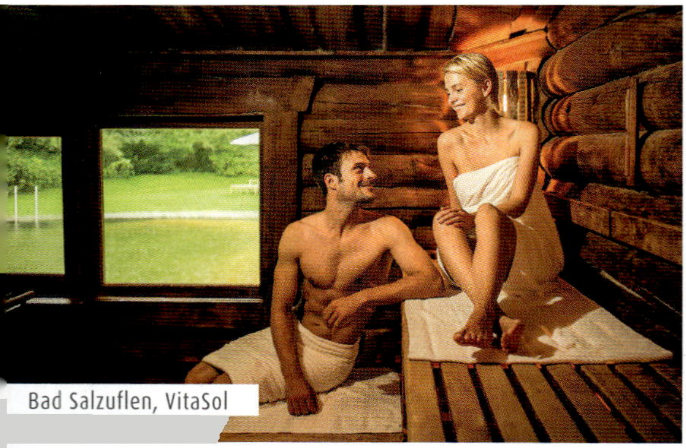

Bad Salzuflen, VitaSol

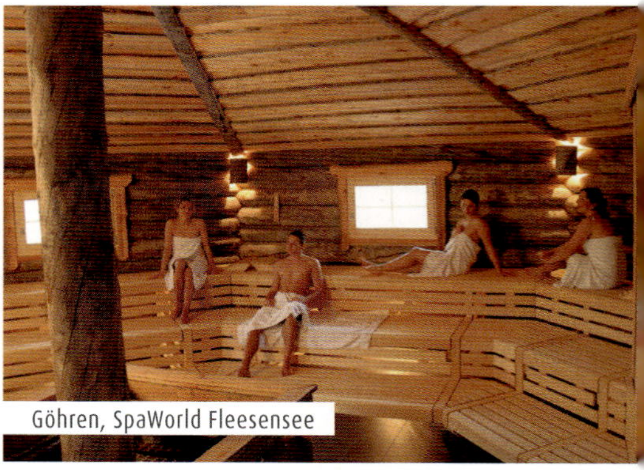

Göhren, SpaWorld Fleesensee

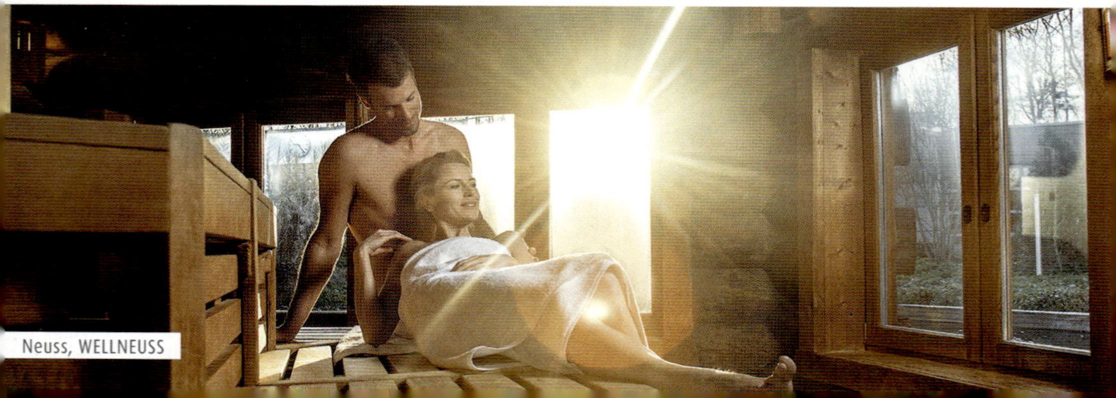

Neuss, WELLNEUSS

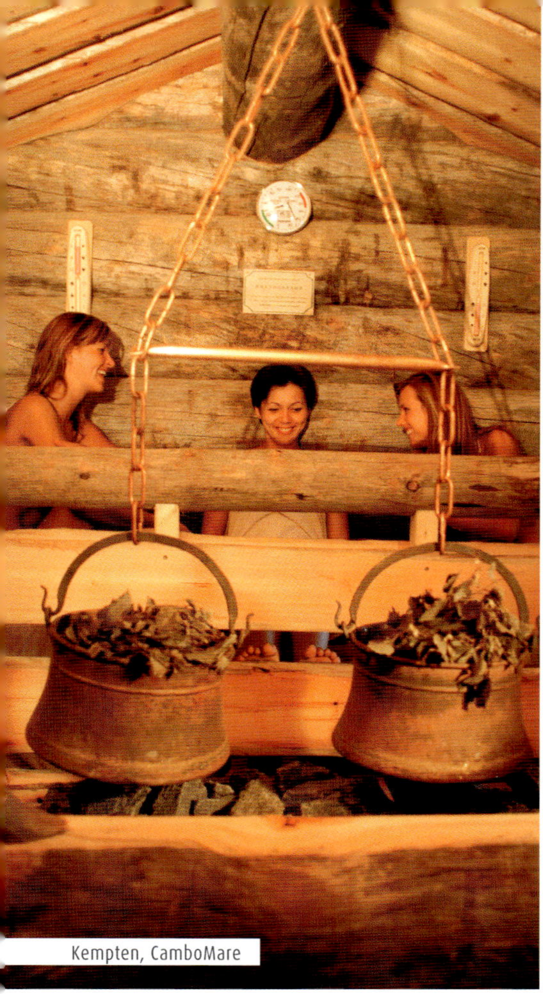
Kempten, CamboMare

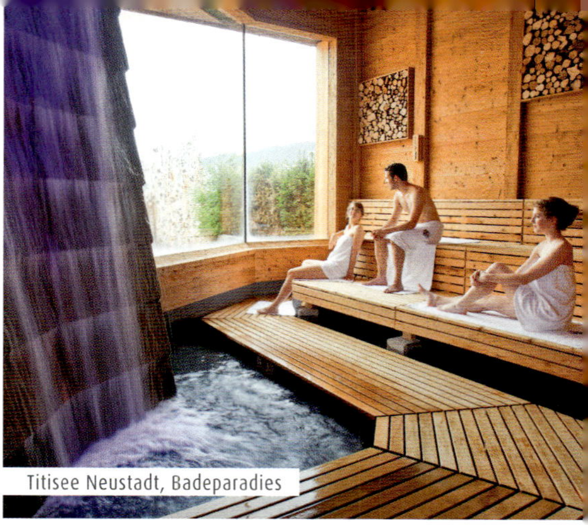
Titisee Neustadt, Badeparadies

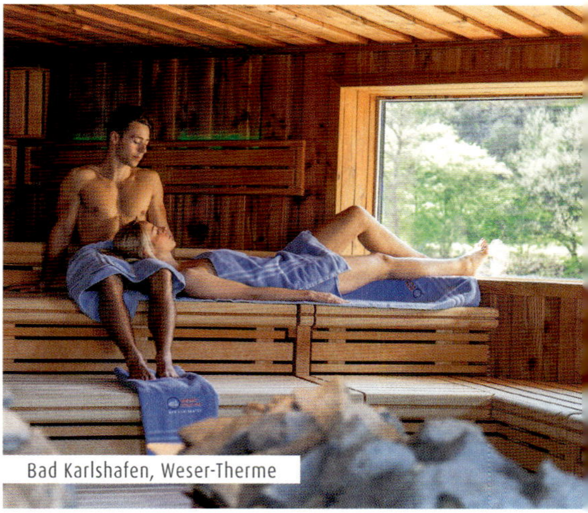
Bad Karlshafen, Weser-Therme

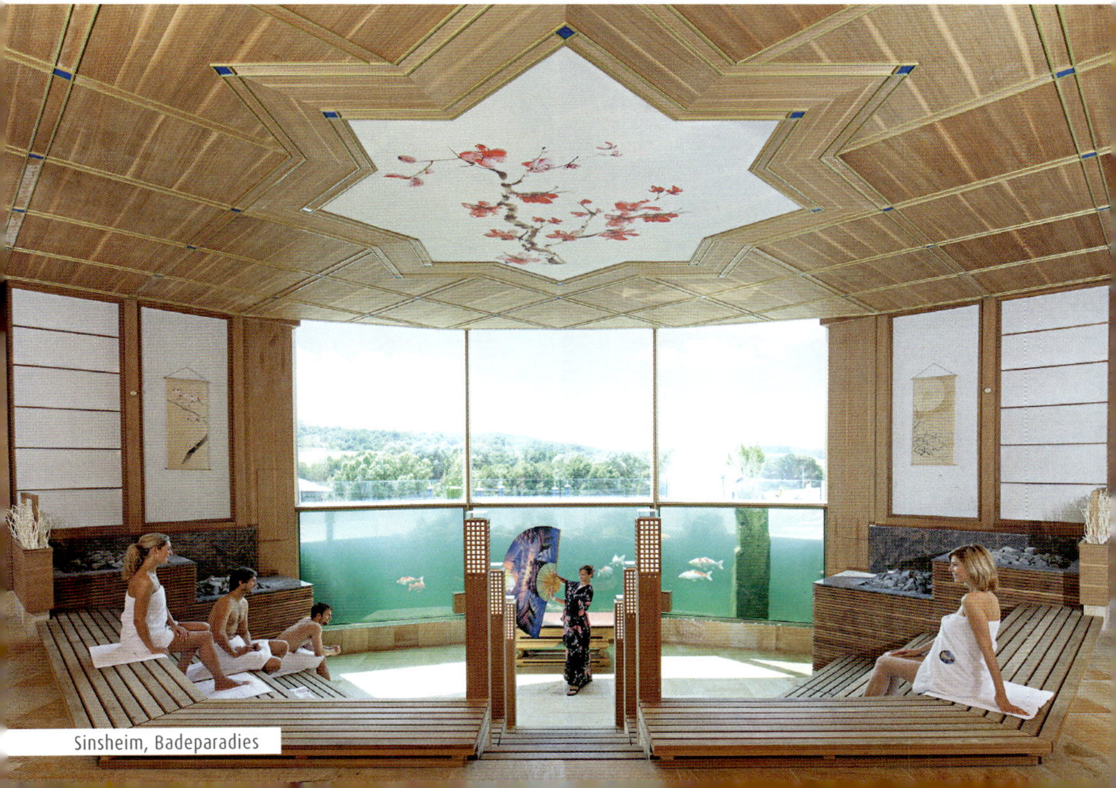
Sinsheim, Badeparadies

Der Außenbereich

Wellness im Freien

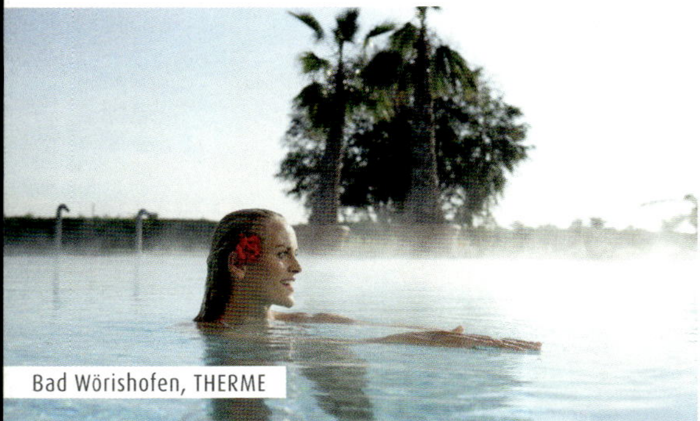

Bad Wörishofen, THERME

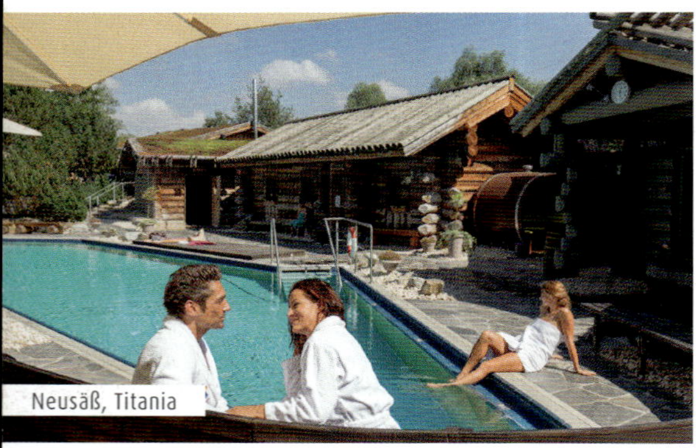

Neusäß, Titania

Erfreulicherweise wird der Gestaltung und Nutzungsvielfalt der Außenbereiche immer mehr Raum und Liebe zum Detail gewidmet. Nach einem Saunagang ist zunächst einmal frische Luft angesagt – unter Saunagängern eine Binsenweisheit. Dazu reicht natürlich ein kleiner Bereich, sei es eine Terrasse oder ein ebenerdiger Frischluftbereich. Oft ist es baulich bedingt einfach nicht möglich, den Gästen einen großzügigen Saunagarten zu bieten. Insbesondere für die Freunde des Saunierens im Sommer ist der Saunagarten ein wichtiger und wohltuender Aufenthaltsort. Saunieren im Sommer, hierfür möchten wir in diesem Buch gleich mehrere Lanzen brechen und Ihnen dieses besondere Erlebnis ans Herz legen. Lassen Sie sich von den hier gezeigten Beispielen und den Berichten im Buch für den Sommer inspirieren.

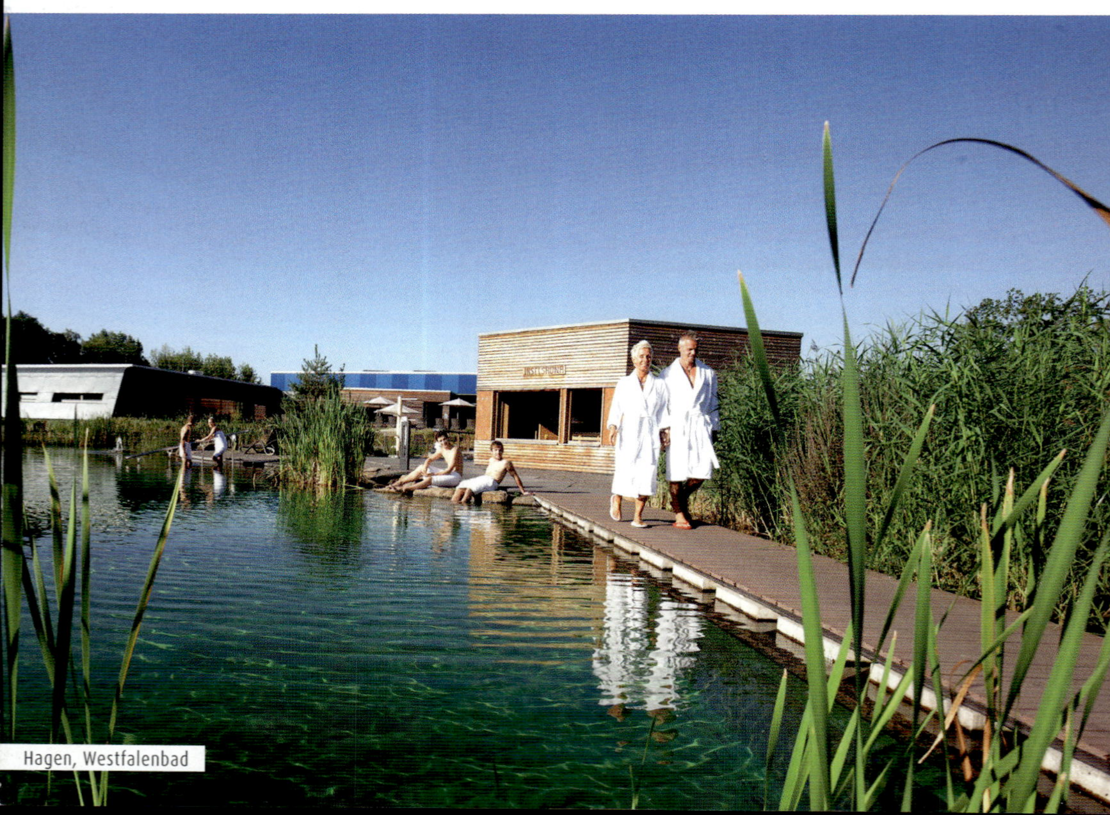

Hagen, Westfalenbad

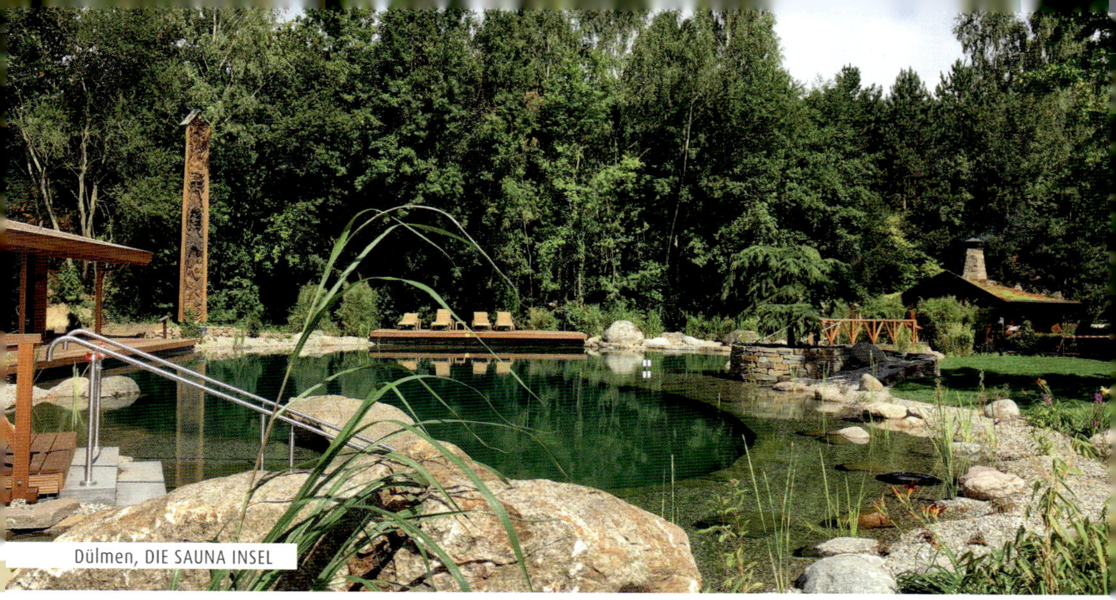

Dülmen, DIE SAUNA INSEL

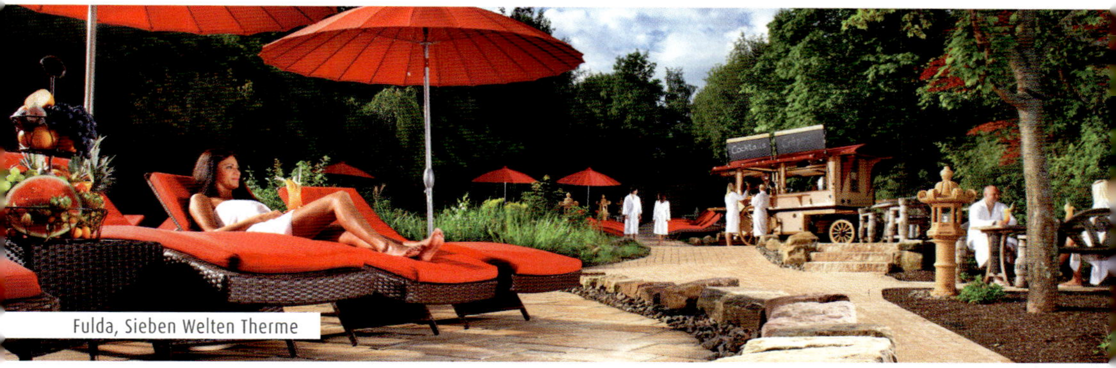

Fulda, Sieben Welten Therme

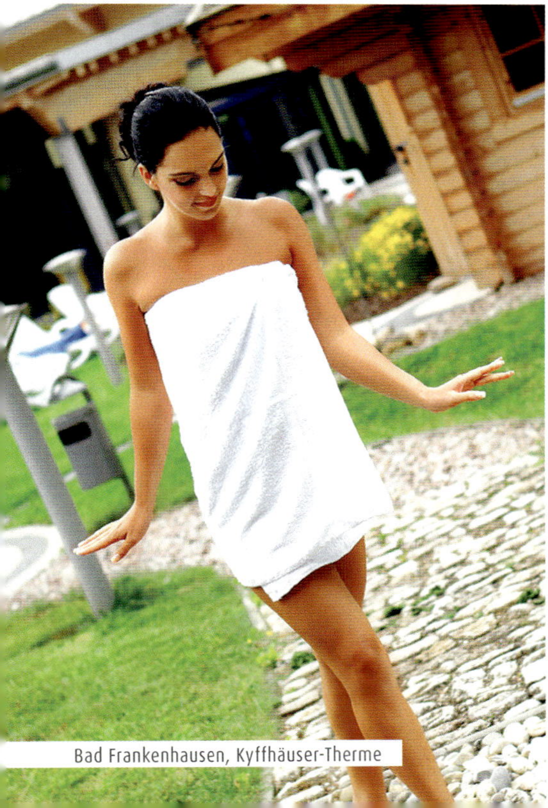

Bad Frankenhausen, Kyffhäuser-Therme

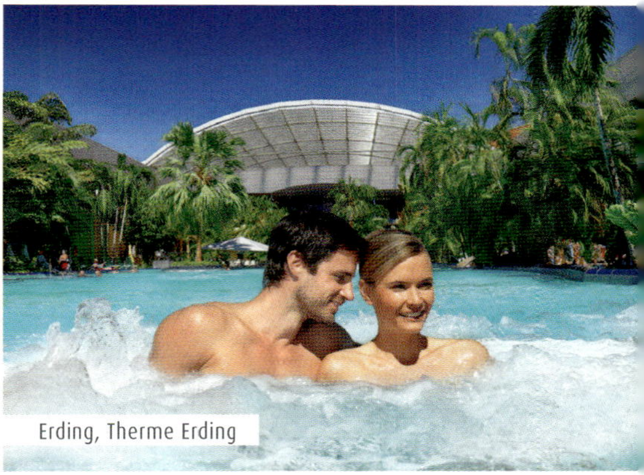

Erding, Therme Erding

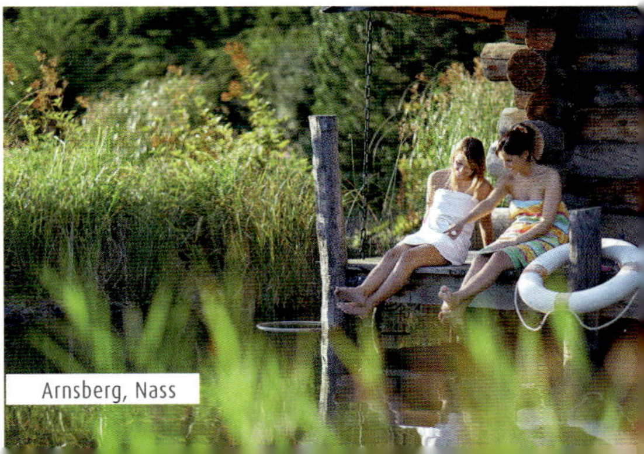

Arnsberg, Nass

Wasserwelten

Wohltuendes Abkühlen nach der Sauna

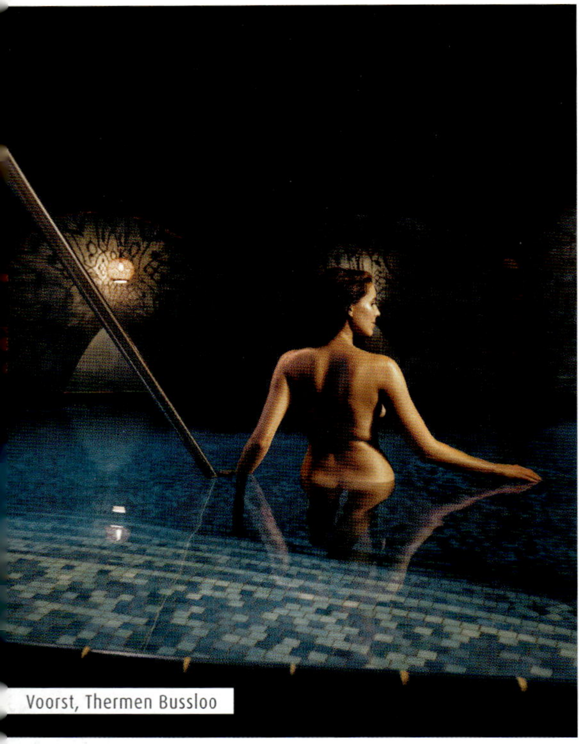

Voorst, Thermen Bussloo

Die Geister scheiden sich bei diesem Thema nicht, denn klar ist, dass die Kombination heiße Sauna und kaltes Wasser einfach für »alles« gut ist: das Immunsystem, Herz-Kreislauf-System, Gefäße etc. Wohl aber trennen sich an dieser Stelle die Wege so mancher Saunabesucher. **Wichtig ist:** Achten Sie auf Ihr persönliches Wohlbefinden, insbesondere, wenn Sie mit dem Kreislauf Probleme haben.

Die Möglichkeiten zum Abkühlen sind heute oft sehr vielfältig: verschiedenste Formen von Duschen, Tauchbecken, Bottichen, Eimerduschen oder Eis finden Sie für Ihre persönliche Wohlfühlanwendung. Oft schließen sich an den Saunabereich auch ganze Thermenlandschaften an, in welchen Sie nach dem Saunieren entspannen können.

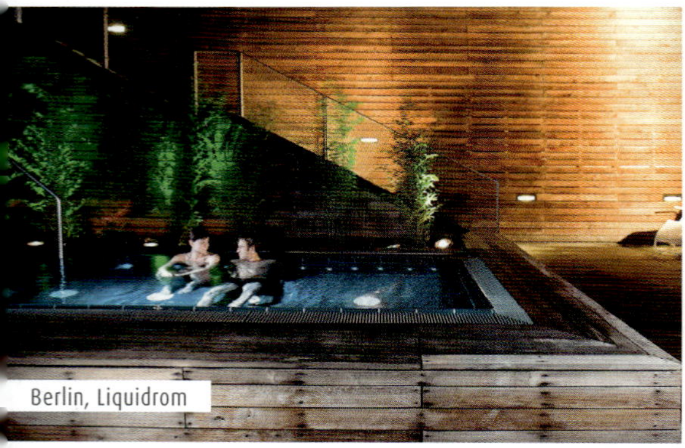

Berlin, Liquidrom

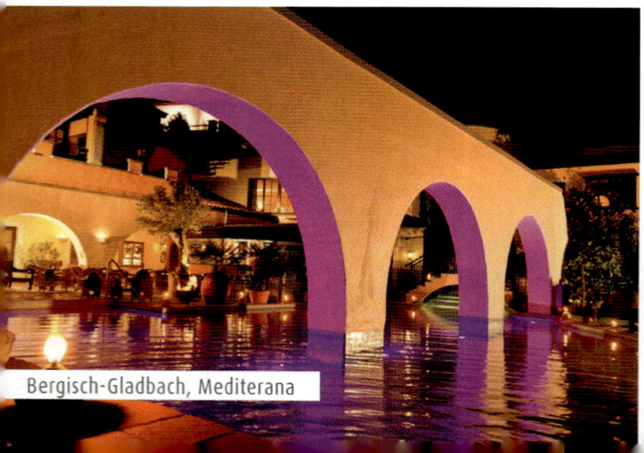

Bergisch-Gladbach, Mediterana

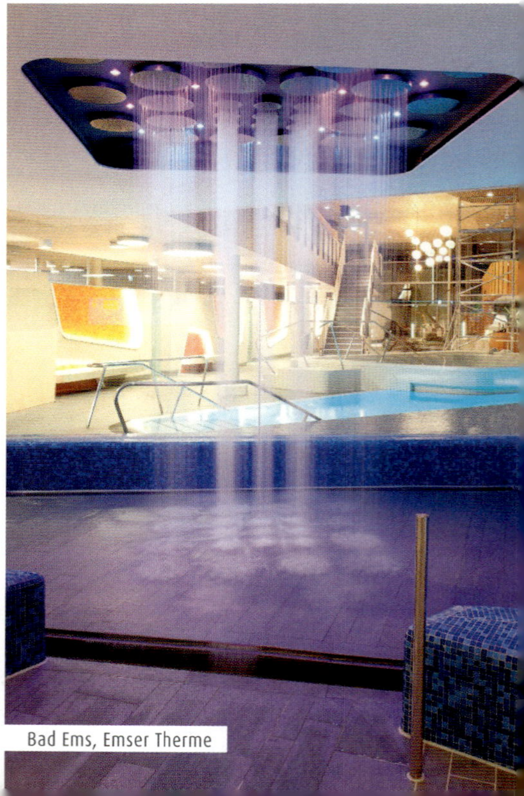

Bad Ems, Emser Therme

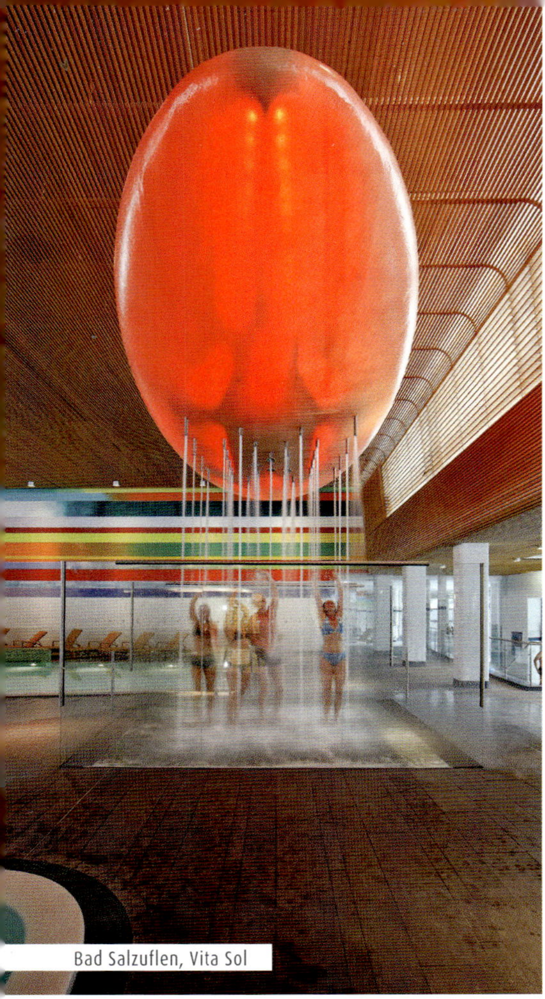
Bad Salzuflen, Vita Sol

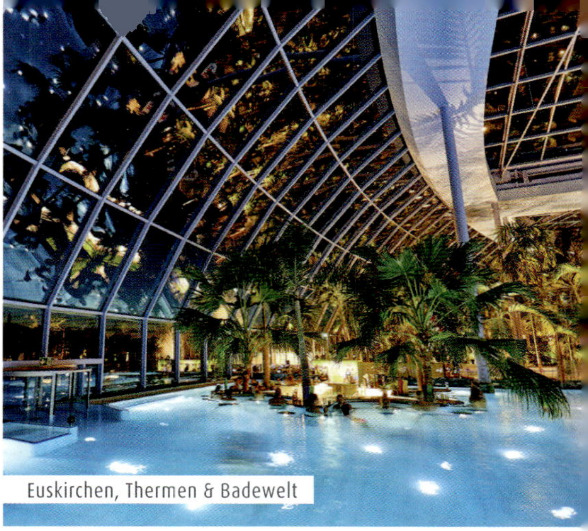
Euskirchen, Thermen & Badewelt

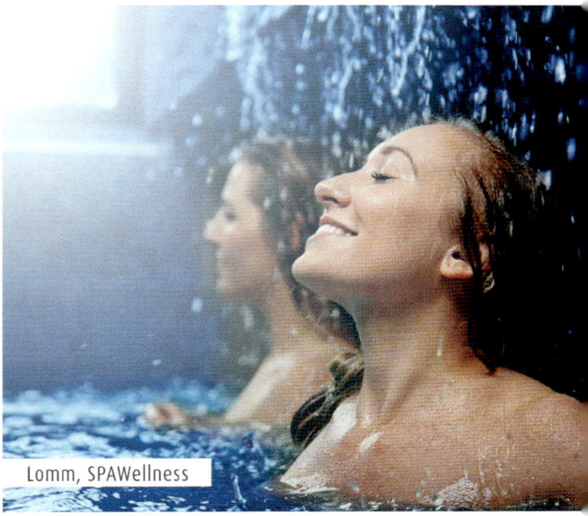
Lomm, SPAWellness

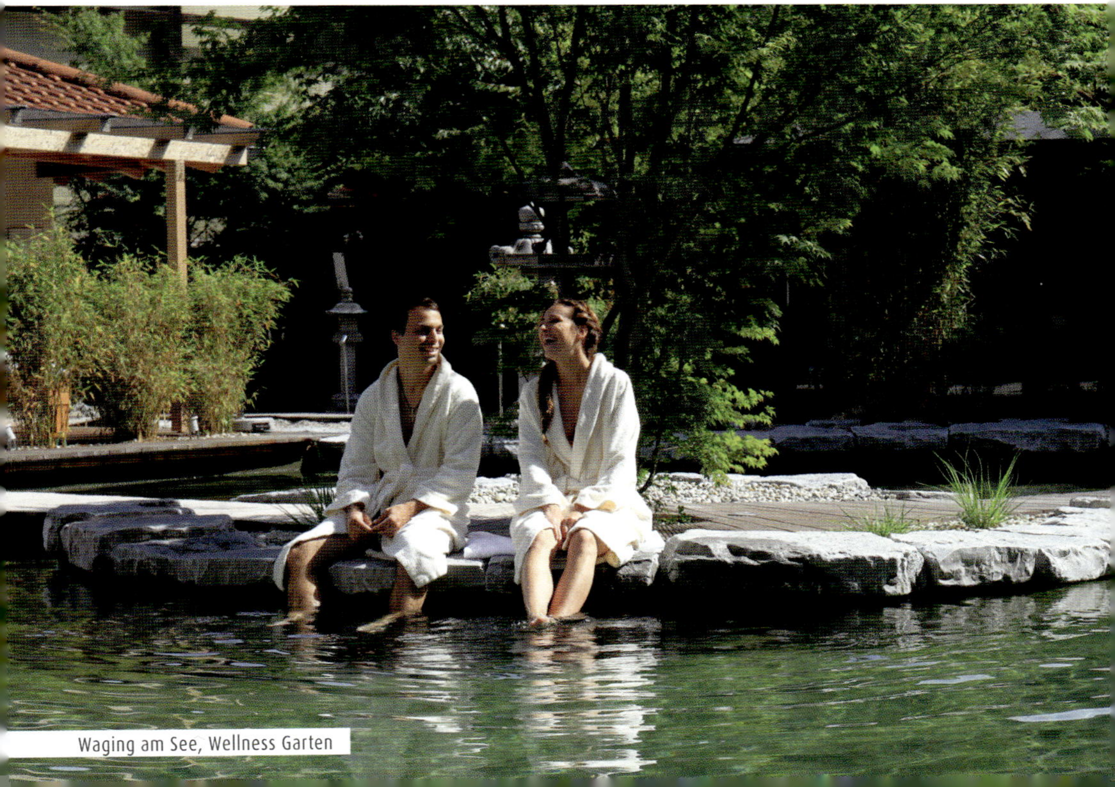
Waging am See, Wellness Garten

Die Aufgüsse

Von traditionell bis exotisch – Für jeden etwas dabei

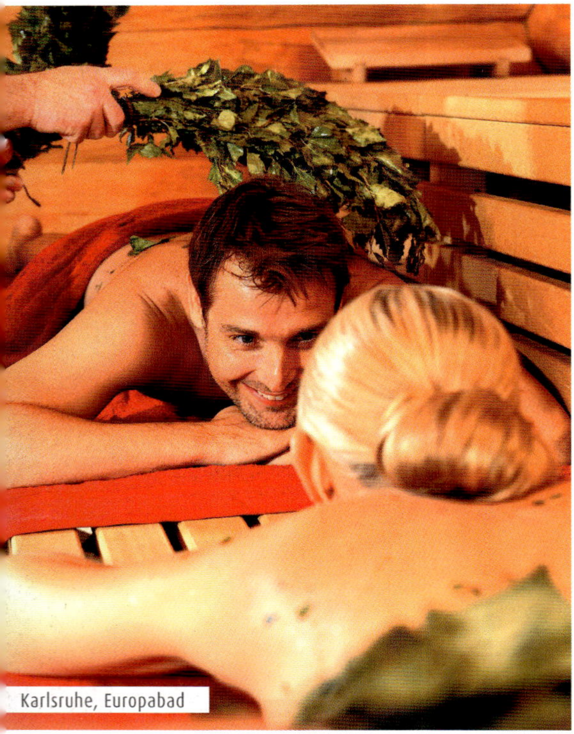
Karlsruhe, Europabad

Wenn Sie sich in einer für Sie neuen Anlage orientieren möchten, wo denn die Aufgusssaunen sind, so folgen Sie jeweils kurz vor der halben bzw. der vollen Stunde den Menschenmassen, sie pilgern garantiert in einen Aufguss.

Gute Aufgießer/innen sind die neuen Götter der Saunafreunde. Sie zelebrieren den Aufguss variantenreich, die eingesetzten Hilfsmittel sind grenzenlos: Handtuch, Fahne und Fächer gehören schon häufig zum Standard.

Hochwertige Aromen erfüllen die Saunakabine und machen Freude. Auch der Standardaufguss – dreimal aufgießen mit Wedeln und Abschlagen – bereitet schon viel Vergnügen. Wenn Sie die Möglichkeit haben, einem Klangschalenaufguss oder einer Wenik-Zeremonie beizuwohnen, sollten Sie dies tun, es sind Erlebnisse der besonderen Art.

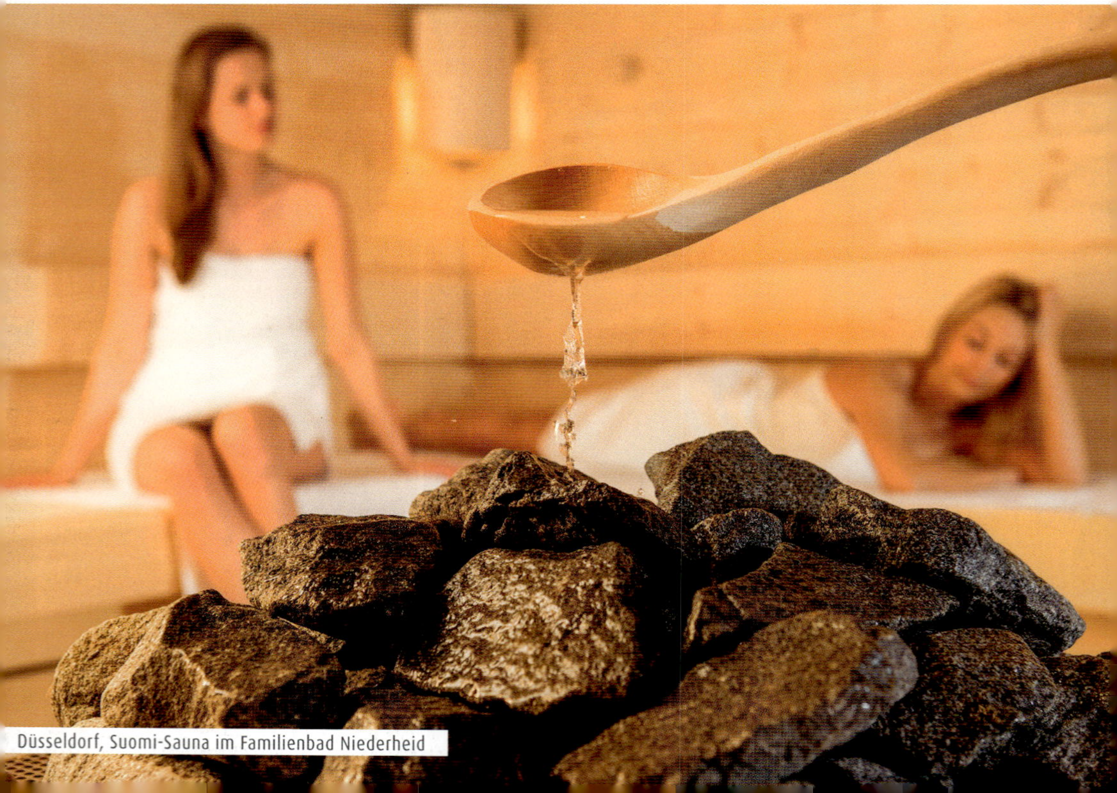
Düsseldorf, Suomi-Sauna im Familienbad Niederheid

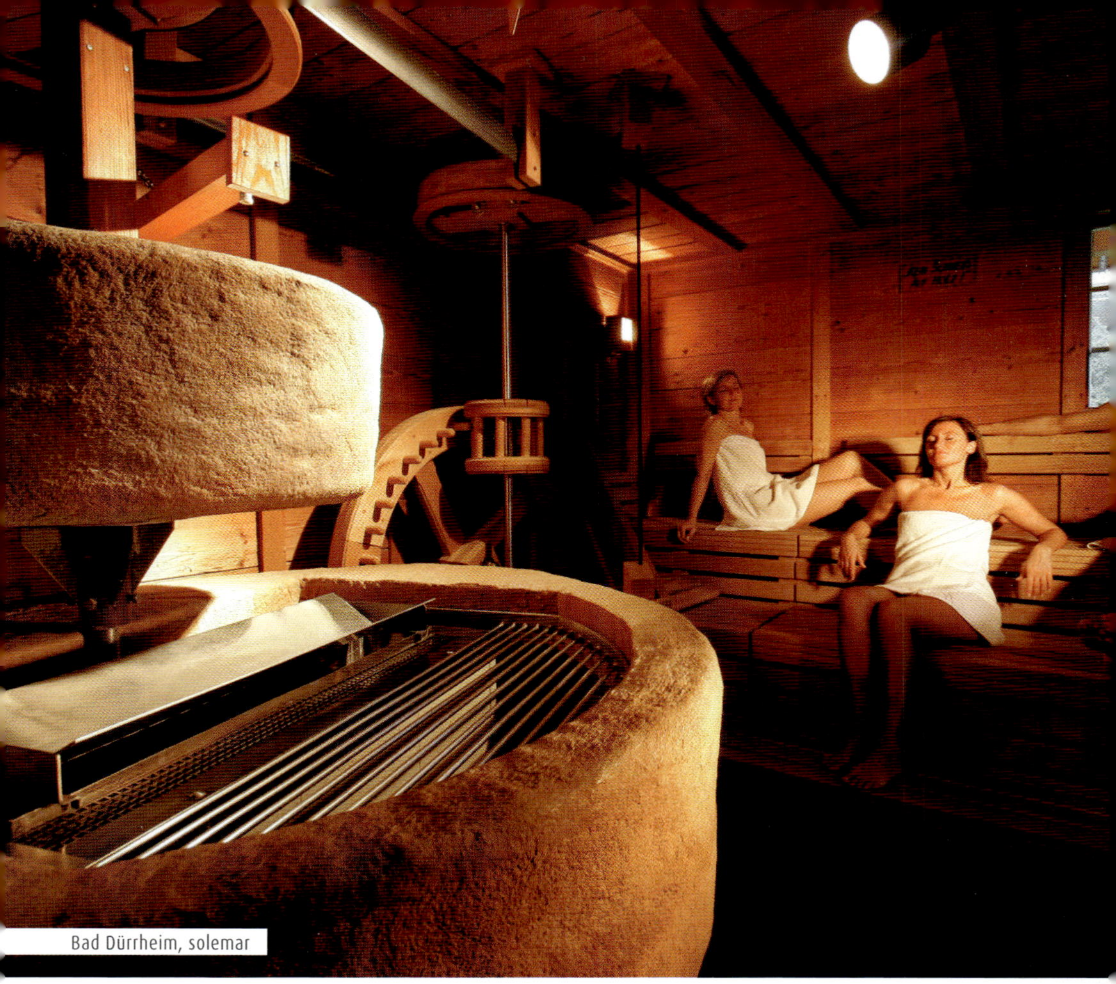

Bad Dürrheim, solemar

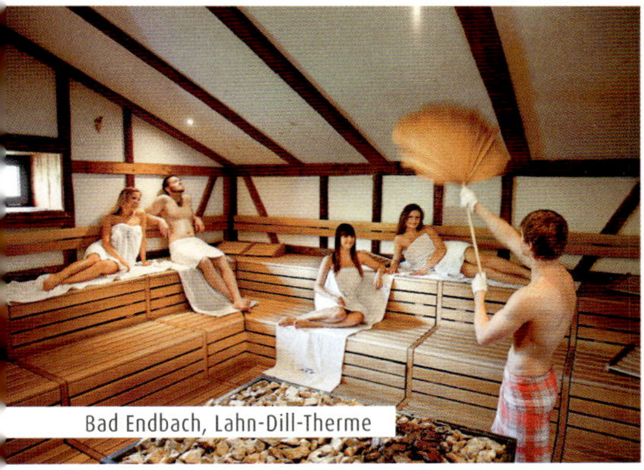

Bad Endbach, Lahn-Dill-Therme

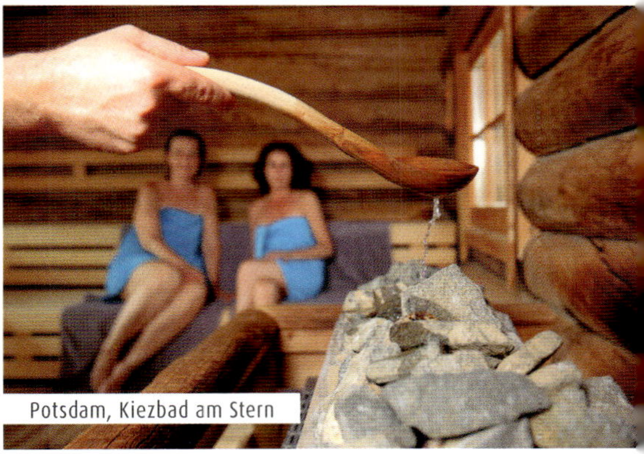

Potsdam, Kiezbad am Stern

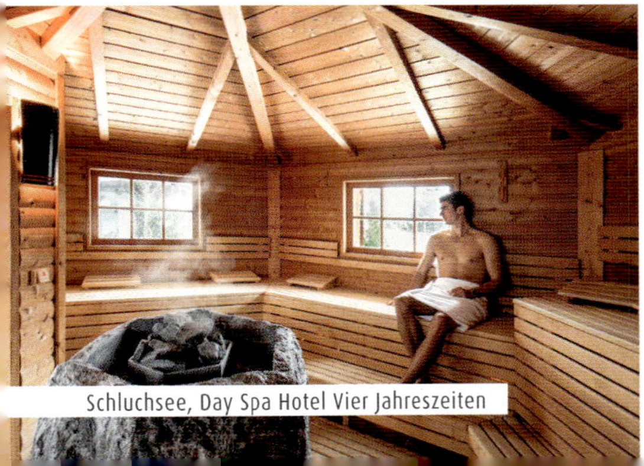

Schluchsee, Day Spa Hotel Vier Jahreszeiten

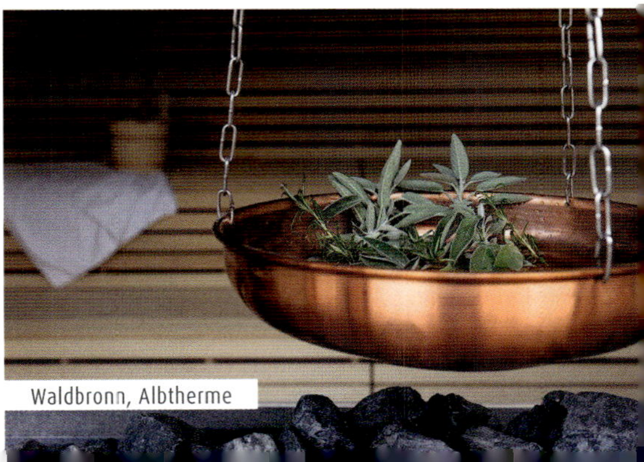

Waldbronn, Albtherme

Die Anwendungen

Von Massagen über Packungen bis hin zum türkischen Hamam

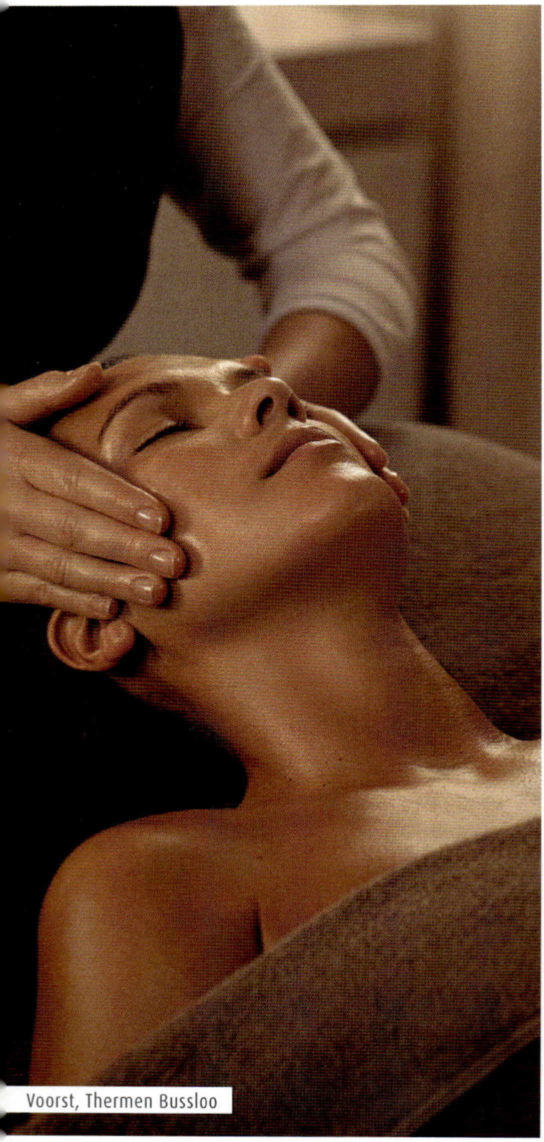
Voorst, Thermen Bussloo

Es wäre ein neues Buch, die angebotenen Anwendungen zu beschreiben. Lassen Sie sich von den Bildern inspirieren und probieren Sie es aus. Sie alle zu nennen, wäre in der Tat unmöglich.

Die Bandbreite geht von allerlei Massagen – klassische Ganzkörpermassagen, die berühmte Klangschalenmassage, die Hot-Stone-Massage – bis hin zu unterschiedlichen Packungen. Wohltuend warme Schokoladen-Packungen sind genauso empfehlenswert wie Packungen beispielsweise mit Aroma-Öl oder Ähnlichem. Fans von Fangopackungen kommen ebenfalls auf Ihre Kosten. Eine Reise in den Orient verspricht das türkische Hamam. Die Liste könnte nun noch viel, viel weiter führen. Ayurveda könnte man noch erwähnen oder auch die verschiedenen Peelings. Aber entdecken Sie am besten selbst für sich Ihre persönliche Lieblings-Anwendung.

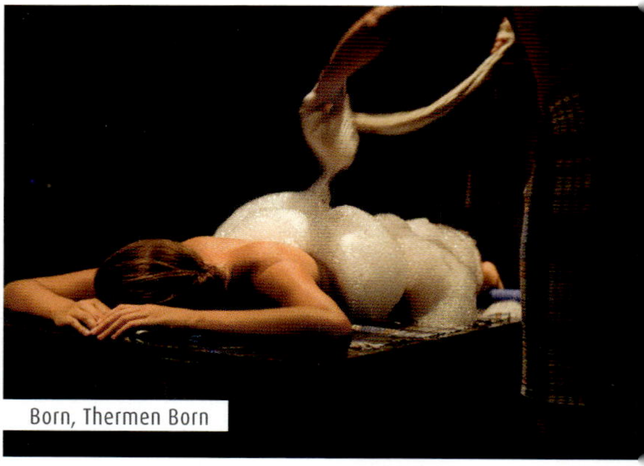
Born, Thermen Born

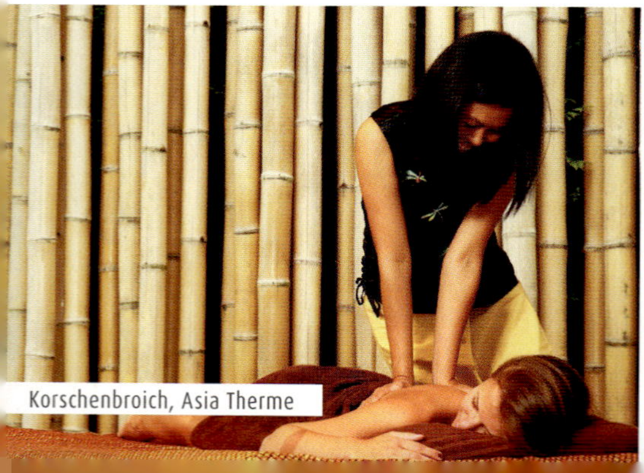
Korschenbroich, Asia Therme

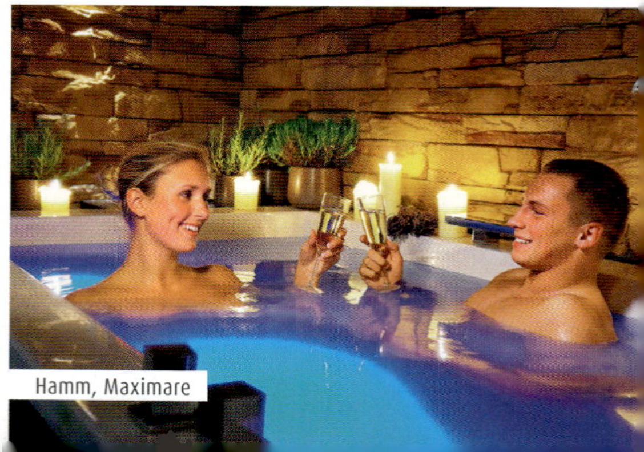
Hamm, Maximare

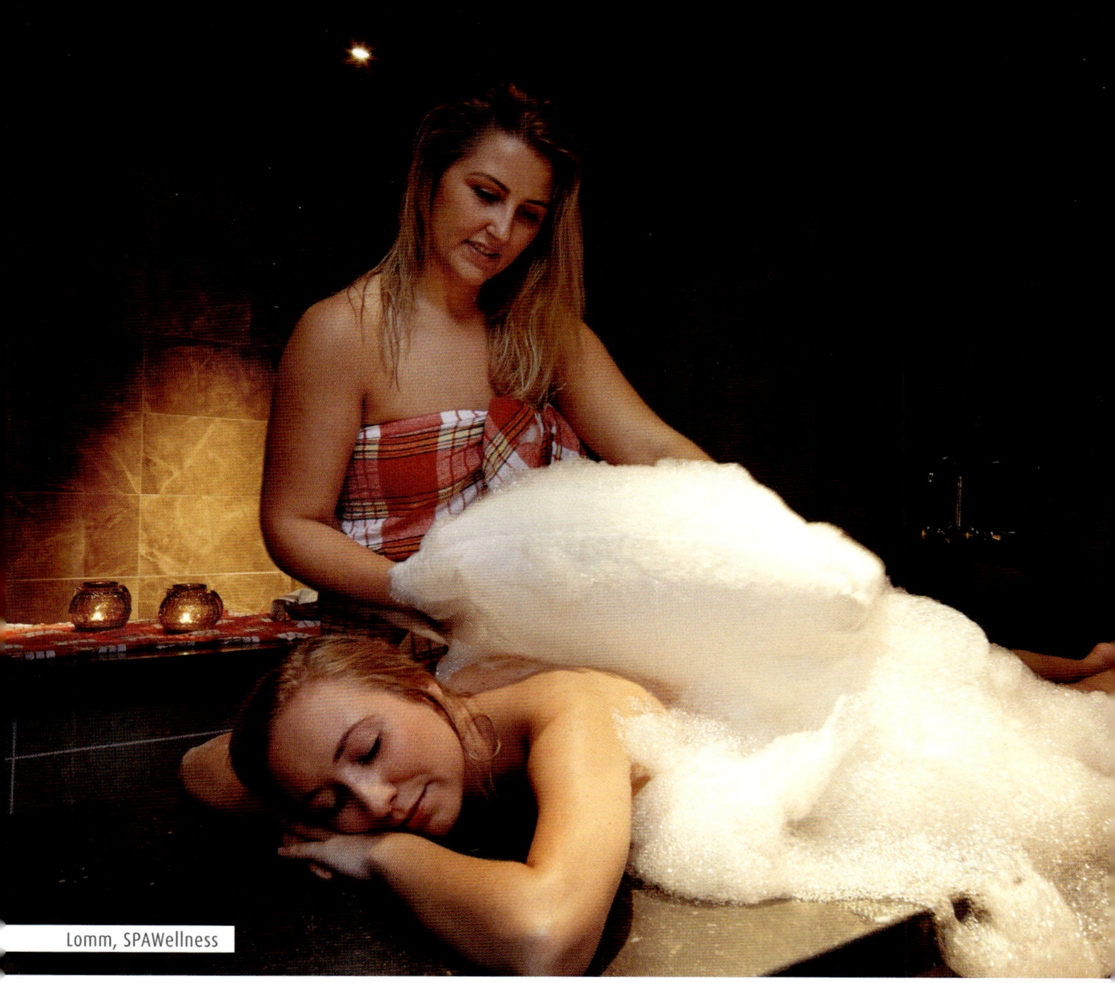

Lomm, SPAWellness

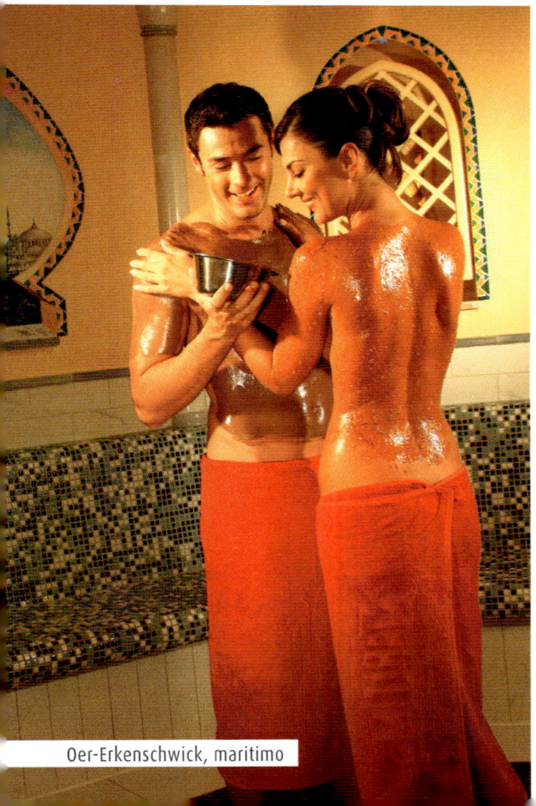

Oer-Erkenschwick, maritimo

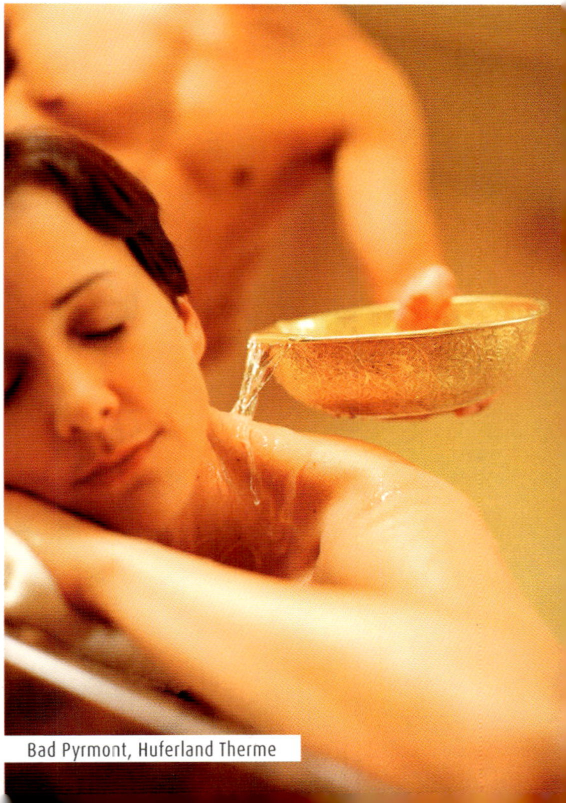

Bad Pyrmont, Huferland Therme

Das Ruhen nach der Sauna

Lassen Sie Ihren Saunatag perfekt und entspannt ausklingen

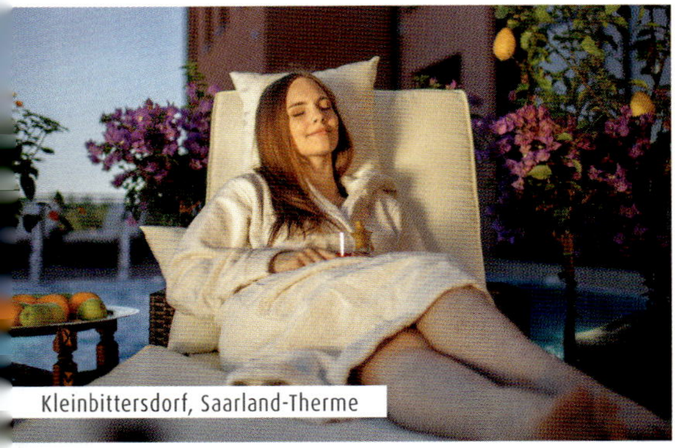
Kleinbittersdorf, Saarland-Therme

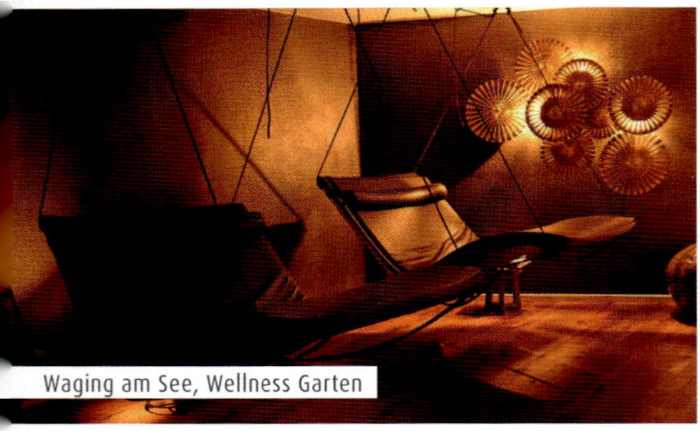
Waging am See, Wellness Garten

Wohl dem, der die Zeit hat, einige Stunden in der Sauna zu verbringen und sich auch Ruhe gönnen kann.

Vom kleinen, schnuckeligen „Raum der Stille" bis hin zu innenarchitektonisch, häufig dem Gesamtthema der Saunalandschaft angepassten „Ruhetempeln", ist die Bandbreite phantastisch: Wasserbetten, gemütliche Liegen mit Blick in den Außenbereich, breite Sofas, dicke Teppiche auf dem Boden, thematisch gestaltete Ruhebereiche und selbst Hängematten.

Der Erholungsfaktor ist keine Frage der Größe, sondern der Liebe zum Detail, auch in kleinen Anlagen, verbunden mit der Einsicht, den Gästen ruhige Rückzugszonen anzubieten.

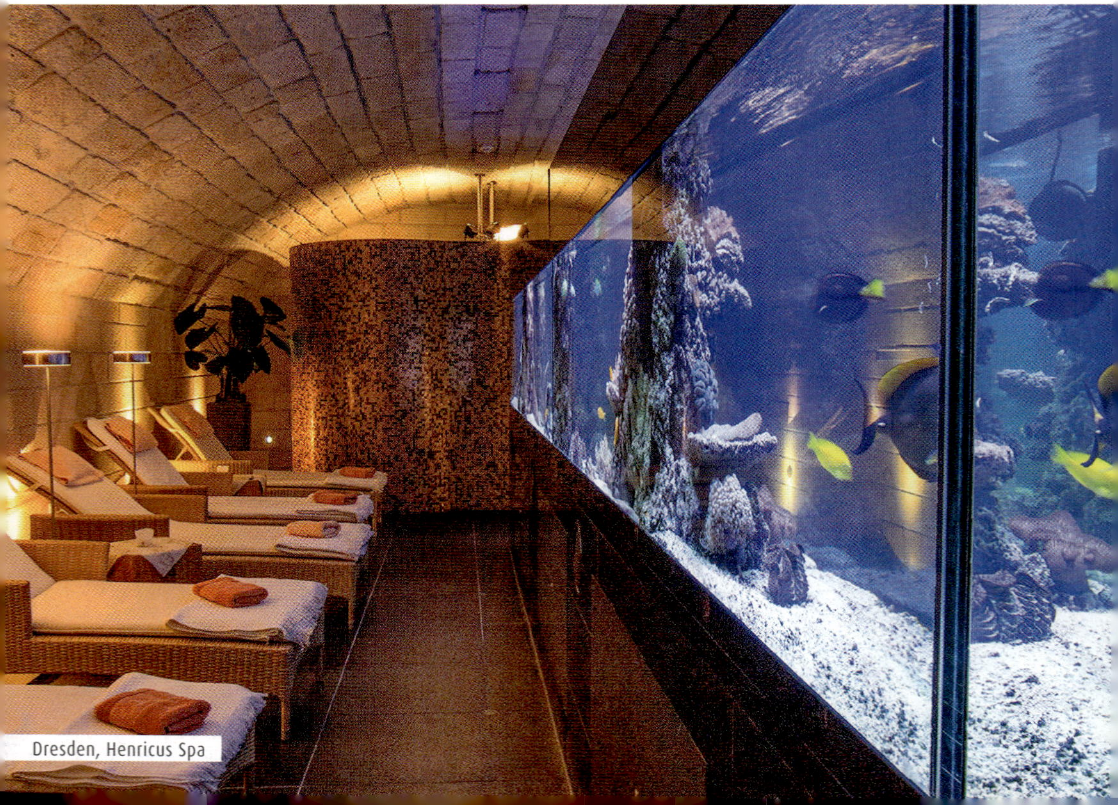
Dresden, Henricus Spa

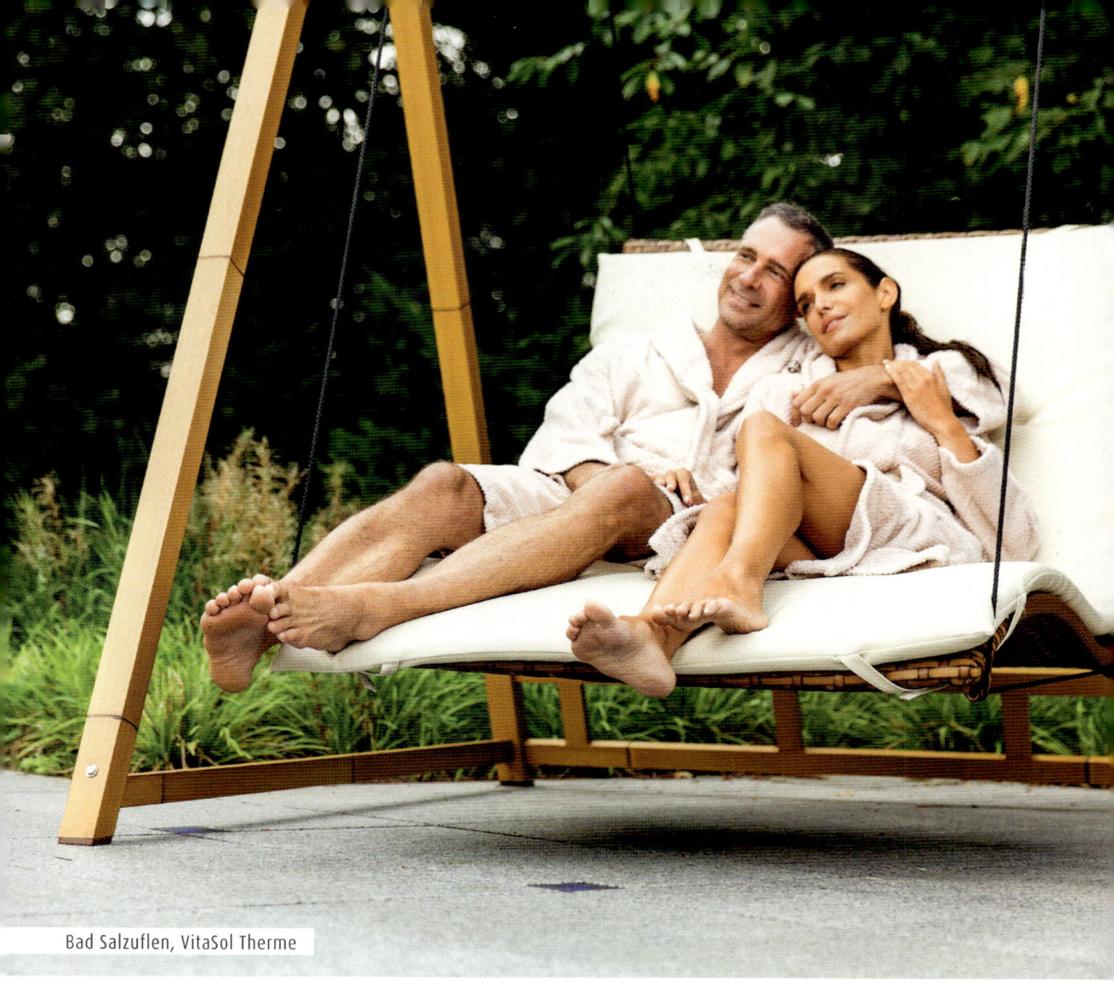

Bad Salzuflen, VitaSol Therme

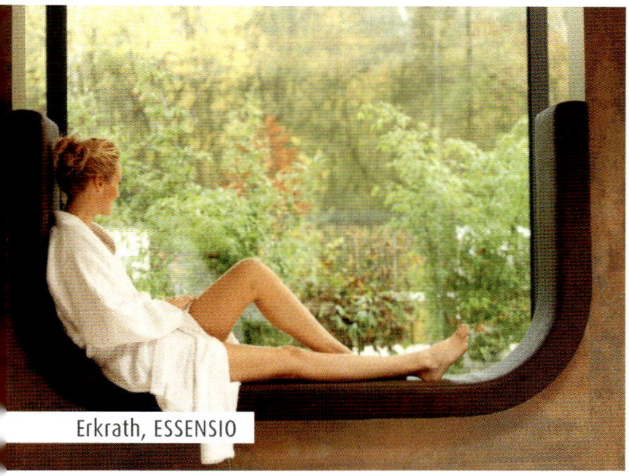

Erkrath, ESSENSIO

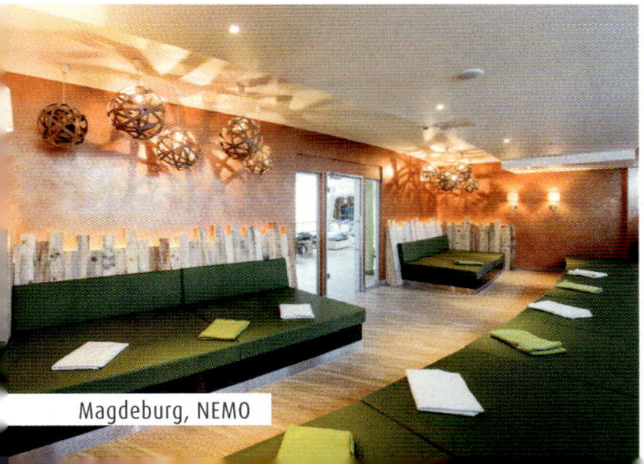

Magdeburg, NEMO

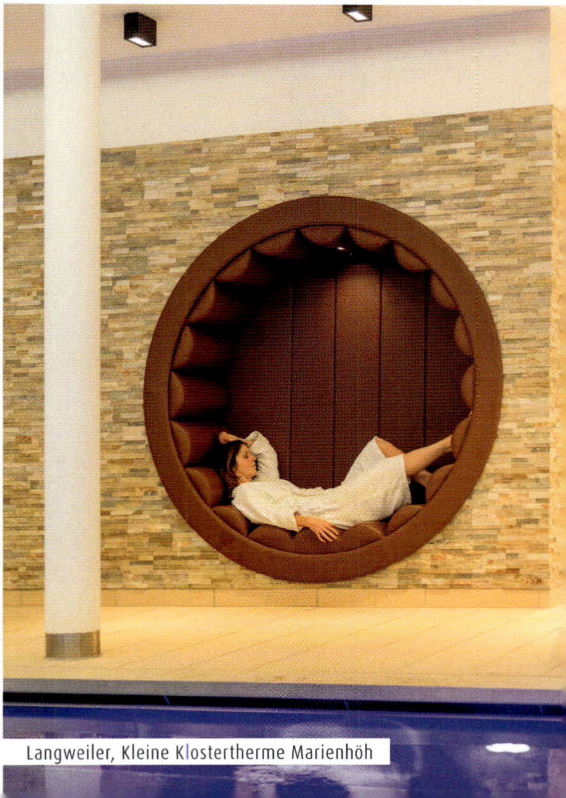

Langweiler, Kleine Klostertherme Marienhöh

36

AHLEN

GUTSCHEINHEFT S. 3

Parksauna Ahlen

Dolberger Straße 66, 59229 Ahlen

02382 788-249 | www.ahlener-baeder.de

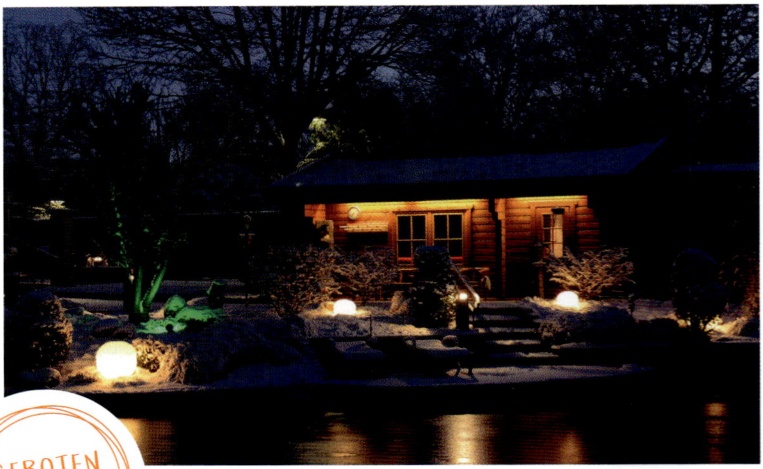

GEBOTEN WIRD:

DAS RESÜMEE

Das Parkbad mit Parksauna ist zentral in Ahlen und dennoch wunderschön im Berliner Park gelegen. 2013 hat das Parkbad für Schwimmgäste seine Pforten geöffnet.

Das Saunadorf der Parksauna bestand schon vorher, ist aber um die innenliegende Saunalandschaft, einen weiteren Duschbereich, einer neuen Aufgusssauna und ein neues Ruhehaus erweitert worden. Sportiv und gesund geht es im 25 m langen, 28 °C warmen Schwimmbecken mit Startblöcken zu. Ein separates Lehrschwimmbecken ist ebenfalls mit 28 °C beheizt. Das Parkbad-Bistro lädt auch Gäste ein, die nicht schwimmen oder saunieren gehen.

DER SAUNABEREICH

Die helle und freundliche Saunalandschaft im Inneren gibt sich modern wie stilvoll und erstreckt sich über rund 300 qm. Sie ist farblich in anthrazit und rot gestaltet. Dank der riesigen Fensterfront, ist der Innenbereich lichtdurchflutet und gleichzeitig haben die Gäste einen herrlichen Ausblick in den gut 3.000 qm großen Saunagarten mit zentralem Naturteich und anschließendem Saunadorf.

DER EMPFANG

Vom Empfang aus geht es über ein Drehkreuz zu den Umkleiden.

DIE ÖFFNUNGSZEITEN

Montag 9:00 – 22:00 Uhr (9:00 – 14:00 Uhr ist Damensauna, außer an Feiertagen) | Dienstag bis Samstag 10:00 – 22:00 Uhr | Sonn- und Feiertag 10:00 – 20:00 Uhr.

DIE PREISE

Tageskarte Montag und Mittwoch 15,00 Euro | Tageskarte Dienstag und Donnerstag 18,00 Euro | Tageskarte Freitag bis Sonntag, Feiertag 19,00 Euro | Einzelkarte Abendtarif ab 18:00 Uhr (Montag bis Freitag) 15,00 Euro.

UMKLEIDEN | DUSCHEN

Das Umkleiden erfolgt in separaten Sammelkabinen. Die Vorreinigung wird getrennt geschlechtlich vorgenommen.

DIE SAUNEN
INNENBEREICH:

Im Innenbereich erwarten die Gäste eine milde Aromasauna und die Salzgrotte. Eher heiß geht es in den im Saunagarten untergebrachten Saunakabinen zu. Hier haben Sie die Auswahl zwischen vier rustikalen Saunen mit Temperaturen von 85 - 110 °C.

DIE AROMA-SAUNA

Milde 60 °C liegen in der wohltuend aromatisierten, feuchten Saunakabine, so dass sich rund 15 Gäste behaglich niederlassen können. Auf dem seitlichen Saunaofen liegen Rosenquarze. Die dezente Hintergrundmusik sowie die ruhige Beleuchtung, tragen ungemein zur Entspannung bei. Ein großes Panoramafenster ermöglicht den Ausblick in den herrlichen Saunagarten.

DIE FINNISCHE SAUNA
95 °C

Bei 95 °C und einem angenehmen feuchten Klima kommen gut 20 Personen ordentlich ins Schwitzen. Die Kabine selbst ist in einem massiven Blockhaus aus Blockbohle mit begrüntem Dach und Vorraum untergebracht. Dezentes Licht fällt auf den seitlich gemauerten Saunaofen.

DIE MAA®-SAUNA
110 °C

Lassen sie sich nicht von der hohen Temperatur um die 110 °C abhalten, in diese urige, bewusst dunkel gehaltene Erdsauna zu gehen. Massive Rundstämme prägen die tief in die Erde eingelassene Sauna. Im Inneren ist es wohlig warm und es herrscht ein sehr erdiges wie natürliches Klima. Gut 12 Gäste können sich zudem an dem knisternden stirnseitigen Kaminfeuer erfreuen.

DIE KELO-SAUNA
85-90 °C

Das rustikale wie einladende Interieur der 85 bis 90 °C heißen Kelosauna mit Vorraum wird mit dezenter Entspannungsmusik bespielt. In dem aus schönen Steinen gemauerten, großen Saunaofen lodert ein Kaminfeuer. Fenster gewähren den Ausblick in den Saunagarten. Die Kelosauna wird von einem Blockhaus aus massiven Rundstämmen beherbergt.

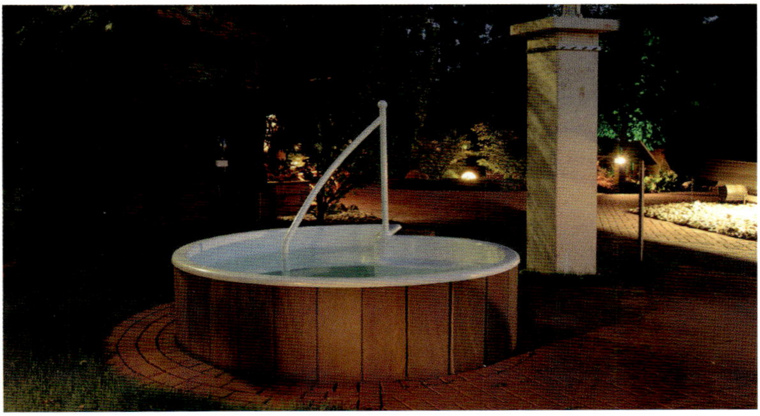

Parksauna Ahlen

Dolberger Straße 66, 59229 Ahlen
02382 788-249 | www.ahlener-baeder.de

EVENT- UND AUFGUSS-SAUNA
90 °C

Die Parksauna hat seit neustem eine große Aufgusssauna. Mit bis zu 60 Personen können Sie hier stündlich neue Eventaufgüsse genießen. Die Sauna wird auf bis zu 90 °C für sie eingeheizt. Genießen Sie die Aufgüsse und den Blick in die Garten- und Teichlandschaft. Zu bestimmten Zeiten wird mit Licht und Sound ein ganz besonderes Erlebnis geschaffen.

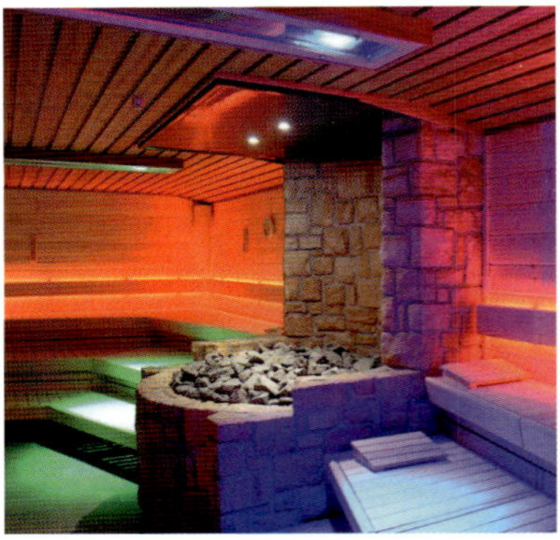

DIE SALZGROTTE

Unter dem farbwechselnden Sternenhimmel können es sich rund 12 Personen auf Liegestühlen mit Decken so richtig bequem machen. Stirnseitig plätschert angenehm Wasser im Gradierwerk. Die vernebelte Sole verspricht eine inhalative Wirkung in der mit 22 bis 25 °C erwärmten Salzgrotte. Die empfohlene Aufenthaltsdauer beträgt 30 Minuten. Attraktive Salzziegelwände zieren die Wände der Kabine und auch des Vorraums. Im Vorraum können sich die Saunagäste an einem kostenlosen Wasserspender mit vorzüglichem, energetisierten Trinkwasser versorgen.

DAS ABKÜHLEN

Im Vorraum zur Aromasauna kann sich an zwei Warm-Kalt-Brausen erfrischt werden. Vier zentral im Innenbereich gelegene Fußwärmebecken, an einer mit rötlich gefliesten Mosaiksteinchen versehenen Sitzbank, sind eine Wohltat für Ihre Füße. Nach erfolgtem Saunabad im Saunagarten, verheißen drei Duschpavillons mit Kneipp-Schläuchen, Regendruck- wie Schwallbrausen, Kaltduschen sowie eine Kübeldusche eine ordentliche Abkühlung. Abgerundet wird dieser Bereich durch ein Außen-Tauchbecken

DIE AUSSENANLAGE

Allein der große Naturteich mit Wasserpflanzen und quakenden Fröschen – der zentrale Blickfang im Saunagarten – erstreckt sich über rund 1.000 qm. Mittig auf dem Teich wird ab und zu eine riesige Wasserfontäne zugeschaltet, deren Plätschern wohltuend im gesamten Garten zu vernehmen ist. Ein abends toll illuminierter Rundweg ist mit verschiedenen Elementen zur Anregung der Füße ausgestattet und führt um den gesamten Teich. Auf der einen Seite des Teichs schließt sich eine großzügige Liegewiese mit Feuerstelle, bequemen Liegen und kleinen Rückzugsorten an. Auf der anderen Seite befindet sich das Saunadorf mit Ruhehaus. Der natürlich gewachsene Baumbestand sowie viele schöne Bepflanzungen, machen den Saunagarten zu einer grünen Wohlfühloase. Vielfältige Steinformationen lockern die Atmosphäre auf. In den Gartenbereich sind Kunstwerke des Münsterländer Künstlers Heinz Christ sehr harmonisch integriert. Schauen Sie sich diese bei einem gemütlichen Spaziergang ganz in Ruhe einmal an.

Parksauna Ahlen

Dolberger Straße 66, 59229 Ahlen
02382 788-249 | www.ahlener-baeder.de

RUHEMÖGLICHKEITEN

Hier ist für jeden etwas dabei! Zahlreiche Liegestühle mit Decken an der Fensterfront im Innenbereich, laden ebenso zum behaglichen Verweilen mit Blick auf den Naturteich ein wie die Sonnenterrasse im Saunagarten. Hier finden sich die kommunikationsfreudigen Gäste ein. Wer es etwas ruhiger möchte, dem steht das neue Ruhehaus direkt am Teich zur Verfügung. In dieser modern gestalteten Oase der Ruhe finden die Gäste bei Kaminfeuer nochmals 22 Liegeplätze vor. Wer die absolute Ruhe sucht, sollte das großzügige Ruhehaus aus Blockbohle mit begrüntem Dach im Saunagarten, versprüht ein angenehmes Holzflair. Von vier Betten mit Decken und Kopfkissen sowie bequemen Liegestühlen mit Nackenrollen und Decken, kann der Saunagast seinen Blick in den Saunagarten schweifen lassen.

MASSAGEN

Lassen Sie sich mit Teil- und Ganzkörpermassagen oder auch mit Aromamassage und Thaimassage verwöhnen.

EVENTS

Monatlich werden lange Saunanächte mit Öffnungszeiten bis 24:00 Uhr zu einem bestimmten Motto mit besonderen Aufgüssen angeboten. Informieren Sie sich im Internet oder im Bad über die genauen Termine.

GASTRONOMIE

Die Parkbad-Lounge zeigt sich in modernem wie stilvollem Gewand und bietet einen herrlichen Einblick in den Saunagarten. Während Sie entlang der geschwungenen Holztheke auf behaglichen Ledersesseln verweilen, können Sie Fingerfood, Suppen, Baguettes, Salate, Meeresfrüchte, Potatoes sowie Fleischgerichte verspeisen. Auf der umfangreichen Getränkekarte sollte für jeden etwas dabei sein, um den Durst zu löschen.

ZAHLUNGSVERKEHR

Alle in Anspruch genommenen Leistungen werden sofort in bar beglichen. Der Eintritt kann zudem mit ec-Karte bezahlt werden.

PARKMÖGLICHKEITEN

Unmittelbar an der Anlage stehen ausreichend kostenlose Parkmöglichkeiten zur Verfügung. Wohnmobilstellplätze sind mit Stromanschluss versehen.

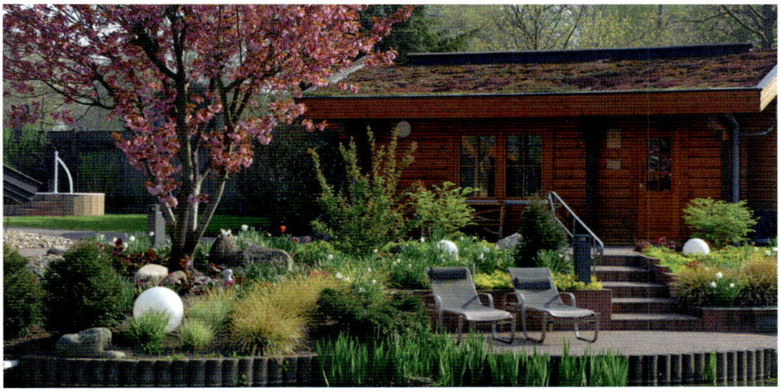

Bentheimer Mineraltherme »GESUNDHEIT BADEN«

Thermalsole- und Schwefelbad Bad Bentheim GmbH, Am Bade 1, 48455 Bad Bentheim
05922 74-3800 | info@bentheimer-mineraltherme.de | www.bentheimer-mineraltherme.de

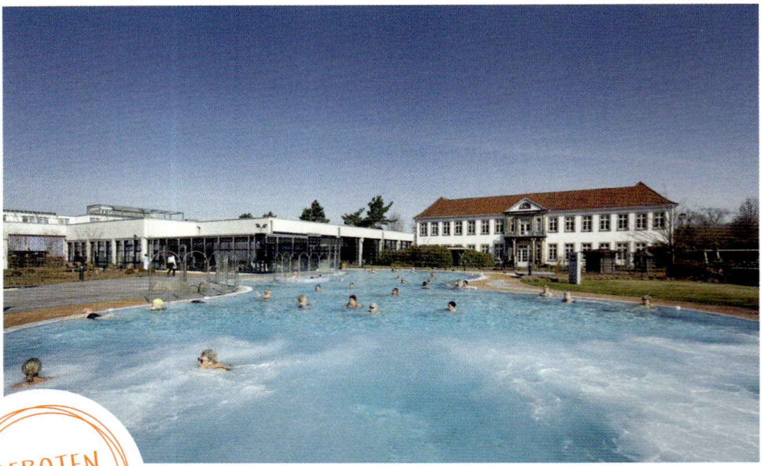

GEBOTEN WIRD:

DAS RESÜMEE

Wasser, Wärme und Bewegung in entspannter Atmosphäre. Schalten Sie einfach mal ab und genießen Sie die wohltuende Wirkung des Solebadens. Ob Ruhe und Entspannung nach der Arbeit, oder therapeutische Anwendungen - in der »Bentheimer Mineraltherme« finden Sie alles unter einem Dach. Neben therapeutisch geleiteten Bewegungsbädern gibt es viele weitere Angebote wie z.B. Aqua-Fitness, Aqua-Flex oder Aqua-Power, die jede Menge Abwechslung bieten. Eine entspannende Unterwassermassage im Whirlpool oder im 200 qm großem Therapiebad ist etwas ganz Besonderes.

Viel frische Luft und ein naturnahes Badeerlebnis genießen Sie im Sommer wie Winter im wohltemperierten 31 °C warmen, 426 qm großen Aussenbad mit bis zu 3% Solegehalt. Für ein sportliches Training steht ein Sportbad mit vier 25-m-Bahnen zur Verfügung.

Ein Anti-Stress-Programm erleben Sie in der großen Saunalandschaft mit fünf unterschiedlich temperierten Kabinen. Zu einem kulinarischen Verwöhnprogramm läd sie das Bistro RELAX ein.

DIE GRÖSSE

Die Therme bietet Ihren Gästen auf über 3.000 qm Komfort und Schwimmgenuss. Für Ihren Saunagenuss stehen hiervon über 300 qm zur Verfügung.

DER EMPFANG

An der Kasse erhalten Sie den Schlüssel mit Chip für Ihren Garderobenschrank. Der Bademodenshop bietet eine große Auswahl an Bademode und Accessoires sowie Kosmetikartikel der Firma Biomaris mit Meersalzextrakten für jeden Hauttyp.

Bentheimer Mineraltherme »GESUNDHEIT BADEN«

Thermalsole- und Schwefelbad Bad Bentheim GmbH, Am Bade 1, 48455 Bad Bentheim
05922 74-3800 | info@bentheimer-mineraltherme.de | www.bentheimer-mineraltherme.de

DIE ÖFFNUNGSZEITEN

Wasserwelten: Mo. – Fr. von 7:00 – 22:00 Uhr | Sa., So. & Feiertage von 8:00 – 20:00 Uhr
Sauna: Di. – Fr. von 10:00 – 22:00 Uhr | Sa., So. & Feiertage von 9:00 – 20:00 Uhr. | Mo. ist von 10:00 – 17:00 Uhr Damen-Sauna, von 17:00 - 22:00 Uhr After Work Sauna (spezielles Angebot). Für das Bistro gelten separate Zeiten.

DIE PREISE

3-Stunden-Karte 17,00 Euro (Therme komplett mit Sauna) | Tageskarte 19,00 Euro (Therme komplett mit Sauna). 3-Stunden-Karte 15,50 Euro (Sauna mit Sport- u. Außenbad) | Weitere Preise oder Ermäßigungen finden Sie auf der Internetseite oder können direkt bei dem Kassenpersonal der Bentheimer Mineraltherme angefragt werden.

UMKLEIDEN | DUSCHEN

Die Umkleideräume in der Sauna sind für Damen und Herren getrennt. Die Reinigungsduschen werden gemeinsam benutzt. Auch Einzelumkleiden sind vorhanden.

DIE SAUNEN

DAS SANARIUM®
55 °C

Bei kreislaufschonenden 55 °C in Verbindung mit 55 % Luftfeuchtigkeit genießen die Gäste des Sanariums® das wohltuende Eukalyptus-Aroma unter zwei Farblichttherapiegeräten.

DAS DAMPFBAD
45 °C

In dem feuchten Warmluftbad wird bei einer Temperatur von 45 °C und einer relativen Luftfeuchtigkeit von ca. 100 % geschwitzt. Auf den beiden halbrunden Bänken sitzen sich bis zu zehn Personen gegenüber.

DIE FINNISCHE SAUNA
85 °C

Für die Gäste werden zur vollen Stunde bei 85 °C Aufgüsse angeboten. Eine indirekte LED-Beleuchtung sorgt für ein Wohlfühlambiente. Das Licht- und Klangobjekt »Aquaviva« versetzt Sie in eine meditative Stimmung mit einem wunderschönen Blick in den Kurpark.

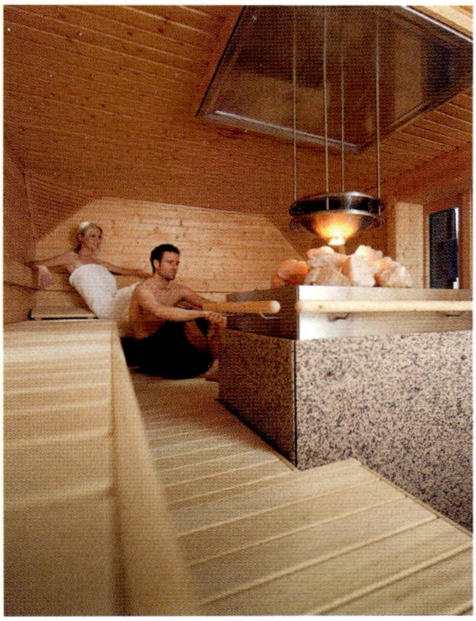

DIE ROSEN-SAUNA
75 °C

Die mit Wasser und Rosenöl gefüllte Edelstahlschale gewährleistet eine milde Freisetzung der hochwertigen ätherischen Öle bei ca. 75 °C Raumtemperatur. Die Schale ist auf dem zentral angeordneten und mit Rosenquarz-Steinen bestückten Sauna-Ofen aufgestellt.

DIE FINNISCHE SAUNA
95 °C

Zu jeder halben Stunde erwartet die Gäste in dem 95 °C heißen Raum ein wechselnder Aufguss. Dazu genießen Sie einen Blick durch die Fensterfront auf den Japanischen Garten.

Bentheimer Mineraltherme »GESUNDHEIT BADEN«

Thermalsole- und Schwefelbad Bad Bentheim GmbH, Am Bade 1, 48455 Bad Bentheim
05922 74-3800 | info@bentheimer-mineraltherme.de | www.bentheimer-mineraltherme.de

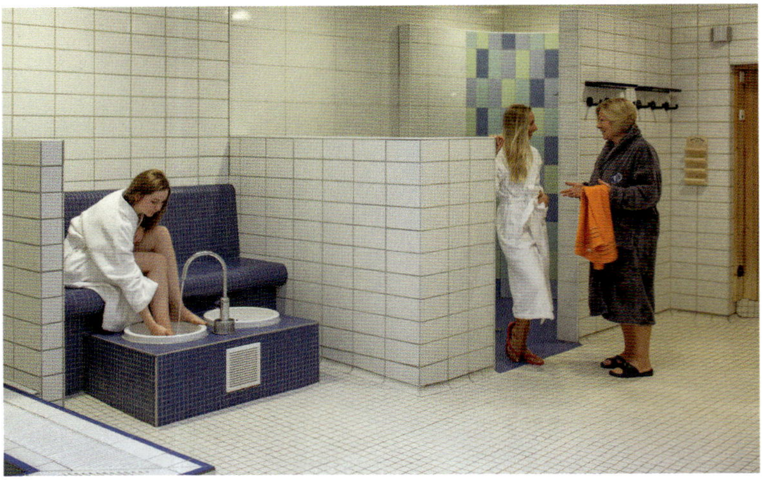

DAS ABKÜHLEN
Im Innen- und Außenbereich finden Sie Kalt- und Schwalldusche mit Kneipp-schläuchen. Innen gibt es auch ein Tauchbecken.

DAS KNEIPPEN
Ein kalt-warmes Fußbad nehmen Sie in einem der sechs paarweise angeordneten Porzellanbecken. Dazu sitzen Sie auf einer blau-gefliesten Sitzbank. Im Außenbereich befindet sich ein Kneipp-Tretbecken, das mit Kieselsteinen ausgelegt ist.

DIE AUSSENANLAGE
Ein schöner Innenhof mit geschützter Ruheterrasse im japanischen Stil, der bei Dunkelheit stimmungsvoll illuminiert wird, lädt die Gäste zum Verweilen ein.

RUHEMÖGLICHKEITEN
Neben der Ruheterrasse im Innenhof und der Aussenterrasse am Bistro, gibt es einen hübschen Ruheraum zum entspannen. Der Loungebereich im Bistro Relax läd mit seinen bequemen Sesseln und der offenen Feuerstelle zum "relaxen" und zu lecker-leichten Köstlichkeiten ein.

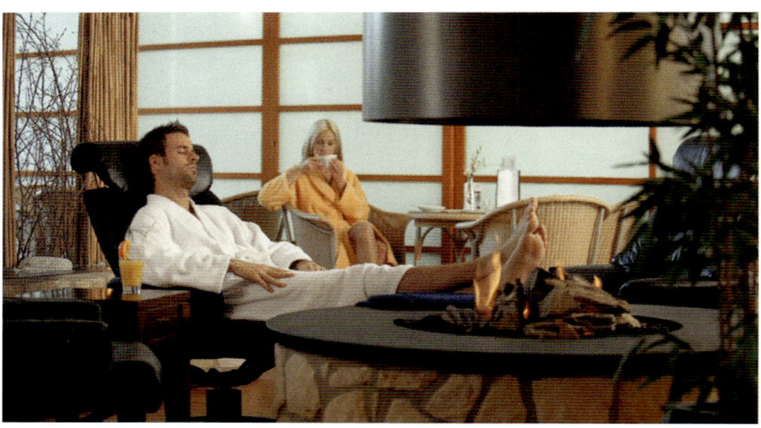

Bentheimer Mineraltherme »GESUNDHEIT BADEN«

Thermalsole- und Schwefelbad Bad Bentheim GmbH, Am Bade 1, 48455 Bad Bentheim
05922 74-3800 | info@bentheimer-mineraltherme.de | www.bentheimer-mineraltherme.de

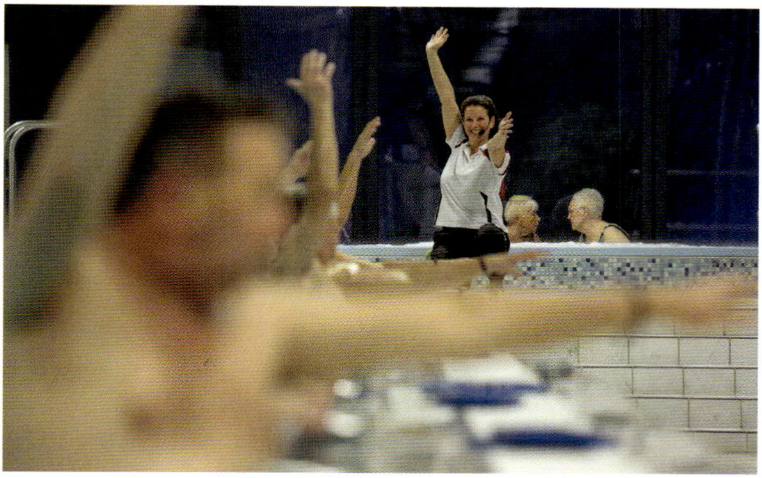

MASSAGEN | SOLARIEN

Es gibt vielfältige Massage- und Wellness-Angebote. Hier lohnt sich ein Blick in den Flyer Wellness & Beauty oder die Internetseite.

GASTRONOMIE

Das Bistro bietet Ihnen neben Wellnessdrinks, frischgepressten Säften, Salaten und kleinen Snacks auch Kuchen, Torten, diverse kalte und warme Getränke sowie kleine warme, frisch zubereitete Mahlzeiten an. Genießen Sie Ihre Erfrischung im Bademantel im asiatisch gestalteten Aufenthaltsbereich oder auf der Außenterrasse im Grünen.

ZAHLUNGSVERKEHR

Die von Ihnen in Anspruch genommenen Leistungen werden auf Ihren Chip gebucht und erst beim Verlassen der Anlage von Ihnen bezahlt.

PARKMÖGLICHKEITEN

Neben dem kostenlosen Parkhaus haben Sie außerdem die Möglichkeit, direkt an der Therme kostenlos zu parken.

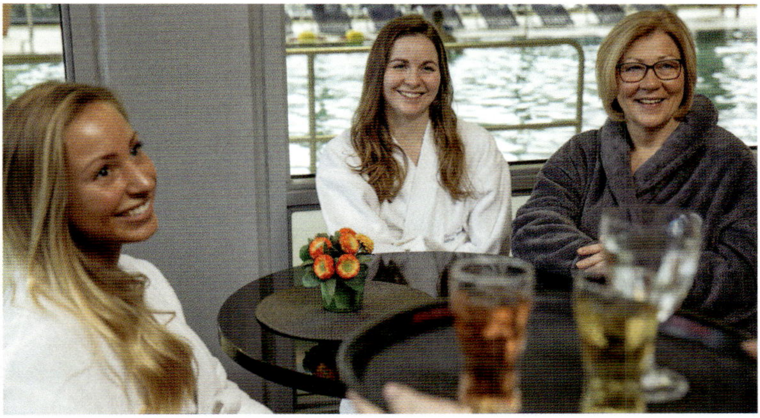

44
BAD BENTHEIM
GUTSCHEINHEFT S. 3

Badepark Bentheim »LASSEN SIE SICH VERWÖHNEN!«

Badepark Bentheim, Zum Ferienpark 1, 48455 Bad Bentheim
05922 99945-0 | 05922 99945-19 | www.badepark-bentheim.de

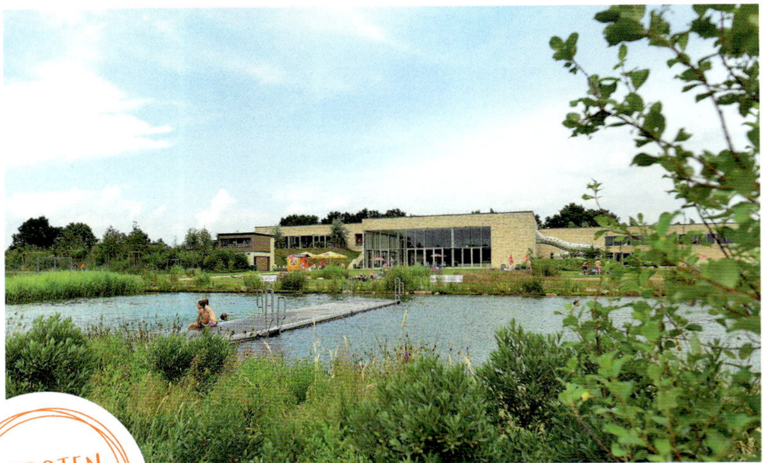

© Geising & Böker

GEBOTEN WIRD:

DAS RESÜMEE

Der im Dezember 2009 eröffnete Badepark bietet Action und Entspannung für Jung und Alt. Im Erlebnisbad können Sie sich im Strömungskanal treiben, von Massagedüsen verwöhnen und in der Schaukelgrotte umsprudeln lassen. Abenteuerlustiger geht es auf der 60 m langen Wasserrutsche mit Daylight-Effekten und Zeitmessung zu. Schwimmer können im 25 m langen, mit 4 Bahnen versehenen Sportbecken ihre Bahnen ziehen. Kleinkinder erfreuen sich in einer Spiellandschaft an Wasserigeln, Fontänen, einer Wasserkaskade und einer kindgerechten Rutsche. Das ungechlorte Naturfreibad mit großzügigen Wasserflächen für Planscher und Schwimmer verfügt über eine Wasserfläche von gut 1.800 qm. Das Wasser wird natürlich aufbereitet und ist stets klar und sauber. Eingebettet ist das Bad mit weitläufiger Spiel- und Liegewiese in eine herrliche Umgebung. Ein Wasserspielplatz sowie ein Beachvolleyballfeld und der Sprungturm runden das Schwimmvergnügen ab. Das reichhaltige Kursangebot umfasst Baby- und Kleinkinderschwimmen, Schwimmkurse für Anfänger und Fortgeschrittene, Wassergewöhnungskurse wie zielgruppengerechte Aqua-Fit-Kurse.

DER SAUNABEREICH

Lichtdurchflutet und sehr modern mit tollem Anstrich zeigt sich der gut 500 qm große Innenbereich der Sauna. In großen Lettern auf die Wand geschriebene Worte wie »Mondespracht« und »Funkenschimmer« regen zum Träumen und Sinnieren an. Der 600 qm große Saunagarten und die neu angelegte 6.000qm große Wellnesswiese sind ein Paradies aus grüner Landschaft mit einem Naturteich zum Abtauchen und einem kleinen See zum Verweilen.

DER EMPFANG

Am Empfang können Bademäntel und Handtücher ausgeliehen oder gekauft werden. Badeschlappen und Badeutensilien sind ebenfalls käuflich erwerbbar.

Badepark Bentheim »LASSEN SIE SICH VERWÖHNEN!«

Badepark Bentheim, Zum Ferienpark 1, 48455 Bad Bentheim
05922 99945-0 | 05922 99945-19 | www.badepark-bentheim.de

DIE ÖFFNUNGSZEITEN

Montag - Donnerstag 13:00 - 22:00 Uhr | Freitag 13:00 - 23:00 Uhr | Samstag 10:00 - 23:00 Uhr | Sonntag und Feiertage 10:00 - 19:00 Uhr. Mittwochs ist Damensauna. Regelmäßig findet die Mondscheinsauna freitags bis 24:00 Uhr und vierteljährlich eine Mottosaunanacht bis 1:00 Uhr statt.

DIE PREISE

Tageskarte 20,50 Euro | 3-Stunden-Karte 17,50 Euro | Kinder (ab 5 Jahren) Tageskarte 16,50 Euro | Kinder (ab 5 Jahren) 3-Stunden-Karte 13,80 Euro. | Feierabendsauna von Montag bis Donnerstag ab 20 Uhr: 7,00 Euro, Erwachsene 11,00 Euro | Bei Zeitüberschreitung gilt automatisch der nächsthöhere Tarif.

UMKLEIDEN | DUSCHEN

Frauen und Männer kleiden sich in separaten Sammelumkleiden um. Es stehen auch Einzelkabinen zur Verfügung. Geduscht wird nach Geschlechtern getrennt.

DIE SAUNEN

Eine finnische Sauna und ein Dampfbad säumen das attraktiv gestaltete Atrium, das Zentrum des Badeparks. Im Saunagarten erwarten den schwitzhungrigen Gast drei weitere Saunakabinen, die jeweils in behaglichen Steinhäuschen mit schönem Holzbeschlag untergebracht sind. Täglich werden stündlich wechselnd Aufgüsse mit Reichung von Obst, Getränken, unterschiedlichen Peelings mit großem Fächer oder Handtuch bewedelt in der Atrium-Sauna und Steg-Sauna zelebriert. Sonn- und feiertags finden ganztägig stündliche Aufgüsse statt.

DIE ATRIUM-SAUNA
90 °C

Der große, mit Keramikfliesen versehene Ofen mit Saunasteinen thront mittig in der 90 °C warmen, schön holzverkleideten finnischen Saunakabine. Etwa 30 Personen verteilen sich links wie rechts vom Saunaofen auf Holztribünen. Die dezente Beleuchtung erleichtert das zur Ruhe kommen.

DIE STEG-SAUNA
100 °C

Die mit bis zu 100 °C heißeste Kabine der einladenden Saunalandschaft gibt sich urig-rustikal mit herrlichem Blick auf den Naturteich. Gut 35 Personen kommen hier ordentlich ins Schwitzen. An der Steg-Sauna sitzen Sie herrlich überdacht auf einem Holzsteg direkt am Naturteich.

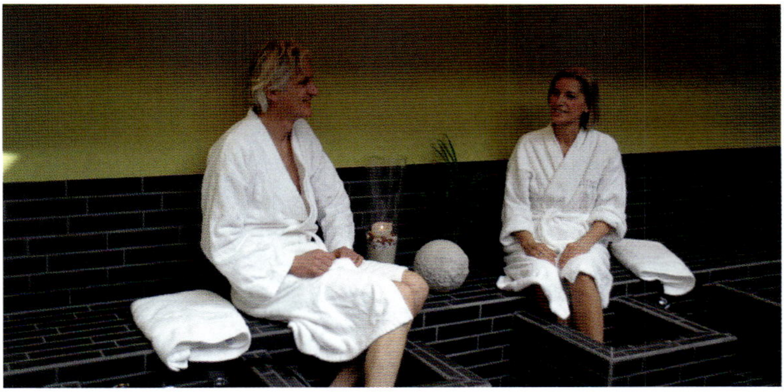

Badepark Bentheim »LASSEN SIE SICH VERWÖHNEN!«

Badepark Bentheim, Zum Ferienpark 1, 48455 Bad Bentheim
05922 99945-0 | 05922 99945-19 | www.badepark-bentheim.de

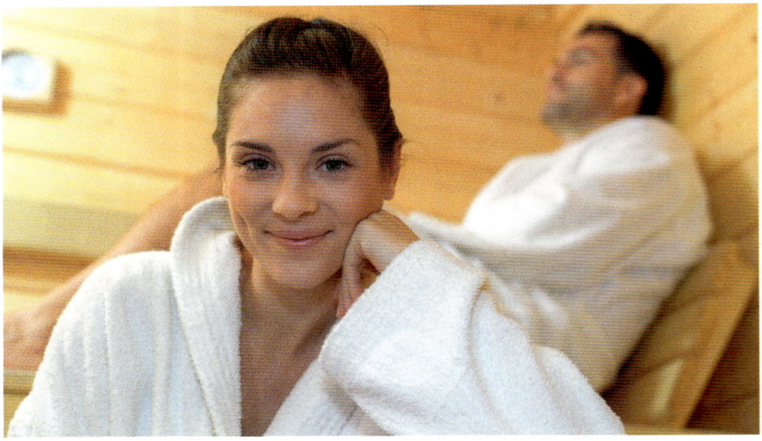

DIE ERD-SAUNA
80 °C

Das in die Erde eingelassene Steinhäuschen mit einer komfortablen Dachterrasse zeigt sich innen in schönem, rustikalem Charme. Der Ofen mit Saunasteinen ist in erdigen Farben stimmungsvoll illuminiert. Der Kessel mit aromatisiertem Wasser über dem Ofen verbreitet ein wohltuendes Aroma in der 80 °C warmen Kabine, die bis zu 30 Personen beherbergen kann.

DIE PANORAMA-SAUNA
60 °C

Milde 60 °C erwarten rund 30 Personen in der mit Blumenschnitzereien verzierten Panorama-Sauna. Von hier haben Sie einen phantastischen Ausblick auf das große Naturfreibad und seine reizende Umgebung. Farbwechselndes Licht umspielt die schonend ins Schwitzen kommenden Gäste. Ein angenehmes Aroma liegt in der Luft der attraktiven Saunakabine mit Vorraum. Regelmäßig werden hier bei Veranstaltungen auch Klangschalenreisen angeboten.

DAS DAMPFBAD
45 °C

Das geschmackvoll geflieste Dampfbad ist rundherum sowie mittig mit Marmorsitzbänken ausgestattet. Der Dampferzeuger ist farblich wechselnd beleuchtet und verbreitet feinen Nebel in der 45 °C warmen Kabine. Etwa 25 Personen finden hier eine Oase der Erholung.

DAS ABKÜHLEN

Eine Schwall-, eine Kübeldusche, zwei Regendruckbrausen und ein Kneipp-Schlauch bringen innen eine wirklich abkühlende Erfrischung. Vier Fußwärmebänke an einer tollen Keramiksitzbank umsorgen wohltuend die Füße. Überdacht kann sich im Saunagarten mit Regendruck-, Schwallbrause und einem Kneipp-Schlauch abgekühlt werden.

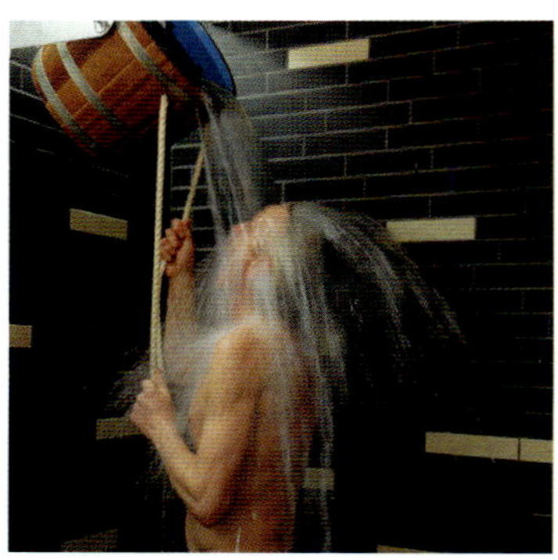

Badepark Bentheim »LASSEN SIE SICH VERWÖHNEN!«

Badepark Bentheim, Zum Ferienpark 1, 48455 Bad Bentheim
05922 99945-0 | 05922 99945-19 | www.badepark-bentheim.de

DER NATURTEICH

Der rund 70 qm große unbeheizte, nicht gechlorte Naturteich liegt mittig in dem schönen Saunagarten und bildet einen zentralen Anlaufpunkt wie attraktiven Blickfang. Wasserpflanzen und Steinformationen bereichern den Teich.

DIE AUSSENANLAGE

Um den Naturteich gruppieren sich hochgewachsene Bäume, viele angelegte Beete mit schönen Grünpflanzen und große Liegefläche mit zahlreichen bequemen Liegen. Die großzügige Wellnesswiese lädt zu einem wohltuenden Spaziergang ein. Schaukelbänke, Sitznischen, ein kleiner See und weitere Annehmlichkeiten gibt es hier zu entdecken. Die Terrasse nahe der Gastronomie sowie ein komfortabler Pavillon dienen auch den Rauchern als Oase.

RUHEMÖGLICHKEITEN

Der Ruhe und Erholung wird im Badepark viel Raum gegeben. Ein großzügiger Ruheraum, ein Raum der Entspannung sowie ein zusätzlicher Schlafraum mit Ausblick in weitläufige Grünlandschaften liegen direkt hintereinander. Liebevolle Dekorationen zieren gemütliche, feine Sitzhocker mit Fußbank, Leselampe und Ablage, bequeme Betten mit Decken und Liegestühle. Dezente Entspannungsmusik sowie ein offenes Kaminfeuer fördern die Behaglichkeit und das persönliche Wohlbefinden.

EVENTS

Jeden 1. und 3. Freitag im Monat (Oktober bis März) und jeden 1. Freitag im Monat (April bis September) kann während der Mondscheinsauna von 20 bis 24 Uhr zusätzlich auch im Erlebnisbad textilfrei gebadet werden. Jeden Mittwoch werden exklusiv die Damen in der Saunalandschaft verwöhnt (außer an Feiertagen, dann ist die Sauna für das gemischte Publikum geöffnet). Vierteljährlich locken Event-Abende unter bestimmten Mottos mit besonderen Aufgüssen die Gäste in den Badepark.

GASTRONOMIE

Im zentralen, gut 150 qm großen Gastronomiebereich mit herrlichem Ausblick in die gesamte Anlage werden gesunde und leckere Kleinigkeiten wie Salate, vegetarische Gerichte, Toasts, gefüllte Paninis und Vital-Burger serviert. Loungige Couchen laden zum Chillen mit frischen Getränken ein.

ZAHLUNGSVERKEHR

Der Eintritt wird beim Betreten der Anlage beglichen. Speisen und Getränke werden auf einen Chip gebucht und im Nachhinein bezahlt.

PARKMÖGLICHKEITEN

Unmittelbar an der Anlage stehen ausreichend kostenlose Parkplätze zur Verfügung.

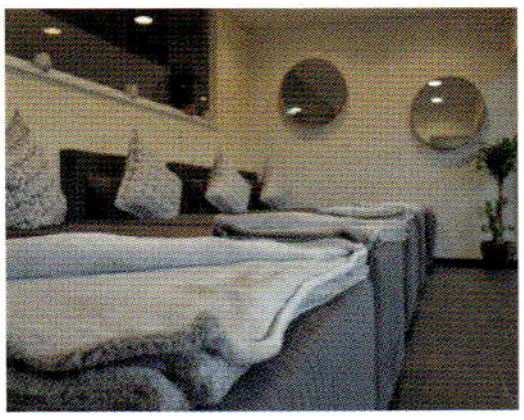

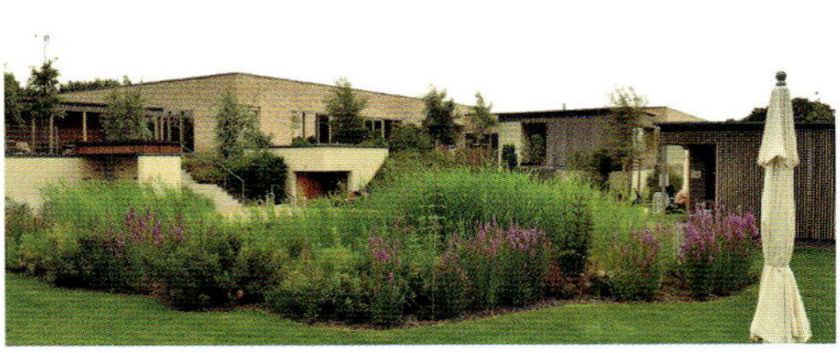

SaunaPremium
DEUTSCHER SAUNA-BUND

Driburg Therme »WO DER MENSCH SICH WOHLFÜHLT«

Georg-Nave-Straße 24, 33014 Bad Driburg

05253 70116 | info@driburg-therme.de | www.driburg-therme.de

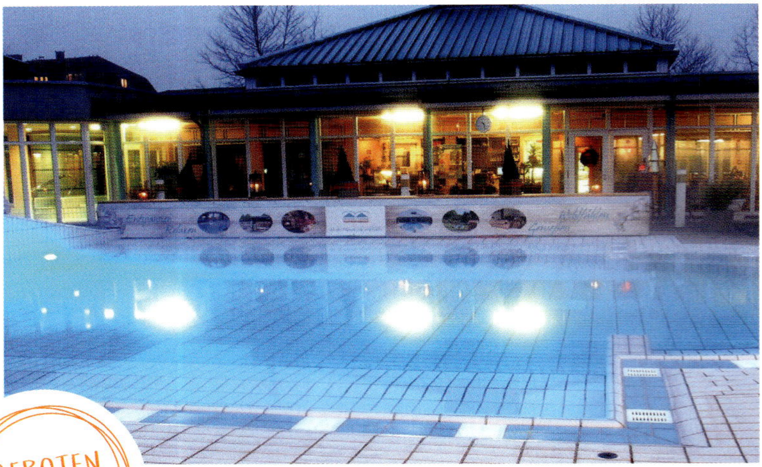

GEBOTEN WIRD:

DAS RESÜMEE

Angelehnt an die historischen römischen Thermen bietet die »Driburg Therme« dem Besucher ein vollkommenes Badeerlebnis. Das klare, warme Ambiente sorgt für ein inneres Wohlbefinden und hilft, die Hektik des Alltags für ein paar Stunden zu vergessen. Das heilende Wasser ist warm und prickelt auf der Haut. Eine Sauna- Landschaft, bestehend aus Finnischen Saunen, Sanarium®, Blockhaus- und Erd-Sauna sowie Dampfbädern, schafft die Voraussetzung für Erholung und Entspannung.

DER EMPFANG

Im Foyer können Sie neben der Eintrittskarte auch Bademoden und -accessoires, Zeitschriften sowie Pflegeprodukte der Firma »Biomaris« erwerben oder sich Badetücher und Bademäntel kostenpflichtig ausleihen.

DIE ÖFFNUNGSZEITEN

Montag von 14:00 – 22:00 Uhr | Dienstag bis Freitag von 10:00 – 22:00 Uhr | Samstag von 10:00 – 20:00 Uhr | Winteröffnungszeit am Samstag von Oktober bis März 10:00 – 22:00 Uhr | Sonntag und feiertags von 10:00 – 20:00 Uhr. Mittwoch ist Damen-Sauna von 18:00 – 22:00 Uhr. Erster Freitag im Monat bis 24:00 Uhr geöffnet, FKK-Abend mit Kerzenscheinsauna.

DIE PREISE

Tageskarte Erwachsene: 17,50 Euro (Saunaparadies inkl. Badewelt) | Kurztarif Erwachsene: 3,5 Stunden für 14,00 Euro. Weitere Tarife erfragen Sie bitte in der Therme.

UMKLEIDEN | DUSCHEN

Den Gästen steht ein großzügiger Umkleidetrakt mit Einzel- und Familienkabinen sowie mehreren hundert Kleiderschränken zur Verfügung. Daran schließen sich die abschließbaren Einzelduschen an.

Driburg Therme »WO DER MENSCH SICH WOHLFÜHLT«

Georg-Nave-Straße 24, 33014 Bad Driburg
05253 70116 | info@driburg-therme.de | www.driburg-therme.de

DIE SAUNEN

In der weitläufigen Sauna-Landschaft laden folgende Angebote zur Erholung und Entspannung im Innenbereich ein:

DAS CALDARIUM

Eine sanfte, aber wirkungsvolle Oase der Entspannung und Regeneration ist dieses Caldarium. In den zwei leicht versetzt nebeneinander liegenden Räumen sind auf gefliesten Bänken Sitzplätze für jeweils 12 Personen. Dieses milde Dampf- und Inhalationsbad ist mit wunderschönen Kacheln ausgestattet. Im Caldarium finden auch die Event-Peelings statt.

DIE LUFT-DAMPFBÄDER

Zwischen den beiden Luft-Dampfbädern, die jeweils Platz für etwa sechs Personen bieten, werden verschiedene Dampfbadesalze angeboten.

DIE FINNISCHE SAUNA
90 °C

In der 90-Grad-Sauna können bis zu 25 Personen mehrmals am Tag Aufgüsse erleben. Durch ein Fenster blickt man hinaus in den Garten.

DIE INFRAROT-KABINE

In der Kreislauf schonenden Infrarot-Kabine können bis zu drei Personen sanfte Wärme erleben.

SANARIUM®
AUS ZIRBENHOLZ
50 °C

In dieser großzügig angelegten Sauna für 35 Personen erfahren Sie durch verschiedene Farblichtröhren eine besonders harmonische Art der Erholung. Zu jeder vollen Stunde wird ein ausgewählter Aromastoff der Luft hinzugegeben. Durch eine große Panoramascheibe blicken Sie in den schön gestalteten Innenbereich. Die Temperatur beträgt 50 °C, und die Luftfeuchtigkeit liegt bei 60 %.

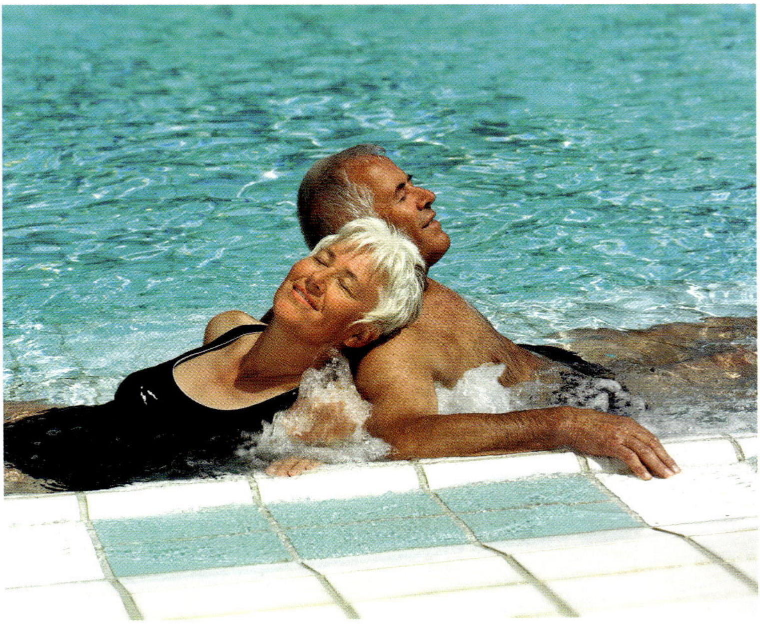

50
BAD DRIBURG

Driburg Therme »WO DER MENSCH SICH WOHLFÜHLT«

Georg-Nave-Straße 24, 33014 Bad Driburg
05253 70116 | info@driburg-therme.de | www.driburg-therme.de

DIE VITALSAUNA

Diese Finnische Sauna bietet Platz für bis zu 30 Personen. Aufgüsse gibt es hier jeweils zur vollen Stunde.

DIE ERD-SAUNA
80 °C

Der ummauerte Kamin schafft ein angenehmes Ambiente. Bis zu 30 Personen können hier bei 80 °C und 20 % Luftfeuchtigkeit saunieren und den wunderbaren Holzduft genießen. Mehrmals am Tag gibt es Aufgüsse, unter anderem den speziellen Eisaufguss. An unterschiedlichen Tagen finden in der Erdsauna wunderbar entspannende Saunaevents der besonderen Klasse statt. Kommen Sie mit auf Duftreise, in den Tropenregenaufguss oder träumen Sie bei Asien-Harmonien. Die jeweiligen Termine sind im Internet veröffentlicht.

DIE BLOCKHAUS-SAUNA
90 °C

In dieser rustikalen, aus »Kelo«-Holz gebauten 90-Grad-Sauna finden bei halbstündlichen Aufgüssen etwa 40 Personen Platz.

DER ZIRKUSWAGEN
»CENTO«
100 °C

Saunieren im Zirkuswagen bei 100 °C. Der sogenannte „heiße Schmelzofen Cento" ist eine reine Trockensauna und bietet ein ganz besonderes Saunaerlebnis in ungewohnter Atmosphäre, es werden dort keine Aufgüsse angeboten. In Anlehnung an die alte Tradition Bad Driburg als Glasstadt, wurde er auf den Namen heißer Schmelzofen „Cento" getauft.

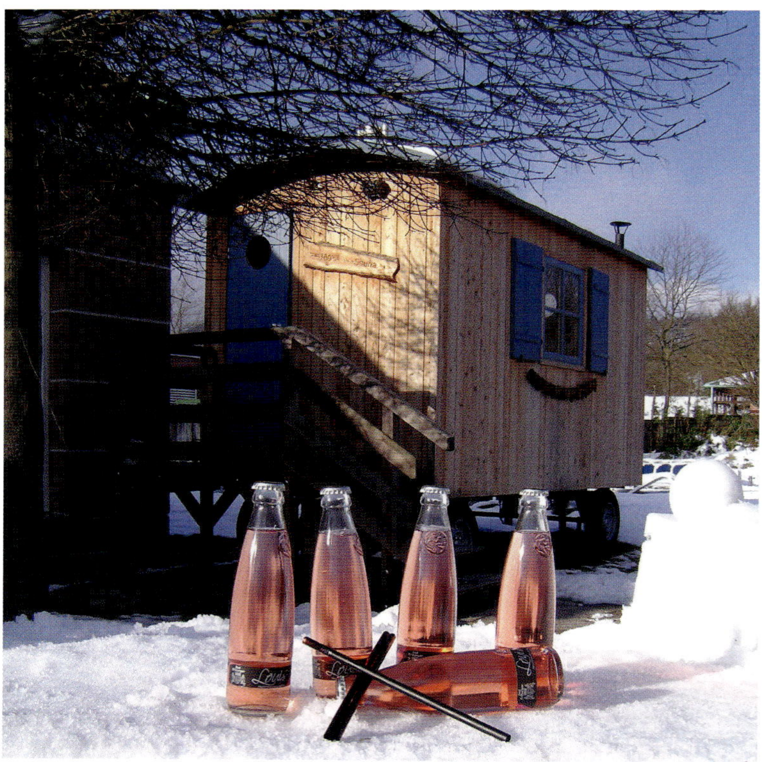

Driburg Therme »WO DER MENSCH SICH WOHLFÜHLT«

Georg-Nave-Straße 24, 33014 Bad Driburg
05253 70116 | info@driburg-therme.de | www.driburg-therme.de

DAS ABKÜHLEN

Im Innenbereich können Sie sich an zentraler Stelle in einem gemütlichen Raum mit Kneippschlauch, Schwall-, oder Kaltwasserdusche abkühlen. Daneben befindet sich ein 1,15 m tiefes Tauchbecken. Ein mit Scherbeneis gefüllter Eimer steht ebenfalls bereit. Im Außenbereich unter freiem Himmel stehen Ihnen Kübelduschen und Tauchbecken sowie ein Kaltwasserschwimmbecken zur Verfügung.

DAS WARMWASSER-BECKEN

Im Saunen-Innenbereich laden Sie zwei große Warmwasserbecken mit Massagedüsen bzw. Bodensprudler zum Verweilen ein. Sie können zwischen 32 °C und 36 °C wählen. Die wechselnden Farben der Unterwasserstrahler sorgen für eine ganz besondere Stimmung.

DIE AUSSENANLAGE

In dem großzügig angelegten Garten können Sie der Hektik des Alltags entfliehen und sich beim beruhigenden Plätschern des Teichs erholen. Strandkörbe und zahlreiche bequeme Liegen laden zum Ausspannen ein.

DAS SCHWIMMBAD

In den Thermal-Innen- und Außenbecken tanken Sie schwimmend Gesundheit. Die hervorragende Wasserqualität der staatlich anerkannten Heilquelle (32 °C), mit wirksamen Natrium-, Kalzium und Sulfatanteilen, verhilft zu einer angenehmen Entspannung und intensiviert den Kur-Erfolg. Der Whirlpool (36 °C) mit seiner massierenden Wasserrotation sorgt für nachhaltige Belebung und Erfrischung. Genießen Sie in allen Becken die besondere Atmosphäre der ansprechenden Farbunterwasserstrahler.

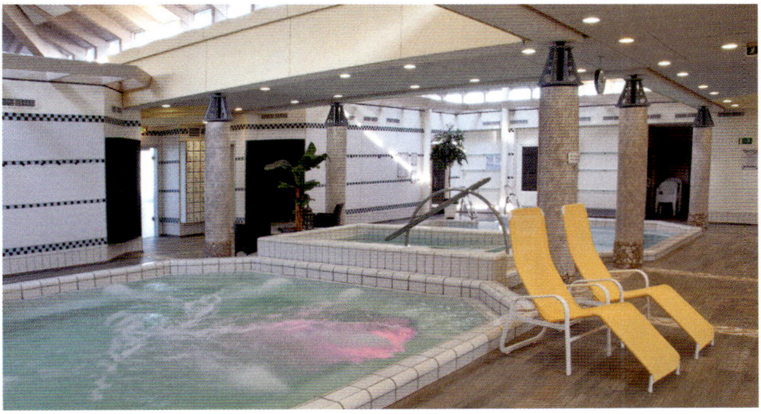

RUHEMÖGLICHKEITEN

Großzügige Liegeflächen stehen sowohl außen als auch innen zur Verfügung. Zusätzlich gibt es auch noch eine separate Liegehalle.

MASSAGEN | SOLARIEN

In der »Driburg Therme« werden durch externe Dienstleister Massagen in allen Variationen, medizinische Fußpflege und kosmetische Behandlungen angeboten. Leistungsstarke Solarien sorgen für schonende Bräunung.

Driburg Therme »WO DER MENSCH SICH WOHLFÜHLT«

Georg-Nave-Straße 24, 33014 Bad Driburg
05253 70116 | info@driburg-therme.de | www.driburg-therme.de

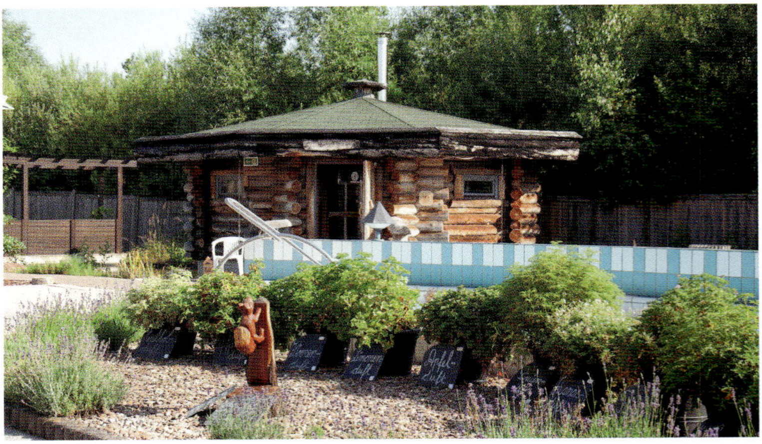

DREAMWATER-LOUNGE – GESUNDHEIT UND WOHLBEFINDEN FÜR JEDERMANN

Computergesteuerte Düsen erzeugen zwei Wasserstrahlen, die die klassischen Massagetechniken simulieren und sich zentimetergenau für die einzelnen Körperpartien programmieren lassen. Die Bedienung des Massagesystems ist sehr einfach. Jede der 6 Behandlungsvarianten ist bequem auf Chipkarten gespeichert. Die Massage wird durch Entspannungsmusik vom Kopfhörer unterstützt. Eine Brille mit dem sogenanntem „Brainlight" entspannt das Gehirn.

TAOSENSA

Der Fußreflexzonenparcour TAOSENSA der Fa. Klafs spricht die Reflexzonen ganz gezielt an. Er fördert durch bioenergetisches Laufen die psychosomatische Intelligenz, die individuelle Fähigkeit spüren und denken miteinander zu verbinden.

EVENTS

Veranstaltungen gibt es je nach Saison. Mehrmals im Monat können Sie ein Spezial-Peeling im Saunabereich erleben – ein besonderes Verwöhnprogramm für Ihre Haut. Immer am 1. Freitag im Monat findet die Kerzenlichtsauna mit FKK-Baden mit verlängerten Öffnungszeiten bis 24:00 Uhr statt. Einmal im Monat werden die Gäste mit Klangschalen-Aufgusszeremonien verwöhnt. Erkundigen Sie sich vor Ort nach weiteren Angeboten der Therme.

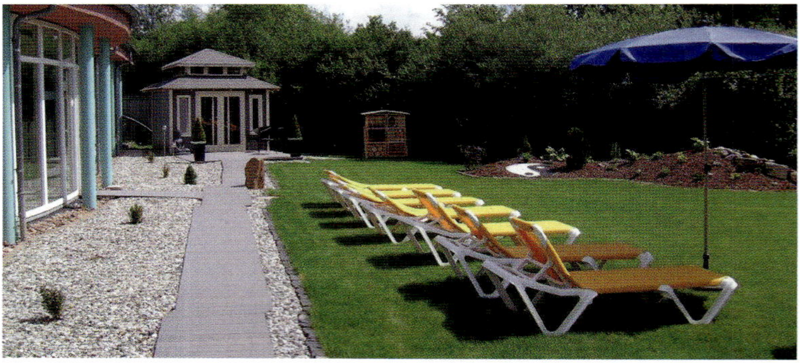

Driburg Therme »WO DER MENSCH SICH WOHLFÜHLT«

Georg-Nave-Straße 24, 33014 Bad Driburg
05253 70116 | info@driburg-therme.de | www.driburg-therme.de

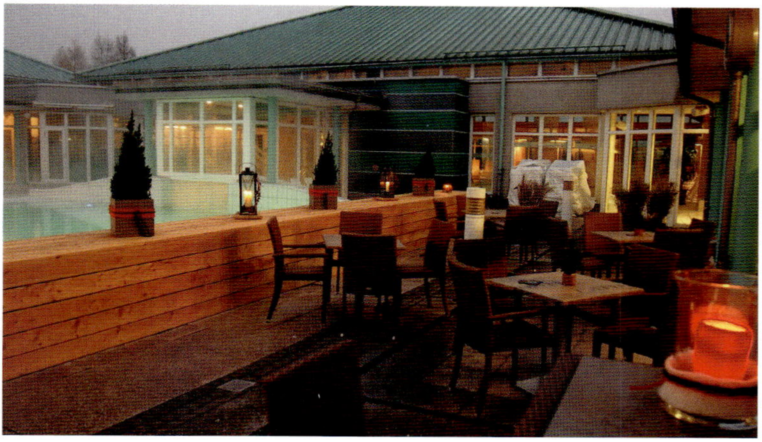

GASTRONOMIE

Die mediterran gestaltete Cafeteria bietet ein reichhaltiges Angebot an Speisen und Getränken. Regelmäßig wechselnde Tagesgerichte, vegetarische Speisen, selbstgebackener Kuchen und leckere Waffeln runden einen wunderbaren Besuch ab. Im Innenbereich der Sauna wartet die »Fit-Bar« mit kühlen Getränken auf. Hier steht auch immer eine Schale mit frisch geschnittenen Zitronen als kleine Erfrischung und Durstlöscher kostenlos bereit.

ZAHLUNGSVERKEHR

Bargeld ist in der Therme nicht nötig. Die von Ihnen in Anspruch genommenen Leistungen werden auf Ihre Chip-Coin-Card gebucht und von Ihnen erst beim Verlassen der Anlage beglichen.

PARKMÖGLICHKEITEN

Ein großer Parkplatz mit Behindertenplätzen direkt vor der Therme steht den Gästen kostenlos zur Verfügung.

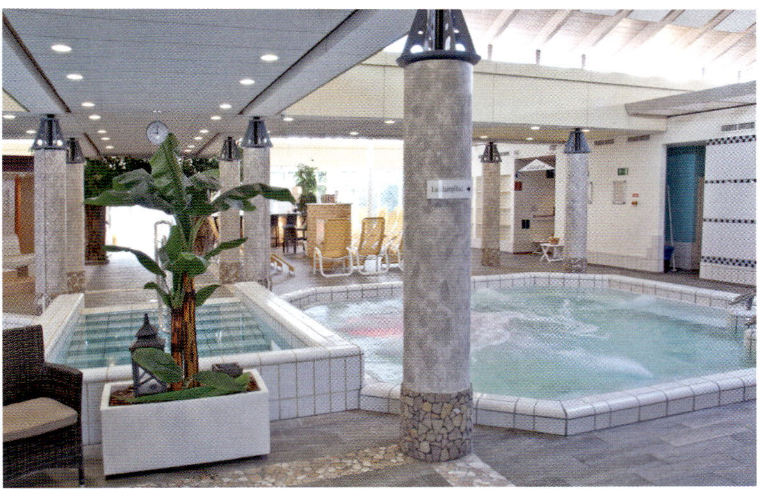

54

BAD LIPPSPRINGE

GUTSCHEINHEFT S. 3

Westfalen-Therme »HEISS GENIESSEN UND VOLLKOMMEN ENTSPANNEN«

Westfalen-Therme GmbH & Co. KG, Schwimmbadstraße 14, 33175 Bad Lippspringe

05252 964-0 | 05252 964-170 | www.westfalen-therme.de

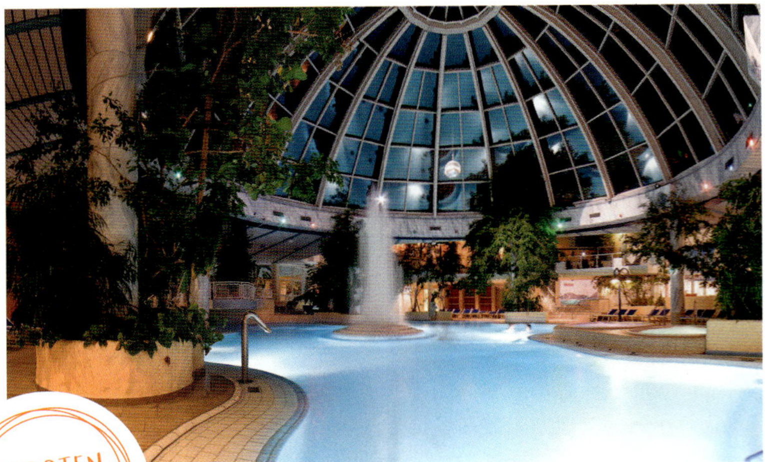

GEBOTEN WIRD:

DAS RESÜMEE

In der Aqua-Erlebniswelt der Westfalen-Therme erleben Sie je nach Bedürfnis eine aufregende oder erholsame Freizeit auf über 18.000 qm. Spannung und Nervenkitzel finden Sie garantiert in der subtropischen Badewelt mit einer rasanten Steilabfahrt von der 125 und 73 m langen Wasserrutsche, im Strömungskreisel, an der Wasserkanone sowie spritzigen Fontänen. Diverse Whirlpools und Sprudel- und Massagedüsen in den Becken sind eine Wohltat für den Körper. Im 25 m Sportbecken können Sie Ihre Bahnen ziehen. Kinder kommen im Abenteuer-Piratenland mit 6m großem Piratenabenteuerschiff, einer wasserspritzenden Affeninsel sowie einer riesigen Wasserkippermelone voll auf ihre Kosten. Ein besonderes Highlight ist der Giant Kipper, der bis 600 l Wasser als Splashfontäne über den Köpfen der Kinder zerbersten lässt. Das Sole SPA SALINARIUM mit Floatingbecken, Gradierwerk und einer Salzstollensauna sowie Massageliegen lädt zum verweilen ein.

DER SAUNABEREICH

Über drei Etagen, die durch einen Elefantenbaum miteinander verbunden werden, finden Sie eine Vielfalt an Angeboten, mit denen Sie Leib und Seele verwöhnen können. Der 900 qm große Innenbereich ist sowohl römisch-mediterran arrangiert als auch in der Asia-Lounge mit Ruhebereich asiatisch angehaucht. An diese beiden Bereiche schließt sich jeweils eine große Außenterrasse mit Außenbecken an. Der großzügige Saunagarten – ein Garten Eden am Rande des Teutoburger Waldes – schließlich erstreckt sich dieser über fast 1.000 qm Freifläche.

DER EMPFANG

Am zentralen Empfang können Bademäntel und Handtücher ausgeliehen und gekauft werden. Im anliegenden Bade-Shop können zudem Badeschlappen sowie Badeutensilien käuflich erworben werden.

Westfalen-Therme »HEISS GENIESSEN UND VOLLKOMMEN ENTSPANNEN«

Westfalen-Therme GmbH & Co. KG, Schwimmbadstraße 14, 33175 Bad Lippspringe
05252 964-0 | 05252 964-170 | www.westfalen-therme.de

DIE ÖFFNUNGSZEITEN

Montag bis Sonntag 9:00 – 23:00 Uhr | 1. Freitag im Monat 09:00 – 1:00 Uhr.

DIE PREISE

Tarife für Sauna- und Thermennutzung (Erwachsener): Tageskarte 24,00 Euro | Vital Tarif – 3 Stunden 20,00 Euro | Kurzzeit Tarif – 2 Stunden 18,00 Euro.

UMKLEIDEN | DUSCHEN

Männer und Frauen kleiden sich gemeinsam im Badbereich um. Es stehen Einzelkabinen zur Verfügung. Zur Vorreinigung gibt es sowohl für Damen und Herren gemeinsame als auch getrennte Duschen. Über die Badelandschaft erreichen Sie per Drehkreuz an der Delfin Bar die Saunalandschaft.

DIE SAUNEN

Ein vielfältiges Sauna-Schwitzangebot mit Temperaturen von 65 bis zu 100 °C erwartet Sie in der Westfalen-Therme. Neben der Asia-Lounge befindet sich die themenbezogene Eukalyptus-Sauna. Eine Etage tiefer bringen drei finnische Saunen, ein Bio-Sanarium® und ein 45 °C warmes Dampfbad die Gäste ordentlich ins Schwitzen. Im Saunagarten warten zwei urige Saunakabinen auf Sie. Zum einen eine 95 °C Sauna im Blockhaus, sowie eine Erdsauna mit ca. 100 °C einem herrlichen Kamin untergebracht sind. Das Angebot an Aufgüssen ist schier grenzenlos. Mindestens stündlich werden Aufgüsse in unterschiedlichen Kabinen zelebriert. Neben fruchtigen und frischen Düften für den Ofen werden Obst, Eis, Salz oder Honig für den schwitzhungrigen Gast gereicht.

DIE FINNISCHEN SAUNEN 75-95 °C

Drei mit 75, 85 und 95 °C verschieden temperierte finnische Sauna-Kabinen liegen in unmittelbarer Nähe und bieten insgesamt rund 60 Personen Platz. Jeweils ein Saunaofen mit Steinen erwärmt die mit großen Liegeflächen ausgestatteten Räume.

DIE EUKALYPTUS-SAUNEN, 65 °C

Intensiver Duft von Eukalyptus liegt wohltuend in der mit 65 °C erwärmten Luft. Im Hintergrund spielt für die gut 15 Saunafreunde leise entspannende Meditationsmusik.

DIE BLOCKHAUS-SAUNA 95 °C

Die finnische Blockhaus-Sauna aus Rundstamm mit Vorraum kann bis zu 30 Personen beherbergen. Der Ofen mit Saunasteinen erhitzt die Kabine auf 95 °C.

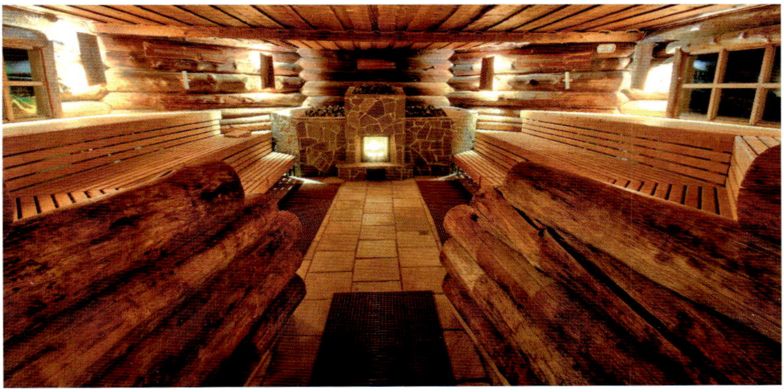

Westfalen-Therme »HEISS GENIESSEN UND VOLLKOMMEN ENTSPANNEN«

Westfalen-Therme GmbH & Co. KG, Schwimmbadstraße 14, 33175 Bad Lippspringe
05252 964-0 | 05252 964-170 | www.westfalen-therme.de

DIE ERD-SAUNA
100 °C

Ein rustikales Ambiente aus Holz, Kaminfeuer und riesigem gemauerten Ofen mit Saunasteinen erwarten bis zu 50 Personen in der in die Erde eingelassenen Erd-Sauna. Das natürliche, erdige Klima ist eine wahre Wohltat bei Temperaturen um die 100 °C. Ursprüngliches Saunieren mit urigen Charme sind in der Blockhaus-Sauna aus Rundstämmen garantiert.

DAS BIO-SANARIUM®
65 °C

Die finnische, aromatisierte Saunakabine ist mit 65 °C angenehm mild temperiert. Der seitliche Ofen mit Saunasteinen erwärmt die Kabine und rund 25 Personen, die hier beherbergt werden können. Die farbchangierende Deckenbeleuchtung umspielt beständig die schwitzhungrigen Gäste. Fenster ermöglichen den Blick in die anliegenden Saunen.

SOLE SPA
SALINARIUM

Fernab des Thermen-Publikums erwartet Sie die einzigartig erholsame Welt des Salinariums. Erleben Sie tiefe mentale und körperliche Entspannung im neuen Salz- und Sole-Bereich mit einem Floatingbecken und einer Salzstollensauna (gegen Aufpreis).

DAS DAMPFBAD
45 °C

Etwa 15 Personen finden in dem mit Mosaiksteinchen attraktiv gefliesten Bad Platz. Die aromatisierte, 45 °C warme Luft wird von feinem Nebel durchzogen. Vor der Kabine stehen Salz- und Molke-Peelings bereit. Zweimal täglich wird eine Anwendung mit Honig angeboten. Darüber hinaus ist die Cleopatra-Anwendung mit Milch und Honig bei den Gästen äußerst beliebt.

DAS ABKÜHLEN

Auf jeder Etage sowie im Saunagarten findet sich eine Vielfalt an Abkühlmöglichkeiten. Eine Erlebnisdusche, Kneipp-Schläuche, Schwall- und Regendruckbrausen und Kübelduschen kühlen den Körper ordentlich ab. Mehrere Tauchbecken und ein Crushed-Ice-Brunnen sorgen für den ultimativen Frische-Kick. Zentral an den beiden Warmwasserbecken kümmern sich 6 Fußwärmebecken angenehm um Ihre Füße.

SCHWIMMBAD
UND WHIRLPOOLS

An der Blockhaus-Sauna im Außenbereich blubbert ein 35 °C heißer, überdachter Whirlpool leise vor sich hin. Zwei 35 °C heiße, runde Warmwasserbecken sind ein Blickfang im römischen Areal. Auf der Dachterrasse ist das angenehm temperierte Außenbecken.

DIE AUSSENANLAGE

Der weitläufige Saunagarten erschließt sich bis zur Erdsauna mit einem Ranken bewachsenen überdachten Gehweg. Nischenartige Bereiche und eine großzügige Liegewiese werden von altem Baumbestand gesäumt. Ein kleiner Springbrunnen sorgt für beständiges Frischwasser in dem mit Wasserpflanzen versehenen großen Biotop. Zahlreiche Liegen laden zum bequemen Verweilen ein. Gegenüber dem schönen Steingarten gibt es überdachte Sitzmöglichkeiten. Zwei Dachterrassen sind mit vielen gemütlichen Liegen bestückt und ein Traum für Sonnenanbeter.

Westfalen-Therme »HEISS GENIESSEN UND VOLLKOMMEN ENTSPANNEN«

Westfalen-Therme GmbH & Co. KG, Schwimmbadstraße 14, 33175 Bad Lippspringe
05252 964-0 | 05252 964-170 | www.westfalen-therme.de

RUHEMÖGLICHKEITEN

Die lichtdurchflutete Asia-Lounge bietet einen Panorama-Blick auf die umliegende Bäderlandschaft. Die edle Gestaltung mit Holzelementen wird durch schönen Naturstein, Wandgemälde mit Zitrusfrüchten und asiatischer Dekoration aufgelockert. Sehr viele bequeme Bastliegen mit Auflagen und Leselampen machen den Aufenthalt zur reinen Erholung. Im Kamin-Zimmer lodert zentral ein offenes Feuer, welches von gemütlichen Stühlen und Liegen umrundet wird.

MASSAGEN | SOLARIEN

Das vielseitige Wellness-Programm mit klassischen Anwendungen wie Teil- und Ganzkörpermassagen, Aromaöl- und Sportmassage sowie speziellen Anwendungen steigert das ganzheitliche Wohlbefinden. Zu den speziellen Anwendungen zählen Anti-Aging-Massage, Indische Kopfmassage, Hot-Stone-Massage, Ayurveda-Behandlungen und energetische Massagen. Im Saunagarten steht mit einem Holzblockhaus ein weiterer, entspannender Ort zum Massieren bereit. Vielfältige Arrangements runden das reichhaltige Angebot ab. Bitte buchen Sie Ihren Massagetermin im Voraus. Zwei Hochleistungsbräuner vor der Delfin Bar sorgen für einen schönen Teint.

EVENTS

Jeweils am 1. Freitag im Monat wird eine Mitternachtssauna bis 1:00 Uhr mit zusätzlichem Aufguss in der Erd-Sauna sowie Schlammanwendungen im Dampfbad durchgeführt.

GASTRONOMIE

In der Delfin Bar haben Sie auf gemütlichen Sitzen sowohl vor der Saunalandschaft als auch in der Saunalandschaft einen schönen Ausblick in die Badelandschaft. Löschen Sie Ihren Durst mit vielfältigen Säften und Getränken. Baguettes-Variationen stehen auf der Speisekarte.

ZAHLUNGSVERKEHR

Beim Betreten der Anlage wird der Eintritt in bar oder per Kartenzahlung entrichtet. Der Verzehr in der Gastronomie wird auf einen Chip gebucht und im Nachhinein am Kassenautomat beglichen. Die Angebote der Wellness & Massageabteilung werden in bar bezahlt.

PARKMÖGLICHKEITEN

Unmittelbar an der Anlage stehen ausreichend kostenlose Parkplätze zur Verfügung.

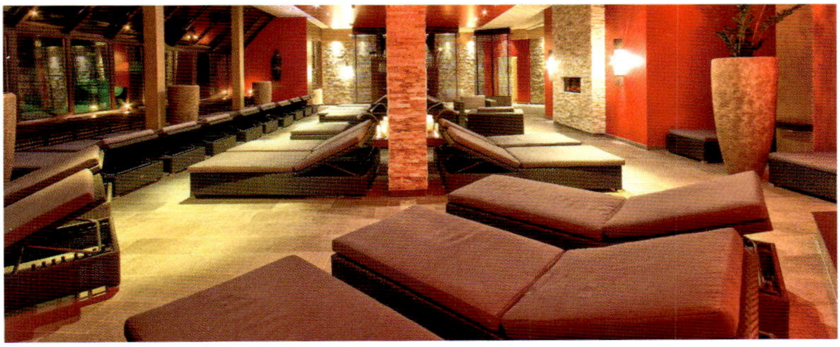

Hufeland Therme »ENTSPANNUNG DE LUXE«

Forstweg 17, 31812 Bad Pyrmont
05281 1517-50 | info@hufeland-therme.de | www.hufeland-therme.de

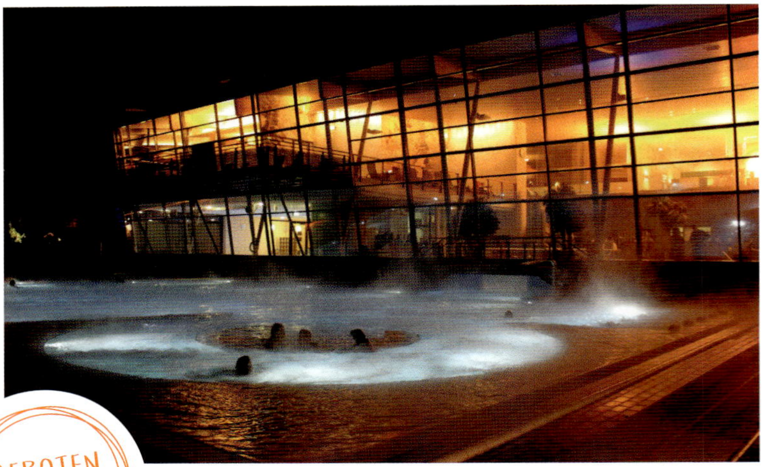

GEBOTEN WIRD:

DAS RESÜMEE

Die »Hufeland Therme« erfüllt selbst hochgespannte Erwartungen. Geradezu überwältigend ist das Angebot aus den Bereichen Wellness, Fitness, Gesundheit und Entspannung für jeden. Auf rund 10.000 qm Gesamtfläche sind Innen- und Außenbecken mit auf 30 bis 37 °C (im Whirlpool) temperiertem Solewasser untergebracht. Auf 700 qm Wasserflächen werden reichlich Erlebnisbereiche geboten.

Seit November 2010 ist die Hufeland Therme eine der wenigen 5 Sterne Wellness Thermen. Nach der Überprüfung durch die Wellness Stars GmbH wurde der Hufeland Therme also ein weiterer Stern zuerkannt. Dies bestätigt die kontinuierliche Weiterentwicklung der Qualität der Therme im Sinne der Gäste.

DER SAUNABEREICH

Die Sauna-Landschaft umfasst in ihrer imposanten Innenanlage rund 1.000 qm. Sie geht über zwei Stockwerke, mit einem Rundgang im Obergeschoss, zu dem man über eine breite, zentrale Treppe gelangt. Anmutig wirken die weißen griechischen Statuen auf Säulen, die ein Flair antiker Körperkultur verbreiten. Lichtdurchflutung und fürstliches Ambiente prägen den ersten Eindruck. Auf weiteren 3.000 qm Aussenanlage können Sie sich, umgeben von Wald und Natur und mit Blick auf das Weserbergland, vorbildlich erholen. Sie können in einer sibirischen Banja im Außenbereich ein besonderes Saunagefühl genießen. Auch steht im Außenbereich das Schweigehaus, in dem Sie besondere Ruhe und Erholung finden.

DER EMPFANG

Am Eingang wird nicht zwischen Bad- und Sauna-Benutzern unterschieden. Jedem Besucher der »Hufeland Therme« stehen alle Einrichtungen der Gesamtanlage zur Verfügung. Man erhält einen Speicherchip (Kunststoffmünze), über den Zusatzleistungen beim Verlassen der Therme abgerechnet werden. Ausleihmöglichkeiten für Sauna-Tücher etc. sind vorhanden.

DIE ÖFFNUNGSZEITEN

Ganzjährig täglich von 9:00 – 21:00 Uhr
Heiligabend und Silvester geschlossen.
Eine separate Damen-Sauna ist zu allen Öffnungszeiten in Betrieb.

DIE PREISE

Tageskarte 19,00 Euro | 3 Stunden 16,00 Euro | 1,5 Stunden 12,00 Euro (jeweils für das Gesamtangebot), bei Besitz der »Pyrmont Card« (Kurkarte) 1,50 Euro weniger. Für Kinder und Familien gelten Sonderpreise. Weitere Konditionen und Angebote (Verwöhntage etc.) erfahren Sie auf der Internetseite oder in der Therme. Am eigenen Geburtstag gilt freier Eintritt gegen Vorlage des Personalausweises.

UMKLEIDEN | DUSCHEN

Der Umkleidebereich mit Einzelkabinen für alle Gäste befindet sich im Untergeschoss. Der Chip wird in den Schrankschlüssel integriert. Zur Sauna-Landschaft geht es über eine Treppe, oder – behindertengerecht – per Aufzug nach oben ins Erdgeschoss, wo sich die verschiedenen Thermalbecken befinden. Zwei Räume mit Reinigungsduschen, getrennt nach Geschlechtern, befinden sich in der »textilfreien Zone«.

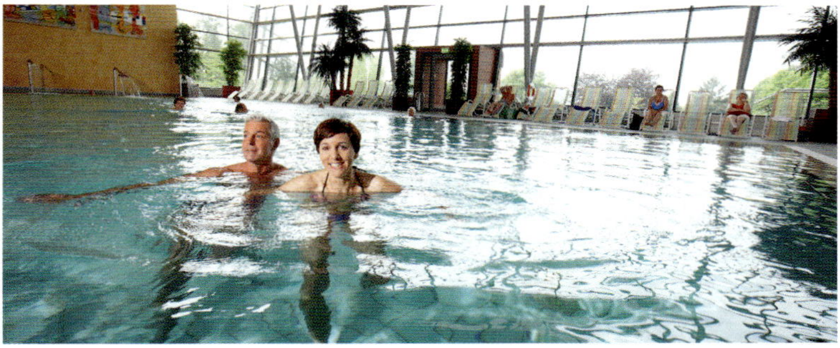

DIE SAUNEN

Es gibt insgesamt acht Saunen und ein Dampfbad innerhalb der Sauna-Landschaft, fünf Sauna-Kabinen innen und vier außen. Die Aufgusszeiten (in mindestens stündlichen Abständen) sind auf einem Übersichtsplan ersichtlich.

INNENBEREICH

Die Ruhe – Lounge und der 5 Sterne Wellnessbereich

Dieser Teil der Therme ist von besonderer Bedeutung, um Gästen, die einen kompletten Tag in der Therme (Day SPA) verbringen wollen, attraktive Verweilplätze anbieten zu können:

- Eine Kaminlounge lädt zum Verweilen ein.
- Mit dem Element Feuer verbundene Wärmebänke in der Wärme-Oase, lassen die Gäste eintauchen in wohlige Tiefenentspannung.
- Naturnahes Liegen auf dem warmen Stein in der Ruhe-Lounge bietet eine hautnahe Verbindung zwischen dem Körper und dem natürlichen Stein.

Hufeland Therme »ENTSPANNUNG DE LUXE«

Forstweg 17, 31812 Bad Pyrmont
05281 1517-50 | info@hufeland-therme.de | www.hufeland-therme.de

- In der Wasserbettenlandschaft können Sie sich von Wasser tragen lassen, um so noch tiefer zu entspannen und gleichzeitig über Kopfhörer unterschiedliche Arten von Entspannungsmusik genießen.
- Bewährt haben sich in der Vergangenheit die Wellnessangebote Hamam und Ayurveda. Dieser Bereich wartet mit zwei Hamamsteinen und weitere Ayurveda-Behandlungsräumen auf.

AROMA SAUNA (FINNISCHES HEISSLUFTBAD) 85 °C

Sie ist auf 85 °C erwärmt. Über dem mit Saunagranit belegten und den Raum durch seine Ausmaße dominierenden Ofen hängt ein kupferner Wasserkessel. Sechs große, zum Teil runde Fenster versehen den rund 35 Personen fassenden Raum mit reichlich Tageslicht. Die Tür ist, wie bei den anderen Kabinen im Innenbereich, aus Vollglas.

DIE BERGKRISTALL-SAUNA 90 °C

Im Jahre 2014 wurde die Bergkristall Sauna neu gestaltet. Der Ofen steht jetzt zentral im Raum und die etwas zu dunkle Atmosphäre wurde durch helle Abachibänke mit Unterbankbeleuchtung verbessert. Aufgüsse finden laut Aufgussplan statt. Es können 30 sitzende Besucher in der Kabine saunieren. Bei 90 °C und ca. 2-5% Luftfeuchtigkeit lässt es sich angenehm schwitzen.

DAS SANARIUM® 55 °C

Diese mit 14 Sitzplätzen versehene Kabine wird durch die mit wechselnden Farblichtstimulationen strahlende Deckenbeleuchtung in intensiv helles Licht getaucht. Zwei Fensterluken schaffen zusätzlich Verbindung zum Tageslicht. Eine milde Hitze von 55 °C bei 60 % Luftfeuchtigkeit ermöglicht diese »andere Art« des Schwitzens.

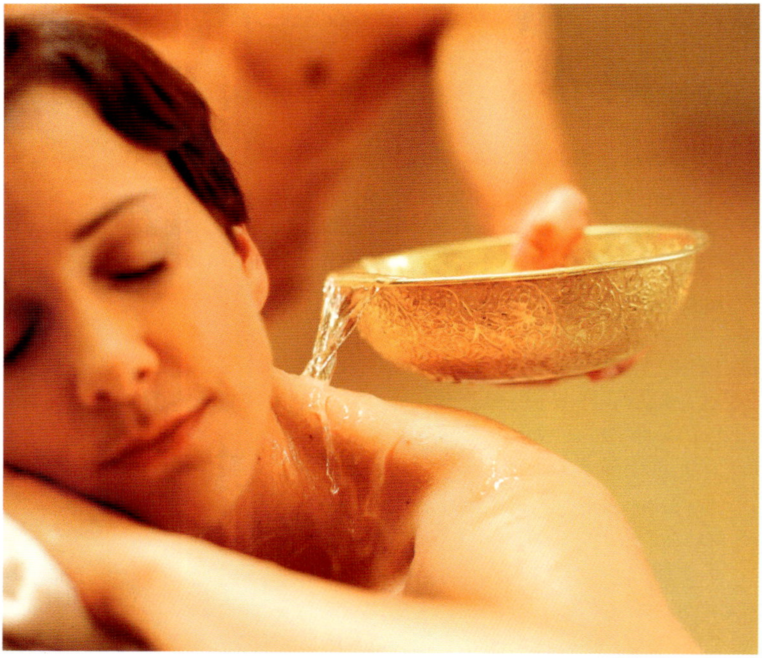

Forstweg 17, 31812 Bad Pyrmont

05281 1517-50 | info@hufeland-therme.de | www.hufeland-therme.de

DAS BLÜTEN-DAMPF-BAD
45 °C

Bis zu acht Personen können das Dampfbad nutzen. Die auf 45 °C erwärmte Luft ist so intensiv mit Dampf erfüllt, dass selbst nach einiger Verweildauer die Sicht nebelig bleibt. Wände und Sitze sind terrakottafarben gefliest, in diversen Brauntönen und Mustern. Gegenüber der Tür steht ein kleiner, dreistufiger Wasserbrunnen in erhöhter Position, zu beiden Seiten sind die Dampfaustrittsöffnungen angebracht.

DIE DAMEN-SAUNA
80 °C

Im Obergeschoss befindet sich ein durch Milchglaswände abgetrennter Bereich, der während der gesamten Öffnungszeiten ausschließlich den Damen zur Verfügung steht. Gemäßigte 80 °C und gelegentliche Aufgüsse, zum Teil auch mit Salzabrieb, sorgen für das Wohl der Gäste. Durch Fenster schaut man aus der Kabine auf den angrenzenden Wald.

AUSSENBEREICH:
SIBIRISCHE BANJA

Freuen Sie sich auf neue Erlebniswelten im Außenbereich. So wird der Saunagarten beispielsweise durch ein nordisches Themenkonzept geprägt, das mit finnischen Saunen, einer Erdsauna mit Kamin, Tauchbecken, Kaltduschen und attraktivem Ruhe- und Gartenbereich glänzt. Das Highlight im Aussenbereich ist die sibirische Banja, deren durch Birkenzweige und Birkensud bestimmte Aufgusszeremonie aus Sibirien stammt. Der Besuch der Banja ist schon ein Ritual. Dem Banja-Dampf werden viele heilende Eigenschaften nachgesagt. Er öffnet die Hautporen, dringt leicht in die Lunge ein, ohne das Atmen zu erschweren, weicht den menschlichen Körper mit Feuchtigkeit ein und löst Schlacken aus allen verborgenen Ecken. Denn die sibirische Banja heilt nicht nur den Körper, sondern auch die Seele! Die Banja ist das Badehaus der Russen. Sie kommt aus Sibirien. Eine Banja besteht aus drei Räumen, dem Ruheraum, dem Waschraum und dem eigentlichen Schwitzraum. Grundsätzlich ähnelt die russische Banja stark der finnischen Sauna. Bei der Hufeland-Therme Banja handelt sich um ein Blockhaus aus Zedernholz-Rundstämmen, die sich ganz besonders durch ihren angenehmen Duft auszeichnen.

SCHWEIGEHAUS
IM SAUNAGARTEN

Dr. Hufeland, nachdem die Therme benannt ist - weist auf den Stellenwert der Stille und der Sammlung in der Mitte des Menschen hin. Aus diesem Grund wurde ein extra dafür errichtetes Schweigehaus angelegt. Hier können die Gäste im Schweigen und in der Stille verweilen. Sie erleben im Haus der Stille und des Schweigens Augenblicke, die Ihnen gut tun und die Ihnen Kraft geben.

DIE »KELO«-SAUNA
80 °C

Das aus uralten, grauen, finnischen Rundholzstämmen erbaute Sauna-Blockhaus steht erhaben im Zentrum des Außenbereichs. Auch innen ist es ein Prunkstück. In der Raummitte befindet sich der große Sauna-Ofen mit 1 x 1,5 m Grundfläche und über einem Meter Höhe, aus Natursteinen gemauert und reich mit großen Wärmespeichersteinen belegt. Vier Fenster eröffnen den Blick nach draußen. 45 Menschen können auf den Bänken in zwei Ebenen bequem sitzen und es sich bei 80 °C und trockener Luft (ca. 5 % Feuchtigkeitsgehalt) gut gehen lassen. Aufgüsse erfolgen automatisch alle 1,5 Stunden.

62 BAD PYRMONT

Hufeland Therme »ENTSPANNUNG DE LUXE«

Forstweg 17, 31812 Bad Pyrmont
05281 1517-50 | info@hufeland-therme.de | www.hufeland-therme.de

DIE ERD-SAUNA 90 °C

Diese aus alten Rundstämmen gezimmerte Blockhaus-Sauna ist zu einem Drittel in den Boden hinein gebaut. Sie ist aufgussfrei und daher sehr trocken (5 %). Ein holzbefeuerter Kaminofen, wandbreit aus Basalt gemauert, erwärmt den Raum auf 90 °C und sorgt für ein angenehm natürliches Raumklima. 18 Personen finden Platz auf zwei Ebenen. Da es hier nur wenige Lichtquellen gibt (indirekte Beleuchtung hinter Halbrundstämmen) und das Tageslicht recht spärlich einfällt, ist das Feuer des Kamins die Hauptlichtquelle im Raum.

DIE BLOCKHAUS-SAUNA 90 °C

In diesem aus Vierkantbohlen gefertigten Gebäude finden häufig Aufgüsse statt (siehe Aufgussplan vor Ort bzw. im Internet), meist mit Salzabrieb. Bis zu 18 Gäste schwitzen bei 90 °C und 5 % Luftfeuchte. Ein großes Fenster erhellt den Raum und gibt den Blick frei auf die Außenanlage in ihrer ganzen Länge. Alle drei Blockhaus-Saunen der Außenanlage sind auf dem Dach jeweils mit Erde bedeckt, auf der eine bunte Mischung aus Flechten, Moosen und Pfl anzen wächst.

DAS ABKÜHLEN

Im Innenbereich verbirgt sich hinter einer geschwungenen Mauer der Kaltduschbereich mit einer Vielfalt an Abkühlmöglichkeiten, inklusive einer Kübeldusche. Über eine steile Trittleiter steigt man in ein ordentlich kaltes Tauchbecken mit zwei Metern Durchmesser.

DER SCHNEERAUM

In abgetrocknetem Zustand und mit Badeschuhen an den Füßen (Rutschgefahr) bietet sich der Schneeraum bei – 7 bis – 12 °C zur Abkühlung an. Nach Herzenslust kann sich der Gast hier mit Schnee einreiben und den Kreislauf ordentlich anregen. Alternativ

CRUSHED ICE

ist dies auch im Vorraum an einem Eisbrunnen mit zerstoßenem Eis möglich. Die Außenanlage bietet Duschmöglichkeiten hinter dem »Duschmonolith«, einer hohen Mauer aus anthrazitfarbenem Naturstein. Außerdem gibt es noch eine Säulenbogen-Dusche neben dem rechteckigen, acht mal fünf Meter großen Kalttauchbecken.

DAS KNEIPPEN

Mit 11 weißen Aufwärmfußbecken und frei beweglichen Stühlen gibt es reichlich Gelegenheiten für Fußbäder.

DIE AUSSENANLAGE

Hinter einer weitläufigen, von Büschen und einzelnen kleinen Bäumen umrandeten Liegewiese mit etwa 3.000 qm befindet sich hoher Nadelwald. Im Zentrum steht ein kleiner Schilfteich neben dem »Duschmonolithen« mit integriertem Wasserfall.

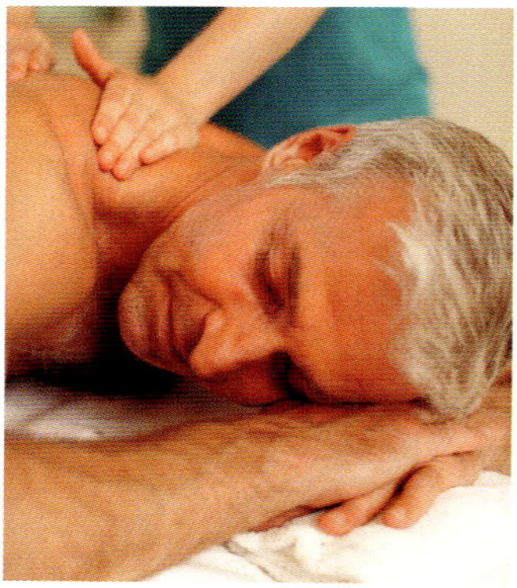

RUHEMÖGLICHKEITEN

Im doppelstöckigen Innenraum gibt es ebenerdig zahlreiche Kippliegen. Das Gros der Ruhemöglichkeiten fi ndet sich allerdings im Obergeschoss in einem hohen

Forstweg 17, 31812 Bad Pyrmont
05281 1517-50 | info@hufeland-therme.de | www.hufeland-therme.de

und langgezogenen, lichtdurchfluteten und mit Holzboden belegten Raum. Bei schönem Wetter bietet es sich an, die umlaufende breite Balkonanlage davor zu nutzen. Ansonsten stehen auch im Außenbereich reichlich Liegen, um bei frischer Luft die Natur zu genießen.

MASSAGEN

Die Liste der Massageanwendung ist mit über 20 verschiedenen Angeboten überaus umfangreich.

ZUSATZANGEBOTE

Die Fülle an »Leistungen gegen Zuzahlung« scheint schier unerschöpflich: Fürstenbad (Baden in Milch und Honig), »Hamam«, »Rhassoul«, Wasser-Shiatsu, Meersalzgrotte, Sole-Therapien, »Club Hufeland Fit«, um nur einige zu nennen.

EVENTS

Unter dem Motto die Nacht ist nicht allein zum Schlafen da ... gibt es von November bis März am ersten Freitag im Monat die Mitternachtssauna. Der Gast verbringt den Abend in der Hufeland Therme mit exclusiven Aufgüssen von 20:00 bis 1:00 Uhr schwimmend und saunierend in exclusvem Ambiente. Alle Gäste genießen auch das Schwimmen ganz ohne Textilien in vollen Zügen (ab 21:00 Uhr). Zusätzlich gibt es an diesem Abenden kleine kulturelle Highlights wie Jazzmusik oder Walking Acts.

GASTRONOMIE

Kleines für den schnellen Hunger oder echte Leckerbissen gefällig? An der Bar im Innenbereich können Sie allerlei von dem erhalten, das Leib und Seele zusammenhält. Am Ende des Besuchstages bietet ein Bistro hinter der Kasse Stärkungen an.

ZAHLUNGSVERKEHR

Die in Anspruch genommenen Leistungen werden auf den Schlüsselchip gespeichert und am Ende abgerechnet.

PARKMÖGLICHKEITEN

Ein thermeneigener, großer Parkplatz steht kostenfrei zur Verfügung.

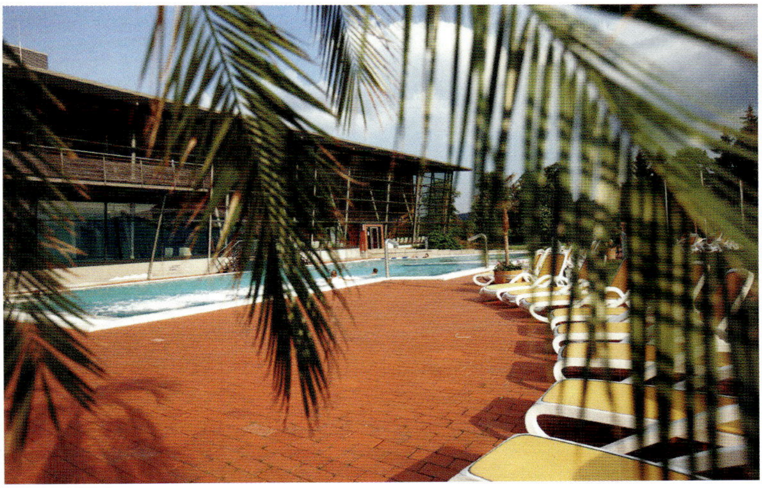

Pyrmonter Welle »DAS ERLEBNISBAD«

Südstraße 13, 31812 Bad Pyrmont
05281 915-360 | www.pyrmonter-welle.de

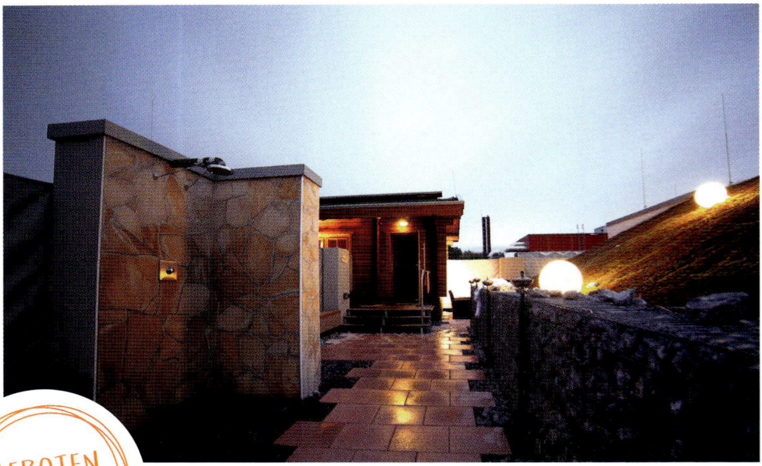

GEBOTEN WIRD:

DAS RESÜMEE
Sowohl das Hallenbad als auch das Freibad des Erlebnisbades »Pyrmonter Welle« sind 2007 umfangreich saniert worden. Ein besonderes Highlight ist die 106 Meter lange Riesenrutsche und das neu gestaltete Kinderplanschbecken. Im »Leo'Sports« und »Black Pearls« erwartet Sie ein Fitness- und ein Nagelstudio.

DER SAUNABEREICH
Eine kleine Welt für sich, fern der Hektik, ist die großzügige, 400 qm große Sauna-Landschaft, die im Juli 2009 eröffnet worden ist. Drei verschiedene Saunen, ein Dampfbad und der überdachte Freiluftbereich mit Regenduschen bieten alles, was Herz und Kreislauf auf Trab bringen.

DER EMPFANG
An der Kasse zahlen Sie den Eintritt und erhalten ein Armband, mit dem Sie Ihren Umkleideschrank verschließen und die Sauna-Landschaft betreten können.

DIE ÖFFNUNGSZEITEN
Montag ist Ruhetag. Dienstag bis Sonntag von 10:00 - 21:00 Uhr. Donnerstag ist Damensauna.

DIE PREISE
Tageskarte 11,00 Euro, inklusive Frei- und Hallenbadnutzung. Die Ermäßigungen und Preise für Wertkarten entnehmen Sie bitte dem Aushang an der Kasse und dem Internet.

UMKLEIDEN | DUSCHEN
Im vorderen Bereich befinden sich die zweigeteilten Umkleiden, Damen und Herren getrennt, für die Saunagäste mit jeweils einer verschließbaren Einzelkabine. Die Reinigungsduschen in der Sauna-Landschaft sind für Damen und Herren getrennt.

Pyrmonter Welle »DAS ERLEBNISBAD«

Südstraße 13, 31812 Bad Pyrmont
05281 915-360 | www.pyrmonter-welle.de

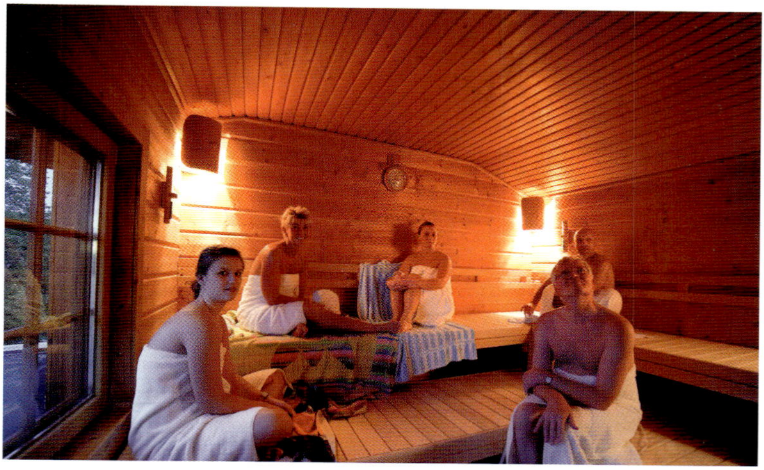

DIE SAUNEN

DIE »VALO®«-SAUNA
60 °C

Diese Sauna verdankt ihren Namen dem finnischen Wort für Licht. Nicht ohne Grund wurde dieser Name für das Warmluftbad (60 °C bei 40 % Luftfeuchtigkeit) gewählt, da ein Sternenhimmel mit farb-wechselnden Kugellichtern die Decke der Kabine ziert. Auf dem Sauna-Ofen liegt mittig eine große Granitkugel, der mit ätherischen Ölen angereichertes Wasser entspringt. 25 Gäste können bei dezenter Musik an diesem Erlebnis gleichzeitig teilhaben.

DIE RUUSU-SAUNA (ROSEN-SAUNA), 90 °C

Der kleine, runde Ofen neben dem Eingang sorgt für 90 °C Raumtemperatur. Bis zu 20 Personen stärken hier ihre Abwehrkräfte und den Kreislauf.

DAS DAMPFBAD
45 °C

Auf die sechs paarweise angeordneten Sitzmulden scheint ein die Farbe wechselnder Sternenhimmel und lässt Sie bei 45 °C und dezentem Aroma entspannen. Der Duschkopf in der Kabine verfügt über einen Thermostaten, so dass Sie mit ihm gleichzeitig Ihren Sitz reinigen und sich abduschen können.

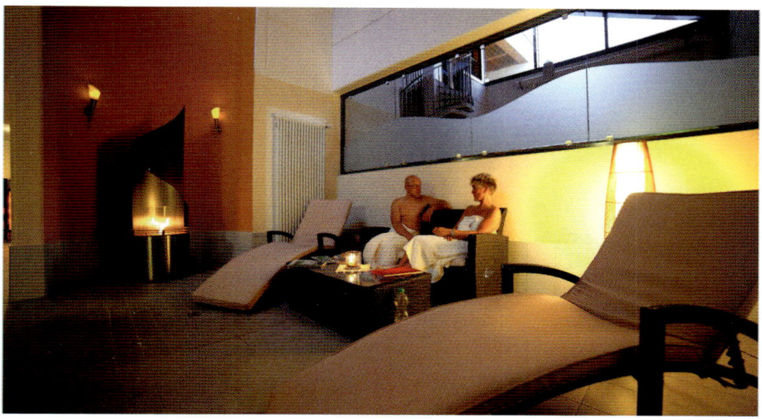

Pyrmonter Welle »DAS ERLEBNISBAD«

Südstraße 13, 31812 Bad Pyrmont
05281 915-360 | www.pyrmonter-welle.de

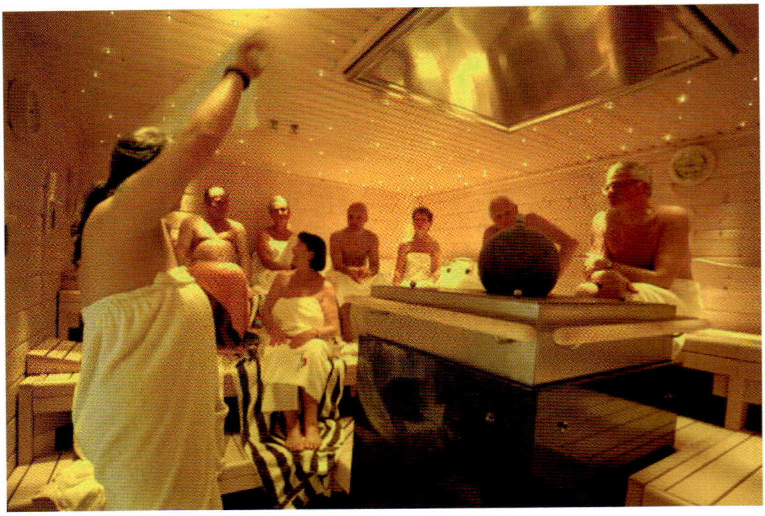

DIE BLOCKHAUS-SAUNA 90 °C

Ein automatischer Aufguss findet hier jeweils zur ½ Stunde auf dem raffiniert über Eck eingebauten Ofen statt. Zusätzlich gibt es einen manuellen Aufguss um 10:30, 15:30 & 17:30 Uhr Bei einer Temperatur von 90 °C können sich bis zu 15 Schwitzende in dem hellen Holzraum aufhalten.

DAS ABKÜHLEN

In der Abkühlzone im Erdgeschoss finden Sie eine Regen-, eine Kübel- und eine Schwalldusche mit Kneippschlauch. Neben zwei temperierbaren Duschen gibt es auch ein breites Tauchbecken. Im Obergeschoss sind neben der Blockhaus-Sauna zwei weitere Regenduschen.

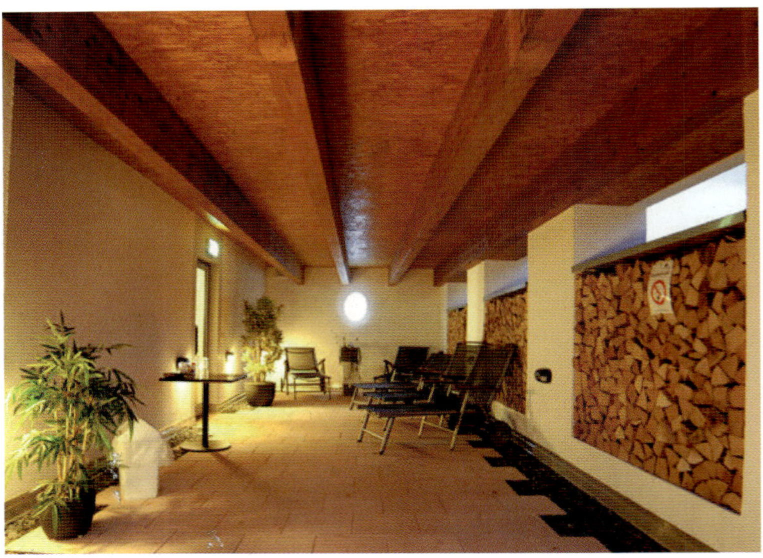

Pyrmonter Welle »DAS ERLEBNISBAD«

Südstraße 13, 31812 Bad Pyrmont
05281 915-360 | www.pyrmonter-welle.de

DAS KNEIPPEN

Für ein kalt-warmes Fußbad stehen zwei Porzellanbecken in der Nähe des Dampfbades für Sie bereit.

DER AUSSENBEREICH

Die halbhohe Gabionenmauer ist bei Dunkelheit mit Glaskugeln stimmungsvoll illuminiert. Tagsüber genießen Sie den Blick auf das begrünte Dach der Innen-Sauna. Rechts und links neben dem Gehweg ist die 100 qm große Sauna-Terrasse mit dunklen Kieselsteinen aufgefüllt. Eine mediterrane Bepflanzung und stilvoll gestaltete Fotowände runden den Außenbereich ab. Im überdachten Freiluftbereich sind Sie vor Regen und Schnee geschützt.

RUHEMÖGLICHKEITEN

Neben den Liegemöglichkeiten im Außenbereich gibt es im Obergeschoss einen Ruheraum mit dezenter Beleuchtung und »Chill-Out-Musik« sowie einen »Silence-Raum« mit Sternenhimmel. Hier kommen Sie nach Ihrem Saunagang zur Ruhe.

GASTRONOMIE

Zu den Angeboten des Bistro zählen neben kalten und warmen Getränken auch leckere Snacks, die Sie in der Sauna-Bar bestellen können.

PARKMÖGLICHKEITEN

Rund um das Erlebnisbad »Pyrmonter Welle« stehen zirka 400 Parkplätze in unmittelbarer Nähe zur kostenlosen Verfügung. Wohnmobilstellplätze sind kostenpflichtig, dafür gibt es allerdings einen freien Eintritt in das Schwimmbad.

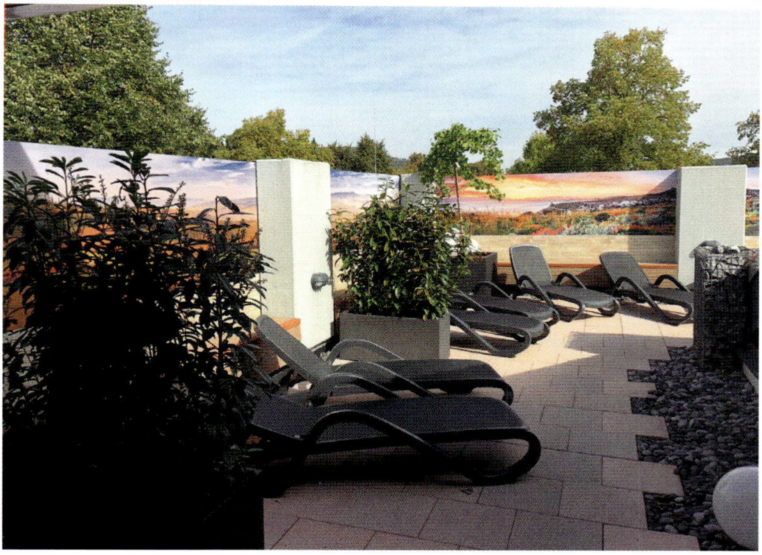

carpesol SPA Therme »DAS LEBEN GENIESSEN«

carpesol GmbH & Co. KG, Frankfurter Straße 15, 49214 Bad Rothenfelde
05424 - 22 14 600 | info@carpesol.de | www.carpesol.de

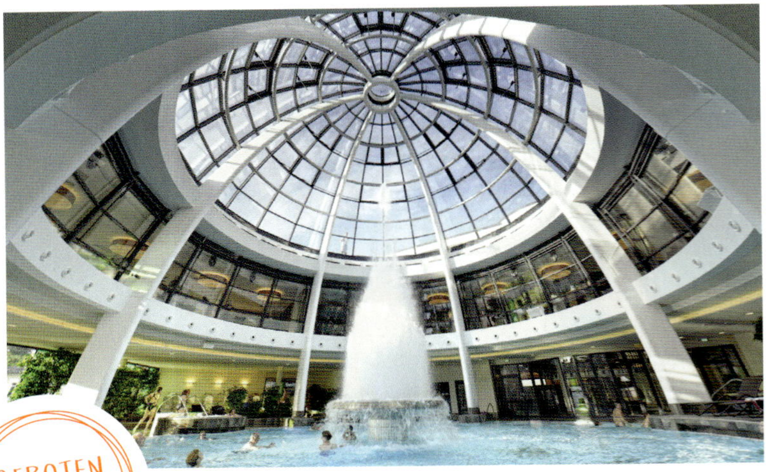

GEBOTEN WIRD:

DAS RESÜMEE

Vergessen Sie den Alltag und genießen Sie für ein paar Stunden das Leben. Lassen Sie sich in die großzügigen Sauna-, Wellness- und Wasserwelten entführen!

Auf über 8.000 qm erwartet Sie eine Oase der Erholung mit Blick auf den Teutoburger Wald. Die Wasserwelt entspannt und vitalisiert. Der natürliche Lichteinfall durch die Glaskuppel schafft besondere Raumerlebnisse. Sauna in Reinkultur wird Ihnen in verschiedenen Saunen geboten. Das römisch-irische Baderitual ist die reinste Verwöhnkur für Körper und Seele und vervollständigt das Wellnessangebot. Im Bistro / Restaurant / Café osning wird Ihr Gaumen mit frischen und selbst zubereiteten Speisen aus der Region verwöhnt.

Das Leben in Ruhe und Harmonie genießen.

DER EMPFANG

An der Kasse haben Sie die Möglichkeit, sich über Wellnessangebote zu informieren und zu buchen sowie Geschenkgutscheine zu erwerben. Zusätzlich können Sie Bademäntel und Handtücher gegen eine Gebühr ausleihen und Pflegeprodukte der Marken Spa find und carpevino kaufen.

DIE ÖFFNUNGSZEITEN

Therme: 9:00 – 22:00 Uhr | Sauna: 10:00 – 23:00 Uhr | Römisch – Irisches SPA: 10:00 – 22:00 Uhr. Jeden Montag ist Damentag im Römisch-Irischen SPA, ausgenommen sind Feiertage.

DIE PREISE

Therme Erwachsene: 2 Stunden 11,20 Euro, 3 Stunden 13,20 Euro
Family Tarif (1 Erwachsener + 1 Kind): 16,00 Euro

carpesol SPA Therme »DAS LEBEN GENIESSEN«

carpesol GmbH & Co. KG, Frankfurter Straße 15, 49214 Bad Rothenfelde
05424 – 22 14 600 | info@carpesol.de | www.carpesol.de

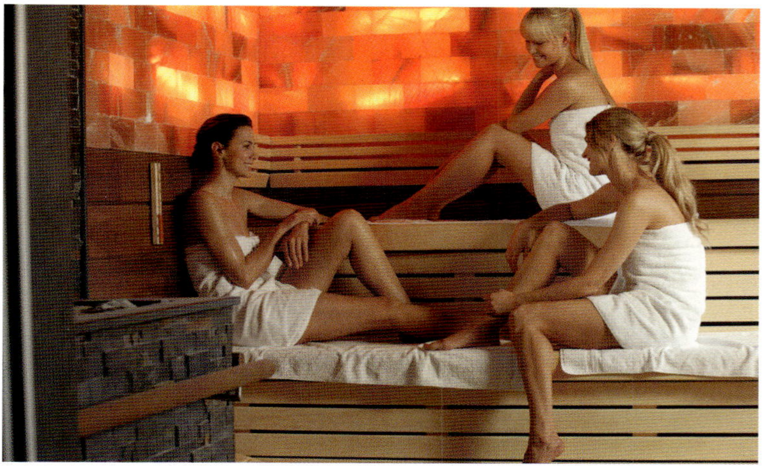

	3 Stunden	4 Stunden	Tageskarte
Therme + Sauna	18,70 Euro	20,70 Euro	22,70 Euro
Therme + Römisch-Irisches SPA	18,70 Euro	20,70 Euro	22,70 Euro
Therme + Sauna + Römisch-Irisches SPA		25,20 Euro	27,20 Euro

Besitzer eines Schwerbehindertenausweises (ab 70%) und Schüler und Studenten (15 -25 Jahre) erhalten bei Vorlage des Ausweises auf reguläre Tarife 3,00 Euro Ermäßigung. Nachzahltarif: 1,50 Euro pro angefangene halbe Stunde. Die Nutzung von Sauna und Römisch – Irischem SPA ist für Kinder bis 14 Jahre ausgenommen.

DIE SAUNAWELT

In der vielseitigen Saunalandschaft begeben Sie sich auf eine schweißtreibende Wanderung durch den Teutoburger Wald. Erleben Sie vier Innensaunen und die Panorama-Außensauna mit unterschiedlichen Temperaturen und abwechslungsreichen Aufgüssen. Nicht nur die großzügige Dachterrasse ist eine Oase der Ruhe und Entspannung, sondern auch die liebevoll eingerichteten Ruheräume sind Orte an denen Sie die Zeit einmal vergessen können. Das vielfältige Wasserangebot mit Kaltbecken 15 °C, Vitalpool 27 °C und Whirlpool 38 °C runden Ihr Saunaerlebnis ab.

PANORAMA-AUSSENSAUNA

»Velmers« Lassen Sie bei einem schweißtreibenden Aufguss den Blick in die Ferne schweifen.

FINNISCHE SAUNA

»Sparren« Die Saunameister zelebrieren mit erlesenen Düften abwechslungsreiche Aufgüsse.

INHALATIONSSAUNA

»Extern« mit Solevernebelung und echten Himalaya-Salzwänden.

carpesol SPA Therme »DAS LEBEN GENIESSEN«

carpesol GmbH & Co. KG, Frankfurter Straße 15, 49214 Bad Rothenfelde
05424 – 22 14 600 | info@carpesol.de | www.carpesol.de

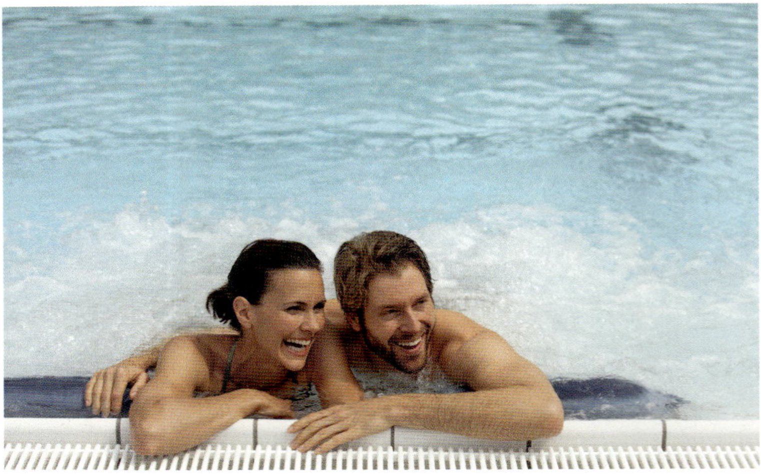

BIOSAUNA »Freeden« mit großzügigen Liegeflächen, angenehmen Temperaturen und wohltuendem Raumklima.

DAMPFBAD »Dörenther« Angenehmer Dampf umhüllt Ihren Körper. Kostenlose Salzpeelings verjüngen Ihre Haut.

Ab 11:00 Uhr zelebrieren die Saunameister stündlich einen Aufguss. Der letzte Aufguss „Gute Nacht" findet um 22:00 Uhr statt.

DAS ABKÜHLEN Innen wie auch außen stehen Kalt-Warm-Brausen und Kneippschläuche zur Verfügung. Im Innenbereich haben Sie zusätzlich die Möglichkeit, sich mit Crushed-Ice abzukühlen.

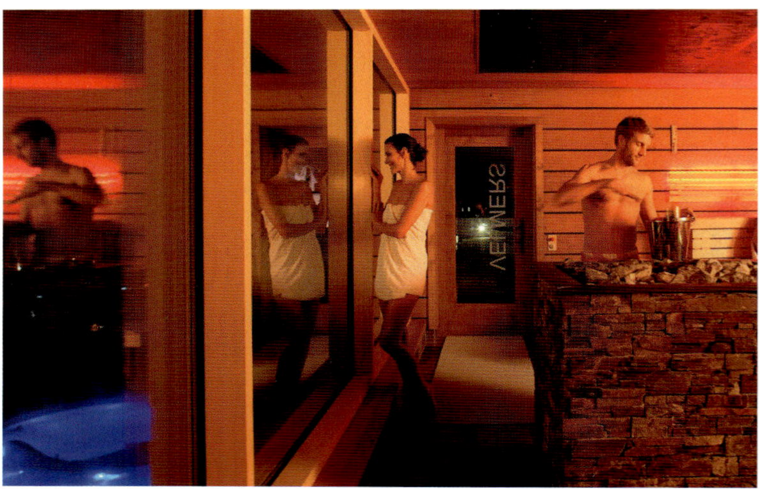

carpesol SPA Therme »DAS LEBEN GENIESSEN«

carpesol GmbH & Co. KG, Frankfurter Straße 15, 49214 Bad Rothenfelde
05424 - 22 14 600 | info@carpesol.de | www.carpesol.de

DIE THERMENWELT

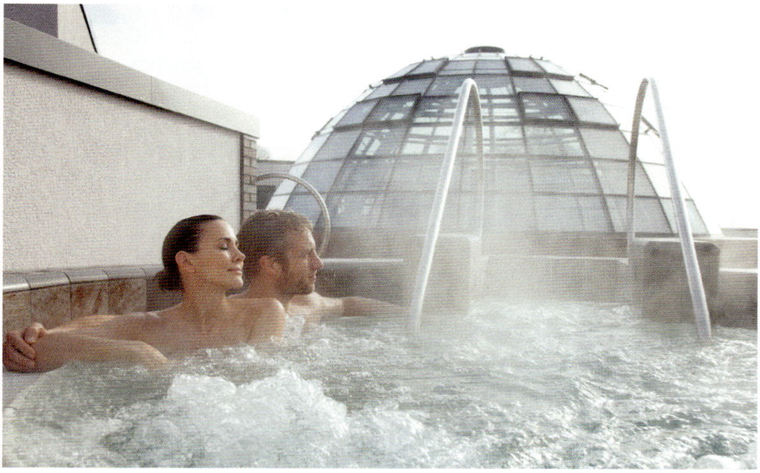

Die einmalige Glaskuppel spannt sich über das 33 °C warme Thermalbecken mit seiner außergewöhnlichen Wasser-Fontäne, Geysiren, Unterwasserliegen und Massagedüsen. Im 200 qm großen und 28 °C warmen Sportbecken können Schwimmer ihre Bahnen ziehen.

Das Außenbecken mit Massageliegen und Strömungskreisel mit 3%iger Natursole laden bei 33 °C Wassertemperatur zum ruhigen, entspannten Schwimmen und Wasser-Erlebnis ein.

Genießen Sie prickelnde Wechselbäder. Erleben Sie die unterschiedlichen Temperaturen von Whirlpool, Heißbecken mit 36 °C und dem Kaltbecken, das mit 15 °C für eine prickelnde Abkühlung sorgt.

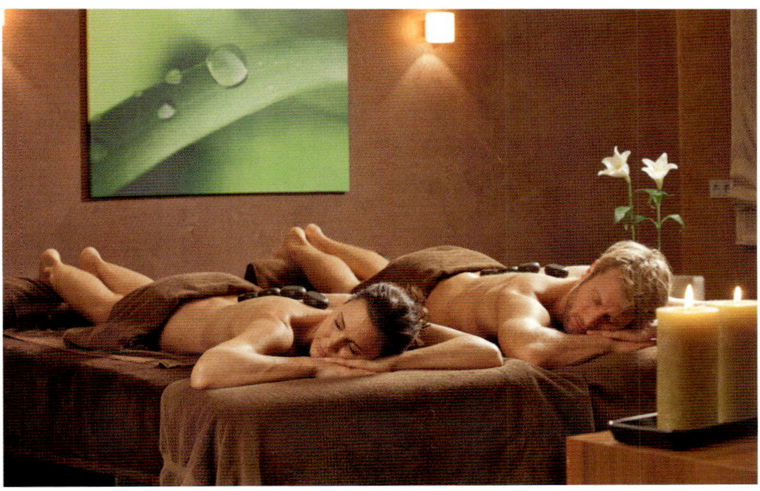

carpesol SPA Therme »DAS LEBEN GENIESSEN«

carpesol GmbH & Co. KG, Frankfurter Straße 15, 49214 Bad Rothenfelde
05424 – 22 14 600 | info@carpesol.de | www.carpesol.de

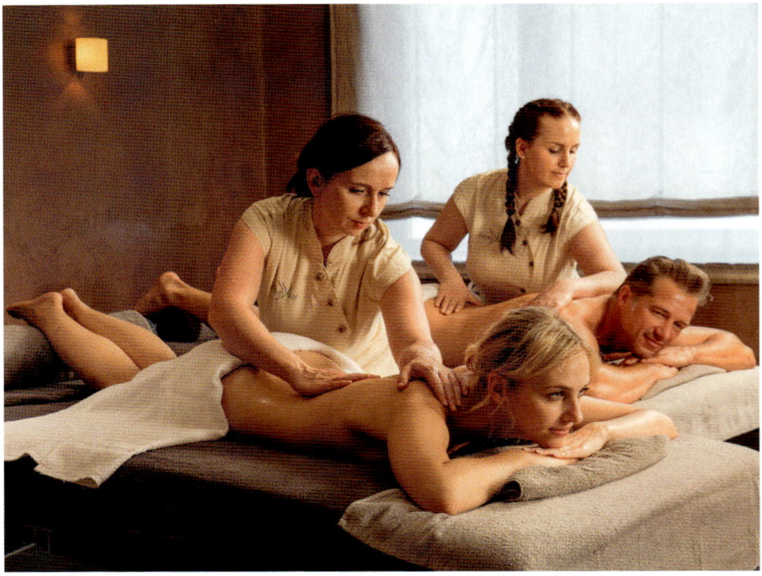

DAS RÖMISCH-IRISCHE SPA

Die römische Badekultur, kombiniert mit irischen Heißluftbädern und Bad Rothenfelder Natursole, entfaltet im carpesol seine volle Wirkung. Erleben Sie dieses besondere Baderitual in exklusiver, entspannender Atmosphäre. Das Geheimnis des „Römisch-Irischen" Rituals liegt in der wechselnden Folge der 10 sorgfältig aufeinander abgestimmten Räume und Badeformen. Ihr Körper wird kreislaufschonend erwärmt, gereinigt und anschließend wieder abgekühlt.

Genießen Sie das Schweben im Stark-Solebecken und verwöhnen Sie Ihre Haut an der Creme-Station. Das „Römisch-Irische" Baderitual wirkt nachhaltig entspannend, entschlackend und somit wohltuend auf Körper, Geist und Seele. Im Römisch-Irischen SPA gibt es zwei moderne Solarien.

MASSAGE I BEAUTY I DAY SPA

Täglich von 10:00 bis 22:00 Uhr geöffnet. Körper, Geist und Seele werden ins Gleichgewicht gebracht und Sie fühlen sich wie neu geboren. Warme Öle, angenehme Düfte, liebevolle Hände und entspannende Musik schaffen eine behagliche Atmosphäre. Im carpeSPA können Sie die Zeit für sich alleine oder in Zweisamkeit genießen. Details zu Anwendungen und Tagesarrangements erfahren Sie im Internet unter www.carpesol.de.

GASTRONOMIE

Im badinternen Bistro werden frische, gesunde Gerichte und Säfte sowie kleine Snacks angeboten. Für Gäste von außerhalb bietet das osning mit durchgehend warmer Küche eine Speisekarte, die für jeden Gaumen etwas zu bieten hat.
In den Sommermonaten lädt die großzügige Sonnenterrasse in einzigartiger Atmosphäre zum Verweilen und Genießen ein.

carpesol SPA Therme »DAS LEBEN GENIESSEN«

carpesol GmbH & Co. KG, Frankfurter Straße 15, 49214 Bad Rothenfelde
05424 – 22 14 600 | info@carpesol.de | www.carpesol.de

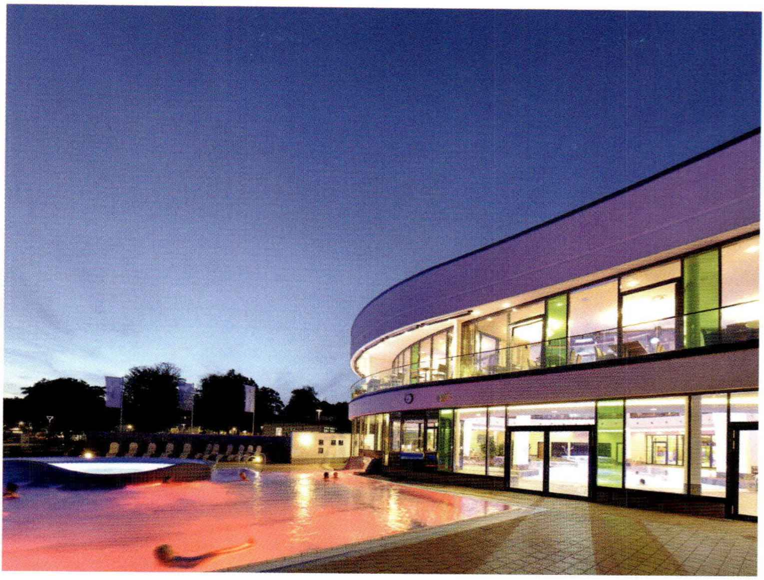

EVENTS

In der Wintersaison veranstaltet das carpesol regelmäßig am letzten Samstag des Monats eine lange Saunanacht. Von 19:00 bis 1:00 Uhr wird Ihnen ein phantasievolles Eventprogramm zu einem bestimmten Motto gezaubert. Ab 22:00 Uhr können die Eventgäste auch in der Therme textilfrei Schwimmen. Im Eventticket ist ein reichhaltiges Buffet enthalten, das je nach Motto variiert.

Ebenfalls in den Wintermonaten findet der „Wochenausklang im Lichtermeer statt. "Schwimmen im Kerzenschein" können Sie jeden ersten Freitag im Monat. Ab 19.00 Uhr erstrahlt die Therme in einem Lichtermeer aus Kerzen. Lauschen Sie den Klängen sanfter Unterwassermusik und lassen Sie sich und Ihre Gedanken treiben.

Jeden Montag ist das Römisch-Irische SPA ganztägig für die Damen reserviert. Als besonderer Service werden Sie zu festgelegten Zeiten vom carpeSPA Team mit Aufgüssen, Ganzkörperpackungen und dem Meditationsangebot verwöhnt. Genießen SIE ihre Auszeit!

Außerdem wird kostenfreie Wassergymnastik immer montags bis freitags um 9:30 Uhr sowie Montag und Freitag um 17:30 Uhr angeboten.

PARKMÖGLICHKEITEN

Zum Parken stehen den Gästen die Flächen des Freibad- und Thermenparkplatzes zur Verfügung. Bei Vorlage des Tickets wird das Parkticket auf 0,50 Euro rabbatiert.

VitaSol Therme »IN ZWEI STUNDEN EIN NEUER MENSCH«

BAD SALZUFLEN

GUTSCHEINHEFT S. 5/21

Extersche Straße 42, 32105 Bad Salzuflen

05222 807540 | www.vitasol.de

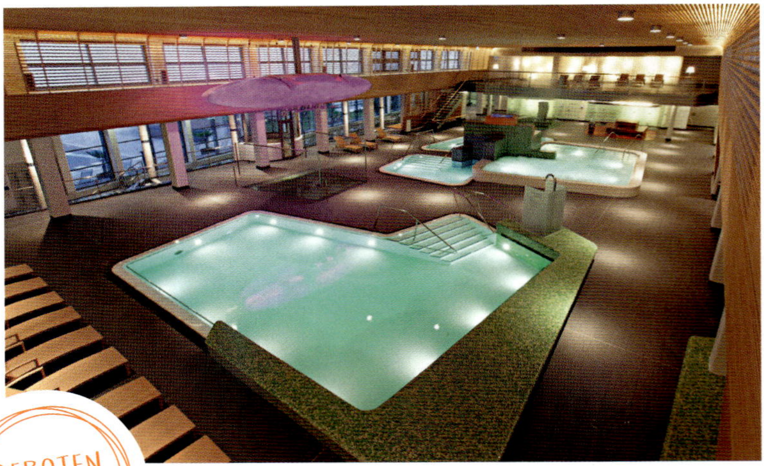

GEBOTEN WIRD:

DAS RESÜMEE

Eintauchen. Abschalten. Rundum wohlfühlen. So lautet das Motto der Wohlfühloase in Bad Salzuflen. In ThermenLandschaft, SaunaPark, WellnessLounge, FitnessClub und KochWerk ist die VitaSol Therme ganz auf Ihre Gesundheit, Erholung und Ihr Wohlbefinden ausgerichtet. Die Philosophie der VitaSol Therme basiert auf vier Bausteinen für eine optimale Erholung: Bewegung, wechselwarme Anwendungen, Massageanwendungen & Ruhephasen sowie mentale Erholung & leichte, frische Ernährung. Alle diese Bausteine finden Sie in der VitaSol Therme unter einem Dach. So können Sie in kurzer Zeit neue Energie tanken und eine gesunde Auszeit vom Alltag genießen.

DER EMPFANG

An der Infotheke im Eingangsbereich können Sie sich vor Ort über Wellnessprogramme informieren, Wellnessbehandlungen buchen oder Geschenkgutscheine kaufen. An den Kassen haben Sie zudem die Möglichkeit Badetücher, Bademäntel und Decken auszuleihen. Gebühr Leihartikel: Bademantel 6,00 Euro (+ 20,00 Euro Pfand) | Handtuch 4,00 Euro (+ 15,00 Euro Pfand) | Decke 4,00 Euro (+ 15,00 Euro Pfand) | Der Bademodenshop im Eingangs-bereich bietet Ihnen ein reichhaltiges Angebot an Badeartikeln und Zeitschriften. Öffnungszeiten: Mo bis Fr 9:30 – 20:00 Uhr; Sa, So und Feiertag 10:00 – 19:00 Uhr

DIE ÖFFNUNGSZEITEN

Therme und Sauna: So. bis Do. von 9:00 bis 22:00 Uhr | Mo., Mi. & Fr. Frühschwimmer von 7:00 Uhr bis 9:00 Uhr | Fr. & Sa. Mitternachtstherme bis 24:00 Uhr

Wellnesslounge: So. bis Do. von 10:00 – 20:00 Uhr | Fr. und Sa. von 10:00 – 22:00 Uhr. Bitte beachten Sie die Öffnungszeiten an Weihnachten, Silvester und Neujahr.

VitaSol Therme »IN ZWEI STUNDEN EIN NEUER MENSCH«

Extersche Straße 42, 32105 Bad Salzuflen
05222 807540 | www.vitasol.de

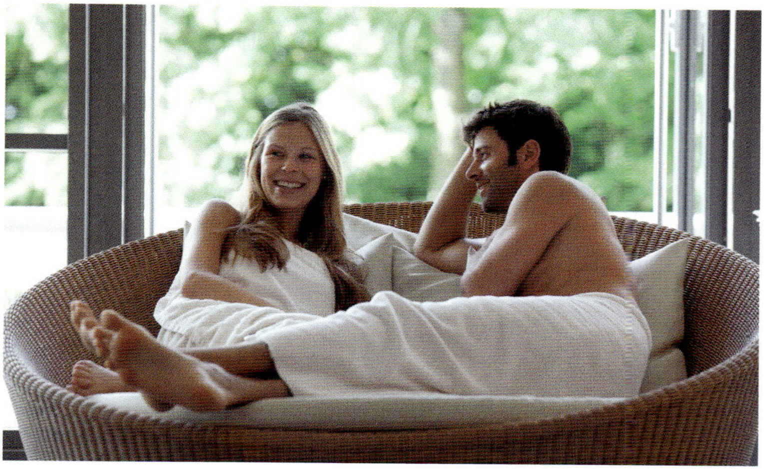

DIE PREISE

Eintritt für ThermenLandschaft und SaunaPark:
2 Stunden 16,00 Euro | 3 Stunden 19,00 Euro | 4 Stunden 22,00 Euro | Tageskarte 25,00 Euro. Freier Eintritt für Kinder bis zum ersten Lebensjahr. Kinder bis zum 12. Lebensjahr zahlen nur den halben Eintrittspreis. Nachgebühr pro angefangene 20 Minuten (für den Frühschwimmer-Tarif gilt eine gesonderte Regelung) 1,00 Euro.

Sondertarife: After-Work-Karte 3 für 2, So. bis Do.* (ab 19:00 Uhr) 16,00 Euro (2 Stunden bezahlen, bis zum Schluss bleiben) | Frühschwimmer (Mo., Mi. und Fr. von 7:00 – 9:00 Uhr) 60 Min 8,50 Euro | Studenten Happy Hour 4 für 2, So. bis Do.* (ab 18:00 Uhr) 16,00 Euro (2 Stunden bezahlen, bis zum Schluss bleiben).
*gilt nicht an Feiertagen

THERMENLANDSCHAFT

Mit einer Wasserfläche von über 1.700 qm in neun verschiedenen Becken ist die VitaSol Therme der ideale Ort, um Aktivität mit Entspannung zu verbinden. Ob in der ThermenLandschaft oder unter freiem Himmel, in entspannter Atmosphäre verfliegt der Alltagsstress ganz von selbst.

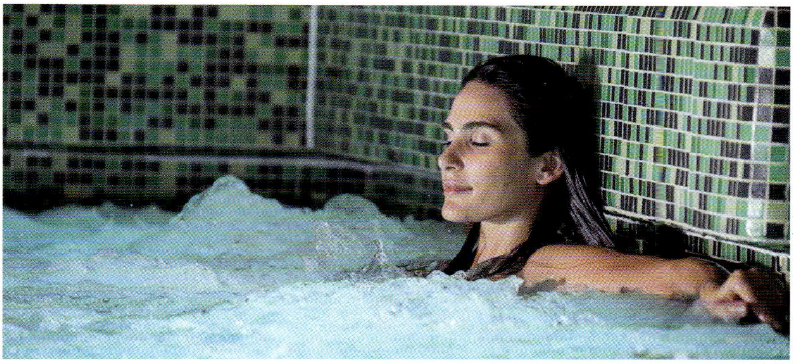

VitaSol Therme »IN ZWEI STUNDEN EIN NEUER MENSCH«

Extersche Straße 42, 32105 Bad Salzuflen
05222 807540 | www.vitasol.de

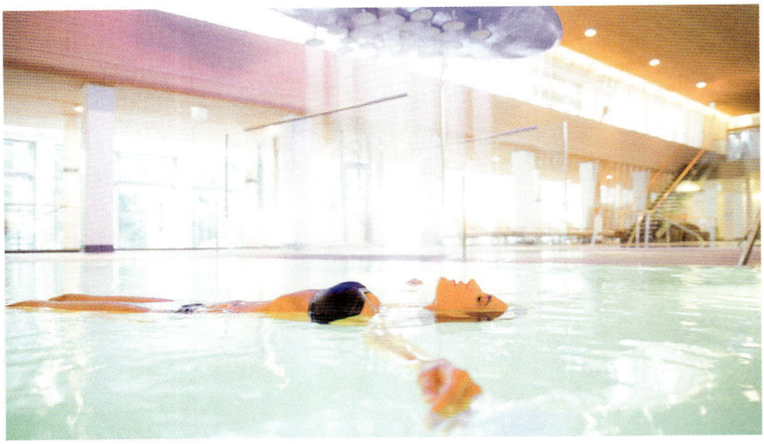

Ein besonderes Highlight ist das Soleintensivbecken mit Unterwassermusik. Hier erleben Sie im warmen Thermalwasser das Gefühl von Schwerelosigkeit und sind in kürzester Zeit tiefenentspannt.

Wenn Sie Wohlfühlprickeln pur und ein unbeschreibliches Gefühl auf der Haut verspüren wollen, dann empfehlen wir Ihnen einen warmen solehaltigen Tropenguss unter der einzigartigen bunten Regenwolke.

Sprudelbecken, Heiß-Kaltbecken für wechselwarme Anwendungen oder das gläserne Textil-Dampfbad und die Soleinhalation samt Miniaturgradierwerk sorgen für ein gesundes abwechslungsreiches Angebot.

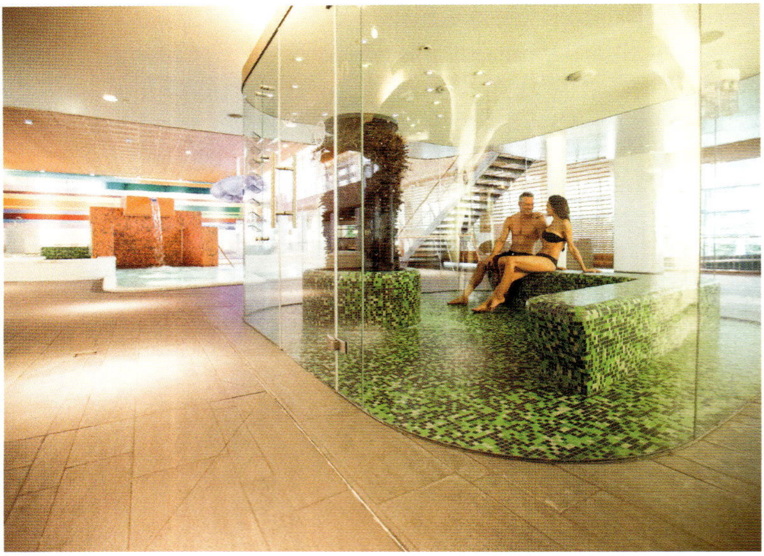

VitaSol Therme »IN ZWEI STUNDEN EIN NEUER MENSCH«

Extersche Straße 42, 32105 Bad Salzuflen

05222 807540 | www.vitasol.de

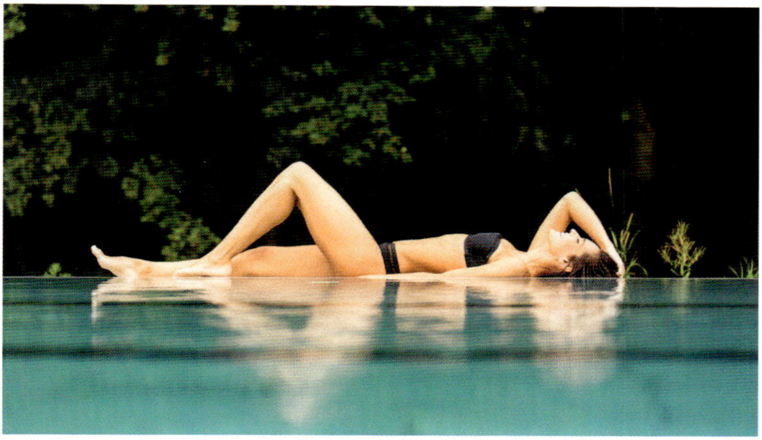

DER SAUNAPARK

Der SaunaPark erwartet Sie mit über 6.000 qm Fläche und bietet die perfekte Umgebung, um die jahrhundertealte Tradition des textilfreien Saunierens zu pflegen. Mit fünf verschiedenen Saunen im Innenbereich und drei Kelohäusern im weitläufigen Außenbereich kommen hier alle Saunaliebhaber in den Genuss von Regeneration und Ruhe in besonderem Ambiente. Im Innenbereich der Therme sorgen individuell gestaltete Saunen, ein Warmbecken, stilvoll gestaltete Ruhezonen sowie eine InfrarotLounge für das Gefühl, vollkommen entspannt zu sein.

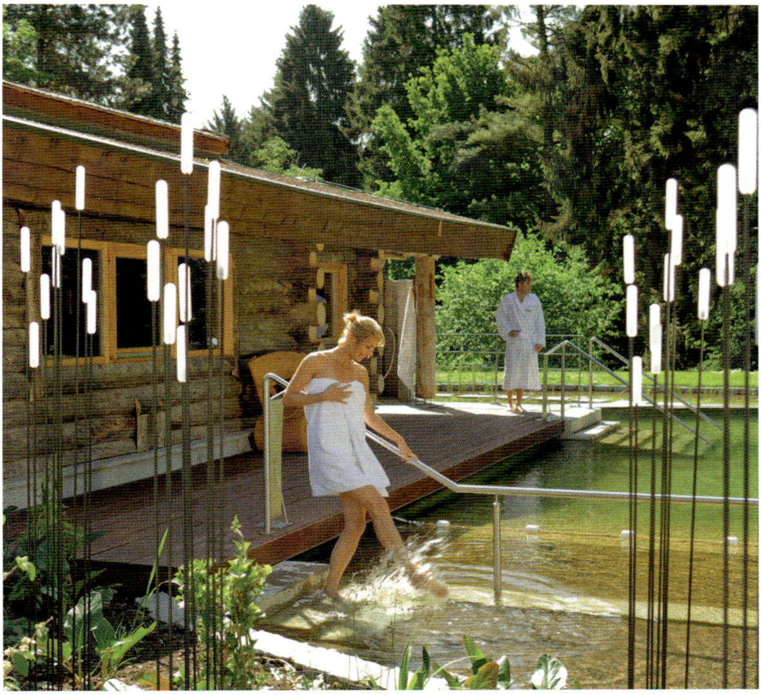

VitaSol Therme »IN ZWEI STUNDEN EIN NEUER MENSCH«

Extersche Straße 42, 32105 Bad Salzuflen
05222 807540 | www.vitasol.de

Auch im weitläufigen Außenbereich bleiben keine Wünsche offen: ob Feuer-, Wald- oder SeeSauna mit einem Naturbadeteich als idyllisches Highlight. Der SaunaPark der VitaSol Therme bietet alles, um sich rundum wohl zu fühlen.

AUFGÜSSE IM SAUNAPARK

Stündlich werden von speziell geschulten Saunameistern Aufgüsse von fruchtig-frisch bis würzig-herb praktiziert, um das Saunaerlebnis noch intensiver und entspannender zu gestalten.

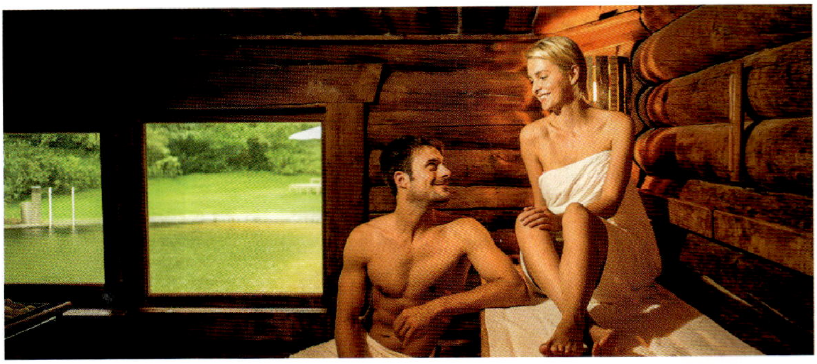

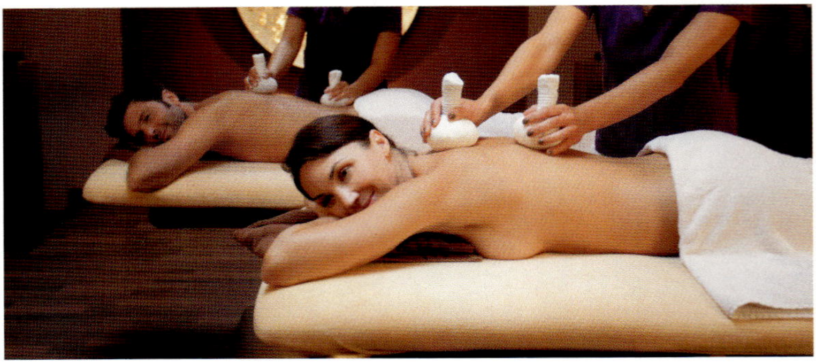

INFRAROT-LOUNGE

Im SaunaPark & der ThermenLandschaft steht den Gästen eine Infrarot-Lounge zur kreislaufschonenden Wärmeanwendung zur Verfügung. Die Nutzung ist im Thermeneintritt inbegriffen.

WELLNESSLOUNGE

Für einen Kurzurlaub der Sinne lädt die WellnessLounge mit ihren Verwöhnprogrammen in angenehmem Ambiente ein. Ob wohltuende Massagen, entspannende Bäder, Peelings oder Packungen – die Wellness-Anwendungen tun nicht nur dem Körper gut, sondern streicheln gleichzeitig die Seele. In der VitaSol Therme können Sie nicht nur alleine, sondern auch zu zweit relaxen und genießen: ob mit dem Arrangement „Auf Rosen gebettet" oder „Genuss für Zwei". Beide Angebote garantieren wohltuende Anwendungen, gemeinsame Thermen- und Saunaerlebnisse sowie kulinarische Genüsse zu zweit. In der WellnessLounge werden Pflegeprodukte der der Firma Doctor Eckstein BioKosmetik verwendet.

VitaSol Therme »IN ZWEI STUNDEN EIN NEUER MENSCH«

Extersche Straße 42, 32105 Bad Salzuflen
05222 807540 | www.vitasol.de

GASTRONOMIE

Ein kulinarischer Gaumenschmaus erwartet Sie im Restaurant KochWerk. Entsprechend dem Motto »als Balsam für die Seele« steht kulinarischer Genuss hier im Mittelpunkt. Das KochWerk bietet eine frische, saisonale und kreative Küche. Dabei arbeitet das KochWerk eng mit ausgewählten Partnern der Region zusammen. Lassen Sie sich bei mediterranen und vitaminreichen Köstlichkeiten verwöhnen, und verbringen Sie eine entspannte Zeit im Restaurant, SaunaPark oder auf den Außenterrassen.

EVENTS

Von Oktober bis März bietet die VitaSol Therme immer freitags ab 18 Uhr die Candlelight-Night. Zu diesem Anlass erstrahlen SaunaPark und ThermenLandschaft, für einen entspannten Start ins Wochenende, in gemütlichem Kerzenlicht. Den Romantikabend runden besondere Aufgüsse im SaunaPark und ein wöchentlich wechselndes Candlelight-Menü im KochWerk ab.

SOLARIUM | KOLLAGENKABINE

Für die gewünschte Urlaubsbräune sorgt ein Solarium und eine Kollagenkabine in der WellnessLounge, welche über das Chiparmband gebucht werden können. Für eine sanfte Bräune durch Hybrid Technology steht Ihnen eine Solarium-Kollagenkabine zur Verfügung. | Preise Solarium: Mindesteinwurf: 2,50 Euro (5 Min.), Maximaleinwurf: 10,00 Euro (20 Min.) | Preise Solarium-Kollagen-Kabine: Mindesteinwurf: 3,50 Euro (5 Min.) | Maximaleinwurf: 14,00 Euro (20 Min.)

PARKMÖGLICHKEITEN

Neben und gegenüber der VitaSol Therme liegen zwei große Parkplätze, die für Gäste der VitaSol Therme kostenlos sind. Am Automaten ziehen Sie das Ticket, welches dann an der Kasse für Sie entwertet wird.

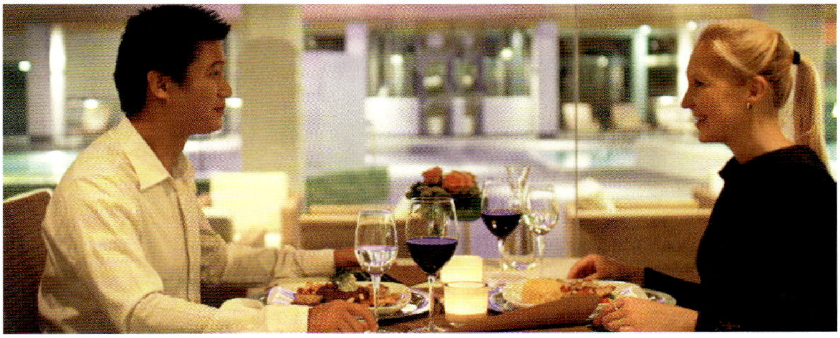

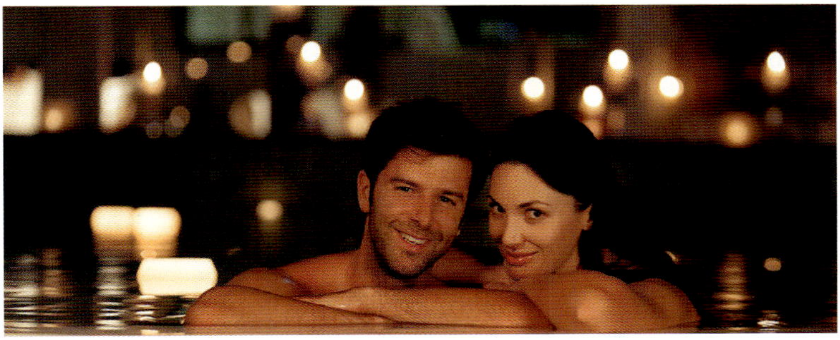

SoleTherme »HIER DREHT SICH ALLES UM IHRE ENTSPANNUNG«

Gartenstraße 26, 59505 Bad Sassendorf
02921 5014-600 | www.soletherme-badsassendorf.de

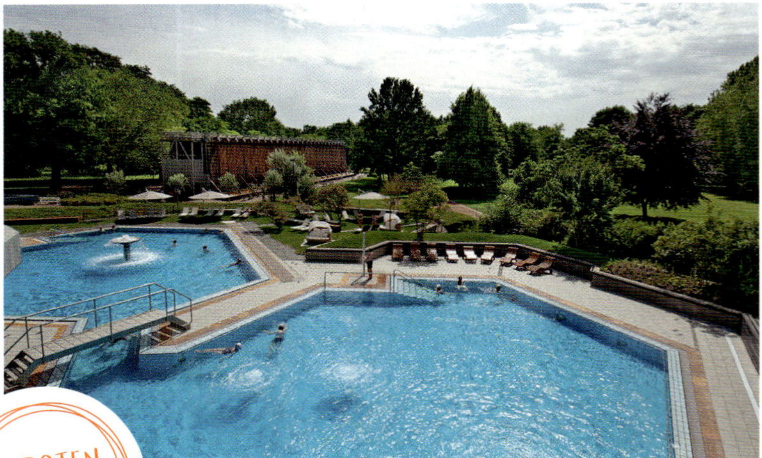

GEBOTEN WIRD:

DAS RESÜMEE

Welcher Typ passt zu Ihnen? Sie haben die Wahl: Vielleicht die gleichmäßige, wohltuende Wärme des Caldariums? Oder das Farbenspiel im Sanarium®, das Sie mal zum Träumen verführt und dann wieder in Sommerlaune versetzt?

Oder soll es lieber der heiße Dampf sein, der mit seinem gesundheitsfördernden Klima so völlig anders ist als die Finnische Sauna, die es in der »SoleTherme Bad Sassendorf« natürlich auch gibt. In gepflegtem Ambiente finden Sie hier den Weg zu tiefer Entspannung.

Eine besondere Attraktion ist auch die Meersalzgrotte, die Ihnen das Gefühl vermittelt, einen Urlaubstag am Meer zu machen.

DER EMPFANG

An der Kasse bekommen Sie ein Chip- Armband, mit dem Sie Ihren Schrank verschließen und Ihren Verzehr aus der Gastronomie bequem speichern können.

DIE ÖFFNUNGSZEITEN

Mo. bis Sa. von 8:00 – 22:00 Uhr. So. bis 21:00 Uhr. Donnerstag ist Damen-Sauna. Der letzte Einlass erfolgt an allen Tagen um 20:00 Uhr.

DIE PREISE

Aufgrund der aktuellen Umbaumaßnahmen entnehmen Sie bitte die Preise dem Hausprospekt oder der Homepage.

UMKLEIDEN | DUSCHEN

Der Umkleidebereich wird von Damen und Herren gemeinsam genutzt. Es stehen zehn abschließbare Umkleidekabinen und 200 Schränke zur Verfügung. Die einzelnen Kabinen mit Vorreinigungsduschen werden ebenfalls gemeinsam benutzt.

Gartenstraße 26, 59505 Bad Sassendorf
02921 5014-600 | www.soletherme-badsassendorf.de

DIE SAUNEN

DAS CALDARIUM
40 – 50 °C

Die meisten Saunen sind hintereinander angeordnet: Gleichmäßige, wohltuende Wärme wird von den gefliesten Böden, Wänden, Sitz- und Liegeflächen ausgestrahlt. Bei 40 – 50 °C und einer höheren Luftfeuchtigkeit läuft die Erwärmung besonders langsam und schonend ab. Bis zu 25 Personen können die Romantik des Sternenhimmels genießen.

SALZ-STOLLEN-SAUNA
80 – 90 °C

Die Salz-Stollen-Sauna ist entstanden, indem die ehemaligen kleinen Saunakabinen zu einem großzügigen Raum nach Art eines Salzstollens vereint wurde. Inmitten von hinterleuchteten Salzziegeln und massiven Hölzern wird das Schwitzen bei einer Temperatur von 80 – 90 °C zu einem einzigartigen Erlebnis.

DAS SANARIUM®
50 – 60 °C

Hier erwarten Sie Temperaturen zwischen 50 und 60 °C, kombiniert mit dem stimulierenden Spiel farbigen Lichts. 30 Personen können bei leiser Musik und beruhigenden Aromen gesund entspannen.

In einem Seitenflügel erwarten Sie diese beiden Saunen:

BÖRDE DESTILLE
90 – 95 °C

Bei einer Temperatur von 90 – 95 °C finden für 35 Gäste ab 8:30 Uhr stdl. automatische Aufgüsse mit dem Duft einer Streuobstwiese statt.

BÖRDENEBEL
42 – 45 °C

Bei einer Badetemperatur von 42 – 45 °C liegt die relative Luftfeuchtigkeit bei 100 %. Es dampft aus allen Poren und Ihre Haut freut sich: Die feuchte Wärme regt die Durchblutung an, reinigt und belebt. Der kreisrunde Raum bietet Platz für 25 Gäste, die in einer Reihe auf einer Bank sitzen. Die farbige Beleuchtung von oben sorgt für eine angenehme Atmosphäre.

DIE FINNISCHE BLOCKHAUS-SAUNA KRISTALL-SAUNA

Im Außengelände finden Sie schließlich noch diese Sauna: 35 Personen blicken hier auf große Kristalle, wie Amehyst, Rosenquarz, Bergkristall & Citrin. Mehrmals am Tag werden Meditations-Aufgüsse und Themenaufgüsse angeboten.

DAS ABKÜHLEN

An mehreren Stellen in Saunanähe gibt es Abkühlungsmöglichkeiten, wie Kalt-Warm-Brausen, Schwall- und Kübelduschen, zwei Tauchbecken sowie einen Crushed-Ice-Brunnen.

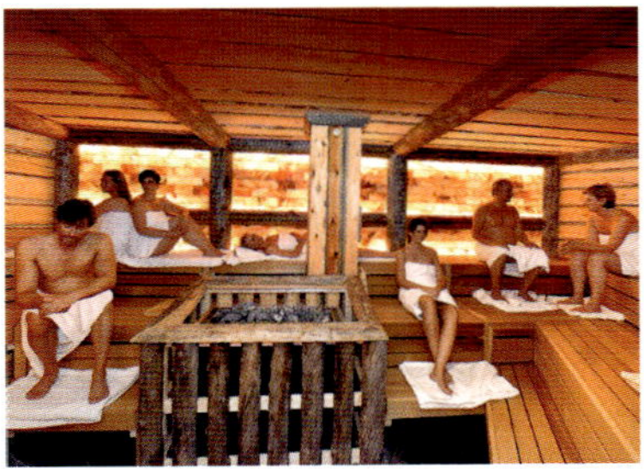

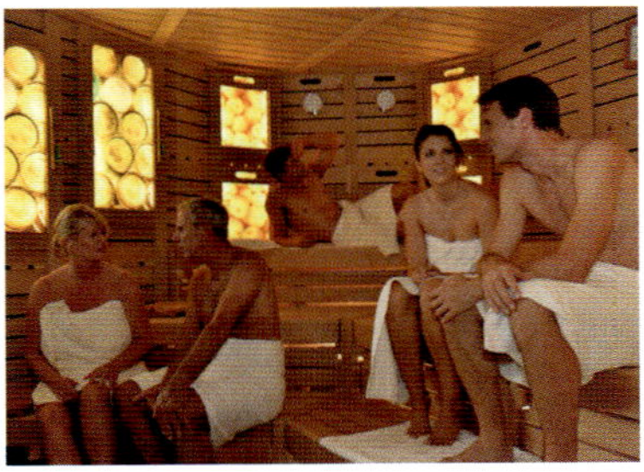

SoleTherme »HIER DREHT SICH ALLES UM IHRE ENTSPANNUNG«

Gartenstraße 26, 59505 Bad Sassendorf
02921 5014-600 | www.soletherme-badsassendorf.de

DAS KNEIPPEN

17 paarweise angeordnete Fußwärmebecken laden zu Wechsel-Fußbädern ein.

DIE AUSSENANLAGE

Tanken Sie Frischluft auf den großzügigen Liegen oder beim »Wandeln« im Außenbereich. Egal, ob unter den Bäumen, auf der Sonnenterrasse oder auf der Liegewiese, genießen Sie die Umgebung um sich herum und lauschen Sie der Natur.

DIE SOLETHERME

In der Sauna-Anlage steht Ihnen ein Schwimmbecken zur Verfügung. Der unmittelbare Zugang zur großzügigen SoleTherme erlaubt es Ihnen, sich und Ihre Haut mit dem Heilmittel Sole, einem natürlichen Mix aus Quellwasser, Salzen und wertvollen Mineralstoffen, verwöhnen zu lassen. Dieses wirksame Heilmittel wird direkt aus dem Boden gewonnen. Genießen Sie die Schwerelosigkeit im 33 °C warmen Wasser.

Entdecken Sie die großzügige Wasserlandschaft mit fünf Innen- und Außenbecken, Massagedüsen, Wasserschütten und Sprudel-Inseln.

RUHEMÖGLICHKEITEN

Neben dem großzügigen Ruhehaus, können Sie in den zwei Ruheräumen mit Blick in den Innenhof oder draußen in frischer Luft wunderbar entspannen. Eine Vielzahl an bequemen Liegen warten auf Sie zum Relaxen.

MASSAGEN

Es gibt zwei Relax- und Massage-Liegen. In der separaten Massageabteilung wählen Sie zwischen verschiedenen Massagen, einem Ölstirnguss, einer Lymphdrainage und weiteren Angeboten aus. Es finden auch Unterwassergymnastikkurse statt. Im Beauty- & Wellness-Center lassen Sie sich nach allen Regeln der Kunst verwöhnen. Die genauen einzelnen Angebote entnehmen Sie bitte dem Internet.

EVENTS

In regelmäßigen Abständen finden Sauna-Wellness-Nächte statt. Jeden 1. Freitag im Monat von 21:30 bis 0:30 Uhr findet das Mitternachtsschwimmen statt: Baden in ganz besonderer Atmosphäre mit Musik, stimmungsvoller Beleuchtung und einem erfrischenden Fruchtcocktail.

Aktionstage mit unterschiedlichen Themenschwerpunkten und Sonderaktionen bescheren Ihnen mehrmals im Jahr vergünstigte Eintrittspreise. Zusätzlich erhalten Sie zu verschiedenen Terminen Ermäßigung auf alle Tarife und zu Ihrem Geburtstag steht für Sie eine Überraschung bereit.

GASTRONOMIE

Nach einem Wohlfühl-Programm kommt der Appetit von ganz allein. Ein Glas frisch gepresster Orangensaft oder ein knackiger Salat vielleicht? Oder doch lieber etwas Herzhaftes und zum Nachtisch ein leckeres Stück Kuchen? Dann nehmen Sie doch im »Café Sole« Platz – bei schönem Wetter auch unter freiem Himmel. In der Sauna-Landschaft gibt es zusätzlich noch das Sauna-Bistro, das Getränke und kleine, feine Gerichte für Sie bereithält.

Gartenstraße 26, 59505 Bad Sassendorf
02921 5014-600 | www.soletherme-badsassendorf.de

ZAHLUNGSVERKEHR

Die von Ihnen in Anspruch genommenen Leistungen werden auf Ihren Chip-Armband gebucht und beim Verlassen der Anlage von Ihnen bezahlt.

PARKMÖGLICHKEITEN

In der Nähe der Therme steht Ihnen ein großer Parkplatz kostenfrei zur Verfügung.

ERWEITERUNG

Schöner, größer, hochwertiger unter diesem Motto wird die SoleTherme Bad Sassendorf saniert und attraktiviert. Vom Keller, in dem die badewassertechnischen Anlagen und die Elektroinstallation erneuert werden, bis hin zur Erweiterung der Saunaanlage. Die Becken im Badbereich erleben eine Betonsanierung und eine Modernisierung der Wasserattraktionen. Auch hier werden die Außenanlagen erweitert und neu gestaltet.

In der Sauna wird ein neues Ruhehaus gebaut, das auf zwei Etagen Platz für 70 Liegen bietet. Hieraus kann man auf die neue Siedehütte schauen, in der sogar Salz über dem Ofen gesiedet werden kann. Beinahe nebenan, können die Gäste im Schwebebecken schwimmen wie im Toten Meer.

Ein weiteres Highlight bietet die Panorama Sauna mit einem einzigartigen Ausblick auf das neue Gradierwerk. Sauna- Besucher können sogar im Gradierwerk eine Sauna nutzen oder in 12m Höhe auf einer Sonnenterasse die Aussicht genießen. Fertiggestellt sind mittlerweile das Sauna-Bistro mit einer neugebauten Küche, eine Modernisierung der Duschen, der erweiterte Umkleidebereich der Sauna mit Zugang zum Bad. Hier erstrahlt das Therapiebecken in neuem Glanz, eine Infrarotsauna lädt zum Verweilen ein.

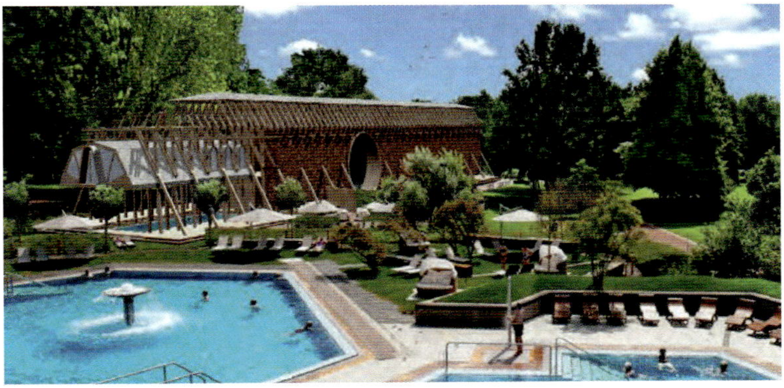

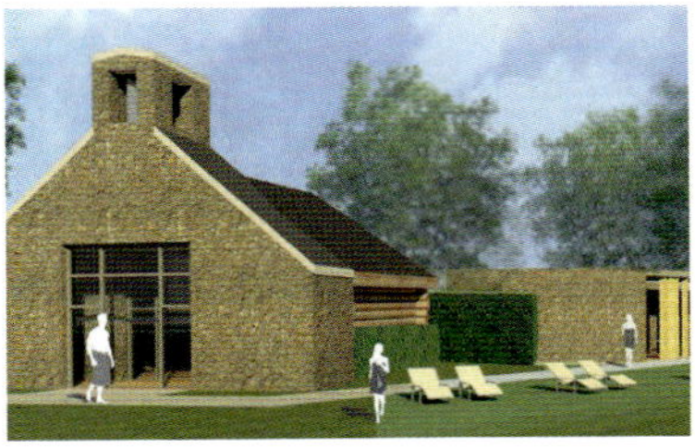

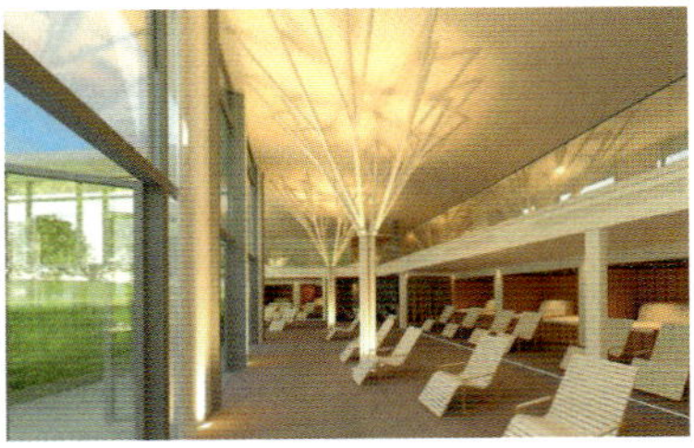

SaunaPremium
DEUTSCHER SAUNA-BUND

Sport- und Freizeitbad ISHARA »FAMILIENBAD & SAUNAWELT«

Europa Platz 1, 33613 Bielefeld
0521 51 1400 | www.ishara.de

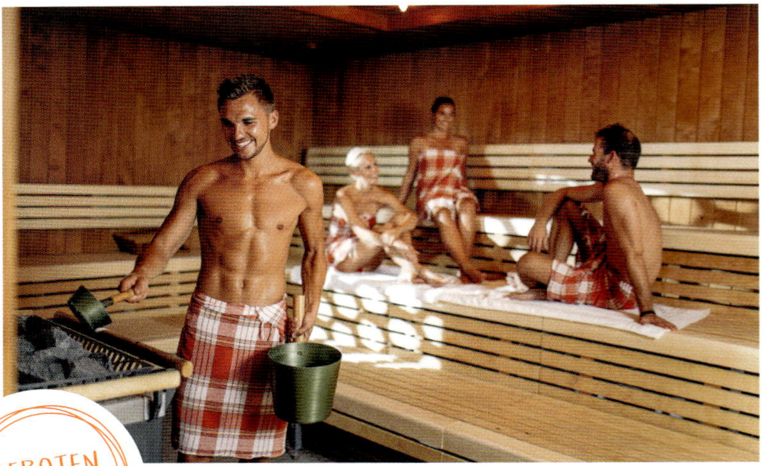

GEBOTEN WIRD:

DAS RESÜMEE

Die kleine Oase mitten in Bielefeld - Das Familienbad und Saunawelt ISHARA bietet Ihnen vielseitigen und attraktiven Badespaß für die ganze Familie: vom Erlebnisbereich über den großen Kinderbereich bis hin zu den Entspannungsbecken, der abwechslungsreichen Saunalandschaft und den umfangreichen Wellnessangeboten. Für Sportbegeisterte lockt das ISHARA außerdem mit einem vielseitigem AquaSport-Programm. Regelmäßige Veranstaltungen und Angebote wie der Eltern-Kind-Tag locken Gäste von nah und fern in die traumhafte Bade- und Saunalandschaft.

SAUNALANDSCHAFT

Die 1.200 qm große Innenlandschaft in frischem Design lädt zur Entspannung ein. Die weitläufige, grüne Dachterrasse schafft eine erholsame Atmosphäre und jede Menge Rückzugsmöglichkeiten. Urlaubsfeeling verspricht das Ruhehaus im Saunagarten.

DER EMPFANG

Am Empfang können Bademäntel und Handtücher ausgeliehen und käuflich erworben werden. Badeschlappen und Badeutensilien sind zudem zu kaufen und zu leihen.

DIE ÖFFNUNGSZEITEN

Montag bis Sonntag 10:00 – 23:00 Uhr.
Montags (außer an Feiertagen) ist Damentag.

DIE PREISE

Tageskarte (Mo. - Fr.) 20,00 Euro, Kinder (4 - 15 Jahre) 18,00 Euro.
Tageskarte (Sa., So. & Feiertage) 22,00 Euro, Kinder (4 - 15 Jahre) 19,00 Euro.

UMKLEIDEN | DUSCHEN

Damen und Herren stehen separate Sammelumkleiden mit Duschmöglichkeiten zur Verfügung.

Sport- und Freizeitbad ISHARA »FAMILIENBAD & SAUNAWELT«

Europa Platz 1, 33613 Bielefeld
0521 51 1400 | www.ishara.de

GUTSCHEINHEFT S. 5

DIE SAUNEN

Vier attraktive und unterschiedlich temperierte Saunakabinen sowie ein Dampfbad und ein türkisches Hamam verteilen sich auf die Innenlandschaft. Die Salus-Sauna und die Banja-Sauna finden Sie auf der Dachterrasse. Frische und fruchtige Aufgüsse mit Reichung von Obst, Eiscocktails und Tee werden stündlich in den Aufguss-Saunen angeboten. Auch die Valeo-Sauna und die Eukalyptus-Sauna sind aufgussfähig und werden bei Bedarf mitgenutzt. Der sehr gesellige Wenik-Aufguss mit Birkenzweigen ist berühmt-berüchtigt und überregional bekannt.

DIE EUKALYPTUS-SAUNA

Rund 30 Personen finden sich in rustikaler Umgebung mit Ausblick auf den Innenbereich wieder. Eine Tropfschale sorgt für angenehmen Eukalyptusduft.

DIE VENTUS-SAUNA 85 °C

Über drei Ebenen verteilen sich bis zu 40 Aufguss-Freunde. Der Ofen beheizt die Kabine mit ca. 85 °C.

DIE SALUS-SAUNA 95 °C

Stattliche 95 °C mit herrlichem Ausblick auf die Dachterrasse bietet die Salus-Sauna mit fast 40 qm Grundfläche. Mittig thront der Ofen mit Saunasteinen.

DIE VALEO-SAUNA 70-75 °C

Bei milderen Temperaturen um die 70 bis 75 °C und Entspannungsmusik lädt die schöne Saunakabine zum längeren Verweilen ein.

DIE BANJA-SAUNA 100 °C

In rustikalem Ambiente erscheinen die 100 °C in der Banja-Sauna erstaunlich angenehm. Auf dem großen Ofen mit Saunasteinen steht ein Kessel mit Birkensud. An der urigen, dunkel gehaltenen Saunakabine können sich bis zu 30 Personen erfreuen.

DIE HÖHLE 60 °C

Eine höhlenartige Landschaft mit Einbuchtungen bietet ca. 10 Personen Platz. In Felsspalten sind die Lichtquellen untergebracht. Ein Wasserfall mit Wasserlauf endet in einem Wasserbecken. Naturgeräusche untermalen den einmaligen Aufenthalt. Angenehme Luftfeuchte in der ca. 60 °C warmen Höhle ermöglicht schonendes Schwitzen.

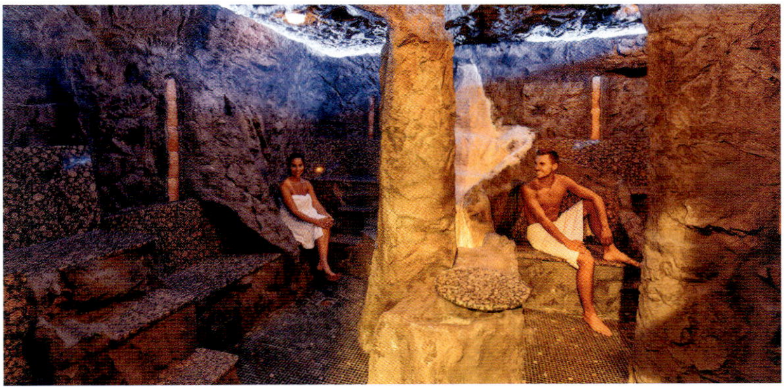

Sport- und Freizeitbad ISHARA »FAMILIENBAD & SAUNAWELT«

Europa Platz 1, 33613 Bielefeld
0521 51 1400 | www.ishara.de

DAS DAMPFBAD

Seit 2017 erstrahlt der gesamte Dampfbadbereich in neuem Glanz. Zusätzliche Duschmöglichkeiten und eine Regendusche sorgen für angenehme Abkühlung. Salz zum Peelen steht den Gästen kostenfrei zur Verfügung.

DAS ABKÜHLEN
CRUSHED ICE

Nach einem heißen Saunabad lässt es sich an einer Kübeldusche sowie Regendruck-, Schwall- und Warm-Kalt-Brausen angenehm erfrischend abkühlen. Ein Crushed-Ice-Brunnen sowie das 17 °C kalte, großzügige Kaltwasserbecken sorgen für den ultimativen Frische-Kick. Sechs Fußwärmebecken an beheizter Sitzbank sind eine Wohltat für die Füße. Auf der Dachterrasse sind in schöner Steinlandschaft Kneipp-Schläuche neben Schwall- und Regendruckbrausen untergebracht. Danach lockt das kalte, anliegende Tauchbecken.

DIE WARMWASSER-BECKEN

Angenehme 30 °C bis 33 °C laden zum entspannten Verweilen in dem gut 20 qm großen Becken auf der Dachterrasse ein. Sprudelsitzbänke verwöhnen Ihren Körper.

DIE AUSSENANLAGE

Über den Dächern von Bielefeld präsentiert sich ein großes, grünes Paradies mit Steinlandschaften, angelegten Beeten und Rosenbäumen. Viele bequeme Liegen und Liegestühle mit Decken verteilen sich auf der Liegewiese und dem gesamten Außenbereich (1.000 qm). Zudem steht den Gästen ein geschützter Raucherpavillon zur Verfügung.

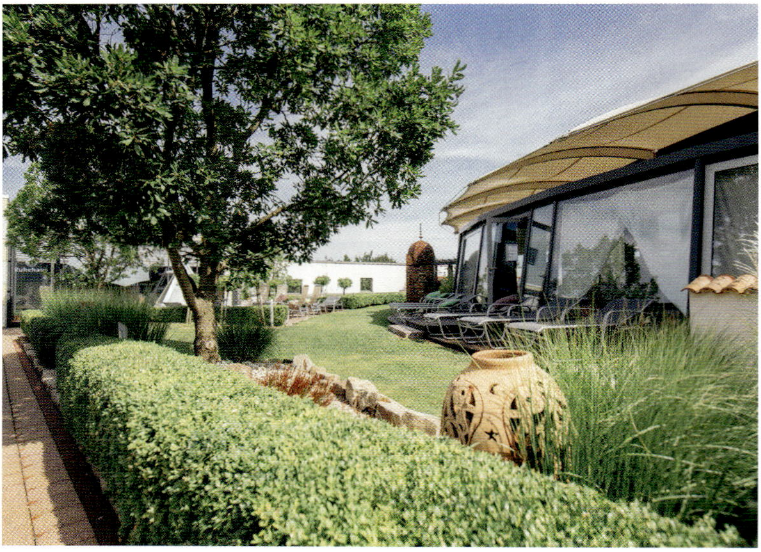

RUHEMÖGLICHKEITEN

Halbkreisförmig oberhalb der Badelandschaft liegen der lichtdurchflutete Ruhe-Leseraum und der Ruhe-Schlafraum. Von hier haben Sie einen grandiosen Blick auf die unterhalb liegende Bäderlandschaft mit quirligem Treiben und können zugleich die angenehme Ruhe genießen. Zahlreiche bequeme Rattanliegen mit Auflagen, Decken und Kissen laden zum erholsamen Verweilen ein. Das Ruhehaus auf der Dachterrasse mit Glasfront hält 12 ergonomisch geformte Wärmeliegen aus Keramik-Mosaiksteinchen bereit.

MASSAGEN

Ein umfangreiches Angebot bietet das ISHARA seinen Gästen. Ayurveda-Massagen, Lomi-Lomi Nui, Vitalmassagen sowie Aurum-Manus und klassischen Teil- u. Ganzkörpermassagen runden das vielfältige Angebot ab.

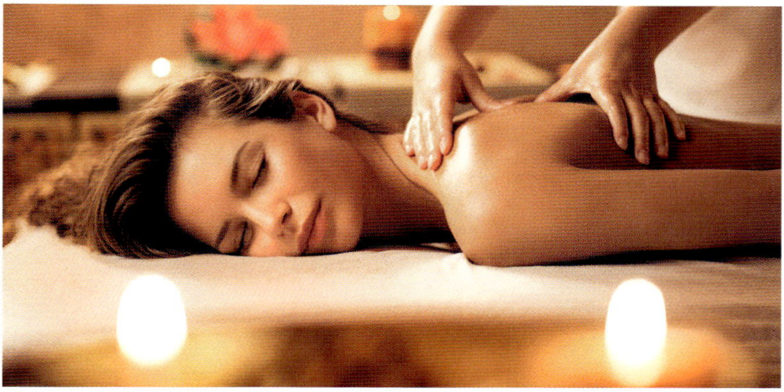

DAS HAMAM

Verschiedene Hamam-Massagen von 30 bis 60 Min. werden hier in dem originalen Hamam angeboten, die körperlichen Dysbalancen und Alltagsstress vergessen lassen.

EVENTS

Einmal monatlich im Zeitraum von Oktober bis März lockt die Mitternachtssauna mit verlängerten Öffnungszeiten bis 1:00 Uhr. An diesem Abend stehen besondere Aufgüsse im Fokus des Saunierens. Außerdem lädt das Erlebnisbad ab 21:00 Uhr zum Nacktbaden ein.

GASTRONOMIE

In der Sansibar können in stilvollem Ambiente leckere Speisen à la Carte verzehrt werden. Salate, Pasta und vegetarische Gerichte stehen ebenso auf der Speisekarte wie Fleischgerichte. Auf einladenden Sitzmöglichkeiten sowie im Loungebereich mit edlen Couchen haben Sie einen herrlichen Ausblick auf die Dachterrasse. In der Außen-Gastronomie schließen sich an die überdachte Sitz-Lounge weitere Tische und Stühle zum luftigen Speisen an.

ZAHLUNGSVERKEHR

Der Eintritt wird beim Betreten der Anlage in bar beglichen. Alle in Anspruch genommenen Leistungen werden auf einen ChipCoin gebucht und sind im Nachhinein bar oder per EC-Karte zu bezahlen. Wertfächer stehen auf jeder Ebene den Gästen zur Verfügung.

PARKMÖGLICHKEITEN

Unmittelbar an der Anlage stehen in einem Parkhaus ausreichend Parkplätze gegen Gebühr zur Verfügung.

GUTSCHEINHEFT S. 5

ALTSTADT SAUNA BIELEFELD

»RAUS AUS DEM ALLTAG UND MIT ALLEN SINNEN GENIESSEN«

Marktstraße 19a, 33602 Bielefeld | 0521 54376708 | www.altstadtsauna-bielefeld.de

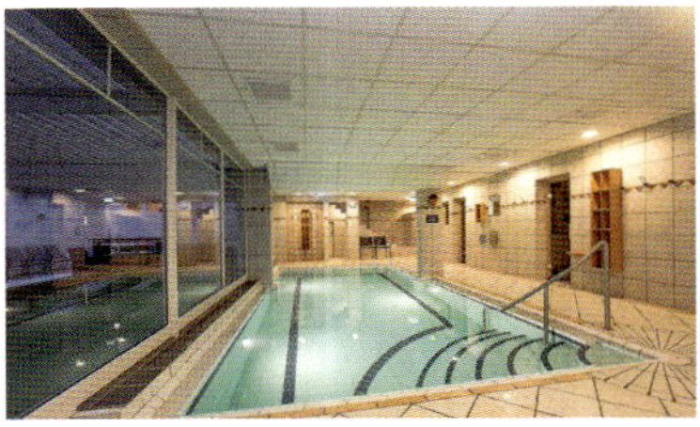
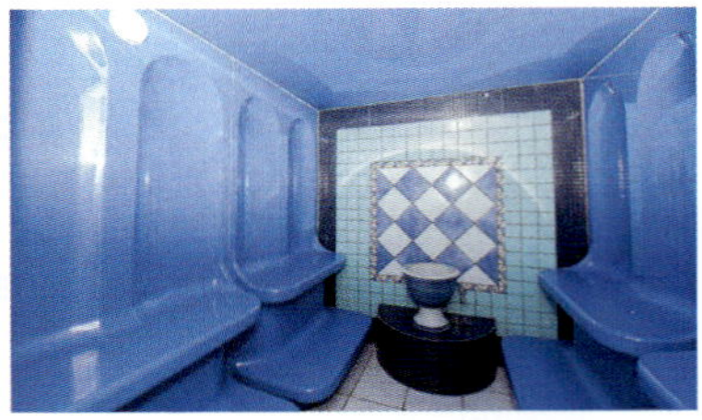
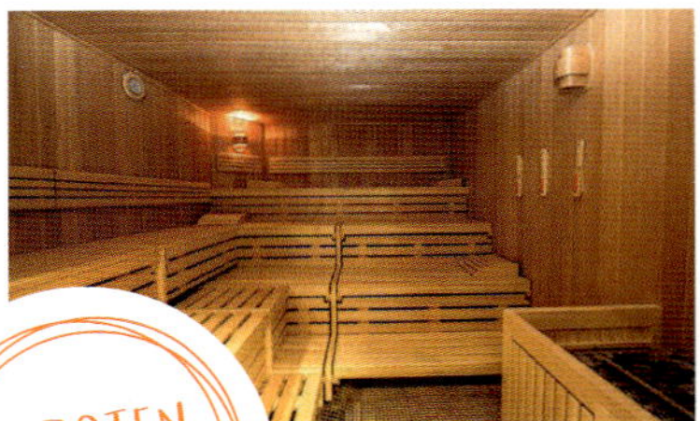
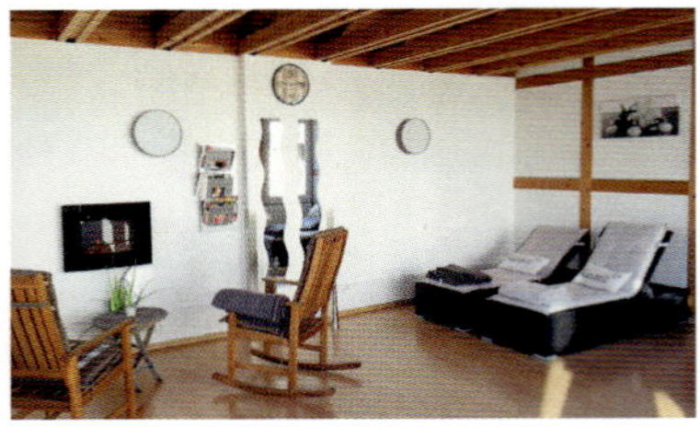

GEBOTEN WIRD:

DAS RESÜMEE Herzlich willkommen in Bielefelds traditionsreichem Saunabad. Vor ca. 60 Jahren wurde die Altstadtsauna erstmals in Betrieb genommen und 1999 entkernt, komplett saniert sowie im Jahr 2018 nochmals auf den neuesten Stand der Technik gebracht. Das mediterrane Ambiente mit viel Liebe zum Detail sorgt für einen erholsamen Wohlfühlfaktor. Ebenso können ein entspannendes Massageprogramm, wohltuende Fußpflege oder auch Termine bei der hauseigenen Krankengymnastik gebucht werden.

DER EMPFANG Ist in der Vorbereitung auf einen entspannten Saunatag doch noch etwas vergessen worden, können hier Saunatücher, Bademäntel und -schlappen ausgeliehen werden.

DIE ÖFFNUNGSZEITEN Montag, Dienstag & Donnerstag: 17:00 Uhr - 22:00 Uhr | Mittwoch: 14:00 Uhr - 22:00 Uhr (Damensauna) | Freitag: 14:00 Uhr - 22:00 Uhr | Samstag: 14:00 Uhr - 20:00 Uhr | Sonn- und Feiertag: 10:00 Uhr - 19:00 Uhr.

DIE PREISE Tageskarte Sauna: 15,00 Euro. | Abendkarte ab 19:30 Uhr (bzw. 2,5 Std. vor Schließung): 13,50 Euro. | Zehnerkarte: 135,00 Euro (anstatt 150,00 Euro) | 1/2-Jahreskarte: 375,00 Euro | Jahreskarte: 700,00 Euro.

UMKLEIDEN | DUSCHEN Für Damen und Herren stehen getrennte Umkleideräume zur Verfügung.

DIE SAUNEN Neue Kraft für Körper und Geist in einer wunderbaren Saunalandschaft aus Blockhaussauna, Finnischer Sauna und Dampfbad schöpfen. Darüber hinaus wird ein Tepidarium mit Farblichtsimulationen und einer Temperatur von 55 °C geboten. Es ist besonders für Saunaanfänger und Menschen mit Herz-Kreislauf-Problemen geeignet.

ALTSTADT SAUNA BIELEFELD

»RAUS AUS DEM ALLTAG UND MIT ALLEN SINNEN GENIESSEN«

Marktstraße 19a, 33602 Bielefeld | 0521 54376708 | www.altstadtsauna-bielefeld.de

BLOCKHAUSSAUNA

Balsam für die Seele: Den schönsten Blick erhaschen und genießen Gäste von der Dachterrasse aus. Hier können Sie in der Kelosauna oder im großzügigen Ruheraum grenzenlos entspannen.

FINNISCHE SAUNA
90 °C

In der Finnischen Sauna mit Temperaturen von bis zu 90 °C werden Freunde dieser trockenen und heißen Kabine mit stündlichen Duftaufgüssen wie z.B. Grüner Tee, Apfel, Eukalyptus, Sanddorn, Zitrone oder auch Honig verwöhnt.

DAS ABKÜHLEN

Nach einem heißen Saunagang ist es wichtig, dem Körper ausreichend Abkühlung zu verschaffen, damit ein gesundheitsfördernder Effekt erzielt wird. Hierzu stehen ein Tauchbecken und eine Erlebnisdusche mit Amazonas- und Eisregen zur Verfügung. Auch ein Gang auf die Dachterrasse sorgt für einen belebenden Aufenthalt.

SCHWIMMBAD

Im großzügigen, beheizten Schwimmbecken werden außerhalb der Saunazeiten auch Baby-Schwimmkurse und Wassergymnastik angeboten.

RUHEMÖGLICHKEITEN

Liege- und Sitzmöglichkeiten stehen sowohl im Schwimmbadbereich als auch in der gemütlich warmen Atmosphäre des Ruheraums zur Verfügung. Ein besonderes Ambiente genießt man darüber hinaus im separaten Wintergarten auf der Dachterrasse.

WELLNESS | MASSAGEN

Das fachkundige Personal im Wellness- und Massagebereich wartet nach entsprechender Anmeldung auf seinen Einsatz. Mit gekonnten Handgriffen verschaffen sie verkrampften Muskeln Entspannung und sorgen für ganzheitliches Wohlbefinden.

GASTRONOMIE

Das Bistro in der Altstadtsauna befindet sich im Empfangsbereich zur Sauna und bietet für ca. 15 Personen Platz. Den Gast erwarten leichte Gerichte aus der wechselnden Speisekarte. Das Bistro verwöhnt ebenfalls mit frisch gepressten Säften, mit schmackhaften und entschlackenden Molkedrinks, Café-Spezialitäten und verschiedenen Biersorten, auf Wunsch auch alkoholfrei. Im Sommer kann dem Saunagast das gesamte Angebot auch auf der Dachterrasse serviert werden.

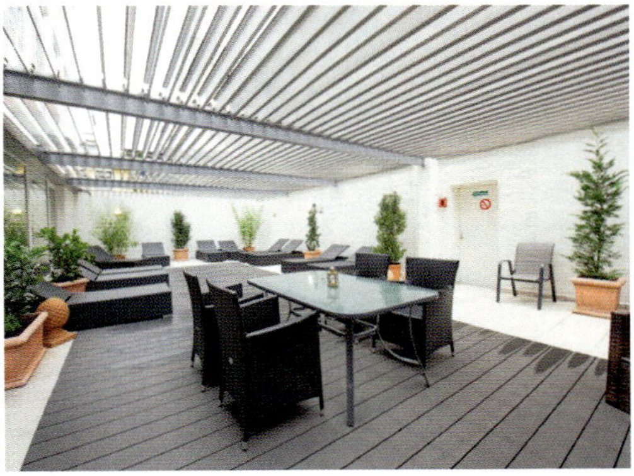

ZAHLUNGSVERKEHR

Die in Anspruch genommenen Leistungen können auch mit EC-Karte beglichen werden.

PARKMÖGLICHKEITEN

Den Besuchern stehen kostenlose Parkplätze im Hof zur Verfügung. Ferner besteht eine fußläufige Verbindung zum ÖPNV.

Sportmühle Bielefeld »DEM ALLTAG ENTFLIEHEN«

Gütersloher Str. 299, 33649 Bielefeld

0521 4890788 | www.sportmuehlebielefeld.de

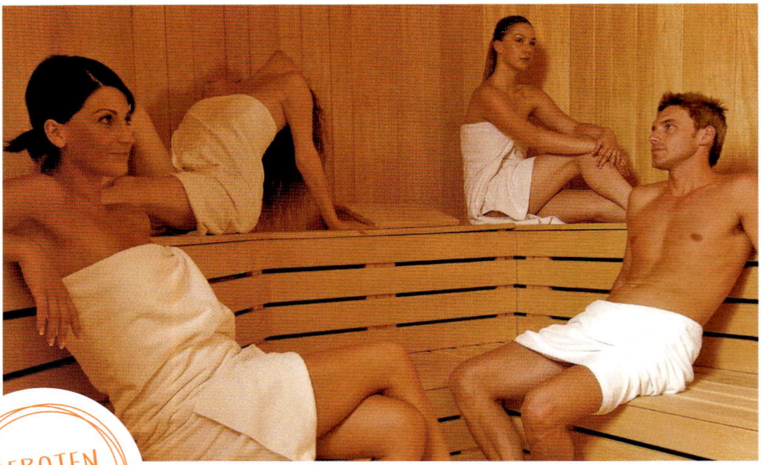

GEBOTEN WIRD:

DAS RESÜMEE

Auf etwa halber Strecke zwischen Bielefeld und Gütersloh finden Sie im Bielefelder Stadtteil Ummeln die Sportmühle Bielefeld. Sie besitzt eine individuelle Saunalandschaft, die an ein Fit- und Wellnesscenter angeschlossen ist. Diese wunderschöne Sauna-Garten-Landschaft lädt Sie mit heißer finnischer Blockhaus- Sauna und umgeben von Vogelgezwitscher zu einer traumhaften Erholung von Alltagsstress und Verspannungen ein. Die gesamte Anlage verfügt über einen freien WLAN-Zugang.

DIE ÖFFNUNGSZEITEN

Montag bis Freitag 9:00–23:00 Uhr | Samstag 11:00–20:00 Uhr | Sonntag 10:00–20:00. Die Öffnungszeiten an Feiertagen sollten vorher telefonisch erfragt werden.

DIE PREISE

Eine Tageskarte für die Sauna kostet 9,90 Euro | Zehnerkarte 88,00 Euro.

UMKLEIDEN | DUSCHEN

Die Umkleiden sowie die Duschbereiche für Damen und Herren sind geschlechtlich voneinander getrennt. Den Herren stehen insgesamt zwei Duschbereiche zur Verfügung.

DIE SAUNEN

FINNISCHE BLOCKHAUSSAUNA

Zum gepflegten Saunieren lädt die Finnische Blockhaussauna im wunderschön grünen Garten ein. Der komplett holverkleidete Raum schafft ein perfektes Umfeld, in dem Sie ordentlich ins Schwitzen gebracht werden. Der anschließende kalte Guss sorgt nicht nur für Erfrischung, sondern für eine Stärkung des Immunsystems.

DIE BIOSAUNA

Bei 65 °C werden Sie hier bei eher milden Temperaturen kreislaufschonend ins Schwitzen gebracht. Der Schwitzraum ist zusätzlich mit einem Farblicht-System ausgestattet, welches in verschiedenen Farben Ihr Wohlbefinden stimuliert.

Sportmühle Bielefeld »DEM ALLTAG ENTFLIEHEN«

Gütersloher Str. 299, 33649 Bielefeld
0521 4890788 | www.sportmuehlebielefeld.de

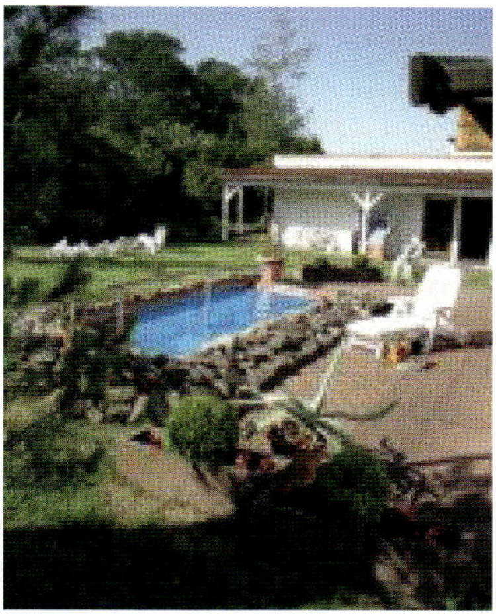

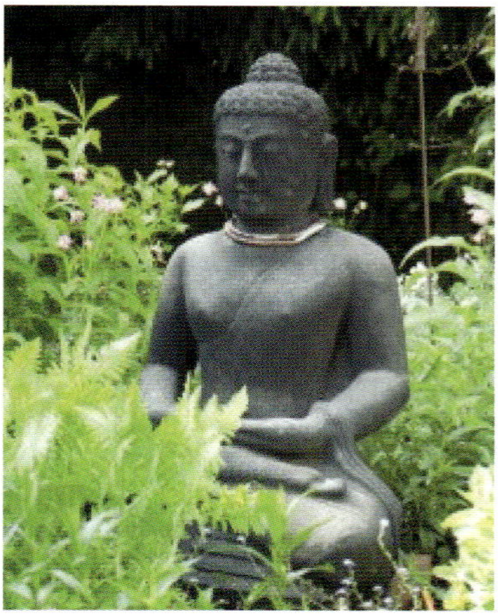

DAS KNEIPPEN

In der Außenanlage steht Ihnen ein Kneipp-Becken zur Verfügung. Hier können Sie die heilende Wirkung des Wassers nach Sebastian Kneipp erleben - das Treten im kalten Wasser regt Kreislauf und Stoffwechsel an, stärkt das Immunsystem und hilft unter anderem bei Krampfadern und Migräne.

DAS ABKÜHLEN

Nach einem ausgiebigen, belebenden Saunagang stehen Ihnen verschiedene Möglichkeiten der Abkühlung zur Verfügung. Neben einem Tauchbecken in Form einer Muschel, mit der Möglichkeit, den gesamten Körper unterzutauchen, können Sie zwischen einer Schwallbrause, Schlauchbrause, Ganzkörperbrause oder auch Gartenduschen wählen und sich somit auf die für Sie ideale Art erfrischen.

DER AUSSENBEREICH

Die Sportmühle Bielefeld besitzt einen 500 qm großen, wunderschön angelegten Garten, der von einem Wald umgeben ist, in den Sie Ihren Blick schweifen lassen und möglicherweise den ein oder anderen Waldbewohner bei seiner täglichen Routine beobachten können. In diesem liebevoll ausgestalteten Außenbereich mit asiatischem Flair liegt die finnische Blockhaussauna. Zudem lädt Sie die Sonnenliegewiese zum Sonnenbaden und Entspannen ein und ein Außenbecken verspricht die dazu nötige Abkühlung.

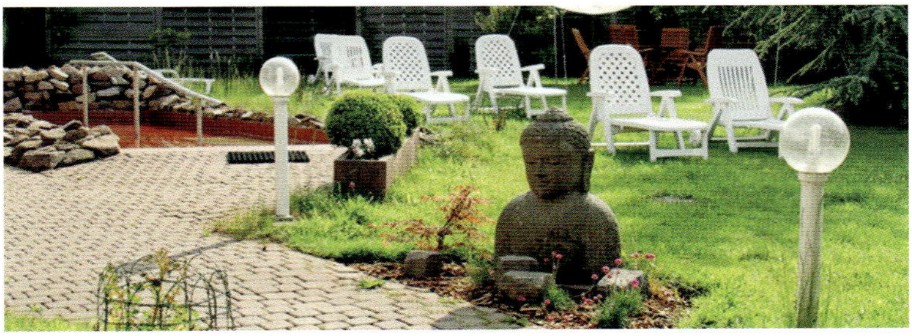

Sportmühle Bielefeld »DEM ALLTAG ENTFLIEHEN«

Gütersloher Str. 299, 33649 Bielefeld
0521 4890788 | www.sportmuehlebielefeld.de

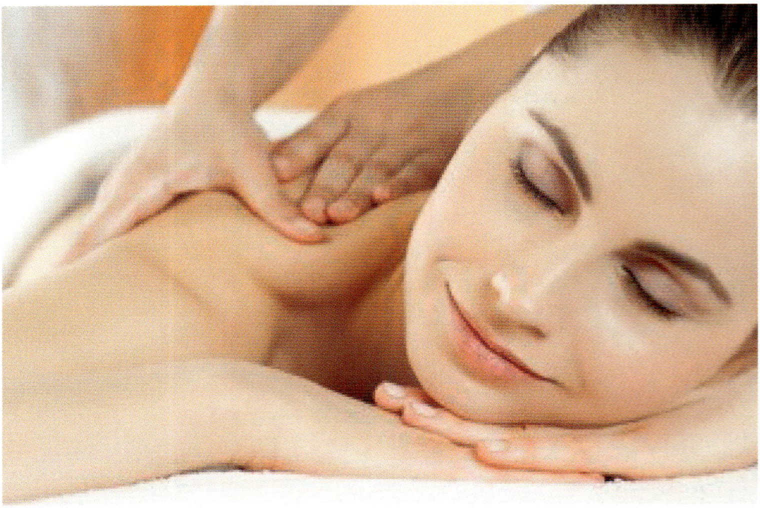

RUHEMÖGLICHKEITEN

Entspannen Sie zwischen den Saunagängen oder Wellnessbehandlungen im schönen, gemütlichen Ruheraum mit Blick in den Garten und Warm-Fußbecken. Lassen Sie sich von einer ruhigen Atmosphäre umhüllen und gleiten in einen Zustand des Wohlbefindens und der Gelassenheit.

WELLNESS | MASSAGEN

Wenn Sie Zeit zum Abschalten brauchen und die Seele baumeln lassen möchten, bietet die Sportmühle neben dem Sauna- auch einen Wellnessbereich an. Hier können Sie sich kundigen Händen hingeben, die sich um Ihren Körper und dessen Muskulatur kümmern. Das Wellness-Team hat klassische Massagen im Angebot, aber auch Ayurveda Massagen mit warmen, hochwertigen Ölen tragen zu Ihrer Entspannung bei und sorgen für eine geschmeidige Haut. Gleichzeitig sorgt der gesteigerte Lymphfluss dafür, dass Sie effektiv entgiften.

ZUSATZANGEBOTE

Die Sauna ist einem großen Fitness-Bereich angeschlossen. Hier können Sie Ihrem Krafttraining nachgehen oder auch verschiedene Kurse besuchen – so beispielsweise Pilates, Ganzkörpertraining oder auch Circle-Training. Unter fachkundiger und kompetenter Begleitung wird Ihnen gerne geholfen, Ihre persönlichen Ziele zu erreichen.

Als Highlights im großen Fit- und Wellnessbereich können Sie sich in Badminton, Tischtennis oder auch Squash versuchen. Gespielt wird auf gelenkschonendem Schwingboden. Gönnen Sie sich ein wenig Spaß an Bewegung.

DIE GASTRONOMIE

Die Anlage verfügt über eine Bar, in der Sie erfrischende Getränke bekommen, die nach einem ausgiebigen Saunagang für einen geregelten Wasserhaushalt sorgen.

Sportmühle Bielefeld »DEM ALLTAG ENTFLIEHEN«

Gütersloher Str. 299, 33649 Bielefeld
0521 4890788 | www.sportmuehlebielefeld.de

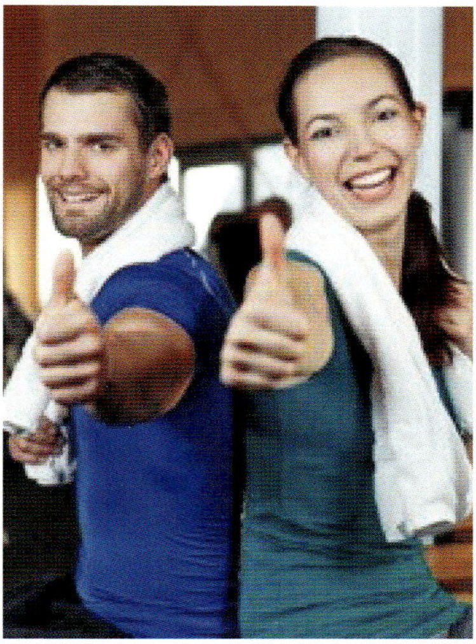

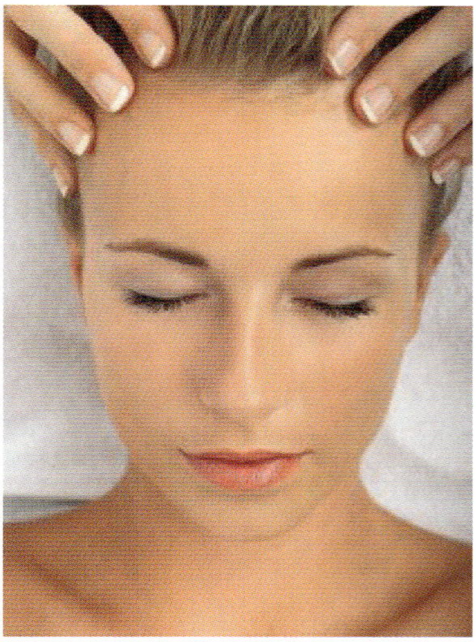

ZAHLUNGSVERKEHR

Alle in Anspruch genommenen Leistungen können Sie bar oder mit EC-Karte bezahlen.

PARKMÖGLICHKEITEN

Die Anlage verfügt über etwa 80–100 kostenpflichtige Parkplätze. Nach Absprache kann Ihnen auch ein Wohnmobilstellplatz zur Verfügung gestellt werden.

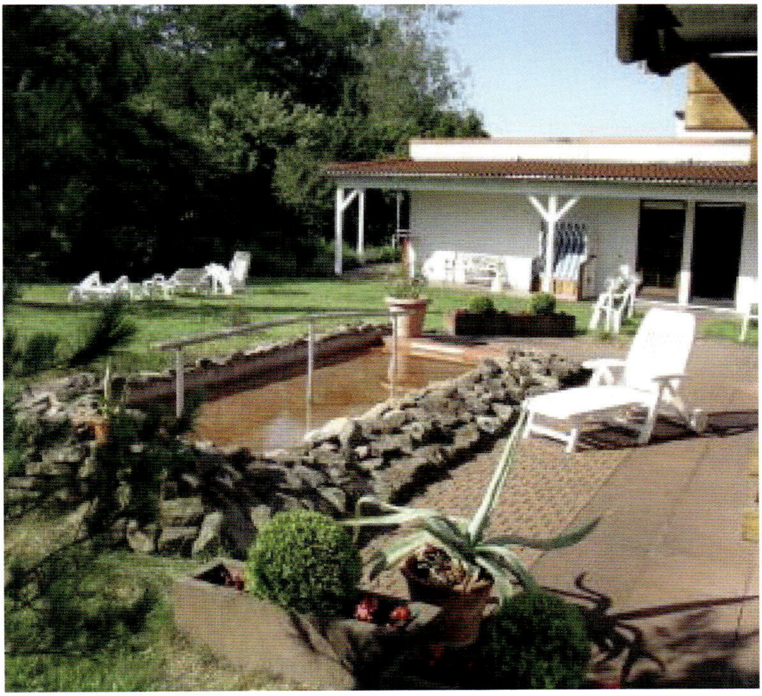

94 **Inselbad Bahia** »EINE WASSERWELT, DIE VERZAUBERT«

BOCHOLT

GUTSCHEINHEFT S. 7

Ein Erlebnisbad der Bocholter Bäder GmbH, Hemdener Weg 169, 46399 Bocholt

02871 27266-0 | 02871 27266-6 | www.bahia.de

ATTRAKTIONSBECKEN IN DER WASSERWELT

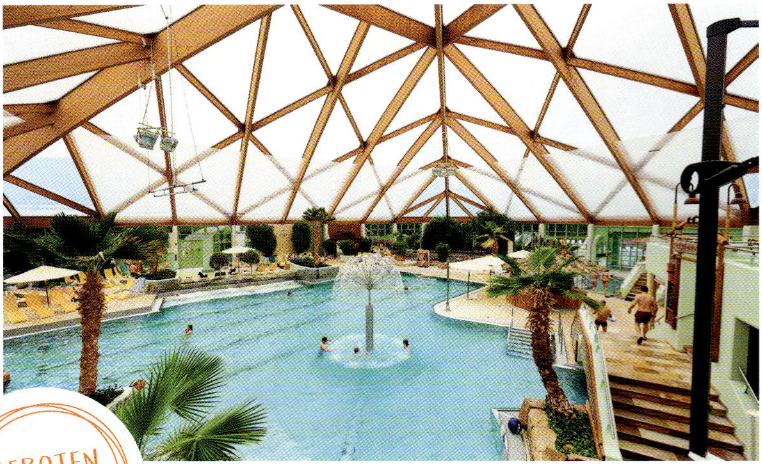

GEBOTEN WIRD:

DAS RESÜMEE

Das »Bahia«-Motto lautet: »Eine Wasserwelt, die verzaubert«. Das ist bei diesem Angebot nicht zu viel versprochen. Karibik-Feeling im Innenbereich: Das lichtdurchflutete Sonnendach, Palmen, Bambus und der Wasserbaum im »Attraktionsbecken« schaffen eine einzigartige Atmosphäre. Und wenn es über dem Tiefbecken im Inneren (mit vier Schwimmbahnen von 25 Metern Länge) mal zu heiß wird – »schwimmsalabim« wird das Cabriodach geöffnet. Es stehen Außenbecken, ein großzügiger Außenbereich, die weltweit erste Weichenrutsche »Aqua Choice« sowie die 70 Meter Event-Rutsche für Familien, Whirlpools, Massagedüsen, Strömungskanal, die Felsengrotte und vieles mehr zur Verfügung, und – die »Bahia«-Sauna-Landschaft.

DIE GRÖSSE

Der orientalisch-karibisch anmutende Innenbereich der Sauna umfasst etwa 1.000 qm, die Außenanlage etwa 3.000 qm – das alles mit viel Komfort und Entspannung pur.

DER EMPFANG

Der moderne Kassenbereich wird von den Sauna- und Badegästen gleichermaßen genutzt, hier können Sie auch alle Gutscheine und Artikel aus dem Online-Shop erwerben.

DIE ÖFFNUNGSZEITEN

Montag bis Samstag von 10:00 – 22:00 Uhr | Freitag, außer an Feiertagen, von 10:00 – 23:00 Uhr | Sonntag und feiertags von 9:00 – 21:00 Uhr. Damen-Sauna: Mittwoch, mit Ausnahme von Feiertagen, von 9:00 – 13:00 Uhr ist die gesamte Anlage den Damen vorbehalten.

DIE PREISE

Sauna-Landschaft inkl. Wasserlandschaft: Erwachsene ab 16 Jahre 3 Std. 18,10 Euro | Tageskarte 23,60 Euro. Weitere Preise, Familienkarte usw. erfragen Sie bitte vor Ort.

Inselbad Bahia »EINE WASSERWELT, DIE VERZAUBERT«

Ein Erlebnisbad der Bocholter Bäder GmbH, Hemdener Weg 169, 46399 Bocholt
02871 27266-0 | 02871 27266-6 | www.bahia.de

UMKLEIDEN | DUSCHEN

Der Saunagast nutzt den Umkleidebereich mit Reinigungsduschen. Es gibt extra Umkleidebereiche für Damen. Die Gestaltung mit Natursteinen im mediterran-maurischen Stil ist ausgesprochen gelungen.

DIE SAUNEN

Im Innenbereich gibt es vier Saunen und ein Dampfbad, im großen Saunagarten fünf weitere Saunen.

DIE AUFGUSSSAUNA
90 °C

Diese Blockbohlen-Sauna betritt man vom Innenbereich her, sie ist an den eigentlichen Baukörper angeschlossen. Das Sauna-Gebäude – Sie sehen es von außen – steht in einem Teich. Hier finden für etwa 40 Gäste regelmäßig Aufgüsse statt, sogar mit wechselnden Aromen während ein und desselben Aufgusses. Der große ummauerte Sauna-Ofen beheizt den Raum auf etwa 90 °C und ist mit vielen Sauna-Steinen belegt. Durch ein großes Panoramafenster blicken Sie nach außen in Richtung des Tauchbeckens, durch drei weitere Fenster an der Rückseite in den Park.

DIE ROSENSAUNA
80 °C

Hier herrscht für die etwa 20 Gäste eine beruhigende Stimmung. Dazu trägt bei etwa 80 °C sicher der Rosenduft bei, der durch die ätherischen Öle sowie Rosenblüten im Wasserbad oberhalb des (mit 85 kg Rosenquarz belegten) Sauna-Ofens erzeugt wird. Zur Wärmespeicherung ist der Ofen mit Granitplatten ummantelt. Die Sauna ist ebenfalls in Blockbohlenbauweise errichtet, selbst in die Rückenlehnen innerhalb der Sauna sind Rosenmotive eingeschnitzt. Regelmäßig finden Rosenduftaufgüsse statt.

BIOSAUNARIUM
50-60 °C

Eine gemäßigte Sauna mit Farblichttherapie für 30 Personen. Bei etwa 50 bis 60 °C und 30 – 40 % Luftfeuchte sorgt Farblicht für eine entspannende Stimmung. Über dem ebenfalls großen, mit vielen Steinen versehenen Sauna-Ofen befindet

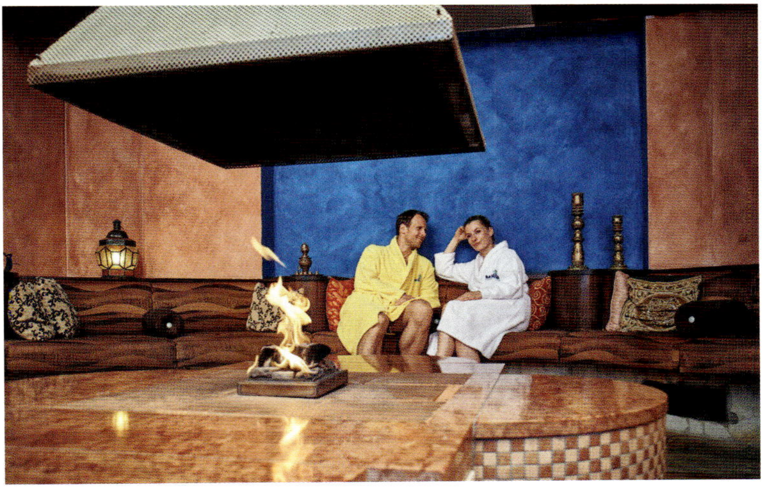

Inselbad Bahia »EINE WASSERWELT, DIE VERZAUBERT«

Ein Erlebnisbad der Bocholter Bäder GmbH, Hemdener Weg 169, 46399 Bocholt
02871 27266-0 | 02871 27266-6 | www.bahia.de

DAS DAMPFBAD IM INNENBEREICH

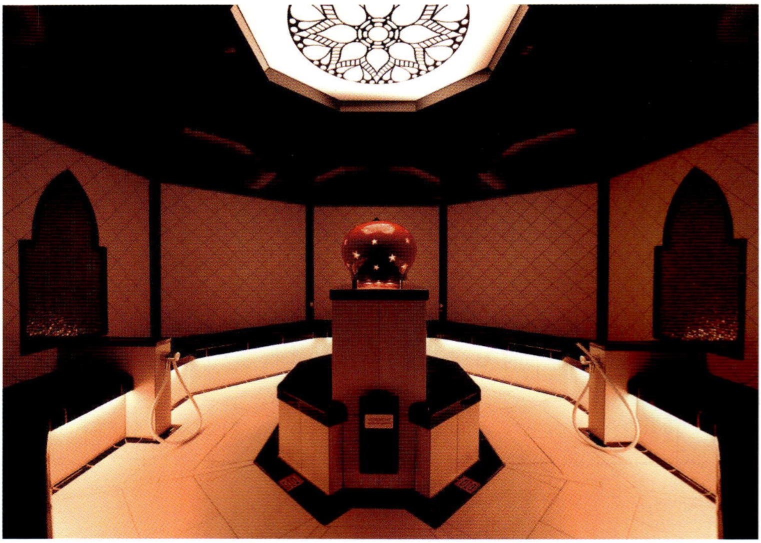

DIE STERNENHIMMEL SAUNA 85 °C

Eine Kräuter-Sauna mit Sternenhimmel, die bei 85 °C etwa 20 Personen Platz bietet. Über einen Kräuterkegel wird der Duft verströmt. Die Aromen wechseln (z. B. Bergkräuter). Ein Sternenhimmel mit wechselnden Lichtfarben sorgt für eine schöne Stimmung.

DAS DAMPFBAD 45 °C

Das Dampfbad ermöglicht Schwitzen wie im alten Rom. Ein mit Mosaiken und Lichthimmel gestalteter Raum, in dem bis zu 18 Gäste Platz finden. Die Temperatur beträgt etwa 45 °C bei 95 % Luftfeuchte.

DIE »SWET KAMER« 85 °C

Das westfälische Sauna-Haus mit der »Swet Kamer«, im Stil eines Bauernhauses, beeindruckt durch seine Größe, die einen großen Teil des hinteren Sauna-Gartens einnimmt. Die Sauna selbst ist sehr rustikal gestaltet, mit breiten naturbelassenen Holzplanken, und verbreitet westfälische Gemütlichkeit. Bei 85 °C finden hier stündlich Aufgüsse für maximal 55 Personen statt. Zusätzlich gibt es mehrmals täglich Spezialaufgüsse. Im vorderen Bereich des Gebäudes befinden sich noch gemütliche Sitzecken aus Holz und ein Kamin.

DIE »MAA®«-SAUNA 100-120 °C

Ein erdiges Vergnügen. Das aus Rundstämmen errichtete Gebäude ist halb in die Erde eingelassen, so dass man einige Stufen hinab geht, um zum Eingang zu gelangen. Die Holzbefeuerung schafft für die maximal 30 Personen eine Temperatur von 100 bis 120 °C. Aber durch das Holzfeuer und ohne Aufguss ist die hohe Temperatur wenig belastend für den Kreislauf.

HOLZBEFEUERTE BLOCKBOHLENSAUNA 90 °C

Diese Sauna im Blockbohlenhaus wird mit einem Holzofen aus Guss beheizt, der durch seine Größe imponiert. Mit seinem Durchmesser von etwa einem Meter, und einer Höhe von etwa 1,60 Meter beheizt er den Raum auf etwa 90 °C. Zusätzlich

Ein Erlebnisbad der Bocholter Bäder GmbH, Hemdener Weg 169, 46399 Bocholt

02871 27266-0 | 02871 27266-6 | www.bahia.de

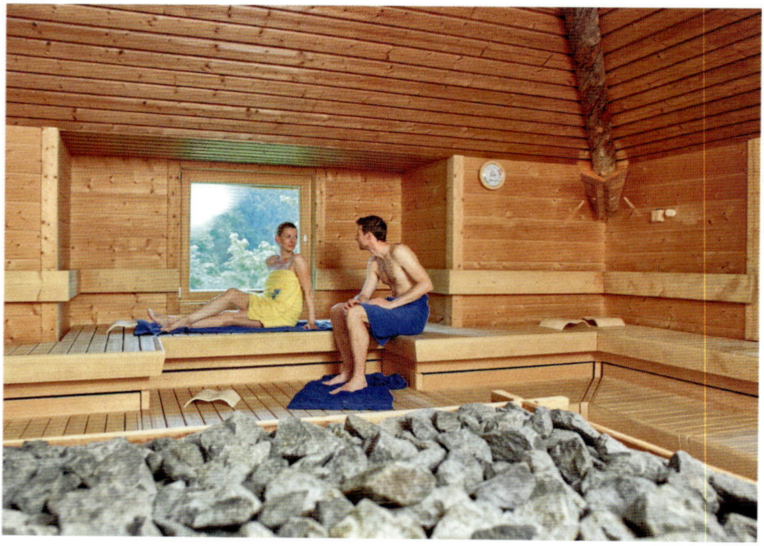

ENTSPANNEN IN DER SAUNA

ist die Luftfeuchtigkeit mit knapp 20 % leicht erhöht. Auch hier findet sich also eine angenehme Wärmeabgabe für die etwa 30 Personen, die durch die kleinen Fenster in den Saunagarten blicken können.

DIE BAUMHAUSSAUNA

Schwitzen in 5 Metern Höhe. Die Baumhaussauna bietet einen echten „Hoch"genuss in Sachen Saunabaden. Von sechs Stahlstützen getragen und von Bäumen umgeben, zieht das Saunahaus die Blicke magisch auf sich. Besonderen Flair bietet die urige Terrasse mit einer herrlichen Aussicht auf den Saunagarten.

FINNISCHE SAUNA
90 °C

Eine Sauna mit traditionellem Schwitzerlebnis. Ebenfalls ein eigenständiges Gebäude, das genau wie die zuvor beschriebenen Gebäude mit einem Grasdach eingedeckt ist. Bei 90 °C schwitzt man hier mit 20 Personen. Auf der Rückseite des Blockhauses sind Dusch- und Abkühlgelegenheiten untergebracht.

MICROSALT
40-45 °C

Ein für die Region einzigartiges Entspannungserlebnis bietet die Microsalt-Kabine. Sie findet sich gegenüber der Finnischen Sauna. Bei angenehmen 40 bis 45 °C verteilen sich beim Einatmen kleinste Salzpartikel - anders als bei herkömmlichen Salzanwendungen - über das gesamte Atemwegssystem. Ein wohltuendes Mikroklima wie am Meer.

DAS ABKÜHLEN

Wie beschrieben gehen die Warm- und Kaltduschen ineinander über; zum Abkühlen steht alles bereit: kräftige Schwallduschen, Regenwasserdruckduschen und Kübeldusche. Eine weitere Kaltduschlandschaft befindet sich direkt beim Dampfbad. Außenduschen sind zusätzlich neben der »Maa®«-Sauna, der „Swet-Kamer" und der Fruchtsauna platziert.

Inselbad Bahia »EINE WASSERWELT, DIE VERZAUBERT«

Ein Erlebnisbad der Bocholter Bäder GmbH, Hemdener Weg 169, 46399 Bocholt
02871 27266-0 | 02871 27266-6 | www.bahia.de

Tauchbecken gibt es gleich zwei: eines im Außenbereich und eines im Innenbereich. Hier gibt es den Luxus des Kalt- und Warmbeckens nebeneinander. Ein etwa vier mal fünf Meter großes Edelstahlbecken mit breiten Stufen ist mittig unterteilt. Einige Düsen sorgen für eine angenehme Unterwassermassage.

CRUSHED ICE

Besondere Abkühlung bietet der Crushed Ice-Brunnen gegenüber des Kalt- und Warmbeckens.

WHIRLPOOL IN DER SAUNALANDSCHAFT

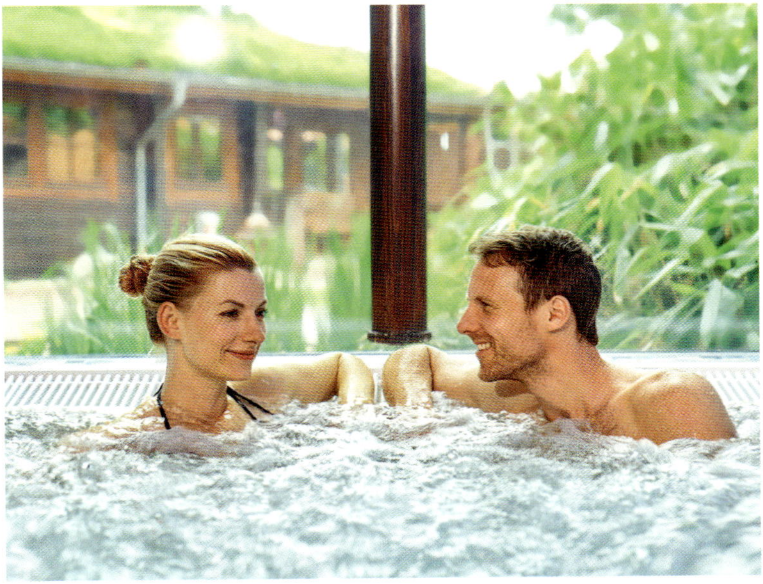

DER WHIRLPOOL

Eingebettet zwischen Rosen und Aufguss-Sauna liegt der großzügig gestaltete Whirlpool im orientalischen Stil. Ein Panoramafenster bietet den Gästen einen wunderschönen Ausblick in den Saunagarten.

DIE AUSSENANLAGE

Abkühlen, ausruhen, die Atmosphäre genießen. Der großzügige Saunagarten lädt zum ausgedehnten erholsamen entspannen ein. Die Sonnenwiese bietet zahlreiche Liege- und Ruhemöglichkeiten.

DAS SOLEBECKEN

Ein weiteres Highlight in der Saunalandschaft ist das 23 qm große Solebecken im Saunagarten. Bei einem Solegehalt von bis zu 3% können die Gäste unter freiem Himmel entspannen und die wohltuende Wirkung des Salzwassers auf der Haut genießen.

DAS AUSSENSCHWIMMBECKEN

Einsteigen können Sie auch von innen, denn das Schwimmbad verbindet das Innen mit dem Außengelände. Bei angenehmen Temperaturen ist das Schwimmen in dem etwa 10 x 6 m großen Becken ein Vergnügen.

Inselbad Bahia »EINE WASSERWELT, DIE VERZAUBERT«

Ein Erlebnisbad der Bocholter Bäder GmbH, Hemdener Weg 169, 46399 Bocholt
02871 27266-0 | 02871 27266-6 | www.bahia.de

RUHEMÖGLICHKEITEN

Im Innenbereich gibt es drei Ruheräume. Das »Beduinenzelt« ist ein mit Tüchern gestalteter Raum mit Matratzen auf dem Boden. Das Maurische Kaminzimmer hat eine offene Feuerstelle und rundherum angeordnet Ruhebänke, auf denen man alleine oder zu zweit entspannen kann. Der dritte Ruheraum bietet den besten Ausblick. Alle Seiten sind mit großen Panoramafenstern ausgestattet, die sich komplett zur Seite schieben lassen, so dass eine fast offene Veranda entsteht. Ein im Saunagarten integriertes Ruhehaus im regionalen Stil bietet zu jeder Jahreszeit 36 weitere Liege- und Ruhemöglichkeiten auf zwei Ebenen.

MASSAGEN | HAMAM

Verschiedene Massage- und Hamam-Anwendungen können vorab unter der Telefonnummer 02871-2726614 gebucht werden.

EVENTS

Sie sind zahlreich – von der Mitternachts-Sauna bis zur Westfälischen Bauernnacht; erfragen Sie die Termine am besten vor Ort.

GASTRONOMIE

Wenn Sie den Sauna-Bereich betreten, gehen Sie durch das Restaurant zu einer Treppe, die eine Etage tiefer in den Saunabereich führt. Das Restaurant mit einer Größe von etwa 250 qm ist mit venezianischroten Farben, Bambus und Schilf ausgestaltet und bietet alles, was das Herz begehrt. Neben der gemütlichen Sitzecke mit Kamin kann man auch im Wintergarten oder auf der Terrasse Platz nehmen.

ZAHLUNGSVERKEHR

Komplett bargeldlos. Ihr Eintritt und der gesamte Verzehr werden auf einem Chip gespeichert, der auch gleichzeitig als Schrankschlüssel dient.

PARKMÖGLICHKEITEN

Ein großer Parkplatz steht kostenfrei zur Verfügung. Außerdem gibt es zwei Wohnmobilstellplätze.

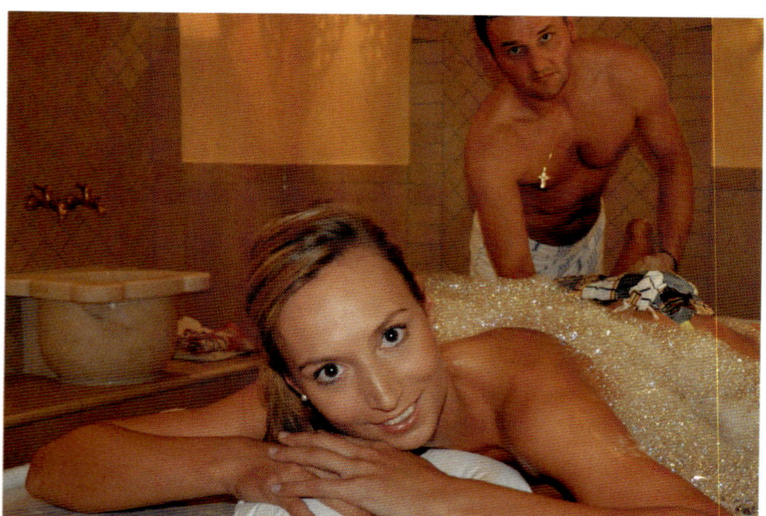

SEIFENSCHAUMMASSAGE IM HAMAM

100
BÖNEN
GUTSCHEINHEFT S. 7

Bad & Sauna Bönen »ERHOLUNG UND ENTSPANNUNG«

Wolfgang-Fräger-Straße 4, 59199 Bönen
02383 9699910 | www.gsw-freizeit.de

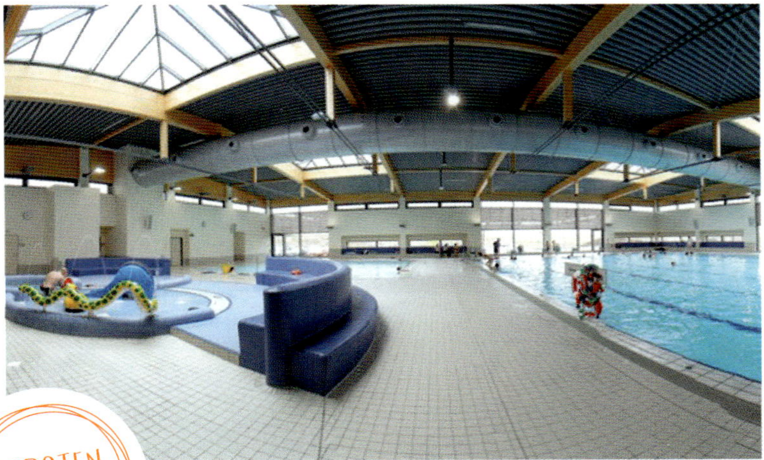

GEBOTEN WIRD:

DAS RESÜMEE

Im Februar 2010 öffnete das Hallenbad mit angeschlossener Sauna in Bönen seine Pforten für Jung und Alt. Das Bad beeindruckt durch seine lichtdurchflutete und leichte Architektur Es verfügt über ein wettkampftaugliches Sportbecken mit einer Länge von 25 m, über 6 Bahnen sowie einen Hubboden, der variabel einstellbar ist. Das 100 qm große Mehrzweck-Bewegungsbecken bietet Platz für Bewegungs- und Kursangebote. Im Kleinkinderbecken mit Wasserspeier und Minirutsche haben auch die Jüngsten bei 32 °C viel Spaß im Hallenbad. Zum Entspannen und Wohlfühlen laden Wärmebänke sowie ein Wintergarten mit Ruheliegen ein. Bis auf wenige Ausnahmen ist die gesamte Anlage Rollstuhlgerecht.

Die modern wie stilvoll geprägte Saunalandschaft ist äußerst großzügig gestaltet. Der helle und freundliche Innenbereich erstreckt sich über gut 350 qm. Der lauschige Saunagarten mit Solebecken hat eine Fläche von rund 500 qm.

DER EMPFANG

Am Empfang können Bademäntel, Saunatücher und Saunaschlappen jeweils geliehen oder käuflich erworben werden. Zusätzlich werden noch Badeutensilien angeboten.

DIE ÖFFNUNGSZEITEN

Montag bis Donnerstag 10:00 – 22:00 Uhr | Freitag, Samstag 10:00 – 23:00 Uhr | Sonn- und Feiertag 10:00 – 20:00 Uhr | montags ist Damentag, außer an Feiertagen.

DIE PREISE

Einzelkarte 18,50 Euro.

UMKLEIDEN | DUSCHEN

Die Saunagäste kleiden sich in Sammelumkleiden um. Es steht jeweils eine Einzelkabine zur Verfügung.

Bad & Sauna Bönen »ERHOLUNG UND ENTSPANNUNG«

Wolfgang-Fräger-Straße 4, 59199 Bönen
02383 9699910 | www.gsw-freizeit.de

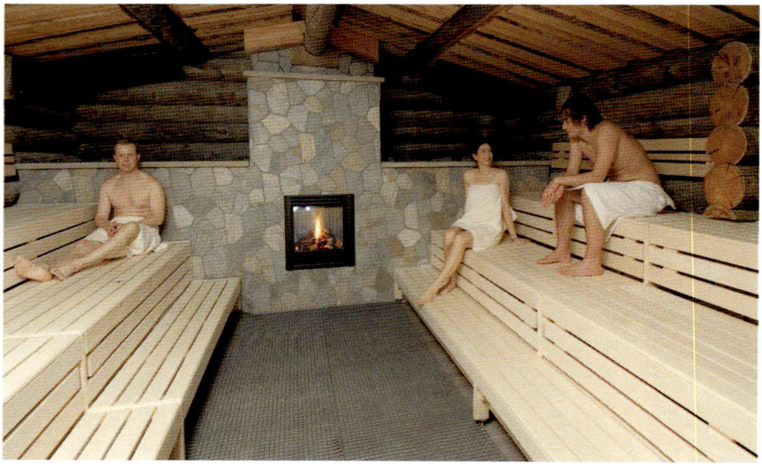

DIE SAUNEN

DIE FINNISCHE AUFGUSS-SAUNA
90-100 °C

Ein riesiger, mittiger Badezuber dient als Saunaofen in der für 30 Gäste konzipierten Sauna. Der Ofen befeuert die Sauna aus Fichtenholz auf enorme 90 bis 100 °C, die jedoch erstaunlich gut verträglich sind. Zwei Fenster gewähren den Ausblick in den Innenbereich. Stündlich zur halben Stunde strömen die Aufguss-Fans in die Sauna. Abwechslungsreiche Düfte werden bei den Aufgusszeremonien über den Ofen gegossen.

DIE LICHT- UND AROMA-SAUNA
50 °C

Dezente Entspannungsmusik untermalt den wohltuenden Aufenthalt für zwölf Saunaliebhaber. Spezielle Beleuchtungselemente dienen als lichttherapeutische Anwendung. Die Kabine ist mit 50 °C sehr mild temperiert und die Luftfeuchtigkeit liegt bei 40 bis 55 %.

DIE KELO-SAUNA
90-100 °C

Die Kelo-Sauna ist in einem Blockhaus mit begrüntem Dach aus massiven Rundstämmen untergebracht. Da das Haus teilweise in die Erde eingelassen ist, herrscht im Innenraum ein natürliches wie erdiges Klima. Stirnseitig lodert beständig ein Kaminfeuer. Der Ofen ist mit Natursteinen gemauert und erhitzt die Kelo-Sauna auf 90 bis 100 °C. Bis zu 20 Gäste können sich an dem rustikalen Ambiente erfreuen.

DAS DAMPFBAD
48 °C

Auf mystische Art und Weise verbindet sich das Licht des farbigen Sternenhimmels mit dem feinen Nebel im 48 °C warmen, aromatisierten Dampfbad. Das erleichtert bis zu 8 Personen das Eintauchen in die Stille. Die Kabine ist vollständig gefliest.

DAS ABKÜHLEN

CRUSHED ICE

Eine ordentliche Abkühlung verheißen drei Regendruckduschen sowie jeweils eine Schwall-, eine Eckbrause und ein Kneipp-Schlauch im attraktiv gefliesten Abkühlbereich. Den ultimativen Frischekick besorgt ein farbig beleuchteter Crushed-Ice-Brunnen oder das zentral gelegene Tauchbecken. Fünf Fußwärmebecken befinden sich unmittelbar am Tauchbecken. Gäste verweilen hier gerne zum angenehmen

Bad & Sauna Bönen »ERHOLUNG UND ENTSPANNUNG«

Wolfgang-Fräger-Straße 4, 59199 Bönen
02383 9699910 | www.gsw-freizeit.de

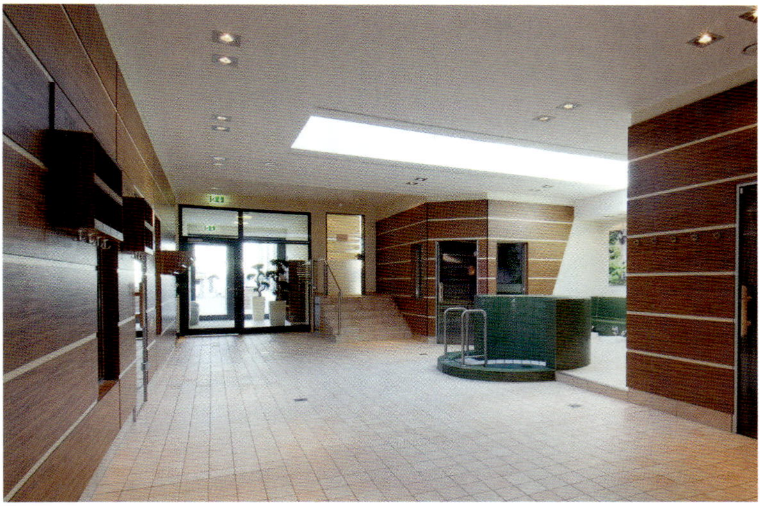

Plauschen. Auch im Außenbereich kann sich der Gast nach heißem Saunabad an Regendruckduschen sowie einer Schwallbrause und einem Kneipp-Schlauch kühles Nass verschaffen.

DAS SOLEBECKEN

Ein Highlight der Anlage ist sicherlich das mit 33 bis 35 °C temperierte Solebecken im Saunagarten. Der Salzgehalt von 2,5 bis 2,8 % ist nicht nur angenehm für die Haut, sondern erleichtert das Entspannen ungemein. Fünf Sprudelliegen, zwei Unterwassermassagedüsen, ein Nackenschwaller sowie eine Bodenluftsprudelgruppe versüßen den Aufenthalt nachhaltig.

DIE AUSSENANLAGE

Der Saunagarten kann als uneinsehbarer, ruhiger Innenhof charakterisiert werden. Ein großer Bioteich mit kleinen Fischen, Wasserpflanzen und schön angelegten Blumen- und Steinformationen ist ein erster Blickfang beim Betreten des Saunagartens. Gegenüber laden terrassenförmig konzipierte Sonnendecks mit bequemen Liegen zum ausgiebigen Sonnenbaden ein.

RUHEMÖGLICHKEITEN

Der großzügige wie lichtdurchflutete Ruheraum ermöglicht einen herrlichen Einblick in den Saunagarten. Liebevolle wie stilvolle Dekorationen säumen bequeme Liegen mit Auflagen und Decken. Einige Holzliegen sind ergonomisch geformt und entspannen somit den Rücken.

MASSAGEN

Lassen Sie sich nach Voranmeldung mit Teil- und Ganzkörpermassagen verwöhnen.

EVENTS

Mehrmals im Jahr sind die Themenwochen der Sauna ein attraktiver Anziehungspunkt. Die jeweilige Woche steht unter einem bestimmten Motto und es werden besondere Aufgüsse zelebriert.

Bad & Sauna Bönen »ERHOLUNG UND ENTSPANNUNG«

Wolfgang-Fräger-Straße 4, 59199 Bönen
02383 9699910 | www.gsw-freizeit.de

GASTRONOMIE

Die einladende Gastronomie bietet viel Platz zum Schlemmen von leckeren Salaten, Baguettes- und Toastvariationen, Snacks, Flammkuchen, Nudelgerichten und vielfältigen Fleischgerichten. Innen lässt es sich mit Blick in den Garten auf komfortablen Sitzmöglichkeiten behaglich speisen. Ein kühles Getränk kann vorzüglich in der großen Kaminlounge, am Kaminfeuer auf bequemen Sitzgarnituren, zu sich genommen werden.

ZAHLUNGSVERKEHR

Alle in Anspruch genommenen Leistungen werden direkt in bar beglichen. Der Eintritt kann auch mit ec-Karte bezahlt werden. Stammkunden haben die Möglichkeit, durch den Erwerb einer Geldwertkarte attraktive Rabattierungen auf den normalen Eintrittspreis zu erhalten. Diese Geldwertkarten sind im Wert von 100, 200 und 300 Euro erhältlich und beinhalten je nach Wert eine Rabattierung in Höhe von 10, 20 und 30 % auf den Einzelpreis.

PARKMÖGLICHKEITEN

Unmittelbar an der Anlage stehen ausreichend kostenlose Parkplätze zur Verfügung.

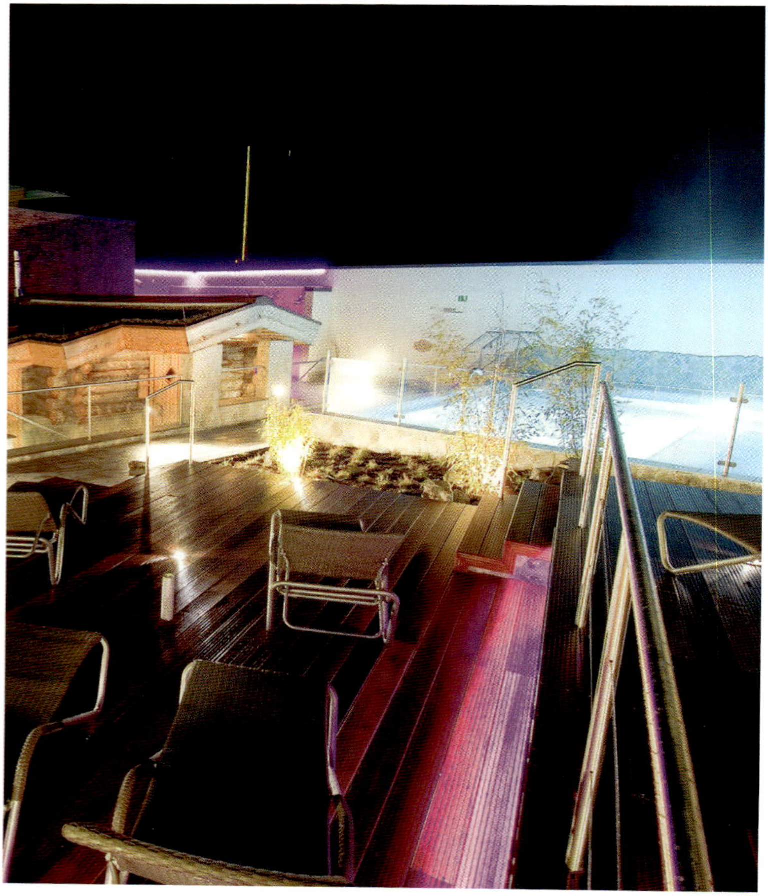

Aquarius Borken »EINFACH MAL URLAUB MACHEN«

Parkstraße 20, 46325 Borken
02861 935-0 | www.aquarius-borken.de

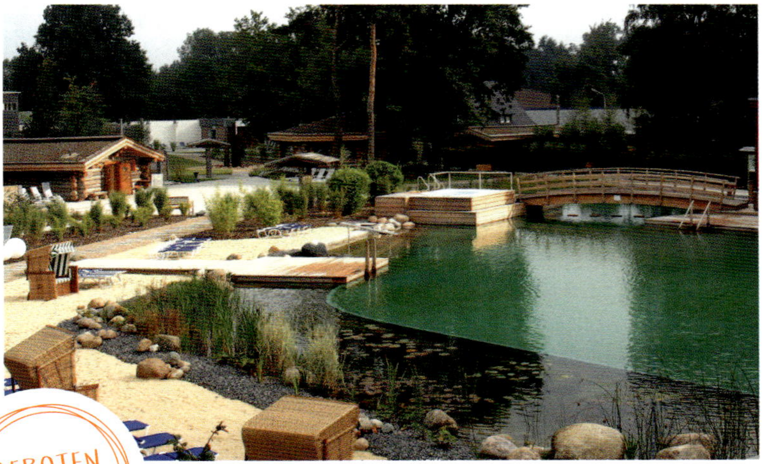

GEBOTEN WIRD:

DAS RESÜMEE

Einen wohltuenden Kurzurlaub verheißt das Aquarius in Borken. Freizeitschwimmer wie Leistungssportler genießen in dem großzügigen 25 m-Sportbecken ausreichend Platz, um Bahn für Bahn zu ziehen. Sie können sich auch kopfüber vom 1 m-Brett oder 3 m-Turm in die Tiefe stürzen. Heiße Action verspricht die 65 m-Riesenrutsche „Black Hole", ein Wildwasserkanal und ein Hangelgerüst mit Wasserfall. Im Plansch- und Lernbecken kommen die kleineren Gäste auf ihre Kosten. Das Außenbecken – ein Spiel- und Tummelbecken – ist ganzjährig geöffnet. Ein ganz besonderes Erlebnis ist es, wenn bei frostigen Außentemperaturen feiner Nebel über dem 30 °C warmen Becken aufsteigt. Das gesundheitsfördernde Solebecken, ein Massagesprudelbecken sowie ein Whirlpool mit Ruhezone, unterstützen Sie dabei, wirklich zur Ruhe und Erholung zu kommen.

DIE SAUNALANDSCHAFT

»Tervetuloa« – das ist finnisch und bedeutet »herzlich willkommen«. Saunieren in finnischem Ambiente garantiert eine Saunalandschaft, die sich am finnischen Vorbild orientiert. Die Außensaunen – allesamt Blockhäuser aus massiven Rundstämmen – bestehen ausschließlich aus echtem finnischen Kelo-Holz. Die Häuser verteilen sich auf den 8.000 qm großen Saunagarten mit großem Naturteich zum Abkühlen und einzigartigem Flair. Auch der 450 qm große Innenbereich lädt zum angenehmen Verweilen ein.

DER EMPFANG

Am Empfang können Bademäntel und Handtücher ausgeliehen werden. Darüber hinaus werden Badeschlappen und Badeutensilien verkauft.

DIE ÖFFNUNGSZEITEN

Montag bis Donnerstag 9:00 – 22:00 Uhr | Freitag 9:00 – 23:00 Uhr | Samstag, Sonn- und Feiertag 9:00 – 21:00 Uhr.

Aquarius Borken »EINFACH MAL URLAUB MACHEN«

Parkstraße 20, 46325 Borken
02861 935-0 | www.aquarius-borken.de

DIE PREISE

Preise: Grundtarif 17,20 Euro für 3 Stunden | Tagestarif 19,50 Euro.

UMKLEIDEN | DUSCHEN

Männer und Frauen kleiden sich gemeinsam um. Die Vorreinigung erfolgt nach Geschlechtern getrennt. Weitere Duschen zur Vorreinigung sind im finnischen Ruhehaus im Saunagarten.

DIE SAUNEN

Im Innenbereich findet der Saunagast auf der ersten Etage zwei unterschiedlich temperierte Saunakabinen. Das Dampfbad liegt ebenerdig. Vier weitere Saunakabinen sind in massiven Blockhäusern im Saunagarten untergebracht.

INNENSAUNA
80 °C

Ganz im finnischen Stil können an die 25 Saunagäste, bei Temperaturen um die 80 °C, saunieren und die regelmäßigen Aufgüsse genießen. Dezente Beleuchtung fällt auf den seitlichen Saunaofen. Ein großes Fenster gewährt den Ausblick in den Innenbereich der Saunalandschaft.

FARBLICHTOASE
60 °C

Etwa 15 Personen können sich an dem wechselnden Farbspiel sowie an der mit 60 °C milden Temperatur erfreuen.

DIE BANJA-SAUNA
80 °C

Das sibirische Badehaus mit Vorraum, verspricht einen sehr angenehmen Aufenthalt bei rund 80 °C. Stirnseitig thront der enorme Natursteinofen mit Kaminbefeuerung. Auf den seitlichen Sitzbänken der urigen Saunakabine finden gut 40 bis 45 Schwitzhungrige Platz. Ein wohltuender Duft von Birkenzweigen liegt den ganzen Tag in der Luft, denn hier erleben Sie dreimal täglich die wunderbare Wirkung des Banja-Aufgusses.

DIE PANORAMA-SAUNA
70 °C

Wahrlich die Sauna mit dem besten Ausblick. Fast der gesamte Saunagarten ist, dank großer Fenster und der zentralen Lage der Sauna, einsehbar. Ein Sitzrondell umrundet den erhöhten Saunaofen, der die Kabine auf 70 °C erwärmt. Meistens wird die Kabine mit Rosenduft versehen; ansonsten mit anderen blumigen Düften.

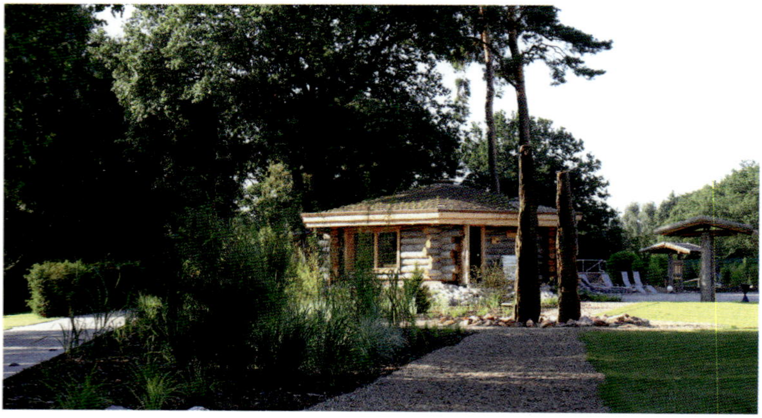

Aquarius Borken »EINFACH MAL URLAUB MACHEN«

Parkstraße 20, 46325 Borken
02861 935-0 | www.aquarius-borken.de

DIE ERD-SAUNA 100 °C

Die heißeste Kabine der Anlage ist bis zur Hälfte in die Erde eingelassen. Das garantiert ein behagliches, erdiges Klima in der 100 °C heißen Sauna. Die bewusst dunkel gehaltene Erdsauna mit Vorraum, überzeugt durch ihren rustikalen Charme. Bis zu 30 Gäste genießen das beständige Knistern des holzbefeuerten Ofens.

DIE EVENT-SAUNA 90 °C

Der mittige, große Saunaofen befeuert die einladende Kabine mit Vorraum auf gut 90 °C. Bei dezenter Beleuchtung kommen an die 60 Schwitzhungrige ordentlich ins Schwitzen, natürlich insbesondere während der beliebten Aufgüsse. Häufig werden verschiedene Düfte kombiniert und Salz, Obst oder Getränke gereicht. Die urige Holzverkleidung unterstreicht den finnischen Charme.

DAS DAMPFBAD 45 °C

Das bunte Licht der Deckenbeleuchtung verbindet sich auf einmalige Weise mit dem aufsteigenden, feinen sowie aromatisierten Nebel. Das geflieste Bad ist mit 45 °C temperiert und kann an die 10 Liebhaber des Dampfbades beherbergen.

DAS ABKÜHLEN

Nach einem heißem Saunabad sehnt sich der Körper nach einer ordentlichen Abkühlung. Da gibt es im Aquarius äußerst viele unterschiedliche Möglichkeiten der Erfrischung. Im Innenbereich sind es Kneipp-Schläuche, Schwall- wie Regendruckbrausen und Warm-Kalt-Brausen, neben zwei Tauchbecken und einem Crushed-Ice-Brunnen, die gehörig Abkühlung bringen. Vier Paar Fußwärmebecken sind eine Wohltat für die Füße. Eine wahre Flut von Abkühlungen erwartet den Saunagast im Saunagarten. An fast jeder Außensauna sind unterschiedliche Duschen wie Schwallbrausen, Regendruckduschen, Kneipp-Schläuche sowie eine Kübeldusche angebracht.

CRUSHED ICE

DER WHIRLPOOL

Der 36 °C heiße, direkt am Naturteich gelegene Whirlpool, lädt zum gemütlichen Verweilen und Entspannen ein.

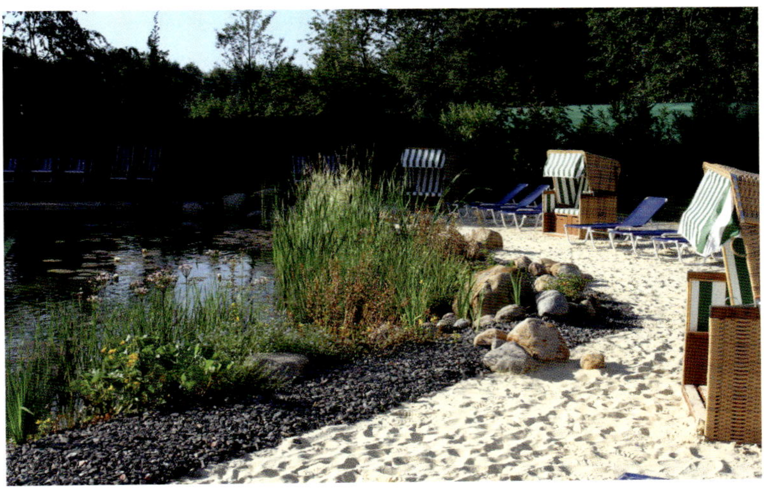

Aquarius Borken »EINFACH MAL URLAUB MACHEN«

Parkstraße 20, 46325 Borken
02861 935-0 | www.aquarius-borken.de

DIE AUSSENANLAGE

Ein Highlight der Außenanlage ist sicherlich der gut 1.000 qm große Naturteich. Dank original Grander-Technologie hat der Teich eine sehr gute Wasserqualität; das Wasser ist angenehm weich und schön klar. 400 qm mit besonderen Wasserpflanzen dienen als Filterfläche. Im beschwimmbaren Teil wird der Aufenthalt mit Wassersprudlern, Steinbrunnen und Schwanenhals versüßt. Eine große Holzbrücke führt am Whirlpool vorbei zum finnischen Ruhehaus. Der feine Badestrand am Teich, mit Holzsteg, wird von zahllosen Liegen gesäumt. Natürlicher Baumbestand lockert, neben angelegten Beeten mit Blumen und Grünpflanzen sowie Bambusarealen, die Atmosphäre auf. Eine riesige Brunnenskulptur ist ein Ankerpunkt für weitere Liegen zur Erholung.

RUHEMÖGLICHKEITEN

Das riesige finnische Ruhehaus, mit schönem Holzflair, ermöglicht einen herrlichen Ausblick auf den anliegenden Naturteich. Bequeme Wasserbetten mit Kissen, Decke und Leselampen, stehen ebenso parat wie Liegestühle mit Auflagen, Decken und Nackenrollen. Direkt daran können Sie sich an einer offenen Feuerstelle mit Sitzmöglichkeiten wärmen. Unmittelbar nebenan erwartet Sie das große Kelo-Ruhehaus. Auch von hier hat der Saunagast einen Panoramablick auf den Naturteich. Ein weiteres Ruhehaus, am Anfang des Saunagartens, bietet neben Wasserbetten noch Liegen, Liegestühle mit Decken, einen Strandkorb sowie einer behaglichen Liegemuschel. Im Innenbereich der Sauna verweilen Sie auf weiteren Liegen und Liegestühlen, die sich in der Saunalandschaft auf der ersten Etage verteilen. Im Erdgeschoss können Sie es sich rund um das warme Kaminfeuer bequem machen.

EVENTS

Vierteljährlich locken lange Saunanächte bis 24:00 Uhr mit besonderen Aufgüssen und tollen Attraktionen die Gäste ins Aquarius.

GASTRONOMIE

In der Schwimmbadgastronomie können Imbissgerichte bestellt werden. Freitags ist sie ab nachmittags geöffnet, feiertags, am Wochenenden und in den Ferien bereits am mittags. Die neue Saunagastronomie am Naturteich hat morgens ab 10:00 Uhr geöffnet. Snacks, Sandwich-Brötchen und warme Speisen können in zwei finnischen Holzhäusern oder bei schönem Wetter direkt draußen am Naturteich verspeist werden.

ZAHLUNGSVERKEHR

Der Eintritt wird beim Verlassen der Anlage beglichen. Alle anderen in Anspruch genommenen Leistungen, werden auf einen Chip gebucht und im Nachhinein ebenfalls in bar oder per EC-Karte bezahlt.

PARKMÖGLICHKEITEN

Unmittelbar an der Anlage stehen ausreichend kostenlose Parkplätze zur Verfügung. Nicht weit vom Aquarius entfernt, gibt es auch Wohnmobilstellplätze.

BRAMSCHER BÄDER

Hase Bad mit Varus Therme »URLAUB, WANN ICH WILL.«

Malgartener Straße 49 | 49565 Bramsche

05461 887-800 | 05461 887-881 | www.baeder-bramsche.de

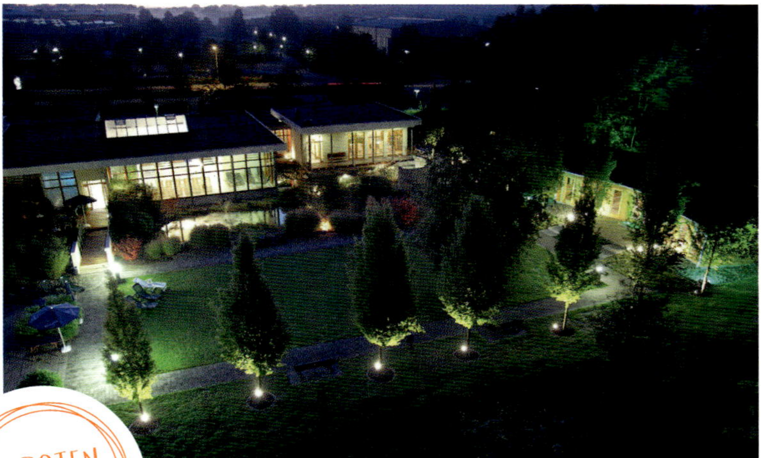

GEBOTEN WIRD:

DAS RESÜMEE

Das Hase Bad und die Varus Therme bilden eine Einheit und bieten Badespaß wie Erlebnis und Erholung. Auf rund 580 qm Grundfläche stehen den Gästen ein römisches Dampfbad, eine finnische Sauna, eine Infrarotsauna, ein Sanarium® und eine Erdsauna sowie eine Eukalyptus-Sauna im Blockhausstil im Außenbereich zur Verfügung. Der erhitzte Körper kann im Anschluss unter der Erlebnisdusche und dann im Tauchbecken abgekühlt werden. Zur Entspannung laden Kneipp-Anwendungen zur Durchblutung, der großzügige Saunagarten mit Terrasse, Ruheräume oder die Mitbenutzung des Schwimmbades ein. Das Hase Bad lockt Wasserfreunde zudem unter anderem mit einem 25 Meter langem Sportbecken, einer Sprunganlage, einer 85-Meter-Spiral-Röhrenrutsche sowie einer Textilsauna an. Kinder können zudem im abgegrenzten großzügigen Nichtschwimmerbereich herumtollen oder die kleine „Rainbow-Rutsche“ benutzen. Ein großes Wellness- und Massageprogramm sowie ein vielfältiges gastronomisches Angebot runden einen gelungenen Tag im in der Varus Therme und dem Hase Bad ab.

DER EMPFANG

Am Empfang können Bademäntel, Handtücher, Badeschlappen und Badeutensilien erworben werden und wie der Eintritt bezahlt werden. EC-Zahlungen sind möglich.

DIE ÖFFNUNGSZEITEN

Montag bis Donnerstag 8:30–22:00 Uhr, Montag ist kein öffentliches Schwimmen. | Freitag 10:00–22:00 Uhr | Samstag und Sonntag 9:00–18:00 Uhr | Damentag Montag 8:30–14:00 Uhr sowie Donnerstag ganztägig | Herrentag Dienstag 8:30–14:00 Uhr | Salzgrotte: Montag bis Donnerstag 8:00–20:00 Uhr (Anmeldung: 05461/887800)| Freitag 10:00–20:00 Uhr | Samstag und Sonntag 9:00–16:00 Uhr | Die Öffnungszeiten des Hase Bads entnehmen Sie bitte der Internetseite.

Hase Bad mit Varus Therme »URLAUB. WANN ICH WILL.«

Malgartener Straße 49 | 49565 Bramsche
05461 887-800 | 05461 887-881 | www.baeder-bramsche.de

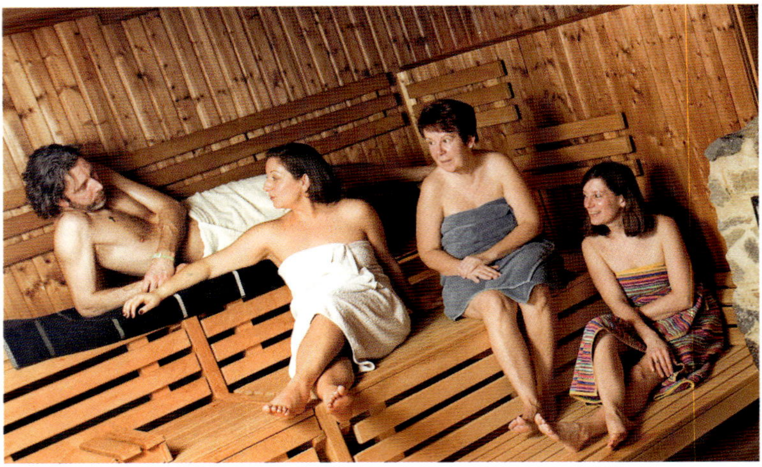

DIE PREISE

Tageskarte Erwachsene 15,00 Euro | Tageskarte Jugendliche unter 18 Jahren 13,00 Euro | 10er-Karte 135,00 Euro, für Jugendliche 117,00 Euro | Kinder von vier bis acht Jahre (in Begleitung eines Elternteils) 4,00 Euro | Sondertarif „Happy Monday" Einzelkarte 13,00 Euro, 10er-Karte 117,00 Euro | Abendtarif (Montag bis Freitag) 19:30–21:30 Uhr Einzelkarte 12,00 Euro, 10er-Karte 108,00 Euro.

UMKLEIDEN | DUSCHEN

Männer und Frauen kleiden sich in separaten Sammelkabinen um. Geduscht wird nach Geschlechtern getrennt.

DIE SAUNEN

Fünf abwechslungsreiche Saunakabinen und ein Dampfbad verteilen sich auf die tolle Saunalandschaft. Im Inneren finden Sie die Finnische Sauna, ein Sanarium®, ein römisches Dampfbad und eine Infrarotkabine. Im Saunagarten erwartet Sie zudem die urige Erdsauna sowie die Eukalyptus-Sauna im Blockhaus-Stil. In der Finnischen Sauna erfolgt zu jeder vollen Stunde ein automatischer Aufguss. In Absprache mit dem Personal kann dieser individuell angepasst werden. In der Eukalyptussauna erfolgt ein Eukalyptus-Aufguss im Stundentakt zur halben Stunde.

DAS SANARIUM®
60 °C

Bis zu 25 Personen kommen bei Temperaturen um die 60 °C mit 55 % Luftfeuchtigkeit langsam und schonend ins Schwitzen. Die Effekte der farbchangierenden Deckenbeleuchtung sind wohltuend für Körper und Geist. Fenster gewähren den Ausblick auf das schöne Atrium.

DIE INFRAROT-SAUNA
55-65 °C

Die langwellige Strahlung der Infrarotstrahler ist vergleichbar mit der natürlichen Sonneneinstrahlung. So werden rund 15 Besucher angenehm von innen erwärmt. Die Lampen der Kabine sind mit vielen Salzsteinen versehen, sodass sich eine dezente Beleuchtung ergibt. Milde Temperaturen um die 55–65 °C ermöglichen einen längeren, erholsamen Aufenthalt.

Hase Bad mit Varus Therme »URLAUB. WANN ICH WILL.«

Malgartener Straße 49, 49565 Bramsche
05461 887-800 | 05461 887-881 | www.baeder-bramsche.de

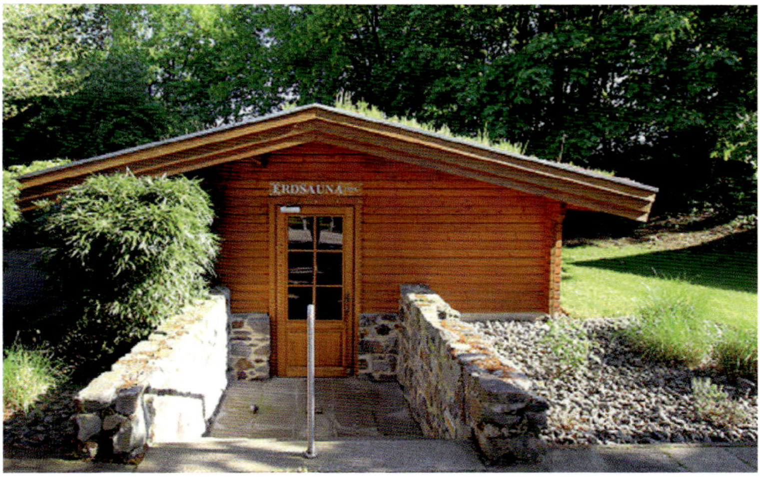

DIE FINNISCHE SAUNA
90 °C

Der seitliche Ofen mit Saunasteinen beheizt die Kabine auf stattliche 90 °C. Etwa 30 Personen kommen somit ordentlich ins Schwitzen. Indirekte LED Beleuchtung erhellen die Kabine mit Ausblick auf das Atrium.

DIE ERD-SAUNA
105 °C

Uriges Saunieren mit erdigem Charme verheißt die zu einem Drittel der Gesamthöhe in die Erde eingelassene Erd-Sauna mit Vorraum. Die dunkel gehaltene Sauna wird von einem Kaminfeuer des mit ausgesuchten Natursteinen gemauerten Kamins attraktiv und wohlig erhellt. Trotz enormer 105 °C ist das Klima mild und angenehm. Bis zu 35 Schwitzfreunde finden hier Ihren Platz.

DIE EUKALYPTUS-SAUNA
85 °C

Die zweite, große Blockbohlen-Sauna im Garten mit dem besonderen Aroma. Hier sorgt der zentrale Doppelofen für 85 °C Raumtemperatur, die bis zu 45 Saunafans auf drei breiten Bankreihen gemeinsam genießen können.

DAS DAMPFBAD
45 °C

Vor dem Dampfbad werden die Saunagäste von großen römischen Statuen begrüßt. Der mittige, farblich beleuchtete Dampferzeuger verbreitet feinen Nebel unter Sternenhimmel im 45 °C warmen, aromatisierten Dampfbad. 14 Personen können gleichzeitig in den Genuss des feuchten Schwitzerlebnisses kommen.

DAS ABKÜHLEN

Das Atrium ist mit einem Tauchbecken mit Frischwasserzufluss und einer Erlebnisdusche versehen. Im schön gefliesten Abkühlraum erwarten Sie eine Schwall-, eine Regendruckbrause sowie eine Warm-Kalt-Dusche neben einem Kneipp-Schlauch. Vor der Ruhezone sind eine Kübeldusche und weitere Kaltwasser-Attraktionen. Zwei Paar Fußwärmebecken im Atrium an beheizter, mit kleinen Mosaiksteinchen gefliester Sitzbank sind eine Wohltat für die Füße. Im Saunagarten lockt das zwei Meter tiefe Naturbecken mit Frischwasserzufluss und kleinem Bach-Zulauf. In der anliegenden Duschschnecke sind eine Kalt- sowie eine Fußdusche.

Hase Bad mit Varus Therme »URLAUB, WANN ICH WILL.«

Malgartener Straße 49, 49565 Bramsche
05461 887-800 | 05461 887-881 | www.baeder-bramsche.de

DIE AUSSENANLAGE

Der weitläufige Saunagarten hat einen parkähnlichen Charakter. Alter Baumbestand und viel Rasenfläche sind gepaart mit schön angelegten Beeten und natürlichen Grünlandschaften. An der Erd-Sauna sind bequeme Liegen auf einer Steinterrasse mit Bambuslandschaft eingefügt. Eine Holzbrücke über einem großen Biotop mit Fischen, Wasserpflanzen und Steinen führt von der Außengastronomie zu Liegearealen mit Sitzmöglichkeiten und gemütlichen Liegen.

RUHEMÖGLICHKEITEN

Einen herrlichen Ausblick in den Saunagarten ermöglicht der lichtdurchflutete, in mediterranen Farben gestaltete Ruheraum. Einladende Liegen und zahlreiche Liegestühle, jeweils mit Decken versehen, säumen das tolle römische Wandgemälde. Aus dem Wintergarten-Ruheraum haben Sie einen beruhigenden Blick auf den Springbrunnen im Naturteich. Das Ruhe-Blockhaus, das an die Eukalyptussauna anschließt, bietet neun Gästen ein ruhiges und gemütliches Umfeld.

MASSAGEN | SOLARIEN

Ein erfahrener Wirbelsäulen- und Massagetherapeut steht sowohl Sauna-. Badeals auch externen Gästen zur Verfügung. Vielseitige Erfahrungen aus der Physiotherapie, mit Ayurveda, Shiatsu, klassischer Massage, energetischer Heilmasssage, kosmetischer Lymphdrainage und vor allem der Dorn-Breuss-Therapie werden garantieren ein individuell auf Sie abgestimmtes Wohlfühlprogramm. Die staatlich geprüfte Kosmetikerin und Fußpflegerin verwöhnt sowohl sie als auch ihn mit Fußpflege, Maniküre sowie kosmetische Behandlungen. Massage und Kosmetik erfolgen nach Terminabsprache. Es stehen außerdem zwei Massagestühle zur Verfügung. Diverse Wellness-Arrangements sind buchbar. Bitte vorher Tel. absprechen. Die Telefonnummer erfahren Sie auf der Homepage.

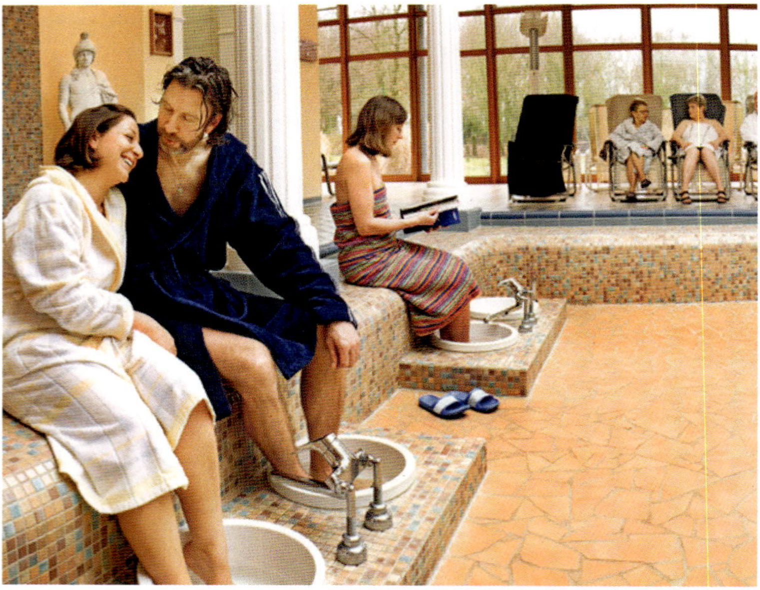

Hase Bad mit Varus Therme »URLAUB. WANN ICH WILL.«

Malgartener Straße 49 | 49565 Bramsche
05461 887-800 | 05461 887-881 | www.baeder-bramsche.de

FREIZEITBAD

Das Bad, welches in den Feuchtwiesen unweit des Hase-Flüsschens und des Hase-Sees gelegen ist, bereitet allen Wasserfreunden aus nah und fern in dem 600 qm großen, 28 °C warmen Schwimmbecken viele Attraktionen. So mancher kann über 25 Meter seine Bahnen ziehen, auf der separaten Sprunganlage vom ein-Meter-Brett oder dem Drei-Meter-Turm seine „Künste" zeigen oder für das Wohlbefinden eine Unterwassermassage genießen. Wagemutige werden zudem von der 85 Meter langen Spiral-Röhrenrutsche magisch angezogen. Kinder können im abgegrenzten großzügigen Nichtschwimmbereich herumtollen, die kleine Rainbow-Rutsche nutzen und sich am Spielnachmittag am Freitag so richtig austoben. Das Babybecken ist mit 32 °C temperiert. Das Kursprogramm umfasst u. a. Wassergymnastik, Aqua-Jogging, Seepferdchenkurse, Babyschwimmen und Wassergewöhnung, die im Hase Bad sowie im Variobecken (32 °C) angeboten werden. Das Variobecken ist für die Öffentlichkeit jeden Sonntag bzw. Feiertag von 8:00 - 17:30 Uhr geöffnet. Am Außenbecken mit seinen angenehmen 30 °C finden Sie zudem einen schön angelegten Beach.

DIE TEXTILSAUNA 60 °C

Die Textilsauna befindet sich im hinteren Bereich des Freizeitbades und kann von jedem Badegast ohne zusätzliche Kosten mitgenutzt werden. Sie bietet eine einfache Gelegenheit das Saunieren für jedermann in Badebekleidung auszuprobieren. Die Sauna wird dabei eine Temperatur von 60 °C haben, ideal auch gerade zum Testen für Familien mit Kindern. Gerade der gesundheitliche und erholsame Aspekt des Saunierens soll ohne große Hemmschwelle für jedermann erfahrbar gemacht werden.

ZUSATZANGEBOTE SALZGROTTE

Die Wände der Salzgrotte sind aus naturbelassenen Salzsteinbrocken gemauert, die aus dem Salzgebirge im Punjab am Rande des Himalaya-Massivs stammen. Der reine Salzstein ist geheimnisvoll hinterleuchtet und schimmert hell orangefarben. Mit einer dicken Schicht Meersalz ist außerdem der Boden bedeckt. Für eine gesunde Anreicherung der Luft mit Spurenelementen des Mineralsalzes wie Jod, Calcium, Magnesium, Natrium, Brom, Kalium, Eisen, Selen sorgen zwei in die Wände eingelassene Gradierwerke. Hier rieselt Natursole über Schwarzdorn-Reisig und erzeugt so fein zerstäubte

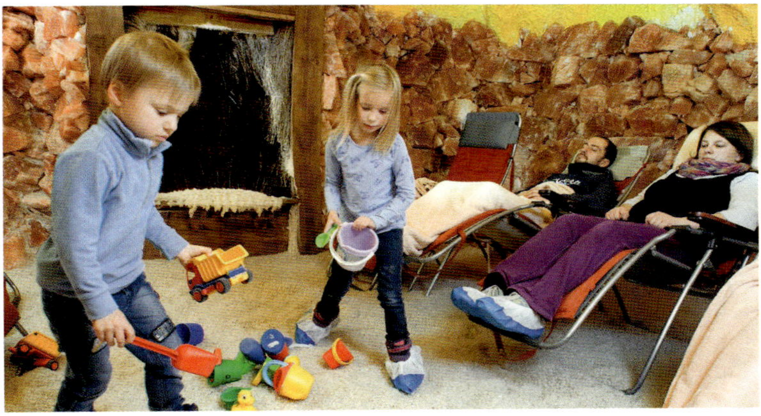

Malgartener Straße 49 | 49565 Bramsche
05461 887-800 | 05461 887-881 | www.baeder-bramsche.de

Aerosole, die beim Einatmen eine positive Wirkung auf die Bronchien ausüben. Eine Stunde in der Salzkammer soll so gesund sein wie ein Tag Aufenthalt am Meer. In der Hase Bad Salzgrotte können es sich bis zu acht Gäste in normaler Bekleidung auf den Liegestühlen bequem machen und dabei träumen und entspannen. Ein Erlebnis, das man sich öfters mal gönnen sollte. Der Preis beträgt 8,50 Euro pro Sitzung (Dauer: 45 Minuten). Es gibt auch vergünstigte Mehrfachkarten. Anmeldung unter 05461 887-880.

EVENTS

Jeden dritten Samstag im Monat (außer von Juni bis August) findet ein Sauna-Abend zu einem bestimmten Motto mit verlängerten Öffnungszeiten bis 1:00 Uhr und vielfältigen Hand-Aufgüssen mit Reichung von leckeren Kleinigkeiten statt.

GASTRONOMIE

In der Aquarena im Hasebad ist für alle Geschmäcker etwas dabei. Im Römerkrug, der nur von der Sauna aus besucht werden kann, werden Frühstück, Salate, gesunde und leckere Kleinigkeiten wie Toasts, Baguettes, Burger, Geflügel- und Fischgerichte wie Schnitzel-Variationen serviert. An den geschwungenen Thekenbereich mit Holzstühlen schließen sich gemütliche Sitzmöglichkeiten und Sitzcouchen zum Relaxen in römischer Landschaft mit Statuen und Büsten an. Am Panoramafenster zum Saunagarten befindet sich die am Naturteich liegende Holzterrasse der Außen-Gastronomie. Eine Pracht aus bunten Blumen dient als Dekoration. Das Bistro Tropinarium befindet sich in einem abgegrenzten Bereich und ist sowohl den Sauna- als auch den Badegästen vorbehalten. Hier können Sie warme und kalte Speisen für den kleinen und den großen Hunger zu sich nehmen. Säfte, Eis und Süßigkeiten gehören ebenfalls zum Angebot. Unter Palmen kommt hier ein echtes Urlaubsfeeling auf. Zusätzlich läd eine Wärmebank zum Entspannen ein. Zur Verfügung stehen Ihnen eine Einzel-Infrarotkabine und eine Doppel-Infrarotkabine im Tropinariumbereich mit Ausblick in den schönen Hase Bad Garten. Einzelkabine (20 Min.) 2 Euro | Doppelkabine (20 Min.) 3 Euro.

PARKMÖGLICHKEITEN

Unmittelbar an der Anlage kann kostenlos geparkt werden. Es stehen auch Wohnmobilstellplätze mit Ver- und Entsorgung zur Verfügung.

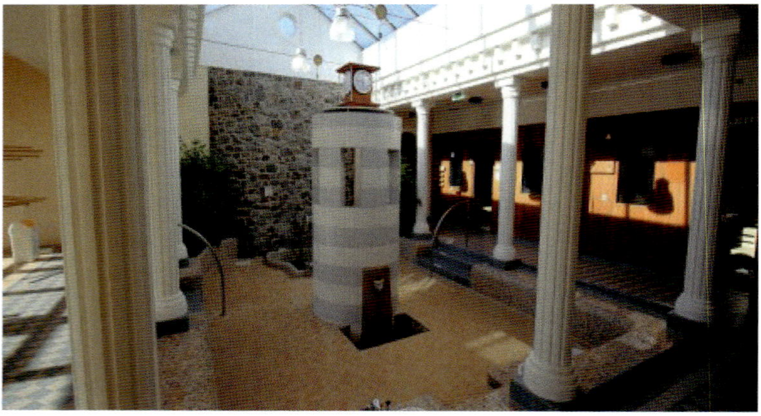

CoeSauna »RAUS AUS DEM ALLTAG«

COESFELD

GUTSCHEINHEFT S. 7

Osterwicker Straße 19, 48653 Coesfeld

02541 929-600 | www.coesauna.de

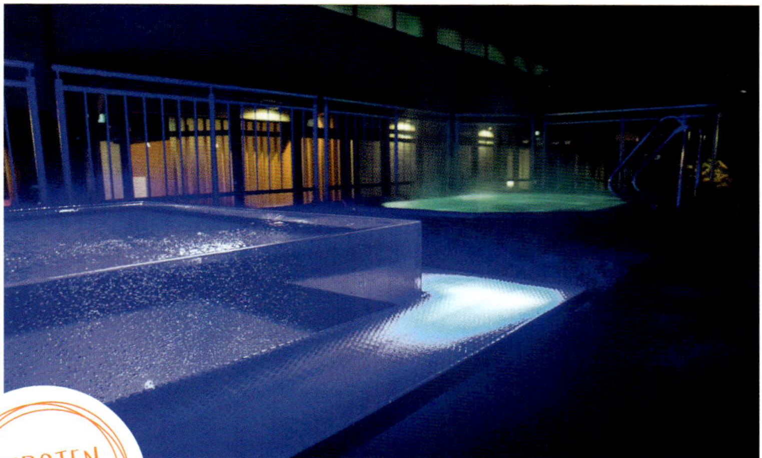

GEBOTEN WIRD:

DAS RESÜMEE

Eine Oase der Ruhe in einer komplett entspannten Atmosphäre. Ein gemütlicher, verwinkelter Saunagarten, Liegen und Sitzecken, laden dazu ein, dem Alltag zu entfliehen.

Die Sauna-Landschaft lässt mit Ihren drei Ebenen kaum Wünsche offen. Fünf verschiedene Saunen, eine Ruheebene, Fußbäder und Duschanlagen an verschiedenen Standorten sowie ein Whirlpool im Außenbereich bieten alles, was das Wellness- und Saunaherz begehrt. "Einfach fallen lassen und den Stress abschütteln" lautet das Motto in der CoeSauna. Saunagänge bei Temperaturen zwischen 95 und 45 °C entspannen und reinigen den Körper und Geist. Wechselnde Aufgüsse mit unterschiedlichen Duftaromen erhöhen den Wohlfühlgrad. Ganz nebenbei stärken Sie noch ihr Immunsystem und regen den Stoffwechsel an.

Zwischen den Saunagängen sprechen die Gastronomie mit leiser Musik und Kamin alle Sinne an und laden dazu ein, die Seele baumeln zu lassen. In der neuen geräumige Ruheebene finden Sie sicherlich einen Platz um einfach mal die Füße hoch zu legen und bei einem guten Buch zu entspannen.

DER SAUNABEREICH

Ein vielfältiges Sauna-Angebot mit fünf Kabinen in den Temperaturen von 45 bis 95 °C, dazu gepflegte Ruhezonen laden auf rund 1.000 qm zum Entspannen ein. Lehnen Sie sich einfach zurück und vergessen Sie in angenehmem Ambiente für ein paar Stunden den Alltag.

DER EMPFANG

An der Kasse bezahlen Sie den Eintritt und erhalten eine Münze, die Sie in das Drehkreuz zur Sauna-Landschaft einwerfen.

CoeSauna »RAUS AUS DEM ALLTAG«

Osterwicker Straße 19, 48653 Coesfeld
02541 929-600 | www.coesauna.de

DIE ÖFFNUNGSZEITEN

Montag, Dienstag und Donnerstag bis Samstag von 10:00 - 21:45 Uhr | Mittwoch von 10:00 - 14:45 Uhr (Damensauna) und von 14:45 - 21:45 Uhr (gemischte Sauna) | Sonntag und Feiertag von 10:00 - 19:00 Uhr I Aktuelle Änderungen oder Veranstaltungen immer auf www.coesauna.de.

DIE PREISE

Tageskarte 14,90 Euro (inklusive Frei- und Hallenbadnutzung). Die Ermäßigungen und Preise für Wertkarten entnehmen Sie bitte dem Aushang an der Kasse und dem Internet. Aktuelle Änderungen und weitere Informationen immer auf www.coesauna.de.

UMKLEIDEN | DUSCHEN

Gemeinschaftsumkleiden befinden sich auf der rechten Seite, die Damen gehen nach links. In der Mitte liegt die Herrenumkleiden. Die Duschen werden nach Geschlechtern getrennt benutzt.

DIE SAUNEN

DIE AROMA-SAUNA
65 °C

Über dem Ofen, der für milde 65 °C sorgt, hängt eine Schale mit wechselnden Aromadüften, die Sie beispielsweise von Ihrem letzen Urlaub oder einen Waldspaziergang träumen lassen. Bis zu 10 Gäste können hier bei wechselnden Farben entspannen.

DIE »KELO® «-SAUNA
95 °C

Direkt neben der Aroma-Sauna liegt die 95 °C warme »Kelo®«-Sauna mit dem unvergleichlichen Klima durch das »Kelo®«-Holz. 15 Personen schwitzen hier bei gedämpftem Licht.

DIE PANORAMASAUNA
90 °C

Die Panoramasauna wird auf klassische 90 °C geheizt. Sie gewährt Ihnen durch eine große Fensterfront einen schönen Blick in den Garten und bietet Platz für knapp 30 Gäste. Im Wechsel zur Blockhaussauna finden hier ebenfalls Aufgüsse statt.

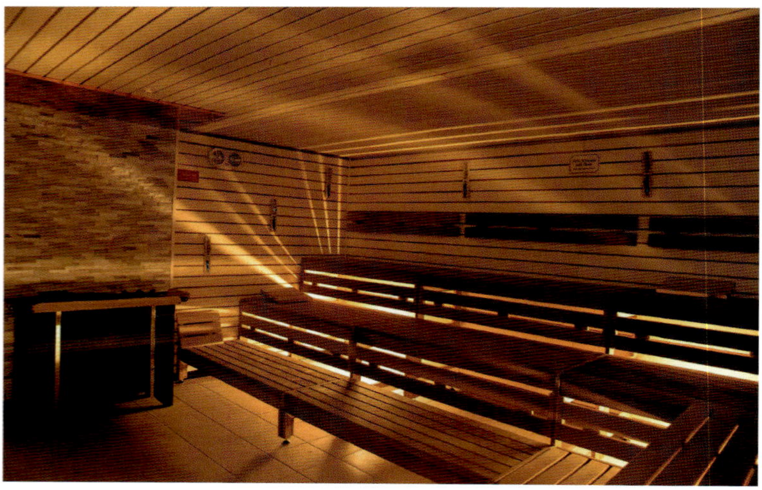

116
COESFELD

CoeSauna »RAUS AUS DEM ALLTAG«

Osterwicker Straße 19, 48653 Coesfeld
02541 929-600 | www.coesauna.de

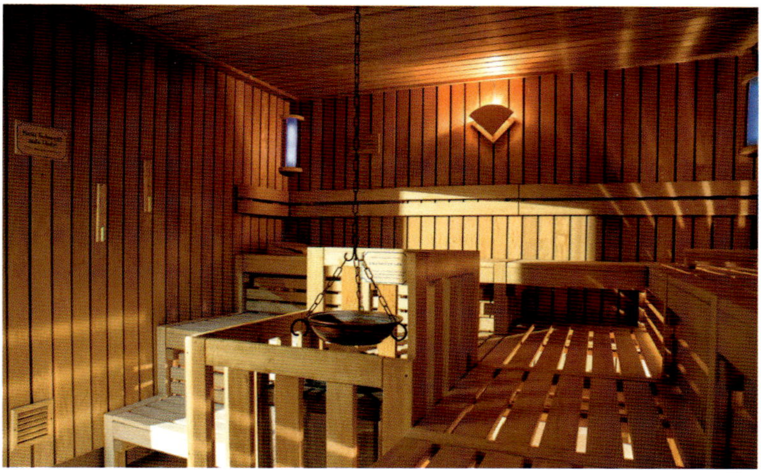

DAS DAMPFBAD
45 °C

Das Dampfbad ist eine willkommene Abwechslung zu den anderen Saunen. Mit 45 °C Lufttemperatur und fast 100% Luftfeuchtigkeit können Sie mal so richtig Dampf ablassen

DIE BLOCKHAUS-SAUNA
85 °C

Unser Herzstück der CoeSauna befindet sich im Saunagarten und ist mit 85 °C wohlig temperiert. Die Blockhaussauna bietet knapp 45 Gästen die Möglichkeit gleichzeitig zu schwitzen. Der große Saunaofen ist speziell für die Durchführung von Aufgusszeremonien mit verschiedenen Düften konstruiert.

DAS ABKÜHLEN

Auf der Saunaebene sowie im Saunagarten, im neuen Duschhaus, befinden sich Kalt-, Schwall- und Regenduschen mit Kneipschlauch. Ein Tauchbecken ist ebenfalls vorhanden.

DAS KNEIPPEN

Drei Fußbecken stehen für kalt-warm Bäder auf der Saunaebene zur Verfügung. Ebenso befinden sich Kneipschläuche an den Duschstation auf der Saunaebene wie auch im Duschhaus draußen.

DER WHIRLPOOL

Ein Whirlpool mit 36 °C warmen Wasser und belebender Luftfurchströmung verspricht Enspannung unter freiem Himmel.

DIE AUSSENANLAGE

Der 300 qm große Sauna-Garten lädt auf drei Ebenen zum Relaxen und Sonnenbaden ein. Im unteren Saunagarten befinden sich zusätzlich zum Raucherbereich und einem Duschhaus mit Warm- und Kaltwasserduschen das Herzstück der CoeSauna; das Blockhaus. Im oberen Saunagarten warten weitere Ruhemöglichkeiten auf Sie. Außerdem finden Sie hier den Whirlpool und ein Tauchbecken. Die Sonnenterasse ist von drei Seiten windgeschützt, so dass man auch an kälteren Tagen ein ausgiebiges Sonnenbad genießen kann.

Osterwicker Straße 19, 48653 Coesfeld
02541 929-600 | www.coesauna.de

RUHEMÖGLICHKEITEN

Schwitzen, abkühlen, genießen – so einfach ist ein Saunabesuch. Die enorm positive Wirkung auf das Wohlbefinden lässt sich mit diesem abstrakten Dreiklang allerdings nur erahnen, so dass Sie herzlich dazu eingeladen sind, diese auch zu erleben. Nach dem Schwitzen und der Abkühlung beginnt die Ruhephase, die Sie in der CoeSauna so genießen können, wie Sie es sich vorstellen. Strecken Sie alle Viere von sich und schließen die Augen, lehnen Sie sich gemütlich zurück und schmökern in Buch oder Zeitung oder stärken sie sich in der Saunagastronomie.

Im Obergeschoss befindet sich der Gastronomiebereich mit einer gemütlichen Lounge-Ecke und Kamin. Nebenan befindet sich auch die windgeschützte Sonnenterrasse.

GASTRONOMIE

Gesunde Speisen, kleine Snacks, erfrischende Getränke oder eine gute Tasse Kaffee werden Ihnen im eigenen Saunagastronomiebereich gereicht.

ZAHLUNGSVERKEHR

Die von Ihnen in Anspruch genommenen Leistungen werden direkt bezahlt.

PARKMÖGLICHKEITEN

Direkt vor der »CoeSauna« finden Sie einen kostenfreien Parkplatz.

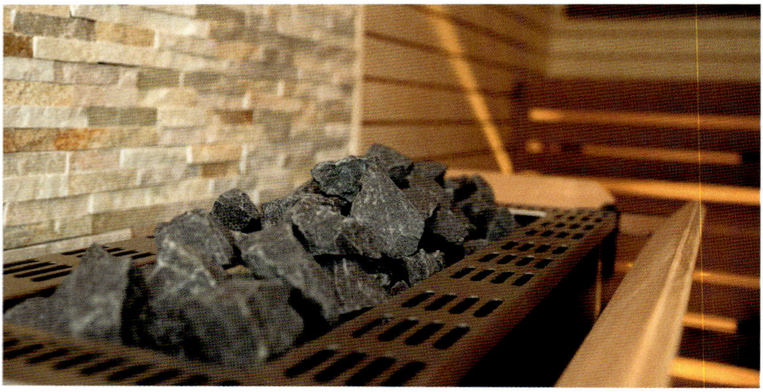

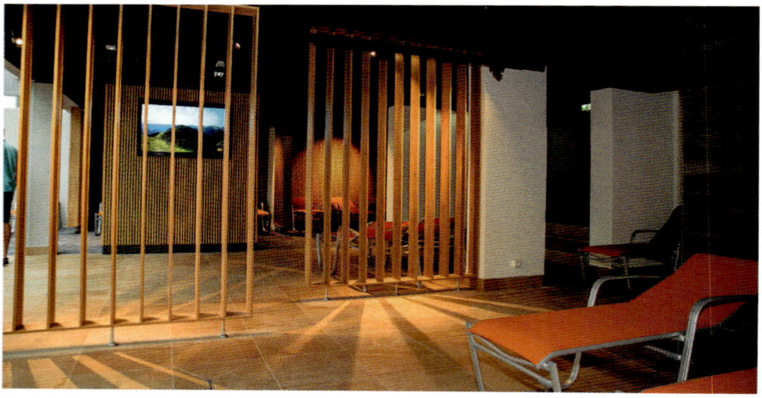

Saunaland Aqualip »RUHE GENIESSEN«

Georg-Weerth-Straße 19, 32756 Detmold
05231 607-240 | info@aqualip.de | www.aqualip.de

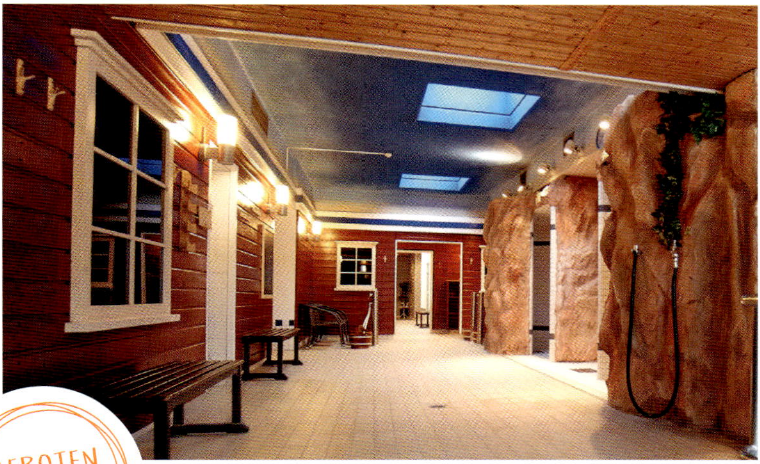

GEBOTEN WIRD:

DAS RESÜMEE
Im Saunaland Aqualip können die Gäste sich vollkommen entspannen und neue Kraft für den Alltag schöpfen. Auf 200 qm gibt es verschiedene Saunen im Innen- und Außenbereich zu entdecken. Anschließend geht es zum Entspannen in den modern gestalteten Loungebereich oder auf die Sonnenterasse. Zur Stärkung zwischen den Saunagängen werden die Gäste von einer Saunabar mit angrenzendem Loungebereich versorgt.

DER EMPFANG
An der Kasse können Bademäntel und Handtücher ausgeliehen werden. Badeschlappen sind käuflich erwerbbar.

DIE ÖFFNUNGSZEITEN
Montag: Damensauna 14:00 – 21:00 Uhr | Dienstag bis Samstag: 14:00 – 21:00 Uhr | Donnerstag: 14:00 – 22:00 Uhr | Sonn- und Feiertag: 12:00 – 21:00 Uhr | Letzter Einlass um 20:30 Uhr. Während der NRW-Ferienzeit gelten die regulären Öffnungszeiten.

DIE PREISE
Saunatageskarte: Erwachsene 15,00 Euro | Ermäßigt 12,00 Euro.

DIE SAUNEN

90 °C-SAUNA
90 °C
Im Innenbereich können Gäste die heilende Wärme der 90 °C-Sauna genießen und lassen den Alltag hinter sich. Das Immunsystem wird nach einem Saunagang durch eine kühle Dusche gestärkt, die unter freiem Himmel für neue Energie sorgt.

TEPIDARIUM
55 °C
Besonders für Sauna-Neulinge bietet sich das milde 55 °C warme Tepidarium an. Es ist eine ideale Entspannungsmöglichkeit. Körper und Geist werden durch wechselnde Lichtimpulse sanft regeneriert. Die milde Temperatur versetzt in ein gesundes Fieber, welches das Immunsystem stärkt.

Saunaland Aqualip »RUHE GENIESSEN«

Georg-Weerth-Straße 19, 32756 Detmold
05231 607-240 | info@aqualip.de | www.aqualip.de

DAMPFBAD
44 °C

Bei einer Luftfeuchtigkeit von 100 % und einer Temperatur von 44 °C herrschen ideale Bedingungen für körperliche Regeneration. Wohltuender Eukalyptus-Dampf fördert die Durchblutung und beugt Atemwegsproblemen vor.

AUFGUSS-SAUNA
80 °C

Im Außenbereich lädt die 80 °C heiße Sauna zu wechselnden Aufgüssen ein, die von ausgebildeten Saunameistern durchgeführt werden.

DAS ABKÜHLEN

Nach den Saunagängen darf eines nicht vergessen werden: die Abkühlung. Hier stehen Schwallduschen, ein Tauchbecken und ein Fußbad zur freien Verfügung. Den besonderen Kick gibt die Dusche im Außenbereich unter freiem Himmel – vor allem bei winterlichen Außentemperaturen.

RUHEMÖGLICHKEITEN

Ausreichend Ruheliegen, sowohl im Ruheraum als auch auf der Sonnenterasse, laden zum Entspannen ein.

WELLNESS | MASSAGEN

Fachkundige Hände warten im Massagebereich auf ihren Einsatz. Hier kann vorab telefonisch oder auch im Saunaland selbst eine klassische Massage gebucht werden.

GASTRONOMIE

Zwischen den Saunagängen können sich die Gäste eine leckere Erfrischung an der Saunabar genehmigen. Der angrenzende moderne Loungebereich schafft eine Wohlfühlatmosphäre, die zum Verweilen und Erholen einlädt.

ZAHLUNGSVERKEHR

Sie können im Saunaland sowohl bar als auch mit EC-Karte bezahlen.

PARKMÖGLICHKEITEN

Direkt vor dem Eingang zum Saunaland stehen Parkplätze in ausreichender Anzahl zur Verfügung. Die Benutzung der Parkplätze ist für Besucher kostenfrei.

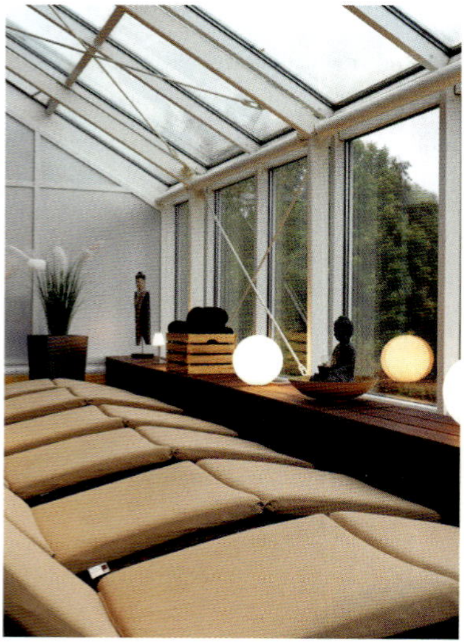

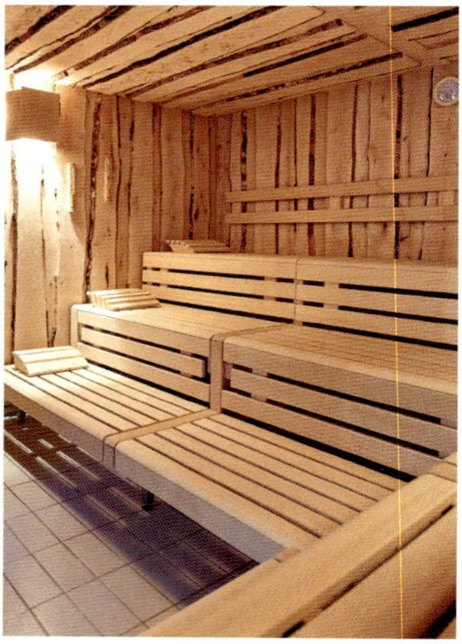

klein aber fein

Easyfeeling Sauna - Skincare - Wellness

»GÖNNEN SIE SICH IHRE ERHOLSAME ZEIT MIT EASYFEELING«

Lorentzlaan 4, NL-7002 HB Doetinchem | 0031 314-325501 | www.easyfeeling.nl

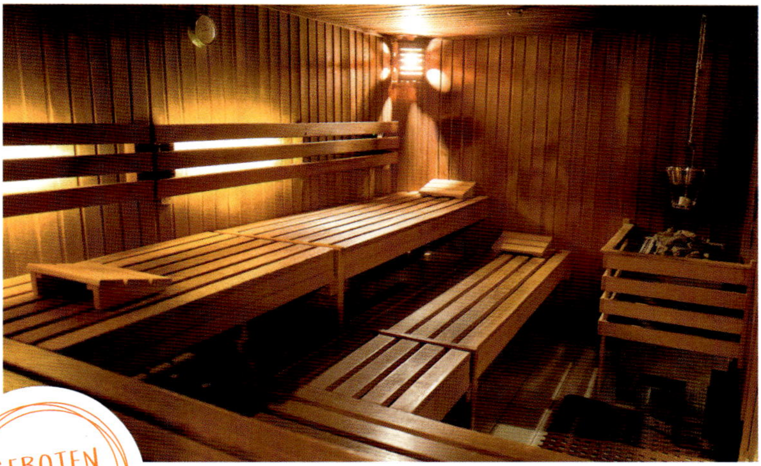

GEBOTEN WIRD:

DAS RESÜMEE

In dem inhabergeführten Familienbetrieb mit angenehmer Atmosphäre werden Sie seit mittlerweile 42 Jahren zuvorkommend und persönlich betreut. Ruhe und Entspannung werden in der gut 1.600 qm umfassenden Anlage groß geschrieben. Kerzenlicht und frisch geschnittene Blumen dienen als stimmungsvolle Dekorationen.

Die Saunakabinen sind von außen mit Holz vertäfelt, die zentral liegenden Abkühlbereiche hell und freundlich gefliest. Das häusliche Ambiente lädt zum Wohlfühlen ein. Die vielen violett gestrichenen Elemente erbreiten eine gute Schwingung, die das zur Ruhe kommen unterstützt. Das über zwei Etagen gebaute Haus verfügt im oberen Stock über Behandlungsräume wie den Umkleidebereich. Alle anderen Attraktionen liegen ebenerdig.

DER EMPFANG

Am Empfang können Bademäntel und Handtücher ausgeliehen werden.

DIE ÖFFNUNGSZEITEN

Montag geschlossen | Dienstag bis Donnerstag von 11:00 – 22:30 Uhr | Freitag bis Samstag 11:00 – 23:00 Uhr | Sonntag, Montag und Feiertag geschlossen. Da die Öffnungszeiten variieren können, informieren Sie sich bitte im Internet über die aktuellen Einlasszeiten.

DIE PREISE

Tageskarte Erwachsener 22 Euro.

UMKLEIDEN | DUSCHEN

Umkleiden und Duschen: Damen und Herren kleiden sich gemeinsam im Umkleidebereich um, geduscht wird ebenfalls gemeinsam.

Easyfeling Sauna - Skincare - Wellness

»GÖNNEN SIE SICH IHRE ERHOLSAME ZEIT MIT EASYFEELING«

Lorentzlaan 4, NL-7002 HB Doetinchem | 0031 314-325501 | www.easyfeeling.nl

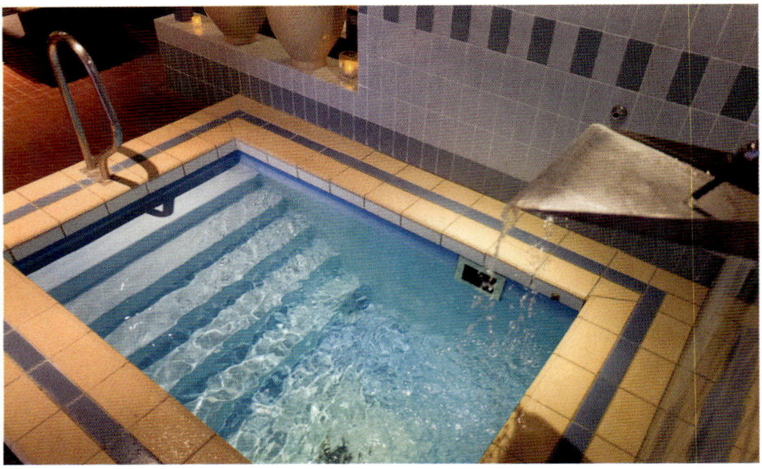

DIE SAUNEN

Zwei Saunakabinen und ein Römisches Dampfbad erwarten die schwitzhungrigen Gäste im Innenbereich der Anlage. Ab und zu wird mit wechselnden Düften in der Finnischen Sauna aufgegossen.

DIE FINNISCHE SAUNA

Der seitliche Ofen mit Saunasteinen befeuert die holzverkleidete Saunakabine mit ordentlichen 90 °C. So kommen an die 12 Personen gut ins Schwitzen. Eine größere Liegefläche lädt zum gemütlichen Verweilen ein.

DIE BIO-SAUNA
80 °C

Hinter einem Holzverschlag thront der Ofen mit Saunasteinen. Etwa 10 Schwitzhungrige verteilen sich in der 80 °C warmen Sauna. Die farbchangierende Deckenbeleuchtung umspielt genüsslich die Erholungssuchenden.

DAS RÖMISCHE DAMPFBAD, 48 °C

Auf den rundherum befindlichen Sitzbänken finden gut 10 Gäste Platz. Das 48 °C warme Dampfbad ist in feinen, aromatisierten Nebel gehüllt.

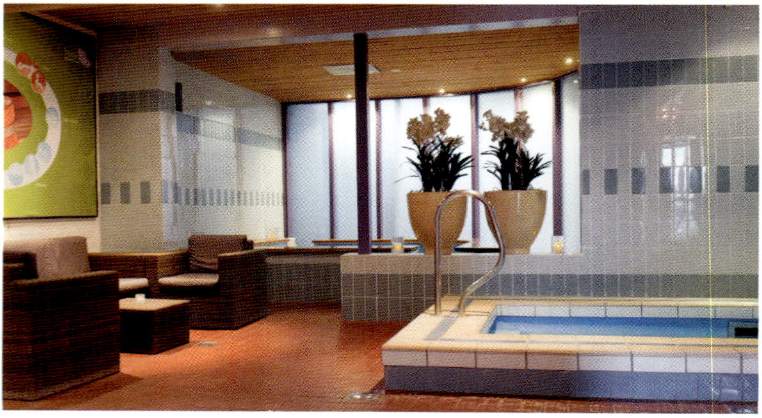

Easyfeeling Sauna - Skincare - Wellness

»GÖNNEN SIE SICH IHRE ERHOLSAME ZEIT MIT EASYFEELING«

Lorentzlaan 4, NL-7002 HB Doetinchem | 0031 314-325501 | www.easyfeeling.nl

DAS ABKÜHLEN

Nicht nur zur Vorreinigung dienen Warm-Kalt-Brausen. Zusätzlich kann sich an einer Schwall-, einer Eck- sowie an einer Kübeldusche neben zwei Kneipp-Schläuchen außerordentlich erfrischt werden. Ein Tauchbecken mit wasserfallartigem Frischwasserzulauf verheißt eine erfrischende Abkühlung. Das entstehende Plätschern ist im gesamten Innenbereich wohltuend wahrnehmbar. Im warmen Fußbecken mit Holzsitzbank erholen sich die Füße auf angenehme Art und Weise. Saunasalz steht zum Einreiben bereit. Im Außenbereich locken überdacht ein Kneipp-Schlauch sowie eine Kübeldusche.

DAS SCHWIMMBAD

Das ca. 15 qm große, viertelkreisförmige Hallenbad ist 1,30 m tief und mit 30 °C Temperatur angenehm warm.

DIE AUSSENANLAGE

Gemütliche Sitzmöglichkeiten mit Tischen, die auch zum Verzehr von Getränken und Speisen geeignet sind, sind liebevoll dekoriert. Bequeme Liegen mit Ablagen laden zum entspannenden Verweilen ein. Dank schön angelegter Beete, Kübelpflanzen und kleiner Bäume ist die Anlage eine sehr grüne Oase der Erholung. Auf Holzpanelen leicht erhöht ist eine loungige Ecke mit Rattan- wie Holzhockern mit Ablagen. Hochgewachsene Bäume säumen die Anlage.

MASSAGEN | SOLARIEN
GASTRONOMIE

In der Easyfeeling Sauna - Skincare - Wellness können Sie sich auf vielfältigste Art und Weise verwöhnen lassen. Entspannungs- und Sportmassagen, Aromaölmassagen stehen ebenso auf dem Programm wie Shiatsu und Hot Stone-Behandlungen. Körperpackungen mit Algen und Schlamm, polynesische Fußbehandlungen sowie verschiedene Peelings sind eine Wohltat für Ihren Körper. Beauty-Behandlungen für Sie und Ihn für das Gesicht und den Körper lassen Sie in neuem Glanz erstrahlen. Ein Hydrojet verbindet die Vorteile eines Wasserbettes mit angenehmer automatischer Massage. Durch die breite Multi Relax-Liegefläche mit integrierter Kopfstütze, bequemen Armmulden und variablen Fußstützen laufen auch längere Bräunungs-Sessions vollkommen entspannt auf dem ergiebigen Hochleistungsbräuner ab.

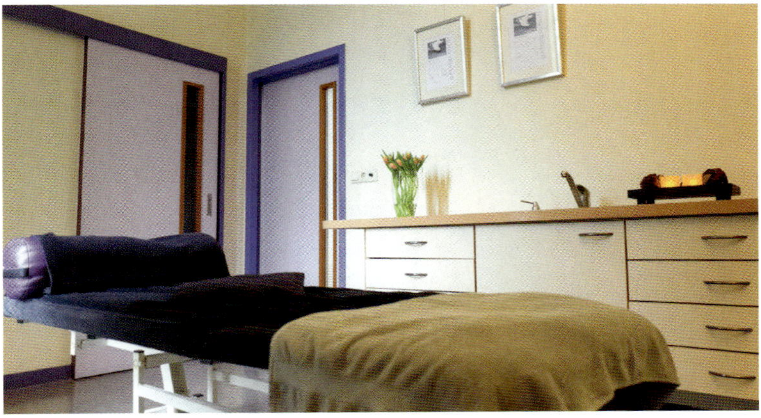

Suppen, Salate, Toast-Variationen, Fingerfood mit Dips, verschieden belegte Brötchen und der eigens kreierte, äußerst schmackhafte Easyburger können in behaglicher Atmosphäre verspeist werden. Der Aufenthalt in der lichtdurchfluteten Gastronomie mit geschwungener Holztheke mit Barhockern und loungiger Kaminecke mit bequemen wie einladenden Couchen mit Kissen, Decken, Fußhockern, Ablagen und Kerzenlicht wird musikalisch untermalt. Von einem großen Esstisch mit Lederhockern und Lesestoff haben Sie einen schönen Ausblick in den Saunagarten.

ZAHLUNGSVERKEHR

Alle in Anspruch genommenen Leistungen werden in bar oder per EC-Karte im Nachhinein beglichen.

PARKMÖGLICHKEITEN

Unmittelbar an der Anlage stehen kostenlose Parkplätze zur Verfügung.

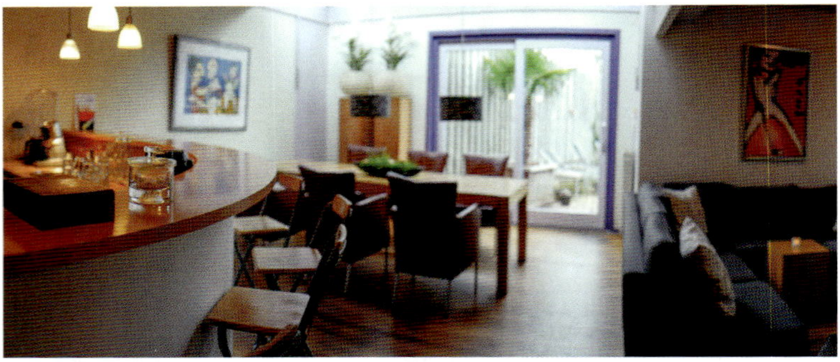

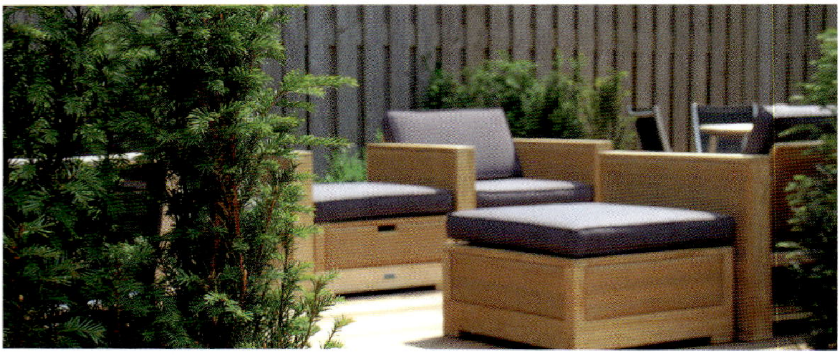

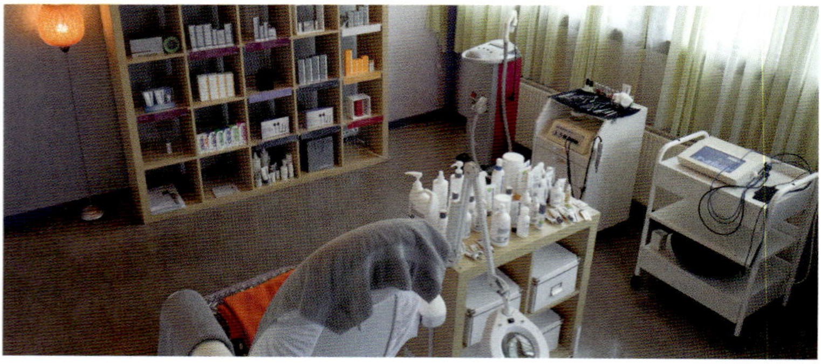

DORSTEN

GUTSCHEINHEFT S. 9

Freizeitbad Atlantis »LASSEN SIE SICH VERWÖHNEN!«

Konrad-Adenauer-Platz 1, 46282 Dorsten

02362 95170 | www.atlantis-dorsten.de

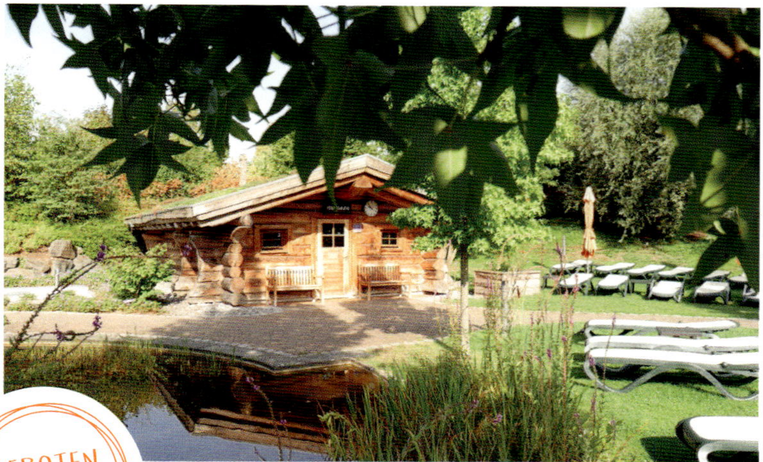

GEBOTEN WIRD:

DAS RESÜMEE

Das Freizeitbad Atlantis ist ein wahres Paradies für Jung und Alt, für Schwimmer wie Fitness- und Wellnessfans. Freuen Sie sich auf das 1.200 qm große Erlebnisbecken, den Strömungskanal, Wasserfälle, Sprudelliegen oder den Whirlpool in der Brodelbucht. Action verheißen fünf High-Tech-Rutschen mit einer Gesamtlänge von 390 m. Im Solebecken gönnen Sie Ihrem Körper und Ihrer Seele etwas Gutes. Auch im Kinderbecken wurde mit Wasserschlange, Wasserdüsen und Wasserfall sowie Krokodilrutsche an alles gedacht. Sportlich geht es im 25 m-Becken auf 5 Bahnen zu. Ebenso lädt das Außenbecken im Freibad, mit Massagedüsen und Schwallduschen ein.

DER SAUNABEREICH

Auf über 500 qm präsentiert sich eine einladende wie lichtdurchflutete Saunalandschaft mit Stein- und Felsformationen. Die Wände sind in violett in unterschiedlichen Nuancen gestaltet. Sehr viele Grünpflanzen lockern die Atmosphäre behaglich auf. An die Innenlandschaft schließt sich der 1.200 qm große Saunagarten mit attraktiven Holzhäusern, die als Saunakabinen oder Ruhehaus dienen, sowie ein Naturteich und ein großes Abkühlbecken an.

DER EMPFANG

Am Empfang werden Bademäntel, Handtücher, Badeschlappen & -utensilien verkauft. Der Saunashop im Wellnessbereich bietet außerdem die Möglichkeit Artikel wie Hamamtücher, Duschschäume oder Saunahüte zu erwerben.

DIE ÖFFNUNGSZEITEN

Montag bis Donnerstag 10:00 – 21:30 Uhr | Freitag, Samstag 10:00 – 23:00 Uhr | Sonntag 10:00 – 21:00 Uhr | feiertags 10:00 – 22:00 Uhr.

DIE PREISE

3 Std. Ticket 15,00 Euro | Tagesticket 18,50 Euro.

Freizeitbad Atlantis »LASSEN SIE SICH VERWÖHNEN!«
Konrad-Adenauer-Platz 1, 46282 Dorsten
02362 95170 | www.atlantis-dorsten.de

UMKLEIDEN | DUSCHEN

Im Badbereich können sich die Saunagäste in Einzelkabinen umkleiden. Im Saunabereich stehen für Frauen eine Sammelkabine sowie für Männer und Frauen eine gemischte Umkleide zur Verfügung. Geduscht wird nach Geschlechtern getrennt.

DIE SAUNEN

Zwischen acht unterschiedlich temperierten und gestalteten Saunen und Dampfbädern kann der Saunagast im Atlantis wählen. Drei Saunakabinen sind jeweils in einem Blockhaus aus massiven Rundstämmen mit begrüntem Dach im Saunagarten untergebracht. Die mit 50 °C mildeste Sauna, die Salzsauna, das Sanarium® mit farbwechselndem Kristalllicht, sowie die Aufguss-Sauna liegen im Inneren der Anlage.

Eine schier unermessliche Auswahl an verschiedenen Aufgüssen wird im Atlantis geboten. Dabei wird hauptsächlich in der Aufguss-Sauna, aber auch in der Erdsauna, in der Rosen- sowie der Loftsauna aufgegossen. Stündlich wird mit Kelle oder auch der Gießkanne der Saunaofen mit Wasser beträufelt. Aufgüsse mit der Gießkanne können sehr heiß werden, da das Wasser punktgenau auf den Saunasteinen landet. Gewedelt wird mit Palmwedel, Fächern, Fahnen oder dem Saunatuch. Zu den Aufgüssen werden z. B. Salz, Honig oder eine Zucker-Öl-Mischung zum Hautpeeling ausgeteilt. Sehr beliebt ist der Wenik-Aufguss mit Birkenzweigen oder der Klangschalen-Aufguss, bei dem sanfte Klänge und Schwingungen im Vordergrund stehen.

Ein weiteres Highlight ist der 60-minütige 4-Jahreszeiten-Aufguss in der Erdsauna, der freitags oder an Feiertagen auf dem Programm steht.

DIE AUFGUSS-SAUNA
85 °C

Über drei Ebenen können sich etwa 40 Schwitzhungrige bequem verteilen. Der große Ofen erwärmt die dezent beleuchtete Saunakabine auf 85 °C. Viele der angebotenen Aufgüsse werden hier zelebriert.

DAS SANARIUM®
60 °C

Der milde Starter in einen erholsamen Saunatag! Bei ca. 60 °C können gut 35 Personen angenehm verweilen. Der Blick fällt immer wieder auf den riesigen, stirnseitigen Bergkristall, der das bunte Farbspiel der Deckenkristall-Leuchten wiederspiegelt.

DIE SALZSAUNA
50 °C

Mit Wänden aus Salz lädt die Salzsauna bei wohligen 50 °C zum Entspannen ein. Das Gradierwerk in der Mitte der Sauna in dem Salzwasser an den Birkenzweigen herunterfließt bietet einen zusätzlichen Entspannungsfaktor.

DIE ROSEN-SAUNA
70 °C

Dezente Entspannungsmusik empfängt etwa 25 Saunagäste in der 70 °C warmen Rosensauna mit Vorraum und überdachter Sitzmöglichkeit vor der Sauna. Zwei seitliche Fenster gewähren den Ausblick in den Saunagarten.

DIE LOFT-SAUNA
80 °C

In rustikalem Gewand gibt sich die 80 °C warme Saunakabine, die gut 30 Schwitzhungrige beherbergen kann. Die Sitzbänke sind L-förmig um den Saunaofen angeordnet. Über dem Ofen hängt eine kleine Schale mit Kräutersud.

Freizeitbad Atlantis »LASSEN SIE SICH VERWÖHNEN!«

Konrad-Adenauer-Platz 1, 46282 Dorsten
02362 95170 | www.atlantis-dorsten.de

DIE ERD-SAUNA
90 °C

Die mit 90 °C heißeste Kabine der Anlage ist tief in die Erde eingelassen. So herrscht ein angenehmes und erdiges Klima in der sechseckigen Erdsauna. Kreisförmig verlaufen die Bänke um den enormen wie massiven Ofen in der Mitte. Sechzig Personen fasst die urige, bewusst dunkel gehaltene Sauna.

DAS DAMPFBAD
45 °C

Auf Marmorsitzbänken an den Wänden rundherum finden an die 15 Gäste Platz. Aromatisierter, feiner Nebel liegt in der 45 °C warmen Luft des attraktiv gefliesten Dampfbades.

DIE DAMPFKABINE

Die kleine Dampfkabine mit drei Schalensitzen im Abkühlbereich ist perfekt für Schlammkuren mit Heilerde oder Zucker-Öl-Anwendungen, die zum geringen Preis beim Saunameister erworben werden können.

DAS ABKÜHLEN

Der attraktiv geflieste Abkühlbereich bietet eine große Auswahl an Abkühlattraktionen. Neben Warm-Kalt-Brausen stehen zwei Kneipp-Schläuche zur Verfügung. Kühles Nass beherbergen auch die Duschnischen mit einer Erlebnisdusche, Kneipp-Schläuchen, Eckbrausen sowie einer Schwall- und einer Kaltdusche. Den

CRUSHED ICE

ultimativen Abkühlkick verheißen das anliegende Tauchbecken und der Crushed-Ice-Brunnen. Äußerst kommunikativ ist der Bereich mit den vier Fußwärmebecken. Auch im Saunagarten kann sich der erhitzte Saunagast an zwei Duschsäulen mit vielfältigen Duschen sowie im Tauchbecken eine ordentliche Abkühlung verschaffen. Danach geht's ins große, runde Schwimmbecken welches in der Nähe des Naturteiches angesiedelt ist.

DER WHIRLPOOL

Der in die Steinlandschaft eingearbeitete, 33 °C warme Whirlpool bietet viel Platz als Wohlfühloase.

DIE AUSSENANLAGE

Die Außenanlage hat mit ihren Saunahäuschen, dem Ruhehaus am Naturteich und einem Rundweg aus Stein Dorfcharakter. Bequeme Liegen auf Rasenarealen säumen ebenso den Weg wie schön angelegte Beete mit Blumen und Grünpflanzen und wie große Steinformationen. Auf dem Holzsteg unmittelbar am Naturteich mit Wasserspeiern, Wasserspflanzen und kleinen Fischen lässt es sich angenehm verweilen. Auch an die Raucher wurde in Form eines Holzpavillons mit massiven Rundstämmen gedacht. Überdacht, mit bequemen Sitzmöglichkeiten und Infrarotstrahlern zum Wärmen ausgestattet, zeigt er sich einladend dekoriert.

RUHEMÖGLICHKEITEN

Der lichtdurchflutete Ruheraum ist, mit über 20 behaglichen Liegen mit Decke und Nackenrolle sowie Grünpflanzen, ein idealer Ruheort. Ein wahres Refugium stellt das massive, aus Douglasie-Rundstämmen erbaute Ruhehaus im Saunagarten dar. Das angenehme Plätschern des Wasserspeiers auf dem Naturteich erleichtert ebenso das Zur-Ruhe-Kommen wie das schöne, natürliche Holzklima und die behagliche Wärme des Holzkamins. Von den zahlreichen Liegen mit Auflagen, Decken

Konrad-Adenauer-Platz 1, 46282 Dorsten
02362 95170 | www.atlantis-dorsten.de

und Fußrollen hat der Erholungssuchende einen Panoramablick auf den Saunateich.

MASSAGEN

Lassen Sie sich mit Hot-Chocolate-, Hot-Stone- sowie Gesichtsmassagen verwöhnen. Ebenso stehen Ayurveda-Massagen oder Salzmassagen neben Aromaölmassagen, als Teil- oder Ganzkörpermassagen, auf dem Programm. Last but not least, können Sie in den Genuss einer ganz besonderen Massage, wie z.B. die Schröpf- oder Honigmassage kommen, indem Sie eine Massage des Monats in Anspruch nehmen.

EVENTS

Mehrere über das Jahr verteilte lange Saunanächte bis 2:00 Uhr locken mit einer besonderen Vielfalt an Aufgüssen die Schwitzhungrigen in die Sauna. Von Zeit zu Zeit werden Mottotage oder Mottowochen mit ausgefallenen Attraktionen angeboten. Nähere Informationen erhalten Sie im Internet oder im Bad.

GASTRONOMIE

Bequeme Sitzmöglichkeiten, mit herrlichem Ausblick in den Saunagarten, lassen den Saunagast Salate, Nudeln, leckere Kleinigkeiten und vegetarische Gerichte gemütlich verspeisen. Die lichtdurchflutete, große Gastronomie finden Sie zentral im Innenbereich der Anlage. Am Außenpool kann bei schönerem Wetter ebenfalls behaglich gegessen werden. Weitere köstliche Speisen können im Badbereich oder Bistro Jamaika im Eingangsfoyer zu sich genommen werden.

ZAHLUNGSVERKEHR

Der Eintritt wird beim Betreten der Anlage bezahlt. Alle in Anspruch genommenen Leistungen werden auf einen Chip gebucht und im Nachhinein in bar, mit Wertkarten, per ec-Karte oder Kreditkarte beglichen.

PARKMÖGLICHKEITEN

Im hauseigenen Parkhaus, unmittelbar an der Anlage, stehen ausreichend kostenlose Parkplätze zur Verfügung. Ein großer Wohnmobilstellplatz ist nicht weit entfernt.

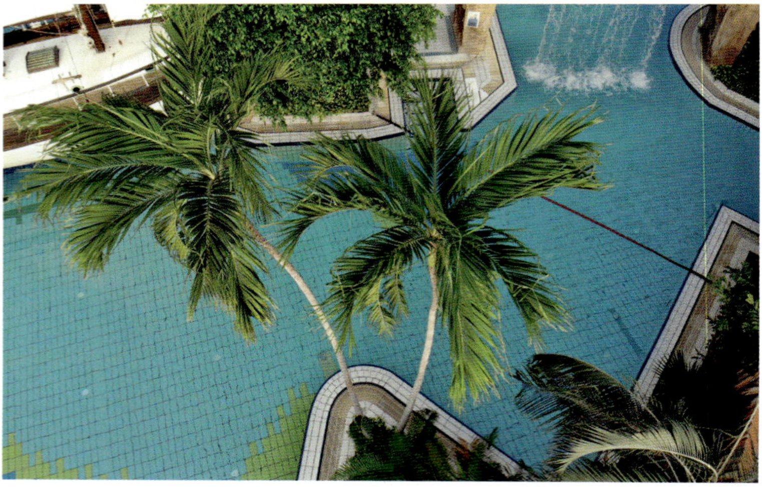

SaunaPremium
DEUTSCHER SAUNA-BUND

DIE SAUNA INSEL® »IHR VITALITÄTSZENTRUM IN DÜLMEN«

Wierlings Busch 16, 48249 Dülmen
02594 3014 | info@sauna-insel.de | www.sauna-insel.de

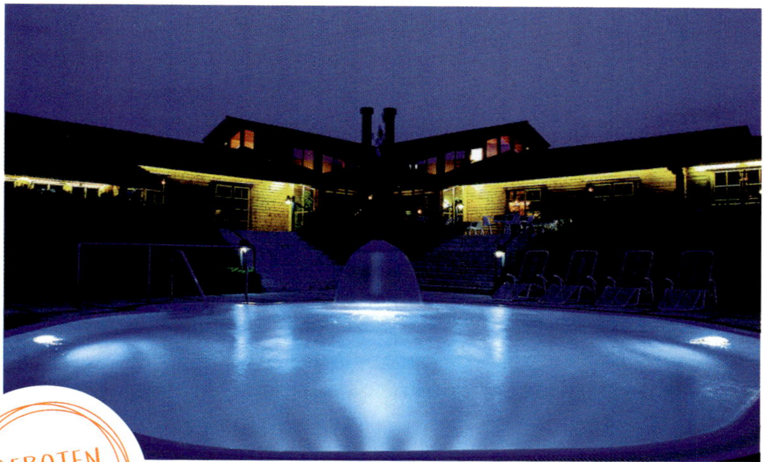

GEBOTEN WIRD:

DAS RESÜMEE

Im Vitalitätszentrum „Die Sauna Insel®" finden Sie in einem einzigartigen, echt finnischen Blockhaus Erholung und Entspannung pur. Sechs Saunas sind für Sie aufgeheizt. Ein über 8.500 qm großer Saunagarten, Tiefenentspannung durch Massage, Kosmetik, Dampfbad und Badekultur sorgen für Fitness und Erholung. Abgerundet wird das Angebot mit frisch zubereiteten, gesunden und schmackhaften Speisen sowie Getränken im Restaurant.

DER EMPFANG

Wenn Sie das Vitalitätszentrum zum ersten Mal besuchen, werden Sie persönlich herumgeführt und mit den Gegebenheiten vertraut gemacht.

DIE ÖFFNUNGSZEITEN

Täglich ab 9:00 Uhr geöffnet. Damen-Sauna: Mittwoch von 9:00-14:00 Uhr. Gemeinschafts-Sauna: Zutritt ab 16 Jahren.

DIE PREISE

Einzeleintritt (ganztägig): 27,90 Euro. Samstags, sonntags und an Feiertagen Tarifaufschlag: 4,00 Euro pro Person. Darüber hinaus gibt es Angebote für VIP-Karten, 10er-, 20er- und Jahreskarten. Informieren Sie sich dazu bitte an der Rezeption bzw. im Internet.

UMKLEIDEN | DUSCHEN

Die ansprechend gestalteten Umkleideräume werden in der Regel von Damen und Herren gemeinsam benutzt. Jedoch gibt es zusätzlich geschlechtergetrennte Umkleideräume. Jeder Umkleideraum hat seine eigene Reinigungsdusche. Wertfächer stehen kostenlos zur Verfügung.

DIE SAUNEN

Der über 8.500 qm große Garten mit insgesamt vier echtfinnischen, teilweise holzbefeuerten Sauna-Blockhäusern stellt zweifelsohne den Höhepunkt des

Wierlings Busch 16, 48249 Dülmen
02594 3014 | info@sauna-insel.de | www.sauna-insel.de

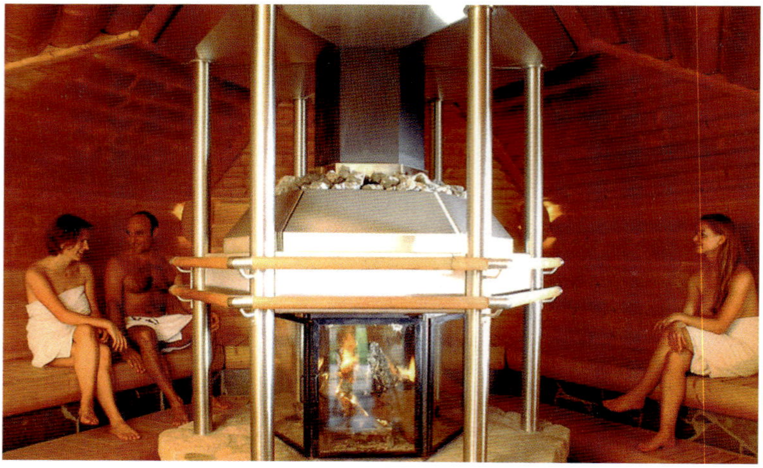

Angebots dar. Aber auch im Inneren erwarten Sie Sauna-Highlights: Neben einem Dampfbad stehen die Ruusu®-Sauna und das Valo®-Bad den Gästen zur Verfügung.

DAS DAMPFBAD
45 °C

In dem feuchten Warmluftbad wird bei einer Temperatur von ca. 45 °C und einer relativen Luftfeuchtigkeit von ca. 100% gebadet - wo man sich in der dampfenden Wärme geborgen und verwöhnt fühlt.

DAS VALO®-BAD
60 °C

Nicht ohne Grund wurde dieser Name Valo® (finnisch: Licht) für das Warmluftbad (ca. 60 °C, relative 40% Luftfeuchtigkeit) gewählt, ziert doch ein Sternenhimmel mit farb-wechselnden Kugellichtern die Decke der Kabine.

Im Zentrum des Warmluftbades befindet sich der Saunaofen, auf dem mittig eine große Granitkugel liegt. Der heißen Granitkugel entspringt mit ätherischen Ölen angereichertes Wasser, das sanft über die Oberfläche der Kugel fließt. Stimmungsvolle und beruhigende Klänge umschmeicheln zusätzlich die Sinne des Badegastes.

DIE RUUSU®-SAUNA
85 °C

Liebevolle Rosenschnitzereien in den Saunaleuchten sowie in den Rückenlehnen verleihen der Saunakabine ihren anheimelnden und romantischen Charakter. Besonderer Blickfang ist der zentral angeordnete Saunaofen (ca. 85 °C, relative 40% Luftfeuchtigkeit) auf dem rund 85 kg Rosenquarz-Steine eine außergewöhnliche Atmosphäre schaffen.

Effektvoll beleuchtet, kommt der geheimnisvolle Edelstein voll zur Geltung. Eine mit Wasser und Rosenaroma gefüllte Edelstahlschale über den Rosenquarz-Steinen gewährleistet eine milde Freisetzung der ätherischen Öle und verwöhnt zusätzlich die Sinne.

DIE SAUNA INSEL® »IHR VITALITÄTSZENTRUM IN DÜLMEN«

Wierlings Busch 16, 48249 Dülmen
02594 3014 | info@sauna-insel.de | www.sauna-insel.de

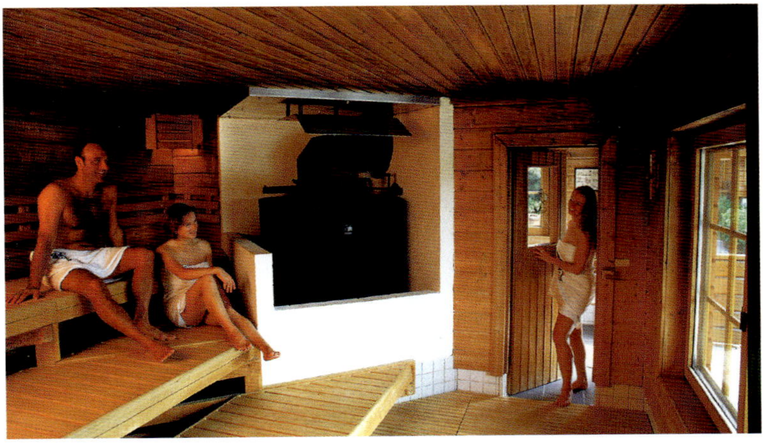

DIE STUGA-REX®-SAUNA
90 °C

Die Stuga-Rex®-Sauna (ca. 90 °C, relative 10% Luftfeuchtigkeit) steht für Schwitzgenuss pur. Die großzügigen Panoramafenster geben den Blick frei auf den liebevoll gestalteten Saunagarten. Die überdimensionale gusseiserne Ofenstelle mit über 650 kg echtfinnischem Saunagestein stellt das Highlight in dieser Sauna dar. Durch die spezielle Nachheizkammer wird die Temperatur des Saunaraumes automatisch reguliert.

DIE MAA®-SAUNA
110 °C

In der Maa®-Sauna, der echtfinnischen Erdsauna, schwitzen Sie auf die wohl ursprünglichste Art und Weise. In dem zum Teil in den Boden eingelassenen Saunablockhaus verbreitet ein ständig prasselndes, sichtbares Herdfeuer eine unvergleichlich behagliche Stimmung. Selbst bei hohen Temperaturen (ca. 110 °C, relative 5% Luftfeuchtigkeit) ist das Saunaklima noch überraschend angenehm und mild. Überzeugen Sie sich selbst!

DIE TULI®-SAUNA
100 °C

In der Tuli®-Sauna stehen Feuer und Flamme im wahrsten Sinne des Wortes im Mittelpunkt. In dem sechseckigen Sauna-Blockhaus zieht eine überdimensionale, mittig aufgesetzte, verglaste Feuerstelle die Blicke auf sich. Die Saunagäste können hier entspannt von allen Seiten in das prasselnde Feuer blicken. Das Feuer trägt nicht nur zu einer unnachahmlichen Stimmung bei, sondern auch zu dem milden und einzigartigen Saunaklima (ca. 100 °C, relative 10% Luftfeuchtigkeit). Sicherlich werden auch Sie in der Tuli®-Sauna bald „Feuer und Flamme“ sein.

DIE SUURI®-SAUNA
90 °C

In der echtfinnischen Suuri®-Sauna (ca. 90 °C, relative 10% Luftfeuchtigkeit), der großräumigen Event-Sauna, werden wechselnde Spezial-Sauna-Aufgüsse zelebriert. Darüber hinaus verwöhnen Saunameister Sie hier regelmäßig mit besonderen Aufguss-Ritualen und heizen Ihnen bei abwechslungsreichen Sauna-Events so richtig ein. Der große Sauna-Vorraum mit Theke und Eisbrunnen bieten Ihnen eine Vielzahl von Erfrischungsmöglichkeiten.

DIE SAUNA INSEL® »IHR VITALITÄTSZENTRUM IN DÜLMEN«

Wierlings Busch 16, 48249 Dülmen
02594 3014 | info@sauna-insel.de | www.sauna-insel.de

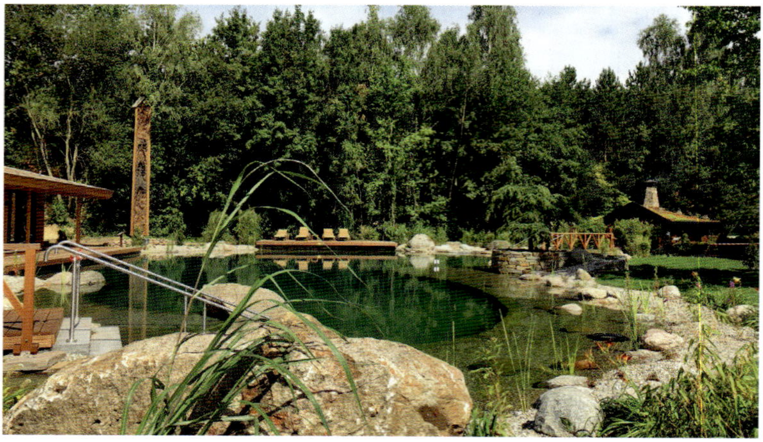

DAS ABKÜHLEN

In der Nähe der Saunas befinden sich sowohl innen wie außen genügend Abkühlmöglichkeiten, die in der Regel aus Schwall-, Kübel- und normalen Duschen bestehen. Außerdem gibt es Tauchbecken und Kneippschläuche.

DAS TAUCH- UND BEWEGUNGSBECKEN

Ein Pool mit einer Tiefe von 1,35 m lädt Sie ein, zwischendurch ein paar Runden zu schwimmen. Im Innenbereich gibt es acht Fußwärmebecken in einem stimmungsvollen Ambiente.

SCHWIMMTEICH

Als großes Highlight bietet ein neuer, 500 qm großer Naturschwimmteich eine Abkühlung der besonderen Art. Sonnenliegen rund herum laden zum Relaxen ein. Abkühlung gefällig? Dann hüpfen Sie rein!

DIE AUSSENANLAGE

Der 8.500 qm große Saunagarten darf zu Recht als ein Paradies bezeichnet werden. Umgeben und geschützt von einem dichten Fichten- und Kiefernwald finden Sie neben den Saunas auch einen idyllischen See, echt finnische Findlinge und viel Grün mit genügend Raum für Bewegung und Ruhezonen.

Weithin sichtbar ist die 8,30 m hohe und ca. 1,5 t schwere Skulptur „Vierjahreszeiten". Das aus einem Eichenstamm gefertigte Kunstwerk nimmt Bezug auf die ganzjährige Öffnung der „Sauna Insel".

RUHEMÖGLICHKEITEN

Im Haus und im Garten stehen Ihnen großzügig bemessene Ruhemöglichkeiten zur Verfügung. Durch die Panoramafenster haben Sie einen herrlichen Ausblick auf den Saunagarten. Auf den bequemen Liegen finden Sie kuschlige Decken zum Wohlfühlen. Im Erdgeschoss des Hauses befindet sich der „Raum absoluter Ruhe" mit Wasserliegen. Seit Mitte 2018 lädt ein neues, liebevoll eingerichtetes Ruheliegehaus, direkt am Schwimmteich, zum Entspannen ein. Wasserbetten, Relaxschaukeln sowie bequeme Liegen sorgen für Ihr Wohlbefinden. Quasi eine Insel in der Insel.

DIE SAUNA INSEL® »IHR VITALITÄTSZENTRUM IN DÜLMEN«

Wierlings Busch 16, 48249 Dülmen
02594 3014 | info@sauna-insel.de | www.sauna-insel.de

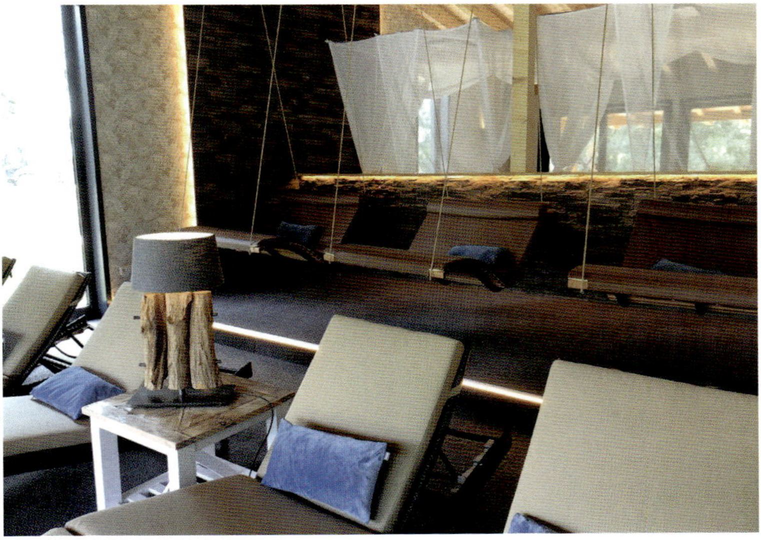

MASSAGEN | SOLARIEN KOSMETIK

Gerne stellen Kosmetikerinnen für Sie ein individuelles Pflegeprogramm zusammen. Sie beraten Sie kompetent und gehen gezielt auf Ihre Wünsche und Bedürfnisse ein. Lassen Sie sich verwöhnen mit einer kosmetischen Gesichts- und Körperbehandlung, Kopfmassage oder mit einer kosmetischen Fußpflege. Auch ohne einen Saunabesuch sind diese Leistungen buchbar.

EVENTS

Einmal im Monat findet je nach Jahreszeit jeweils ein besonderes Event, wie z. B. die Lichternacht oder die Show Time, statt. Bis 2:00 Uhr morgens hat „Die Sauna Insel®" an den Event-Tagen ihre Pforten für Sie geöffnet.

An jedem 10., 20. und 30. eines Monats (Ausnahmen vorbehalten) wird für Sauna-Fans 1 x täglich das „Vihta-Ritual" angeboten. Zwei Saunameister betreuen die Teilnehmer des Rituals. Klopfmassagen mit Birkenruten fördern die Durchblutung und garantieren ein prickelndes Hauterlebnis. Vorab gibt es eine kleine Stärkung, es werden Früchte gereicht sowie Tee oder Eistee (je nach Jahreszeit) als Erfrischung. Beendet wird das Ritual mit dem Genuss von deftigem Schinken, frischem dunklem Brot und einer Flasche Lapin Kulta. (Auf Wunsch auch andere Getränke möglich) Gesamtdauer: ca. eine Stunde. Für Anmeldungen oder Informationen wenden Sie sich an das Personal. Für das Ritual können Sie sich am Empfang anmelden oder Sie buchen telefonisch vor.

GASTRONOMIE

Bei Erholung für Körper, Geist und Seele, darf das leibliche Wohl nicht fehlen. Smoothies, Drinks, Cocktails, Kaffee und Kuchen, erlesene Speisen – vom kleinen Appetithappen bis hin zum kulinarisch anspruchsvollen Menü - ist alles im Restaurant darauf ausgerichtet Ihren Gaumen zu verwöhnen.

Wierlings Busch 16, 48249 Dülmen

02594 3014 | info@sauna-insel.de | www.sauna-insel.de

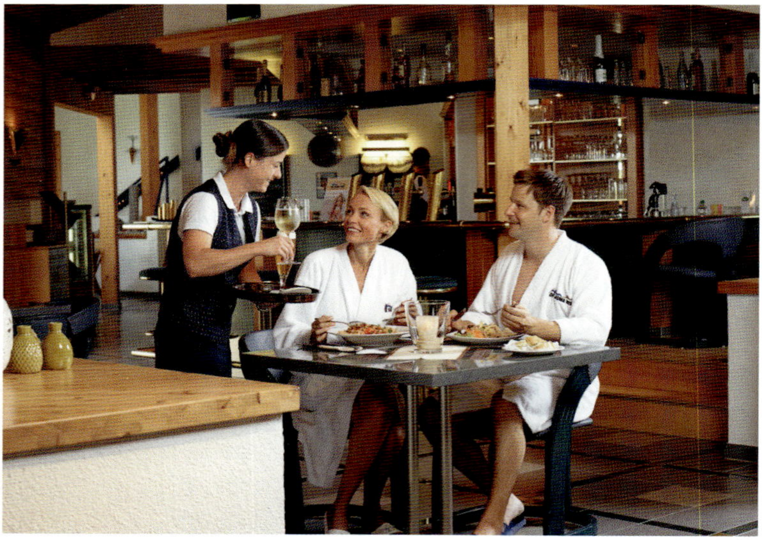

ZAHLUNGSVERKEHR

Alle von Ihnen in Anspruch genommenen Leistungen werden auf Ihren Schlüssel gebucht. Erst beim Verlassen der Anlage bezahlen Sie.

PARKMÖGLICHKEITEN

Direkt neben der Anlage finden Sie genügend kostenfreie Parkplätze.

REISEMOBILSTELLPLATZ

Für Reisemobile stehen Stellplätze zur Verfügung. In Kombination mit einem Aufenthalt im Vitalitätszentrum – Die Sauna Insel® ist die Stellplatznutzung kostenfrei.

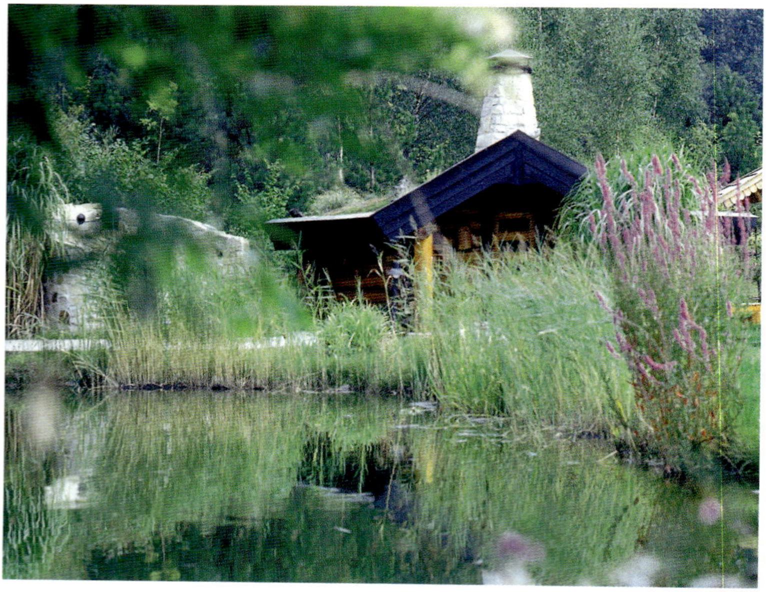

Düb – Freizeitbad Dülmen »ENTSPANNEN – ENTSCHLEUNIGEN – «

Nordlandwehr 99, 48249 Dülmen
02594 9149-0 | www.dueb.de

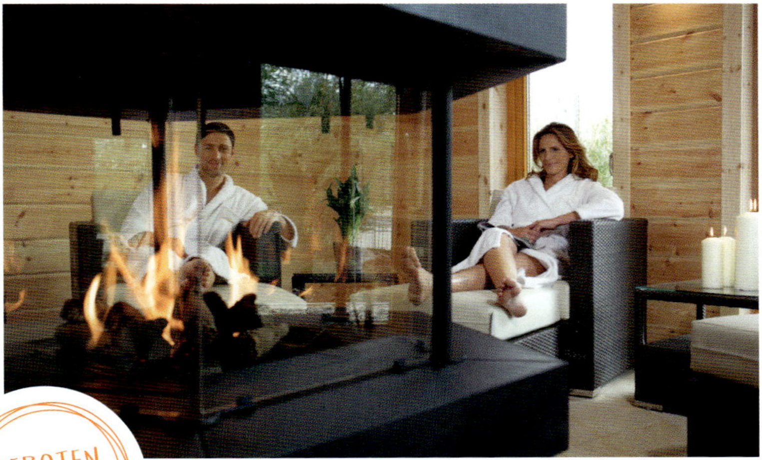

GEBOTEN WIRD:

ACHTUNG Das düb befindet sich bis Herbst 2019 in einer Baumaßnahme. Informieren Sie sich bitte im Vorfeld Ihres Besuches auf der Website www.dueb.de

DAS RESÜMEE Das düb in Dülmen bietet seinen Besuchern eine einladende wie abwechslungsreiche Landschaft aus Schwimmbereich (dübFun) und der WohlfühlLandschaft (düb-Relax). Und ab Herbst 2019 eine neue Aktivhalle mit einem Hubbodenbecken (dübAktiv). Freuen Sie sich im dübFun auf über 1.500 qm Wasserfläche mit acht unterschiedlichen Becken und einem komplett neu gestalteten Kinderbereich rund um den düb Piraten johnny düb, sowie einem neuartigen Kinderaktionsbereich. So finden sich ein 25 m Mehrzweckbecken mit neuem Klippensprungturm und Wasserfall, sowie integrierter Kletterwand. Ein Nichtschwimmerbecken mit Kleinkindplanschbereich, ein Erlebnisbecken innen mit Sternenhimmel, Lichteffekten und der beliebten Grotte, ein Erlebnisbecken außen und schließlich ein 25-m-Sportbecken. Highlights wie Wasserfälle, Wassersprudler und -fontänen, zwei Röhrenrutschen, eine Breitrutsche und ein 3-Meter Klippensprungturm verheißen ein absolutes Wasservergnügen. Erholung pur ist in zwei Solebecken innen und außen, bei mindestens angenehmen 30 °C Wassertemperatur, garantiert. Spüren Sie das Salz auf Ihrer Haut und atmen Sie die wohltuende saline Luft ein.

WOHLFÜHLLANDSCHAFT Der moderne, edel und stilvoll geprägte Wohfühlbreich dübRelax erstreckt sich über eine 650 qm große innen liegende, lichtdurchflutete Landschaft. Viele Sitz- und Liegegelegenheiten laden zum erholsamen Verweilen ein. An einem Wasserspender kann kostenlos energetisiertes Wasser getankt werden. Das BadeHaus mit Warmluftbad, musikalischer Untermalung und großem lichtdurchflutetem Sitzbereich ist

ein Ort der Stille. Weitere Highlights wie zum Beispiel: SalzRelaxHaus, TiefenWärmeSauerstoffBad und SinnesDampfBad bieten vielfältige Möglichkeiten der Ruhe und Entspannung. Zudem wird mit der Wiedereröffnung im Herbst 2019 ein weiteres Warmluftbad (PanoramaSauna) in Betrieb genommen. An das Badehaus schließt sich der etwa 2.000 qm große Kneippgarten mit großzügigem Ruhehaus und Salineturm an. In der Wohlfühllandschaft dübRelax ist Textilpflicht.

DER EMPFANG

Am Empfang sind Bademäntel, Badetücher, Badeschlappen sowie Bade- und Saunautensilien käuflich erwerbbar (teilweise auch im Verleih zu erhalten).

DIE ÖFFNUNGSZEITEN

Bitte informieren Sie sich unter: www.dueb.de

DIE PREISE

Bitte informieren Sie sich unter: www.dueb.de

UMKLEIDEN | DUSCHEN

Nach der Wiedereröffnung steht ein noch großzügigeres Angebot an Einzel- und Gruppenumkleiden zur Verfügung und neue und moderne Duschanlagen in denen getrennt geschlechtlich geduscht wird.

DAS WARMLUFTBAD

Das Warmluftbad ist mit 60 °C angenehm temperiert und stellt somit eine besonders kreislaufschonende Textilsaunavariante dar. Rund 60 Schwitzhungrige finden Platz unter dem stimmungsvollen Sternenhimmel mit Farblichtwechsel. In der Luft liegen sowohl dezente Entspannungsmusik als auch anregende bzw. beruhigende ätherische Öle. Die Luftfeuchte beträgt ca. 40 Prozent. Täglich zur vollen Stunde werden im Wechsel Salzpeelings mit Salzsäckchen und Honigpeelings, Aufgüsse und Anwendungen zelebriert.

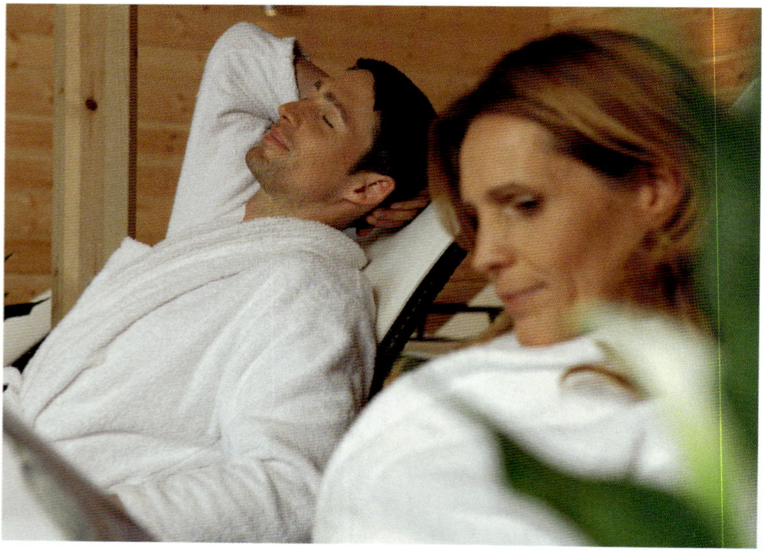

Düb – Freizeitbad Dülmen »ENTSPANNEN – ENTSCHLEUNIGEN – «

Nordlandwehr 99, 48249 Dülmen
02594 9149-0 | www.dueb.de

PANORAMA SAUNA

Ein neues Angebot im KneippGarten ab Herbst 2019 nutzbar.

TIEFENWÄRME-SAUERSTOFFBAD

Die behagliche Wohlfühlkabine hat, dank zweier kleiner Öfen, eine Grundtemperatur um die 35 °C. An 12 Sitzplätzen ist darüber hinaus, individuell per Knopfdruck, ein Infrarotwärmestrahler im Rücken zuschaltbar. Der Sauerstoffanteil liegt um ca. 5 % höher als in normaler Atemluft. Ein farbiger Sternenhimmel verstärkt noch das WohlfühlAmbiente.

SINNESDAMPFBAD

15 Liebhaber des Dampfbades können ihre Anwesenheit mit all ihren Sinnen bei 42 °C im attraktiven Bad genießen. Warmer Wassernebel verbindet sich mit ätherischen Düften im farbigen Lichtspiel.

SALZRELAXHAUS

Die Luft des Relaxhauses ist mit Jod, Magnesium, Kalium und Kalzium angereichert. Die Raumtemperatur liegt bei ca. 30 °C. 25 Personen verteilen sich auf gemütliche Liegestühle. Eine wohltuende Tiefenentspannung wird angeregt durch Salzvernebelung, farbwechselnde Beleuchtung, Hintergrundmusik und verschiedene Landschaftsfilme mit ursprünglichen wie natürlichen Landschaften aus aller Welt auf der Großbildleinwand. Der besondere Clou ist, dass die interessante Beleuchtung auf die wechselnden Filmsequenzen angepasst wird. Durch indirekte Beleuchtung erstrahlte Salzziegelwände zieren den großzügigen Raum über drei Ebenen.

DAS ABKÜHLEN

Im Badehaus können sich die Gäste an einem Kneipp-Schlauch und an Warm-Kalt-Brausen abkühlen. Ebenso stehen Eiswürfel bereit. Am SinnesDampfbad befinden sich weitere Warm-Kalt-Brausen, Eckbrausen, ein Kneipp-Schlauch und eine Schwallbrause. Auch im Kneippgarten können sich die Gäste an eisigen Duschen, einer Kübeldusche und Kneipp-Schläuchen ordentlich erfrischen. Zudem lockt auch das in einem Holzfass untergebrachte Tauchbecken.

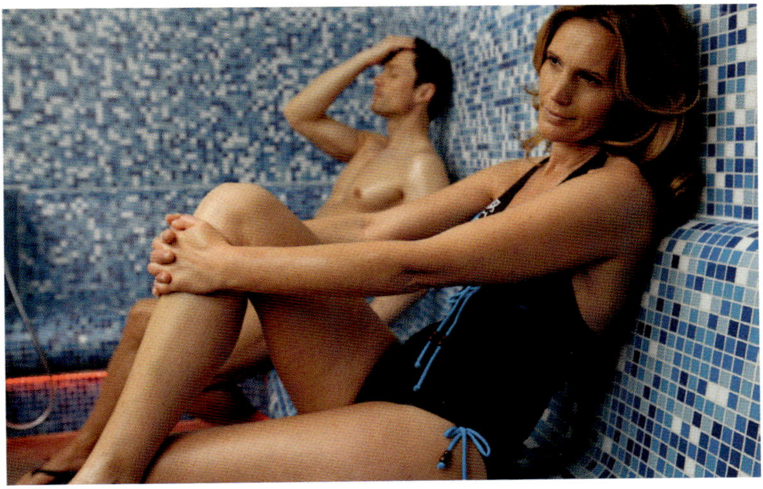

Düb – Freizeitbad Dülmen »ENTSPANNEN – ENTSCHLEUNIGEN – «

Nordlandwehr 99, 48249 Dülmen
02594 9149-0 | www.dueb.de

DÜBKNEIPP

Das gesunde wie wohltuende Kneippen wird im düb groß geschrieben. Im Jungbrunnen im Innenbereich mit vier Paar Fußwärmebecken und drei Paar Armwärmebecken kann ausgiebig gekneippt werden. Ein großes, rundes und kaltes Fußbecken im Kneippgarten dient als Watbrunnen für die Füße.

DIE AUSSENANLAGE

Der weitläufige Außenbereich wird von hochgewachsenen Bäumen gesäumt. Ein Highlight stellt der zentrale, neun Meter hohe Salinenturm dar. Abends wird er mit einem wechselnden Farblichtspiel sehr attraktiv beleuchtet. Es schließt sich eine Steinlandschaft aus Kies mit vielen Grünpflanzen, Bambussträuchern, Liegen und Sonnenschirmen aus Reet an. Der Barfußpfad ist mit verschiedenen Elementen versehen und schlängelt sich im Halbkreis durch den Garten. Sodann erschließt sich ein Erwachsenenspielplatz und eine riesige Liegefläche aus Rasen mit Liegen, Strandkörben und Rosenbeeten.

RUHEMÖGLICHKEITEN

Das große Holz-Ruhehaus mit begrüntem Dach im Kneippgarten lädt zur wohl-tuenden Erholung ein. Äußerst bequeme Rattanliegen mit Auflagen und Decken sind in zwei großzügigen Ruheräumen untergebracht. Von hier haben Sie jeweils einen herrlichen Ausblick in den Außenbereich. Vier Wasserbetten sind zudem im Raum der Stille aufgestellt. Zwischen den beiden Erholungsräumen wartet die Kaminlounge mit zentralem Kaminfeuer mit Armsesseln und Fußhockern auf. Ein geeigneter Ort zur Kommunikation oder zum Lesen. Unter dem Vordach können sich die Gäste auf Liegen niederlassen.

EVENTS

Dienstags lockt der Honig-Wellness-Abend und freitags der Chill-Out-Abend die Gäste mit zusätzlichen Peelings und Anwendungen ins düb. Die Öffnungszeit ist dann jeweils bis 23:00 Uhr verlängert. Einmal jährlich wird die Lange Nacht mit verlängerten Öffnungszeiten, besonderen Aufgüssen und gastronomischen Highlights angeboten. Unter dem Punkt Schöner Feiern werden besondere Events auch für Gruppen konzipiert und angeboten.

GASTRONOMIE

Im Badbereich, vor der Wohlfühllandschaft, können im dübBistro Salate, Suppen, Hamburger-Variationen und Fleischgerichte verspeist werden. Für alle Besucher des Relaxbereichs steht ab Herbst 2019 ein RelaxBistro mit speziellen Angeboten in ruhigem Ambiente zur Verfügung.

ZAHLUNGSVERKEHR

Der Eintritt wird beim Betreten der Anlage beglichen. Alle anderen in Anspruch genommenen Leistungen werden auf einen Chip aufgebucht und im Nachhinein beglichen. Es kann sowohl bar als auch mit EC-Karte bezahlt werden.

PARKMÖGLICHKEITEN

Unmittelbar an der Anlage stehen ausreichend kostenlose Parkplätze zur Verfügung.

Aktiv Park »TAUSCHEN SIE DEN ALLTAG GEGEN RUHE UND GELASSENHEIT«

Hanwische Str. 5, 48488 Emsbüren
05903 6063 | info@aktiv-park.de | www.aktiv-park.de

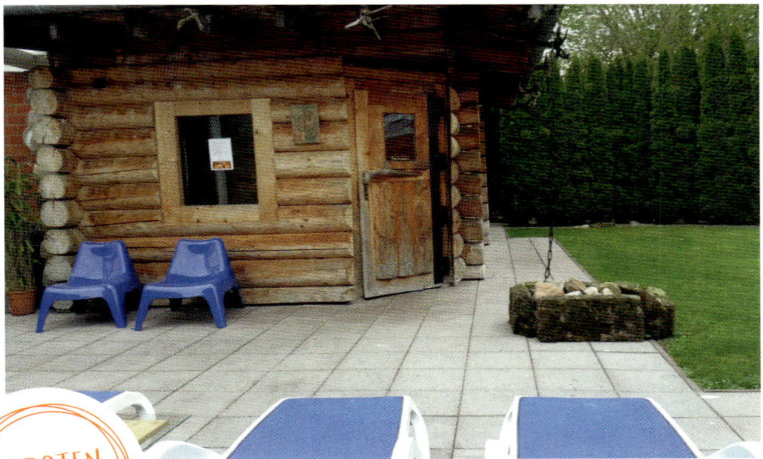

GEBOTEN WIRD:

DAS RESÜMEE

In Emsbüren lädt eine großzügig angelegte Sportanlage mit modern und hochwertig ausgestattetem Fitnessbereich zum Verweilen ein. Neben der Möglichkeit Squash zu spielen, erwartet Sie zusätzlich ein wunderschönes Schwimmbad und ein vielfältiger Saunabereich.

Den freundlichen und qualifizierten Mitarbeitern liegt dabei stets guter Service sowie Ihre Gesundheit am Herzen.

DIE GRÖSSE

Auf 1.200 qm wird Ihnen ein modernes und hochwertig ausgestattetes Gesundheitsstudio geboten. Zusätzlich stehen etwa 300 qm Entspannungsraum für die Saunagäste zur Verfügung und noch etwa 500 qm Saunagarten.

DER EMPFANG

An der Rezeption checken Sie als Saunagast ein. Gegen ein Pfand erhalten Sie den Schlüssel zu einem Spind. Auf Ihre Schlüsselnummer können Sie während Ihres Aufenthaltes Getränke, Riegel, Shakes etc. bestellen.

DIE ÖFFNUNGSZEITEN

Montag: 10:00-21:30 Uhr | Dienstag: 16:00-22:30 Uhr | Mittwoch: 10:00-21:30 Uhr (Damensauna) | Donnerstag: 10:00-21:30 Uhr | Freitag: 10:00-21:00 Uhr | Samstag: 12:00-17:00 Uhr | Sonntag: 10:00-17:00 Uhr.

DIE PREISE

Saunatageskarte (inkl. Fitness und Schwimmen) 13,90 Euro
(Aufenthaltsdauer unbegrenzt)

UMKLEIDEN | DUSCHEN

Für die Saunagäste gibt es zwei getrennte Umkleideräume. Jeder Bereich verfügt

Hanwische Str. 5, 48488 Emsbüren
05903 6063 | info@aktiv-park.de | www.aktiv-park.de

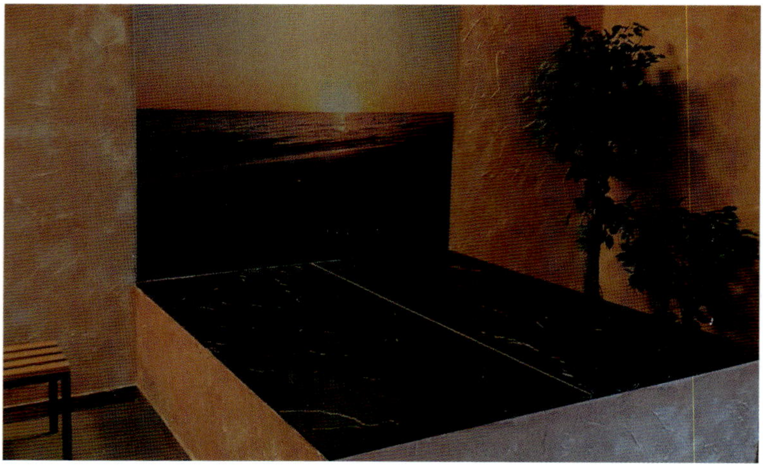

DIE SAUNEN

Der Saunabereich heißt „entspannen". Den Alltag einfach mal eintauschen gegen Ruhe und Gelassenheit im Aktiv Sauna-Park. Sie dürfen sich auf vier unterschiedliche Sauna-Erlebnisse freuen. Im Saunagarten befindet sich die klassische, finnische Sauna – auf ca. 85 °C beheizt. Innen haben Sie die Wahl zwischen Sanarium®, Infrarot oder Dampfsauna. Im 500 qm großen Saunagarten genießen Sie ein Nickerchen auf den Sonnenliegen im Garten oder erfreuen sich einfach an der frischen Luft auf der Terrasse bei einem Getränk.

BLOCKBOHLENSAUNA
85 °C

Die klassische, finnische Sauna – bei 85 °C kommen Sie in der rustikalen, gemütlichen Saunahütte im Garten gelegen richtig ins Schwitzen.

DAMPFBAD

Diese nicht so heiße, dafür mit sehr viel Luftfeuchtigkeit versehene, Sauna ist gerade für Saunaanfänger gut geeignet, Das feuchtwarme Klima wird von vielen als angenehmer empfunden.

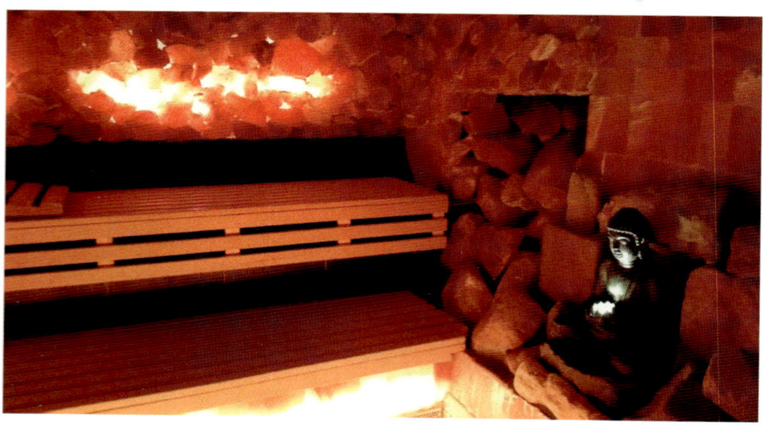

Aktiv Park »TAUSCHEN SIE DEN ALLTAG GEGEN RUHE UND GELASSENHEIT«

Hanwische Str. 5, 48488 Emsbüren
05903 6063 | info@aktiv-park.de | www.aktiv-park.de

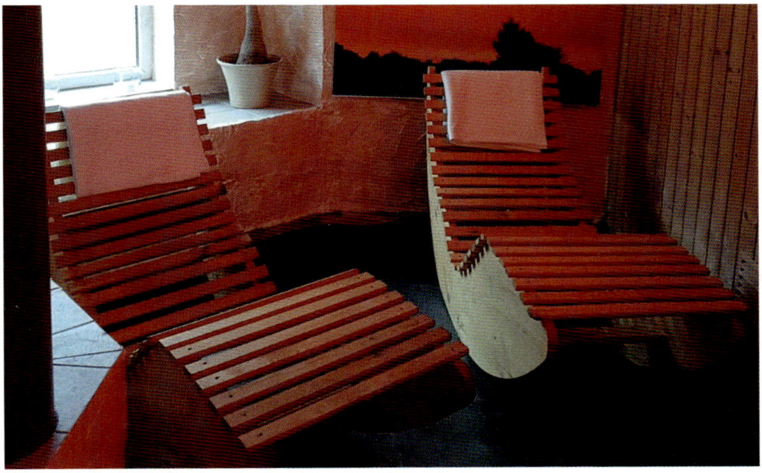

SANARIUM®

In dem sehr viel milderen Klima des Sanariums® können Sie bei einer Farblichttherapie rundum entspannen und die Seele baumeln lassen.

INFRAROT

Die tiefgehende Wärme entspannt Ihre Muskeln und lässt Sie nach einem Fitness-Workout oder einem anstrengenden Arbeitstag wie neu geboren fühlen.

DAS ABKÜHLEN

Die richtige Abkühlung unmittelbar nach dem Schwitzen sorgt für das unverwechselbar frische, wohltuende und freie Gefühl nach dem Saunieren. Wählen Sie selbst zwischen einem lauwarmen, sanften Schauer, einem kalten Eisregen, einem erfrischenden Guss oder einem Sprung ins Eisbecken.

Genießen Sie die Erfrischung im Tauchbecken der Eisgrotte – die Eiswürfel, die langsam im Tauchbecken zerschmelzen, sorgen für ein ganz persönliches Erfrischungserlebnis.

RUHEMÖGLICHKEITEN

Ein Ort der Ruhe ist cer Himalaya-Salz-Ruheraum. Es wurden darin 3.000 kg Himalaya-Salzsteine verbaut. Erholen Sie sich dort zwischen den Saunagängen und genießen die leise Entspannungsmusik. Durch die salzige Luft wird so eine Linderung vieler Erkrankungen erreicht und der Heilungsprozess nachhaltig unterstützt. Sie können aber auch auf dem wohltemperierten „heißen" Stein verweilen oder im Aquarium-Ruheraum einfach entspannen. Vielleicht möchten Sie aber auch im Lese-Ruheraum relaxen, hier sind die Liegen mit Lesebeleuchtung ausgestattet. Besonders bei schönem Wetter lädt der Saunagarten zum Ausruhen ein. Eine Liegeweise mit Sonnenliegen und bequeme Sitzgarnituren laden zum Verweilen ein.

ZUSATZANGEBOTE

Hydrojet (Wellness-Massage-Liege) und Solarium gegen Gebühr.

Aktiv Park »TAUSCHEN SIE DEN ALLTAG GEGEN RUHE UND GELASSENHEIT«

Hanwische Str. 5, 48488 Emsbüren

05903 6063 | info@aktiv-park.de | www.aktiv-park.de

GASTRONOMIE

Im Bistro bedient das Personal Sie gerne mit verschiedenen Erfrischungsgetränken, Bieren oder Kaffeespezialitäten. Kleine Snacks (Protein-Shakes oder Eiweißriegel) werden zum Verzehr angeboten. Darüber hinaus steht das Bistro gern als Fernsehzimmer zur Verfügung. Gemütliche Couch-Garnituren laden hier zum Verweilen ein.

ZAHLUNGSVERKEHR

Der gesamte Verzehr wird während des Aufenthaltes auf den persönlichen Spind-Schlüssel des Besuchers gebucht. Es kann ausschließlich mit Bargeld bezahlt werden.

PARKMÖGLICHKEITEN

Eigene Parkplätze direkt am Standort sind in ausreichender Zahl vorhanden.

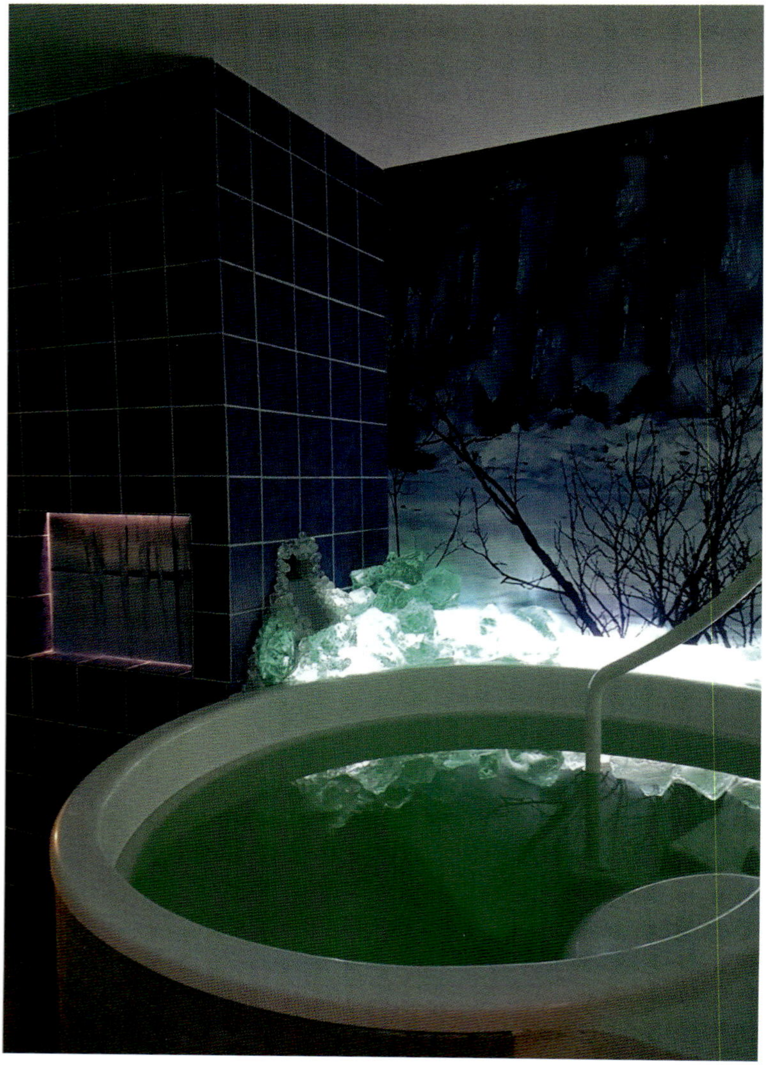

GUTSCHEINHEFT S. 11

Vitus Saunadorf »DIE TOP SAUNA-ANLAGE IN EVERSWINKEL«

Alverskirchener Str. 27d, 48351 Everswinkel

02582 991630 | www.vitus-saunadorf.de

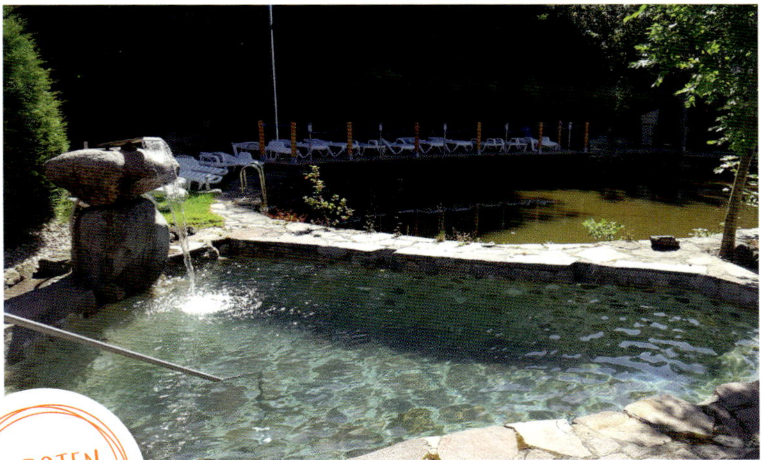

GEBOTEN WIRD:

DAS RESÜMEE

Das in Everswinkel gelegene Vitus Saunadorf bietet seinen Besuchern ein weiträumiges Wellness-Paradies mit maritimer Atmosphäre, das Entspannung und Erholung verheißt. Der Innenbereich lockt mit der 85 °C warmen Sauna „Heiße Düne" und einer Biosauna mit Farblichttherapie. Daneben finden Sie hier auch eine erquickende Infrarotkabine sowie ein römisches Dampfbad. Im Außenbereich können Sauna-Freunde zwischen der Hüttensauna mit ihren abwechslungsreichen Aufgüssen, der mit Holz befeuerten Erdsauna und der SeaSide Sauna mit Strandflair wählen. Hinzu kommen noch eine großzügig angelegte Sauna mit Panoramafenster, ein erfrischender Pool und ein herrlich kaltes Findlingsabkühlbecken. Zahlreichen Liegeplätzen sowie eine SeaSide-Lounge mit Outdoor-Whirlpool stellen weitere Möglichkeiten zum Relaxen dar. Das schmackhafte kulinarische Angebot sowie die auf Wunsch zubuchbaren Kosmetik- und Massagebehandlungen runden einen entspannenden Tag im Vitus Saunadorf ab.

DER EMPFANG

Die freundlichen Mitarbeiter des Saunadorfes empfangen Sie herzlich und stehen Ihnen gerne mit Rat und Tat zur Seite.

DIE ÖFFNUNGSZEITEN

Saunalandschaft	Sommer (1.5 - 31.8)[3]	Winter (1.9 - 30.4)
Dienstag (Frauen-Saunastunden)[1]	10:00 - 23:00 Uhr (10:00 - 14:00 Uhr)	10:00 - 23:00 Uhr (10:00 - 14:00 Uhr)
Mittwoch	11:00 - 23:00 Uhr	11:00 - 23:00 Uhr
Donnerstag	14:00 - 21:00 Uhr	14:00 - 23:00 Uhr
Freitag	11:00 - 23:00 Uhr	11:00 - 01:00 Uhr
Samstag	11:00 - 20:00 Uhr	11:00 - 23:00 Uhr
Sonntag[2]	10:00 - 20:00 Uhr	10:00 - 20:00 Uhr

Vitus Saunadorf »DIE TOP SAUNA-ANLAGE IN EVERSWINKEL«
Alverskirchener Str. 27d, 48351 Everswinkel
02582 991630 | www.vitus-saunadorf.de

[1] Außer an Feiertagen
[2] Auch an Feiertagen, jedoch nicht an Ruhetagen
[3] Ostersonntag + Ostermontag geschlossen, Betriebsferien 05.08 - 19.08

DIE PREISE

Saunatageskarte 26,00 Euro | Duokarte 48,00 Euro | 2-Std.-Ticket 18,00 Euro | 3-Std.-Ticket 21,00 Euro | Tageskarte Schüler (14-24 Jahre) 18,00 Euro | Tageskarte Student (bis 30 Jahre) 20,00 Euro | Kinder (7-14 Jahre) 14,50 Euro | Frühbucher 23,00 Euro | Last-minute Ticket 13,00 Euro. Kinder unter 7 Jahren haben keinen Zutritt. Weitere Preise und Informationen finden Sie auf der Webseite.

UMKLEIDEN | DUSCHEN

Die Anlage besitzt insgesamt fünf Duschbereiche, die von Männern und Frauen gemeinschaftlich genutzt werden. Zusätzlich gibt es einen Duschbereich für Damen.

DIE SAUNEN

DIE ERDSAUNA
115 °C

Sechs Stufen abwärts führen in eine einzigartige Saunaatmosphäre aus Feuer, Holz und Naturstein. Die 115 °C heiße Erdsauna hat eine geringe Luftfeuchtigkeit von 7 % und bietet eine hervorragende Saunastimmung, die ihresgleichen sucht. Hier finden etwa 25 Personen bequem Platz.

DIE HEISSE DÜNE
80 °C

Neben dem eigentlichen Saunavergnügen werden Sie in diesem 80 °C heißen Schwitzraum mit frischen Früchten verwöhnt. Diese und der Duft des Fruchtaufgusses lassen den Saunagang für bis zu 30 Personen gleichzeitig zu einem besonderen Erlebnis werden.

DIE HÜTTENSAUNA
95 °C

Die sechseckige Außensauna mit Blick ins Grüne bietet 40 Personen Platz und beeindruckt durch den mittig platzierten Messingofen. Der großzügig ausgelegte Schwitzraum hat eine Temperatur von 95 °C und ist der Ort, an dem der legendäre Hüttenaufguss mit „Schuss" stattfindet. Zudem können Sie sich auch von einem Salz-Honig-Aufguss verwöhnen lassen.

DIE SEA SIDESAUNA
85 °C

In der SeaSide Sauna können 35 – 40 Personen bei einer Temperatur um die 85 °C in einer sinnlichen Strandatmosphäre entspannen.

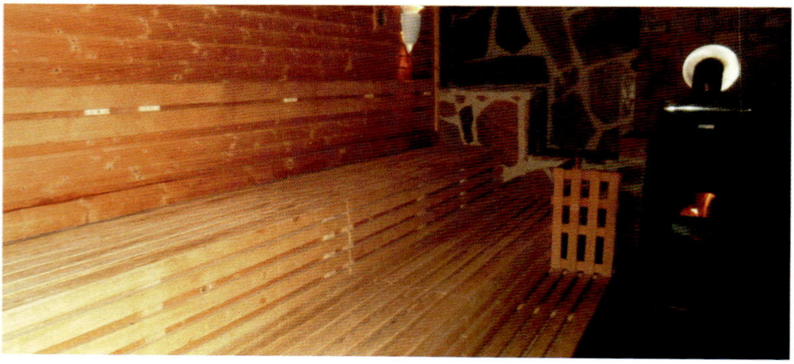

Vitus Saunadorf »DIE TOP SAUNA-ANLAGE IN EVERSWINKEL«

Alverskirchener Str. 27d, 48351 Everswinkel
02582 991630 | www.vitus-saunadorf.de

DIE BIOSAUNA 65 °C

Bei angenehmen 65 °C und einer Luftfeuchtigkeit von 35 % erweist sich die Biosauna als eine besondere Oase der Ruhe, in der rund 20 Personen entspannen können. Bei Eukalyptus, Farblichttherapie und Meditationsmusik lädt diese Sauna zum längerem Verweilen ein und lässt Körper, Geist und Seele zur Ruhe kommen. Ab Herbst 2018 Reefsauna-

DAS DAMPFBAD 53 °C

Bei einer Temperatur von 53 °C und hoher Luftfeuchtigkeit schwitzen Sie in einer typisch mediterranen Dampfbad-Atmosphäre auf Granit-Blöcken. Ein leichter Eukalyptus-Duft strömt aus einem Granitbrunnen, befreit die Atemwege und lässt Sie wieder richtig durchatmen. Hier können sich bis zu acht Personen gleichzeitig verwöhnen lassen.

DAS ABKÜHLEN

Das richtige Abkühlen nach dem Saunagang beginnt an der frischen Luft. Die wunderschöne Außenanlage des Vitus Saunadorfs bietet hierfür die ideale Gelegenheit. Danach ist es an der Zeit, die in Natursteinoptik gehaltenen Stufen in das eiskalte Findlingsabkühlbecken hinabzusteigen.

INFRASAUNARIUM

Durch natürliches, gesundes Schwitzen erfolgt eine sanfte, tiefdringende Reinigung von innen nach außen: Sie entschlacken, entgiften, entspannen, pulsieren und regenerieren. Die angenehmen Temperaturen, die auch Kinder mögen, sind selbst für ältere Menschen gut verträglich.

AUSSENANLAGEN

Auf stolzen 4.000 qm erstreckt sich die Außenanlage des Saunadorfs. Neben dem Findlingsabkühlbecken befinden sich hier zahlreiche Liegeplätze mit bequemen Auflagen und Decken sowie eine Teichanlage. Der Sandstrand an der SeaSide Sauna vermittelt Urlaubsatmosphäre und lädt zum Entspannen ein. In der Sea Side-Lounge lässt es sich gemütlich sitzen und man kann ungestört auch mal etwas klönen. Auf der SeaSide-Lounge-Terrasse mit hochwertiger Rattanbestuhlung können Sie in gemütlicher Atmosphäre das kulinarische Angebot des Saunadorfes genießen.

SCHWIMMBÄDER

In der Außenanlage befinden sich zudem ein vier mal acht Meter großes Schwimmbecken sowie ein Whirlpool bei der Erdinger-Lounge.

RUHEMÖGLICHKEITEN

Insgesamt vier Ruheräume laden im Vitus Saunadorf zum Relaxen ein. Direkt neben SeaSide Sauna befindet sich ein Ruheraum, der neben klassischen Liegen auch gemütliche Boxspringbetten zu bieten hat. Die perfekte Gelegenheit, die Augen zu schließen und vielleicht auch ein kleines Nickerchen zu halten. Neben der Gastronomie lockt ein weiterer Ruheraum mit herrlichen Wasserbetten, die sich dem Rücken perfekt anpassen und somit für größtmögliche Behaglichkeit sorgen. Im Innenbereich schließlich finden Sie noch einen weiteren Ruheraum, sodass Sie sich Ihren idealen Entspannungsort ganz nach Ihren eigenen Vorlieben frei aussuchen können.

Vitus Saunadorf »DIE TOP SAUNA-ANLAGE IN EVERSWINKEL«

Alverskirchener Str. 27d, 48351 Everswinkel
02582 991630 | www.vitus-saunadorf.de

WELLNESS | MASSAGEN

Wer möchte, kann seinen Wohlfühltag im Vitus Saunadorf mit einem vielfältigen Angebot von Wellness-Programmen und Massagen abrunden. Insbesondere die Damen können sich von diversen Beauty- und Kosmetik-Anwendungen verwöhnen lassen. Wunderbar relaxen lässt es sich zudem bei einer klassischen Teilmassage, einer Vollmassage oder der Hot-Stone-Massage. Auch die Herren können hier ihre Verspannungen lockern lassen und kommen somit voll auf ihre Kosten.

EVENTS

Das Vitus Saunadorf lockt mit diversen Themen-Aufgüssen (ab 17:00 Uhr), Feuerstellen, einer Cocktailbar und Grillpoints. Auf der Internetseite oder der Facebook-Fanpage des Saunadorfs können Sie sich stets über aktuell anstehende Veranstaltungen, wie etwa die Beach Night, die SeaSide Night oder die White Pearl Weeks, auf dem Laufenden halten.

GASTRONOMIE

In der SeaSide Lounge können Sie nicht nur die stilvolle und gemütliche Atmosphäre und das Flair der Nordsee genießen, sondern auch eine Vielzahl von schmackhaften Speisen. Insbesondere die Frischfisch-Tagesangebote stellen ein echtes Highlight dar und passen wunderbar in das maritime Urlaubsfeeling des Saunadorfes. Aber auch die übrigen Speisen, wie etwa die Schnitzelgerichte oder das SeaSide Pizzabrett, sind eine wahre Gaumenfreude, und für vegetarische Speisen ist ebenfalls gesorgt. Daneben werden auch diverse Süßspeisen, zum Beispiel Käsekuchen oder Eisbecher, angeboten, sodass hier wirklich für jeden das Richtige dabei ist. Ihren Durst können Sie mit einer breiten Auswahl an Softdrinks und alkoholischen Getränken löschen.

ZAHLUNGSVERKEHR

Sie können im Vitus Saunadorf sowohl in bar als auch mit der EC-Karte bezahlen.

PARKMÖGLICHKEITEN

Gästen des Vitus Saunadorfes stehen 300 PKW-Stellplätze sowie fünf Wohnmobilstellplätze kostenfrei zur Verfügung.

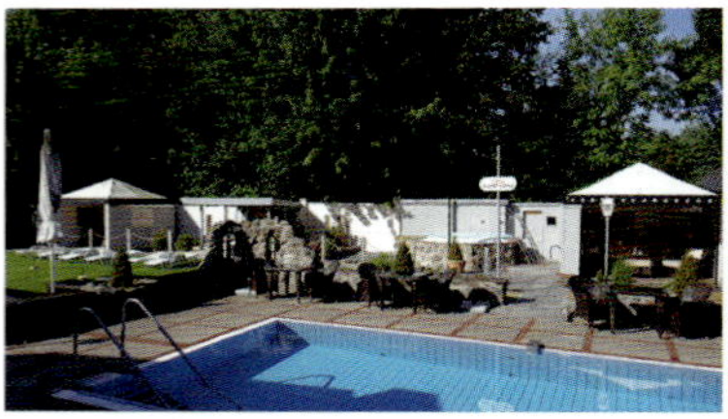

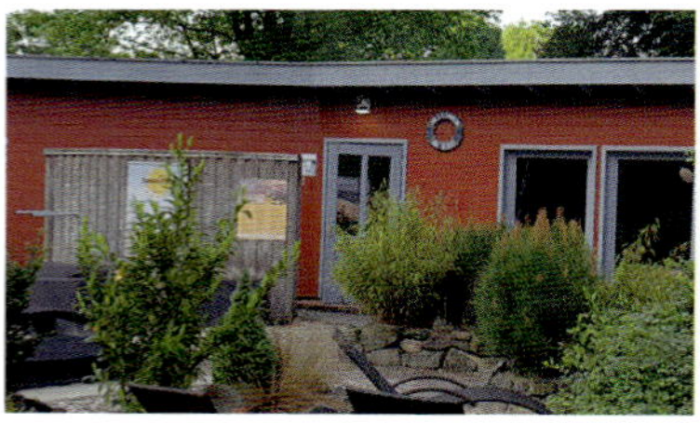

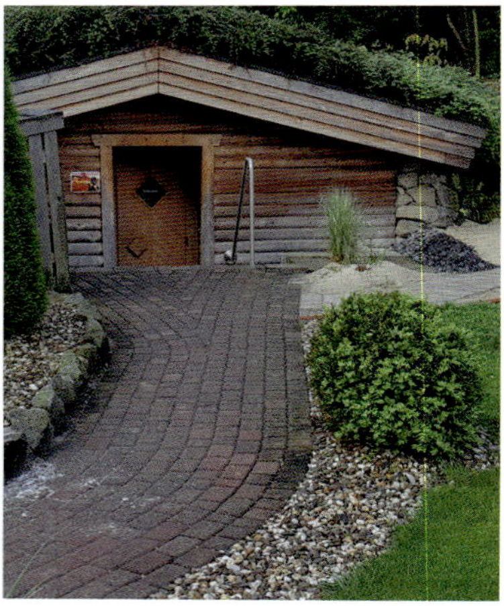

GUTSCHEINHEFT S. 11

Panoramabad Georgsmarienhütte

»MIT ALLEN SINNEN ENTSPANNUNG GENIESSEN!«

Carl-Stahmer-Weg 37, 49124 Georgsmarienhütte | 05401 829290 | www.pb-gmhuette.de

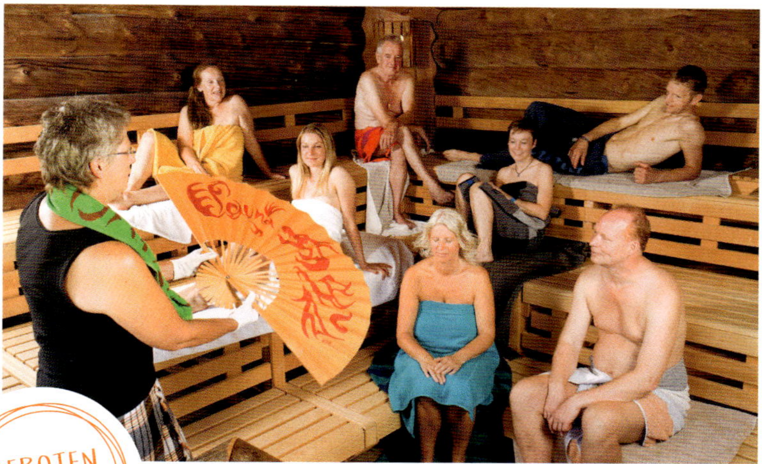

GEBOTEN WIRD:

DAS RESÜMEE

Das 2009 komplett erneuerte Panoramabad verspricht Spiel, Spaß und Sport für Groß und Klein. Rasante Abfahrten auf der 77 m langen Riesenwasserrutsche, Aquafitness-Programme im höhenverstellbaren Sole-Variobecken oder ausgelassene Wasserspiele in der 32 °C warmen Plansch- und Badelandschaft für die Kleinsten: das moderne Hallenbad bietet der ganzen Familie Badevergnügen pur, freitags bis sonntags sogar bei 30 °C Warmbade-Wohlfühltemperatur. Schwimmer können im 25 m-Sportbecken mit Sprunganlage ihre Bahnen ziehen. Bei wärmeren Temperaturen bietet das Freibad mit seiner großzügigen Liegewiese, vielseitigen Spiel- und Sporteinrichtungen und seiner Sonnentribüne die richtige Atmosphäre zum Ausspannen und Relaxen. Die Bistro-Terrasse gewährt einen einzigartigen Blick auf das schöne Panorama des Teutoburger Waldes. Der Freibadbereich mit zahlreichen Attraktionen, wie einer Schaukelgrotte und einer Wellen- und Flugrutsche, sorgt für einen abwechslungsreichen Sommertag. Eine Spiellandschaft mit Matschbereich und beheiztem Planschbecken bringt jede Menge Spaß für die kleinen Badegäste.

DIE SAUNALANDSCHAFT

Von der zentralen Saunatheke erschließt sich die 500 qm innenliegende, helle wie freundliche Saunalandschaft. Sehr schöne Steinelemente verzieren die stilvolle Landschaft. Ein Highlight ist sicherlich die einmalige Hanglage des Bades. Dank großer Panoramafenster haben die Gäste einen herrlichen Ausblick in das anliegende Tal, samt angrenzendem Teutoburger Wald. Den gleichen Ausblick genießen Sie ebenfalls im 800 qm großen Saunagarten mit beheiztem Außenpool sowie auf der großen Dachterrasse des Schlemmer-Bistros. Die gleichzeitige Schwimmbadnutzung ist selbstverständlich im Eintrittspreis enthalten.

Panoramabad Georgsmarienhütte

»MIT ALLEN SINNEN ENTSPANNUNG GENIESSEN!«

Carl-Stahmer-Weg 37, 49124 Georgsmarienhütte | 05401 829290 | www.pb-gmhuette.de

DER EMPFANG

Am Empfang werden Bademäntel und Saunatücher verliehen und verkauft. Badeschlappen sind ebenfalls käuflich erwerbbar.

DIE ÖFFNUNGSZEITEN

Montag 12:00 - 22:00 Uhr | Dienstag, Mittwoch, Freitag 9:00 - 22:00 Uhr | Donnerstag 8:30 - 22:00 Uhr (Damensauna) | Samstag, Sonntag 10:00 - 20:00 Uhr.

DIE PREISE

Tageskarte 16,50 Euro | 3-Stunden-Karte 14,50 Euro.

UMKLEIDEN | DUSCHEN

Männer und Frauen kleiden sich in separaten Sammelkabinen mit Vorreinigungsduschen um.

DIE SAUNEN

DIE PANORAMA-SAUNA
85 °C

Der riesige, mittige gemauerte Saunaofen befeuert die Saunakabine mit 85 °C. Bis zu vierzig Schwitzhungrige können sich an den intensiven Aufgüssen sowie an dem fantastischen Ausblick auf den Teutoburger Wald erfreuen. Stündlich werden, im Wechsel mit der Außensauna, Aufgüsse durch qualifiziertes Fachpersonal zelebriert. Am Wochenende werden nach den Aufgüssen noch leckere oder erfrischende Kleinigkeiten gereicht.

DAS SANARIUM®
60 °C

Die anregende wie auch beruhigende Lichttherapie ermöglicht einen behaglichen Aufenthalt für 15 Gäste. Die dezent beleuchtete Kabine mit 40 % Luftfeuchte, ist mit 60 °C mild temperiert, so dass auch ein längeres Verweilen wohltuend möglich ist. Leise Entspannungsmusik ist im Hintergrund wahrnehmbar.

DIE KELO BLOCKHAUS-SAUNA
90 °C

Die Kelosauna ist in einem Blockhaus aus massiven Rundstämmen mit Vorraum und begrüntem Dach untergebracht. Dezentes Licht fällt auf den seitlichen Ofen, der die rustikal holzverkleidete Kabine auf 90 °C erwärmt. Das besondere Aroma der finnischen Polarkiefer ist für gut 25 Personen ebenso wahrnehmbar wie die wechselnden Düfte der zweistündlich zelebrierten Aufgüsse. Fenster gewähren einen herrlichen Ausblick in den Saunagarten.

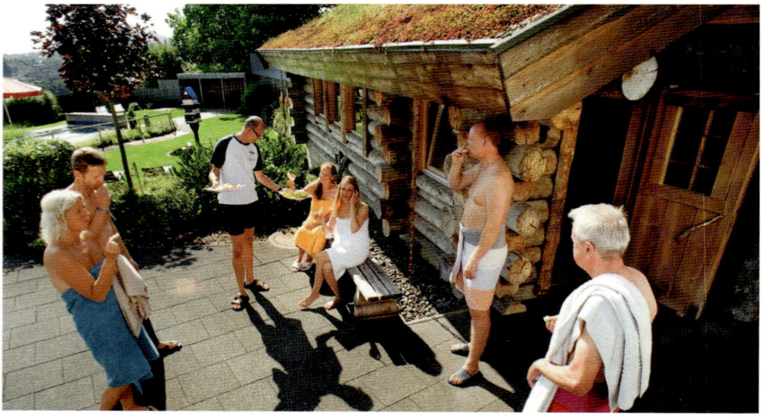

Panoramabad Georgsmarienhütte

»MIT ALLEN SINNEN ENTSPANNUNG GENIESSEN!«

Carl-Stahmer-Weg 37, 49124 Georgsmarienhütte | 05401 829290 | www.pb-gmhuette.de

DAS DAMPFBAD
43 °C

In außergewöhnlich schönem Ambiente finden 10 Liebhaber des Dampfbades auf mit Mosaiksteinchen gefliesten Sitzbänken Platz. Das farbig wechselnde Licht verbindet sich auf attraktive Weise mit dem feinen, aromatisierten Nebel in der mit 43 °C temperierten Kabine. Salzpeeling kann an der Saunatheke abgeholt werden.

DAS ABKÜHLEN

Der mit schönen Steinelementen versehene Abkühlbereich umfasst eine Schwall-, eine Regendruck- und eine Kübeldusche neben einem Kneipp-Schlauch. Wer noch mehr Erfrischung benötigt, wird mit einem Tauchbecken bestens bedient. Acht Fußwärmebecken am Tauchbecken sind eine Wohltat für Ihre Füße. Hier können Sie sich behaglich plaudernd austauschen. Hinter Gabionen finden die Saunagäste im Saunagarten mit einer Regendruckdusche, einem Kneipp-Schlauch und einer Kalt-Warm-Brause weitere ordentliche Abkühlung.

DAS AUSSENBECKEN

Das 35 qm große Außenbecken ist mit 29 °C angenehm warm temperiert. Eine Luftsprudelbank sowie Massagedüsen versüßen den Aufenthalt im abends attraktiv beleuchteten Becken.

DIE AUSSENANLAGE

Der terrassenförmig angelegte Saunagarten weist viele Plätze der Erholung – umgeben von tollen Steinelementen, angelegten Blumenbeeten, vielen Grünpflanzen sowie Rosensträuchern – auf. Inselartig verteilen sich Steinterrassen, eine Sonnenterrasse aus Holzpaneelen und Liegewiesen jeweils mit Liegen und Liegestühlen bestückt. Am Pool können Sie sich auch überdacht niederlassen. Ein Fußerlebnispfad schlängelt sich entlang des Außenpools. Auch an die Raucher ist, in Form einer überdachten Raucherecke seitlich des Saunagartens, gedacht worden.

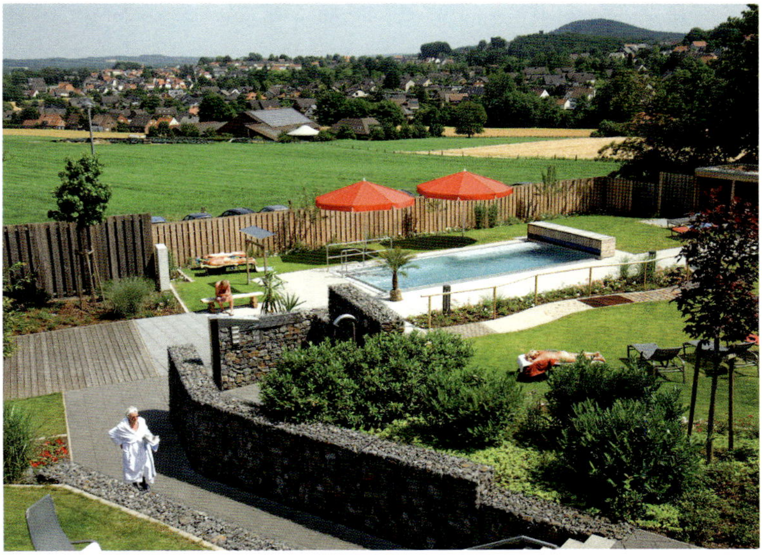

Panoramabad Georgsmarienhütte

»MIT ALLEN SINNEN ENTSPANNUNG GENIESSEN!«

Carl-Stahmer-Weg 37, 49124 Georgsmarienhütte | 05401 829290 | www.pb-gmhuette.de

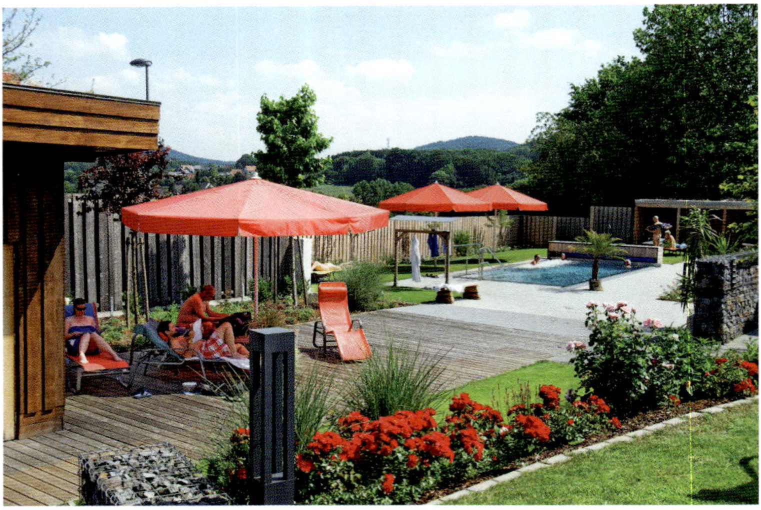

RUHEMÖGLICHKEITEN

Leise Hintergrundmusik untermalt die Anwesenheit auf 25 behaglichen Liegestühlen mit Decken im mit Grünpflanzen ausstaffierten inneren Ruheraum. Im Liegehaus mit begrüntem Dach im Saunagarten können Sie, in sehr schönem Holzambiente, angenehm zur Ruhe kommen. Über zwei Ebenen sind bequeme Rattanliegen mit Auflagen und Decken bereitgestellt. Grünpflanzen lockern die Atmosphäre auf.

DAS SOLARIUM

Eine Sonnenbank, die hinter dem Ruheraum im Innenbereich der Saunalandschaft gelegen ist, sorgt für einen schönen Teint.

EVENTS

Jeweils am 1. Freitag im Monat werden Saunanächte mit verlängerten Öffnungszeiten bis 24:00 Uhr und textilfreiem Schwimmen angeboten. Im Winter stehen die Saunanächte unter einem bestimmten Motto. Es locken besondere Aufgüsse.

GASTRONOMIE

Das großzügige Schlemmer-Bistro mit Kaminfeuer liegt über den Dächern von Georgsmarienhütte. Auf gemütlichen Sitzmöglichkeiten mit edlem wie modernem Flair können Sie leichte bis deftige Speisen zu vernünftigen Preisen verzehren. An das Bistro schließt sich die geräumige, uneinsehbare Liegeterrasse mit vielen bequemen Liegen, großen Sonnenschirmen, einem Strandkorb und zahlreichen Kübelpflanzen an. Hier kann sich nicht nur erholt, sondern ebenfalls gespeist werden.

ZAHLUNGSVERKEHR

Der Eintritt wird beim Betreten der Anlage in bar oder per ec-Karte beglichen. Alle anderen in Anspruch genommenen Leistungen werden auf einen Chip gebucht und im Nachhinein bezahlt.

PARKMÖGLICHKEITEN

Unmittelbar an der Anlage stehen ausreichend kostenlose Parkmöglichkeiten zur Verfügung.

SAUNAPARK EPE »GRENZENLOS WOHLFÜHLEN…«

Klosterstraße 63, D-48599 Gronau-Epe
+49 (0) 2565 97229 | www.saunapark-epe.de | www.facebook.com/saunapark.epe

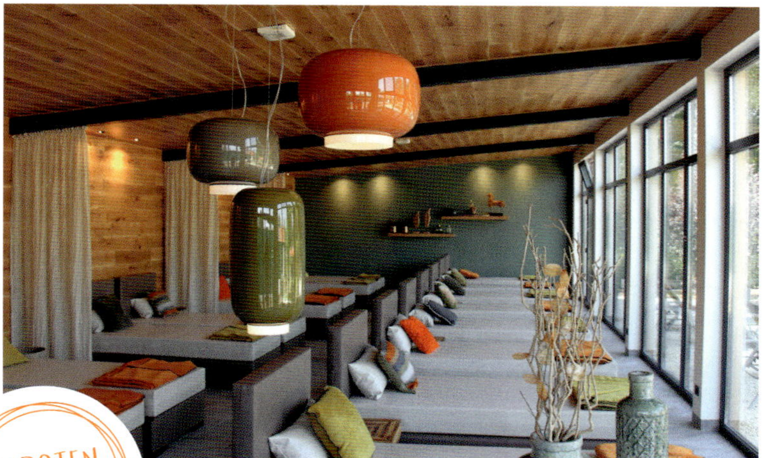

GEBOTEN WIRD:

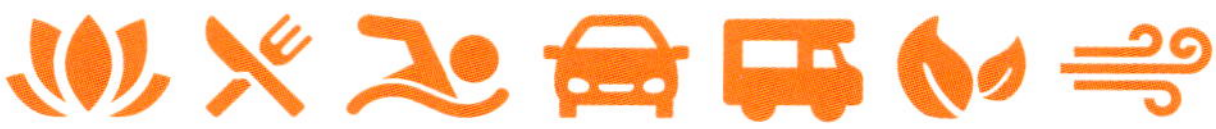

DAS RESÜMEE

Stetig wird der SAUNAPARK EPE erweitert und attraktiv gestaltet nach dem Architekturkonzept": Warme Farben – sanftes Licht – ruhige Atmosphäre". Seit neustem erwartet Sie zusätzlich ein komfortables Panorama-Ruhehaus am neuangelegten Teichbiotop. Die Indoor-Saunalandschaft wurde ebenfalls komplett neu gebaut und überzeugt mit verschiedenen Themensaunen und einem hochwertigen Dusch- und Abkühlungsbereich im stimmungsvollen Ambiente.

DIE GRÖSSE

Die Anlage verfügt über eine Gesamtfläche von 4.000 qm, davon entfallen 1.500 qm auf den Innenbereich.

DER EMPFANG

Ausleihe von Saunabade-Utensilien gegen Gebühr. Umfangreiche Auswahl an aktuellen Zeitschriften zur Gratis-Ausleihe. Individuelle Gästebetreuung als Wohlfühlservice. Neue Gäste werden durch die Anlage geführt und über alle Erholungsmöglichkeiten informiert. Sauna-Neulinge werden kompetent eingewiesen.
Verkauf von Geschenkgutscheinen (auch Postversand).

DIE ÖFFNUNGSZEITEN

Montag* bis Freitag** von 13:00 – 23:00 Uhr | Samstag von 11:00 – 23:00 Uhr | Sonntag von 10:00 – 20:00 Uhr. (Zeitänderungen vorbehalten.)
Die Termine für Frauensauna*, Öffnungszeiten an Feiertagen und Termine & Themen der Saunanächte** finden Sie auf der Website.

DIE PREISE

Tageskarte 27 Euro (evtl. Wochenend- & Feiertagszuschlag)
Preisänderungen vorbehalten.

UMKLEIDEN | DUSCHEN

Die großzügigen Umkleiden werden gemeinsam genutzt. Für die Vorreinigung stehen getrennte Duschbereiche zur Verfügung.

SAUNAPARK EPE »GRENZENLOS WOHLFÜHLEN...«

Klosterstraße 63, D-48599 Gronau-Epe
+49 (0) 2565 97229 | www.saunapark-epe.de | www.facebook.com/saunapark.epe

DIE SAUNEN

Sie haben die Wahl zwischen 6 Themensaunen und einem Dampfbad mit Peelingzone. Alle Saunahäuser und Innensaunen sind hochwertig gebaut und überzeugen mit einem vorzüglichen Saunaklima.

DIE KRÄUTER-SAUNA
85 °C

Große Fenster lassen den Blick in den Innen- als auch in den Außenbereich frei. Über den Saunaofen entweichen bei 85 °C die Aromen von Wildkräutern und Eukalyptus und wirken wohltuend auf die Atemwege und Bronchien.

VITAL-SOFTSAUNA
65 °C

Der große Saunaraum bietet bei 65 °C Temperatur und 35 % Luftfeuchte, vermengt mit dem Duft feiner Naturaromen, ein intensives Wärmeerlebnis. Bei wechselnden Farbschwingungen im Decken- und Ofenbereich erleben Sie die positive Wirkung der Farbtherapie.

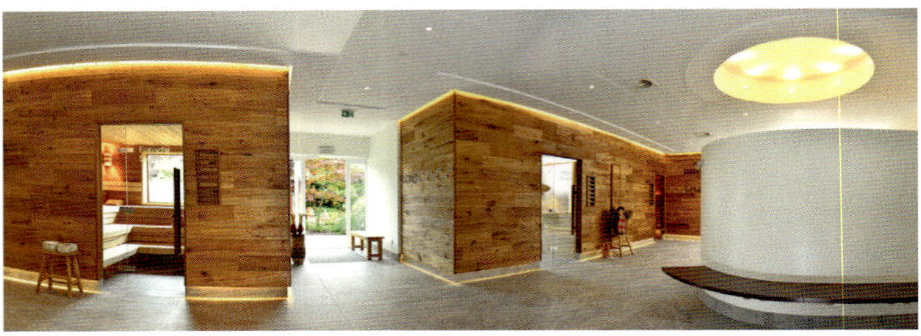

DIE FINNISCHE SAUNA
90 °C

Die klassische Form des Saunabadens bei 90 °C und geringer Luftfeuchte. Rustikal eingerichtet mit stimmungsvollem Licht und großen Fensterfronten, versprüht diese Sauna skandinavischen Charme.

DAS DAMPFBAD
45 °C

Im Dampfbad herrscht bei 45 °C Wärme und 100 % Luftfeuchtigkeit „dichter Nebel". Wechselnde Lichteffekte sorgen für eine meditative Stimmung. Ein dicker Pluspunkt: Vor dem Dampfbad befindet sich eine Peelingzone mit zwei Warmduschen.

DAS ROSEN-SAUNAHAUS

Eine mit Rosenaroma gefüllte Edelstahlschale und Rosenquarzsteine schaffen eine wundervolle Atmosphäre. Geheimtipp: Erfahren Sie hier Tiefenentspannung bei einer Klangschalenzeremonie.

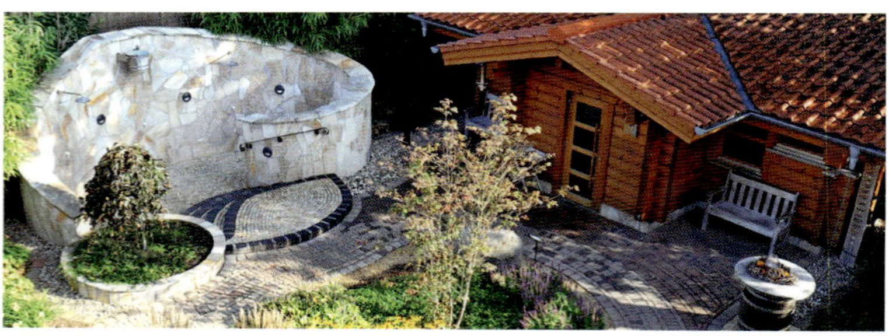

SAUNAPARK EPE »GRENZENLOS WOHLFÜHLEN…«

Klosterstraße 63, D-48599 Gronau-Epe
+49 (0) 2565 97229 | www.saunapark-epe.de | www.facebook.com/saunapark.epe

DIE »MAA®«-SAUNA
110 °C

Diese Original finnische »Maa®«-Sauna besteht aus 25 bis 30 cm starken Kieferstämmen. In dieser halb in die Erde eingebauten, holzbefeuerten Sauna erleben Sie die Temperatur von 110 °C als angenehm. Erleben Sie diese Urform des Schwitzens.

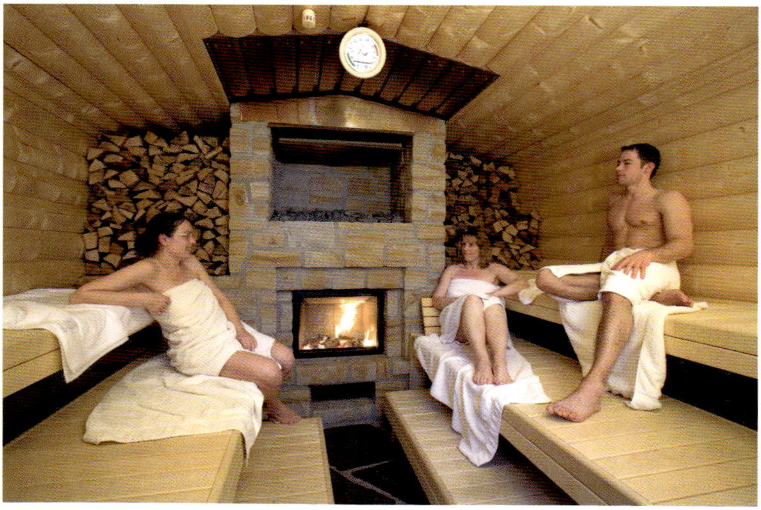

DAS EVENT-SAUNAHAUS

Professionelle Aufgusszeremonien erleben Sie im Finnischen Aufgusshaus. Der mit Natursteinen ummantelte Ofen ist nicht nur ein Blickfang für die bis zu 50 Saunafans. Dieser speichert auch die Wärme und gibt diese als milde Strahlungswärme ab. Eine breite Palette an Aufgussdüften und -varianten zeichnen die besonderen Aufgussrituale aus.

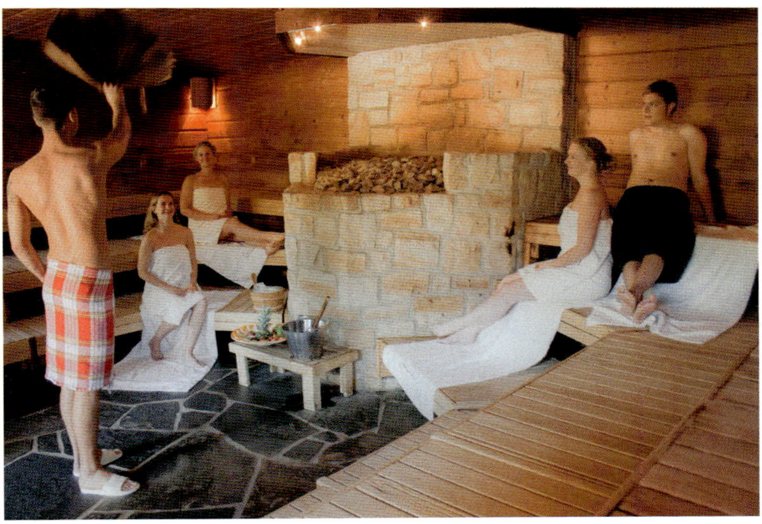

Klosterstraße 63, D-48599 Gronau-Epe
+49 (0) 2565 97229 | www.saunapark-epe.de | www.facebook.com/saunapark.epe

Aussenbereich: Ein wahres Schmuckstück im dem herrlichen Saunagarten ist die Natursteingrotte mit mehreren Duschmöglichkeiten. Der Frischekick unter freiem Himmel.

DAS ABKÜHLEN

Innenbereich: In den einzelnen Duschnischen können Sie sich blickgeschützt abkühlen. Verschiedenste Arten von Kaltwasserduschen, ein Eisbrunnen und ein Tauchbecken stehen zur Verfügung.

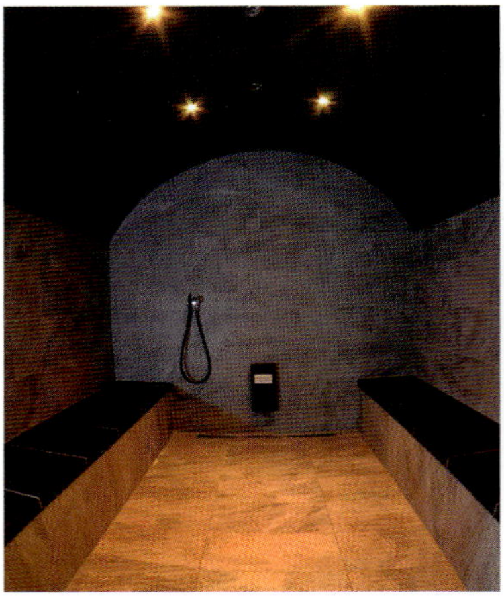

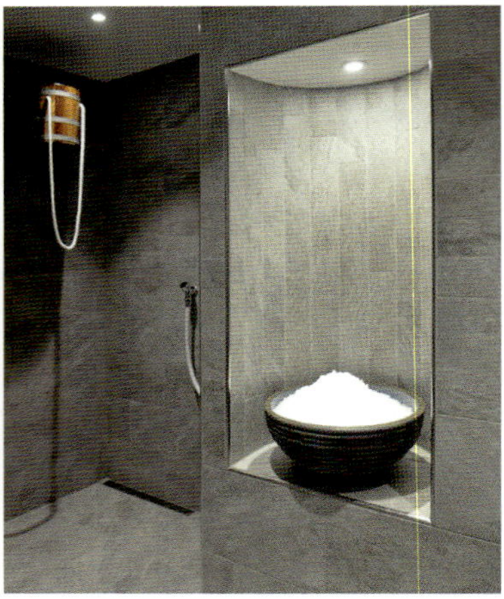

DIE SCHWIMMBECKEN

Das auf 32 °C temperierte Innenbecken ist im Wintergarten gelegen, mit herrlichem Panoramablick auf die üppige Gartenlandschaft. Im integrierten Whirlrondell mit Unterwassermassage kann man »sprudelnd« relaxen.

DIE AUSSENANLAGE

Ein weiteres Highlight ist das große Schwimmbecken im Außenbereich. Sie können in dem 15 m langen Becken kräftige Züge schwimmen und sich unter der Schwalldusche herrlich erfrischen. Das Becken ist unbeheizt und ganzjährig erfrischend.

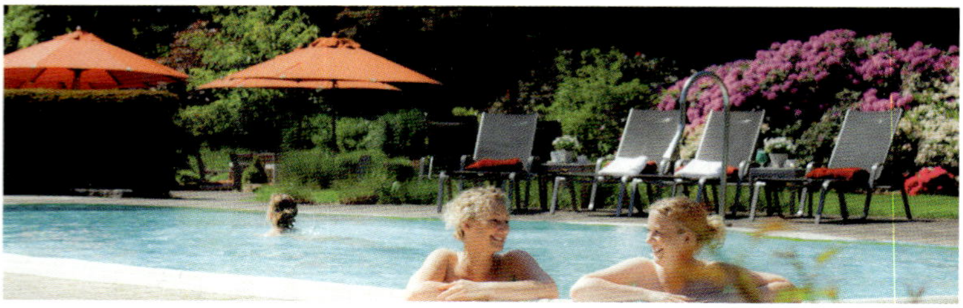

Der parkähnliche Saunagarten ist eine wahre Wohlfühloase und auch für den sommerlichen Saunabesuch wie geschaffen. Die Sandsteinterrasse am idyllischen Teichbiotop lädt mit komfortablen Teakmöbeln und -sonnenschirmen zum Verweilen in mediterraner Atmosphäre ein. Die großen Rasenflächen, die Pool- und die Panoramaterrasse, ausgestattet mit bequemen Liegen, laden zum Sonnenbaden ein.

SAUNAPARK EPE »GRENZENLOS WOHLFÜHLEN…«

Klosterstraße 63, D-48599 Gronau-Epe
+49 (0) 2565 97229 | www.saunapark-epe.de | www.facebook.com/saunapark.epe

RUHEMÖGLICHKEITEN

An zahlreichen Orten in der Anlage finden Sie Rückzugs- und Ruhemöglichkeiten.

DAS RUHEHAUS

Gemütliche Liegen am holzbefeuerten Kamin laden zum Chillen ein. Was kann es Schöneres geben als nach einem Saunagang am knisternden Kaminfeuer eine gute Lektüre zu lesen.

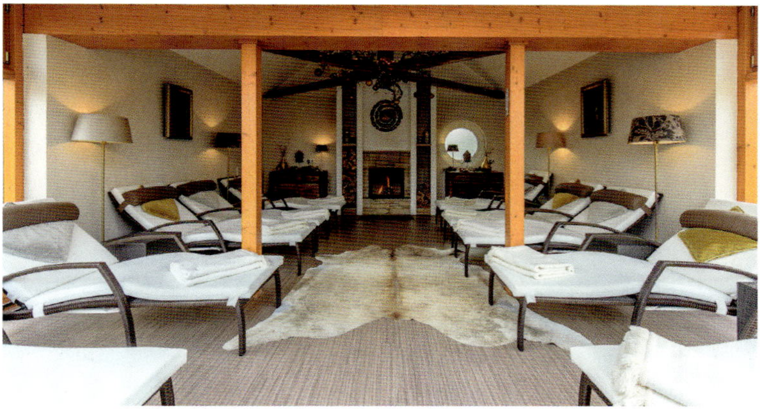

HAUS DER STILLE

Neu eröffnet ist das Panoramahaus, ausgestattet mit hochwertigen Boxspringbetten und exquisitem Interieur. Geniessen Sie einfach den weiten Blick ins Grüne und die entspannende Stille.

DER WINTERGARTEN

Stilvoll auf fleezigen Ledersofas sich verwöhnen lassen. Hier kann man schlemmen und schlummern mit Aussicht auf den Aussenpool und Saunagarten.

GASTRONOMIE

Hier wird höchster Wert auf Qualität und eine abwechslungsreiche Küche gelegt. So werden rustikale Speisen ebenso angeboten wie knackige Salatvariationen oder saisonale Tagesempfehlungen.

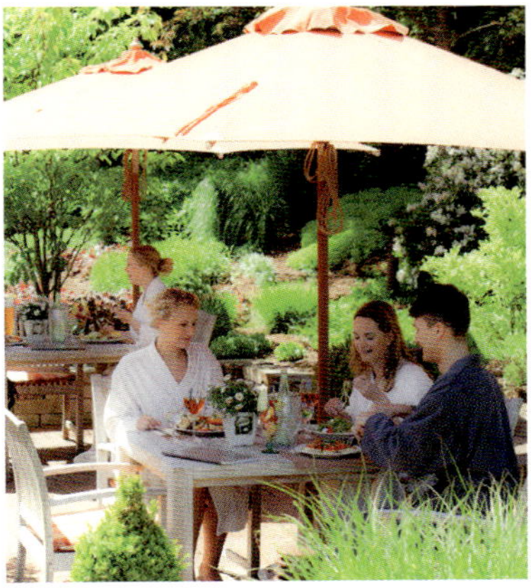

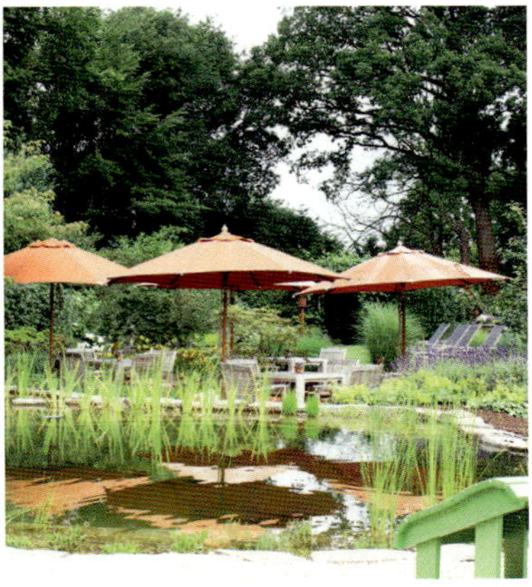

Klosterstraße 63, D-48599 Gronau-Epe
+49 (0) 2565 97229 | www.saunapark-epe.de | www.facebook.com/saunapark.epe

DIE GASTRO-LOUNGE

Ausgestattet mit hochwertigem Interieur sowie natürlichen Stoffen und Materialien bietet die elegante Gastro-Lounge ein besonderes Wohlfühlambiente. Hier treffen Geschmack, Lebensfreude und Genuss zusammen.

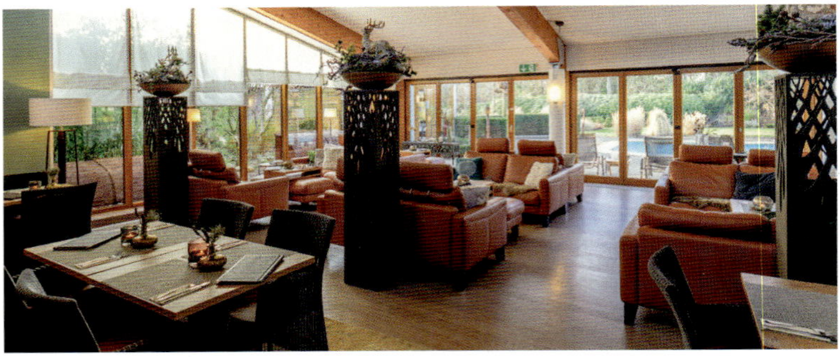

MASSAGEN | BEAUTY

Das ganzheitliche Verwöhnprogramm von Pflegeanwendungen, Kosmetik bis Massagen erwartet Sie in der Wellnesslounge. Behandlungen können als zeitgleiche Paarbehandlungen wahlweise im Duo-Behandlungsraum oder in separaten Räumen reserviert werden. Mehr über Wellness- und Hotelarrangements auf der Website.

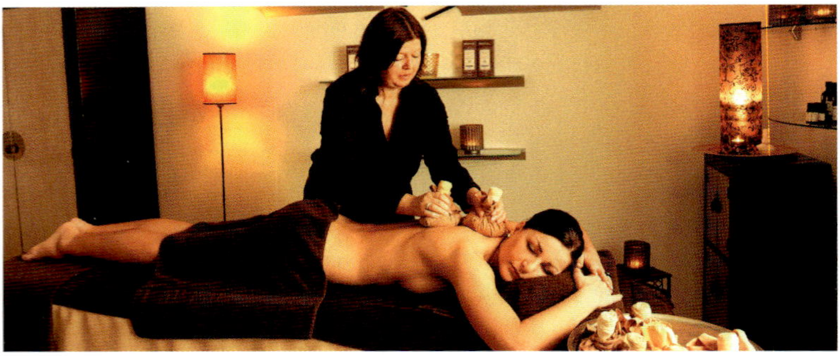

Hier lohnt sich der Blick auf das aktuelle Programm im Internet – Am Besten melden Sie sich direkt für den Newsletter an: www.saunapark-epe.de

EVENTS

Jeden 2. Freitag im Monat findet die Themen-Saunanacht, verbunden mit einem besonderen Aufgussprogramm und kulinarischen Genüssen, statt.

ZAHLUNGSVERKEHR

Sie können Ihren Besuch bargeldlos genießen. Die in Anspruch genommenen Leistungen werden auf Ihre Spindschlüsselnummer gebucht. Sie zahlen erst beim Verlassen der Anlage bar oder mit der EC-Card.

PARKMÖGLICHKEITEN

Direkt vor dem Gebäude gibt es 75 ausgeleuchtete, kostenlose Parkplätze. Für Caravans stehen auf Anfrage kostenlose Stellplätze zur Übernachtung zur Verfügung. Der »SAUNAPARK EPE« heißt Sie herzlich willkommen.

Freizeitbad Aquarell »UNSER FREIZEITBAD IN HALTERN AM SEE«

Hullerner Str. 45-49, 45721 Haltern am See

Info-Hotline 02364-924027 | www.freizeitbad-aquarell.de

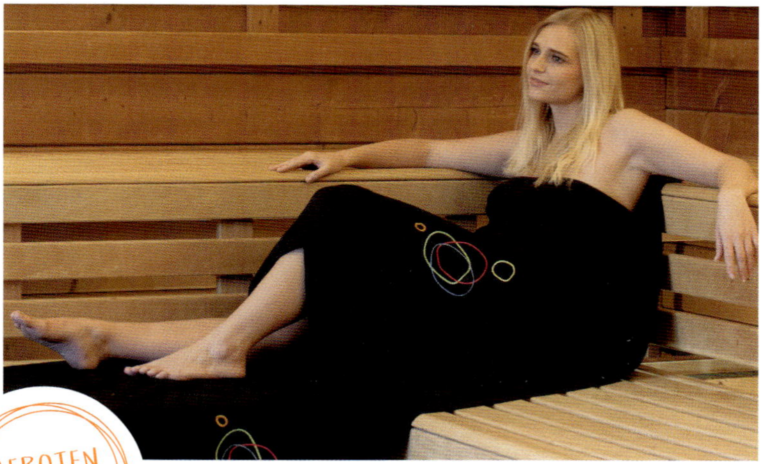

GEBOTEN WIRD:

DAS RESÜMEE

Erleben Sie eine Sauna-Landschaft, die Lebensfreude durch Erholen, Entspannen und Träumen für die ganze Familie bietet. Gönnen Sie sich eine Auszeit vom Alltag und genießen Sie die wohltuende Wärme, die es ermöglicht abzuschalten, zu relaxen und neue Kräfte zu sammeln.

DER SAUNABEREICH

Sie sind Willkommen in einer Sauna-Landschaft, die neben einer typischen Finnischen Sauna im Innenbereich auch ein Dampfbad mit Sternenhimmel, einem Salz-Raum, ein Biobad, eine Aroma-Sauna und eine Infrarot-Kabine sowie eine Finnische Event-Blockbohlen-Sauna im Außenbereich bietet. Im schön angelegten Sauna-Garten mit Tauchbecken lässt es sich herrlich entspannen. Der Besuch der Cafeteria in gemütlicher Atmosphäre, die vielfältigen Angebote an Massagen und das Freizeitbad runden Ihren Saunabesuch ab.

DER EMPFANG

An der Kasse im Eingangsbereich lösen Sie Ihre Karte. Nützliche Merchandising-Artikel werden zum Kauf angeboten.

DIE ÖFFNUNGSZEITEN

Montag: 17:30-22:00 Uhr (Familie) | Dienstag: 14:00-22:00 Uhr (Familie) | Mittwoch: 8:00-22:00 Uhr (Damen) | Donnerstag: 14:00-22:00 Uhr (Familie) | Freitag: 14:00-17:00 Uhr (Herren), 17:00-21:30 Uhr (Familie) | Samstag: 9:00- 19:00 Uhr (Familie), Sonntag: 9:00-19:00 Uhr (Familie). Änderungen bleiben vorbehalten.

DIE PREISE

Erwachsene 14,00 Euro Kinder bis 15 Jahre 12,00 Euro (jeweils ohne zeitliche Begrenzung) Feierabendtarif (3 Stunden vor Ende der Öffnungszeit) 10,00 Euro. Die Eintrittspreise in die Sauna-Landschaft beinhalten den Besuch des Freizeitbades »Aquarell«

Freizeitbad Aquarell »UNSER FREIZEITBAD IN HALTERN AM SEE«

Hullerner Str. 45-49, 45721 Haltern am See
Info-Hotline 02364-924027 | www.freizeitbad-aquarell.de

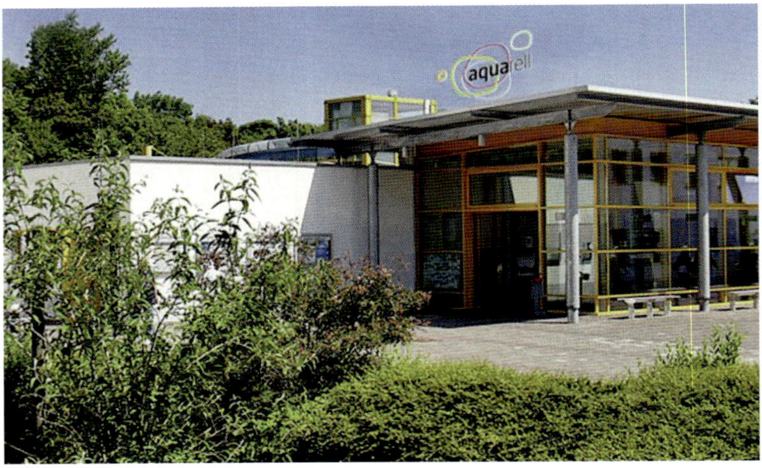

(Hallen- und Freibad). Die Ermäßigungen, wie Familien- und 10er-Karte, entnehmen Sie bitte dem Aushang an der Kasse bzw. dem Internet.

UMKLEIDEN | DUSCHEN

Es stehen Ihnen insgesamt drei Umkleideräume zur Verfügung. Für die Schränke benötigen Sie ein 1-Euro-Geldstück als Pfand. Damen und Herren nutzen gemeinsam die insgesamt fünf Reinigungsduschen.

DIE SAUNEN

In der Sauna-Landschaft erwarten Sie folgende Attraktionen:

DAS BIO-BAD
50 °C

Über den dreireihigen Bänken, auf denen 20 Personen bei 50 °C schwitzen können, befinden sich an der Decke zwei Sterne und ein Mond, die mit Lämpchen geschmückt sind. Das wechselnde Farblicht wirkt beruhigend.

DIE AROMA-SAUNA
85 °C

Ebenso wie bei der Bio-Sauna wird auch hier eine romantische Atmosphäre durch Lämpchen und wechselndes Farbspiel geschaffen. 20 Personen können bei 85 °C gemeinsam erleben, wie die Aromen automatisch auf die heißen Steine geträufelt werden.

DIE FINNISCHE SAUNA
90 °C

In der 90 °C-Sauna für 25 Personen werden abwechslungsreiche Aufgüsse angeboten. Eine Sauna-Meisterin wedelt Ihnen die warmen Dämpfe mit einem Handtuch zu.

DIE EVENT-SAUNA
90 °C

Die massiven Holzstämme der Finnischen Event-Blockbohlen-Sauna im Außenbereich sorgen für eine einzigartige Wärmeabgabe, eine urtümliche Atmosphäre und ein tolles Saunaerlebnis. Bei 90 °C werden hier für etwa 30 Personen regelmäßig Handaufgüsse durchgeführt. Danach können Sie im angrenzenden Ruheraum oder auf der großen Holzterrasse entspannen.

Freizeitbad Aquarell »UNSER FREIZEITBAD IN HALTERN AM SEE«

Hullerner Str. 45-49, 45721 Haltern am See
Info-Hotline 02364-924027 | www.freizeitbad-aquarell.de

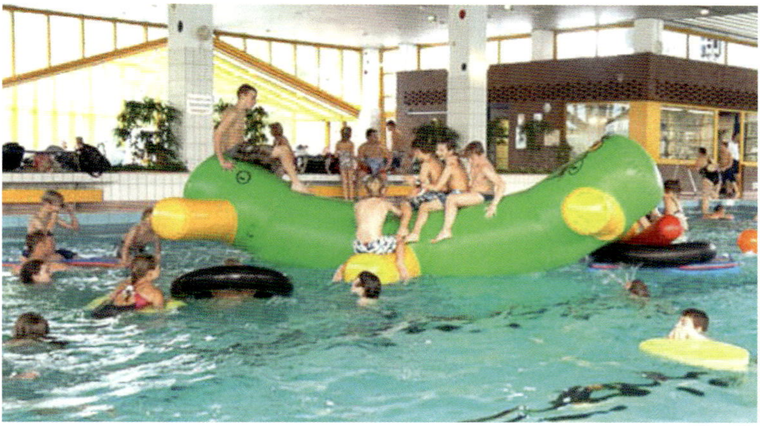

DIE INFRAROT-KABINE

Wer seinen Körper nicht über die heiße Raumluft erwärmen lassen möchte, kann das per Infrarotstrahlen machen.

DAS DAMPFBAD
45 °C

Bis zu sechs Personen gleichzeitig können die wohltuende Wirkung in dem komplett neu gestalteten Raum bei 45 °C und 100 % Luftfeuchte genießen. Sie entspannen hier wunderbar, bei wechselnden Düften, auf den erwärmten Bänken.

DER SALZ-RAUM

Mit jedem Atemzug wertvolle Mineralien und Spurenelemente aufnehmen. Der Besuch des Salz-Raumes wirkt unterstützend bei: Asthma bronchiale, allergischer, akuter und chronischer Bronchitis, Heuschnupfen, Nasennebenhöhlenentzündungen, überempfindlichen Atemwegen, Hauterkrankungen wie Neurodermitis und Psoriasis (Schuppenflechte), MCS (multiple chemical sensitive) Patienten, Schlafstörungen, Tinnitus, Depressionen und Burn-Out Syndrom. Gesunde Menschen finden im Salz-Raum tiefe Entspannung bis in die Seele.

RUHEMÖGLICHKEITEN

Wie schon erwähnt stehen im Außenbereich Ruheliegen für Sie bereit. In der Blockbohlen-Sauna lädt außerdem ein geräumiger Ruheraum zum Relaxen und

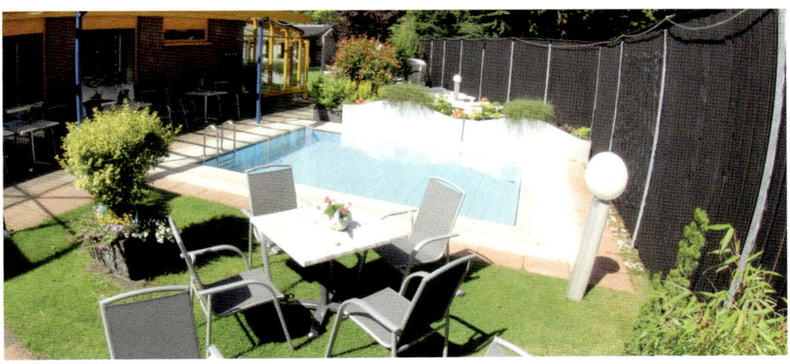

Träumen ein. Im Innenbereich sind mehrere Liegen und Strandkörbe aufgestellt. Wenn Sie lieber absolute Ruhe wünschen, suchen Sie einen der zwei Wintergärten auf und lassen dort die Seele baumeln …

DAS ABKÜHLEN
CRUSHED ICE

In der Nähe der Saunen gibt es Schwallduschen, Tauchbecken und einen Eimer mit Crushed Ice.

DIE FUSSBÄDER

Für Fußbäder stehen angewärmte, gekachelte Sitzbänke bereit.

DIE AUSSENANLAGE

Im großen Sauna-Garten lädt eine Vielzahl von Ruheliegen zum Verweilen ein. Auch ein Tauchbecken ist vorhanden. An Tischen und Stühlen können Sie eine Erfrischung zu sich nehmen. Vor neugierigen Blicken schützt Sie ein hoher Zaun.

DAS SCHWIMMBAD

Mit dem Kombiticket gehen Sie durch eine Schranke von der Sauna in das Schwimmbad.

EVENTS

Über regelmäßige Events in der Sauna-Landschaft können Sie sich direkt an der Kasse oder aktuell im Internet informieren.

MASSAGEN | SOLARIEN

Mehrmals in der Woche wird eine Wohlfühlmassage angeboten. Die Termine vereinbaren Sie bitte direkt mit dem Masseur. Zwei Wellness-Massage-Liegen versprechen außerdem eine vitalisierende Rückenmassage der Extraklasse. Durch diese Geräte wird Ihre gesamte Muskulatur gelockert und das Gewebe gestrafft. Außerdem gibt es noch ein Solarium.

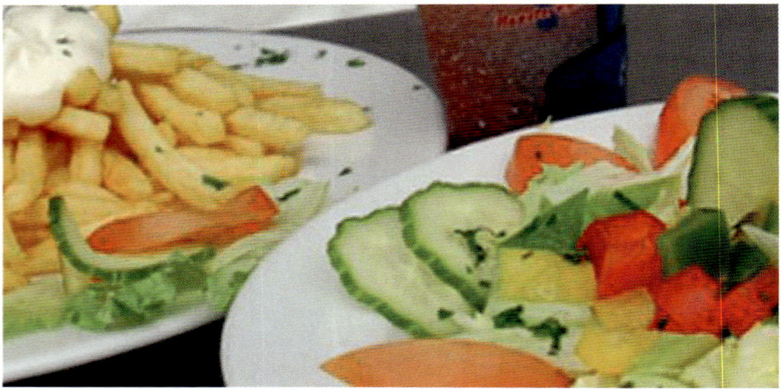

GASTRONOMIE

In einer Cafeteria werden Ihnen kleine Erfrischungen gereicht. Für den größeren Hunger gibt es außerhalb der Sauna das Bistro ‚Aquarell'.

ZAHLUNGSVERKEHR

Die von Ihnen in Anspruch genommenen Leistungen werden direkt vor Ort bezahlt.

PARKMÖGLICHKEITEN

Unmittelbar am »Aquarell« gibt es einen großen kostenfreien Parkplatz.

SaunaPremium

Maximare »IN DER SAUNA VERRAUCHT DER ZORN«

Erlebnistherme Bad Hamm GmbH, Jürgen-Graef-Allee 2, 59065 Hamm
02381 878-0 | 02381 878-3809 | www.maximare.com

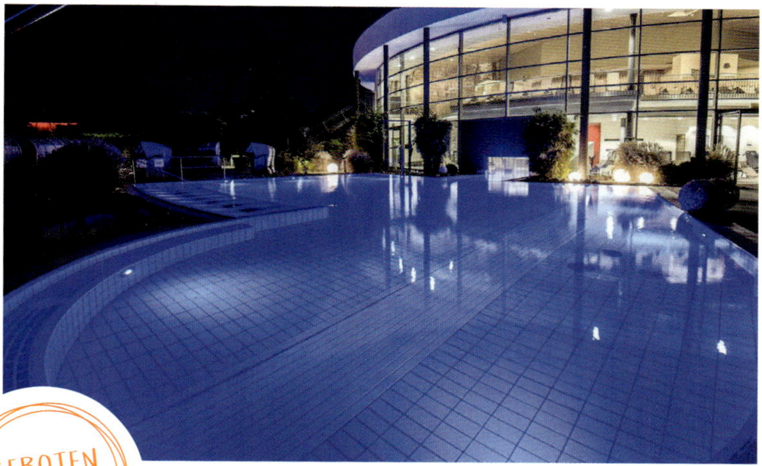

GEBOTEN WIRD:

DAS RESÜMEE

Das »Maximare« liegt am Rande des Kurparks, eingebettet in einen großen Freizeitkomplex mit Erlebnis-Schwimmbad und Wellnessbereich in Hamm (Westf.). Die Sauna-Landschaft ist in zwei Ebenen angelegt. Die einzelnen Saunen repräsentieren in unverwechselbarer Weise das Zusammenspiel der Elemente Wasser, Feuer, Erde und Luft. Jede Sauna setzt das ihr gesetzte Thema mit viel Liebe zum Detail um.

DIE GRÖSSE

Der 3.500 qm große Sauna-Garten beherbergt drei Saunen und ein Sole-Dampfbad. Er besticht durch die harmonische Gestaltung im Feng-Shui-Stil.

DER EMPFANG

Handtücher und Bademäntel können ausgeliehen werden. Das Chip-Coin-System wird vom freundlichen Empfang bei Bedarf gerne erklärt.

DIE ÖFFNUNGSZEITEN

Täglich von 9:00 – 23:00 Uhr, montags ist Frauensauna (nicht an Rosen-, Pfingst-, & Ostermontag & an Feiertagen).

DIE PREISE

Mo-Fr: Bis zu 4 Std. 22,00 Euro, Tageskarte 24,00 Euro | Sa/So/Feiertag: Bis zu 4 Std. 24,00 Euro, Tageskarte 26,00 Euro. Die weiteren Tarife können Sie auf der Internetseite einsehen. Zu Saunaevents gelten eigene Eintrittspreise, die Sie auf der Internetseite einsehen können.

UMKLEIDEN | DUSCHEN

Es existiert ein Gemischt-Umkleidebereich mit mehreren u-förmigen Umkleidemöglichkeiten, getrennt von den Umkleiden für den Erlebnis-Schwimmbadbereich. Zusätzlich gibt es einige Einzelkabinen. Die Reinigungsduschen sind für Damen und Herren getrennt.

GUTSCHEINHEFT S. 11

Maximare »IN DER SAUNA VERRAUCHT DER ZORN«

Erlebnistherme Bad Hamm GmbH, Jürgen-Graef-Allee 2, 59065 Hamm
02381 878-0 | 02381 878-3809 | www.maximare.com

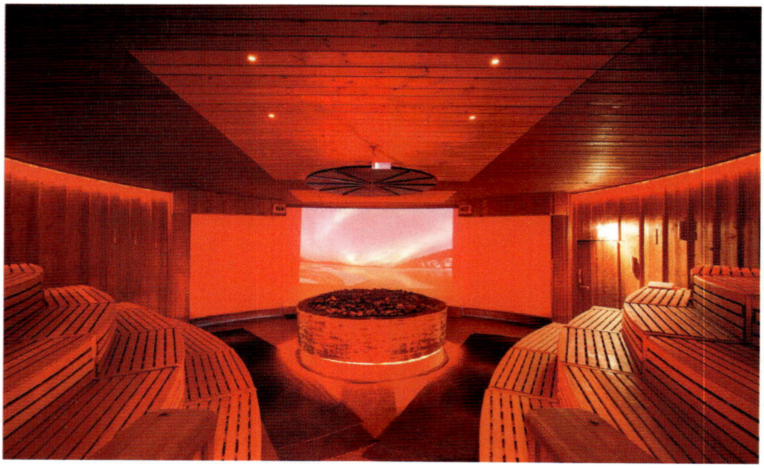

DIE SAUNEN

Drei Saunen, ein Dampfbad, ein Medibecken und eine Tiefenwärmelounge befinden sich im Innenbereich, weitere drei Saunen und ein Grotto-Geysir im Außenbereich. Der Aufguss-Plan gibt Auskunft über die halbstündlich zelebrierten Aufgussvarianten.

Neben den Aroma-Aufgüssen gibt es Salz-, Honig- und Eis-Aufgüsse. Bei den monatlichen, jeweils am 1. Freitag stattfindenden Sauna-Nächten werden die Aufgussvarianten noch verfeinert und es erfolgen Specials vom Sauna-Meister, jeweils passend zu den unterschiedlichen Themen des Abends.

DIE SALZSAUNA
90 °C

Mit gegenüberliegenden Bänken auf zwei Ebenen haben in der bis zu 90 °C warmen Salzsauna etwa 20 Personen Platz. Ein beleuchteter Salzblock aus dem Himalaya-Gebirge ionisiert die Luft. Über die Gradierwerke tropft Sole. Der Dampf befreit die Atemwege.

DAS SINNESBAD
65 °C

Hier werden alle Sinne angesprochen. Die 65 °C warme Luft liebkost die Haut, während das Farblicht die Stimmung beeinflusst. Die leise Musik entspannt. Der Aufguss in dieser Sauna spricht zusätzlich zwei weitere Sinne an, den Geruch und den Geschmack.

Der Ofen ist mit Schiefer eingefasst und strahlt somit eine angenehme Wärme ab. In dieser großzügig gestalteten Sauna finden 30 Personen Platz.

DAS DAMPFBAD
45 °C

Das 45 °C warme Dampfbad ist ausgelegt für 15 bis 20 Personen. Es wird stimmungsvoll beleuchtet von einem Farbsternenhimmel. Auf der linken Seite befindet sich ein kleiner See. Reine ätherische Öle reichern die aus dem See austretenden Schwaden an. Über Druckknöpfe kann man einen zusätzlichen Dampfstoß auslösen. Das Dampfbad verbindet die Elemente Wasser und Luft.

Maximare »IN DER SAUNA VERRAUCHT DER ZORN«

Erlebnistherme Bad Hamm GmbH, Jürgen-Graef-Allee 2, 59065 Hamm
02381 878-0 | 02381 878-3809 | www.maximare.com

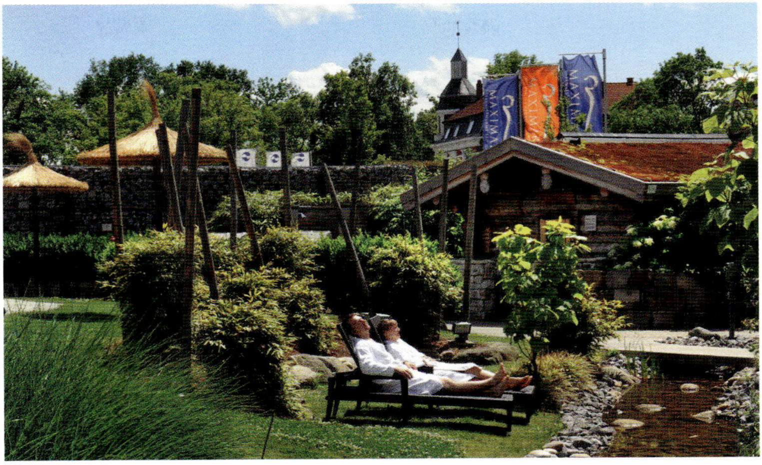

DER MEDITATIONS BRUNNEN

Der Meditationsbrunnen ist umgeben von im Kreis aufgestellten Wärmebänken. Das leise plätschernde Wasser hat eine beruhigende Wirkung. Hier wirkt das Element Wasser.

DIE ERDSAUNA 110 °C

Aus »Kelo«-Holz ist diese Sauna gebaut, 30 Personen finden Platz in dem 110 °C heißen Raum. An der Stirnseite befindet sich der große gemauerte Kamin. An beiden Seiten kann man auf zwei Etagen schwitzen. Durch das »Kelo«-Holz in Verbindung mit dem Kaminfeuer entsteht eine urige Atmosphäre mit einem einzigartigen Holzduft. Hier hat das Element Erde seinen Platz.

DIE FEGEFEUERSAUNA 90 °C

Wie eine Felsenhöhle im Schoß der Erde gestaltet, präsentiert sich die »Fegefeuer«-Sauna. Der Ofen an der Stirnseite ist im Boden eingelassen, darüber 130 °C heiße Peridot-Steine. Die großräumige 90 °C heiße Sauna fasst 40 Personen.

DIE ARENAMARE 90 °C

In dieser über 100 Personen fassenden multimedialen Theater-Sauna erleben Sie szenarische Aufgüsse auf einem riesigen, mit Steinen ummantelten Ofen, die Sie sowohl unterhalten als auch die Faktoren Erlebnis und Gesundheit integrieren. Freuen Sie sich bei 90 °C auf nie erlebte Video-Illuminationen, Lichtshows und Spezialeffekte.

DER GROTTO-GEYSIR

In der einzigartigen Felsen- und Höhlenlandschaft entspannen Sie beim Blick auf das brodelnde Gemisch aus Wasser und Dampfschwaden. Dazu lauschen Sie den beruhigenden Musikklängen im Hintergrund, während der aktive Geysir abwechselnd Fontänen in die Höhe schießt und so für eine wohltuende Luftfeuchtigkeit in der Grotte sorgt. Dabei wechselt die thermische Springquelle Formen und Farben.

Maximare »IN DER SAUNA VERRAUCHT DER ZORN«

Erlebnistherme Bad Hamm GmbH, Jürgen-Graef-Allee 2, 59065 Hamm
02381 878-0 | 02381 878-3809 | www.maximare.com

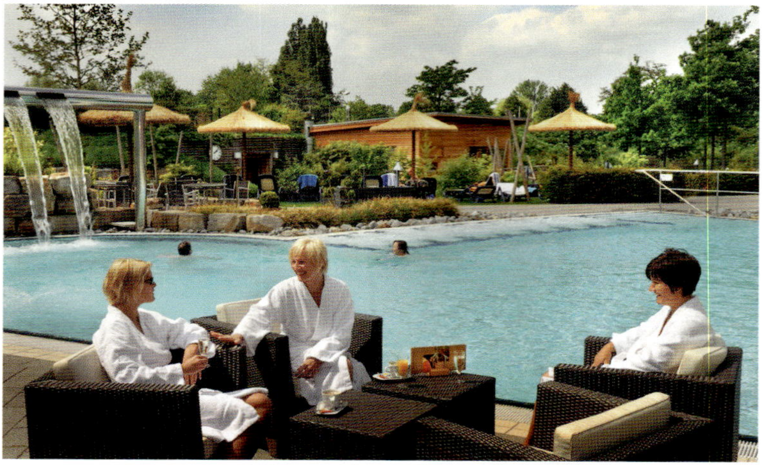

DAS ABKÜHLEN

Der Kaltbereich ist ausgestattet mit Schwallduschen, Regenduschen, Kübelduschen sowie Kalt- und Warmduschen. Zusätzlich gibt es im Innenbereich ein Kalt- und ein Warmwasserbecken. Mit 12 und 40 °C ein Gegensatz, der den Kreislauf in Schwung bringt. Ein Crushed-Ice-Becken fehlt natürlich auch nicht. Neben der ArenaMare finden Sie zwei Gabionen mit integrierten Kaltduschen.

CRUSHED ICE

DIE AUSSENANLAGE

Der im Feng-Shui-Stil gestaltete Sauna-Garten ist mit 3.500 qm Fläche eine Oase der Ruhe. Ein Bach windet sich von der Erdsauna an der Fegefeuersauna vorbei durch den Garten und mündet in einen kleinen See. Die Fegefeuersauna und der Solesee sind in ein Stollensystem integriert, das sich stilvoll in den Garten einfügt. Im Kräutergarten wachsen regionale und saisonale Kräuter, die frisch in der hauseigenen Küche verwendet werden – Natur pur!

SAUNAAUSSENBECKEN

Das Saunaaußenbecken (31 °C) ist auch von innen zugänglich und ca. 100 qm groß. Im Außenbereich befinden sich Schwanenhälse mit Massagedüsen und Sprudelliegen.

RUHEMÖGLICHKEITEN

Auf beiden Ebenen der Anlage sind Liegen verteilt. Im oberen Bereich gibt es zusätzlich einen abgetrennten Schlafraum. Bei gutem Wetter können zusätzlich die Liegen im Saunagarten genutzt werden. Im Ruhe- und Liegehaus im Saunagarten kann man durch Panoramascheiben auf die grüne Oase und den kleinen See blicken. Für eine besondere Atmosphäre sorgt auch die Wand aus beleuchteten Kristallen aus dem Himalaya.

MASSAGEN

„Wellnesswelt NATUR“ heißt sich der neu konzipierte Wellnessbereich im Maximare Hamm. Zurück zur Natur, Natürlichkeit und Regionalität lautet das Motto auf 500 qm. Moos, Heu, Birke und Bambus prägen nun das Bild in

Erlebnistherme Bad Hamm GmbH, Jürgen-Graef-Allee 2, 59065 Hamm
02381 878-0 | 02381 878-3809 | www.maximare.com

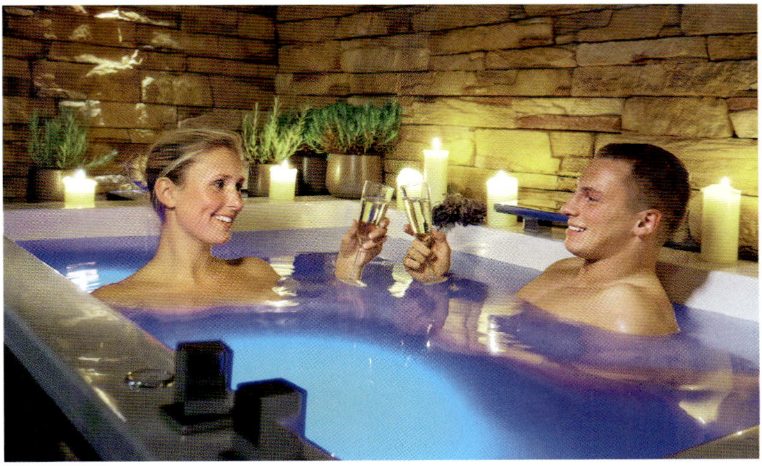

den Behandlungsräumen. Holz – sämtlich aus dem westfälischen Raum - dominiert sämtliche Räume, sei es als Deko, in Form von Ästern, auf Bilder oder als recycelte Möbel.

Asien trifft Europa oder umgekehrt könnte auch das neue Motto im Maximare-Wellnessbereich lauten. Denn die Hälfte der insgesamt acht Behandlerinnen sind Chinesinnen, die traditionelle chinesische Massage durchführen.

Höhepunkt im Wellnessbereich ist die Sand-Quarzliege „Psammo". Deren sanfte, tiefenwirksame Wärme sorgt neben einer seelischen und körperlichen Entspannung auch Stoffwechselanregend und entschlackend.

Die Quarzliege verbindet Wellness und Wohlbefinden auf außergewöhnliche Weise.

Das Alles kann man allein oder als Paar erleben – letzteres ein angesagter Trend.

EVENTS

Jeden 1. Freitag im Monat findet eine themenbezogene SaunaNacht mit besonderen Aufgüssen zu spezifischen Themen statt. Aktuelle Informationen und Anmeldung finden Sie auf der Internetseite.

GASTRONOMIE

Die Küche hält eine reichliche Auswahl an Getränken und Speisen bereit. Es gibt sowohl einen gemütlichen Innen- als auch einen Außenbereich auf der Terrasse. Das Küchenteam verwendet, wo es möglich ist, regionale Produkte. Herkunft der Lebensmittel und kurze Beschaffungswege genießen hohe Priorität. Für den Mittagstisch, als auch in den jahreszeitenbezogenen Speisekarten werden stets saisonale Produkte verwendet.

Erlebnistherme Bad Hamm GmbH, Jürgen-Graef-Allee 2, 59065 Hamm
02381 878-0 | 02381 878-3809 | www.maximare.com

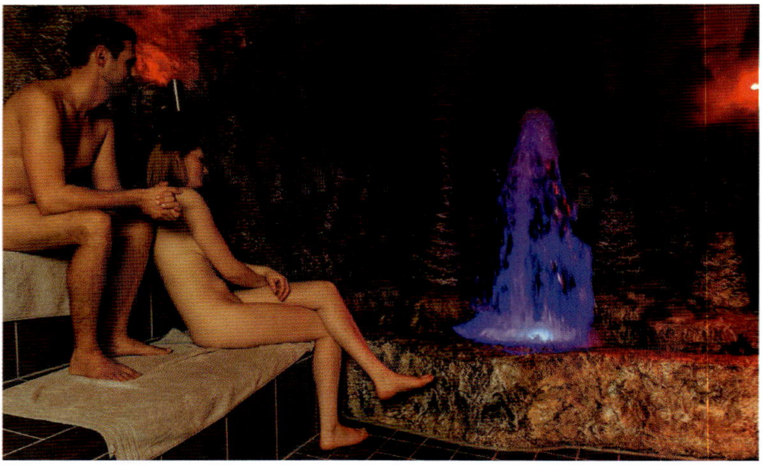

BEZAHLMÖGLICHKEITEN

Nach dem Eintritt wird in der Anlage alles auf den modernen Funk-Chip, der in den Garderobenschlüssel gesteckt wird, aufgebucht und am Ende an der Kasse bezahlt.

PARKMÖGLICHKEITEN

Direkt links neben dem Eingangsbereich gibt es ausreichend kostenlose Parkmöglichkeiten für die Gäste des »Maximare« und des angrenzenden Kurparks.

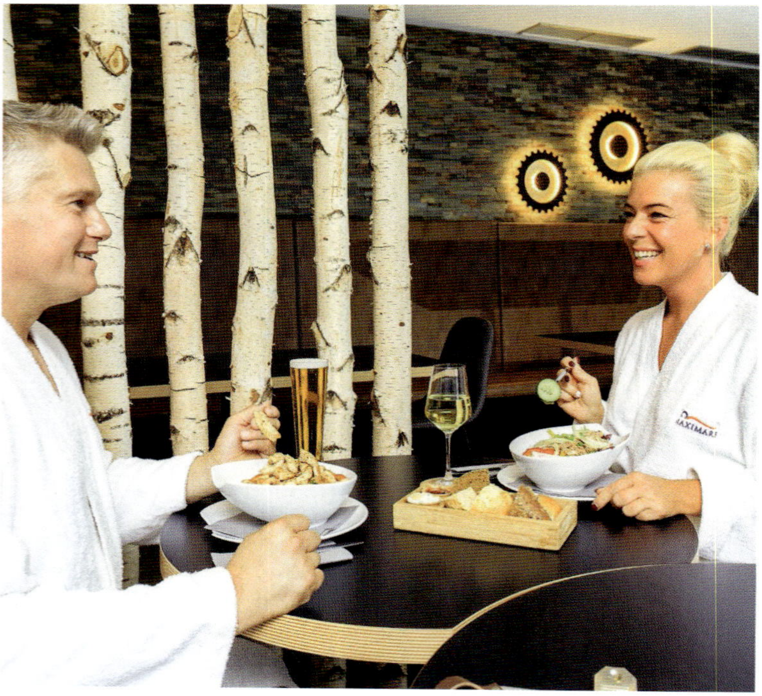

166

HASBERGEN

GUTSCHEINHEFT S. 11

Sauna-Welt »MEDITERRAN« »URLAUB WIE IM SONNIGEN SÜDEN«

Sauna-Welt »MEDITERRAN« im Freizeitland Hasbergen, Osnabrücker Str. 49, 49205 Hasbergen

05405 4255 | www.freizeitland-hasbergen.de

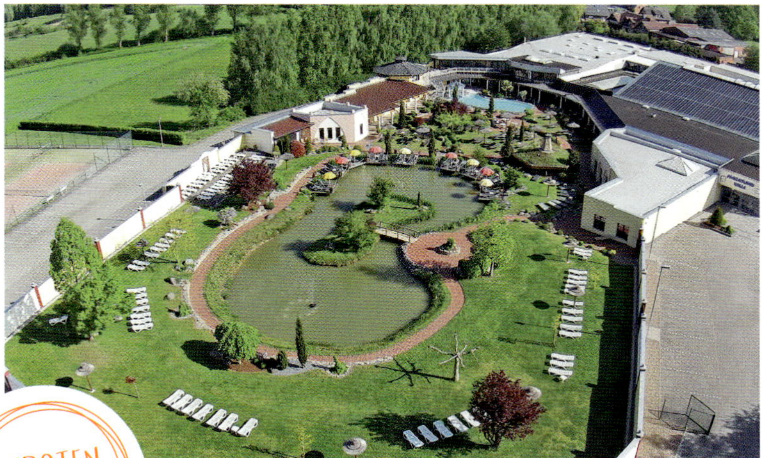

GEBOTEN WIRD:

DAS RESÜMEE

Auf dem 30.000 qm großen Gelände (nur ca. 8 km vor den Toren der Stadt Osnabrück entfernt) erwarten Sie neben der faszinierenden mediterranen Saunawelt, auch eine lebendige Sportwelt mit vier modernen Hallentennisplätzen (gelenkschonende Schwingböden), zwei Außenplätze und vier Squash-Courts. Direkt nebenan sorgt das gemütliche Restaurant „Am Kachelofen" (135 Sitzplätze) für viel Behaglichkeit. Freuen Sie sich auf eine reichhaltige Speisekarte mit leckeren Essensangeboten und wechselnden frischen Spezialitäten. Von Mai bis September hat der schöne Biergarten mit seinem Schatten bringenden Baumbestand geöffnet. Abgerundet wird das Freizeitland Angebot durch die „Freizeitland-Halle". Hier finden Festlichkeiten und Events wie Hochzeiten, Betriebsfeste, Jubiläen, Tagungen etc. für 50 bis max. 500 Personen statt. Die herrlich angelegte mediterrane Saunawelt mit Schwimmbecken, einer bezaubernden Seelandschaft, einem traumhaften Sauna-Park, schönen Terrassen mit Lounge-Möbeln und Ruhemöglichkeiten in modernen Relax-Inseln im Ibiza Style ist eine der absoluten Top-Adressen, wenn es um Erholung, Entspannung und Erlebnis geht. Wohl keine zweite Relax-Location in der Region bietet ein derart realitätsnahes Urlaubsfeeling, wie die Wohlfühl-Oase in Hasbergen. Hier wird dafür gesorgt, dass Sie bei Ihrem Saunaerlebnis die Seele richtig baumeln lassen können. Die Wege um den Natursee laden zu einem Spaziergang ein und die über 200 bequemen Liegen auf den Rasenflächen und auf den Liegepontons aus Holz direkt am See sind ein Paradies zum Entspannen. Es gibt mehrere weitläufige Ruhezonen: Entdecken Sie zum Beispiel auch die Schatzinsel, diese ist nur über eine kleine Holzbrücke erreichbar. Ein besonderes Highlight ist auch das „Plaza-Panorama": Ein Ort der Entspannung auf beheizten Liegebänken mit einem traumhaften Ausblick über den gesamten Sauna-Garten. Hier erleben Sie Erholung pur bei leiser Musik.

Sauna-Welt »MEDITERRAN« »URLAUB WIE IM SONNIGEN SÜDEN«

Sauna-Welt »MEDITERRAN« im Freizeitland Hasbergen, Osnabrücker Str. 49, 49205 Hasbergen
05405 4255 | www.freizeitland-hasbergen.de

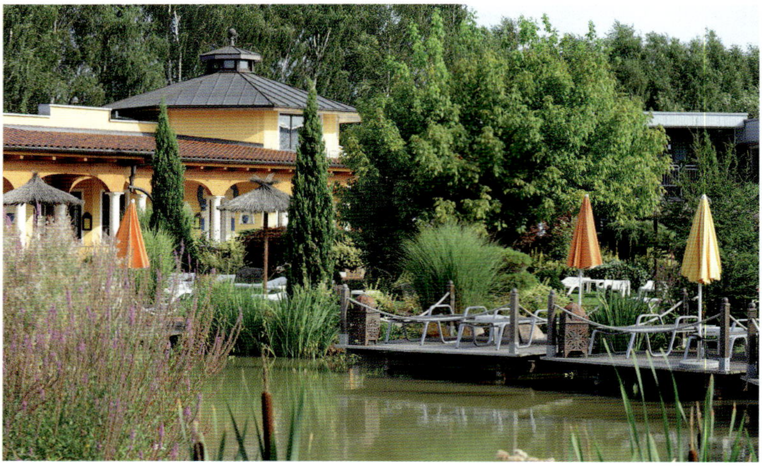

DER SAUNABEREICH

Ein besonderer Tipp: Begeben Sie sich auf eine kleine Weltreise und erleben Sie eine große Saunavielfalt! Auf 7.000 qm entdecken Sie 11 verschiedene Länder-Saunen mit unterschiedlichem Raumklima, Charme und Charakter. Viel Spaß & Vergnügen macht auch das Baden im türkisfarbenen Wasser des ganzjährig beheizten Außenpools (28 °C). Der Pool ist nierenförmig angelegt und mit einer Sprudelanlage (die Düsen diese werden zu jeder halben Stunde für 15 Minuten in Betrieb genommen) ausgestattet. Am Außenpool stehen echte Palmen, ganz wie im sonnigen Süden. Über die ganze Sauna-Landschaft verteilt finden Sie eine Vielzahl von Kalt-Warm-Duschen, Regenbrausen, Schwallduschen sowie drei Tauchbecken. Für erfrischende Abkühlung und ein besonderes Duscherlebnis sorgt die urige Außen-Felsendusche.

DER EMPFANG

An der Kasse zahlen Sie das Eintrittsgeld, erhalten einen Chip und gehen durch ein Drehkreuz zu den Umkleideräumen.

DIE ÖFFNUNGSZEITEN

Gemischte Sauna: Montag, Dienstag, Donnerstag und Freitag von 10:00 – 23:00 Uhr | Mittwoch von 14:00 – 23:00 Uhr | In der Sommersaison vom 01. Mai bis 30. September: Samstag, Sonntag und an Feiertagen von 10:00 – 20:00 Uhr | In der Wintersaison vom 01. Oktober bis 30. April: Samstag von 10:00 – 23:00 Uhr. Sonntag bis 20:00, Feiertage bis 20:00. Damen-Sauna: Jeden Mittwoch von 9:00 – 14:00 Uhr (weiterer Aufenthalt nach 14:00 Uhr in der Anlage ist natürlich möglich).
Achtung: Jeden dritten Mittwoch im Monat ist ganztägig Damensauna!

DIE PREISE

Die mediterrane Saunawelt bietet attraktive Ermäßigungen (z.B. Wochenpässe, Monatspässe, 10er Karten, etc.). Der normale Tagespreis beträgt 23,00 Euro / (24,00 Euro am Wochenende und an Feiertagen) für Erwachsene. Schüler, Studenten, Behinderte mit Ausweis erhalten Ermäßigungen. Die aktuellen Preise entnehmen Sie bitte aus dem Internet.

Sauna-Welt »MEDITERRAN« »URLAUB WIE IM SONNIGEN SÜDEN«

Sauna-Welt »MEDITERRAN« im Freizeitland Hasbergen, Osnabrücker Str. 49, 49205 Hasbergen
05405 4255 | www.freizeitland-hasbergen.de

UMKLEIDEN | DUSCHEN

Die gemischten Umkleideräume befinden sich im Erdgeschoss. Die getrennten Umkleideräume (Damen, Herren) sind über eine Treppe im Obergeschoss zu erreichen. Die Reinigungsduschen sind für Damen und Herren getrennt.

DIE LÄNDER-SAUNEN

Eine kleine „Reise um die Welt" - Erleben Sie 5 Saunen im Innen- und 6 Saunen im Außenbereich und reisen dabei einmal um die ganze Welt.

SPANIEN: »DIE KRISTALL-SAUNA« 95 °C

Die 95 °C heiße Kristall-Sauna ist ein echter Klassiker, sie bietet Platz für bis zu 45 Personen. Eine besondere Atmosphäre erhält der Raum durch seine Beleuchtung aus Salz-Kristallsteinen. Die typische Holzausstattung ist das bewährte Merkmal dieser Sauna für Liebhaber.

NORWEGEN: »DIE SAUNA BERGEN« 85 °C

Eine kleine behagliche Sauna mit milder angenehmer Raumtemperatur bei 85 °C. Die urige Ausstattung mit rustikalen Steinwänden und die nostalgischen Lampen sorgen für eine zauberhafte und gemütliche Atmosphäre.

SCHWEIZ: »DIE KRÄUTER-LICHT-SAUNA« 60 °C

Hier wird Lebensfreude geweckt: Wechselnde Farben in rot, grün, blau und gelb stimulieren den Organismus, wirken äußerst positiv auf Körper und Geist und sind wichtig für die Gesunderhaltung. Im Kupferkessel auf dem Ofen brodelt der aromatische Kräuter-Sud. Die sanfte Hitze, bei ca. 60 °C und ca. 40% Luftfeuchtigkeit wirkt anregend auf den Stoffwechsel. Das gesamte Immunsystem wird gestärkt und fit gemacht gegen Erkältungen.

TIBET: »DER HIMALAYA SALZSTOLLEN« 45 °C

Der Himalaya-Salzstollen mit seinem kleinen Gradierwerk ist bei 45 °C ein besonderes Erlebnis für jeden Saunagast. Die farblichtwechselnde Deckenbeleuchtung, die harmonische Beleuchtung durch die Salzkristallstein-Lampen und das dezente Eukalyptus-Aroma sorgen für ein besonderes Erlebnis. Empfehlenswert für Personen mit Atemwegs-Erkrankungen wie Asthma und Bronchitis sowie bei akuten chronischen Infekten oder Hauterkrankungen. Unter dem schönen Sternenhimmel und bei dezenter Musik ist angenehme Erholung gesichert.

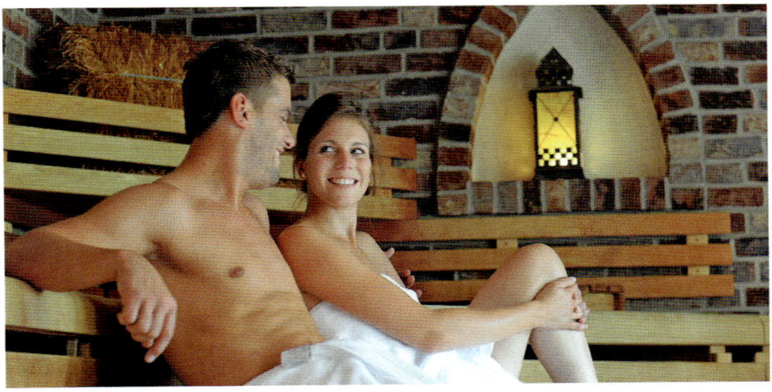

Sauna-Welt »MEDITERRAN« »URLAUB WIE IM SONNIGEN SÜDEN«

Sauna-Welt »MEDITERRAN« im Freizeitland Hasbergen, Osnabrücker Str. 49, 49205 Hasbergen
05405 4255 | www.freizeitland-hasbergen.de

OSMANIEN:
»DER OSMANISCHE ROSENTEMPEL«
38 °C

Kostbare Rosendüfte, leichte Entspannungsmusik, relaxen auf wohlig warmen Bänken - im Rosentempel empfindet man herrliches Wellness-Erlebnis für Körper, Geist und Seele. Bei milden 38 °C haben Sie ein intensives Bade-Erlebnis. Aus dem Dampfbrunnen steigt ein leichter Rosenduft auf. Dieser bewirkt einen angenehmen und wohltuenden Effekt auf den gesamten Körper. Im osmanischen Rosnetempel können bis zu 15 Badende bei entspannender Musik ruhen und träumen.

FINNLAND:
»DIE TULI-FEUER-SAUNA«
95 °C

Direkt am Natursee befindet sich in einem freistehenden, sechseckigen Holz-Blockhaus mit einem bewachsenen Dach die gemütliche Tuli Feuersauna. Sie ist aus sehr alten, 500 bis 1.000-jährigen Baumstämmen (Kelo-Holz) gebaut, welches für ein einzigartiges, mildes Raumklima von 95 °C sorgt. In der Mitte der Sauna verbreitet eine offene Feuerstelle eine wohlig knisternde Atmosphäre.

MAROKKO:
»DIE SAUNA-MARRAKECH«
85 °C

Ein schöner Hauch Orient: Marokko, die Perle des Südens! Die Sauna „Marrakech" ist wie ein Märchen aus 1001 Nacht. Hier werden bis zu 50 Personen bei 85 °C in die Welt des Orients entführt. Die Rückwände aus handbearbeiteten, stimmungsvoll beleuchteten Onyx-Platten (Halbedelstein) und original marokkanischen Fliesen tragen zu einer traumhaften Atmosphäre bei. Verführerisch: Die marokkanischen Düfte und Öle. Stündlich findet ein automatischer Aufguss mit Musikuntermalung statt: 10:30 Uhr, 11:30 Uhr, 12:30 Uhr usw...

PORTUGAL:
»DIE EUKALYPTUS-SAUNA«
80 °C

Bei automatischen Aufgüssen über ein leise rotierendes Mühlrad zu jeder vollen Stunde verbreitet sich ein angenehmer Eukalyptusduft, während bei 80 °C Ihr Körper angenehm durchwärmt wird. Bis zu 25 Personen können dieses Erlebnis gleichzeitig genießen. Die stündlichen Aufgusszeiten: 10:00 Uhr, 11:00 Uhr, 12:00 Uhr usw.

TÜRKEI:
»DIE TÜRKISCHE DAMPFBAD-SAUNA«

Freuen Sie sich auf ein besonderes Körpererlebnis. Unter einem prachtvollen Sternenhimmel, umgeben von edlen, handgefertigten Fliesen, können bis zu 12 Badende den Aufenthalt bei Zitronenduft, 45 °C und 100 % Luftfeuchtigkeit genießen.

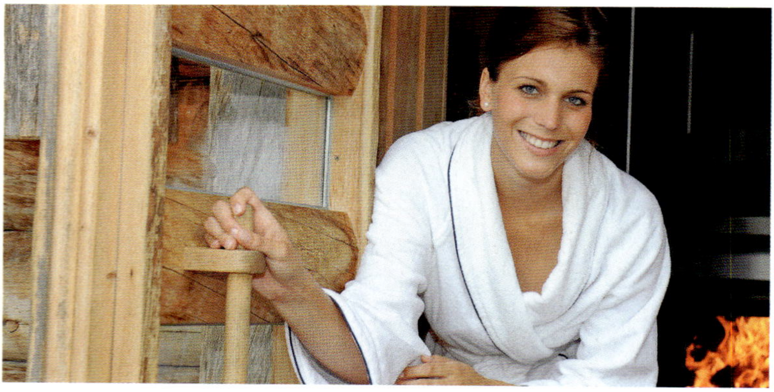

Sauna-Welt »MEDITERRAN« »URLAUB WIE IM SONNIGEN SÜDEN«

Sauna-Welt »MEDITERRAN« im Freizeitland Hasbergen, Osnabrücker Str. 49, 49205 Hasbergen
05405 4255 | www.freizeitland-hasbergen.de

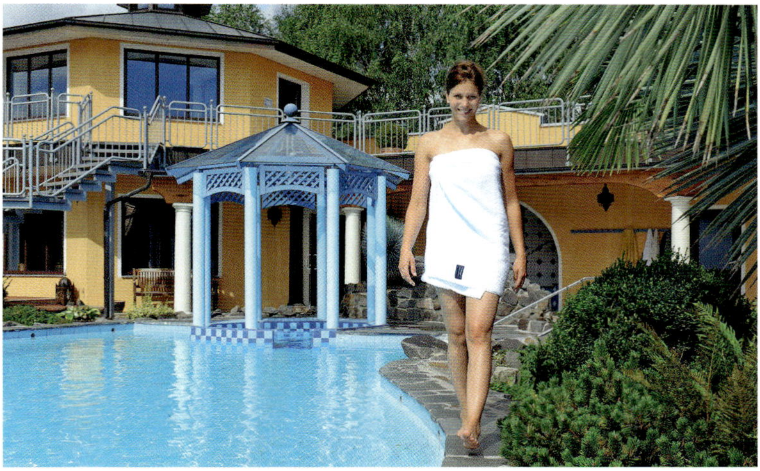

45 °C

Durch ein zusätzliches Salz-Körperpeeling, das Sie selbst anwenden können, wird Ihre Haut weich und geschmeidig.

ITALIEN: »DIE SAUNA-TEPIDARIUM« 38 °C

Wenn Sie am Sauna-Turm eine Treppe hoher steigen, gelangen Sie zu dem achteckigen Raum, in dem Sie bei sanfter Wärme auf beheizten Marmorliegen für zehn Personen und 38 °C Raumtemperatur Ihre Abwehrkräfte stärken. Lassen Sie die Ruhe auf sich wirken, während Sie die eindrucksvollen Wandmalereien und das „Aquaviva" Kunstobjekt betrachten. Zusätzlich bietet sich Ihnen ein traumhafter Ausblick auf den mediterranen Sauna-Garten.

EVENTSAUNA

Die top-moderne, große "Event-Sauna" bietet Platz für ca. 80 Personen. Hier werden besondere Aufgüsse durch Saunameister zelebriert.

DAS SCHWIMMBAD

Im Innenbereich befindet sich ein 11 x 5 m großes und 31 °C warmes Schwimmbad, ausgestattet mit Fuß- und Rückenmassagedüsen.

MASSAGEN | WELLNESS

Eine Vielzahl von Massagen und Wellness-Behandlungen kann gebucht werden. Das genaue Angebot entnehmen Sie bitte den Flyern und dem Internet. Für gesunde Sommerbräune stehen den Saunagästen die modernsten Solarien zur Verfügung, ausgestattet mit hautschonender UV-Technik. Für jeden Hauttyp das richtige Gerät. Die von Ihnen in Anspruch genommenen Leistungen werden auf Ihren Chip gebucht und beim Verlassen der Anlage in bar oder per EC-Karte bezahlt.

ZUSATZLEISTUNGEN

Miet-Wäsche-Service (gegen kleine Gebühr: Utensilien für den Wohlfühltag: Bademantel, Badehandtücher, Badeschuhe), Geschenke Service (Gutscheine, Sauna-Pässe etc.), Newsletter-Service Programm, gratis Saunaführer-Broschüre für alle Gäste, Events & Veranstaltungen (nach Vorankündigung), 2 Flatbildschirme,

Sauna-Welt »MEDITERRAN« im Freizeitland Hasbergen, Osnabrücker Str. 49, 49205 Hasbergen
05405 4255 | www.freizeitland-hasbergen.de

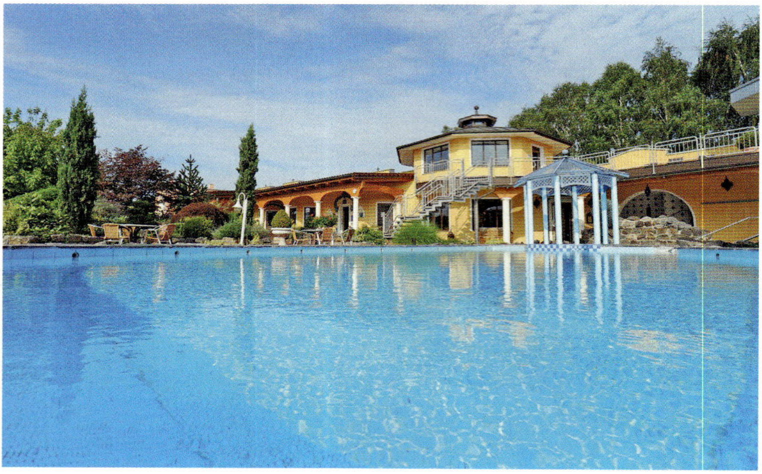

Raucher-Lounge separat, Beschilderungen aller Saunen mit Tipps & Infos, Brillenablagen vor jeder Sauna etc.

KOMMUNIKATIONSECKE

Etwa zehn Personen können in einer „Kommunikationsecke" sitzen und in einem Becken gemeinsamen ein warmes Fußbad nehmen. Kommuniziert wird auch über eine eigene Facebook-Seite (Freizeitland-Hasbergen) sowie über die Website: www.freizeitland-hasbergen.de

GASTRONOMIE

Eine behagliche Atmosphäre genießt der Gast in der „Sauna-Bistro-Bar. Bei Säften und Longdrinks erholt man sich, probiert vom reichhaltigen Angebot aus der Speisekarte oder wählt am Salat- bzw. Kuchenbuffet. In der Sauna-Bistro-Bar gibt es leckere und leichte Snacks, wie zum Beispiel frühlingsfrische Wellfit-Salate, leckere Ofenkartoffeln mit Hähnchen, Lachs oder Kräuterquark, frische Veggies, verschiedene Baguettes, Toasts & Röstis sowie Wraps und verschiedene Flammkuchen. Probieren Sie auch die herzhaft leckeren Kleinigkeiten wie Spießbratenbrötchen, American-Burger, Hähnchen-Köstlichkeiten oder indisches Fladenbrot und Ofen-Pizza.

PARKMÖGLICHKEITEN

400 Parkplätze direkt vor der Anlage (auch für kleine und größere Wohnmobile) sind vorhanden. Die Parkplätze sind alle kostenlos.

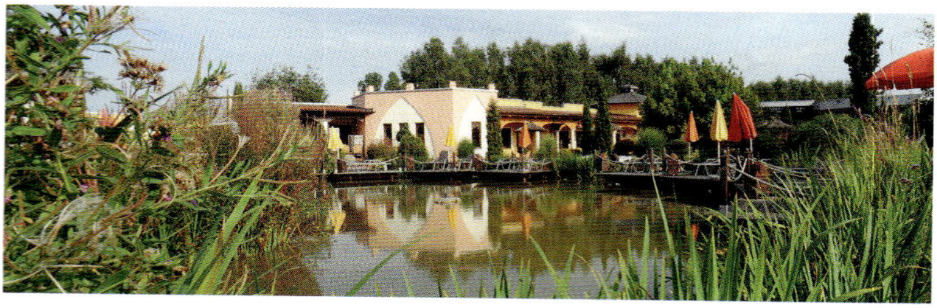

H2O Herford

H2O Herford »DIE ENTDECKUNGSREISE FÜR IHRE SINNE.«

Wiesestr. 90, 32052 Herford

05221 922 257 | info@h2o-herford.de | www.h2o-herford.de

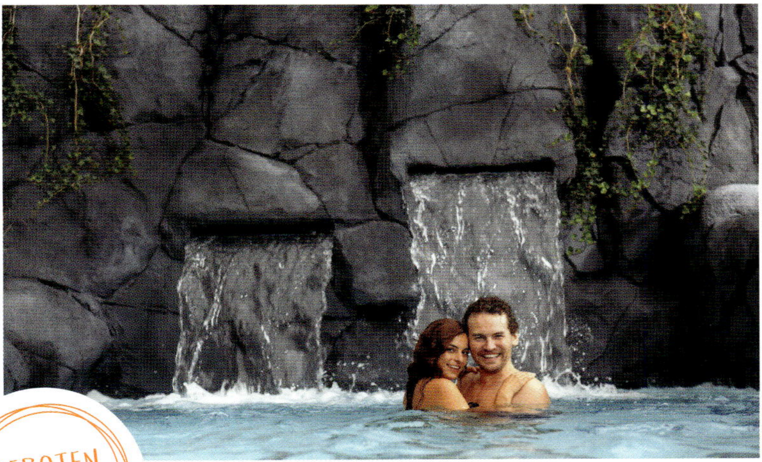

GEBOTEN WIRD:

DAS RESÜMEE

Sportler, Schwimmbegeisterte, Wasserratten, Actionfans und Wellnessliebhaber – im H2O in Herford sind alle in ihrem Element. Das H2O bietet über 22.000 abwechslungsreich gestaltete Quadratmeter für jeden, der Bewegung, Spaß und Erholung sucht. Schon allein das Freizeitbad ist mit 3.500 qm eine eigene Welt aus Riesenrutschen, Wellenkanal, Wettkampfbecken, Plantschbereich und der Kinder-Dschungelinsel Tabokiri.

Wer seine Freizeit lieber ganz entspannt verbringt, findet im H2O ebenfalls sein Reich. Von der innovativen Wasserturmsauna über die beliebte Salzsauna bis zur klassischen Blockhaussauna bieten zwölf verschiedene Schwitzräume jedem die Wahl. Ein großzügig angelegter Garten im nordischen Stil sorgt draußen wie drinnen für Ruheräume zur Entspannung zwischen den Saunagängen. Direkt über dem Saunabereich geht es ins Refugium des H2O. Wer sich und seinem Körper etwas Gutes tun will, nimmt sich hier eine Auszeit mit Massagen, entgiftenden Körperanwendungen und kosmetischen Behandlungen. Ob einzelne Angebote oder Tagespakete – Wellness bedeutet immer, sich wohlzufühlen.

DER EMPFANG

Im Eingangsbereich der H2O Saunawelt erhalten Sie nach Bezahlung Ihren Coin, der Ihnen den Zugang zur Saunawelt ermöglicht. Am Drehkreuz werfen Sie bitte Ihren Coin ein und nehmen ihn dann nach Durchquerung des Drehkreuzes mit.

Der Coin ist Teil Ihres Schlüssels für die nummerierten Umkleideschränke. Dieser wird in der entsprechenden Halterung am Schrank platziert und ermöglicht das Entnehmen des kompletten Schlüssels.

H2O Herford »DIE ENTDECKUNGSREISE FÜR IHRE SINNE.«

Wiesestr. 90, 32052 Herford
05221 922 257 | info@h2o-herford.de | www.h2o-herford.de

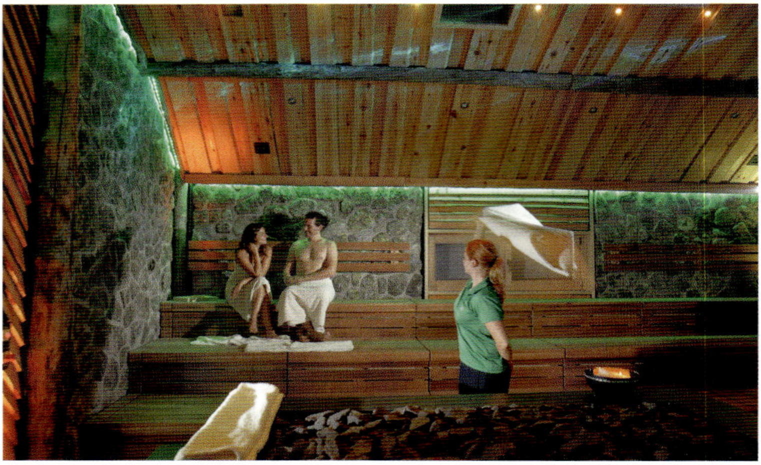

DIE ÖFFNUNGSZEITEN

	Freizeitbad	Saunawelt
Montag - Freitag:	10:00 - 21:00 Uhr	10:00 - 23:00 Uhr
Samstag, Sonntag & an Feiertagen	09:00 - 21:00 Uhr	09:00 - 23:00 Uhr

Dienstag ist Damensaunatag!

DIE PREISE

Tageskarte Freizeitbad: 12,80 Euro | Tageskarte Sauna und Bad 25,10 Euro
Ermäßigung in Form von 10er-Karten.

UMKLEIDEN

Im Umkleidebereich können Sie sich umziehen und auch Ihre Sachen in einem der nummerierten Umkleideschränke einschließen. Von dort aus erreichen Sie die H2O Saunawelt.

DUSCHEN

Eine reine Haut begünstigt die Wirkstoffaufnahme des Körpers. Eine gründliche Vorreinigungsdusche vor Ihrem ersten Saunagang ist daher unerlässlich.

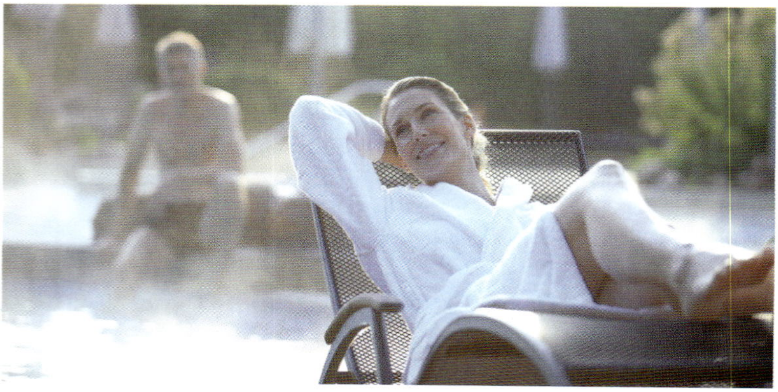

H2O Herford »DIE ENTDECKUNGSREISE FÜR IHRE SINNE.«

Wiesestr. 90, 32052 Herford
05221 922 257 | info@h2o-herford.de | www.h2o-herford.de

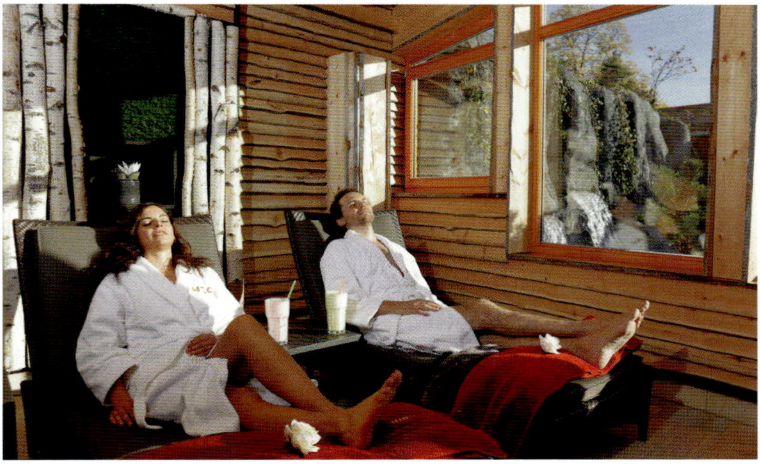

DIE SAUNEN
DER SAUNABEREICH

Die moderne skandinavische Saunalandschaft des H2O Herford bietet Anregung für alle Sinne. Mit Licht, Farben, Düften und Geräuschen haben wird aus dem Erholungsklassiker Schwitzen und Abkühlen ein Ort der Entschleunigung gemacht.

Der nordische Saunagarten mit seinen mediterranen Elementen entführt in eine andere Welt. Genießen Sie es, auf einem Steg am See zu relaxen, oder in einem der vielen Sitzmöglichkeiten einfach zu entspannen. Vor dem Kamin in der gemütlich gestalteten Remise lässt man den Blick über den Saunagarten mit seinem Flusslauf schweifen und kann den Stress vergessen.

VAIKUTUS, 80 °C
Ein Showroom mit spektakulären Eventaufgüssen und Schauspiel.

VESITORNI, 65 °C
Im Inneren befindet sich ein 320°-Panorama mit Filmen und tollen Kulissen.

TERRA – SAUNA 75-90 °C
Erleben Sie die Elemente: Feuer, Wasser, Erde und Luft sowie eine Komposition aus Düften, Wärme und Licht.

LUONTO, 90 °C
Meditative Musik, verschiedene Farbaktzente und Klangschalen runden das Gefühl der Entspannung in dieser Ruhesauna ab.

DAMPFBAD, 45 °C
Wohltuende Dämpfe mit angenehmen Aromen.

SANARIUM®, 60 °C
Mit Orangenduft und wechselnden Lichtfarben.

BÄRENSAUNA, 60 °C
Wechselnde Farben und fruchtige Aromen.

SUOLA, 75 °C
Salzsauna mit Gradierwerk.

H2O Herford »DIE ENTDECKUNGSREISE FÜR IHRE SINNE.«

Wiesestr. 90, 32052 Herford
05221 922 257 | info@h2o-herford.de | www.h2o-herford.de

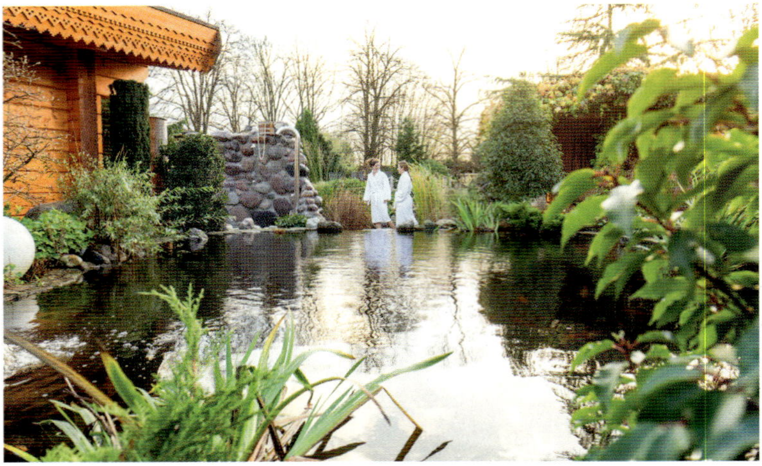

LÖLYSAUNA, 80 °C

Leise Entspannungsmusik und frischer Lemonduft.

HEUSAUNA, 85 °C

Gesunde Aufgüsse mit dem Duft von Heu.

SAARI-SAUNA, 100 °C

Große Aufgußsauna mit Blick in den Saunagarten.

BLOCKHAUS, 100 °C

Blockhaus 100 °C - Aufgußsauna mit herrlichem Panoramablick.

DAS ABKÜHLEN

Hier werden die diversen Arten des Abkühlens beschrieben.

FREIZEITBAD

Damit die ganze Familie auf ihre Kosten kommt, braucht man vor allem eines: qmFläche, um die unterschiedlichsten Erwartungen zu erfüllen. Kinder und Jugendliche zieht es zu Thunderbird und Jungle Cone. Mutige und Nervenstarke machen sich mit diesen Rutschen auf die fantastische Reise nach Tabokiri. Die fantasievoll gestaltete Karibikinsel lädt die Kleinen zur Schatzsuche ein. Ein Piratenschiff entern, die wackelige Hängebrücke bezwingen, in der Tauchgrotte nach exotischen Fischen forschen oder sich bei einer Fahrt durch die Reifenrutsche Jungle Cone mit seinen Freunden messen – auf Tabokiri erlebt jedes Kind sein eigenes Abenteuer.

Wer noch zu klein für einen Tag im Dschungel ist plantscht gemeinsam mit den Eltern im separaten Kinderbereich. Hier erleben die ganz Kleinen mit jeder Menge Wasserspielzeug im sicheren flachen Becken, wie viel Spaß Wasser macht.Auch Sportler und Freizeitschwimmer finden im H2O beste Bedingungen: 25-Meter-Wettkampfbecken im Innen- und Außenbereich, Sprungturm, Whirlpools, Wellenkanal und Wellenbad lassen den Besuchern die Wahl, ob sie abtauchen wollen, sich treiben lassen oder in Ruhe ihre Bahnen ziehen.

H2O Herford »DIE ENTDECKUNGSREISE FÜR IHRE SINNE.«

Wiesestr. 90, 32052 Herford
05221 922 257 | info@h2o-herford.de | www.h2o-herford.de

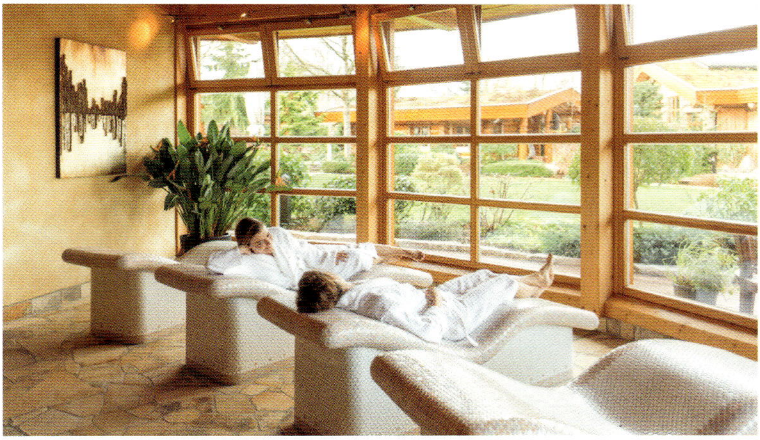

RUHEMÖGLICHKEITEN

Auf den Kacheln der wunderbar anatomisch geformten Wärmeliegen vergessen Sie Raum und Zeit. Sie spüren die Leichtigkeit- Ihres Körpers und die sanfte Wärme. Sie hören Vogelgezwitscher und dezente Sphärenklänge. Durch die großen Scheiben fallen die Farben des Himmels und des Gartens.

Das große finnische Ruhehaus empfängt Sie unter Palmen, einem urigen Lappland-leuchter aus Rentiergeweihen und viel Himmel, der durch die großen Dachfenster grüßt. Von Hand bearbeitete und gefügte Keloholzbalken tragen die anmutige Dachkonstruktion, die von wechselndem Farblicht beiläufig in Szene gesetzt wird. Das leise Plätschern und zarte Glitzern der Wasserwand verwöhnt Sie mit den Elementen. Dicke, runde, graue Balken aus finnischen Keloholzstämmen und massive, warm gemaserte Bohlen mit rustikalen Astmalen prägen das gemütliche Ruhehaus.

Die Sauna bietet Ihren Gästen einen exklusiven Service an. Die Zeltlounge sowie die Wohlfühl-Lounge sind besondere Ruhebereiche mit 14 Liegen, die halbtags von 10:00 bis 16:00 Uhr (Sa., So. und am Feiertag von 9:00 bis 16:00 Uhr) bzw. ab 16:30 Uhr bis 23:00 Uhr oder ganztags gebucht werden können. Zur Erfrischung wird Mineralwasser und Obst angeboten. Dieser Service kostet halbtags 8,00 Euro und ganztags 12,00 Euro.

WELLNESS I MASSAGEN

Im Refugium finden die Gäste einen ruhigen Ort, an dem es ausschließlich darum geht, das Wohlbefinden zu steigern. Denn nichts anderes als Wohlfühlen bedeutet Wellness. Ein Besuch im Refugium kann bedeuteten: Zeit für sich allein, ein Erlebnis mit der besten Freundin oder auch mal ein ganz besonderer Familien- oder Partnertag. Ob einfache kosmetischen Anwendung und Massage, ein ganzes Tagesarrangement oder eine kurze und effektive Sportmassage nach dem Training – jeder Gast bucht sein individuelles Wellnessprogramm.

H2O Herford »DIE ENTDECKUNGSREISE FÜR IHRE SINNE.«

Wiesestr. 90, 32052 Herford
05221 922 257 | info@h2o-herford.de | www.h2o-herford.de

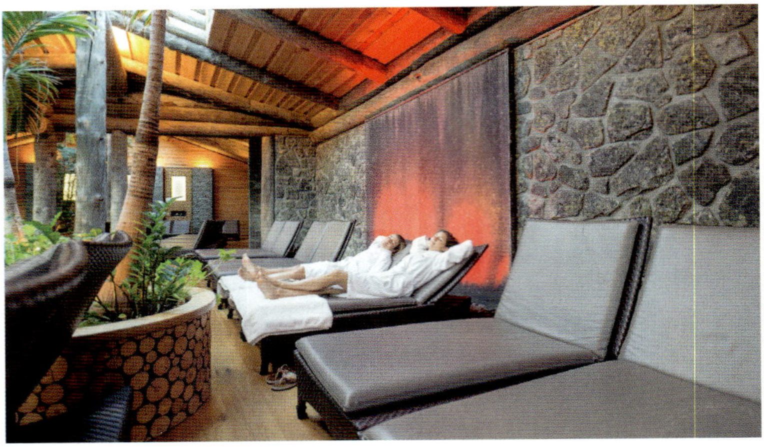

FITNESS

Ob klassischer Schwimmkurs, Aquafitness oder Schnuppertauchkurs – im H2O treten regelmäßig die Profis an, um den Gästen etwas Besonderes zu bieten. Im H2O-Fitnessprogramm gibt es Kurse für jedes Energielevel: Aqua-Power, Deep Water Fit und Aqua-Jogging.

GASTRONOMIE

Genießen Sie zwischen den einzelnen Saunagängen frische Salate, kühle Getränke oder kleine Snacks. Es bietet sich jederzeit eine umfangreiche Auswahl von leicht bis deftig an. Regelmäßig runden wechselnde Themen-Speisekarten das Angebot ab. In der H2O-Saunalandschaft können Sie gleich an mehreren Orten Speisen und Getränke genießen. Im Innenbereich finden Sie das gemütliche Restaurant mit Sitzbereichen sowie den Living-Room mit Aussicht in den wunderschönen Saunagarten.

Italienische Küche mit Antipasti, Pasta und Pizza, täglich frisch zubereitet: Das bietet die Felsentheke im Saunagarten, direkt am Brunnenplatz gelegen (Speisekarte Felsentheke). Hier können Sie in der warmen Jahreszeit auch gemeinsam im Freien sitzen.

ZAHLUNGSVERKEHR

In der H2O Saunawelt benötigen Sie kein Bargeld. Alle Leistungen und gastronomischen Angebote, die Sie während des Aufenthaltes in Anspruch nehmen, werden auf Ihrem Coin verbucht und erst am Ausgang abgerechnet. Auch Leistungen des H2O Refugiums können auf Ihrem Coin verbucht werden. Die Abrechnung Ihres Coins erfolgt an der Kasse oder am Nachzahlautomaten.

PARKMÖGLICHKEITEN

Es stehen ausreichend kostenlose Parkplätze zur Verfügung. Außerdem Das bietet Ihnen das H2O Herford einen großzügig gestalteten Wohnmobilstellplatz, mit moderner Ver- und Entsorgungsstation.

GUTSCHEINHEFT S. 13

Sauna Foerdermann »WOHLFÜHLEN ENTSPANNEN LOSLASSEN«

Bachstraße 6-7, 32120 Hiddenhausen-Eilshausen
05223 83075 | www.foerdermann.de

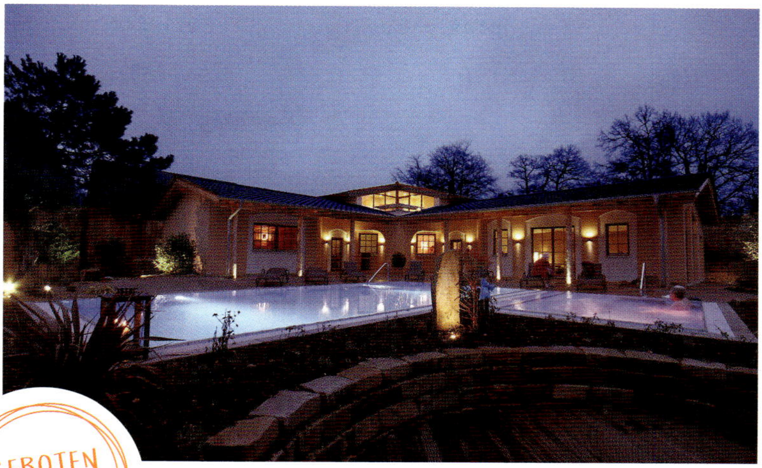

GEBOTEN WIRD:

DAS RESÜMEE

Die 1974 gegründete, inhabergeführte Saunalandschaft ist beständig und organisch gewachsen. Die persönliche Ansprache und individuelle Betreuung der Gäste steht stets im Vordergrund. Die helle und freundliche Landschaft verbindet das ursprüngliche Sauna-Erlebnis in rustikalen Saunakabinen mit modernen und innovativen Konzepten. Die sehr individuelle Anlage bietet viel Platz für persönlichen Freiraum mit zahlreichen nischenartigen, geruhsamen Plätzen innen wie außen. Auf schöne Art und Weise sind im 1.000 qm großen Haupthaus ausgesuchte Natursteine mit Holz kombiniert. Das Ende 2009 in Betrieb genommene, 1.400 qm große Sauna- und Wellnesshaus im hinteren Teil des Saunagartens ist edel und komfortabel in warmen, erdigen Farben mit neuester Technik arrangiert. Der malerische Saunagarten ist ein grünes Paradies. Er erstreckt sich über gut 2.000 qm.

DER EMPFANG

Am Empfang werden Bademäntel, Handtücher und Badeschuhe verliehen und verkauft. Sauna-Utensilien und kosmetische Produkte können käuflich erworben werden.

DIE ÖFFNUNGSZEITEN

Montag 11:00 – 22:30 Uhr | Dienstag bis Samstag 9:00 – 22:30 Uhr | Sonntag 10:00 – 21:00 Uhr | Die Öffnungszeiten für Feiertage entnehmen Sie bitte aus dem Internet bzw. können Sie an der Rezeption erfragen. Dienstag und Donnerstag ist außer an Feiertagen Damensauna.

DIE PREISE

Tageskarte 22,50 Euro | Vormittag 21 Euro | Weitere Tarife finden Sie auf der Homepage.

UMKLEIDEN | DUSCHEN

Damen und Herren kleiden sich gemeinsam um. Geduscht wird ebenfalls gemeinsam. Für die Umkleidekabinen wird eine 1-Euro-Münze benötigt.

Sauna Foerdermann »WOHLFÜHLEN ENTSPANNEN LOSLASSEN«

Bachstraße 6-7, 32120 Hiddenhausen-Eilshausen
05223 83075 | www.foerdermann.de

DIE SAUNEN

Sechs äußerst unterschiedlich gestaltete Saunakabinen verteilen sich in der großzügigen Anlage. Zwei Saunakabinen und ein Dampfbad finden Sie im Innenbereich. Die Meditations-Sauna ist in einem Blockhaus im Saunagarten untergebracht. Die Kamin- und die Event-Aufguss-Sauna schließlich sind in dem attraktiven Neubau im hinteren Teil des Saunagartens. Dreimal täglich lockt der beliebte Banja-Aufguss mit Wenikreisen sowie Reichung von Getränken oder Speck mit Vodka in die urige, innenliegende Banja-Sauna. Alle 2 Stunden, ab 17:00 Uhr stündlich werden in der Event-Aufguss-Sauna ruhige und entspannende wie feurige Aufgüsse mit Handtuch und Fächer zelebriert. Im Anschluss werden Früchte, Getränke oder Kleinigkeiten gereicht. Die Aufgüsse werden mal mit Musik, mal mit Klangschalen untermalt.

DIE BANJA-SAUNA
70-75 °C

Die sehr rustikal holzverkleidete Saunakabine ist mit 70 bis 75 °C beheizt. Über dem Ofen mit Saunasteinen hängt ein Eimer mit Birkensud und Wenikreisen. Rund 30 Personen genießen den Ausblick sowohl in den Innen- als auch Außenbereich. Massive Rundstämme zieren die Außenwände.

DAS BIO-BAD
55-60 °C

Milde 55 bis 60 °C ermöglichen einen behaglichen Start in einen erholsamen Saunatag. Die farbwechselnde Deckenbeleuchtung umspielt an die 15 Personen. Schöne Natursteine dekorieren den Ofen mit Saunasteinen in dem angenehm aromatisierten Bad. Salzsteine aus dem Himalaya erhöhen die Widerstandskraft, reinigen und entgiften den Körper.

DIE MEDITATIONS-SAUNA
90 °C

Leise Meditationsmusik untermalt den Aufenthalt für gut 15 Personen. Ein Fenster gewährt den Ausblick auf einen schön angelegten Teich und offene Feuerstellen. Die Blockhaus-Sauna aus Rundstämmen mit Vorraum zeigt sich in rustikalem Flair. Dezentes Licht fällt auf den großen gemauerten Ofen mit Saunasteinen, der die Sauna bis auf 90 °C erwärmt.

DIE KAMIN-SAUNA
60-70 °C

Rund 15 Personen können sich in der 60 bis 70 °C warmen Saunakabine behaglich niederlassen. Im Kamin knistert leise Holz. Neben dem Kamin befindet sich ein Ofen mit Saunasteinen. Weißer Wandputz mit Holzelementen ist auch für das Auge eine Freude.

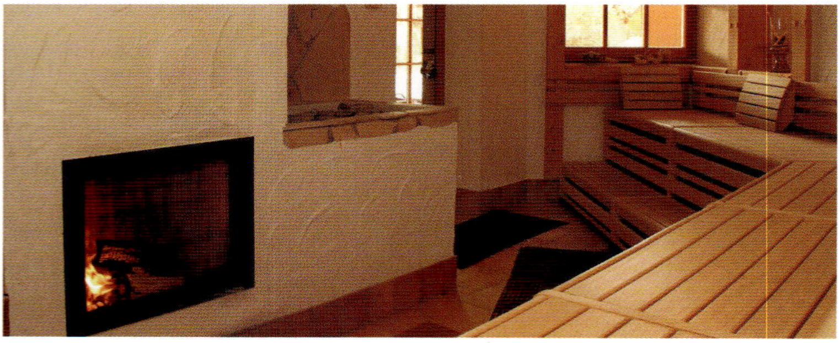

Sauna Foerdermann »WOHLFÜHLEN ENTSPANNEN LOSLASSEN«

Bachstraße 6-7, 32120 Hiddenhausen-Eilshausen
05223 83075 | www.foerdermann.de

DIE EVENT-AUFGUSS-SAUNA 90 °C

Etwa 50 Personen finden sich rustikalem Ambiente wieder. Mittig thront der aus Natursteinen gemauerte, massive Ofen mit Saunasteinen. Die Kabine, die auch Casa Grande genannt wird, ist mit stattlichen 90 °C beheizt. Nach dem Saunagang lädt der direkt anschließende offene Ruhebereich mit gemütlicher Sitzcouch und Hockern zum plauschen ein.

DAS DAMPFBAD 45 °C

Das Licht des blau-weißen Sternenhimmels schimmert durch feinen Nebel auf gut 8 Personen. Das attraktiv geflieste, aromatisierte Bad ist mit 45 °C temperiert. An der Rezeption sind Salz und Honig zum Peeling und Einreiben kostenlos erhältlich. Masken und Schokolade zum Auftragen auf die Haut sind käuflich erwerbbar.

DAS ABKÜHLEN

Im Innenbereich sorgen Regendruck- und Kaltbrausen, Kneipp-Schläuche, eine Kübel- sowie eine Erlebnisdusche für kühles und erfrischendes Nass. Die Duschgrotte im Saunagarten ist mit Kneipp-Schläuchen, Regendruck- wie Warm-Kalt-Brausen ebenfalls bestens bestückt. Fünf Fußwärmebecken sind eine wahre Wohltat für die Füße.

DIE SCHWIMMBÄDER

Das 22 °C warme, gut 50 qm große Schwimmbecken im Saunagarten ist eine zentrale Anlaufstelle, die an schöner Steinterrasse von gemütlichen Bastliegen mit Auflagen gesäumt wird. Direkt daneben blubbert das 33 °C warme Whirlbecken mit ergonomisch geformten Massageliegen. Ein ca. 15 qm großes Abkühlbecken mit anliegenden Abkühlmöglichkeiten im Saunagarten ist über eine Türe direkt an der Gastronomie liegend erreichbar. Im Dampfbadbereich schließlich können Sie sich im 35 qm großen, 22 °C warmen Schwimmbad mit Gegenstromanlage erholen.

DIE AUSSENANLAGE

Ein wahres Paradies erschließt sich in Form des großzügigen und weitläufigen Saunagartens der Anlage. Eine von außen uneinsehbare grüne Insel mit einer Vielfalt an alten Bäumen, schön angelegten Beeten und einem 50 m langen Bachlauf, der sich mit schönen Steinen durch den Garten schlängelt und in einem Karpfen-

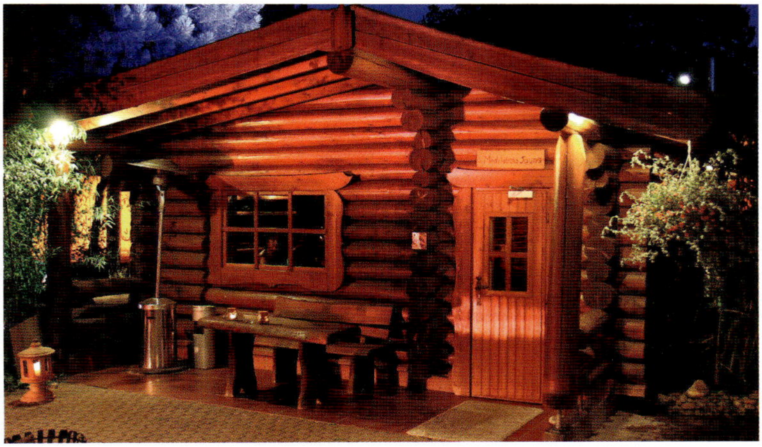

teich mündet. Zwei Holzbrücken queren den Bachlauf. Vom Bachlauf wird eine insel-artige Liegewiese mit Liegen und Bambuslandschaft gesäumt. Der einmalige Garten bietet vielfältige Rückzugsorte mit ruhigen Sitz- und Liegemöglichkeiten. In der Smokers Lounge, einem Steinhäuschen, darf geraucht werden.

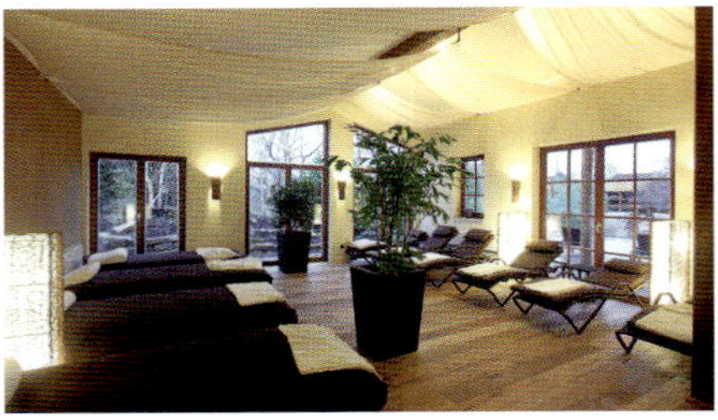

RUHEMÖGLICHKEITEN

Ein großer Ruheraum im Haupthaus erstreckt sich über drei Ebenen. In dem lichtdurchfluteten Raum verteilen sich ergonomisch geformte Liegen mit Auflagen und Decken sowie weitere Liegen. In drei Hängematten auf einer Empore mit anschließendem Balkon lässt es sich gemütlich verweilen. In der Ruhe-Oase, einem absoluten Ruheraum im Neubau der Anlage, stehen gemütliche Liegen mit Auflagen und Decken nebst sechs erholsamen Wasserbetten parat. Der stilvolle Ruhebereich ermöglicht einen herrlichen Ausblick zum zentralen Außenpool.

MASSAGEN | SOLARIEN

Lassen Sie sich mit Ganzkörper- und Teilkörpermassagen verwöhnen. Aromaöl-, Hot-Stone- und Kräuterstempelmassagen nebst Schokoladenmassagen und Ayurveda-Massagen sind eine Wohltat für Leib und Seele. Medizinische Massagen mit Fango, Krankengymnastik und Lymphdrainage können auch über Rezept abgerechnet werden. Kosmetikbehandlungen, Maniküre und Fußpflege runden das reichhaltige Angebot ab. Für einen gesunden Teint sorgen vier verschieden starke Bräuner im Untergeschoss der Anlage.

EVENTS

Mehrmals im Jahr wird ein Event mit besonderen Aufgüssen und vielerlei Attraktionen gefeiert. Informieren Sie sich bitte im Internet oder an der Rezeption.

GASTRONOMIE

Die Gastronomie im Haupthaus der Anlage bietet mit einer sehr gemütlichen Kamin-ecke, die von bequemen Ledersesseln umrundet wird und voneinander abgetrennten lauschigen Sitzbereichen viele entspannende, ruhige Plätzchen. Frisch gepresste Säfte sind an der Saftbar erhältlich. Gesunde, frisch zubereitete Kost mit Salaten, vegetarischen Gerichten, Tageskarte, einem vielfältigem Frühstück, Quarkspeisen und kleinen Leckerbissen verwöhnen den Gaumen. Im Außenbereich können mit überdachter Kochstelle mit Bar und offenem Grill bei schönem Wetter leckere Speisen serviert werden.

ZAHLUNGSVERKEHR

Alle in Anspruch genommenen Leistungen werden im Nachhinein in bar oder per EC-Karte beglichen.

PARKMÖGLICHKEITEN

Unmittelbar an der Anlage stehen kostenlose Parkplätze zur Verfügung.

Bad Meinberger Badehaus »WOHLFÜHLEN, ENTSPANNEN UND FITNESS«

Wällenweg 50, 32805 Horn-Bad Meinberg
05234 901289 | www.badmeinberger-badehaus.de

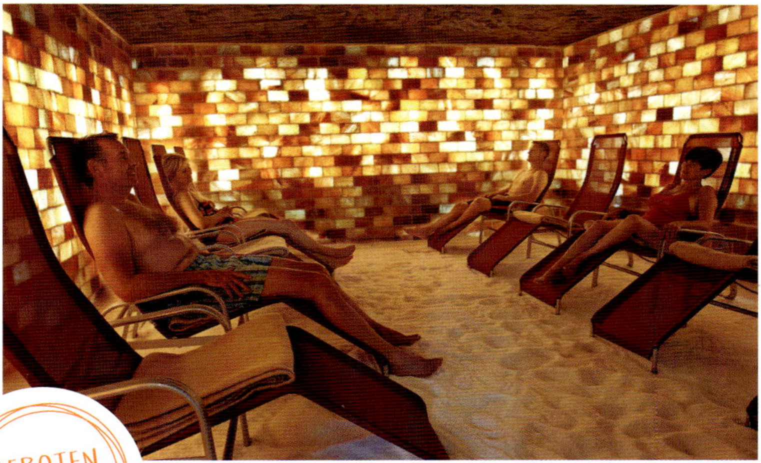

GEBOTEN WIRD:

DAS RESÜMEE

Mit einem Außenbereich von 2.000 qm, einem Innenbereich von 2.500 qm und einer Wasserfläche von 650 m³ fällt die Anlage eher klein und beschaulich aus. Dennoch lässt die im Herzen des Teutoburger Waldes gelegene Therme mit ihrem familiären Charme keine Wünsche offen! Das Herzstück der Anlage ist der neue, modern gestaltete Saunabereich. Gespeist durch eine Mineralquelle, genießen Sie hier in allen Schwimmbecken die Vorzüge des natürlichen Wassers. Das Hallenbad verfügt über ein 25 Meter langes Schwimmbecken und ein 36 °C warmes Bewegungsbecken. Über eine Schleuse sind Sie an das ebenfalls 25 Meter lange, ganzjährig beheizte Außenbecken angeschlossen. Auch für ältere Menschen und Personen mit Behinderungen ist das Bad samt Sauna bestens ausgestattet und ausgelegt.

Das großräumige und moderne Fitness-Center, das sich im Haus befindet, bietet Ihnen Kraft- und Ausdauertraining auf höchstem Niveau. Weitere Zusatzangebote (z.B.: die Meersalzgrotte oder Infrarot-Tiefenwärme) stehen Ihnen ebenfalls zur Verfügung. Das Bistro bietet dazu ein reichhaltiges Speiseangebot mit saisonal wechselnden Gerichten. Abgerundet wird das Angebot durch die Kosmetik- und Wellnessabteilung, in der Sie mit ausgewählten Wellnessanwendungen verwöhnt werden.

In dem Bad Meinberger Badehaus sind Sie nicht „einer von vielen“, sondern stehen als Gast im Mittelpunkt.

DER EMPFANG

Im Eingangsbereich können Sie sich Handtücher und Bademäntel leihen sowie Pflegeprodukte der Marke Biomaris erwerben. Wenn Sie mögen, werfen Sie bei der Gelegenheit doch gleich auch einen Blick in den Bademodenshop.

Bad Meinberger Badehaus »WOHLFÜHLEN, ENTSPANNEN UND FITNESS«

Wällenweg 50, 32805 Horn-Bad Meinberg
05234 901289 | www.badmeinberger-badehaus.de

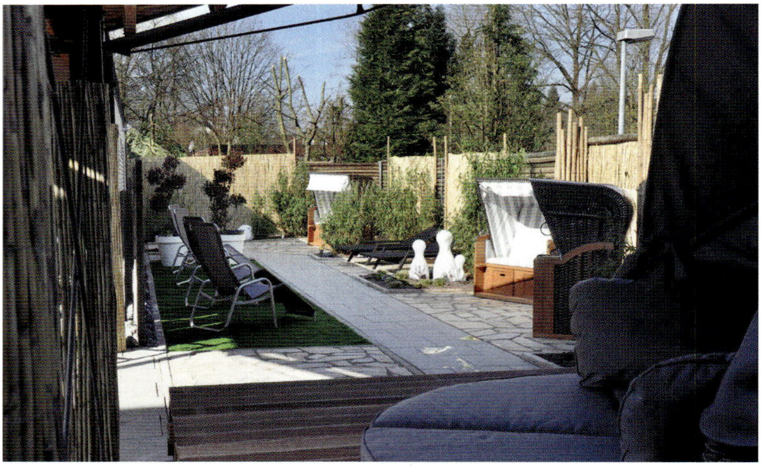

Natürlich haben Sie auch die Möglichkeit, sich direkt über die aktuellen Angebote zu informieren. Welche Wellnessbehandlungen werden geboten? Welche Termine sind noch frei? Welche Tagesgerichte stehen auf der Speisekarte? Wie sind die Einlasszeiten, und was gibt es bei der Meersalzgrotte zu beachten? All diese Fragen, und noch viele mehr, beantwortet man Ihnen hier gerne. Schließlich hat auch das Bistro seinen Platz im Eingangsbereich und lädt mit seinem stilvollen Ambiente zum Verweilen und Genießen ein.

DIE ÖFFNUNGSZEITEN

Badbereich: Mo. bis Fr. von 8:00 – 21:00 Uhr | Sa., So. und am Feiertag von 9:30 – 18:00 Uhr | Mo. und Di. Warmbadetage bei 32 °C im Innenbecken | Letzter Einlass ist jeweils eine Stunden vor Schließung. **Saunabereich:** Mo. bis Fr. von 14:00 – 22:00 Uhr | Sa., So. und am Feiertag 9:30 – 18:00 Uhr | Damensauna: Mo. von 14:00 – 22:00 Uhr | Letzter Sauna-Einlass ist jeweils zwei Stunden vor Schließung.

DIE PREISE

Schwimmen und Wellnessbereich (90 Min.): Erwachsene 6,50 Euro | Ermäßigt 6,00 Euro | Kinder bis 14 Jahre 4,00 Euro | Bis 1 Meter Körpergröße kostenlos | Tageskarte Family Relax (max. 2 Erwachsene u. 3 Kinder bis 17 Jahren) 18,00 Euro | Tageskarte Schwimmbad 10,00 Euro | Ermäßigte 9,00 Euro | Kinder 6-14 Jahre 7,00 Euro.

UMKLEIDEN | DUSCHEN

Im Umkleidebereich gibt es Familien-, Herren- und Damensammelumkleiden. Zudem werden noch Einzel-, Baby- und Behindertenumkleiden angeboten. Die Schränke können Sie durch ein Chipsystem sicher verschließen. Der Umkleidebereich ist für Sauna und Schwimmbad zusammengefasst. Die Duschbereiche sind in Damen- und Herren-, Einzel-, Sammel- und Behindertenduschen unterteilt.

DIE SAUNEN

Die Saunalandschaft bietet durch die fünf unterschiedlich temperierten Saunen für jeden das richtige Saunavergnügen.

Bad Meinberger Badehaus »WOHLFÜHLEN, ENTSPANNEN UND FITNESS«

Wällenweg 50, 32805 Horn-Bad Meinberg
05234 901289 | www.badmeinberger-badehaus.de

WALDSAUNA
40 °C

In der Waldkräutersauna können Sie bei milden 40 °C ein herrlich entspannendes Wärmebad nehmen und sich dabei von dem wohltuenden Duft ätherischer Kräutermischungen verwöhnen lassen.

FINNISCHE SAUNEN
70 °C

Nach dem Besuch im hauseigenen Fitnessstudio bietet sich ein Gang in eine der beiden holzvertäfelten Saunen im finnischen Stil an. Hier können Sie wahlweise bei 70 °C oder 80 °C wunderbar abschalten und Ihre Muskeln regenerieren. In der 70 °C warmen Sauna können Sie sich zudem von Vogelgezwitscher und Urwalgeräuschen in die Natur entführen lassen.

BANJA
90 °C

Rustikal wird es in der russischen Banja-Sauna. Genießen Sie den unvergesslichen Duft von reinem Kiefernholz, Naturaufgüssen und Birkenreisig, während Sie bei 90 °C so richtig ins Schwitzen kommen.

DAS DAMPFBAD

Im Duft-Dampfbad haben Sie die Möglichkeit, sich mit Salz, Honig oder Naturmolke einzureiben, um Ihrer Haut etwas Gutes zu tun. Währenddessen wirken Eukalyptus-, Minze- oder Mentholdüfte befreiend auf Ihre Atemwege.

AUFGÜSSE

Saunaaufgüsse gehören beim Badehaus natürlich auch fest in das Programm. Neben den regelmäßigen klassischen Aufgüssen können Sie sich in den Finnischen Saunen und der Banja-Sauna stündlich vom Saunameister mit tollen Spezial-Aufgüssen verwöhnen lassen. Zusätzlich werden auch immer mal wieder ganz besondere Aufgüsse, wie z.B. der Brotaufguss oder der Banja-Aufguss, zelebriert.

DAS ABKÜHLEN

Neben einem Kalttauchbecken sorgen Duschen, Schwalleimer und Kneippschlauch für Abkühlung.

AUSSENANLAGE

Im liebevoll angelegten Saunagarten haben Sie die Möglichkeit, es sich in einem der Strandkörbe gemütlich zu machen. Alternativ können Sie genüsslich in der Lounge-Muschel „chillen". Auch Tische und Stühle stehen hier zur Verfügung, sodass Sie Gelegenheit haben, in aller Ruhe etwas Schmackhaftes zu sich zu nehmen. Auch das in optisch wunderschönen Bankirai eingefasste Kalttauchbecken befindet sich hier und verspricht in Kombination mit den umliegenden Palmen jedem eine gelungene Abkühlung im karibischen Ambiente.

DER INNENBEREICH

Im Innenbereich befindet sich das 25 Meter lange Sportschwimmbecken, welches geradezu zum Bahnenziehen einlädt. Hier finden Sie auch das herrlich warme Bewegungsbecken, das mit einer Wassertemperatur von 36 °C auch die kleinsten Gäste zu begeistern weiß. Gegen muskuläre Verspannungen helfen zahlreiche Nackenduschen und Massagedüsen, von denen Sie sich massieren und lockern lassen können. Das ganzjährig beheizte, 25 Meter lange Außenbecken rundet mit seinen liebevoll gestalteten Ruhe- und Liegeinseln den Schwimmbadbereich ab.

Bad Meinberger Badehaus »WOHLFÜHLEN, ENTSPANNEN UND FITNESS«

Wällenweg 50, 32805 Horn-Bad Meinberg
05234 901289 | www.badmeinberger-badehaus.de

RUHEMÖGLICHKEITEN

Im Saunabereich befinden sich zwei harmonisch eingefügte Ruheräume. Im Ruheraum „Moorlichtung" können Sie bei völliger Stille alles um sich herum vergessen. Beruhigende Entspannungsmusik begleitet Sie im Ruheraum „Energie und Entspannung" und lädt dazu ein, ein gutes Buch zu lesen oder auch einfach nur zwanglos in einer der zahlreich ausliegenden Zeitschriften zu blättern.

WELLNESS | MASSAGEN

Der liebevoll eingerichtete Wellnessbereich bietet Ihnen die Möglichkeit, sich und Ihrem Körper eine Auszeit vom Alltag zu gönnen. Egal, ob Ihnen der Sinn nach einer entspannenden Gesichtsbehandlung, einer wohltuenden Fußpflege oder einer herrlichen Massage steht – bei der staatlich geprüften Kosmetikerin sind Sie in den richtigen Händen!

GASTRONOMIE

Das Bistro bietet eine frische saisonale Küche, wobei viel Wert auf regionale Produkte gelegt wird. Köstlich leichte Salate oder herzhaft deftige Speisen können Sie aus der Karte wählen. Dazu gibt es ein wöchentlich wechselndes Menü im Angebot. Abwechslung ist dabei garantiert.

ZUSATZANGEBOTE

Einen schönen und sicher angelegten Kinderspielplatz finden Sie direkt am Bistrobereich, damit Sie „die Kleinen" jederzeit im Blick haben. In der Meersalzgrotte können Sie richtig durchatmen und gleichzeitig Ihrer Gesundheit etwas Gutes tun. Holen Sie tief Luft, und spüren Sie die wohltuende Wirkung von Jod, Magnesium, Calcium und Kalium auf Ihre Atemwege.

Außerdem bietet das Bad Meinberger Badehaus seinen Gästen insgesamt 10 Infrarot-Tiefenwärmekabinen an.

Im Fitnesscenter schließlich können Sie Ihren Körper stählen und sich beim Kraft- und Ausdauertraining beweisen. Angeleitet von einem der Sport- oder Physiotherapeuten, können Sie sich sicher sein, immer ein exakt auf Sie und Ihre Bedürfnisse abgestimmtes Trainingsprogramm zu erhalten.

ZAHLUNGSVERKEHR

Zu Beginn bezahlen Sie für die Zeit, die Sie in der Sauna verbringen möchten. Bei einer eventuellen Zeitüberschreitung können Sie problemlos beim Verlassen des Badehauses nachlösen. Sie können entweder in bar oder mit der EC-Karte zahlen. Außerdem haben Sie die Möglichkeit, eine Wertkarte zu erstehen. Hiermit erhalten Sie Rabatte beim Eintritt und im Bistro.

PARKMÖGLICHKEITEN

Das Badehaus bietet seinen Besuchern 200 kostenfreie PKW-Parkplätze an.

Eau-Le »BADE- UND SAUNASPASS IN LEMGO«

Eau-Le Freizeitbad • AquaSports • Saunaland, Pagenhelle 14, 32657 Lemgo
05261 255-224 | www.eaule.de

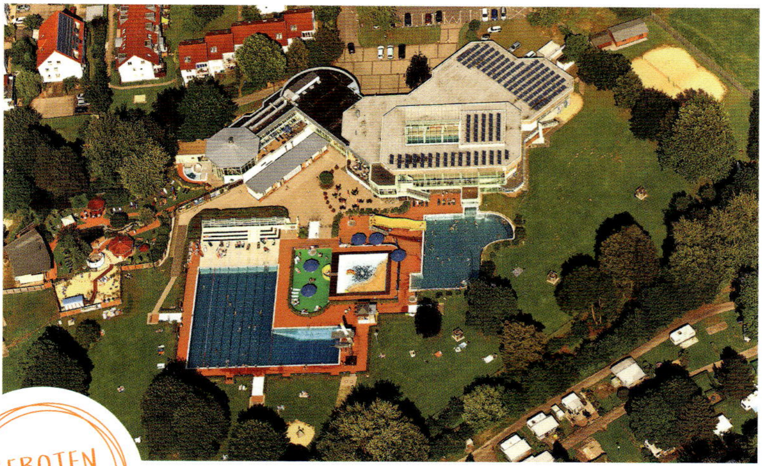

GEBOTEN WIRD:

DAS RESÜMEE

Das »Eau-Le Saunaland« bietet seinen Besuchern ein mediterran gestaltetes Ambiente zum Wohlfühlen sowie ein vielfältiges Angebot und moderne Technik: Auf zwei Ebenen laden verschiedene Saunen, ein Dampfbad, Ruheräume und der schöne Saunagarten mit der Meditations-Sauna »Lepo« und der Strandsauna dazu ein, Körper und Seele rundum zu verwöhnen. Den kleinen Hunger zwischendurch stillt man in der »schwimmBar«.

DER EMPFANG

Am Eingang bezahlen Sie den Eintritt. Ein Stockwerk höher gelangen Sie zu den Umkleideräumen.

DIE ÖFFNUNGSZEITEN

Sauna: Mo. von 14:00 – 23:00 Uhr | Mi. von 10:00 – 23:00 Uhr | Do. von 16:00 – 23:00 Uhr | Fr. von 10:00 – 23:00 Uhr | Sa. von 9:00 – 23:00 Uhr (auch Familiensauna) | So. und an Feiertagen von 9:00 – 21:00 Uhr. Damensauna: Di. von 10:00 – 23:00 Uhr | Do. von 10:00 – 16:00 Uhr. Wenn Di. oder Do. ein Feiertag ist, entfällt die Damensauna. Das Saunaland ist dann für alle nutzbar.

DIE PREISE

Tageskarte (Freizeitbad und Saunaland) 17,50 Euro | »Guten-Morgen-Karte« 16,00 Euro (Di. bis Fr., außer an Feiertagen, bis 12:00 Uhr). Ermäßigungen, z. B. 11er-Karte, entnehmen Sie bitte dem Internet.

UMKLEIDEN | DUSCHEN

Die Umkleide-Nischen sind für Damen und Herren getrennt und liegen direkt nebeneinander. Für die Damen gibt es zusätzlich eine abschließbare Kabine. Insgesamt stehen über 130 verschließbare Schränke bereit. Die Reinigungsduschen sind ebenfalls für Damen und Herren getrennt.

DIE SAUNEN

Von den Reinigungsduschen gelangen Sie über eine Treppe ein Stockwerk tiefer zu den Saunen im Innen- und Außenbereich.

DAS SANARIUM®
50 °C

Auf der hufeisenförmig angelegten Bank finden, auf drei Ebenen verteilt, bis zu 12 Personen Platz. Bei angenehmen 50 °C und 50 % Luftfeuchte genießt der Gast das wechselnde Farblicht.

DAS DAMPFBAD

Im mediterranen Dampfbad haben bis zu 15 Personen Platz. Kaum wird die Tür geöffnet, sorgen bunte Glasmosaiksteine an den Wänden und Sitzbänke aus hochwertigem Granit für ein erstes Wohlgefühl. Und dieses wird von dem romantischen Sternenhimmel unter der Decke noch einmal verstärkt. Doch auch die Dampftechnik wird Sie sofort begeistern. Die moderne Dampfzirkulation sorgt für ein optimales Raumklima – genau richtig, um den Alltag einmal hinter sich zu lassen. Für ein Ganzkörperpeeling und die -pflege werden den Besucherinnen und Besuchern zu bestimmten Zeiten Saunasalz mit Jojobaöl und andere Produkte angeboten.

DIE FINN-SAUNA
80 °C

Bei einer Temperatur von 80 °C nutzen bis zu 20 Personen auf drei Ebenen die L-förmige Bank. Durch die großen Panoramascheiben und die hellen Holzbänke macht der Raum sowohl einen modernen als auch gemütlichen Eindruck.

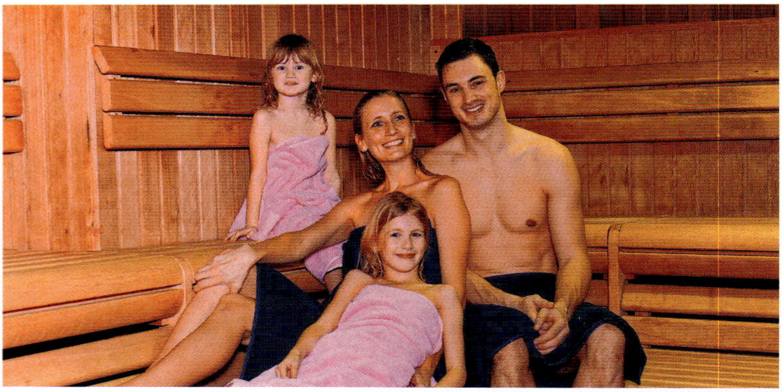

DIE PANORAMA-SAUNA
80-90 °C

Die 80 – 90 °C warme Panorama-Sauna präsentiert sich von ihrer besten Seite. Ganz mit Kelo-Holz ausgekleidet speichert dieses die Wärme besonders gut und gibt sie angenehm und gleichmäßig wieder ab. Sobald es dämmert sieht man die schöne Beleuchtung, die unterhalb der Bänke angebracht ist und für ein ganz besonderes Ambiente sorgt. Und die ausgeklügelte Technik des Saunaofens macht das Wohlfühl-Klima für die Panorama-Sauna perfekt. Stündlich werden hier unterschiedliche Aufgüsse auf dem großen gemauerten Ofen von einem Sauna-Meister oder einer Sauna-Meisterin zelebriert: z. B. mit Birkenzweigen, Klangschalen, dem Dufthandtuch oder auch mit erfrischendem Eis oder Obst. 30 Personen finden hier Platz und können durch die großen Panoramafenster in den Saunagarten blicken.

Eau-Le »BADE- UND SAUNASPASS IN LEMGO«

Eau-Le Freizeitbad • AquaSports • Saunaland, Pagenhelle 14, 32657 Lemgo
05261 255-224 | www.eaule.de

DAS ABKÜHLEN

CRUSHED ICE

Im Gebäude finden Sie in einer bemalten Höhle die Kaltwasserlandschaft mit Kalt-Warm-Duschen, Schwallduschen und Kneippschläuchen sowie im hinteren Teil ein raffiniert beleuchtetes Tauchbecken. In der sogenannten »Eisgrotte« erwartet Sie ein Crushed-Ice-Brunnen und ein Trinkwasserautomat, an dem Sie Ihr eigenes oder ein hier erworbenes Trinkgefäß kostenlos befüllen können.

FUSSBÄDER UND WHIRLPOOL

Lassen Sie sich ein warmes Fußbad ein und genießen Sie dabei die wohltuende Wärme der Sitzbänke. Ein Stück weiter lädt ein Whirlpool zu einem sprudelnden Bad ein.

RUHEMÖGLICHKEITEN

Ruhen Sie sich zwischen Ihren Saunagängen auf gemütlichen Wärmeliegen und bequemen Stühlen im großen achteckigen Ruhepavillon mit einem wunderbaren Ausblick durch die großen Panoramascheiben in den Saunagarten aus.

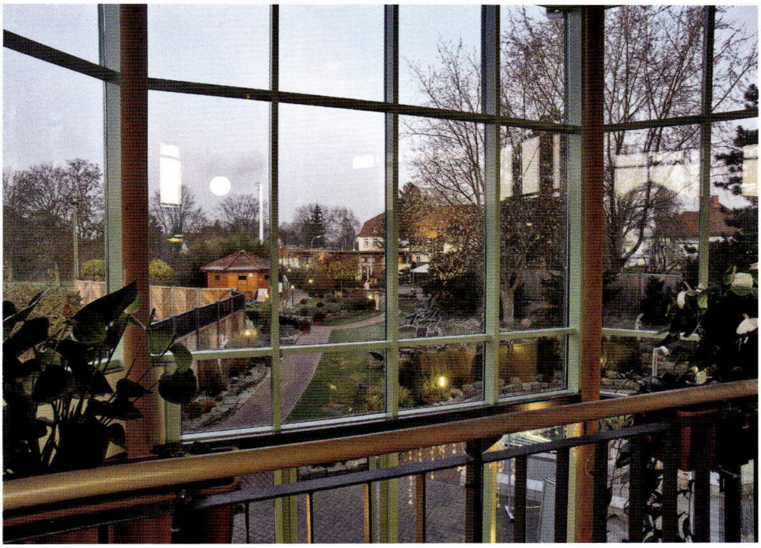

Hier finden Sie auch die zwei Infrarot-Kabinen. Diese bieten eine sehr gute Regenerationsmöglichkeit, da sie den Rücken bei ca. 30 °C Lufttemperatur durch einen speziellen, mit Lavasand gefüllten Strahler gleichmäßig erwärmen.

Die Niedertemperatur-Infrarottechnik garantiert dabei gesundes Schwitzen, ohne das Herzkreislaufsystem zu belasten. Und die wählbare LED-Farblichtkombination sowie leise Musik sorgen zusätzlich für Entspannung.

Ein Stockwerk tiefer befindet sich das Kaminzimmer, in dessen Mitte eine offene Feuerstelle für romantische Momente sorgt. Viele Ruheliegen laden dort zum Verweilen ein.

Eau-Le »BADE- UND SAUNASPASS IN LEMGO«

Eau-Le Freizeitbad • AquaSports • Saunaland, Pagenhelle 14, 32657 Lemgo
05261 255-224 | www.eaule.de

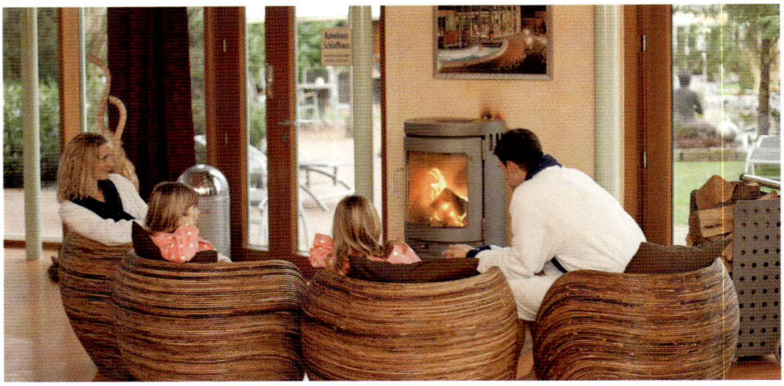

DER AUSSENBEREICH
DIE STRANDSAUNA
100 °C

Ein weiteres Highlight ist die rollende 100 °C Schwitzstube, die Strandsauna. Sie ist in einem alten Schäferwagen untergebracht und steht inmitten einer 200 qm großen Strandlandschaft. Der Wagen wurde komplett mit Holz ausgekleidet und bietet auf seinen Liegeflächen aus Lärchenholz Platz für 6 Personen.

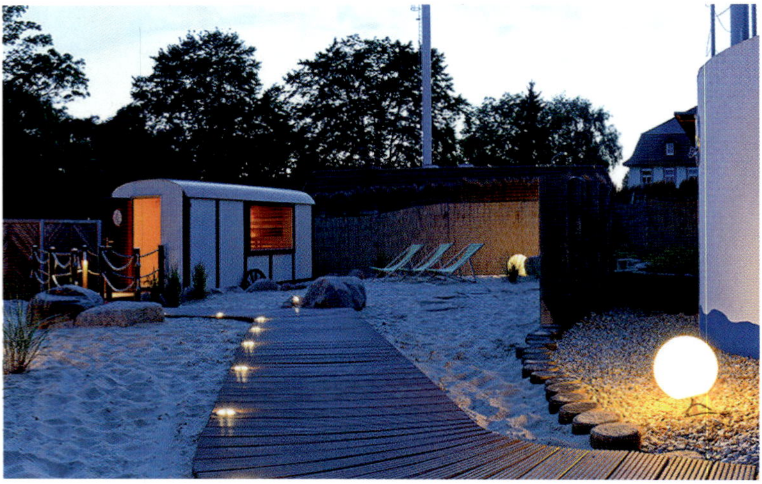

DIE »LEPO«-SAUNA
65 °C

Im Saunagarten finden Sie unter anderem noch diese Sauna: Bei milden 65 °C, wöchentlich wechselnden Entspannungsdüften und leiser Meditationsmusik können Sie in dem achteckigen Raum den Alltag hinter sich lassen und neue Kräfte tanken. Bis zu 20 Personen finden auf drei Ebenen Platz und können hier die absolute Ruhe genießen. Rechts und links neben dem Eingang sind zwei Öfen aufgestellt, die für eine warme Atmosphäre sorgen. Durch ein Fenster blicken Sie direkt in den Garten. Ein besonderes Erlebnis ist hier der 2 x täglich stattfindende Meditationsaufguss.

DAS ABKÜHLEN

An zwei Stellen im Saunagarten stehen Duschen, Kneippschläuche, Schwall- und Kübelduschen sowie ein Tauchbecken zur Verfügung.

Eau-Le »BADE- UND SAUNASPASS IN LEMGO«

Eau-Le Freizeitbad • AquaSports • Saunaland, Pagenhelle 14, 32657 Lemgo
05261 255-224 | www.eaule.de

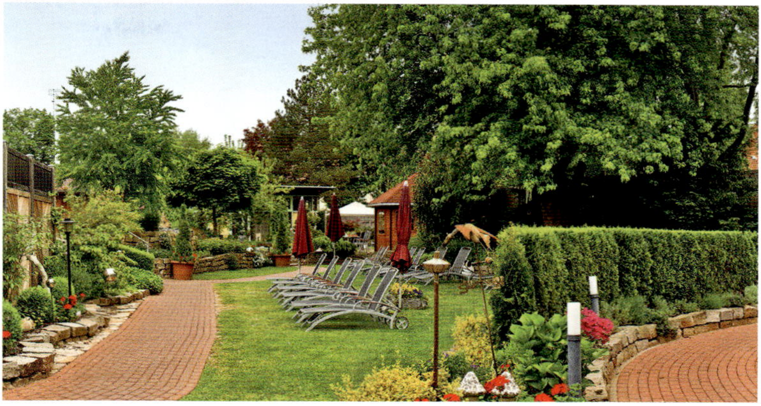

DER SAUNAGARTEN

Genießen Sie zwischen den Saunagängen die frische Luft im liebevoll angelegten Saunagarten und lassen Sie sich nahtlos bräunen. Viele Sitz- und Liegemöglichkeiten sowie ein Strandfeeling wie an der See warten auf Sie. Entspannen Sie sich bei dem beruhigenden Plätschern des Bachlaufes an dem kleinen Teich. Hinter der »Lepo«-Sauna steht ein separates Ruhehaus mit Kamin im mediterranen Stil. Dort herrscht absolute Ruhe und Entspannung pur. Kuschelige Decken und gemütliche Liegen sorgen für die richtige Entspannungsatmosphäre.

MASSAGEN

Nach Vereinbarung können Sie verschiedene klassische sowie Sport- und Wellnessmassagen buchen. Genauere Informationen und Preise entnehmen Sie bitte den ausliegenden Flyern bzw. dem Internet.

DAS SCHWIMMBAD

In der Sauna-Tageskarte ist die Benutzung des Freizeitbades enthalten, so dass Sie auch dort während der Öffnungszeiten des Freizeitbades das vielfältige Angebot nutzen können. Tauchen Sie dort ins Wasser, tanken Sie Sonne auf der großen Lie-

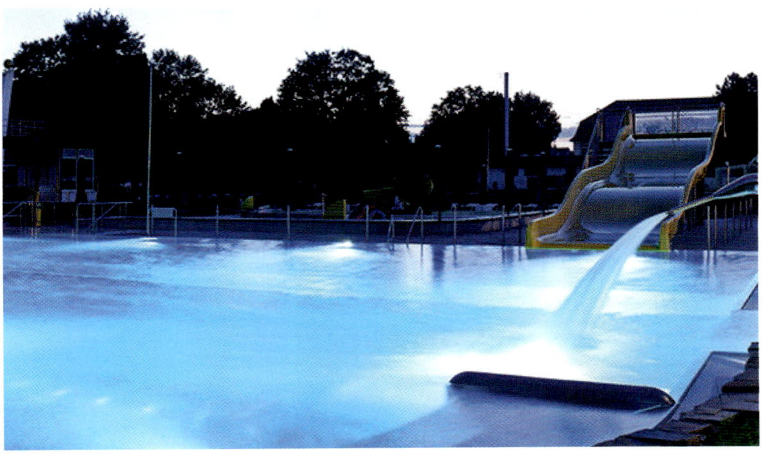

gewiese oder entspannen Sie sich im Wintergarten. Ein breites Spektrum an kostenpflichtigen Fitness- und Schwimmkursen für Groß und Klein runden das Angebot ab. Highlight ist das ganzjährig geöffnete 32 °C warme Erlebnis-Außenbecken mit Schwalldusche, Massageliegen und Strömungskanal. Von Mai bis September ist bei gutem Wetter der große Freibadbereich geöffnet. Dann steht Ihnen auch die Wasserrutsche zur Verfügung.

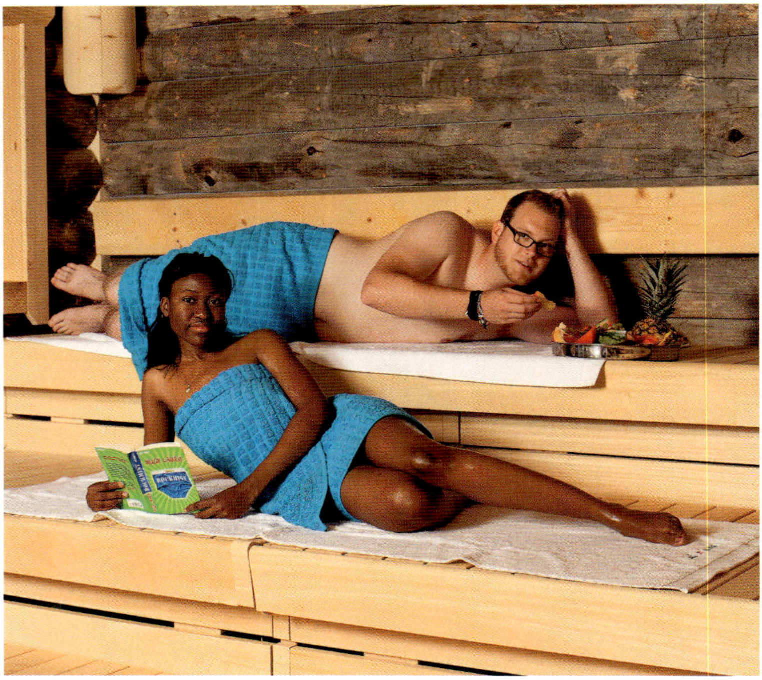

EVENTS

Im »Eau-Le« gibt es das ganze Jahr über eine Reihe von Erlebnisangeboten, wie z. B. besondere Geburtstags-Arrangements für Kinder, das Wellness-Angebot für »Sie«, Sauna-Events, das Familien-Camp oder Halloween. Auch hier sollten Sie sich durch die Flyer oder im Internet informieren.

GASTRONOMIE

Für das kulinarische Wohl sorgt die gemütliche »schwimmBar«, in der kleine Köstlichkeiten und erfrischende Getränke serviert werden. Öffnungszeiten entnehmen Sie dem Internet.

ZAHLUNGSVERKEHR

Die in Anspruch genommenen Leistungen werden vor Ort an der Kasse bezahlt. Zusätzlich haben Sie die Möglichkeit über die Webseite Geschenkgutscheine zu bestellen.

PARKMÖGLICHKEITEN

Kostenfreie Parkplätze finden Sie vor dem »Eau-Le« und in der näheren Umgebung.

LINGEN

GUTSCHEINHEFT S. 13

Linus Lingen Wasserwelten

»EINTAUCHEN UND ERLEBEN. DAS LINUS – GENAU MEINE WELT!«

Teichstraße 18, 49808 Lingen | 0591 916500 | 0591 9165025 | www.linus-lingen.de

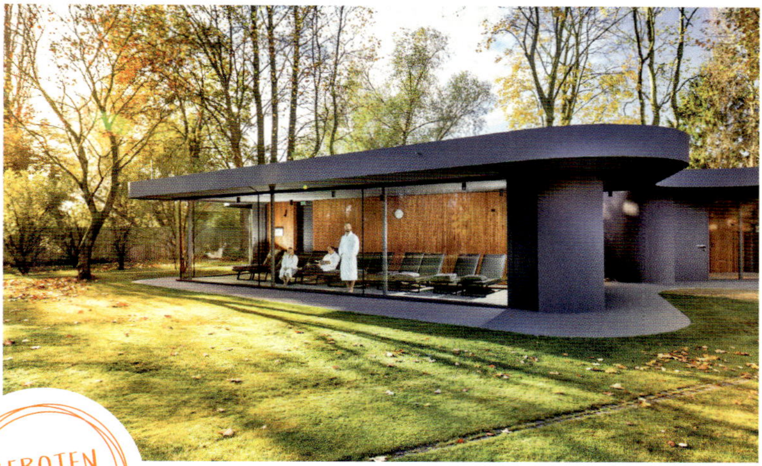

GEBOTEN WIRD:

DAS RESÜMEE

Die Linus Lingen Wasserwelten, idyllisch am Ufer der Ems gelegen, wurden Ende 1996 eröffnet. Erst Mitte 2011 wurden sie saniert und um eine komplett neu gebaute, riesige Saunalandschaft erweitert. Zum Angebot gehören zwei 25-m-Sportbecken mit 1-m- und 3-m-Sprungturm, Erlebnisbecken und 100-m-Black-Hole-Rutsche im Innenbereich sowie ein weitläufiges Freibad mit Sport- und Kinderbecken, 10-m-Sprunganlage und Familienrutsche.

DER SAUNABEREICH

Rund 6.000 qm sind in den Linus Lingen Wasserwelten alleine für die Saunagäste reserviert. Die in hellen Farben gehaltene, sehr moderne Saunalandschaft verfügt über sieben Schwitzräume. Die Stilrichtung ist vorwiegend finnisch, wobei in die Gestaltung des Gartens auch asiatische Elemente aufgenommen wurden.

DER EMPFANG

Über eine lange Rampe gelangt man zum Foyer im Obergeschoss. Im Shop gibt es allerlei Bade-Utensilien zu kaufen. An der Kasse erhalten Sie Ihren Chip, der zum Passieren der Schranken, dem bargeldlosen Zahlen und dem Verschließen des Spinds dient. Hier können gegen Pfand und Leihgebühr auch Bademäntel und Saunatücher ausgeliehen werden.

DIE ÖFFNUNGSZEITEN DER SAUNA

Montags bis donnerstags: 9:00 - 22:00 Uhr | Freitags und samstags: 9:00 - 23:00 Uhr | Sonn- und feiertags: 9:00 - 20:00 Uhr. Jeden Dienstag, außer an Feiertagen ist Damensauna.

DIE PREISE

Erwachsene: 17,00 Euro (3 Std.), 22,00 Euro (Tag), inklusive Freizeitbad. Weitere Tarife erfragen Sie vor Ort, oder schauen auf die Homepage.

Linus Lingen Wasserwelten

»EINTAUCHEN UND ERLEBEN. DAS LINUS – GENAU MEINE WELT!«

Teichstraße 18, 49808 Lingen | 0591 916500 | 0591 9165025 | www.linus-lingen.de

UMKLEIDEN | DUSCHEN

Für Frauen und Männer steht ein eigener, großzügiger und sehr edler Umkleidebereich zur Verfügung. Die geräumigen Schränke und zahlreichen Einzel-Umkleiden sind in schwarzem Glas ausgeführt. Die für Männer und Frauen getrennten Warmduschen gibt es sowohl direkt nach den Umkleiden als auch im Erdgeschoss beim Ausgang zum Garten.

DIE SAUNEN

DIE EVENT-SAUNA
85 - 87 °C

Aus edlem Zedernholz gezimmert ist die obere Aufgusssauna. Ein Ofen bringt die Raumtemperatur auf 85 - 87 °C. An den bis zu fünfmal täglich durchgeführten Aufgüssen können bis zu 25 Gäste auf drei Stufen teilnehmen.

DAS SANARIUM®
50 - 55 °C

Bei milden 50 - 55 °C und 50 - 55 % Luftfeuchte kommt man im Sanarium® angenehm ins Schwitzen. Die dreistufige Bank wird von einer Farbwechsel-Wandleuchte immer neu stimmungsvoll in Szene gesetzt und bietet etwa vierzig Sitzplätze. Verpassen Sie keinesfalls die Klangschalen-Meditation, progressive Muskelentspannung oder Fantasiereise, die hier täglich stattfinden. (12:00 und 18:00 Uhr).

DAS DAMPFBAD
45 - 49 °C

Weiße Sterne leuchten durch den dicken Nebel vom Himmel der Dampfkammer. Hier herrschen zwischen 45 - 49 °C bei 100 %-iger Luftfeuchte. Der verflieste Raum bietet Platz für bis zu fünfzehn Gäste. Zweimal täglich (11:00 Uhr und 19:00 Uhr) werden hier die beliebten Salz- und Honig-Einreibungen angeboten. Um 15:00 Uhr finden täglich „Samtpfötchen“ am Fußbecken statt.

DIE INFRAROTSAUNA
35 - 40 °C

Ein kuscheliges Plätzchen für maximal zwei Besucher ist diese sehr sanfte, nur mit 35 - 40 °C betriebene Kabine. Sie ist aus hellem Espenholz gezimmert und auch für Sauna-Anfänger bestens geeignet.

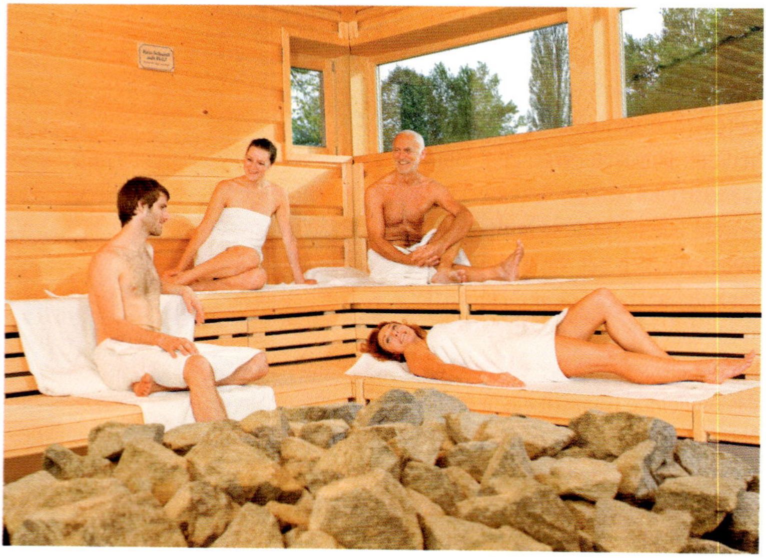

Linus Lingen Wasserwelten

»EINTAUCHEN UND ERLEBEN. DAS LINUS – GENAU MEINE WELT!«

Teichstraße 18, 49808 Lingen | 0591 916500 | 0591 9165025 | www.linus-lingen.de

DIE ERDSAUNA
92 - 97 °C

Von außen rundum mit Granitstein verkleidet und halb in die Erde eingelassen ist diese knackig heiße, urfinnische Sauna aus Kelo-Holzstämmen. Bei 92 - 97 °C sitzen sich bis zu dreißig Personen schwitzend gegenüber. Ein Kaminofen sorgt für eine romantische Atmosphäre.

DIE ERLEBNISSAUNA
86 °C

Um einen mit schwarzem Granitstein ummantelten Zentralofen können etwa 50 - 60 Personen auf drei Sitzstufen Platz nehmen. Bei 86 °C werden hier alle zwei Stunden Erlebnis-Aufgüsse mit stets wechselnden Themen durchgeführt.

DIE PANORAMASAUNA
80 - 82 °C

Ebenfalls rund 80-82 °C Hitze herrschen in diesem großzügig verglasten Schwitzraum, wobei es hier keine Aufgüsse gibt. 20 Plätze auf drei Stufen mit Blick auf den Marmorofen und den Naturteich sind vorhanden.

DAS SOLEHAUS

Der Aussenbereich der Sauna ist um eine Attraktion reicher geworden: das Solehaus, ein Ruhehaus mit Salzinhalationsraum. Abseits des übrigen Saunageschehens können die Gäste einen tollen Panoramablick über den Saunagarten genießen und nach einem Besuch im Salzinhalationsraum frei durchatmen.

DAS ABKÜHLEN

Zur Erfrischung nach dem Schwitzen steht im Obergeschoss eine Duschgrotte mit Schnecken-Tauchbecken, zwei eiskalten Kübelduschen und mehreren Kalt- und Warmduschen in verschiedenen Ausführungen zur Verfügung. Gleich gegenüber findet man den Eis-Brunnen. Eine Schale mit Eis ist auch im Vorraum der Erlebnissauna im Außenbereich aufgestellt. Im Saunagarten gibt es weiterhin eine große Kaltdusch-Grotte, die wie ein offengelassener Steinbruch gestaltet wurde. Hier prasselt unermüdlich ein fünfstrahliger Wasserfall in ein Becken. Weiterhin findet man, von Lamellenholz umzäunt, zwei Kaltduschen und eine Warmdusche bei der Erdsauna. Wer den Storchengang im Kneipp-Becken üben möchte, dem steht außerdem ein Kalt-Tretbecken zur Verfügung. Vor allem an warmen Sommertagen ist auch das Schwimmen im großen Kaltbecken sehr erquickend.

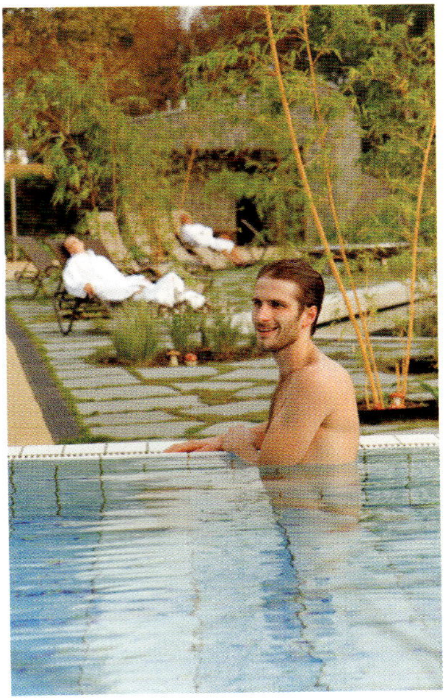

DIE WARMBECKEN

Sehr interessant gestaltet sind die Fußwärmebecken. Acht davon hat man in einer Linie an einer gekachelten Wärmebank aufgereiht.

Linus Lingen Wasserwelten

»EINTAUCHEN UND ERLEBEN. DAS LINUS – GENAU MEINE WELT!«

Teichstraße 18, 49808 Lingen | 0591 916500 | 0591 9165025 | www.linus-lingen.de

DIE AUSSENANLAGE

Ein riesiger, abwechslungsreicher Garten lädt zu Spaziergängen ein. Man kann um den Naturteich oder um die Saunahäuser herum flanieren oder es sich irgendwo auf einem Liegestuhl bzw. auf dem Rasen bequem machen. Üppig sprießendes Schilfgras und Bambushaine sorgen für ein fast subtropisches Ambiente, während einheimische Laubbäume am Rande des Gartens im Sommer für kühlenden Schatten sorgen.

RUHEMÖGLICHKEITEN

Der Ruheraum im Obergeschoss mit Wasserbetten und bequemen Liegen sorgt für die Tiefenentspannung, weitere Liegen finden Sie im Panorama-Leseraum. Direkt nebenan gibt es außerdem noch eine Lounge, die mit schönen Rattan-Sitzgruppen aufwartet. Am Abend kann man es sich zudem am flackernden Kaminofen bequem machen. Aber auch im Saunagarten finden Sie verschiedene Ruhemöglichkeiten. Das Panorama-Ruhehaus wartet mit drei Liegeinseln sowie einigen Liegestühlen und Betten auf. Sehr schön ist es auch in der Garten-Lounge – einem von Bambussträuchern umwachsenen Glashaus mit Holzdielen, das mit seinen gemütlichen Sesseln wie ein Wohnzimmer mitten in der Natur wirkt.

WELLNESS

Wenn Sie Ihr Wohlbefinden perfektionieren möchten, dann gönnen Sie sich doch mal wieder eine Entspannungs-Massage. Im Angebot der Linus Lingen Wasserwelten sind Teil- und Ganzkörper- sowie Fußreflex- und Hot-Stone-Massagen. Auch ayurvedische Anwendungen, Kosmetik- und Ultraschallbehandlungen, Maniküre und Pediküre und vieles mehr sind im Angebot. Dafür stehen derzeit fünf schön eingerichtete Räume, inklusive Paarmassageraum zur Verfügung. Eine vorherige Terminvereinbarung ist empfehlenswert, um Wartezeiten zu vermeiden.

EVENTS

Etwa alle zwei Monate werden an einem Samstag aufwendige Themen-Saunanächte in den Linus Lingen Wasserwelten durchgeführt. Hinzu kommen „After-Work"-Saunaveranstaltungen, Ladies-Nights und weitere Sauna-Specials zu besonderen Anlässen wie Weihnachten oder zum Jahreswechsel.

GASTRONOMIE

Schön am Saunagarten gelegen befindet sich das Restaurant »BES•SER genießen«. Dieses wird – ebenso wie das »Linus-Bistro« im Freizeitbad – vom Christophoruswerk Lingen betrieben, das Menschen mit Behinderung in das Berufsleben integriert. Die Speisen werden hier besonders liebevoll und lecker zubereitet – am besten Sie probieren aus der tollen Auswahl. Zum Speisen kann man im Sommer auf der Terrasse Platz nehmen und den Blick in den Garten genießen.

ZAHLUNGSVERKEHR

Mit dem modernen Chipsystem können Sie Ihre Verpflegung, Kosmetik-Behandlungen oder Massagen einfach aufbuchen lassen und erst beim Verlassen der Anlage bezahlen.

PARKMÖGLICHKEITEN

Bei den Linus Lingen Wasserwelten stehen Ihnen einige kostenlose, teilweise beschattete Parkplätze zur Verfügung. Hier finden Sie auch fünfzehn kostenpflichtige Wohnmobilstellplätze.

Walibo Therme »ENTSPANNEN UND GENIESSEN...«

Quellenstraße 60, 59556 Lippstadt

02941 8001253 | www.walibo-therme.de

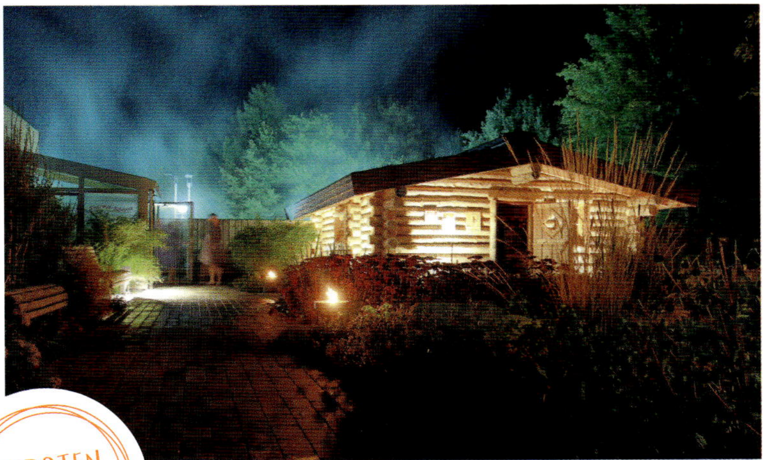

GEBOTEN WIRD:

DAS RESÜMEE

Ortsgebundenes Heilmittel in Bad Waldliesborn ist eine kohlensäurehaltige Thermalsole aus zwei Quellen. Hier sprudelt die Sole aus 900 Metern Tiefe und bietet so ideale Voraussetzungen für therapeutische Anwendungen im Thermalsolebad.

Im Thermalbad erwarten Sie drei Innen- und zwei Außenbecken mit einer Wasserfläche von insgesamt 1.250 qm. Die Wassertemperatur liegt – je nach Becken – zwischen angenehmen 29 und 32 °C. Die Becken sind mit Hoch- oder Flachstrahl-Massagedüsen versehen. Schwimmkurse für Erwachsene und Kinder sowie Babyschwimmen und ein Spielnachmittag für Kinder jeweils samstags mit verschiedenen Spielgeräten gehören ebenfalls zum Angebot.

Die 2010 neu eröffnete Saunalandschaft lädt zum Entspannen ein. Als Saunagast haben Sie die Möglichkeit, so oft Sie wollen ins Thermalsolebad zu wechseln. Im angeschlossenen Therapiezentrum wird mit Physio- und Ergotherapie, Massagen, Bädern, Gesundheits- und Präventionskursen sowie Reha-Sport ein umfangreiches Therapieprogramm angeboten. Des weiteren werden Kurse wie AquaJogging, AquaCycling, AquaFit, Rücken-Fit im Wasser angeboten. Alle Angebote sind über die Homepage buchbar.

DER EMPFANG

An der Thermalsolebad-Kasse werden Bademäntel und Handtücher gegen eine Gebühr verliehen. Im anliegenden Wellness-Shop können Badeschlappen, Bade- und Saunautensilien sowie zahlreiche Wellness-Produkte käuflich erworben werden. Zu den Besonderheiten des Wellness-Shops zählen unter anderem Biomaris Pflegeprodukte und die Bad Waldliesborner Salzcreme.

Walibo Therme »ENTSPANNEN UND GENIESSEN…«

Quellenstraße 60, 59556 Lippstadt
02941 8001253 | www.walibo-therme.de

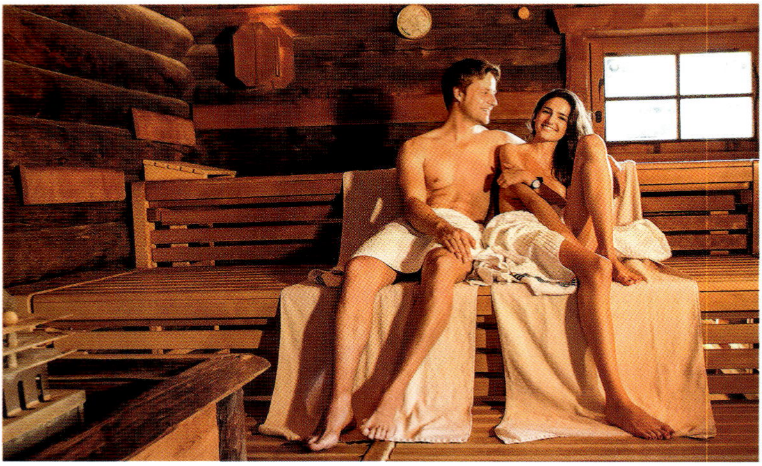

DIE ÖFFNUNGSZEITEN

Sonntag bis Donnerstag 9:00 - 21:30 Uhr | Freitag, Samstag 9:00 - 22:30 Uhr | Mittwochs ist Damensauna.

DIE PREISE

Sauna inkl. Thermalsolebad: 3-Stundenkarte 14,80 Euro | Tageskarte 19,20 Euro Kinder zahlen jeweils den halben Preis. Verlängerung des Aufenthalts durch Nachlöse möglich.

DIE SAUNALANDSCHAFT

Leicht mediterranes Flair in schönen Farben, lichtdurchflutete Bereiche gepaart mit moderner Gestaltung und geschwungenen Formen erwarten den Saunagast auf gut 850 qm im Innenbereich. Das Außenarial umfasst einen 2.000 qm großen Erholungsbereich mit einem geschmackvoll angelegten Saunagarten. In diesem finden Sie, als Ruhe- und Verweilmöglichkeit, Sonnenliegen und Strandkörbe. Der Innenhof mit Wasserspiel und Ruhebänken erstreckt sich über etwa 100 qm.

UMKLEIDEN | DUSCHEN

Der Umkleidebereich wird von Damen und Herren gemeinsam genutzt. Es stehen auch Einzelkabinen zur Verfügung. Die Vorreinigung erfolgt nach Geschlechtern separiert.

DIE SAUNEN

Drei Saunen – Bio-, Kräuter- und Kelo-Sauna –, ein Dampfbad nebst Sole-Inhalationsraum verteilen sich auf die Innenlandschaft der Anlage. Die Kelo-Sauna ist in einem massiven Blockhaus im Saunagarten unterbracht. Aufgüsse runden bis zu 12 Mal täglich, jeweils zur halben Stunde, Ihren Saunabesuch ab.

DIE KRÄUTER-SAUNA
75 - 80 °C

Der seitliche Ofen mit Saunasteinen temperiert die attraktiv holzverkleidete Sauna-kabine auf angenehme 75 - 80 °C. Bis zu 25 Personen verteilen sich auf die Holzbänke über drei Ebenen. Wechselnde Kräuter-Düfte verwöhnen die Sinne!

Walibo Therme »ENTSPANNEN UND GENIESSEN...«

Quellenstraße 60, 59556 Lippstadt
02941 8001253 | www.walibo-therme.de

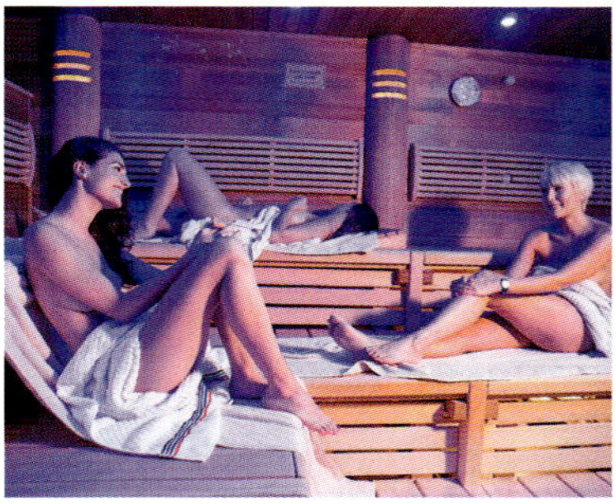

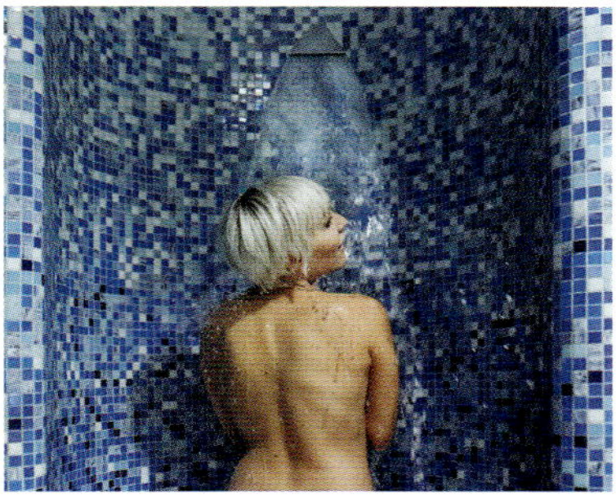

DIE INFRAROT-KABINE
40 - 45 °C

Mit 40 bis 45 °C ist die ansprechende Kabine äußerst dezent und schonend erwärmt. Die Wirkungsweise der infraroten Strahlung entspricht der Sonnenenergie. Die Lichtenergie der Infrarotstrahler wird umgewandelt und so gelangen 80% als Wärme in den Körper und 20% in den Raum. So wird der Körper von maximal acht Personen von innen erhitzt.

DIE BIO-SAUNA
65 °C

Die schön holzvertäfelte Kabine mit milden 65 °C ist ein guter Start in einen erholsamen Saunatag. Etwa 15 Personen können sich an der farbchangierenden Deckenbeleuchtung sowie an einer großen Säule mit Solequarzen, deren Salz sich fein und wohltuend in der Kabine verteilt, erfreuen.

DIE KELO-SAUNA
90 °C

Die Blockhaus-Sauna aus massiven Rundstämmen mit begrüntem Dach ist aus 500 Jahre alten Polarkiefern aus dem nördlichsten Teil von Finnland erbaut. Bis zu 40 Personen schwitzen in rustikalem Ambiente bei einer Temperatur um 90 °C. Zwei Fenster gewähren den Blick in den Saunagarten.

DAS DAMPFBAD
45 °C

Das schön geflieste Dampfbad lädt mit 45 °C bis zu 12 Personen zum längeren Verweilen ein. Das Licht der farbchangierenden Seitenleuchten verbindet sich mystisch mit feinem, aromatisiertem Nebel. Jeden Tag wird Salz zum Peeling der Haut und Honig bzw. Öl für die Geschmeidigkeit der Haut gereicht.

DER SOLE-INHALATIONSRAUM
45 °C

In dieser attraktiv gefliesten Kabine wird Sole über einen speziellen Verdampfer in den Raum gegeben und somit können vier Personen in den Genuss eines Mikroklimas wie am Meer kommen. Die farblich wechselnd illuminierte Kabine ist mit 45 °C erwärmt.

DAS ABKÜHLEN

Der Abkühltempel mit zwei Schwall-, zwei Regendruckbrausen, einer Erlebnisdusche, einer Kübeldusche sowie zwei Kneipp-Schläuchen sorgt für ein außerordentliches Abkühlungerlebnis. Gegenüber sorgt ein Brunnen für gecrashtes Eis. An einer mit runden Formungen versehenen, beheizten Sitzbank versorgen sieben Fußwärmebecken die Füße. Die Kaltdusche im Saunagarten wissen die schwitzhungrigen Gäste der Blockhaus-Sauna zu schätzen.

Walibo Therme »ENTSPANNEN UND GENIESSEN...«

Quellenstraße 60, 59556 Lippstadt
02941 8001253 | www.walibo-therme.de

DIE AUSSENANLAGE

Im weitläufigen, zweiteiligen Saunagarten stehen im vorderen Teil große Anröchter Steinplatten. Angelegte Staudenbeete, eine Landschaft aus Bambus und schöne Steinformationen umrunden das zentrale Wasserspiel. Der hintere Teil des Saunagartens ist durch eine großzügige Liegewiese und zahlreiche Grünpflanzen geprägt. Das Atrium mit einem weiteren zentralen Wasserspiel dient auch als Außen-Gastronomie mit edlen Sitzmöglichkeiten. Im Außenbereich/Saunagarten stehen zahlreiche Liegen und Bänke zur Verfügung.

RUHEMÖGLICHKEITEN

Ausruhen können Sie sich in der Anlage auf verschiedenste Arten. Eher still geht es in dem mit gemütlichen Liegen mit Ablagen und Decken versehenen großen Ruheraum zu. Der Entspannungsraum wartet mit bequemen Liegestühlen und schönem Ausblick in den Saunagarten auf. Die Lounge ist ein offener Sitzbereich aus edlen Bastcouchen und Hockern, Lesestoff liegt aus.

MASSAGEN | SOLARIEN

Lassen Sie sich mit Rückenmassagen sowie Aroma-Rücken-, Ganzkörper- und Verwöhnmassagen gegen Voranmeldung etwas Gutes tun. Entspannung bietet der neue Wellnessbereich. In drei kleinen »Häuschen«, die auch ohne Besuch von Sauna oder Thermalsolebad zu nutzen sind, erwarten Sie ein leistungsstarkes Solarium, ein Infrarot Tiefenwärme-Sessel zur Rückenentspannung und ein BrainLightChair, der mit einem Mix aus Licht, Sound und einer wohltuenden Massage für Entspannung sorgt.

EVENTS

Die regelmäßig stattfindende Saunanacht wird jeweils unter ein Motto gestellt, das sich in den Aufgüssen und Anwendungen genau so durchzieht wie in der Deko und einem passenden Themenbuffet. Während der Saunanacht ist bis 1:00 Uhr geöffnet, außerdem findet ab 20:00 Uhr ein textilfreies Baden in der Thermalsole statt. Im günstigen Saunanacht-Eintrittspreis sind Essen und Getränke inklusive. In unregelmäßigen Abständen finden darüber hinaus auch andere Events statt, wie z.B. eine spezielle Damen-Saunanacht, ähnlich der klassischen Saunanacht aber mit Kosmetik-Anwendungen etc. Genauere Informationen unter www.walibo-therme.de

GASTRONOMIE

In der Sauna-Gastronomie werden leichte und bekömmliche Speisen serviert. Salate stehen ebenso auf dem Speiseplan wie warme Snacks. Gesunde Säfte erfrischen zwischendurch. Gespeist werden kann sowohl im Atrium (bei schönem Wetter) als auch im Innenbereich mit Panoramafenster und schönem Ausblick ins Grüne und einem großen Teich in der Umgebung. Externe Gäste haben die Möglichkeit auf der außenliegenden Terrasse zu verweilen.

ZAHLUNGSVERKEHR

Alle in Anspruch genommenen Leistungen werden auf einen Chip gebucht und im Nachhinein in bar oder per EC-Karte am Ausgang beglichen. Der Eintritt wird beim Betreten der Anlage erhoben.

PARKMÖGLICHKEITEN

Unmittelbar an der Anlage stehen ausreichend kostenl. Parkplätze zur Verfügung.

200 MINDEN GUTSCHEINHEFT S. 15

Sauna der Sinne

»WELLNESS UND WOHLFÜHLEN IN DER GANZ SPEZIELLEN ERLEBNISSAUNA«

Bayernring 52, 32427 Minden | 0571 3887161 | www.sauna-der-sinne.de

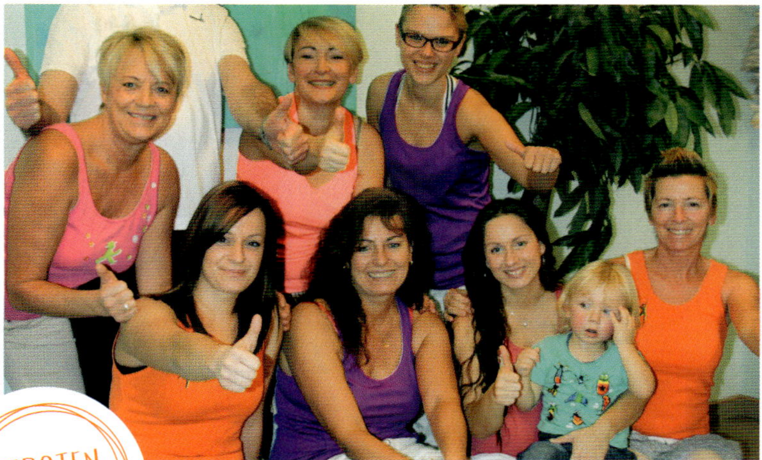

GEBOTEN WIRD:

DAS RESÜMEE

Seit nun mehr 32 Jahren gibt es, fernab großer Spaßbäder, die Sauna und die Kreisschwimmhalle mitten im Herzen von Minden. Die Gäste erwartet eine interessante Saunalandschaft in einem ansehnlichen Ambiente – Ausstattung und Farben sind hervorragend aufeinander abgestimmt und sorgen für eine entspannte Atmosphäre, in der Service und Individualität oberste Priorität haben. Die Highlights des Hauses sind die Hot-Stone und Ayurvedamassage. Für Gäste der Saunalandschaft gehört zur guten Tradition die Mitbenutzung der Kreisschwimmhalle. Hier verfügt der Saunabereich über einen separaten Eingang zum Bad. Wechselnde Aufgüsse in den Saunen, eine breite Palette von Massageangeboten, die Möglichkeit zur Fußpflege sowie der ganz spezielle gastronomische Service wird durch spezielle Eventabende bzw. Tage ergänzt. Ein Stück Zuhause mitten in Minden!

DIE ÖFFNUNGSZEITEN

Montag bis Freitag 14:00–22:00 Uhr | Samstag 10:00–18:00 Uhr. Dienstags ist Herrensauna, donnerstags Damensauna.

DIE PREISE

Einzelkarte 11,00 Euro | 10er Karte 99,00 Euro | Kinder, Schüler und Studenten 8,00 Euro. Der Eintritt ist zeitlich unbegrenzt.

UMKLEIDEN | DUSCHEN

Männer und Frauen kleiden sich in Gemeinschatsumkleidekabinen um. Zehn Duschplätze sind gemeinschaftlich zu nutzen.

DIE SAUNEN

In der Sauna der Sinne stehen Ihnen vier unterschiedliche Saunen zur Verfügung, die Sie auf verschiedene Art vom Alltagsstress erholen lassen und durch vielfältige Aufgüsse wohlriechenden Genuss bieten.

Sauna der Sinne

»WELLNESS UND WOHLFÜHLEN IN DER GANZ SPEZIELLEN ERLEBNISSAUNA«

Bayernring 52, 32427 Minden | 0571 3887161 | www.sauna-der-sinne.de

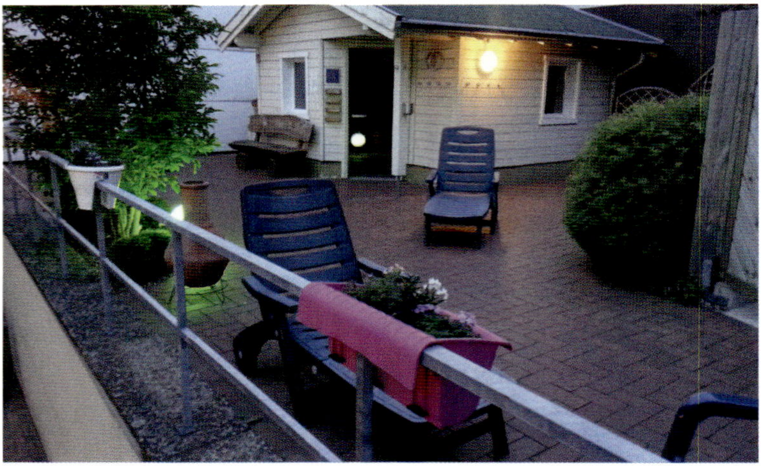

DIE BLOCKHAUS-SAUNA
95 °C

Die Blockhaus-Sauna im nordischen Stil befindet sich in der Außenanlage der Saunalandschaft. In dieser Trockensauna werden Sie bei 95 °C ins Schwitzen gebracht und können in aller Seelenruhe ausspannen. In dem Schwitzraum ist Platz für 20 Personen.

AUFGUSSSAUNA
90-95 °C

Im Innenbereich sorgen drei weitere Saunen für meditative Ruhe und Entspannung. Darunter auch eine holzverkleidete Aufgusssauna, die ein Raumklima von 90–95 °C schafft.

DIE WELLNESSSAUNA
70 °C

Bei einer Temperatur von 70 °C können Sie sich in der Wellnesssauna, ebenfalls im Innenbereich, verwöhnen lassen.

DIE DAMPFSAUNA

Bei mittlerer Hitze und sehr hoher Feuchtigkeit bringt dieser dampfgesättigte Raum Ihren Stoffwechsel richtig in Bewegung. Der Dampfgang wirkt hautreinigend und stärkt die Abwehrkräfte.

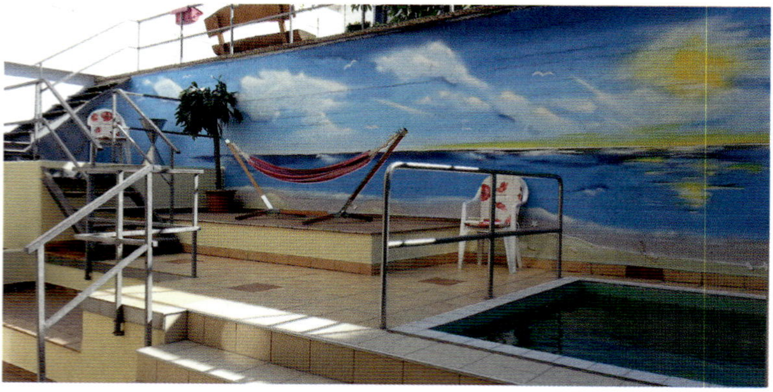

Sauna der Sinne

»WELLNESS UND WOHLFÜHLEN IN DER GANZ SPEZIELLEN ERLEBNISSAUNA«

Bayernring 52, 32427 Minden | 0571 3887161 | www.sauna-der-sinne.de

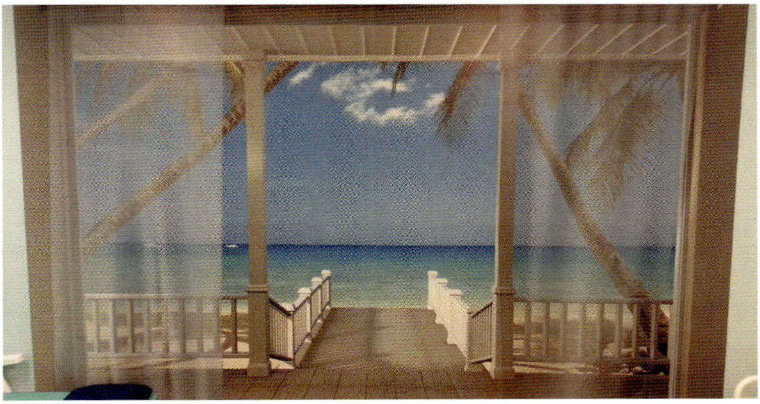

DAS ABKÜHLEN

Sie haben die Möglichkeit, sich im Innen- sowie auch im Außenbereich Abkühlung nach einem ausgiebigen Saunabad zu verschaffen. In beiden Bereichen steht jeweils ein Tauchbecken zur Verfügung, im Außenbereich finden Sie zusätzlich Kaltduschen.

DER AUSSENBEREICH

Neben der Blockhaussauna lädt der 150 qm kleine, aber feine Außenbereich mit einer Sonnenterrasse sowie verschiedenen Liege- und Sitzmöglichkeiten zum Erholen ein. Zudem haben Sie Zugang zu einem großen Tauchbecken und Kaltduschen, die vor allem nach einem Blockhaussaunagang Abkühlung versprechen.

RUHEMÖGLICHKEITEN

Die Sauna der Sinne verfügt über zwei Ruheräume, in denen Sie den erholsamen Wellnesstag perfekt Abrunden können. Der erste Raum lädt in orientalischer Atmosphäre mit einer ganzflächigen Wandmalerei und viel Liebe zum Detail zum Abschalten ein. Der zweite Raum besticht durch eine Aussicht auf Strand, Palmen und Meer, sodass Sie vollkommen in ein Gefühl von Urlaub eintauchen können.

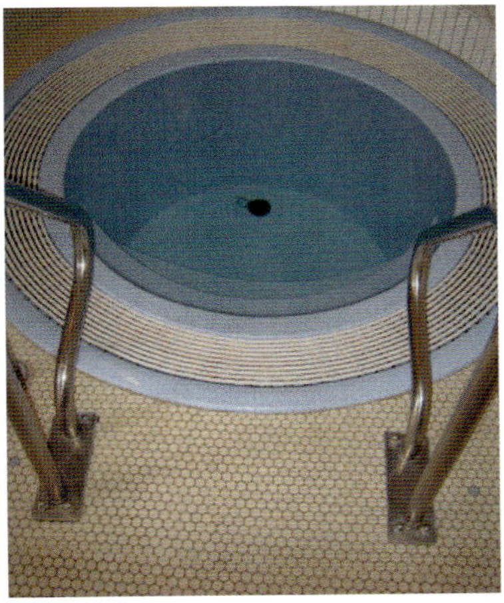

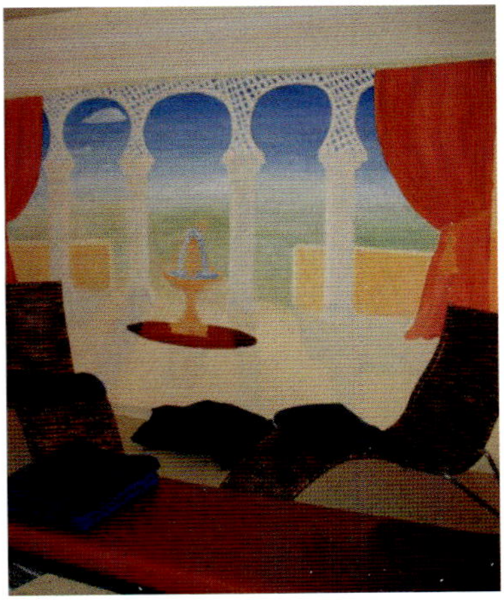

Sauna der Sinne

»WELLNESS UND WOHLFÜHLEN IN DER GANZ SPEZIELLEN ERLEBNISSAUNA«

Bayernring 52, 32427 Minden | 0571 3887161 | www.sauna-der-sinne.de

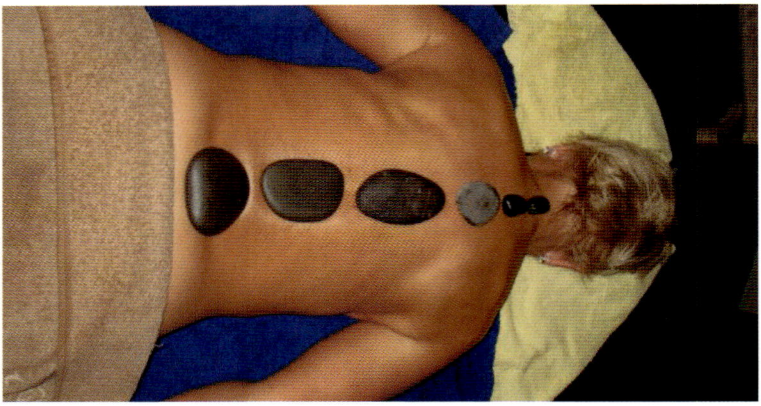

WELLNESS | MASSAGEN

Die Sauna bietet verschiedene Wellnesspakete an: Jedes Paket beinhaltet in diverser Kombination den Saunaeintritt, eine Massage sowie kalte Getränke und frische Speisen. Ebenso verwöhnt Sie das freundliche Personal mit variationsreichen Massagen. Klassische Massagen: Die Rücken- und Ganzkörpermassage fördert Lebensfreude und Wohlbefinden. Die unterschiedlichen Behandlungen schenken Entspannung, Aromaöl Massage: Eine entspannende Aroma-Öl-Behandlung mit natürlichen Aromen, Heilkräutern und Essenzen. Eine wohltuende Massage mit Düften, Farben und Klängen – eine Empfehlung für Alle, die Ruhe und Entspannung suchen.Hot-Stone-Massage: Bei dieser speziellen Massagetechnik dringt durch den Einsatz von erhitzten Steinen die Wärme bis in die tieferen Körperzonen ein und stimuliert so die Blutzirkulation. Das Ergebnis der Anwendung ist physisches und seelisches Gleichgewicht, allgemeines Wohlbefinden und die Aktivierung körpereigener Energiequellen. Ayurveda Massage: Das Wissen vom langen Leben. Ein Gefühl vollkommender Harmonie. Genießen Sie die kunstvolle Ayurvedamassage mit traditionellen Ölen. Lassen Sie sich im Einklang mit der Jahrtausenden alten indischen "Lehre vom langen Leben" verwöhnen. Das Zusammenspiel des warmen Öls, streichelnde Massagebewegungen und sanften Stimulierung der Vitalpunkte befreit Ihren Körper von Schlacken und Giftstoffen und balanciert die körpereigenen Energien aus. Sie werden sich um Jahre jünger fühlen.

GASTRONOMIE

Für einen rundum perfekten Aufenthalt sorgt das Saunateam sich nicht nur um Ihr seelisches Wohlbefinden, sondern versorgt Sie zudem im hauseigenen Restaurant mit warmen und kalten Speisen und Getränken, sodass Sie immer einen ausgeglichenen Wasserhaushalt haben und neue Kraft durch vitamin- und nährstoffreiche Mahlzeiten sammeln – auch Vegetarier kommen hier auf ihre Kosten.

ZAHLUNGSVERKEHR

Alle in Anspruch genommenen Leistungen werden bar bezahlt.

PARKMÖGLICHKEITEN

Kostenfreie, hauseigene Parkplätze für PKW und Wohnmobile finden Sie direkt neben der Anlage.

204
MÜNSTER
GUTSCHEINHEFT S. 15

West-Sauna »GESUNDES SAUNABADEN«

Wilhelmstraße 20, 48149 Münster
0251-293333 | www.west-sauna.de

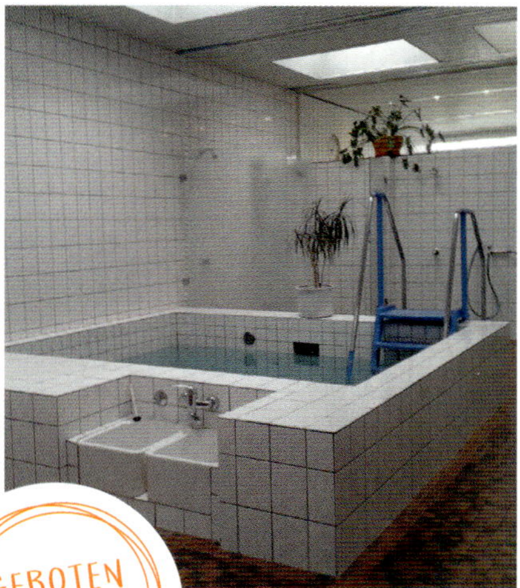

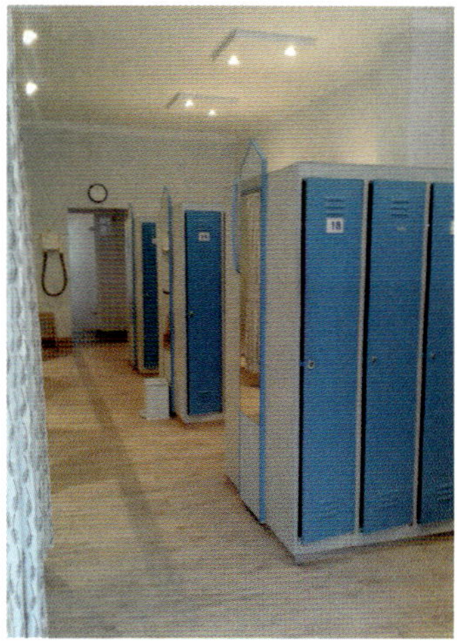

GEBOTEN WIRD:

DAS RESÜMEE

Die 1966 gegründete West-Sauna ist sicherlich ein Urgestein in der deutschen Saunaszene. Seit mittlerweile 30 Jahren wird die Sauna von Christoph Huber geführt, der über dementsprechend viel Erfahrung verfügt. Der geprüfte Saunameister ist seit über 30 Jahren Mitglied im Deutschen Saunabund. Eine gute, persönliche Betreuung seiner Saunagäste ist ihm außerordentlich wichtig. Immer gleiche Ansprechpersonen sorgen für Kontinuität; von daher fühlen sich die Gäste stets gut aufgehoben. In der Sauna geht es sehr familiär zu. Neue Gäste werden schnell integriert.

Auf ca. 300 qm wird dem Saunagast in hellem wie freundlichem Ambiente mit einer Finnischen Sauna, einem Ruheraum sowie dem offenen Ruhebereich, einer Abkühlecke mit großem Tauchbecken, dem Innenhof mit großen Pool sowie zwei Massageräumen viel geboten.

DER EMPFANG

Am Empfang können bei Bedarf Bademäntel, Handtücher und Badeschlappen geliehen werden. Hautpflegeprodukte, Badeschlappen usw. können zudem käuflich erworben werden.

DIE ÖFFNUNGSZEITEN

Montag 14:00 – 22:00 Uhr | Dienstag bis Freitag 9:00 – 22:00 Uhr | Samstag 9:00 – 19:00 Uhr | Sonntag 14:00 – 19:00 Uhr – nur in der kalten Jahreszeit | Mittwochs ist ganztägig und freitags von 9:00 – 16:00 Uhr Damensauna | Donnerstags von 9:00 – 13:00 Uhr ist Herrensauna. Saisonbedingte Änderungen der Öffnungszeiten vorbehalten.

DIE PREISE

Tageskarte 13,80 Euro | Es gibt auch ein Angebot an preisgünstigen Mehrfachkarten.

West-Sauna »GESUNDES SAUNABADEN«

Wilhelmstraße 20, 48149 Münster
0251-293333 | www.west-sauna.de

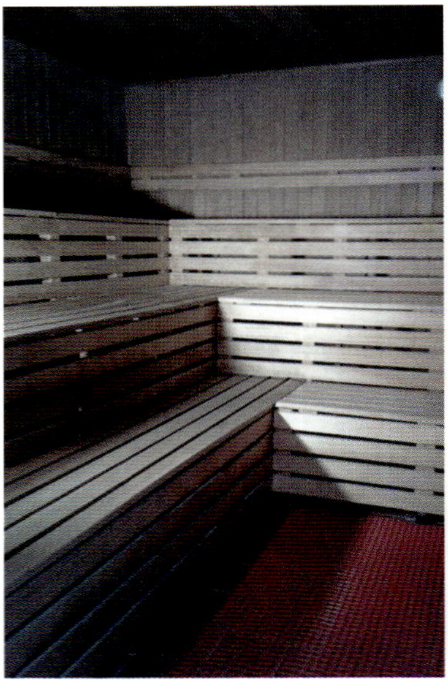

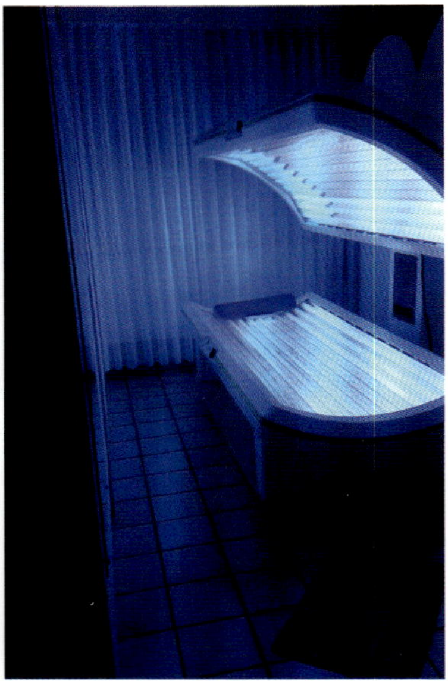

UMKLEIDEN | DUSCHEN

Einzelkabinen stehen zum Umkleiden zur Verfügung. Damen und Herren duschen zwischen Trennwänden im gemeinsamen Duschraum.

DIE SAUNEN

DIE FINNISCHE SAUNA
85 °C

Der holzverkleidete Schwitzraum wird durch den seitlichen Ofen mit Saunasteinen auf behagliche 85 °C aufgeheizt. Die Schwitzhungrigen können sich liegend oder sitzend auf drei Ebenen bei dezenter Beleuchtung ca. 10 – 15 Minuten darin aufhalten. Stündlich werden Aufgüsse mit wechselnden Düften zelebriert. Gewedelt wird dabei mit einem Handtuch. Honig oder Salz werden zum Einreiben gereicht.

DAS ABKÜHLEN

Im zentralen Abkühlbereich sorgen eine Schwall-, Eck- und Kaltbrause sowie zwei Kneipp-Schläuche für eine ordentliche Abkühlung. Das große Tauchbecken sorgt für zusätzliche Erfrischung. Sechs Fußwärmebecken sind eine wahre Wohltat für die Füße. Hier liegen auch Sitzkissen zum Entspannen und Ausbalancieren der Wirbelsäule bereit. Beheizte Rohrheizungen trocknen nasse Sauna- und Badetücher.

DER AUSSENBEREICH

Der Innenhof ist gärtnerisch gestaltet. Rankgewächse, bepflanzte Blumenkästen, Blumenkübel und angelegte Beete sind eine Oase für Blumenliebhaber. Aus einer Wasserkugel entspringt beruhigend fließendes Wasser. Eine Kaltdusche sowie ein Kneipp-Schlauch bereiten den Körper schonend auf das Bad vor. Im 8 x 4 m großen Außenbecken kann man angenehm schwimmen. Im Winter wird das Becken erwärmt, so dass ca. 18 °C gewährleistet sind. Eine Sprossenwand dient zum Aushängen des Körpers und für verschiedene Dehnübungen. Überdacht laden Liegestühle und Liegen mit Auflage zur Erholung ein.

West-Sauna »GESUNDES SAUNABADEN«

Wilhelmstraße 20, 48149 Münster
0251-293333 | www.west-sauna.de

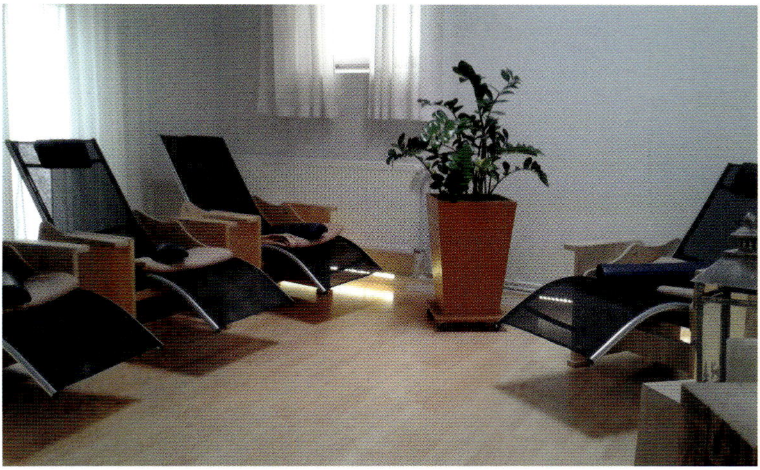

RUHEMÖGLICHKEITEN

Den Ruheraum schmücken stimmungsvolle Naturbilder. Ergonomisch geformte, sehr bequeme Liegen mit weichem Kopfteil sowie Betten mit Decken und Kopfkissen laden zum erholsamen Verweilen ein. Der offene Ruhebereich mit Ausblick in den grünen Innenhof ist sehr kommunikativ. Es gibt bequeme Liegesessel mit Fußbänken – auch an Lesestoff fehlt es hier nicht. Eine große, antike Waage zeigt dem Interessierten genau sein aktuelles Gewicht!

WELLNESS | MASSAGEN

Teil- und Ganzkörpermassagen werden als klassisch medizinische Massage von professionellen Physiotherapeuten angeboten. Neben Lymphdrainage ist Fußreflexzonenmassage erhältlich. Die Anwendungen können auch per Privatrezept abgerechnet werden. Drei Ganzkörperbräuner in verschiedenen Stärken im Untergeschoss sorgen für gesunde Bräune.

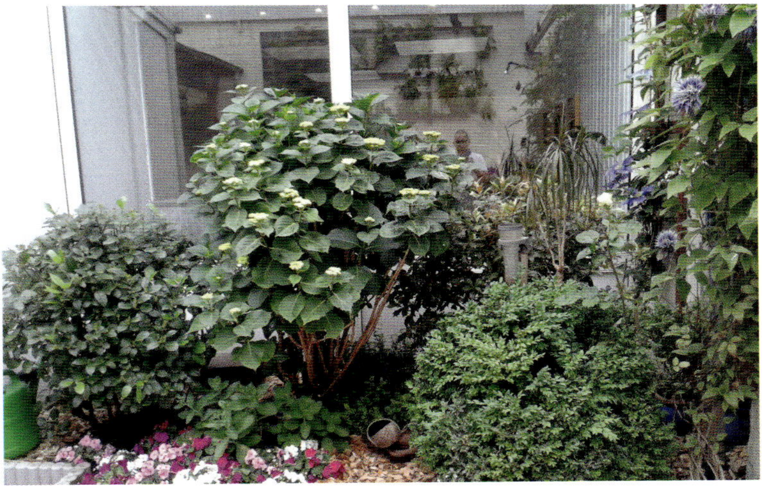

West-Sauna »GESUNDES SAUNABADEN«

Wilhelmstraße 20, 48149 Münster
0251-293333 | www.west-sauna.de

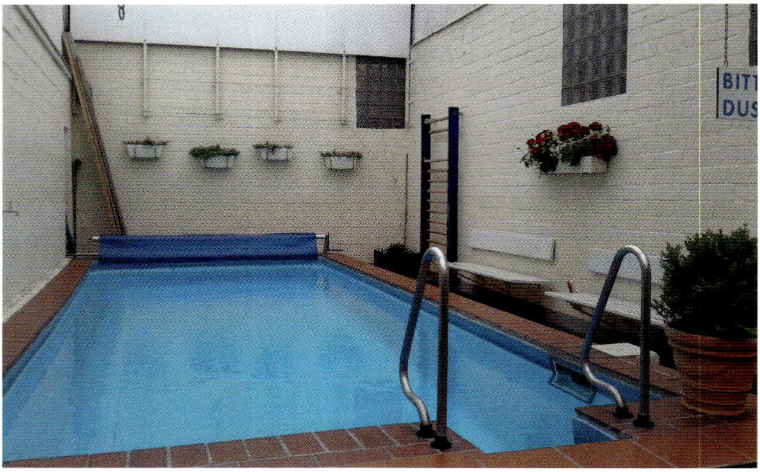

GASTRONOMIE

Verschiedene Säfte, Bier – auch alkoholfreies, dienen als willkommene Erfrischung nach einem heißen Saunabad. Warme Getränke wie Kaffee, Espresso, Cappuccino und Latte Macchiato wärmen den Körper und bringen den Kreislauf wieder in Schwung. Zur Stärkung tragen Kefir und Buttermilch bei, in jeweils verschiedenen, leckeren Geschmacksrichtungen. Snacks wie Mars, Duplo, Erdnüsse und Studentenfutter ergänzen das Angebot.

ZAHLUNGSVERKEHR

Der Eintritt kann auf Wunsch sofort oder nach dem Saunagang beglichen werden. Verzehr wird auf den Schließfachschlüssel gebucht und im Anschluss an das erquickende Saunabaden bezahlt.

PARKMÖGLICHKEITEN

Parkmöglichkeiten finden sich in angrenzenden Straßen.

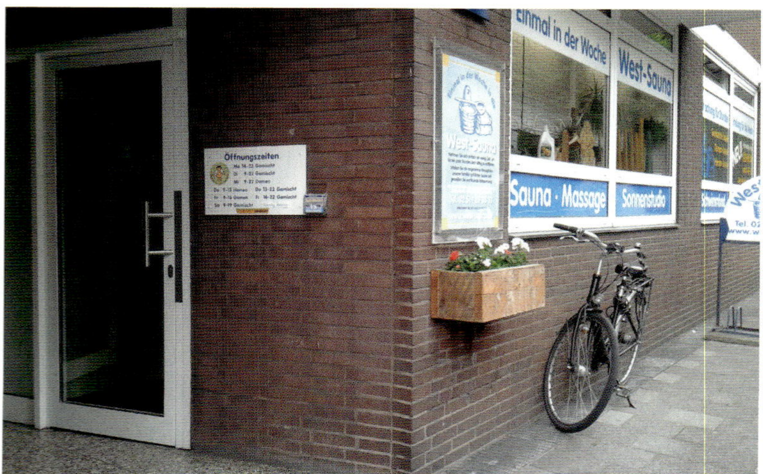

Eymann-Sauna »ZEIT, DIE WIR UNS NEHMEN, IST ZEIT, DIE UNS ETWAS GIBT«

Gropiusstraße 4, 48163 Münster
02501 5777 | info@eymann-sauna.de | www.eymann-sauna.de

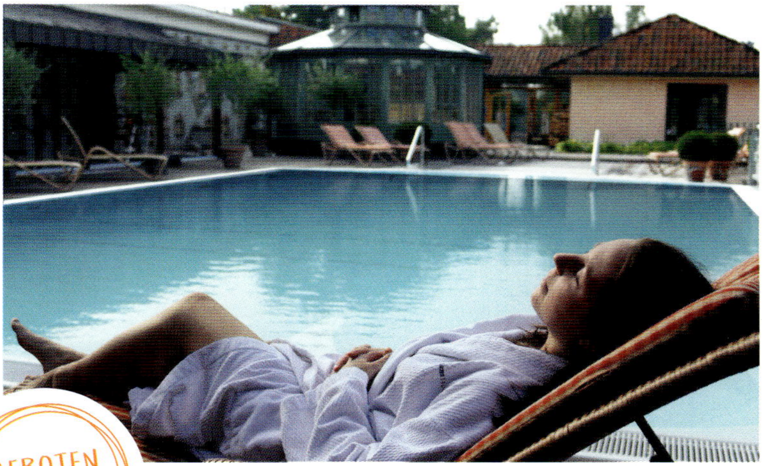

GEBOTEN WIRD:

DAS RESÜMEE

Im Gewerbegebiet Gropiusstraße in Münster-Amelsbüren liegt die »Eymann-Sauna«, eine Oase der Erholung und des Wohlbefindens. Mit viel Liebe zum Detail und mit Gespür für Behaglichkeit sind im Laufe der letzten 40 Jahre ein rund 5.000 qm überdachtes Sauna-, Freizeit- und 10.000 qm natürlich gestaltetes Gartengelände entstanden. Es gibt einen komplett getrennten Damenbereich.

DER EMPFANG

Am Eingang erwerben Sie Ihre Eintrittskarte und erhalten einen Schlüssel, der sowohl zum jeweiligen Wertfach im Eingangsraum, als auch zu Ihrem Umkleideschrank passt.

DIE ÖFFNUNGSZEITEN

Montag bis Freitag von 9:00 – 23:00 Uhr, Samstag und Sonntag von 9:00 – 20:00 Uhr, an Feiertagen abweichende Öffnungszeiten, Infos dazu unter www.eymann-sauna.de.

DIE PREISE

Tageskarte Erwachsene 25,90 Euro. Ein Aushang an der Kasse oder das Internet informieren über Ermäßigungen für Studenten und Kinder sowie Rabatte beim Erwerb von 10er-, 20er- oder 40erkarten. **Der Gutschein gilt nicht von Freitag bis Sonntag und an Feiertagen, sowie während der Weihnachtsferien in NRW.**

UMKLEIDEN | DUSCHEN

Hinter dem Eingangsbereich und an weiteren Stellen des vorderen Geländes stehen den Saunagästen ausreichend Umkleideräume mit Schränken zur Verfügung, die von Damen und Herren gemeinsam genutzt werden. Spiegel und die Möglichkeit, sich die Haare zu föhnen, sind vorhanden. Die zahlreichen Duschen, die über das ganze Gebäude und Gelände verteilt sind, werden gemeinsam genutzt. Eine Besonderheit: Es gibt eine separate „Damensauna", die samt Duschen, Umkleide, Terrasse und Ruheraum ausschließlich Frauen vorbehalten ist.

Eymann-Sauna »ZEIT, DIE WIR UNS NEHMEN, IST ZEIT, DIE UNS ETWAS GIBT«

Gropiusstraße 4, 48163 Münster
02501 5777 | info@eymann-sauna.de | www.eymann-sauna.de

DIE SAUNEN

Sechs komplette Sauna-Anlagen mit insgesamt 15 Sauna-Kabinen warten auf Sie. Die Sauna-Aufgüsse sind z.B. Minzöl, Slibowitz und Mexico-Lemongrass. Tafeln geben einen Überblick über die Aufgusszeiten und verschiedenen Aromen. Auf dem großzügig bemessenen Gelände stehen sowohl im Innen- wie auch im Außenbereich die unterschiedlichen Saunaformen zur Verfügung.

DIE ERD-SAUNA

Boden und Wände aus gestampftem und verputztem Lehm erzeugen, dank ihrer natürlichen Feuchte, ein angenehmes Raumklima. Mit dem Blick auf das Flackern des prasselnden Feuers entsteht das Gefühl, tief im Innern der Erde geborgen zu sein.

DIE SOFT-FARBLICHT-SAUNA
50-60 °C

Bei wohligen 50 bis 60 °C und dezent verdunstenden Kräuteressenzen lässt es sich langsam und angenehm vor sich hin schwitzen. So haben die abwechselnd leuchtenden Farben Zeit, ihre Wirkung auf Haut, Körper und Geist zu entfalten.

DIE FINNISCHE SAUNA

Verschieden gestaltete Sauna-Kabinen ermöglichen sowohl im Innen- wie im Außenbereich die klassische Schwitzform in angenehmer trockener Wärme, unterbrochen – wenn man mag – von aromatischen Aufgüssen. Hier meistens verbunden mit einem Blick nach draußen, aufs Wasser oder die Gartenlandschaft, oder auf das Flackern eines prasselnden Feuers.

DAS DAMPFBAD

In dem achteckig gestalteten und angenehm beleuchteten Raum verteilen sich Aromadüfte auf sanftem Dampf und unterstützen die heilende und regenerierende Wirkung des Dampfbades.

DIE SALZGROTTE

Samtfeiner, trockener Sole-Nebel, kostbare Salzbrocken und hochwertige Salzziegel sorgen für ein bakteriell reines und mit zahlreichen Mineralien angereichertes Mikroklima. Ein Aufenthalt von 20 bis 30 Minuten, bei angenehm wohliger Temperatur, wirkt wie ein Spaziergang am Meer. Bei leiser Musik lässt sich, auf ergonomisch geformten Liegen, angenehm entspannen.

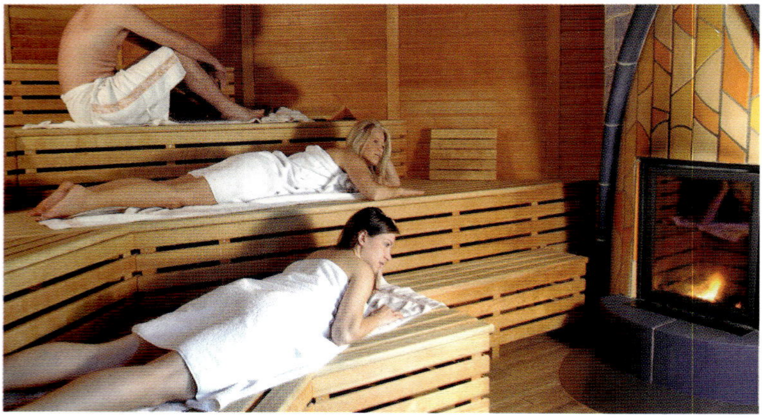

Eymann-Sauna »ZEIT, DIE WIR UNS NEHMEN, IST ZEIT, DIE UNS ETWAS GIBT«

Gropiusstraße 4, 48163 Münster
02501 5777 | info@eymann-sauna.de | www.eymann-sauna.de

DAS ABKÜHLEN

Im Innenbereich gibt es mehrere klassische Duschen (warm und kalt), aber auch Kübel- und Schwallduschen mit Kneippschläuchen sowie Tauchbecken. In der Außenanlage trifft man ebenfalls auf zahlreiche Duschen und Freiluft-Pools.

DIE WARMBÄDER

Für Sie stehen im Innenraum ein Whirlpool und einige, um achteckige Tische gruppierte, Fußbecken sowie im Toskanabereich ein beheiztes Wasserbecken bereit.

DAS SOLEBECKEN

Das 30 °C warme Wasser des Solebeckens mit einem Salzgehalt von etwa drei Prozent-ähnlich dem der Nordsee-sorgt für wohlige Entspannung und hilft bei der Linderung zahlreicher Beschwerden.

DAS SCHWIMMBAD

Eine Schwimmhalle mit 10 x 5-Meter-Becken erwartet Sie im Inneren.

DIE AUSSENANLAGE

Die verschiedenen Saunen und der sogenannte „Toskana-Bereich" sind harmonisch in die weitläufige und großzügige Anlage eingebunden. Der 850 qm große Schwimmteich ist zwischen 1,30 m und 2,20 m tief und in einen Bade- (270 qm) und Regenerationsbereich unterteilt. Pflanzen und Mikroorganismen verleihen dem Teich eine natürliche Selbstreinigungskraft. Das südeuropäische Landhaus gibt Ihnen das Gefühl, im Urlaub zu sein. Die knorrigen Olivenbäume und ein kleiner Weinberg unterstreichen dieses Ambiente.

RUHEMÖGLICHKEITEN

Das Angebot an Liegen und Sitzmöglichkeiten ist sowohl innen als auch außen sehr großzügig dimensioniert. Kamine und Kachelöfen laden zum Verweilen ein. Abwechslungsreiche Designs, ausgewogene Farbkompositionen und liebevolle Details sind Streicheleinheiten für die Augen.

MASSAGEN | PHYSIOTHERAPIE

In der Praxis für Physiotherapie und Wellness erwartet Sie ein vielseitiges Physiotherapie- und Wellnessangebot. Von der klassischen Massage bis zur Ayurvedabehandlung, von der Fußpflege bis zur sanften Gesichtsbehandlung steht ein breitgefächertes Programm zur Gesundheitsförderung zur Verfügung.

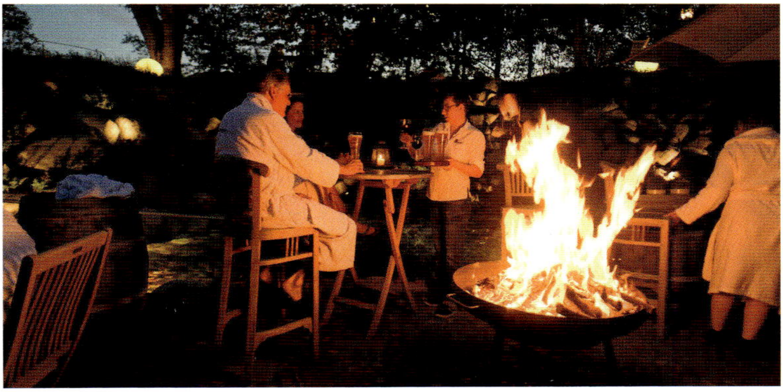

Eymann-Sauna »ZEIT, DIE WIR UNS NEHMEN, IST ZEIT, DIE UNS ETWAS GIBT«

Gropiusstraße 4, 48163 Münster
02501 5777 | info@eymann-sauna.de | www.eymann-sauna.de

GASTRONOMIE

Herzstück der hauseigenen Gastronomie ist die 18 m lange Theke, die Sie mit Getränken aller Art versorgt. Besonders zu empfehlen ist die Spezialität des Hauses „Kefir-Kirsch“. Im angrenzenden Restaurant wird vom Küchenchef und seinem Team leichte, mediterrane Kost gesund und schmackhaft serviert, wie hausgebackenes Brot, ausgefallene Hauptspeisen, knackige Salate und verschiedene Tapas-Spezialitäten. Bei anhaltend gutem Wetter ergibt sich ein besonders südländisches Flair an der Außengastronomie. Aus dem Backhaus werden Flammkuchen und Pizza serviert, abends sorgen Beleuchtung und Feuerschalen für stimmungsvolle Atmosphäre.

ZAHLUNGSVERKEHR

Die von Ihnen in Anspruch genommenen Leistungen werden unter Ihrer Schlüsselnummer notiert und beim Verlassen des Hauses beglichen.

PARKMÖGLICHKEITEN

Um die Sauna-Anlage herum befinden sich Parkplätze. Im Parkhaus am Ende der Schadowstraße stehen 180 Parkplätze auf zwei Ebenen kostenlos zur Verfügung.

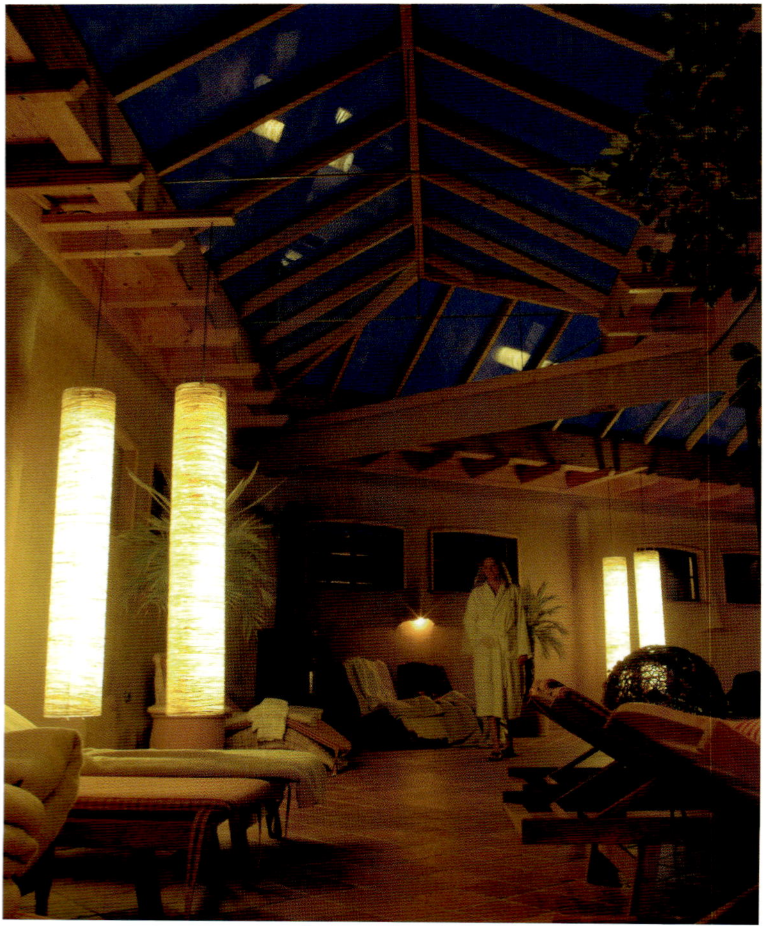

maritimo »URLAUB VOM ALLTAG – MIT ALLEN SINNEN GENIESSEN«

maritimo WellnessResort, Am Stimbergpark 80, 45739 Oer-Erkenschwick
02368 698-0 | 02368 698-199 | www.maritimo.info

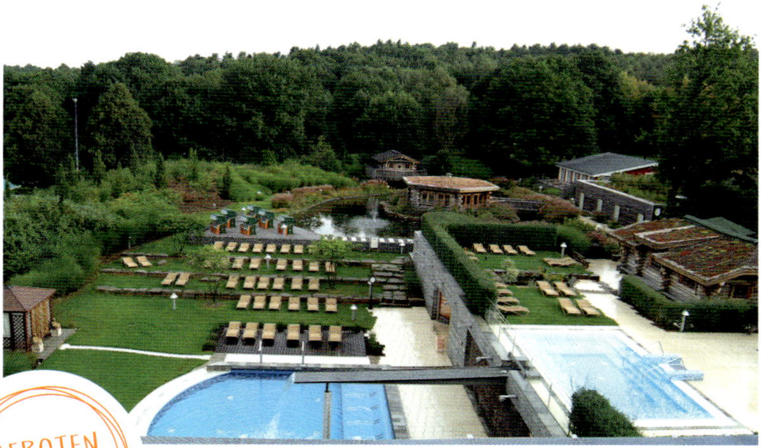

GEBOTEN WIRD:

DAS RESÜMEE

Das »maritimo« ist am Rande des »Stimbergparks« gelegen und eingebunden in eine von altem Baumbestand geprägte Umgebung. »maritimo« lässt keine Wünsche offen und erwartet Sie mit einem unvergleichlichen Angebot rund um Wasser, Wärme und Wellness.

Sie finden hier das Sport- und Freizeitbad und nicht zuletzt das größte Freibad weit und breit. Das Wellness-Angebot im »maritimo« bedeutet Urlaub für die Seele. Bestens ausgebildete Masseure und Kosmetikerinnen vermitteln auf gekonnte Weise körperliche und seelische Entspannung.

DIE GRÖSSE

Mit 6.000 qm Innenbereich und 18.000 qm Außenbereich ist das »maritimo« die flächenmäßig größte Sauna im Ruhrgebiet. Im maritimen Stil gehalten erwarten Sie 11 Schwitzbäder auf insgesamt 4 Ebenen. Vom Wellnessbereich mit wechselnden Zeremonien und Aquasound-Becken in der untersten Ebene über Saunen und Ruheräume auf den nächsten beiden Ebenen. Genießen Sie hier einmal einen Silvester-Abend mit einem Glas Sekt in der Hand! Ein auf zwei Ebenen gestalteter Sauna-Garten ergänzt das umfangreiche Angebot.

DER EMPFANG

Handtücher und Bademäntel können ausgeliehen werden. Eine kleine Boutique, in der man Pflegemittel, Badezubehör & Dekoartikel kaufen kann, ergänzt das Angebot.

DIE ÖFFNUNGSZEITEN
DIE PREISE

Montag bis Donnerstag von 9:00 – 23:00 Uhr | Freitag und Samstag von 9:00 – 24:00 Uhr | Sonntag und feiertags von 9:00 – 21:00 Uhr.

maritimo WellnessResort, Am Stimbergpark 80, 45739 Oer-Erkenschwick
02368 698-0 | 02368 698-199 | www.maritimo.info

Saunaparadies und Wellnessressort (inklusive der Nutzung des Sport- und Freizeitbades bis 19:00 Uhr). Montag bis Freitag: Frühstarter (9:00 bis 14:00 Uhr) 19,00 Euro | 4 Stunden 25,00 Euro | Tageskarte 32,00 Euro | Mondscheintarif (ab 19:00 Uhr) 21,00 Euro. Wochenende und Feiertage: 4 Stunden 28,00 Euro | Tageskarte 35,00 Euro. Die weiteren Tarife (u. a. für Sauna-Nächte und Veranstaltungen) können Sie auf der Internetseite nachlesen.

UMKLEIDEN | DUSCHEN

Der Gemeinschaftsumkleidebereich ist baulich in mehrere Nischen aufgeteilt. Zusätzlich gibt es verschließbare Einzelkabinen. Die Duschbereiche sind für Damen und Herren getrennt.

DIE SAUNEN

Von den insgesamt 11 Schwitzstuben befinden sich zwei Saunen und zwei Dampfbäder im Innenbereich mit Tauchbecken, »Serail«-Bad und »Hamam« im Wellnessbereich und fünf Saunen im Außenbereich. Der Aufguss-Plan gegenüber der Sauna-Theke gibt Auskunft zu Uhrzeit, Art und Ort des Aufgusses. Neben den Aroma-Aufgüssen gibt es »natur pur«-, Salz-, Honig-, »Wenik«- und Klangschalen-Aufgüsse.

DIE STRAND-SAUNA
85 °C

In dieser 85 °C warmen Sauna gibt es mehrere Bullaugen, die farblich leuchten, sowie eine Wandmalerei mit Inselmotiv, die eine Strand-Atmosphäre zaubert. Der mit Sauna-Steinen gefüllte Ofen steht neben dem Eingang. Hier finden regelmäßig Aufgüsse wie der Salz & Honig Aufguss statt. Aufgüsse entnehmen Sie bitte dem Aushang.

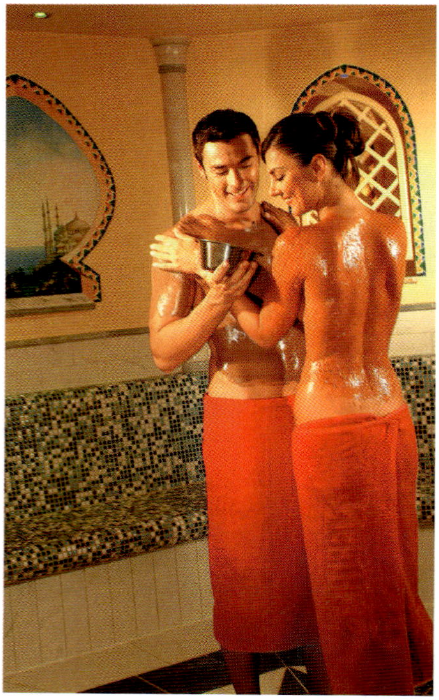

DAS KRÄUTERBAD
45 °C

Gegenüber den zuvor beschriebenen Saunen ist ein 45 °C warmes Dampfbad für etwa 15 Personen aufgestellt, in dem es nach Kräutern duftet und das im römisch-irischen Stil weiß-grün gekachelt ist.

DAS DAMPFBAD
48 °C

Direkt neben dem Kräuterbad finden Sie ein weiteres, im römisch-irischen Stil gekacheltes, klassisches Dampfbad in maritimem Blau gehalten, mit 48 °C und 100 % Luftfeuchtigkeit. Dieses Bad ist ebenfalls für etwa 15 Personen ausgelegt.

maritimo »URLAUB VOM ALLTAG – MIT ALLEN SINNEN GENIESSEN«

maritimo WellnessResort, Am Stimbergpark 80, 45739 Oer-Erkenschwick
02368 698-0 | 02368 698-199 | www.maritimo.info

DAS »HAMAM«

Das Türkische Dampfbad befindet sich im Wellnessbereich und ist für bis zu zehn Personen konzipiert. Hier finden die verschiedenen Zeremonien statt, für die man sich anmelden muss.

DIE SIBIRISCHE »BANJA« 80 °C

Hier wird regelmäßig nach Aushang der »Wenik«-Aufguss zelebriert. Die 80 °C warme Rundholz-Sauna bietet Platz für etwa 40 Personen und wird von einem großen, ummauerten Sauna-Ofen beheizt, in dem zwischen den Sauna-Steinen der Kesse eingebettet ist.

DAS »KELO®«-BLOCKHAUS

Die große »Kelo«-Sauna im Außenbereich ist die Hauptsauna mit einer Kapazität von bis zu 80 Personen für die Aufgüsse. Es finden je nach Aushang verschiedene Aufguss-Varianten statt, zu denen eine große Fruchtplatte mit geschnittenen Früchten der Saison gereicht wird. Der Aufguss wird hier von zwei Sauna- Meistern auf den mittig stehenden beiden großen Öfen zelebriert. Durch die Fenster an den drei Seiten fällt Tageslicht und man hat einen Ausblick in den Sauna-Garten.

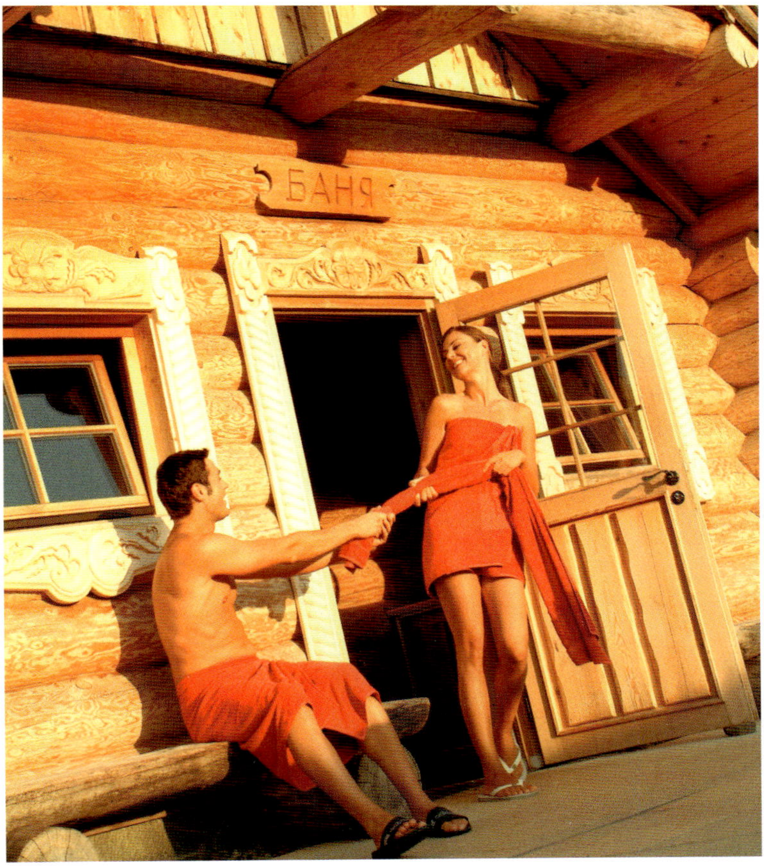

maritimo WellnessResort, Am Stimbergpark 80, 45739 Oer-Erkenschwick
02368 698-0 | 02368 698-199 | www.maritimo.info

DIE BAUMHAUS-SAUNA
100 °C

Die 100 °C heiße Sauna im hinteren Bereich der Gartenanlage, am Rande des Teiches, ist auf einem Baumstumpf erbaut. Die Kapazität ist hier für 20 Personen dimensioniert und alles ist im klassischen Holz-Stil gebaut.

DIE PANORAMA-SAUNA
60 °C

Über eine kleine Holzbrücke erreicht man den Eingang dieser Sauna. In der Mitte des Teiches steht diese etwas größere, kreisrunde Anlage mit Kapazität für etwa 25 bis 30 Personen. Hier wird mehrmals am Tag nach Voranmeldung eine Klangschalen-Zeremonie durchgeführt. Sonst bietet die 60 °C warme Sauna mit großen Fenstern einen hohem Entspannungswert durch den grandiosen Blick auf den umliegenden Teichbereich.

DIE STOLLEN-SAUNA
75 °C

Im unteren Teilbereich des Gartens, direkt vor dem Sole-Außenschwimmbecken und integriert in das Gradierwerk, befindet sich der Eingang zum »Flöz Girondelle«. Mit ca. 75 °C bietet sie Platz für 20 Personen. Eine mit Kohlen befüllte Lore neben dem klassischen Sauna-Ofen und die Steine an den Wänden erinnern hier an den »Kohlenpott-Flair« des Ruhrgebietes.

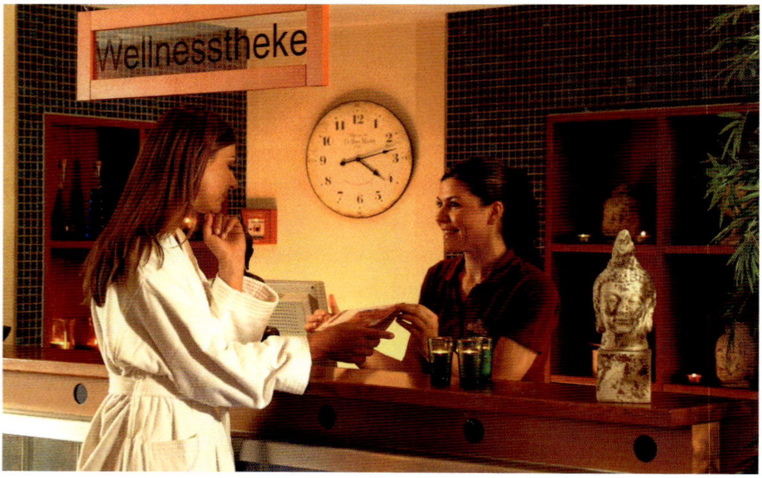

DAS ABKÜHLEN

Im Außenbereich befindet sich zwischen der Panorama- und der »Kelo«-Sauna ein Duschhaus mit Toiletten. Weiter gibt es Außenduschen (kalt/warm), Kneippschläuche sowie einen Ziehbrunnen und ein Tauchfass.

Im Innenbereich sind die Erlebnisduschen, Schwallduschen und eine Kübelbrause (Äquatortaufe). In der Mitte zwischen den zwei Dampfbädern und den beiden Saunen befindet sich ein Tauchbecken. Ein Weinfass dient im Außenbereich als Tauchbecken.

CRUSHED ICE

Ein Brunnen mit Crushed Ice steht im Innenbereich ebenfalls zur Verfügung.

maritimo »URLAUB VOM ALLTAG – MIT ALLEN SINNEN GENIESSEN«

maritimo WellnessResort, Am Stimbergpark 80, 45739 Oer-Erkenschwick
02368 698-0 | 02368 698-199 | www.maritimo.info

DAS KNEIPPEN

Im zentralen Innenbereich, direkt bei den Innen-Saunen, stehen Ihnen Fußbäder mit einer beheizten Sitzbank zur Verfügung.

DIE WARMBECKEN

Ein klassischer Whirlpool befindet sich im Untergeschoss. Sprudelliegen gibt es außerdem im Solebecken im unteren Gartenbereich sowie im Becken im oberen Gartenbereich.

DIE SOLEBECKEN

Das großzügige Außen-Solebecken mit Sprudelliegen zur Massage lädt zum Verweilen ein. Ein zweites, auf der Ebene darüber gelegenes Becken bietet ebenfalls Sprudelliegen. Hier genießt man den Überblick über die anderen Ebenen der Anlage. Vom oberen Becken führt ein kleiner Wasserfall in das darunter liegende Becken. Im Innenbereich heißt es im Aqua-Sound-Becken »Baden in Wasser, Musik und Licht«. Schweben Sie schwerelos im Wasser und genießen Sie die Unterwassermusik.

DIE AUSSENANLAGE

Der Sauna-Garten ist eine weitläufig gestaltete Außenanlage auf zwei Ebenen, teils terrassenförmig angelegt, mit zahlreichen Liege- und Ruhemöglichkeiten. In der Mitte ist ein mit Schilf und Pflanzen bewachsener Naturteich in die Natur des »Stimbergparks« eingebettet. Der neue »maritimo-Beachstrandbereich mit Terrasse« sowie rustikale Waldlodges ergänzen die abwechslungsreich gestaltete Anlage.

RUHEMÖGLICHKEITEN

Im Außenbereich stehen Liegen zum Ausruhen und Sonnen zur Verfügung. Im hinteren Gartenbereich gibt es ein Schwedisches Ruhehaus mit weiteren Liegen, einem Kamin und darum herum platzierten Schlafplätzen, die mit Decken, Kissen und Fellen gestaltet sind. Im Innenbereich lädt die »Oase« im Untergeschoss zum gemütlichen Ausruhen ein. Hier wurde eine Oase in der Wüste nachgebildet. Im Geschoss darüber befindet sich eine im afrikanischen Stil eingerichtete Leseecke sowie ein Raum mit beheizten Körperformliegen. Eine Ebene darüber sind ein

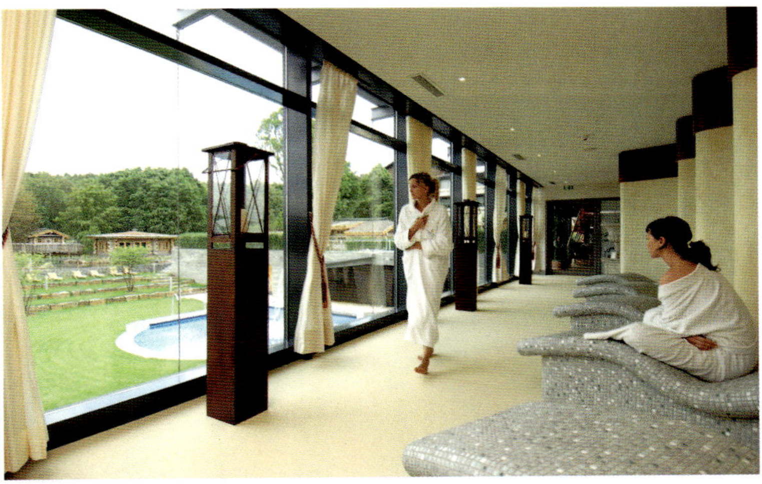

Schlafraum mit Wasserbetten sowie ein weiterer Ruheraum mit Liegen im maritimen Stil eingerichtet. In der »Dufthalle« erwarten Sie zwei Strandkörbe.

MASSAGEN | WELLNESS

Im Wellnessbereich steht Ihnen eine reichhaltige Auswahl an verschiedenen Massagen und Anwendungen zur Verfügung. Genaueres entnehmen Sie bitte den Internetseiten und den aktuellen Prospekten. Ein Solarium sowie ein Hydrojet der modernsten Generation stehen im oberen Bereich zur Verfügung.

GASTRONOMIE

Die Küche zaubert hervorragende Spezialitäten, ergänzt durch eine aktuelle Tageskarte. Die Speisen sind zu einem guten Preis-Leistungs-Verhältnis zu bekommen und bieten dem Gast neben Wellness auch Gaumenfreuden.

RAUCHEN

Im gesamten »maritimo«-Innenbereich sowie in einem Teil des Sauna-Gartens ist das Rauchen nicht gestattet.

ZAHLUNGSVERKEHR

Nach dem Eintritt wird in der Anlage alles auf den modernen Funk-Chip, der auch als Garderoben-Key dient, gebucht und am Ende Ihres Besuches an der Kasse bezahlt.

PARKMÖGLICHKEITEN

Direkt gegenüber dem Eingang gibt es ausreichend kostenlose Parkmöglichkeiten.

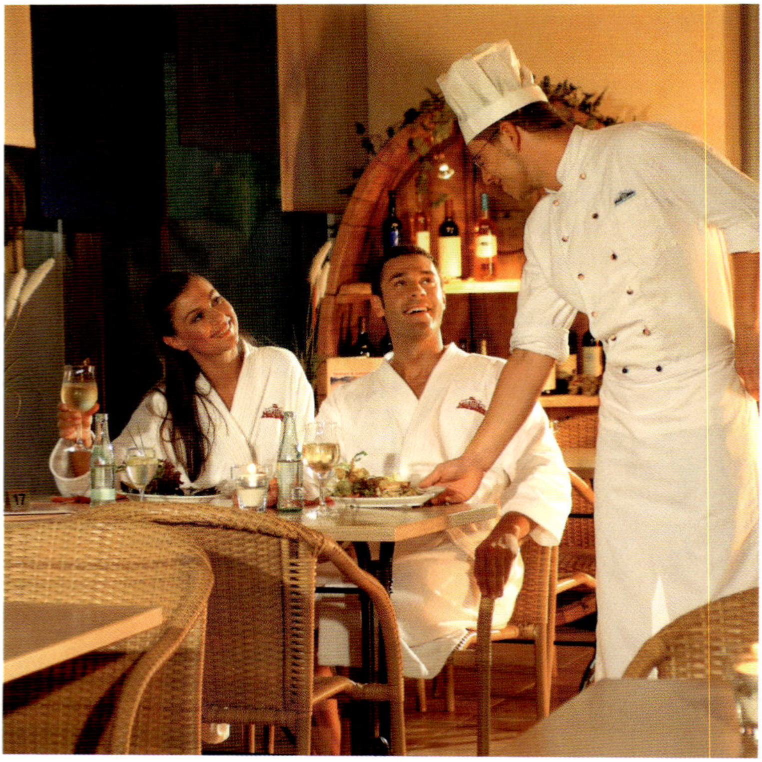

Sauna Keizer »SAUNABADEN IN EDLEM AMBIENTE«

Eektestraat 36, NL 7575 AP Oldenzaal
0541-519152 | www.saunakeizer.nl

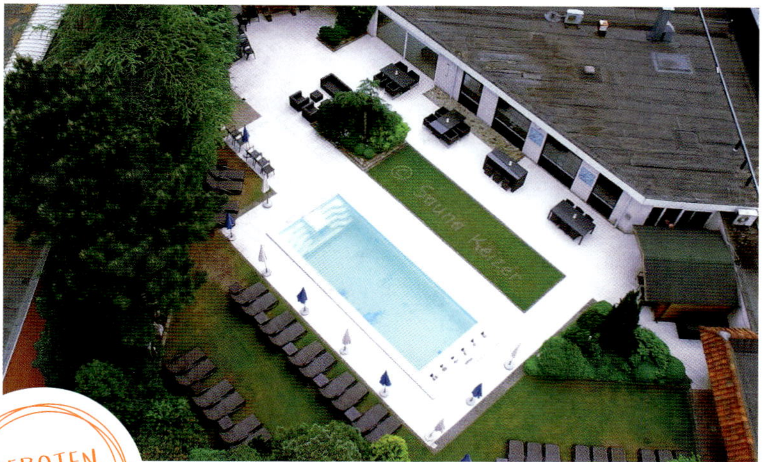

GEBOTEN WIRD:

DAS RESÜMEE

Der inhabergeführte Familienbetrieb kann bereits auf knapp 50 Jahre Existenz zurückblicken. Das Interieur ist zeitlos modern und äußerst stilvoll und gepflegt. Die innen liegende Saunalandschaft erstreckt sich über 1.200 qm. Zentral lädt ein großer Pool zum Schwimmen ein. Edle Holzvertäflungen wie schöne Wandfliesen zieren den lichtdurchfluteten Bereich am Pool. Sauber, schlicht und dennoch zeitlos elegant - so lässt sich auch der einladende Gastronomiebereich mit anschließendem edlen Ruheraum und TV-Raum charakterisieren. Im 450 qm großen malerischen Saunagarten finden sich neben dem zentralen, warmen Außenpool eine Außen-Sauna sowie die Möglichkeit zur Entspannung in einer üppigen Grünlandschaft.

DER EMPFANG

Am Empfang sind Bademäntel und Handtücher gegen eine Gebühr ausleihbar. Badeschlappen sowie kosmetische Produkte können käuflich erworben werden.

DIE ÖFFNUNGSZEITEN

Montag, Dienstag und Donnerstag: 11:00-23:00 Uhr. | Mittwoch: 17:30-23:00 Uhr. Freitag: 16:30-23:00 Uhr. | Samstag: 12:30-23:00 Uhr. | Sonntag: 11:00-20:00 Uhr. | Montags und Donnerstags von 9:00-11:00 Uhr findet Schwimmen in Badekleidung statt.

DIE PREISE

Erwachsene: 5,00 Euro die Stunde, maximal 18,00 Euro am Tag. | Kinder von 6 bis 12 Jahren: 5,00 Euro pro Stunde maximal 14,00 Euro am Tag. | 20 Stunden Ticket: 85,00 Euro | 40 Stunden Ticket: 165,00 Euro

UMKLEIDEN | DUSCHEN

Damen und Herren kleiden sich gemeinsam um. Geduscht wird ebenfalls gemischt geschlechtlich.

Sauna Keizer »SAUNABADEN IN EDLEM AMBIENTE«

Eektestraat 36, NL 7575 AP Oldenzaal
0541-519152 | www.saunakeizer.nl

DIE SAUNEN

Zwei unterschiedlich gestaltete Saunen, eine Infrarotkabine sowie ein Dampfbad sind in der Innenlandschaft der Sauna untergebracht. Eine in einem Holzhäuschen befindliche Außen-Sauna im Saunagarten erwartet schwitzhungrige Gäste. Die Finnische Sauna im Innenbereich dient als Aufguss-Sauna.

FINNISCHE SAUNA
80 °C

Der Ofen mit Saunasteinen erwärmt die holzvertäfelte Kabine auf 80 °C. An die 25 Gäste kommen hier angenehm ins Schwitzen. Dreimal täglich – um 14:30, 16:30 und 18:30 Uhr - erfreuen sich die Schwitzhungrigen an den zelebrierten Aufgüssen mit wechselnden Düften und Verwedlung.

HIMALAYA-SAUNA
65 °C

Ein sehr angenehmer und wohltuender Duft liegt in der 65 °C warmen Hymalaya-Sauna wo Hymalayasalz sich verspreitet, ein Wohltat fur Ihre Lungen. Dank des großen Fensters haben an die zwanzig Personen einen herrlichen Ausblick in den malerischen Saunagarten.

INFRAROTKABINE
48-60 °C

Die Infrarotstrahler im Rücken, an den Waden sowie mittig wie seitlich im Raum erwärmen 16 Personen angenehm und kontinuierlich von innen. Dezente Entspannungsmusik untermalt den behaglichen Aufenthalt bei 48 bis 60 °C. Ein Fenster gewährt den Ausblick zum Innenpool.

DAMPFBAD
48 °C

Das Licht der bunten Deckenlämpchen vermischt sich auf schöne Art und Weise mit dem feinen Nebel in dem 48 °C warmen Dampfbad. Acht Liebhaber des Dampfbades können in den Genuss erfreulicher Erholung mit mildem Aroma kommen.

DAS ABKÜHLEN

Eine Kübeldusche am Innenpool sorgt für eine plötzliche Abkühlung. Diverse Warmbrausen können für die Reinigung genutzt werden. Ein Tauchbecken unmittelbar am Pool frohlockt mit kaltem Nass. Am Dampfbad kann ein Trinkbrunnen für die Löschung des ersten Durstes benutzt werden. Weitere Warm-Brausen befinden sich an der Kräuter-Sauna. Ein warmes Fußbecken ist eine wahre Wohltat für Ihre Füße.

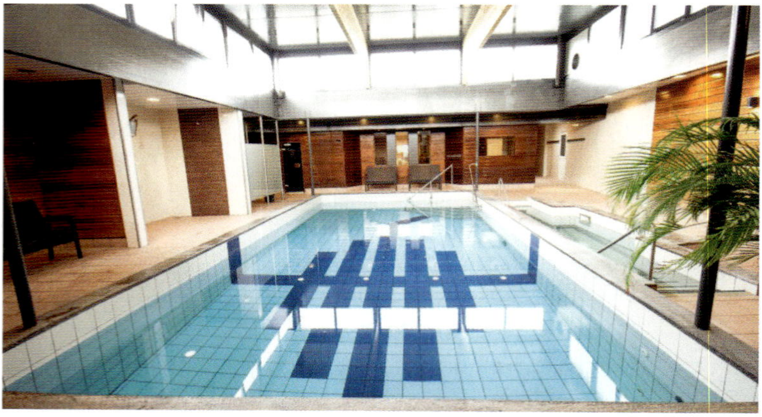

Sauna Keizer »SAUNABADEN IN EDLEM AMBIENTE«

Eektestraat 36, NL 7575 AP Oldenzaal
0541-519152 | www.saunakeizer.nl

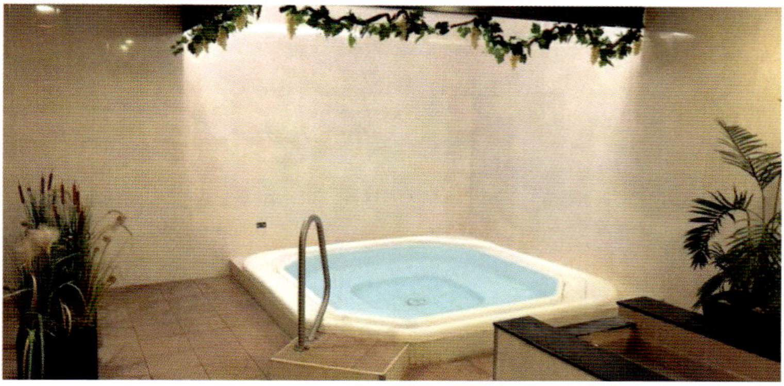

WHIRLPOOL

Der runde, 37 °C heiße Whirlpool kann immer wieder selbst ausgelöst werden.

SCHWIMMBÄDER

Im 8 x 5 Meter großen, 34 °C warmen Schwimmbad können Sie Ihre Bahnen ziehen oder sich genüsslich den sprudelnden Massagedüsen hingeben. Das 10 x 3 m große außen liegende Schwimmbad ist abends stimmungsvoll beleuchtet und mit 30 °C temperiert. Hier stehen eine Kaltdusche und ein Kneipp-Schlauch zur Abkühlung bereit.

DER AUSSENBEREICH

Liegewiesen mit zahlreichen, bequemen Liegen säumen den zentralen Außenpool. Römische Skulpturen verteilen sich auf den behaglichen Saunagarten. Hochgewachsene Bäume und mit vielen Grünpflanzen versehene Beete sind eine Wohltat für die Sinne. Das Raucherhaus aus Holz ist mit Rattanmöbeln mit Auflagen und Lesestoff ansprechend eingerichtet. Davor bieten sich überdachte Sitzmöglichkeiten an.

RUHEMÖGLICHKEITEN

Vom stilvollen TV-Raum haben Sie auf bequemen Sitzgarnituren mit Kissen Ausblick auf den innen liegenden Pool. Im großen Ruheraum darf auch gespeist werden. Sechs große Lederohrensessel umrunden ein offenes Kaminfeuer. Vier ergonomisch geformte, äußerst bequeme Lederliegen mit Decken, Ablagen und Leselampen laden ebenso zum erholsamen Verweilen ein wie Sitzecken mit Ledersesseln auf flauschigem Teppich.

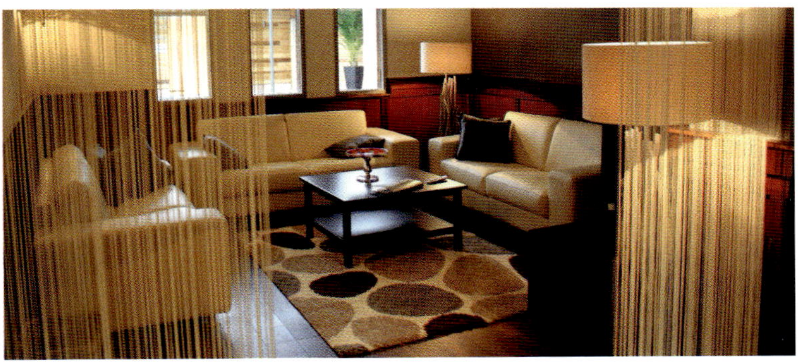

Sauna Keizer »SAUNABADEN IN EDLEM AMBIENTE«

Eektestraat 36, NL 7575 AP Oldenzaal
0541-519152 | www.saunakeizer.nl

WELLNESS | MASSAGEN

Mit Entspannungs-, Klangschalen- und indischer Kopfmassage können Sie sich ebenso verwöhnen lassen wie mit Kräuterstempel- und Hot-Stone-Massagen nebst Lomi Lomi Nui. Bei den Beauty-Gesichtsbehandlungen werden die Produkte von Cenzaa und Pupa verwandt. Zudem sind auch Maniküre und Vier-Elemente-Packungen erhältlich. Umfangreiche Wellness-Arrangements verwöhnen Sie und Ihn. Zwei Hochleistungsbräuner sorgen für einen schönen Teint.

GASTRONOMIE

Auf gemütlichen Sitzmöglichkeiten innen wie außen können Sie Suppen, Salate, Toast-Variationen, Sandwichs, belegte kalte und warme Brötchen, Eiergerichte wie Omelettes und Strammer Max, Snacks, Joghurts wie Desserts verspeisen. Ebenso werden leckere Fleisch- und Fischgerichte sowie ein Angebot der Woche frisch zubereitet. Gediegene Holzmöbel, große Ledersessel und die halbrunde Holztheke mit Barhockern charakterisieren die edle, wie stilvolle, musikalisch untermalte Gastronomie. Dank großer Fensterfront ist der Speisebereich lichtdurchflutet und ermöglicht einen Ausblick in den ansprechenden Saunagarten.

ZAHLUNGSVERKEHR

Alle in Anspruch genommenen Leistungen werden auf den Schlüssel gebucht und im Nachhinein in bar oder per EC-Karte beglichen.

PARKMÖGLICHKEITEN

Unmittelbar an der Anlage stehen kostenlose Parkmöglichkeiten zur Verfügung.

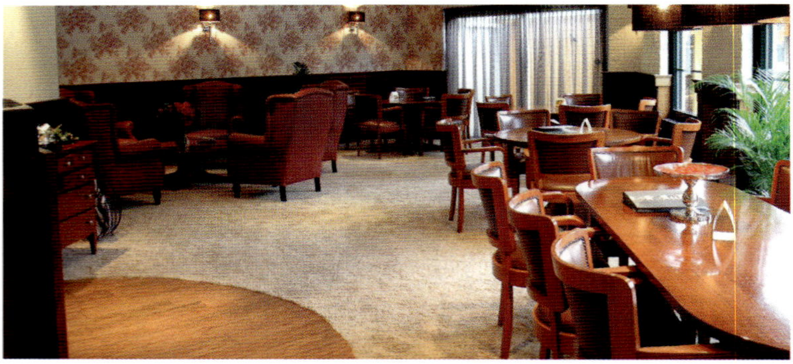

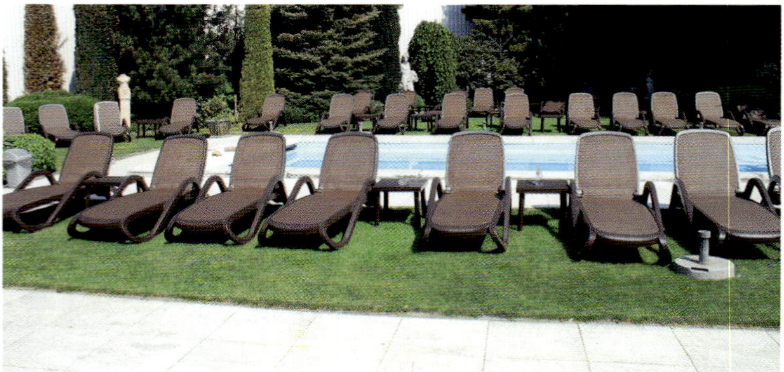

Phoenix SPA »ZENTRUM FÜR GESUNDHEIT & WELLNESS«

Robert-Bosch-Str. 25, 59399 Olfen
02595 3863901 | www.phoenix-spa.de

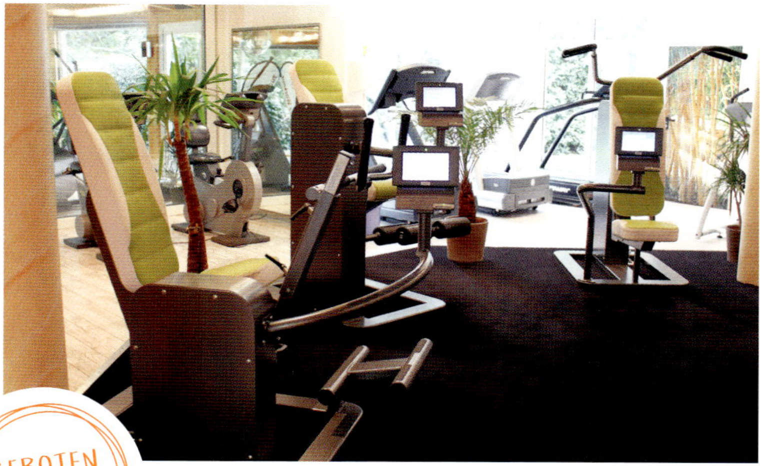

GEBOTEN WIRD:

DAS RESÜMEE

Seit mittlerweile über sieben Jahren hat das Phoenix SPA seine Pforten in Olfen für gesundheitsbewusste wie entspannungsliebende Menschen geöffnet. Auf rund 1.200 qm wird dem Gast eine Menge geboten. Ein Highlight des Studios findet sich gleich im Erdgeschoss: Ein moderner, chipkartengesteuerter Trainingszirkel ist das Herzstück des Gesundheitszentrums. Altersneutral bietet er ein einzigartiges Trainingsgefühl wie im Wasser, das besonders gelenkschonend ist und sowohl Kraft als auch Ausdauer trainiert. Eine weitere große und moderne Trainingsfläche mit zahlreichen Kraftgeräten findet sich im 1. OG. Gezieltes Krafttraining mit Hanteln kann im angrenzenden Hantelbereich durchgeführt werden. Neben Rehasport, vielfältigen Fitnesskursen wie Indoor Cycling, Zumba, Langhantel, Step Aerobic, sowie modernen Trends wie Functional Training, wird auch von den Krankenkassen unterstützte Rehabilitationssport- und Präventionskurse, und zusätzlich Kinderballett im Kursraum praktiziert.

DER SAUNABEREICH

Die kleine, aber feine Saunalandschaft zeigt sich verspielt mit maritimen Flair. Liebevolle Dekorationen mit Muscheln, Leuchttürmen und Segelmotiven bereichern den weiß-blau gefliesten Saunabereich, der sich im Inneren über ca. 150 qm erstreckt und neben zwei Entspannungsräumen eine Farblichtsauna beinhaltet. Es schließt sich ein 100 qm großer Saunagarten mit Außensauna und einem, auf einer Empore liegenden, Pool mit Gegenstromanlage an. Ein weiterer Entspannungsraum findet sich in den vom Außenbereich angrenzenden Praxisräumlichkeiten (Physiotherapie), in der im Anschluss an einen Saunagang auch gerne eine Wellness- oder Entschlackungsmassage in Anspruch genommen werden kann. Zwei Whirlpool-Badewannen laden überdies zu weiterer Entspannung alleine, oder zu zweit, ein. Gerne werden Obst oder Knabbereien zur Erfrischung zwischendurch in der Saunalandschaft angeboten.

DER EMPFANG

Am Empfang werden Bademäntel und Handtücher ausgeliehen.

DIE ÖFFNUNGSZEITEN

Montags 8:00 - 12:30 Uhr, 15:00 - 22:00 Uhr | Freitags 8:00 - 12:30 Uhr, 15:00 - 21:00 Uhr | Dienstags und donnerstags 9:00 Uhr bis 12:30 Uhr, 15:00 Uhr bis 22:00 Uhr | Mittwochs 08:00 Uhr bis 22:00 Uhr | Samstags 10:00 Uhr bis 14:30 Uhr | Sonntags 10:00 Uhr bis 14:00 Uhr | Mittwochs ist Damensauna.

DIE PREISE

Sauna Tageskarte: 10,00 Euro, Sauna 10er Karte: 75,00 Euro | Wellnesstag (Sauna Tageskarte + Wellnessbad + Getränk): 38,00 Euro | Kurse 10er Karte: 99,00 Euro | Gesamtstudio Tageskarte: 15,00 Euro, Gesamtstudio 10er Karte: 129,00 Euro. | Wellnessmassagen laut Phoenix SPA Preisliste.

Bei Zehnerkarten fällt eine Kartengebühr i.H.v. 5,00 Euro einmalig an, die für weitere Besuche genutzt werden kann. Ermäßigungen für Schüler, Auszubildende und Studenten. Abweichende Mitgliederpreise.

UMKLEIDEN | DUSCHEN

Männer und Frauen kleiden sich in separaten Sammelkabinen im Erdgeschoss um. Auf der zweiten Etage sind weitere separate Umkleiden jeweils mit Duschen und Schließfächern.

DIE SAUNEN

DIE LICHT-SAUNA, 60 °C

Farbiges Deckenlicht umspielt drei Personen in der mit 60 °C mild temperierten, schön holzverkleideten Saunakabine. Ein idealer Starter in einen erholsamen Saunatag.

DIE AUSSEN-SAUNA 80-90 °C

Der seitliche Ofen befeuert die Saunakabine auf 80 bis 90 °C. Da kommen rund 10 Saunagäste ganz ordentlich ins Schwitzen. Das Saunahäuschen ist seitlich an die Erde angebaut. Das unterstützt ein schönes wie natürliches Raumklima. Alle 1,5 Stunden oder auch auf Anfrage, werden Aufgüsse mit verschiedenen Düften angeboten.

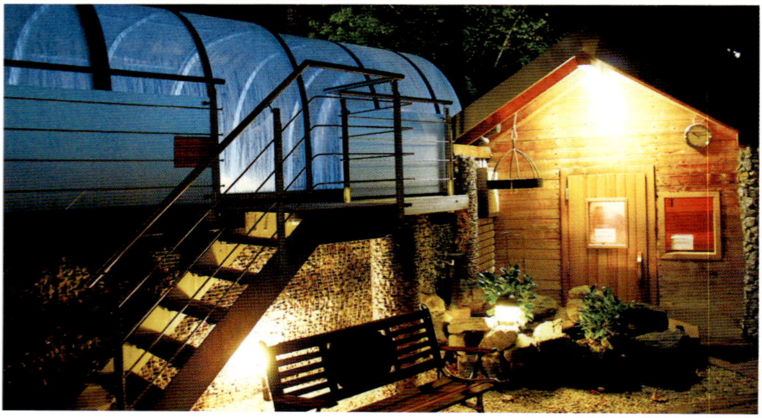

Phoenix SPA »ZENTRUM FÜR GESUNDHEIT & WELLNESS«

Robert-Bosch-Str. 25, 59399 Olfen
02595 3863901 | www.phoenix-spa.de

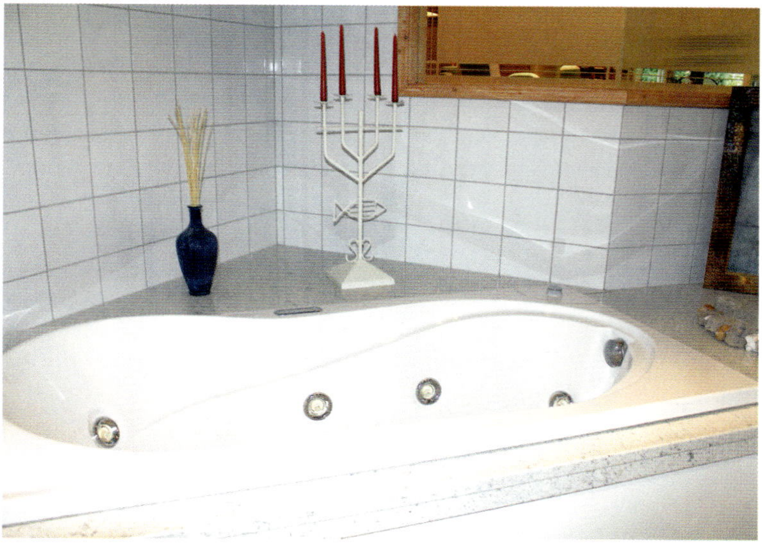

DAS ABKÜHLEN

Nach dem heißen Saunabad erwarten Sie schon eine Schwalldusche sowie Warm-Kalt-Brausen im Innenbereich. Im Außenbereich, hinter der Außensauna, stehen überdacht ein kleines Tauchbecken aus Holz, eine Kübeldusche sowie eine Regendruckdusche zur Verfügung.

WHIRLPOOL

Zwei moderne Whirlpoolwannen, in stimmungsvoller Atmosphäre, können gegen Aufpreis von Einzelpersonen oder auch Pärchen dazugebucht werden. Unter dem blauen Wolkenhimmel genießen Sie Kerzenschein, kühle Getränke und verschiedene wohlriechende Düfte.

DAS SCHWIMMBAD

Der lichtdurchflutete, ca. 20 qm große Pool, ist abends toll beleuchtet, beheizt und mit Gegenstromanlage versehen. Das Glasdach über dem Pool lässt sich bei wärmerem Wetter öffnen. Aus einem Schwanenhals sprudelt auf Anforderung erfrischendes Wasser.

DIE AUSSENANLAGE

Ein kleiner Rundweg aus Stein wird von Grünpflanzen, attraktiven Holz- und Steinelementen sowie Liegen mit Auflagen gesäumt. Sie können es sich auch auf der überdachten Holzschaukel bequem machen.

RUHEMÖGLICHKEITEN

Im ruhigen wie behaglichen Ruheraum mit drei Bastliegen mit Decken und kleinen Tischen, ist es angenehm hell. Gegenüber des Abkühlbereiches liegt zentral ein offener Ruhebereich. Sechs höhenverstellbare Holzliegen sind mit Auflagen, Decken und Kissen ausgestattet. Ein weiterer separater Ruheraum mit vier Liegen und modernem Stil steht ebenfalls zur Verfügung. Im Sommer laden Liegen im Außenbereich zu Entspannung und Sonnenbaden unter freiem Himmel ein.

Phoenix SPA »ZENTRUM FÜR GESUNDHEIT & WELLNESS«

Robert-Bosch-Str. 25, 59399 Olfen
02595 3863901 | www.phoenix-spa.de

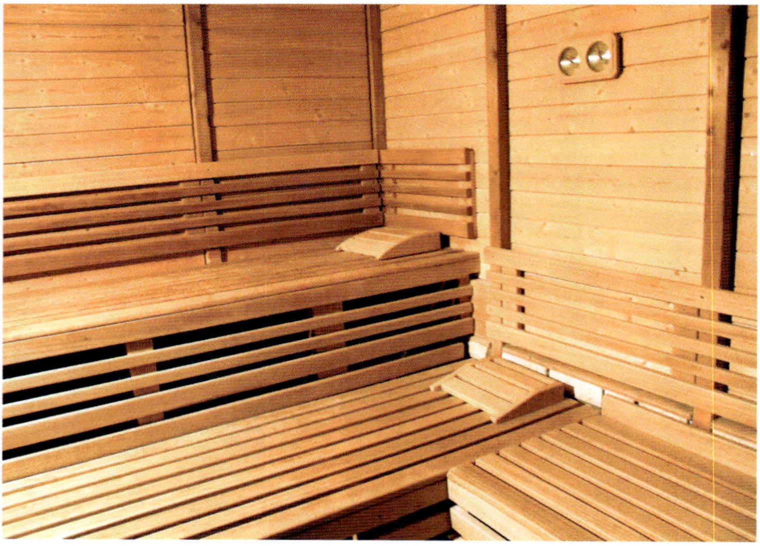

SOLARIEN

Im Solarium in der ersten Etage kann man das ganze Jahr über unter der positiven Wirkung der Sonne vom Alltag entspannen. Für alle Hauttypen geeignet.

GASTRONOMIE

Das einladende wie stilvolle Bistro, am Empfangsbereich des Studios, ist liebevoll dekoriert. Auf Ledersitzen oder Barhockern an der Holztheke, können Snacks sowie Getränke bei Sportübertragungen auf der Beamerleinwand verzehrt werden. Kaffee und Kuchen laden auch vormittags schon zum Verweilen ein.

ZAHLUNGSVERKEHR

Alle in Anspruch genommenen Leistungen werden sofort in bar beglichen.

PARKMÖGLICHKEITEN

Unmittelbar an der Anlage stehen kostenlose Parkmöglichkeiten zur Verfügung.

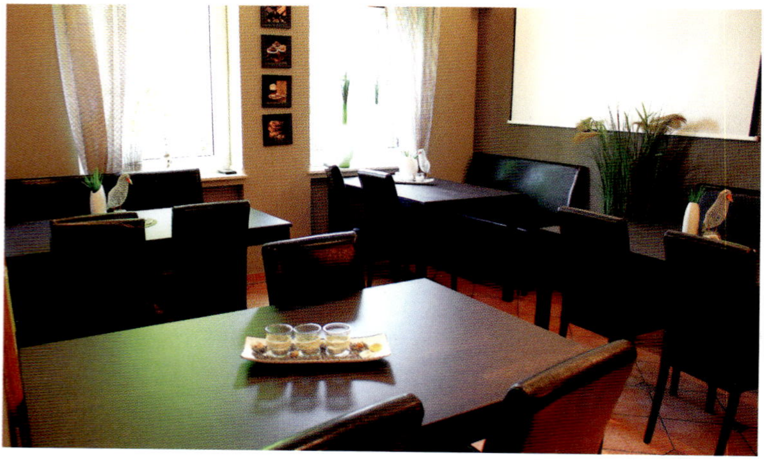

GUTSCHEINHEFT S. 17

Bahama-Sports »FITNESS, TENNIS, BADMINTON, SQUASH UND WELLNESS«

Siemensstraße 9-11, 49086 Osnabrück-Lüstringen | 0541 38 99 66 | www.bahama-sports.de
Im Nahner Feld 1, 49082 Osnabrück-Nahne | 0541 55 66 5 | www.bahama-sports.de

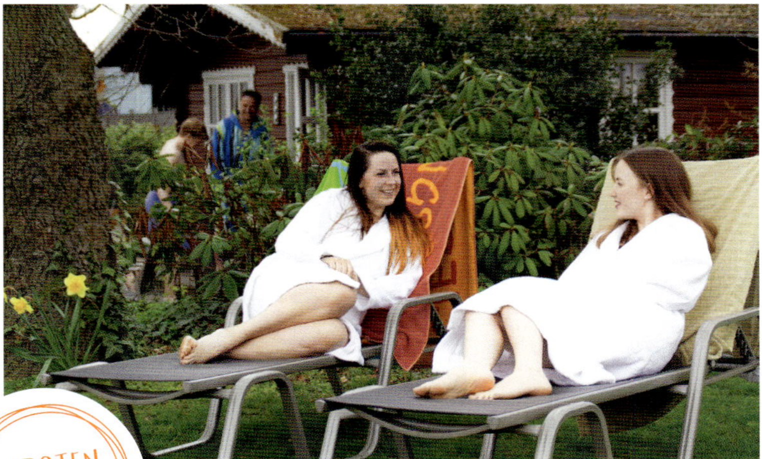

GEBOTEN WIRD:

DAS RESÜMEE

An zwei Standorten in Osnabrück laden multifunktionalen Sportanlagen mit großzügigen Wellnessbereichen zum Verweilen ein. Neben der Möglichkeit Badminton, Squash oder Tennis zu spielen, erwarten Sie modern ausgestattete Fitness- und Kursbereiche. In den Sportbar steht für Gäste eine kleine Auswahl an Snacks bereit. Hier trifft man sich zum gemütlichen Beisammensein nach dem Sport oder nach der Sauna.

DER SAUNABEREICH

Hier findet jeder seine Wohlfühlschwitztemperatur. Ob Bio-, Finnische oder Dampfsauna – Sie haben die freie Auswahl. Alle Saunalandschaften haben einen Außenbereich, um sich nach dem Saunieren auf bequemen Liegestühlen und Liegen an der frischen Luft auszuruhen.

DER EMPFANG

An den Rezeptionen checken Sie als Saunagast wie auch als Sportler ein. Gegen Pfand erhalten Sie den Schlüssel zu Ihrem Spind. Auf Ihre Schlüsselnummer können Sie während Ihres Aufenthaltes Getränke und kleine Speisen bestellen.

DIE ÖFFNUNGSZEITEN

Bahama-Sports in Osnabrück-Lüstringen (Siemensstraße 9-11, 49086 Osnabrück, Tel. 0541-389966) Montag-Freitag 8:00-22:30 Uhr | Samstag-Sonntag 9:00-20:00 Uhr

Abweichende Sonderöffnungszeiten entnehmen Sie bitte www.bahama-sports.de.

Bahama-Sports in Osnabrück-Nahne (Im Nahner Feld 1, 49082 Osnabrück, Tel. 0541-55665) Montag-Freitag 9:00-22:30 Uhr | Samstag-Sonntag 10:00-19:00 Uhr

Abweichende Sonderöffnungszeiten entnehmen Sie bitte www.bahama-sports.de.

Bahama-Sports »FITNESS, TENNIS, BADMINTON, SQUASH UND WELLNESS«

Siemensstraße 9-11, 49086 Osnabrück-Lüstringen | 0541 38 99 66 | www.bahama-sports.de
Im Nahner Feld 1, 49082 Osnabrück-Nahne | 0541 55 66 5 | www.bahama-sports.de

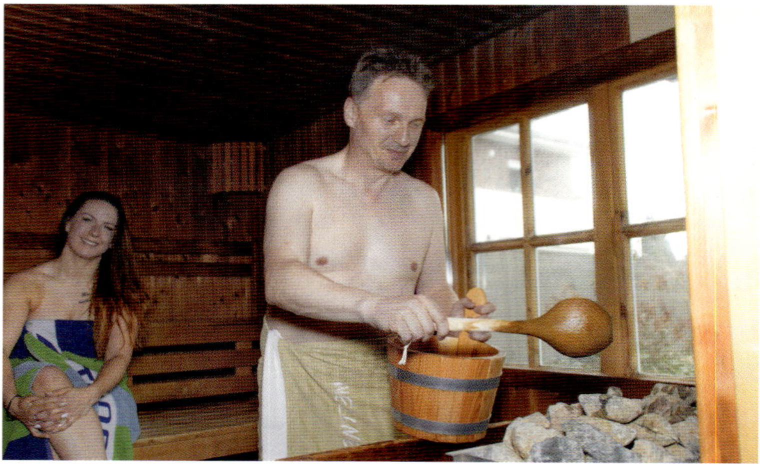

DIE PREISE

Saunatageskarte: 12 Euro | Fitness-, Racket- & Saunakarte 20 Euro.

UMKLEIDEN | DUSCHEN

Der Zugang zu den Wellnessbereichen führt Sie durch die Herren-/ Damen-umkleiden und Duschräume.

DIE SAUNEN

Bahama-Sports in Lüstringen & Nahne bieten den Besuchern eine vielseitige Auswahl an Saunen, sowohl im Innen- als auch im Außenbereich.

DIE FINNISCHE SAUNA
90 °C

Entspannen Sie in der Finnischen Sauna bei Temperaturen von ca. 90 °C und geringer Luftfeuchtigkeit. Durch manuell zu bedienende Aufgussautomaten können Sie die Aufgüsse selbst gestalten. Diese Sauna befindet sich im Saunagarten.

DIE BIOSAUNA
65 °C

Eine geringere Temperatur bietet die Biosauna. Hier können Sie bei hoher Luftfeuchtigkeit und einer wohltuenden Temperatur von ca. 65 °C entspannen.

DAS DAMPFBAD
40-45 °C

Das Dampfbad ist mit Temperaturen von 40-45 °C eine sehr verträgliche Alternative. Im Dampfbad lässt sich der Besucher bei hoher Luftfeuchtigkeit und angenehmen Dämpfen verwöhnen.

DIE SALZLOUNGE

Eine harmonische Beleuchtung in naturgegebenen Farben beeinflusst wohltuend das seelische und emotionale Befinden. Gradierwerke und spezielle Solevernebelungsgeräte erzeugen einen salzhaltigen Nebel. Es herrscht ein Mikroklima, ähnlich wie es auch in Salzstollen vorherrscht.

Jeder Atemzug streichelt mit feinen Salzpartikeln Schleimhäute und Atemwege und aktiviert die Selbstheilungskräfte. In der Haut bindet das vernebelte Salz Feuchtigkeit und sorgt für Regeneration sowie für ein frisches und erholtes Aussehen.

Bahama-Sports »FITNESS, TENNIS, BADMINTON, SQUASH UND WELLNESS«

Siemensstraße 9-11, 49086 Osnabrück-Lüstringen | 0541 38 99 66 | www.bahama-sports.de
Im Nahner Feld 1, 49082 Osnabrück-Nahne | 0541 55 66 5 | www.bahama-sports.de

SALZTHERAPIE

In der separaten Salztherapie genießen Sie während eines 45-minütigen Aufenthalts (Wert 8 Euro) einen Tag wie am Meer. In dieser Wohlfühloase mit Salzelementen spüren Sie die unmittelbare Wirkung des samtigen Solenebels. Diese Leistung, mit vorheriger Anmeldung, ist selbstverständlich inklusive Ihres Gutscheins.

DAS ABKÜHLEN

Die vielseitig gestalteten Erlebnisduschen bieten eine optimale Abkühlung nach dem Saunagang. Ebenfalls stehen klassische Kaltwassereimer und Kneippschläuche für Sie bereit.

DIE AUSSENANLAGE
OSNABRÜCK NAHNE

Ein gemütlicher und begrünter Saunagarten steht Ihnen im Bahama-Sports Nahne zur Verfügung. Hier finden Sie genügend Ruheliegen, sowie ein Sonnendeck, welches komplett wind- und sichtgeschützt ist. Von hier können Sie auch die Finnische Sauna betreten.

OSNABRÜCK-LÜSTRINGEN

Auch das Bahama-Sports Lüstringen bietet den Besuchern einen kleinen idyllisch begrünten Saunagarten. Komplett sicht- und windgeschützt lädt eine Auswahl an Ruheliegen zum Entspannen nach dem Saunieren ein.

RUHEMÖGLICHKEITEN

Beide Standorte bieten genügend Platz zum Entspannen und Relaxen. Nutzen Sie die Ruheliegen in den Saunaaußenbereichen oder die Ruheräume im Saunainnenbereich. In der Hausbibliothek finden Sie Lektüren und Bücher für Jedermann und Jedefrau.

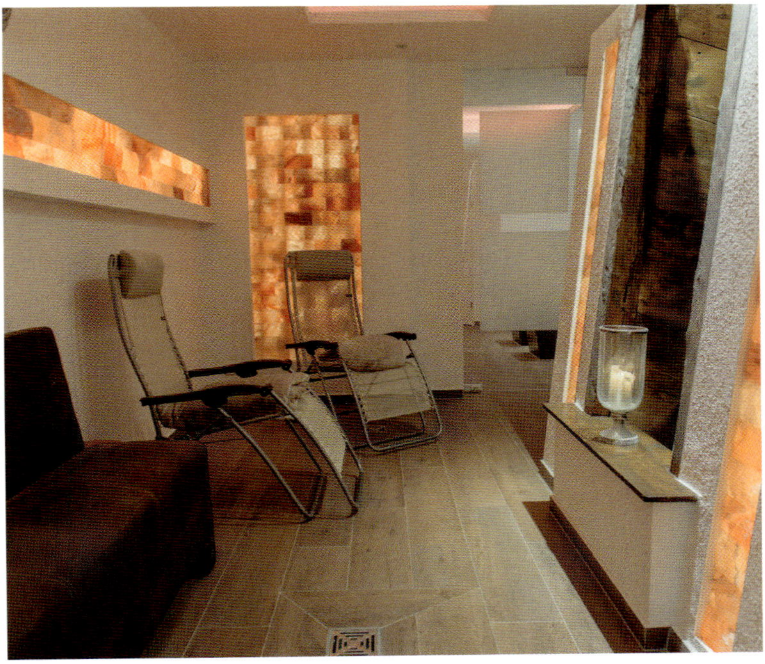

Bahama-Sports »FITNESS, TENNIS, BADMINTON, SQUASH UND WELLNESS«

Siemensstraße 9-11, 49086 Osnabrück-Lüstringen | 0541 38 99 66 | www.bahama-sports.de
Im Nahner Feld 1, 49082 Osnabrück-Nahne | 0541 55 66 5 | www.bahama-sports.de

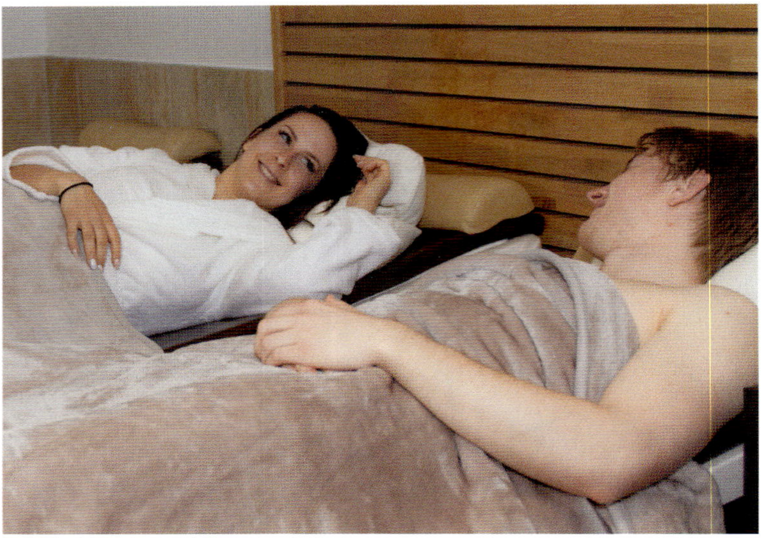

EVENTS

Regelmäßig finden in beiden Thermen die Damensauna sowie Sauna & Grill Events statt. An speziellen Tagen bieten werden professionelle Aufgüsse angeboten. Die genauen Termine entnehmen Sie bitte der Homepage www.bahama-sports.de unter dem Stichwort "Saunazauber".

GASTRONOMIE

Sportsbars an allen Standorten bieten kleine Snacks bis wechselnde Tagesgerichte sowie Erfrischungsgetränke, Biere, Weine und natürlich Kaffeespezialitäten an.

ZAHLUNGSVERKEHR

Der gesamte Verzehr wird während des Aufenthaltes auf den persönlichen Schlüssel des Besuchers gebucht. Der Gast kann mit Bargeld oder EC-Karte bezahlen.

PARKMÖGLICHKEITEN

Eigene kostenlose Parkplätze direkt an den Standorten sind in ausreichender Zahl vorhanden.

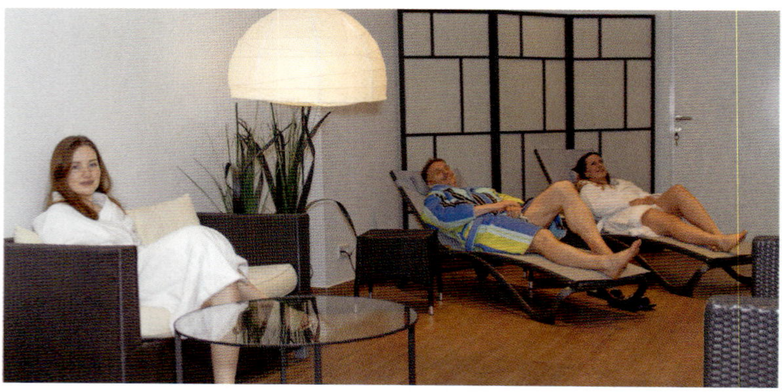

230 **RHEINE** GUTSCHEINHEFT S. 17

Rheni Vita »DIE WOHLFÜHLTHERME IN RHEINE«

Edisonstraße 12, 48432 Rheine
05971 796711 | info@rheni-vita.de | rhenivita.de

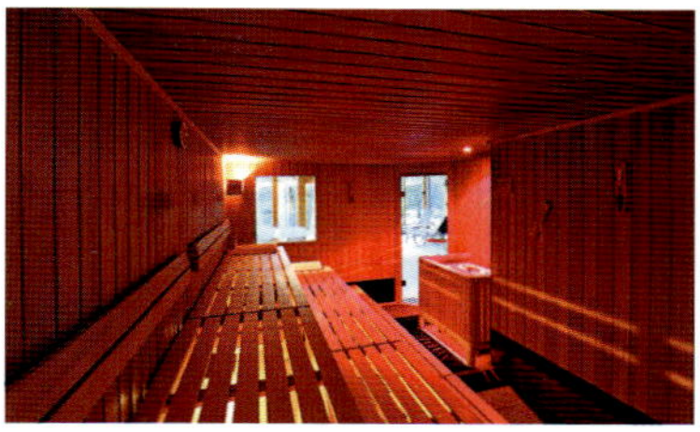
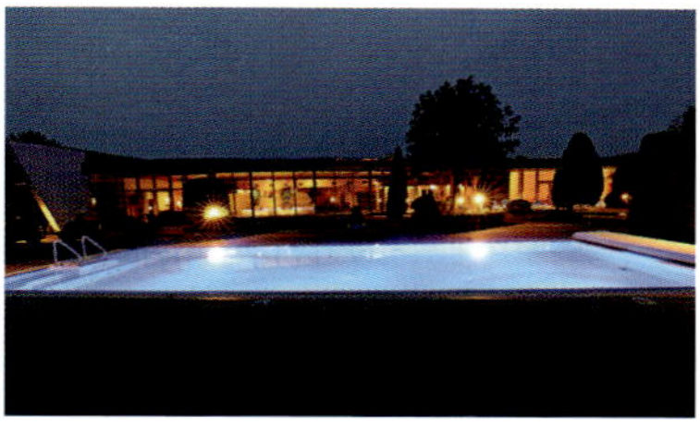
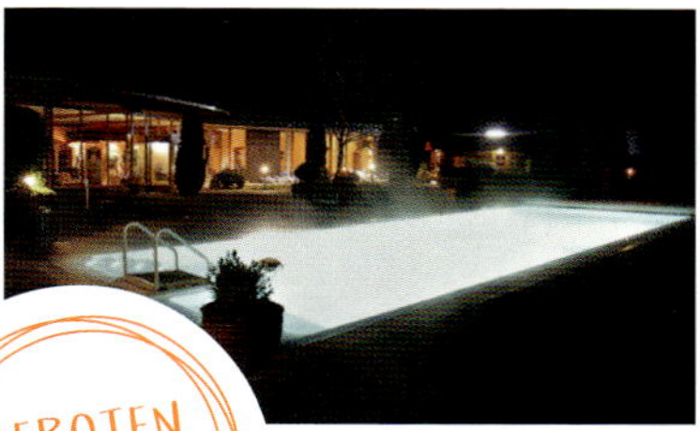
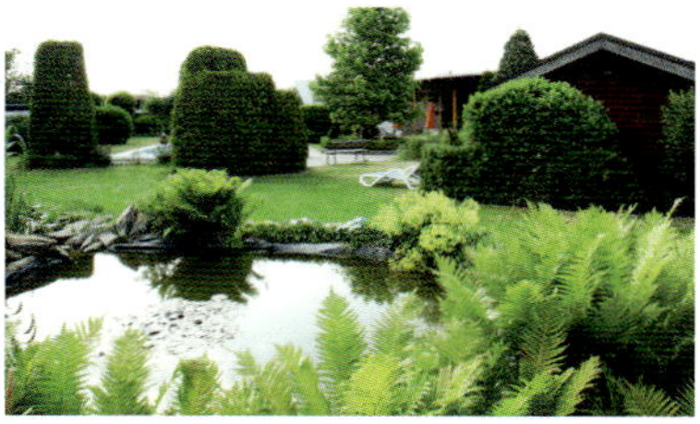

GEBOTEN WIRD:

DAS RESÜMEE

Auf etwa 5.000 qm wird den Gästen in der Rheni Vita-Therme aktive Entspannung garantiert. Besonders der große Saunabereich mit fünf verschiedenen Saunen, Whirlpools, Kalttauchbecken und Fußwärmebecken laden zum Relaxen und Erholen ein.

DER EMPFANG

Am Empfang können Bademäntel, Handtücher und Badeschuhe gemietet werden. Aus hygienischen Gründen werden am Empfang auf Anfrage kostenlos Wolldecken zum Verleihen zur Verfügung gestellt.

DIE ÖFFNUNGSZEITEN

Sommer: 01. Mai bis 30. September | Montag: Ruhetag | Dienstag/Donnerstag/Freitag: 14:00–22:00 Uhr gemischte Sauna | Mittwoch: 12:00–17:00 Uhr Damensauna | Mittwoch: 17:00–22:00 Uhr gemischte Sauna | Samstag: 12:00–19:00 Uhr gemischte Sauna | Sonntag: 10:00–18:00 Uhr gemischte Sauna.
Winter: 01. Oktober bis 30. April | Montag: Ruhetag | Dienstag/Donnerstag/Freitag: 14:00–23:00 Uhr gemischte Sauna | Mittwoch: 12:00–17:00 Uhr gemischte Sauna | Mittwoch: 17:00–23:00 Uhr gemischte Sauna | Samstag: 12:00–22:00 Uhr gemischte Sauna | Sonntag: 10:00–19:00 Uhr gemischte Sauna.
Öffnungszeiten ändern sich an Feiertagen.

DIE PREISE

Tageskarte 19,00 Euro.

DIE SAUNEN

INFRAROTSAUNA 45-55 °C

Bei ca. 45–55 °C und einer Verweildauer von etwa 20–25 Minuten können die Gäste in der Infrarotsauna entspannen. Die Tiefenwärme dringt tief in die Unterhaut ein und erzeugt ein behagliches Wohlgefühl.

Edisonstraße 12, 48432 Rheine
05971 796711 | info@rheni-vita.de | rhenivita.de

FINNISCHE SAUNA
80-85 °C

In der Finnischen Sauna finden die Aufgüsse statt. Da sie um einiges heißer ist als die Infrarotsauna, mit einer Temperatur von 80–85 °C, liegt die Verweildauer hier bei nur 8–10 Minuten.

BIOSAUNA
50-58 °C

Etwas sanfter geht es in der Biosauna zu. Hier herrscht eine Temperatur von 50–58 °C. Zwischen 8–15 Minuten kann hier das einzigartige Ambiente genossen werden. Farblichter und Musikuntermalung lassen Tiefenentspannen.

AUSSENBLOCK-BOHLENSAUNA
90-95 °C

Wer es nicht ganz so feucht mag, findet im Außenbereich die passende Sauna. Bei einem trockenen Klima von 90–95 °C geht es ganz schön heiß her – das gesunde Schwitzen lässt nicht lange auf sich warten. Die Verweildauer liegt bei etwa 8–10 Minuten.

DAMPFBAD
42-44 °C

Im Gegensatz zur Blockbohlensauna besteht in diesem dampfverhangenen Bad eine 100% tige Luftfeuchtigkeit. Bei gerade einmal 42–44 °C wird die Wärme durch die hohe Luftfeuchtigkeit stärker empfunden und das Bad wirkt sich positiv auf die Atemwege aus. Gäste verweilen zwischen 8–10 Minuten.

DAS ABKÜHLEN

Bei allen Saunen gilt: nach dem Saunabaden kommt die Abkühlung. Zunächst an der Luft, um die Atemwege zu kühlen. Dann mit kaltem Wasser. Hierfür stehen Duschen, Kneipschlauch und Kaltwassereimer zur Verfügung.

SCHWIMMBAD

Der große Außenpool ist ganzjährig mit ca. 22 °C beheizt und bietet nach dem Duschen eine wohltuende Abkühlmöglichkeit.

RUHEMÖGLICHKEITEN

Nicht nur im Außenbereich, sondern auch in der Saunahalle befinden sich Ruheliegen. Wer vollkommene Ruhe genießen möchte, dem steht ein stiller Ruheraum zur Verfügung. Das Blockieren der Liegen durch Tücher, Taschen o.ä. sind im Ruheraum nicht gestattet. Darauf legt die Therme großen Wert, denn es soll jeder Gast die Erholung vom Alltag bekommen, die er benötigt.

DER AUSSENBEREICH

Der große Gartenbereich bietet besonders im Sommer einen schönen Platz für ein Sonnenbad und für die Ruhephase nach dem Saunagang. Rund um Pool, Außensauna und Teichanlage verteilen sich viele Ruheliegen auf den Rasenflächen.

GASTRONOMIE

Die Gastronomie lädt zu vielseitigen Gerichten ein - von hausgemachten Kuchen bis hin zu frischen Salaten und Fleischgerichten ist für jeden etwas dabei.

ZAHLUNGSVERKEHR

Der Gast bezahlt ganz bequem bar oder mit EC-Karte.

PARKMÖGLICHKEITEN

Befinden sich direkt vor Ort.

ALFEN SAUNALAND

Alfen Saunaland »SAGENHAFTE WELLNESS-WELT«

Am Campingpark 2, 49597 Rieste
05464 - 9212 24 | www.alfen-saunaland.de

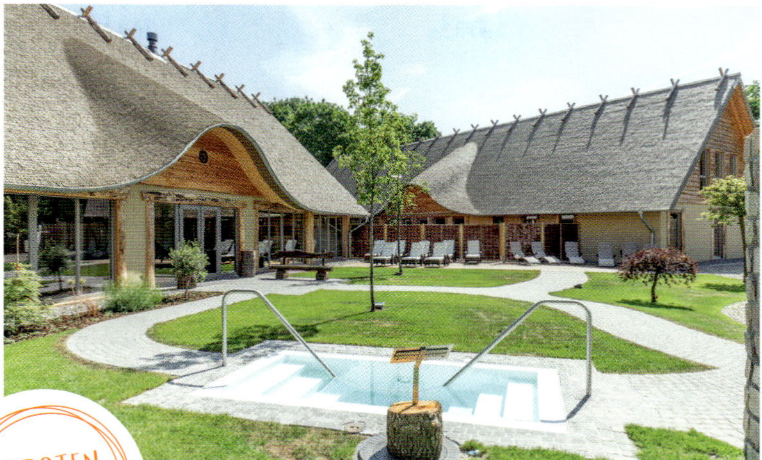

GEBOTEN WIRD:

DAS RESÜMEE

Besuchen Sie das „Alfen Saunaland" – direkt gelegen im Alfsee Ferien- und Erlebnispark – und entdecken Sie eine sagenhafte Wellness-Welt. Nicht weit vom Alfsee entfernt, besiegten die Germanen in der legendären Varusschlacht das römische Heer. Im Alfen Saunaland haben Sie die Möglichkeit, Vorzüge der germanischen naturnahen Lebensweise kennenzulernen und neue Kraft aus ganz unterschiedlichen, ursprünglichen Quellen zu schöpfen. Das Alfen Saunaland wirkt wie ein kleines, abgeschirmtes Dorf, das rund um einen beschaulichen Platz in die Landschaft eingebettet ist. Urwüchsige Rundhölzer und Naturstein als wesentliche Materialien, eine mystische Feuerstelle, Häuser in lang gestreckter Form: Tauchen Sie ein in die geheimnisvolle Welt der Germanen und genießen Sie die einzigartige Verbindung von traditionellen Anwendungen und modernem Komfort. Die Übergänge von innen nach außen sind fließend gestaltet, Gebäude und Natur verschmelzen miteinander. Im Alfen Saunaland erwarten Sie die unterschiedlichsten Wellness-, Fitness- und Erholungsangebote, um Ruhe zu finden und neue Energie zu erhalten.

DIE GRÖSSE

Die Größe der Außenanlage beträgt rund 2.300 qm.

DER EMPFANG

Treten Sie ein durch einen urwüchsigen Wall und starten Sie eine wundersame Zeitreise, die neben einmaligen Erlebnissen auch sagenhafte Entspannung verspricht. Magische Alfen, die Elfen aus der Zeit der Germanen, nehmen Sie an die Hand und erkunden mit Ihnen das idyllisch gelegene Areal, das naturverbunden angelegt einem typisch germanischen Dorf ähnelt. Die Alfen erzählen Ihnen von der germanischen Lebensweise und zeigen Ihnen, wie Sie am besten die wohltuende Wirkung der Saunen und Anwendungen genießen. Lassen Sie sich verzaubern

und verwöhnen und genießen Sie von Anfang an eine einzigartige Atmosphäre. Hier können auch Badeschuhe und Badeliegetuch für jeweils 3 Euro, ein Bademantel für 5 Euro entliehen werden.

DIE ÖFFNUNGSZEITEN

	Mai bis September	September bis April*
Sonntag - Freitag	14:00 - 22:00 Uhr	12:00 - 22:00 Uhr
Samstag	14:00 - 24:00 Uhr	12:00 - 24:00 Uhr
Feiertage	12:00 - 22:00 Uhr	12:00 - 22:00 Uhr

Jeder 3. Montag im Monat ist Damensauna (außer an Feiertagen).

Die Öffnungszeiten können sich während der Laufzeit des Buches ändern, informieren Sie sich deshalb vorab unter: www.alfen-saunaland.de.

DIE PREISE

Bei der Nutzung bis 180 Minuten kostet der Saunabesuch inklusive Bad, Salzgrotte und Fitness 16,50 Euro (ermäßigt 15,90 Euro), ab 181 Minuten Nutzung 19,50 Euro (ermäßigt 17,50 Euro), jeweils zuzüglich 2 Euro am Samstag, Sonntag und an Feiertagen. Für Kinder bis einschließlich 14 Jahre sind stets 9,50 Euro zu zahlen. Besucher mit AlfseeGästeCard und AlfenSaunalandCard-Inhaber erhalten Ermäßigung. Beim Kauf einer 10er-Karte erhalten Sie 12 x Eintritt. Täglich 2 Stunden vor Schließung ist der Besuch zum Abendtarif von 10 Euro möglich. Dienstags ist in den ersten 2 Stunden ab Öffnung Schnuppersauna, 2 Stunden kosten 10 Euro. Die Konditionen für die alleinige Nutzung von Salzgrotte oder Fitnessstudio sowie die Preise für besondere Sportangebote (Yoga, Aquagymnastik, Kinderschwimmkurse) entnehmen Sie bitte der Internetseite. Die Preise können sich während der Laufzeit des Buches ändern, informieren Sie sich deshalb vorab unter: www.alfen-saunaland.de.

DIE SAUNEN

FINNISCHE SAUNA „SAGA", 100 °C

Beginnen Sie Ihre Wohlfühlzeit in der Saunahalle „Minttu" und lassen Sie sich in die Finnische Sauna „Saga" geleiten. Diese einzigartige, doppelgeschossige Finnische Sauna erinnert mit uriger Ausstattung an die Zeit der Germanen. Hier lässt es sich unten bei um die 60 °C und oben bei circa 100 °C sagenhaft entspannen.

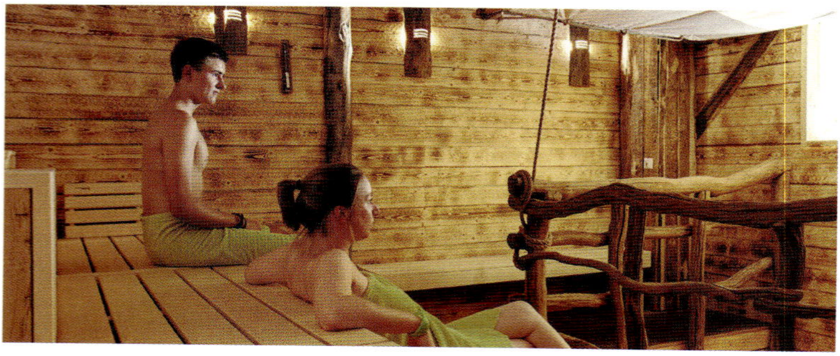

Alfen Saunaland »SAGENHAFTE WELLNESS-WELT«

Am Campingpark 2, 49597 Rieste

05464 - 9212 24 | www.alfen-saunaland.de

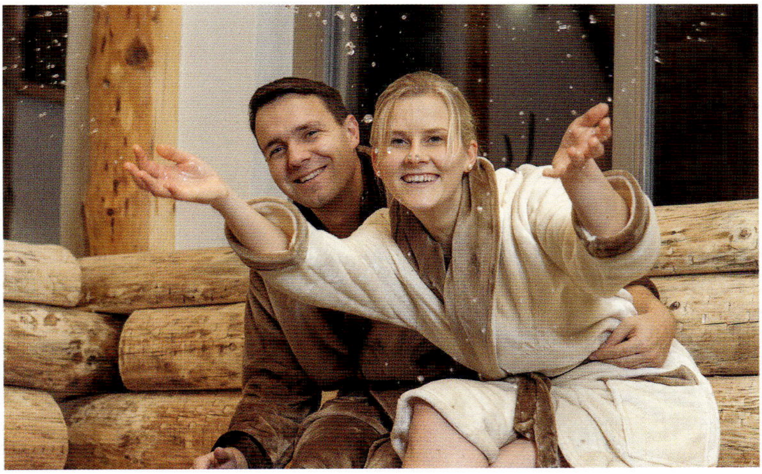

KRÄUTER-SAUNA „KATLA“ 60 °C

Lernen Sie auch die sich durch gemäßigte Temperaturen auszeichnende Kräuter-Sauna „Katla“ kennen und genießen Sie die beruhigende Wirkung aromatischer Aufgüsse. In dieser Bio-Sauna hat man bei Temperaturen um die 60 °C auch einen einmaligen Panoramablick. Nach Ihrem ersten Saunagang finden Sie im Außenbereich Erholung. Lauschen Sie auf Bänken an einer Feuerstelle den knisternden Geräuschen des brennenden Holzes.

SALZGROTTE „AURORA“

Ein weiteres, ganz besonderes Erlebnis erfahren Sie in der Salzgrotte „Aurora“ (Textilbereich), die Ihre Atemwege befreit und Sie wieder tief durchatmen lässt. Hier lässt es sich wie am Meer entspannen. Tanken Sie durch die besonders wohltuende Atmosphäre der mystischen Landschaft neue Energie für einen weiteren entspannenden Saunagang.

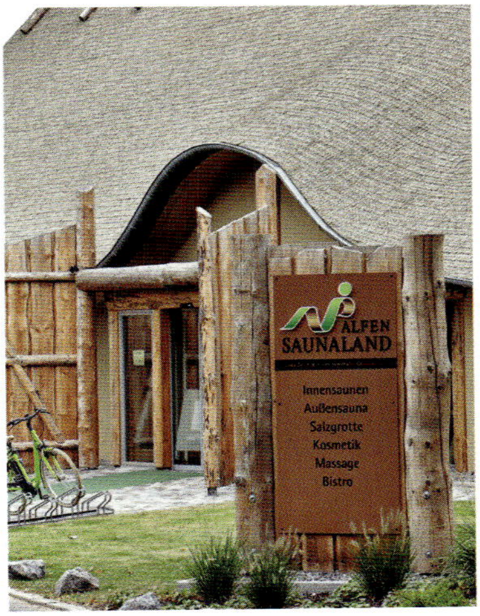

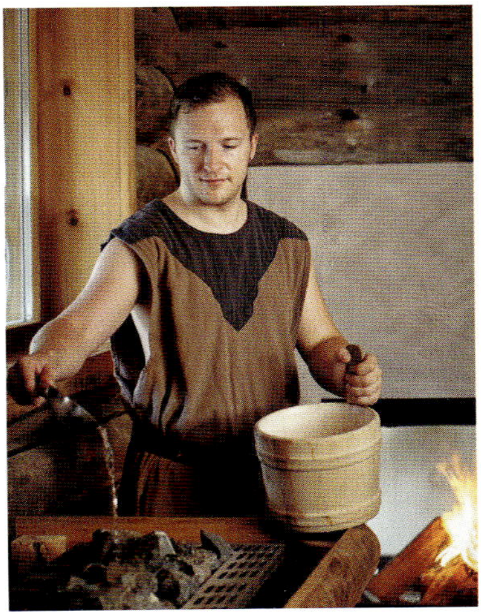

Alfen Saunaland »SAGENHAFTE WELLNESS-WELT«

Am Campingpark 2, 49597 Rieste
05464 - 9212 24 | www.alfen-saunaland.de

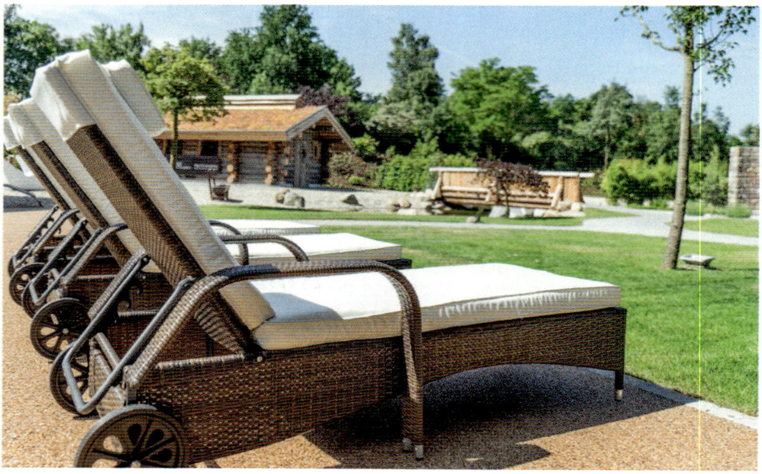

AUSSENSAUNA „RINDA“ 90 °C

Verweilen Sie im Außenbereich und fühlen Sie sich bei einem Besuch der Außensauna „Rinda“ wie ein echter Germane, wenn Sie neben der Wärme der Sauna auch die kühlende Erde auf intensive Weise wahrnehmen. In dieser Erdsauna, einer Finnischen Sauna aus 400 Jahre altem Keloholz, beträgt die Temperatur circa 90 °C. Wohliger Holzgeruch und das Flammenspiel im Kamin sorgen für zusätzliche Entspannung.

DAMPFBADS „SAANA“ 45 °C

Wieder im Saunahaus „Minttu“ erwartet Sie die beruhigende Umgebung des Dampfbads „Saana“. Körper und Geist werden bei angenehmen 45 °C Hitze und einer Luftfeuchtigkeit bis zu 100 Prozent verwöhnt.

DAS ABKÜHLEN

Die verschiedenen Formen des Abkühlens machen den Saunagenuss perfekt. Es gibt Tauchbecken, Durchschreitebecken, Duschen und den Eisbrunnen, der zudem noch ein prickelndes Erlebnis bietet.

SCHWIMMHAUS

Im Schwimmhaus „Lumi“ verbindet sich das klare Blau des Wassers, eingefasst im modernen Becken, auf angenehmste Weise mit der elementaren Kraft des hier wunderschön verbauten Holzes. Erfrischen Sie sich bei einem Bad in Badebekleidung und spüren Sie die befreiende Wirkung durch die im Becken integrierten Massagedüsen. Die einzigartige Einrichtung des Raumes verzaubert jeden – auch bei den hier stattfindenden Aquafitnesskursen.

RUHEMÖGLICHKEITEN

Genießen Sie eine sagenhafte Ruhe im einzigartig eingerichteten Ruheraum auf der zweiten Etage des Saunahauses „Minttu“. Oder begeben Sie sich auf die erste Ebene, wo Liegen vor wärmendem Kaminfeuer warten. An der frischen Luft entspannen lässt es sich im germanischen Saunagarten „Ghortos“, wo sich Ruheliegen mit Blick auf den Teich befinden.

Alfen Saunaland »SAGENHAFTE WELLNESS-WELT«

Am Campingpark 2, 49597 Rieste
05464 - 9212 24 | www.alfen-saunaland.de

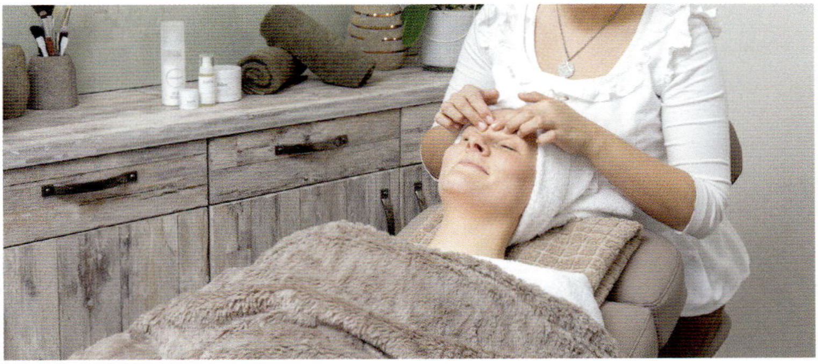

MASSAGEN | KOSMETIK

Runden Sie Ihren Besuch mit einer Massage oder Kosmetikbehandlung im Wellness-Bereich ab. Basierend auf germanischen und klassischen Techniken, Überlieferungen und Erfahrungen, werden die Massagen Ihren Körper aufleben lassen. Um der gestressten Haut wieder Frische und Strahlkraft zu verleihen, verbinden die unterschiedlichsten Kosmetikbehandlungen traditionelle Ansätze mit modernen Produkten. Abgestimmt auf Ihre individuellen Bedürfnisse.

TAGESARRANGEMENT

Zum Preis von 99 Euro können Sie einen sagenhaften Wohlfühltag genießen. Das Tagesarrangement beinhaltet den Eintritt im Alfen Saunaland, 60 Minuten Wellness mit Massage oder Kosmetik, alkoholfreies Getränk heiß oder kalt, Salat nach Wahl, Bademantel und Handtuch. Um Voranmeldung wird gebeten. Die Preise können sich während der Laufzeit des Buches ändern.

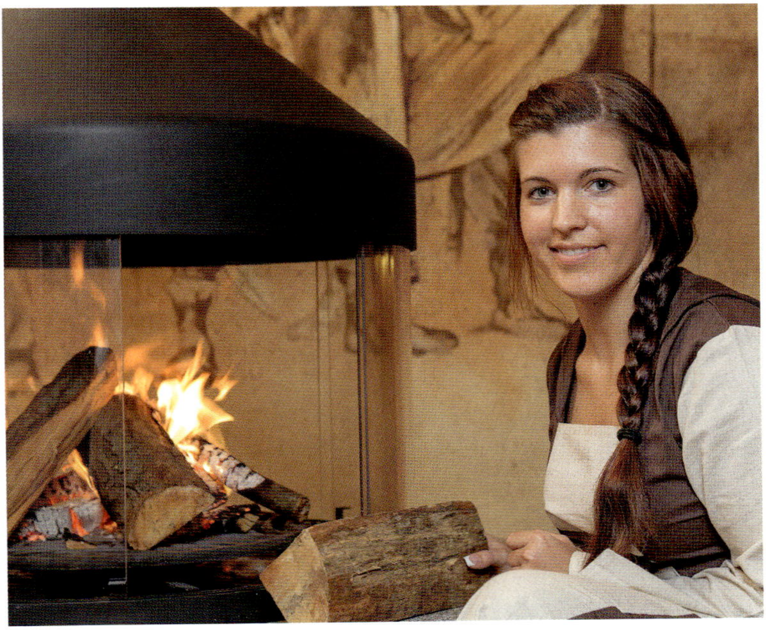

Alfen Saunaland »SAGENHAFTE WELLNESS-WELT«

Am Campingpark 2, 49597 Rieste
05464 - 9212 24 | www.alfen-saunaland.de

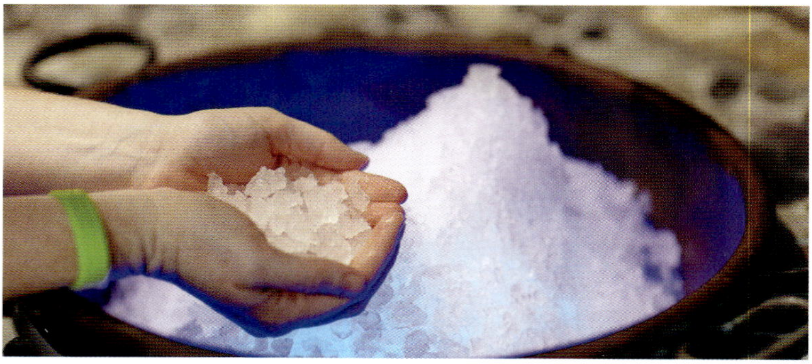

EVENTS

Mittwochs & donnerstags findet in den Abendstunden eine Entertainment-Sauna statt.

GASTRONOMIE

Speisen wie die Germanen: Im Bistro „Nyssa" erwarten Sie ungeahnte Geschmacksnuancen und sinnliche Überraschungen – von Germanen-Bier bis zu klassischen Salaten. Die germanischen Spezialitäten erhalten Sie auf antiker Keramik gereicht. – Die Getränke werden während der Öffnungszeiten des Alfen Saunalands und die Speisen abhängig von den Öffnungszeiten.

PARKMÖGLICHKEITEN

Für die Gäste stehen 200 Parkplätze zur Verfügung. Zudem gibt es einen hauseigenen 5-Sterne-Campingpark mit rund 400 Touristenplätzen und 30 Wohnmobilstellplätzen. Vom Ringhotel Alfsee Piazza ***S können Sie direkt in das Alfen Saunaland eintauchen.

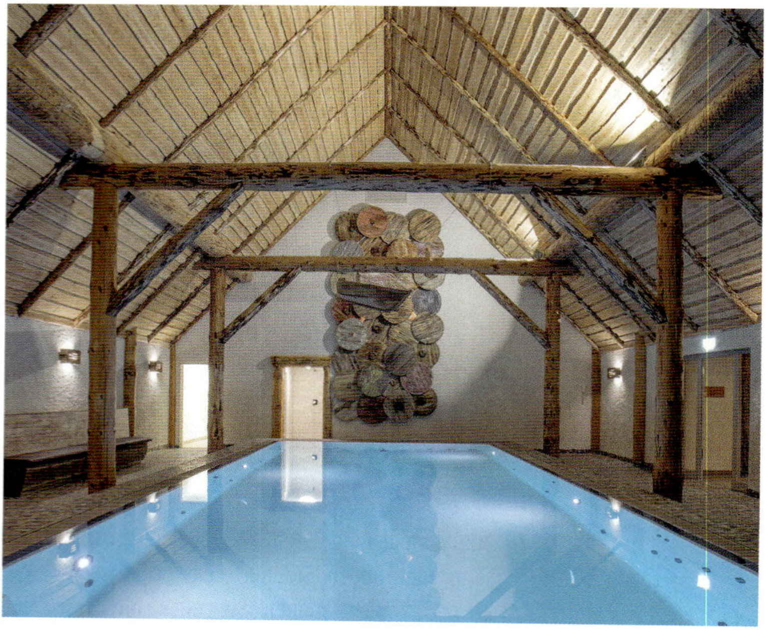

Gartenhallenbad SHS »MEHR ALS EINEN BESUCH WERT«

Am Hallenbad 1, 33758 Schloß Holte-Stukenbrock
05207 4680 | www.hallenbad-shs.de

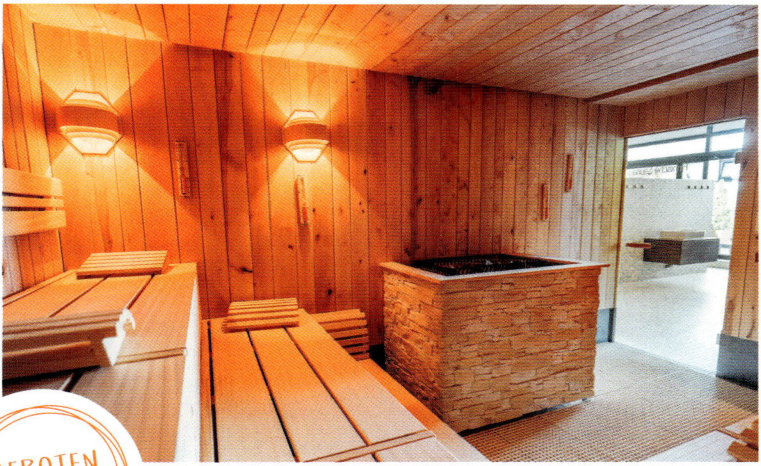

GEBOTEN WIRD:

DAS RESÜMEE

Das Gartenhallenbad SHS bietet mit seinem Sauna- und seinem Schwimmbereich Spaß für die ganze Familie. Sauna-Freunde können sich in der Finnischen Sauna, der Bio-Sauna und dem Dampfbad entspannen und danach in den Ruhebereichen drinnen und draußen relaxen. Der Schwimmbereich bietet hingegen sowohl sportlichen Schwimmern als auch jenen, die sich einfach nur in das kühle Nass stürzen wollen, jeweils das richtige Becken. Auch Kinder können Ihre Freude am Wasser im Kinderbereich sicher ausleben oder sich auf dem Spielplatz mit Matschanlage austoben.

DER EMPFANG

Das freundliche Personal empfängt Sie herzlich und steht Ihnen jederzeit gerne mit Rat und Tat zur Seite.

DIE ÖFFNUNGSZEITEN

Montag 13:00–15:30 Uhr | Dienstag 6:00–21:00 Uhr | Mittwoch 7:00–21:00 Uhr | Donnerstag 7:00–19:00 Uhr | Freitag 7:00–22:00 Uhr | Samstag 8:00–20:00 Uhr | Sonntag 8:00–14:30 Uhr.

DIE PREISE

Sauna: Erwachsene 12,50 Euro | Kinder und Jugendliche und mit Ermäßigung 10,00 Euro | Badebereich: Erwachsene 3,30 Euro | Kinder ab vier Jahren 2,00 Euro | Kinder unter vier Jahren frei | Weitere Details zu den Preisen entnehmen Sie bitte der Internetseite.

UMKLEIDEN | DUSCHEN

In dem Gartenhallenbad SHS stehen Ihnen separate Umkleiden für Männer und Frauen zur Verfügung. Hier finden Sie auch die Schließfächer, die Sie kostenfrei nutzen können. Zusätzlich können Sie auch die abschließ-

Am Hallenbad 1, 33758 Schloß Holte-Stukenbrock
05207 4680 | www.hallenbad-shs.de

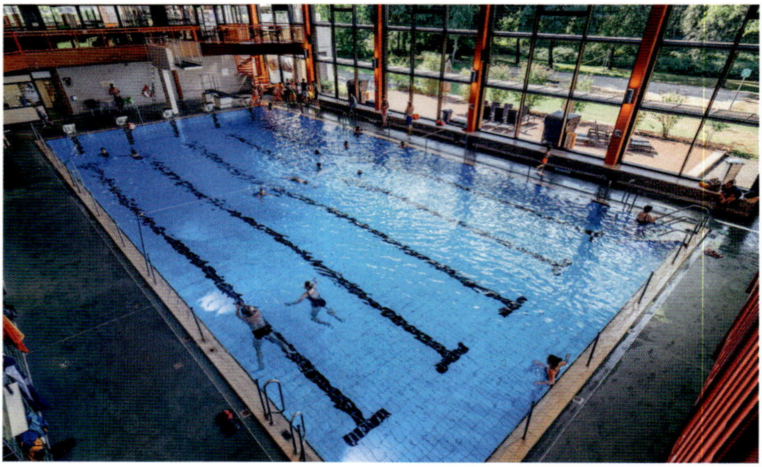

baren Familienumkleiden benutzen. Ein Wickelbereich und Kinderduschen stehen für Sie ebenfalls bereit. Im Saunabereich gibt es vier Reinigungsduschen und ein Duschrondel, Gemeinschaftsumkleiden sowie einen großzügigen Beautybereich.

DIE SAUNEN

Die Saunen liegen im Gartenhallenbad SHS direkt nebeneinander. Ganz links finden Sie die Finnische Sauna, daneben die Bio-Sauna und ganz rechts das Dampfbad. Alle Saunen haben eine gläserne Tür. Zwischen der Finnischen und der Bio-Sauna befinden sich Kleiderhaken, an die Sie Ihre Bademäntel hängen können. Gegenüber von den Saunen befinden sich warme Fußbäder, mit denen Sie sich auf das Saunieren vorbereiten können. Der Saunabereich ist über einen Treppenlift auch für Menschen mit Behinderungen gut zu erreichen.

DIE FINNISCHE SAUNA
90 °C

Die Finnische Sauna muss Saunakennern nicht erst groß vorgestellt werden, handelt es sich hierbei doch um den Klassiker schlechthin, der in keiner Saunalandschaft fehlen darf. Bei 90 °C schwitzen Sie hier bei einer niedrigen Luftfeuchtigkeit auf insgesamt drei Ebenen und können die stündlichen Aufgüsse genießen. Innen wie außen ist die Finnische Sauna stilgerecht komplett mit Holz vertäfelt, lediglich der Boden ist gekachelt.

DIE BIOSAUNA
90 °C

Eine Hitze von 90 °C und mehr ist für viele eine echte Wohltat. Gerade ältere Menschen oder Personen mit einem schwachen Kreislauf bevorzugen jedoch niedrigere Temperaturen. Sie sind, ebenso wie Sauna-Einsteiger, in der Bio-Sauna bestens aufgehoben. Die Temperatur beträgt hier 60 °C. Aufgrund der deutlich höheren Luftfeuchtigkeit zwischen 40 und 55 % kommen Sie dennoch ähnlich stark ins Schwitzen, wie in der Finnischen Sauna, und auch optisch ist die Bio-Sauna im Gartenhallenbad SHS kaum von dem nordischen Original zu unterscheiden. Zum Glück sind die Glastüren jeweils eindeutig beschriftet, sodass keine Verwechslungsgefahr besteht.

Gartenhallenbad SHS »MEHR ALS EINEN BESUCH WERT«

Am Hallenbad 1, 33758 Schloß Holte-Stukenbrock
05207 4680 | www.hallenbad-shs.de

DIE DAMPFSAUNA 40 °C

Die „dritte im Bunde" ist schließlich die Dampfsauna. Die Temperaturen liegen mit 40 °C noch einmal etwas niedriger als in der Bio-Sauna und auch ansonsten gibt es einige Unterschiede. So beträgt die Luftfeuchtigkeit hier stolze 80–100 %. Die Wände sind aufgrund der feuchten Luft dann auch nicht aus Holz, sondern komplett gefliest. Für die Gesundheit ist die Dampf-Sauna übrigens eine echte Wohltat. Gerade der heiße Wasserdampf wirkt sich positiv auf die Atemwege aus, benetzt die Schleimhäute und hilft, diversen Krankheiten vorzubeugen.

DAS ABKÜHLEN

Im Innenbereich sorgen in der Duschlandschaft Schwallwasserbrausen sowie ein Kneippschlauch für die nötige Abkühlung. Zudem steht Ihnen noch ein Tauchbecken im Außenbereich zur Verfügung.

AUSSENANLAGEN

Genau gegenüber von der Saunalandschaft befindet sich ein Außenbereich, der 25 qm groß ist und für die Gäste ein Tauchbecken zum Abkühlen sowie Holzliegen zum Entspannen bereithält. Der Boden ist mit Holzdielen in dunklen Erdtönen ausgestattet. Ein paar Grünpflanzen fügen sich harmonisch in das Gesamtbild ein. Bei schönem Wetter steht Ihnen im Schwimmbereich auch die neue Sonnenterrasse mit Strandkörben und Sonnenliegen zur Verfügung.

RUHEMÖGLICHKEITEN

Dadurch wird das Hallenbad zu einer echten Alternative zum Freibad. Denn egal, wie sehr die Schwimmer sich im Bad auch vergnügen mögen, draußen hören Sie davon nichts und können in Ruhe entspannen. Genießen Sie also ein Sonnenbad und träumen Sie einfach in den Tag hinein. Wenn Sie lieber aktiver sind, können Sie sich auf dem Beach-Volleyball-Feld sportlich austoben. Auf der Liegewiese stehen zudem auch Spielgräte für die jüngsten Besucher zur Verfügung.

SCHWIMMBECKEN

Das großzügige Sportbecken ist mit 28,5 °C angenehm temperiert und eignet sich mit fünf 25-Meter-Bahnen sowie einem Ein- und einem Drei-Meter-Brett hervorragend zum Trainieren. Ein Lift erleichtert körperlich gehandicapten Gästen den Zugang zum Wasser. Für die ersten Ausflüge in ein etwas größeres Becken steht jungen wie älteren Gästen das mit Massagedüsen ausgestattete Lehrschwimmbecken zur Verfügung, das eine Temperatur von 31,5 °C und eine Wassertiefe von 0,70–1,40 Meter aufweist. Im flachen Kinderbecken mit Rutsche und Wasserspielzeug können die Kinder nach Herzenslust bei einer Temperatur von ebenfalls 31,5 °C planschen.

Im Loungebereich der Sauna mit Blick nach draußen können Sie auf den in dunklen Holztönen gehaltenen Sesseln entspannen. Hier liegen auch kostenfreie Zeitschriften zum Schmökern aus.

WELLNESS | MASSAGEN

Im Gartenhallenbad SHS können Sie sich von verschiedenen Massagetechniken verwöhnen lassen. Auch ein Baby- und Kleinkinder-Wellness-Programm ist im Angebot. Am besten vereinbaren Sie im Vorfeld telefonisch einen Termin.

Gartenhallenbad SHS »MEHR ALS EINEN BESUCH WERT«

Am Hallenbad 1, 33758 Schloß Holte-Stukenbrock
05207 4680 | www.hallenbad-shs.de

ZUSATZANGEBOTE

Der Badebereich bietet diverse Schwimmkurse für Jung und Alt. Beim Aquatic-Fitness-Programm können Sie zudem auch auf gelenkschonende Weise etwas für Ihre Figur und Ihre Gesundheit tun.

EVENTS

Regelmäßig stattfindende Saunaevents wie etwa das „Frühlingserwachen in der Sauna" locken von September bis April mit speziellen Aufgüssen und kleinen Leckereien.

DIE BEZAHLUNG

Ihre Rechnungen können Sie im Gartenhallenbad SHS in bar begleichen. Eine Zahlung per EC-Karte ist nicht möglich.

PARKMÖGLICHKEITEN

Ihnen stehen 80 Stellplätze kostenfrei zur Verfügung.

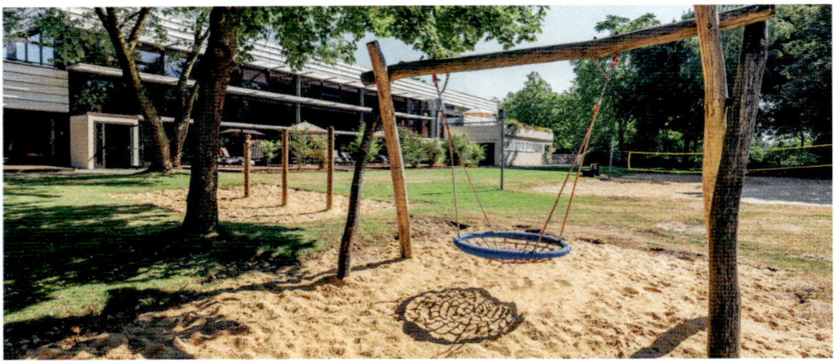

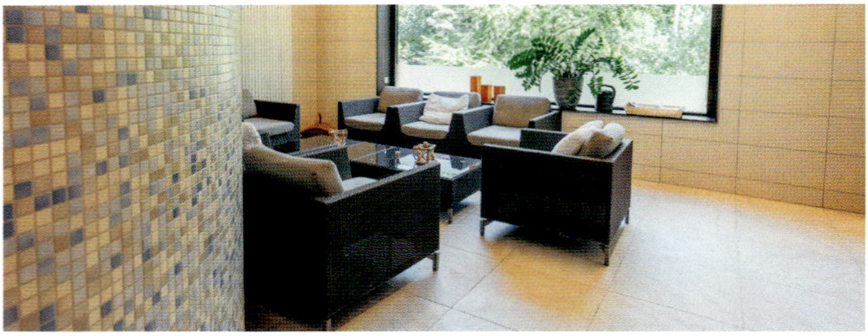

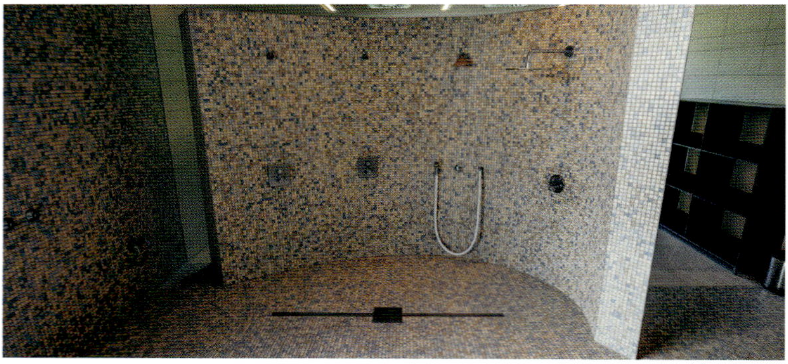

AquaSpa und AquaFun Soest

Ardeyweg 35, 59494 Soest
02921 392700 | info@aqua-spa-fun.de | www.aqua-spa-fun.de

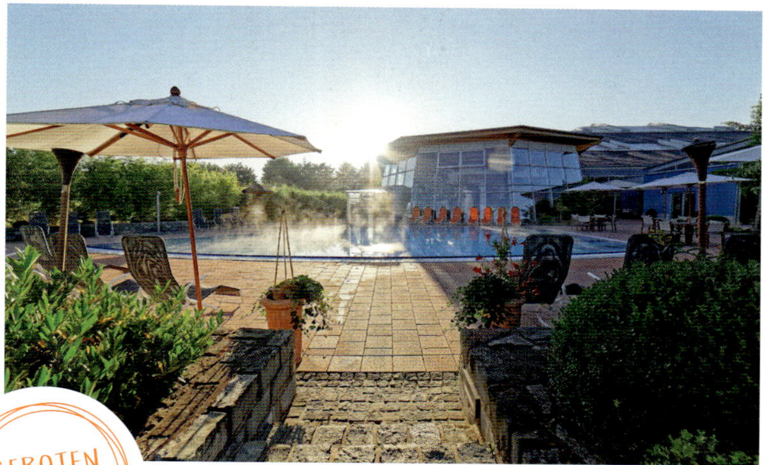

GEBOTEN WIRD:

DAS RESÜMEE

Herzlich Willkommen in Ihrer Sauna- und Badewelt. Das ganze Jahr über herrlich warmes Wasser, sommerliche Temperaturen und entspannende Momente. Hier beginnt der Urlaub direkt vor der Haustür.

Das AquaSpa und AquaFun Soest lassen keine Wünsche offen und bieten ein umfassendes Angebot für die ganze Familie: Sport- und Freizeitbad, Saunalandschaft, Wellnessparadies und nicht zuletzt das Freibad mit großer Liegewiese - und das alles behindertengerecht!

DIE GRÖSSE

Der Bereich der Saunalandschaft weißt im Innenbereich etwa 2.500 qm und im Außenbereich ca. 6.500 qm auf.

DER EMPFANG

An der Kasse können sich Gäste Badetücher, Saunamäntel und Badelatschen ausleihen. Ebenso besteht die Möglichkeit im Shop Badeartikel zu erwerben.

DIE ÖFFNUNGSZEITEN

Montag bis Sonntag und feiertags: 9:00-22:00 Uhr |Dienstag: Damensaunatag

DIE PREISE

Sauna	Kind	Erwachsener
4-Stunden-Karte - Montag bis Freitag	13,00 Euro	19,00 Euro
4-Stunden-Karte - Samstag, Sonntag & feiertags	18,00 Euro	22,00 Euro
Tageskarte - Montag bis Freitag	18,00 Euro	22,00 Euro
Tageskarte - Samstag, Sonntag & feiertags	20,00 Euro	24,00 Euro

UMKLEIDEN | DUSCHEN

Den Gästen stehen mehrere Duschen zur Verfügung.

AquaSpa und AquaFun Soest

Ardeyweg 35, 59494 Soest
02921 392700 | info@aqua-spa-fun.de | www.aqua-spa-fun.de

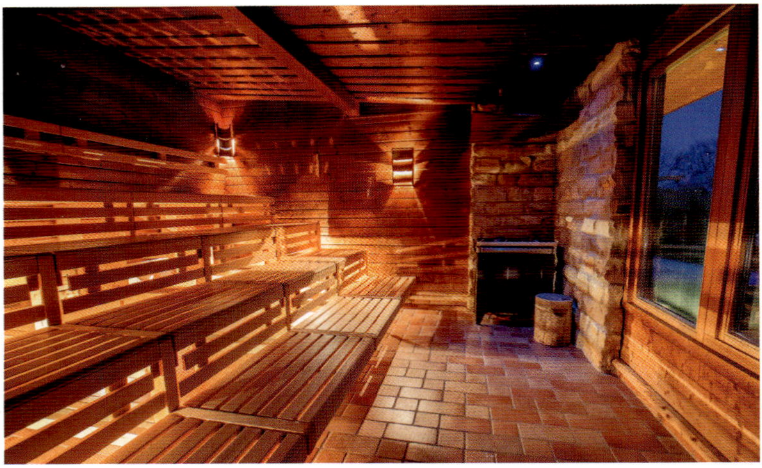

DIE SAUNEN

LEPO-SAUNA
65 °C

Die Lepo-Sauna ist die Ruhe- und Meditationssauna und sorgt für Entspannung pur. In der Lepo-Sauna wartet auf den Badenden ein „Aroma-Mental-Erlebnis". Der gekachelte Ofen sorgt für eine angenehme Temperatur von ca. 65 °C, die relative Luftfeuchtigkeit liegt bei etwa 20 %.

OTSO-SAUNA
90 °C

Die rustikale, gemütliche skandinavische Atmosphäre der Otso-Sauna lädt den Saunierenden auf drei Ebenen angeordneten Liege- und Sitzflächen zum Verweilen ein und die Aufgüsse zu genießen. Die besondere Optik und das unvergleichbare Klima machen den Saunabesuch bei 90 °C und 10 % Luftfeuchte zu einem aromatischen und erholsamen Erlebnis.

ERD-SAUNA
100 °C

Die Urform der finnischen Sauna ist ein in der Natur eingebettetes Saunavergnügen, der extra Klasse. Das kühle Erdreich und die massiven, Jahrhunderte alten Hölzer erzeugen ein überraschend angenehmes und mildes Klima, dass trotz heißer 100 °C und geringer Luftfeuchte von 10 % außerordentlich gut verträglich ist.

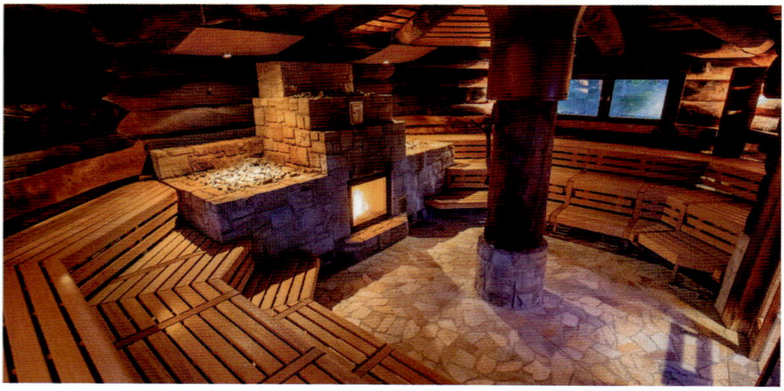

AquaSpa und AquaFun Soest

Ardeyweg 35, 59494 Soest
02921 392700 | info@aqua-spa-fun.de | www.aqua-spa-fun.de

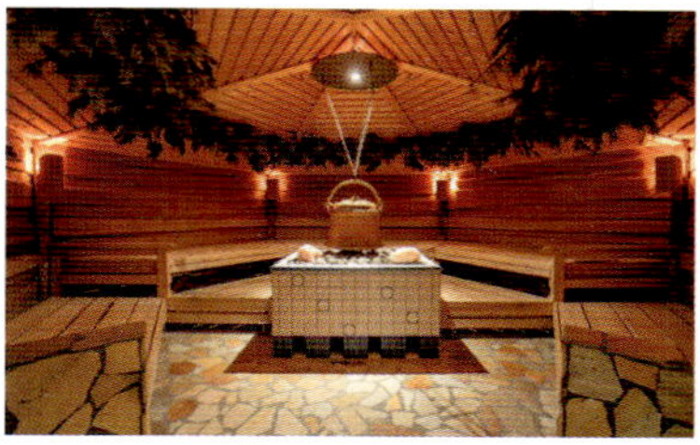
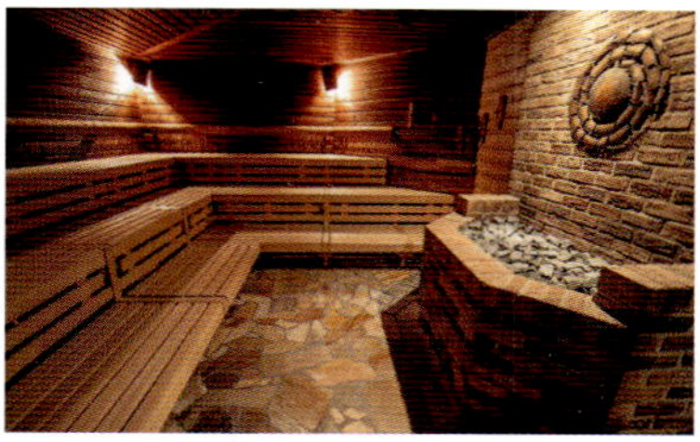
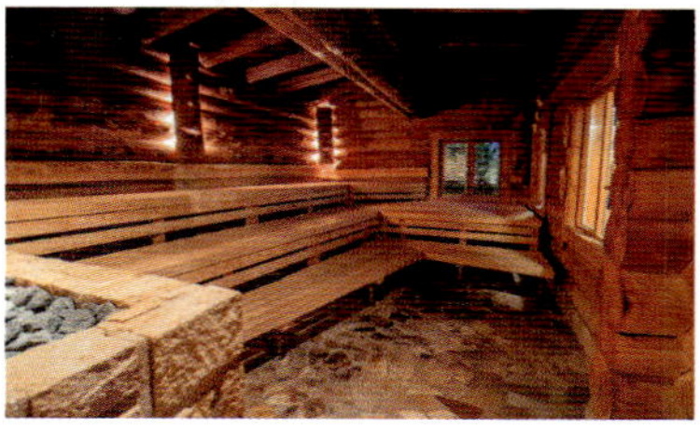
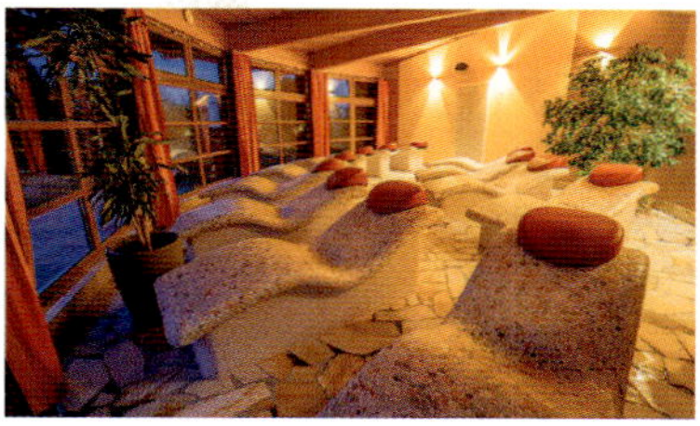

HUSKY-SAUNA
75 °C

Die massiven Blockbohlen der Husky-Sauna speichern die Wärme gleichmäßig und geben sie langsam wieder ab. Der Speichereffekt schafft ein streichelsanftes und bekömmliches Klima. Bei einer Temperatur von 75 °C und einer Luftfeuchtigkeit von ca. 15 % wird das körpereigene Kühlsystem langsam auf Touren gebracht.

PANORAMA-SAUNA
85 °C

Ein Highlight ist sicherlich die Panorama-Sauna im Innenbereich. Durch eine große Glasfront kann beim entspannten Schwitzen, bei trockenen 85 °C und 10 % Luftfeuchtigkeit, der Blick auf die wunderschöne Außenanlage und den Gartenteich genossen werden.

VALO®-BAD

Umschmeichelnde, stimmungsvolle und beruhigende Klänge umspielen die Sinne des Saunagastes und sorgen neben dem Sternenhimmel und ätherischen Düften für die einzigartige Atmosphäre im Valo®-Bad.

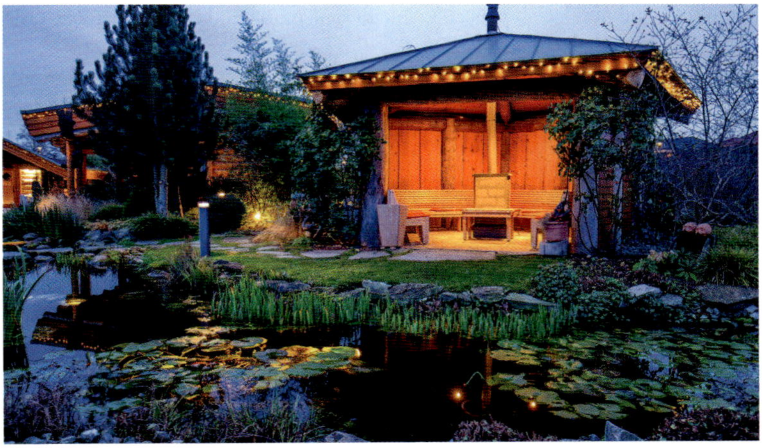

AquaSpa und AquaFun Soest

Ardeyweg 35, 59494 Soest
02921 392700 | info@aqua-spa-fun.de | www.aqua-spa-fun.de

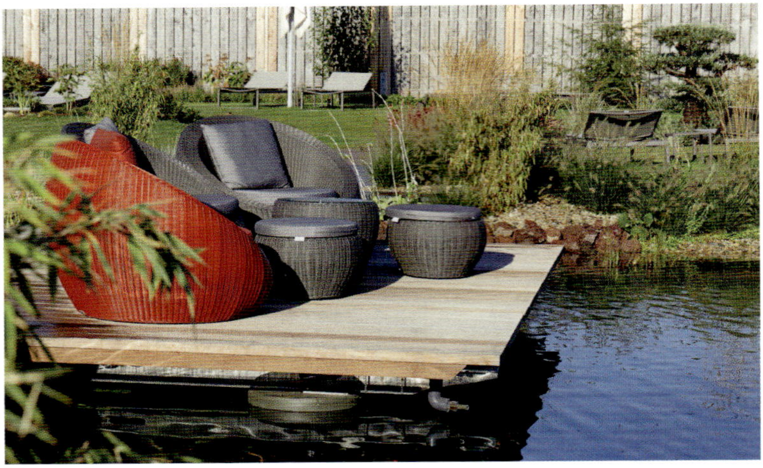

DAMPFBAD
75 °C

Dampf entspannt, massiert Körper und Seele, sorgt für ein äußerst erholsames Klima und stärkt die Abwehrkräfte. Bei 45 °C und 100 % Luftfeuchtigkeit wird die Haut porentief gereinigt und entschlackt.

DAS ABKÜHLEN

Für die Erfrischung nach dem Schwitzbad stehen zwei Tauchbecken, Abkühlduschen und ein kaltes Fußbad zur Verfügung.

DER AUSSENBEREICH

Ein traumhafter Saunagarten mit viel Platz für Entspannung und Ruhemöglichkeiten. Zwei wunderschöne Teichanlagen, die zum Verweilen einladen.

SCHWIMMBÄDER

Das AquaFun Soest lässt keine Wünsche offen und bietet ein umfassendes Angebot im Sport- und Freizeitbad sowie viele weitere Attraktionen im Freibad mit großer Liegewiese – und das alles behindertengerecht! Das Herzstück ist das 31 °C warme

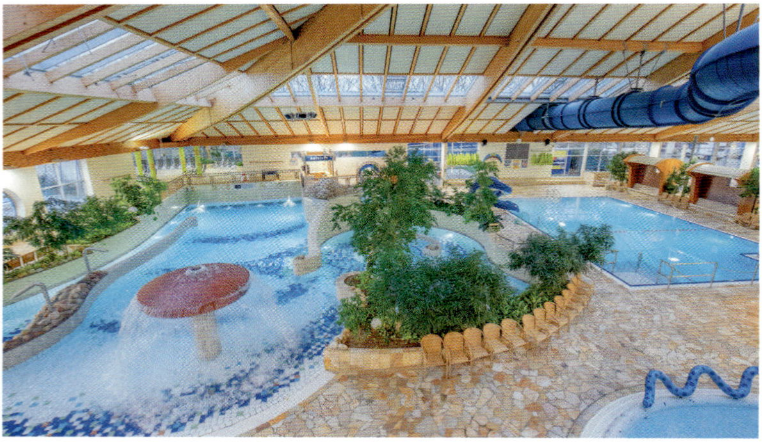

AquaSpa und AquaFun Soest

Ardeyweg 35, 59494 Soest
02921 392700 | info@aqua-spa-fun.de | www.aqua-spa-fun.de

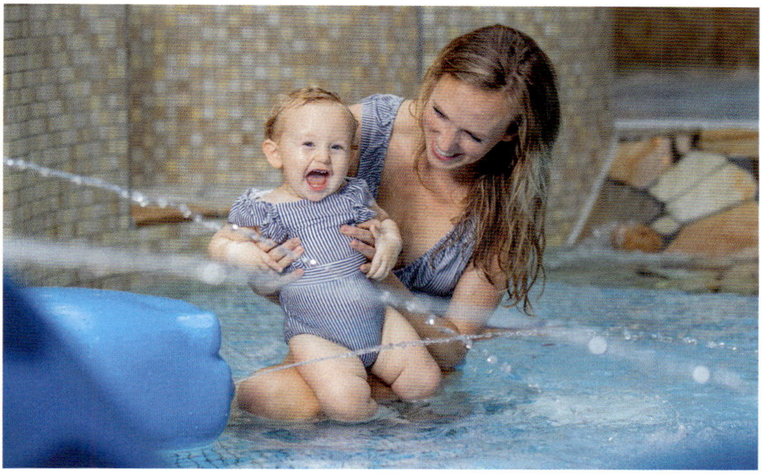

Wellenbecken und ein Highlight das Ganzjahresaußenbecken. Des Weiteren ist das Bad im Besitz eines Kinderinnen- und -außenbeckens, Wettkampfbeckens, Lehrschwimmbeckens und eines Sportbeckens.

RUHEMÖGLICHKEITEN

Ruhe und Entspannung finden Gäste im Ruhehaus. Dort stehen in einer herrlich entspannten Atmosphäre Wärmeliegen bereit, die Verspannungen lösen und eine wohltuende Wärme ausstrahlen. Im Innenbereich befinden sich zusätzlich zahlreiche Liegen zur freien Verfügung.

WELLNESS | MASSAGEN

Körperlich fit und geistig beweglich zu sein, eine positive Lebenseinstellung zu haben, in Harmonie und Einklang mit seiner Umwelt zu leben bedeutet: eine stabile Gesundheit und höhere Lebensqualität. Ziel ist ein ganzheitliches Wohlbefinden, sich selbst etwas Gutes zu tun und neue Energie zu tanken – gerade vor dem

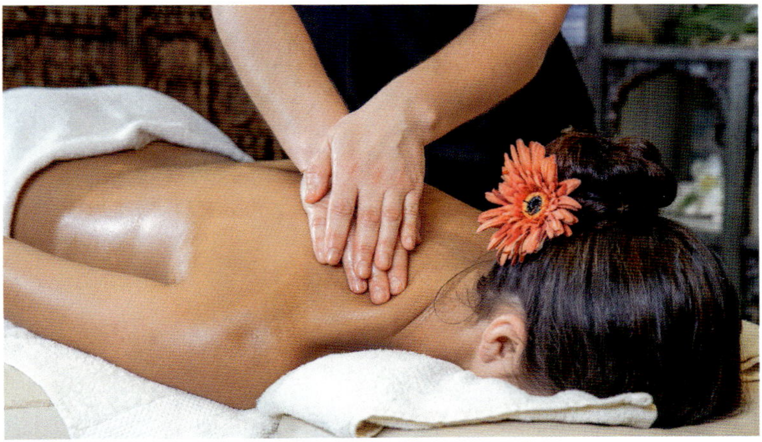

AquaSpa und AquaFun Soest

Ardeyweg 35, 59494 Soest
02921 392700 | info@aqua-spa-fun.de | www.aqua-spa-fun.de

Hintergrund gestiegener Anforderungen in Familie und Beruf. Die bestens ausgebildeten Mitarbeiterinnen und Mitarbeiter des AquaSpa Soest kümmern sich gerne um die verspannten Glieder. Im Angebot sind Gesichtsbehandlungen, Massagen und diverse Zusatzbehandlungen.

EVENTS

Saunaevents wie z.B. Frühlingserwachen, Helden der Kindheit, Sommerfest, Oktoberfest, Lichterfest, Carpe Diem oder auch Vollmond-Sauna-Nächte. Mehr Infos zu aktuellen Veranstaltungen auf der Homepage unter www.aqua-spa-fun.de.

GASTRONOMIE

Die Gastronomie kümmert sich um das leibliche Wohl der Sauna- und Badegäste in den jeweiligen Restaurants. Leckere Gerichte sorgen dafür, dass es den Gästen an nichts fehlt.

ZAHLUNGSVERKEHR

Die angefallenen Kosten können bar oder mit EC-Karte beglichen werden.

PARKMÖGLICHKEITEN

Direkt an der Anlage stehen ausreichend kostenfreie Parkplätze zur Verfügung. Darunter auch neun Wohnmobilstellplätze.

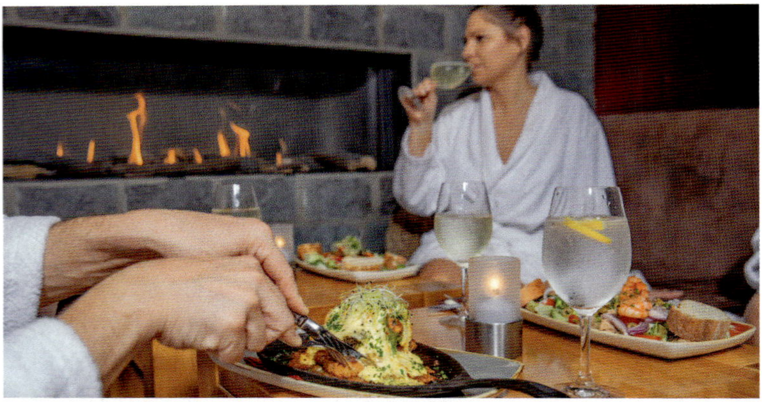

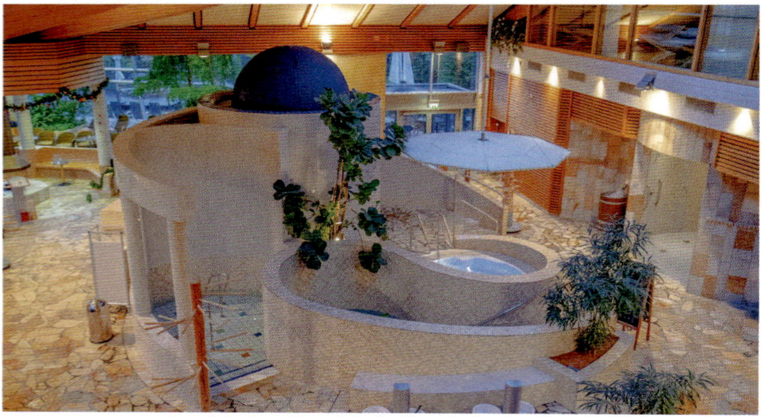

Tropicana Stadthagen »DAS BAD MIT DEM SCHUSS KARIBIK«

Jahnstraße 2, 31655 Stadthagen
05721 97380 | www.tropicana-stadthagen.de

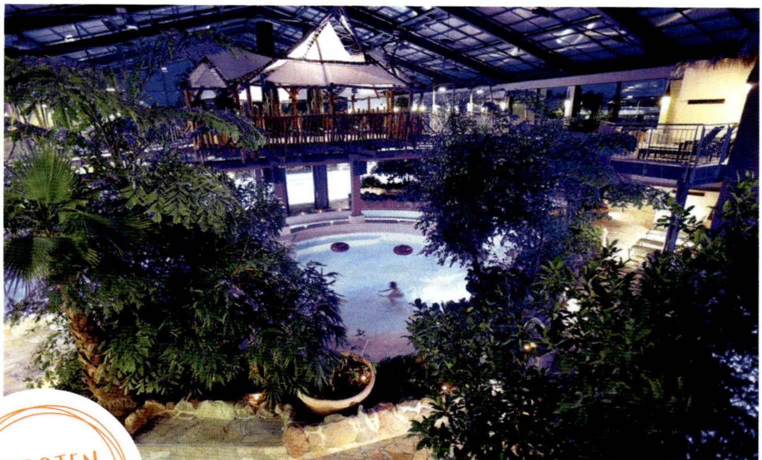

GEBOTEN WIRD:

DAS RESÜMEE

Im Tropicana Stadthagen kommt echtes Urlaubsfeeling auf. Umgeben von echten Palmen und tropischen Pflanzen genießt man bei angenehmen Temperaturen einen Urlaub für die ganze Familie. Das Tropicana lässt keinen Badewunsch offen, es gibt so viel zu entdecken: Die 70-Meter-Rutsche, das Strudelbecken, den Strömungskanal, das Thermalsole- Außenbecken, die Palmenbar und vieles mehr inmitten eines tropischen Paradieses. Hier ist für jeden Badegast etwas dabei. Saunabegeisterte kommen in der Saunalandschaft voll auf Ihre Kosten. In den acht Themensaunen und den liebevoll eingerichteten Ruheräumen, kann man den Stress des Alltags hinter sich lassen, Entspannen und seinem Körper etwas Gutes tun. Wer die Seele richtig baumeln lassen möchte, ist im Wellnessbereich richtig aufgehoben. Hier kann man wohltuende Massagen genießen oder in den Genuss der hochwertigen Kosmetikbehandlungen kommen. Die Saunaanlage des Tropicana Stadthagen ist ausgezeichnet mit dem Qualitätszeichen SaunaPremium. Ein idealer Ort für ein Verwöhnprogramm für Körper, Geist und Seele.

DER EMPFANG

An der Kasse erhalten Sie ein Chip-Armband. Durch ein Drehkreuz gehen Sie links eine Treppe hoch zu den Umkleideräumen.

DIE ÖFFNUNGSZEITEN

Montag von 13:00 – 22:00 Uhr | Dienstag bis Freitag von 10:00 – 22:00 Uhr (außer an Feiertagen) | Samstag und Sonntag von 9:00 – 22:00 Uhr. Mittwoch nur Damen-Sauna! Öffnungszeiten Erlebnisbad abweichend.

DIE PREISE

Tageskarte Erwachsene: Mo. bis Fr., Beginn bis 14:00 Uhr 16,80 Euro | Beginn ab 14:00 Uhr 19,80 Euro | Sa. und So. ganztägig 21,50 Euro. Kinder und Jugendliche immer 11,00 Euro.

Tropicana Stadthagen »DAS BAD MIT DEM SCHUSS KARIBIK«

Jahnstraße 2, 31655 Stadthagen

05721 97380 | www.tropicana-stadthagen.de

UMKLEIDEN | DUSCHEN

Es gibt zwei große Umkleideräume, die von Damen und Herren gemeinsam genutzt werden. In der Mitte des Raumes befindet sich eine großzügige Sitzfläche. Es gibt auch ein Lesegerät für die Chip-Armbänder, so dass Sie sich Ihre Schranknummer nicht merken müssen.

DIE SAUNEN

Im Innenbereich finden Sie das Softbad, die »Kelo«-Sauna und das Dampfbad. Über eine Treppe gelangen Sie vom Obergeschoss zu einem großen Wintergarten, in dem die Ritual-Sauna und das Meditationsbad stehen. Im Sauna-Garten freuen sich schließlich noch die Sibirische »Banja« und zwei »Biofire«-Saunen auf Ihren Besuch.

DAS SOFTBAD
60 °C

Bis zu 25 Personen können es in dieser Sauna ruhig angehen lassen und bei 40% Luftfeuchtigkeit und Temperaturen um die 60 °C ihren Sauna-Gang genießen. Das wechselnde Farblicht wirkt sich positiv auf Ihr Wohlbefinden aus und durch die beiden Fenster blicken Sie in den Garten.

DIE »KELO«-SAUNA
100 °C

Mit 100 °C wird Ihnen hier ordentlich eingeheizt. Bis zu 35 Gäste können den angenehmen, mild-würzigen Duft des »Kelo«-Holzes genießen. Alle drei Stunden wird ein Aufguss angeboten. Auch hier gibt es zwei Fenster in den Garten.

DAS DAMPFBAD

Im Untergeschoss, zu leiser Entspannungsmusik, sitzen Sie in dem achteckigen Raum in einer von sieben breiten gefliesten Sitznischen. In der Mitte ist ein plätschernder Brunnen. An der Decke bilden viele Lämpchen einen Sternenhimmel.

DIE RITUAL-SAUNA
85 °C

Das etwas erhöht liegende Haus ist mit 60 Jahre alten Baumstämmen aus dem Südural erbaut. Ein Holz, das der Sauna eine ganz besondere Atmosphäre verleiht. Für bis zu 35 Personen werden bei einer Temperatur von 85 °C alle drei Stunden besondere Aufgüsse zelebriert. Vom Slibowitz-Aufguss bis zum Heu-Aufguss ist alles möglich.

DAS MEDITATIONSBAD
70 °C

Bei milden 70 °C finden Sie Ihr inneres Gleichgewicht, denn in diesem Raum herrscht, mit Ausnahme der dezenten Entspannungsmusik, absolute Ruhe. Bis zu 35 Personen sitzen um eine Buddha-Figur herum. Das helle Holz sorgt für eine offene, freundliche Atmosphäre.

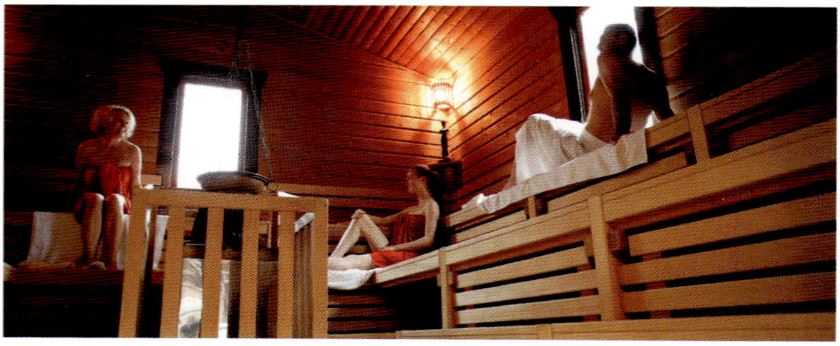

Tropicana Stadthagen »DAS BAD MIT DEM SCHUSS KARIBIK«

Jahnstraße 2, 31655 Stadthagen
05721 97380 | www.tropicana-stadthagen.de

DIE SIBIRISCHE »BANJA« 85 °C

In der rustikalen Sibirischen »Banja« mit 85 °C erwartet bis zu 35 Personen ein einzigartiges Duft- und Sauna-Erlebnis. Gelangt der Sud aus getrockneten Birken- zweigen auf die heißen Sauna-Steine, entsteht ein aromareicher Dampf, der besonders schweißtreibend und blutreinigend wirkt. Der »Wenik«-Aufguss findet alle 3 Std. statt.

In einem Gebäude mit einem großen Ruheraum in der Mitte, in dem Entspannungsmusik erklingt, sind diese beiden Saunen untergebracht:

DIE »BIOFIRE«-SAUNEN 60 °C

Das Highlight ist die Feuerstelle aus Edelstahl, die vorne und hinten mit Glas verkleidet ist. So können Sie, in der Sauna oder im Ruheraum sitzend, in das prasselnde Feuer blicken. Durch den warmen Feuerschein entsteht eine unnachahmliche Stimmung. Bei milden 60 °C und einer Luftfeuchtigkeit von 40 % finden bis zu 25 Personen Platz. Durch ein Fenster blickt man in den Garten. Am anderen Ende des Ruheraumes befindet sich eine weitere »Biofire«-Sauna, die spiegelverkehrt zu der anderen angelegt ist. Die Temperatur beträgt hier 80 °C und die Luftfeuchtigkeit 35%.

DAS ABKÜHLEN

Im Obergeschoss finden Sie mehrere Kaltbrausen. Im Erdgeschoss ist ein Rondell mit Kneippschlauch, Kübeldusche, Schwall- und Kaltbrause. Im Sauna-Garten steht ein Pavillon mit Panoramascheiben, in dem ein Tauchbecken, eine Kübeldusche, Kneippschläuche sowie Schwall- und Kaltbrausen auf Sie warten.

DAS KNEIPPEN

Im Erdgeschoss stehen drei Becken für die Fußbäder bereit.

DIE AUSSENANLAGE

Im Mittelpunkt des 2.000 qm großen tropischen Sauna-Gartens liegt ein Schwimmbecken, umgeben von einer großen Rasenfläche. Die dort aufgestellten Liegen können auch für ein FKK-Sonnenbad genutzt werden. Ein kleiner Flusslauf, der vom Wintergarten nach außen in einen Teich mündet, schafft eine behagliche Atmosphäre. Sitzgelegenheiten laden zu einer kleinen Pause ein.

DAS SCHWIMMBAD

Machen Sie nach dem Abkühlen ein paar Züge in dem 1,30 m tiefen Schwimmbecken im Garten.

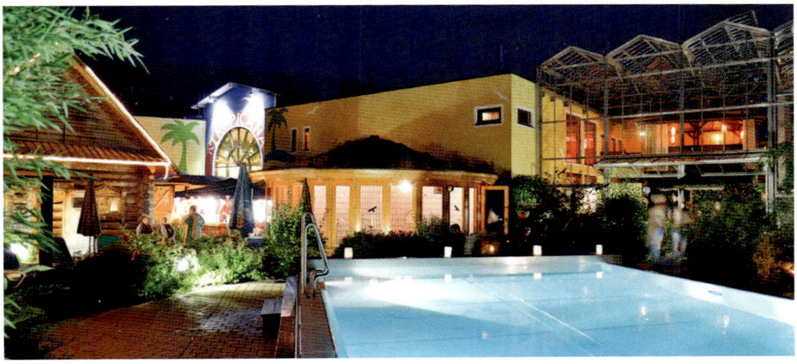

Tropicana Stadthagen »DAS BAD MIT DEM SCHUSS KARIBIK«

Jahnstraße 2, 31655 Stadthagen
05721 97380 | www.tropicana-stadthagen.de

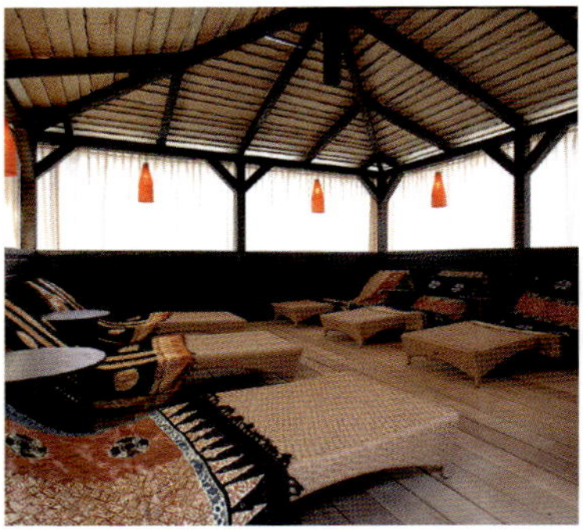

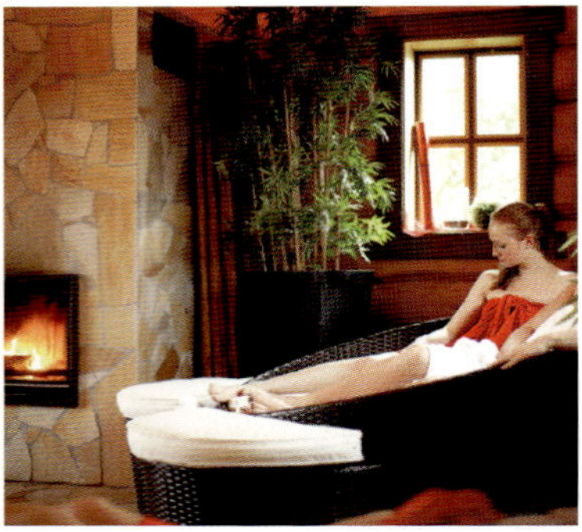

RUHEMÖGLICHKEITEN

Die Auswahl an Ruhemöglichkeiten scheint unbegrenzt. Im Obergeschoss finden Sie auf der Galerie Sitzgruppen und Liegen. Etwas weiter ist ein abgedunkelter, als Beduinenzelt dekorierter Raum mit Liegen. Ein ebenfalls abgedunkelter Kaminraum mit 16 Sitzplätzen auf einem bequemen Sofa beschert einen romantischen Blick auf das prasselnde Feuer. Der Ruhebereich über der Meditations-Sauna bietet einen fabelhaften Ausblick auf den Innen- und Außenbereich der Sauna-Anlage. Wer mag, kann die Gardinen auch komplett zuziehen. Im Erdgeschoss befindet sich neben der Gastronomie eine breite Sofaecke mit Blick auf einen Kamin. Hinter der Meditations-Sauna liegt ein weiterer Ruheraum. Überall erkennt der Gast sofort, dass mit sehr viel Liebe zum Detail für ein behagliches Ambiente gesorgt wurde.

EVENTS

Im Untergeschoss, hinter der Sauna-Gastronomie, liegt der edel gestaltete Wellness-Bereich. Das »Rhassoul«-Bad kann, außer wenn Anwendungen stattfinden, von den Saunagästen als Dampfbad benutzt werden. Das Angebot umfasst verschiedene Wellness- und Entspannungsmassagen sowie Fußpflege-, Kosmetik- und Ayurveda-Behandlungen. Des Weiteren finden regelmäßig lange Saunanächte in der Saunalandschaft statt. Die weiteren Informationen und Preise entnehmen Sie bitte den ausliegenden Flyern bzw. dem Internet.

Eine ganze Reihe von speziellen Angeboten und Veranstaltungen finden über das Jahr verteilt im »Tropicana« statt. Auch hierüber können Sie sich im Internet informieren bzw. einen Newsletter abonnieren.

GASTRONOMIE

In der Sauna-Gastronomie wird eine große Auswahl erfrischender oder warmer Getränke für Sie bereitgehalten. Darüber hinaus verwöhnt Sie die Küche mit leichten Snacks, leckeren à-la-carte-Gerichten und Salaten.

ZAHLUNGSVERKEHR

Alle von Ihnen in Anspruch genommen Leistungen werden auf Ihrem Chip-Armband gebucht und erst bei Verlassen der Anlage bezahlt.

PARKMÖGLICHKEITEN

Direkt vor dem »Tropicana« befindet sich ein großer kostenloser Parkplatz.

Elan Sport- und Saunazentrum in Steinfurt

»ABSCHALTEN. ENTSPANNEN. FRISCHE ENERGIE TANKEN. GENIESSEN«

Gräfin-Bertha-Str. 13b, 48565 Steinfurt | 02552 - 62229 | www.elansport.de

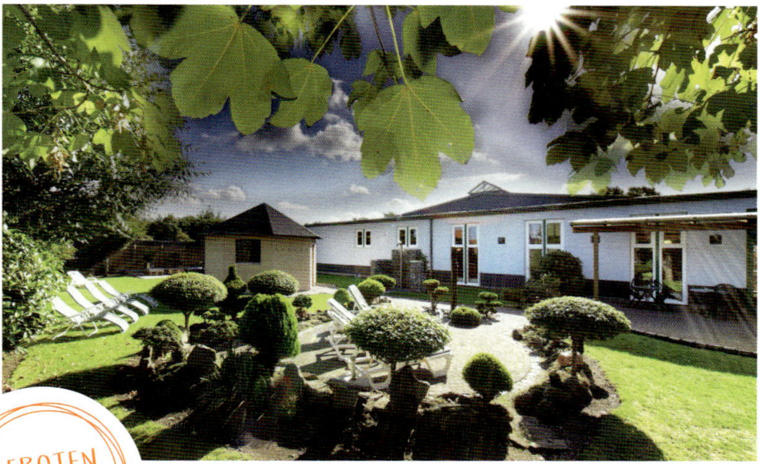

GEBOTEN WIRD:

DAS RESÜMEE

Im Ortsteil Borghorst der Kreisstadt Steinfurt finden Sie das umfangreiche Elan Sport- und Saunazentrum. Hier lautet das Motto „Fitness und Wellness" für Rundum-Erholung gegen den Stress des Alltags. Auf mehr als 2.000 qm wird unter professioneller Anleitung auf modernsten Geräten trainiert. Das sympathische Team der Anlage steht jederzeit für Sie zur Verfügung und begleitet Sie bei Ihrem ganz individuellen Trainingsplan. Ob Reha-Sportkurs, Bodyshaping, Rückentraining oder Crossfit-Workshop – für jeden Fitness-Typ findet sich das richtige Programm. Neben dem Auspowern steht natürlich Ihre Erholung im Mittelpunkt. In der 250 qm großen Wellness- und Vital-Landschaft mit drei Saunen (Biosauna, finnische Sauna und Blockbohlensauna), einer Erlebnisdusche und vielen Ruhezonen können Sie innehalten und relaxen, um dann neue Energie zu tanken. Allein der 600 qm große Saunagarten ist ein echtes Highlight. In den Wintermonaten tanken Sie Sonne bei einem Besuch des Solariums. Wem dabei noch der Sinn nach Schwimmen steht, gelangt durch eine Schleuse direkt in das angrenzende Kombibad. Ein Allround-Angebot, das Besucher aus der gesamten Region anzieht.

DIE GRÖSSE

Die gesamte Anlage umfasst ca. 2.000 qm plus einem Außenbereich von ungefähr 600 qm. Der Wellness-Bereich mit den drei Saunen nimmt dabei eine Fläche von 250 qm ein.

DIE ÖFFNUNGSZEITEN

Montag und Mittwoch von 9:30 bis 22:00 Uhr | Dienstag, Donnerstag und Freitag von 14:00 bis 22:00 Uhr (Donnerstag ist Damensauna) | Samstag von 13:00 bis 18:00 Uhr | Sonntag von 9:00 bis 18:00 Uhr | An Feiertagen von 10:00 bis 14:00 Uhr

Elan Sport- und Saunazentrum in Steinfurt

»ABSCHALTEN. ENTSPANNEN. FRISCHE ENERGIE TANKEN. GENIESSEN«

Gräfin-Bertha-Str. 13b, 48565 Steinfurt | 02552 - 62229 | www.elansport.de

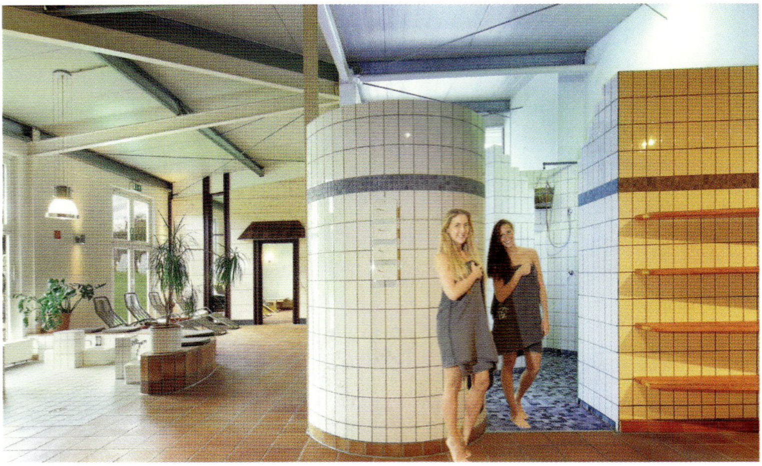

DIE PREISE

Die Tageskarte kostet 12,50 Euro.

UMKLEIDEN | DUSCHEN

Im Saunabereich stehen sechs Duschen zur Verfügung.

DIE SAUNEN

In der Wellness- und Vital-Landschaft stehen drei Saunatypen zur Verfügung. Die helle, moderne Atmosphäre und die klare Architektur verhelfen zu einer entspannten Stimmung. Hier sollen Sie gern ein paar Gänge zurückschalten und sich mal ganz auf Ihr Wohlbefinden konzentrieren.

BIOSAUNA
65 °C

Hier können Sauna-Anfänger bei 65 °C erste Gehversuche wagen. Die Biosauna könnte man als die Light-Version der finnischen Sauna bezeichnen. Der Kreislauf wird allein schon durch die etwas niedrigere Temperatur geschont. Aufgüsse gibt in dieser Sauna nicht, so dass man gern auch ein wenig länger als in den heißeren Saunen verweilen kann, je nach Befinden. Ätherische Öle sorgen für angenehme Düfte und sind gut für die Atemwege.

FINNISCHE SAUNA
70 °C

Der Klassiker unter den Saunen ist natürlich auch im Elan Sport- und Saunazentrum vertreten. Bei 70 °C und einer etwas höheren Luftfeuchtigkeit darf hier nach alter Tradition geschwitzt werden.

AUFGUSS-SAUNA
90 °C

Saunaprofis werden sich für die 90 °C heiße Blockbohlensauna entscheiden. Die Sauna liegt mitten im hübsch angelegten Saunagarten. Über kleine Wege gelangen Sie zur Holzhütte und damit zum heißesten Ort des Wellness-Bereichs. Durch mehrere Fenster haben Sie während des Saunierens einen Blick ins Grüne und können sich dabei schon auf den Aufenthalt im Saunagarten freuen. In dieser Sauna erfolgen regelmäßig Aufgüsse durch das Personal.

Elan Sport- und Saunazentrum in Steinfurt

»ABSCHALTEN. ENTSPANNEN. FRISCHE ENERGIE TANKEN. GENIESSEN«

Gräfin-Bertha-Str. 13b, 48565 Steinfurt | 02552 - 62229 | www.elansport.de

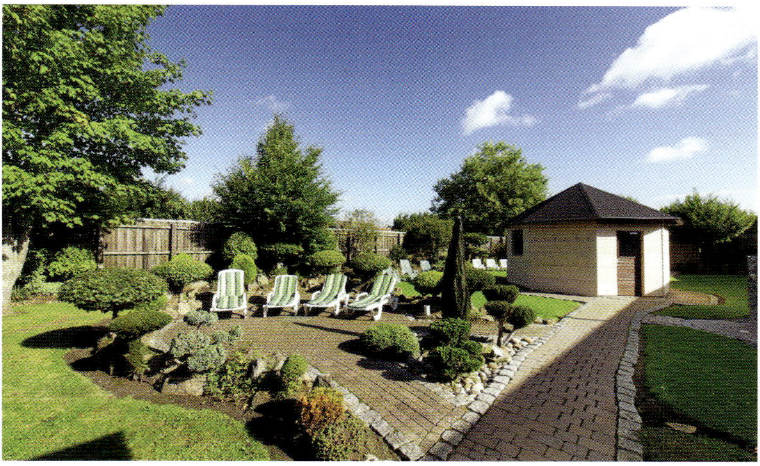

DAS ABKÜHLEN

Nach Ihrem Saunagang bietet sich bei geeignetem Wetter ein entspannter Gang durch den 600 qm großen Saunagarten an. Im Innen- und Außenbereich dienen einfache Duschen oder eine Erlebnisdusche der weiteren Abkühlung oder Sie gönnen sich ein wohltuendes Fußbad in einem der Fußbecken und regen damit schonend Ihren Kreislauf an.

SCHWIMMBÄDER

Aus dem Saunabereich können Sie durch eine Schleuse ganz bequem in das benachbarte Kombibad wechseln. Dort finden Sie im Hallenbad-Bereich, der ganzjährig geöffnet ist, ein 25-m-Sportbecken und ein Nichtschwimmerbecken, in dem angenehme 29 °C herrschen. Zur weiteren Ausstattung gehören das 1- und 3-m-Sprungbrett, eine Großrutsche, Massagedüsen und Wärmebänke. In der Sommersaison können Sie dann auch im Freien schwimmen, relaxen und auf der großen Liegewiese sonnenbaden.

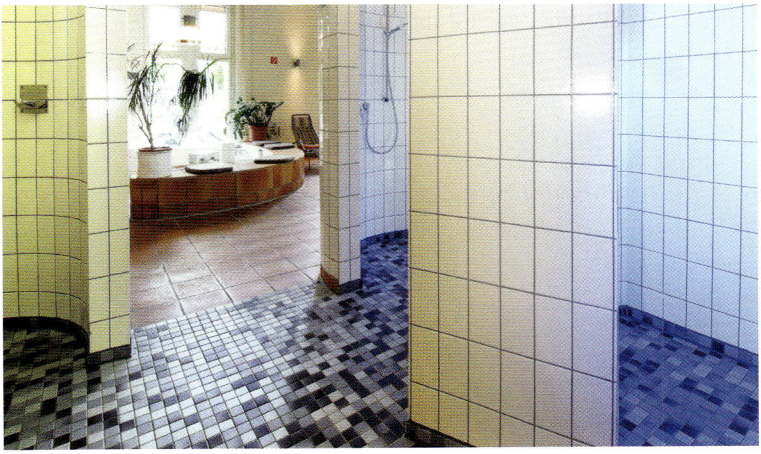

Elan Sport- und Saunazentrum in Steinfurt

»ABSCHALTEN. ENTSPANNEN. FRISCHE ENERGIE TANKEN. GENIESSEN«

Gräfin-Bertha-Str. 13b, 48565 Steinfurt | 02552 - 62229 | www.elansport.de

RUHEMÖGLICHKEITEN

Zur Tiefenentspannung nach dem Saunagang stehen Ruheräume mit bequemen Liegen zur Verfügung sowie Sonnenliegen im großen, gepflegten Saunagarten. Bei ruhiger Atmosphäre mit gedämpftem Licht im Innenbereich oder unter freiem Himmel draußen im stilvollen Saunagarten werden Körper und Seele in Einklang gebracht.

FITNESS

Im Elan Sport- und Saunazentrum können Sie an verschiedensten Geräten Ihrer Gesundheit auf die Sprünge helfen. Gezielt können hier diverse Muskeln angesprochen und trainiert werden. Oder möchten Ihre Kondition verbessern? Sie werden mit Unterstützung der Trainer auf schonende Weise Schritt für Schritt Ihr gestecktes Ziel erreichen und sich vor allem einfach besser und gesünder fühlen.

WELLNESS

Ein ganz besonderes Angebot ist die Anti Aging Collagenbank. Durch spezielles Licht werden Durchblutung und Stoffwechsel angeregt. Außerdem produziert die Haut dabei mehr Collagen, also das Protein, das in der Haut das Bindegewebe stützt. Mehr Collagen bedeutet straffere Haut, weniger Falten und jüngeres Aussehen.

SOLARIUM

Der Besuch des Solariums dient in erster Linie Ihrer Gesundheit. Besonders in der kühlen, sonnenarmen Jahreszeit wird mit regelmäßigen Sonnenbädern die Vitamin-D-Produktion angeregt und das Immunsystem gestärkt. Wer Sonne tankt, hat außerdem gute Laune. Dafür ist das Glückshormon Endorphin zuständig, dass beim Sonnenbaden verstärkt ausgeschüttet wird. Ein gesunder Teint sorgt obendrein für ein attraktiveres Aussehen.

EVENTS

Im Elan Sport- und Saunazentrum werden zahlreiche Events angeboten. Informieren Sie sich über die Webseite oder kontaktieren Sie einen der netten Mitarbeiter der Anlage.

GASTRONOMIE

In der Atmosphäre eines französischen Bistros können Sie wunderbar Ihren Durst stillen.

ZAHLUNGSVERKEHR

Ihren Eintritt können Sie wahlweise bar oder mit EC-Karte zahlen.

PARKMÖGLICHKEITEN

Für die Besucher des Elan Sport- und Saunazentrums stehen kostenlose Parkplätze zur Verfügung.

Thermen Bussloo »WELLNESS & HOTEL – ZEITLOS GENIESSEN«

Thermen Bussloo, Bloemenksweg 38, NL-7383 RN VOORST
0031 55 368-2640 | info@thermenbussloo.nl | www.thermenbussloo.nl

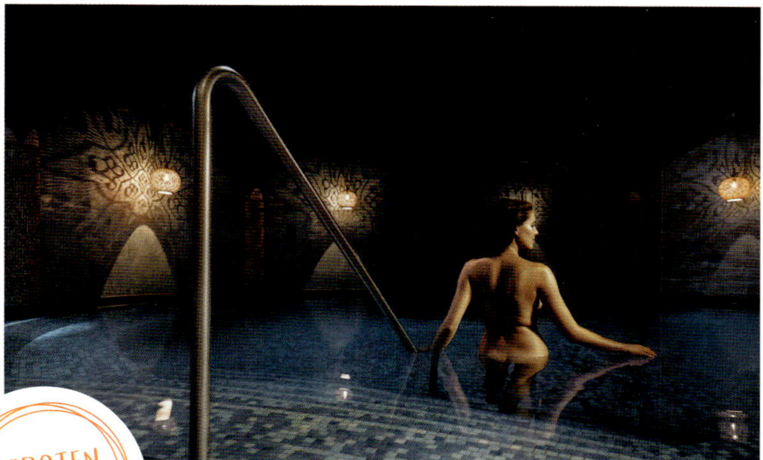

GEBOTEN WIRD:

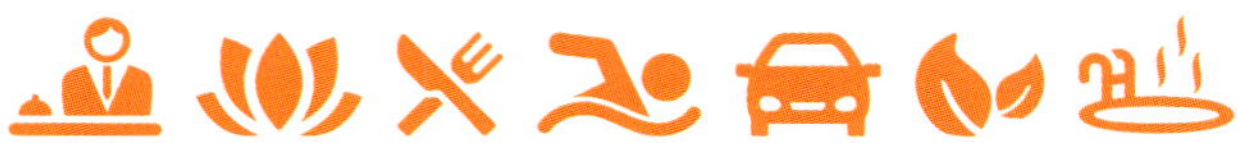

DAS RESÜMEE

Gehen Sie mit den »Thermen Bussloo« auf eine einzigartige Wellness-Reise durch Finnland, den Himalaya, Marokko und Tibet ...

DER EMPFANG

Am Empfang können Handtücher und Bademäntel ausgeliehen und Slipper gekauft werden.

DIE ÖFFNUNGSZEITEN

Die »Thermen Bussloo« sind werktags und Samstag von 9:00 – 23:30 Uhr geöffnet, Sonntag von 9:00 – 23:00 Uhr. Der Beauty-Bereich öffnet um 10:00 Uhr und schließt um 22:00 Uhr. Aktuelle Änderungen und Informationen über Öffnungszeiten und Events entnehmen Sie bitte der Internetseite. Jeden Dienstag ist Textilbadetag.

DIE PREISE

Der Tageseintritt in diesen Wellness-Tempel kostet 34,50 Euro (nur montags bis donnerstags). Der Tageseintritt am Wochenende kostet 37,50 Euro.

Wellness- und Erlebnis-Arrangements reservieren Sie bitte im Vorfeld auf der Internetseite. Dort können Sie sich auch über die aktuellen Preise informieren. An jedem Dienstag im Monat ist Textilbadetag.

DIE SAUNEN

DAS »HAMAM«

Die »Thermen Bussloo« besitzen den wohl schönsten »Hamam«-Bereich in den Niederlanden. Begeben Sie sich ganz in die Obhut eines der geschulten »Hamam«-Meister und lernen Sie im original orientalischen »Hamam« die Tradition dieser alten Badekultur kennen.
Es gibt zusätzlich auch ein »Hamam«-Bad mit pulsierenden Wasserstrahlen und Unterwassermusik!

Thermen Bussloo, Bloemenksweg 38, NL-7383 RN VOORST
0031 55 368-2640 | info@thermenbussloo.nl | www.thermenbussloo.nl

DIE AUFGUSS-SAUNA

In der trockenen Hitze der Aufguss-Sauna werden Aufgusserlebnisse »spürbar«. Das Aufguss-Team bietet sorgfältig zusammengestellte Standard- und Spezial-Aufgüsse für Sie an. Das Knistern des Holzfeuers und der flackernde Tanz der Flammen bannen die Sinne und verbreiten angenehme Ruhe – ein beruhigendes Sauna-Erlebnis.

DIE VIER-ELEMENTE-SAUNA

Nordsee – Urwald – Wüste – Vulkan – In der achteckigen »Kelo«-Sauna können Sie die vier Elemente selbst erfahren. Erleben Sie die elementare Natur der Nordsee, lassen Sie sich in den Urwald entführen oder spüren Sie den heißen Wüstenwind und erleben Sie, wenn der Vulkan ausbricht ...

DAS OSMANISCHE BADEHAUS

Das »Osmaans badhuis« besteht aus einem Kristall-Dampfbad, einem Peeling-Bereich mit Duschen sowie einem Kräuterbad. Das Dampfbad ist indirekt beleuchtet. Stimmungsvoll ist der Bergkristall, der mittig im Badehaus auf einer Säule ruht. Eine Dusche ermöglicht die Abkühlung zwischendurch. Nach dem Dampfbad stehen zwei Schalen mit verschiedenen Salzen zur Verfügung, Lavendel und Rosmarin. Entspannen Sie nach dem ausgiebigen Peeling im Kräuterbad mit Sternenhimmel. Der oval geformte Pool für 15 Personen ist orientalisch gestaltet. Durch gemalte Fenster blickt man auf Landschaften aus »1001 Nacht«.

DAS INFRAROT-»LACONIUM«

Die Holzkabine ist unterteilt. Jeweils rechts und links befinden sich fünf Strahler sowohl für den vorderen Körperbereich als auch für den Rücken. Die Strahlen dringen tief in den Körper ein, fördern die Durchblutung und entgiften so den Körper. Verspannungen lösen sich durch die Tiefenwärme. Zusätzlich gibt jetzt auch eine Infrarot-Sauna mit Liegebänken im Sauna-Garten.

DAS »CALDARIUM« 50 °C

Das Caldarium ist ein Dampfbad mit einer warmfeuchten Atmosphäre mit wunderbarem Eukalyptusduft. Es ist ein Raum mit erwärmten Bänken und prachtvollen Mosaikfliesen. Dort herrscht ein angenehmes Klima von 50 °C.

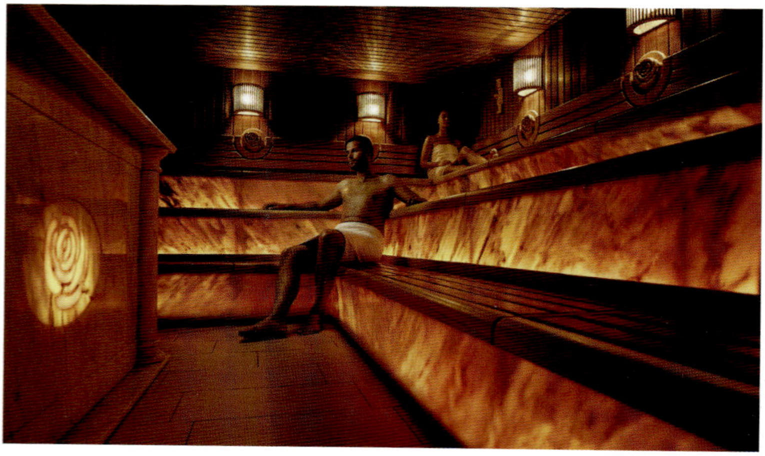

Thermen Bussloo »WELLNESS & HOTEL – ZEITLOS GENIESSEN«

Thermen Bussloo, Bloemenksweg 38, NL-7383 RN VOORST
0031 55 368-2640 | info@thermenbussloo.nl | www.thermenbussloo.nl

DIE FARBLICHT-SAUNA
65-70 °C

Mit Farblicht ausgestattet und über Eck gebaut ist die »Kleurentherapie-Sauna«. Der Ofen ist unsichtbar hinter den Bänken angebracht. Auf drei Ebenen können 30 Personen Platz nehmen und bei gemäßigten 65 bis 70 °C entspannen.

DIE FINNISCHE SAUNA
80 °C

Drei Ebenen, mit einer Liegefläche für vier bis sechs Personen auf der obersten Ebene und Platz für 35 Personen insgesamt, erwarten Sie in der »Finse Sauna«. Bei 80 °C finden regelmäßig automatisch Aufgüsse statt. Der Korb mit den Steinen ist an einem Rad befestigt. Regelmäßig dreht sich dieses Rad und der Korb mit den heißen Steinen schwenkt in ein Becken mit einem Kräutersud. Nach dieser Abkühlung schwingt der Korb zurück in das Hitzebecken.

DAS SALTARIUM

In diesem Ruheraum mit Seeklima erleben Sie die positive Wirkung der Salzluft! Dank der Kombination von ionisiertem Sauerstoff mit Salz aus dem Toten Meer herrscht in diesem Ruheraum ein Seeklima, das sich reinigend auf die Atemwege auswirkt und die Haut pflegt. Außerdem wird Stress abgebaut. Nach einem viertelstündigen Aufenthalt im Saltarium fühlen Sie sich so erfrischt wie nach einem langen Strandspaziergang.

DIE ROSEN-SAUNA
80 °C

30 Personen und 80 °C sind die Eckdaten dieser romantischen Sauna. Der Ofen ist umkachelt mit Rosenmotiven. Rechts und links daneben liegen Rosenquarze. In fensterartigen Nischen stehen Teelichter hinter schmiedeeisernen, verschnörkelten Gittern mit eisernen Rosen. Leise Entspannungsmusik und ein dezenter Rosenduft ergänzen das Erlebnis.

DAS »MEDITERANA«

Im mediterranen Stil gestaltet ist dieser Ruheraum mit acht Wasserbetten ausgestattet. Auch hier spielt die Farblicht-Therapie eine wichtige Rolle. Damit alle Saunagäste in den Genuss dieser exklusiven Ruhe kommen können, ertönt jede Stunde ein Gong, der den Bettenwechsel einläutet.

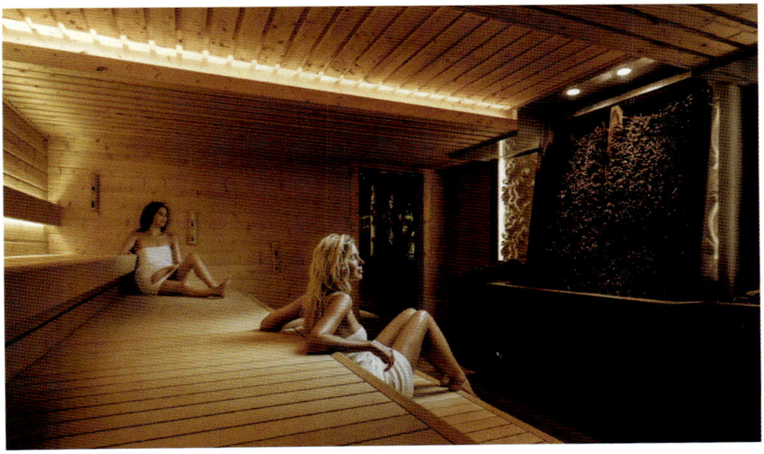

Thermen Bussloo, Bloemenksweg 38, NL-7383 RN VOORST
0031 55 368-2640 | info@thermenbussloo.nl | www.thermenbussloo.nl

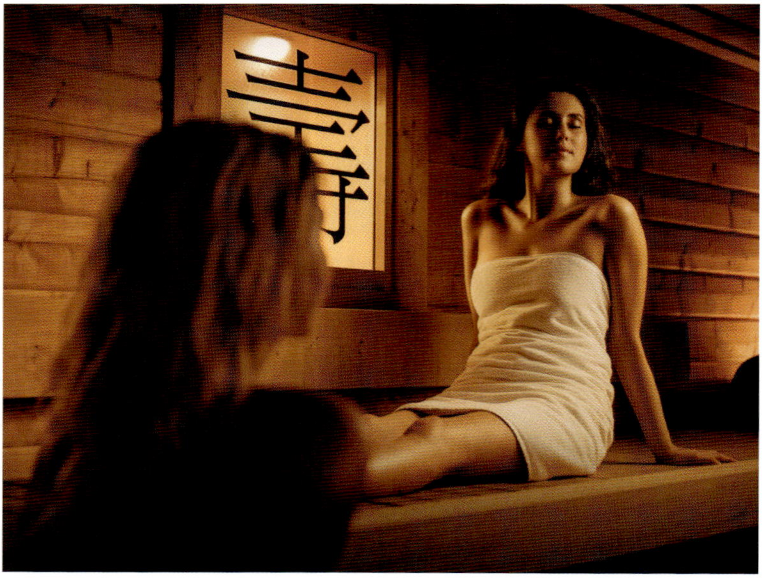

DIE HIMALAYA-SALZ-KRISTALLGROTTE 65 °C

Wände und Decke in der »Himalaya Zoutkristalgrot« sind mit durchscheinenden Salzkristallen verkleidet, hinter denen teilweise eine indirekte Beleuchtung angebracht ist. Sitzend können bis zu 20 Personen bei gemäßigten 65 °C gleichzeitig den Erlebnisraum »Himalaya Zoutkristalgrot« genießen. Mehrmals täglich findet »Kailash« statt, eine Klangschalen-Zeremonie.

DIE »KELO«-ERD-SAUNA

Aus Keloholz gebaut, fasst die »Kelo«-Erd-Sauna« 30 Personen auf drei Ebenen. Der Kamin an der Stirnseite ist gemauert. Zusätzlich sind rechts und links daneben noch offene Öfen mit Sauna-Steinen angebracht. Das Kaminfeuer verbreitet einen angenehmen Holzgeruch.

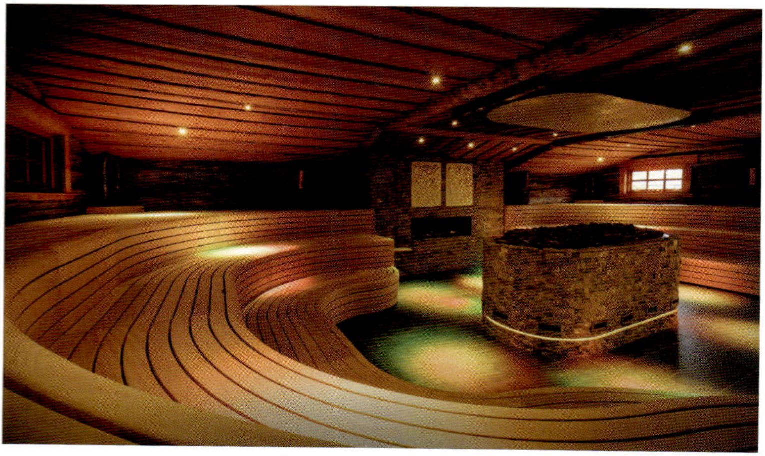

Thermen Bussloo »WELLNESS & HOTEL – ZEITLOS GENIESSEN«

Thermen Bussloo, Bloemenksweg 38, NL-7383 RN VOORST
0031 55 368-2640 | info@thermenbussloo.nl | www.thermenbussloo.nl

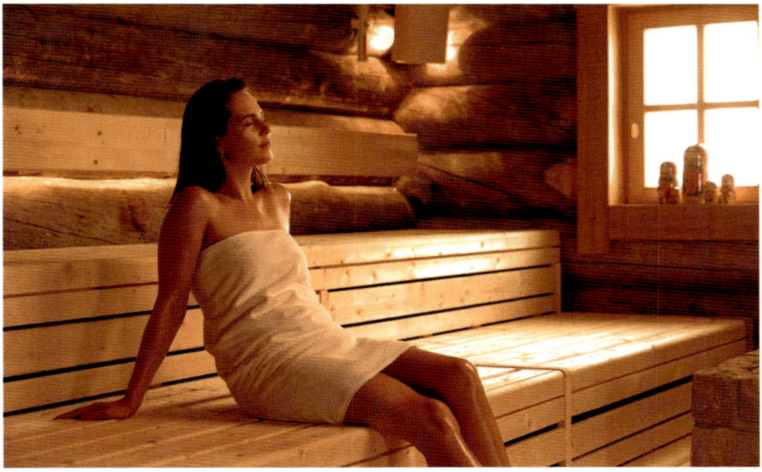

DIE »KELO«-PANORAMA-SAUNA 85 °C

Auf einer Plattform halb über dem »Meer van Bussloo« stehend macht die Panorama-Sauna ihrem Namen alle Ehre. Durch große Fenster kann man die Wasserfläche überblicken. Bis zu 35 Personen finden Platz in der 85 °C heißen Sauna.

RUSSISCHE BANJA-SAUNA

Treten Sie ein und erleben Sie den wohltuenden Duft von frischer Birke, den der Birkentee im Kupferkessel über dem Ofen verbreitet. Ganz nach russischer Tradition lernen Sie hier das Banja-Ritual kennen, bei dem der beruhigende Duft von Birkentee in der Kabine verteilt wird. Ein paar Mal am Tag führen Saunameister das original russische Banja-Ritual für Sie durch.

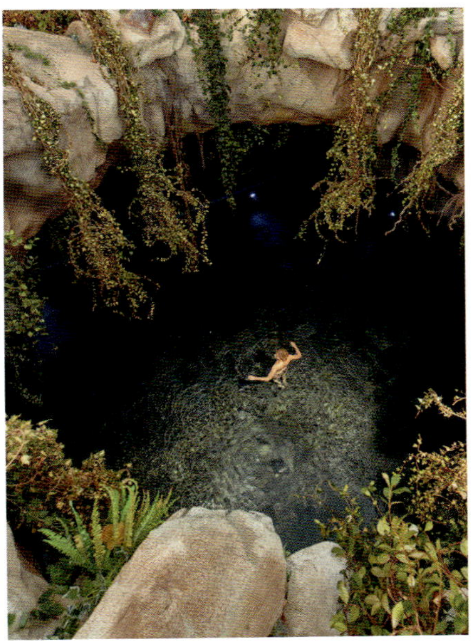

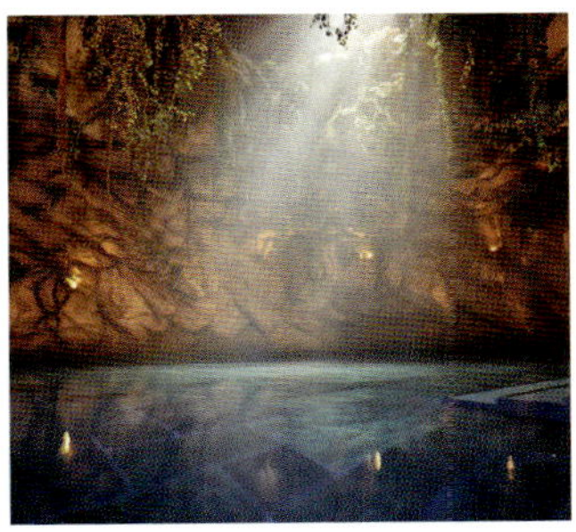

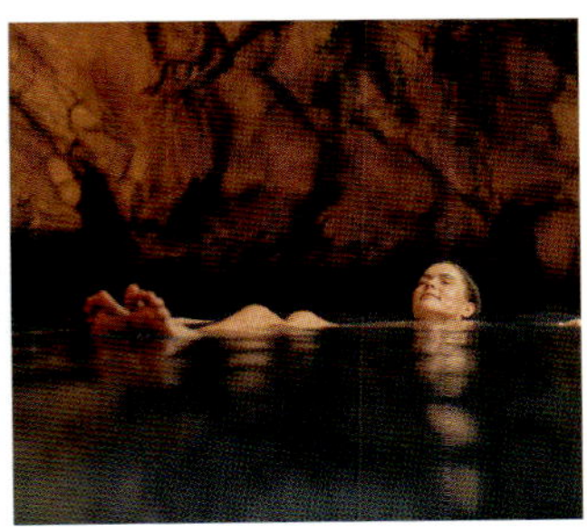

Thermen Bussloo, Bloemenksweg 38, NL-7383 RN VOORST
0031 55 368-2640 | info@thermenbussloo.nl | www.thermenbussloo.nl

DAS ABKÜHLEN

CRUSHED ICE

Im Innenbereich steht ein eigener Kaltbereich zur Verfügung mit Schwalldusche, Kübeldusche sowie Regen- und Nebeldusche. Direkt in der Nebeldusche befindet sich auch der Crushed-Ice-Brunnen.

Zusätzlich gibt es im Außengelände einen Kaltbereich hinter der achteckigen Sauna mit Kübel- und Schwallduschen sowie einzelne Duschen am Schwimmbecken und an der Panorama-Sauna. Zwei Tauchbecken runden das Angebot ab, beide befinden sich im Außenbereich. Eines vor der achteckigen Sauna, ein zweites neben der Panorama-Sauna. Das Besondere hier ist, dass das Becken in den See eingelassen ist. Neben der Aufguss-Sauna gibt es eine Nebelstraße.

DAS KNEIPPEN

Kreisförmig angeordnete Fußbecken finden Sie innen in einem Rondel-Pavillon, in dessen Mitte der Kneippgang ist. Zusätzlich gibt es hier eine Erlebnis-Dusche. Neben dem Hamambad finden Sie ein warmes und kaltes Tauchbecken.

DIE WHIRLPOOLS

Zwei Whirlpools befinden sich auf einem Plateau im Sauna-Garten. Von dort kann man den Schwimmbereich überblicken. Die Pools sind für je acht Personen ausgelegt.

DAS SCHWIMMBECKEN

Das ca. 176 qm große Schwimmbecken ist von innen und außen zugänglich und mit Massagedüsen und einer Schwallbrause außen versehen.

DIE AUSSENANLAGE

Der Garten grenzt an einen großen See, und verfügt über einen eigenen Strandbereich. Durch eine Pagode betritt man diesen Zen-Garten. Zwei verbundene runde Teiche bilden den Mittelpunkt des Gartens, gespeist von mehreren kleinen Wasserfällen.

KELODROME

Im Garten befindet sich ein großer, stillvoller Pavillon, der ebenso wie viele der Freisaunen aus original finnischem Keloholz besteht. Auf der einen Seite des Pavillons finden Sie eine Italienische Brasserie, in der Ihnen unter anderem köstliche Gerichte aus der italienischen Küche serviert werden. Auf der anderen Seite das Dromedarium, ein wunderschöner Ruheraum mit beheizten Liegebänken, aus dem sich eine prächtige Aussicht auf den reizvollen Garten bietet.

RÜHEMÖGLICHKEITEN

Der Ruheraum »Mediterana« wurde bereits beschrieben. Zusätzlich kann man sich bei schönem Wetter auf zahlreichen Liegen im Garten sonnen. Oder Sie genießen einen Snack oder ein Getränk auf der sonnigen Terrasse. Bei schlechterem Wetter nehmen Sie Platz auf den bequemen Couchen in der Lounge. Wärmen Sie Ihre Füße am offenen achteckigen Kamin oder lassen Sie Ihre Seele vor dem Feuer im Glaskamin der Mittelwand baumeln. Zusätzlich stehen Ihnen der Barbereich und das Restaurant zur Verfügung.

Thermen Bussloo »WELLNESS & HOTEL – ZEITLOS GENIESSEN«

Thermen Bussloo, Bloemenksweg 38, NL-7383 RN VOORST
0031 55 368-2640 | info@thermenbussloo.nl | www.thermenbussloo.nl

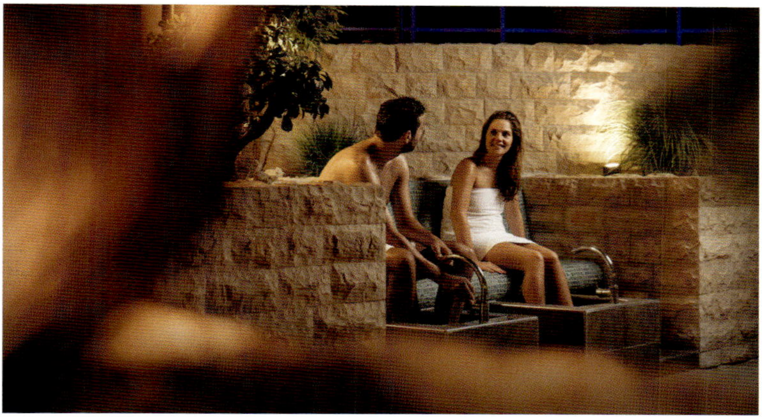

BEAUTYBEREICH

Die Thermen Bussloo verfügen über ein exklusives Beautyzentrum, das vollständig vom Saunabereich getrennt ist. Hier bietet sich eine reichhaltige Auswahl an Behandlungen, darunter Gesichtsbehandlungen, verschiedene (einzigartige) Massagen, Pediküre und Maniküre. Das Team von Schönheitsexperten und Masseuren steht Ihnen sieben Tage die Woche von 10:00 bis 22:00 Uhr zur Verfügung, um Ihnen zeitlose Pflege und Entspannung zu bieten.

GASTRONOMIE

In dem prächtigen Restaurant »N-Joy« gibt es eine hervorragende Küche, die mittags eine Salat-Auswahl, Suppen und leichte Gerichte bietet. Abends verwandelt es sich in ein TOP à-la carte Restaurant mit wechselnder Karte und außergewöhnlich guter Küche. Zusätzlich gibt es die Brasserie »Kelodrome«, deren italienische Küche eine große Auswahl bietet. Im »Kelodrome« finden Sie auch einen Ruheraum mit warmen Bänken.

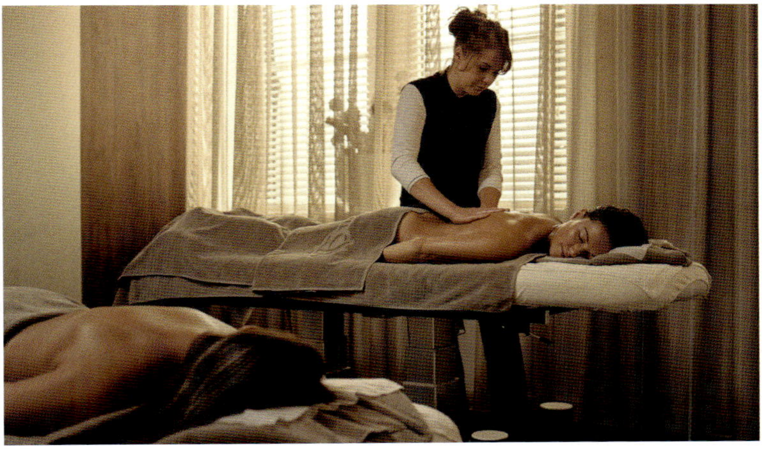

Thermen Bussloo »WELLNESS & HOTEL – ZEITLOS GENIESSEN«

Thermen Bussloo, Bloemenksweg 38, NL-7383 RN VOORST
0031 55 368-2640 | info@thermenbussloo.nl | www.thermenbussloo.nl

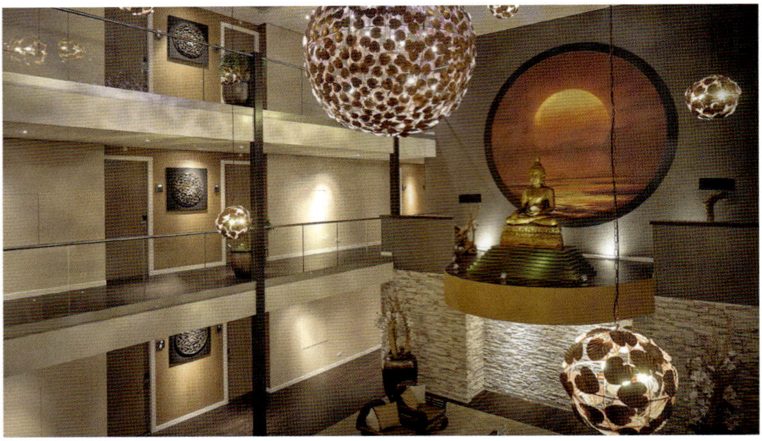

ZAHLUNGSVERKEHR

Sie bezahlen sämtliche Leistungen innerhalb der Anlage bargeldlos. Es wird auf den Namen des Gastes in der Anlage gebucht und man zahlt die gebuchten Leistungen am Ende an der Kasse auf seinen Nachnamen.

PARKMÖGLICHKEITEN

Es gibt einen abgeschlossenen, mit Kamera bewachten, großen Parkplatz mit ausreichend Parkmöglichkeiten direkt vor dem Wellness-Tempel, auf dem jeder seinen Platz finden sollte. Den Parkchip zur Ausfahrt erhalten Sie an der Kasse.

HOTEL THERMEN BUSSLOO

Für die totale Entspannung und ein komplettes Wellness-Erlebnis übernachten Sie im Hotel Thermen Bussloo. Das Hotel verfügt über 64 Zimmer und 8 Suiten, mehrere davon mit Ausblick auf den Bussloo-See. Die Zimmer haben eine Durchschnittsgröße von 34 qm, die Suiten von 54 qm. Sowohl die Zimmer als auch die Suiten sind luxuriös und komfortabel eingerichtet, mit einer fernöstlichen und mondänen Ausstrahlung.

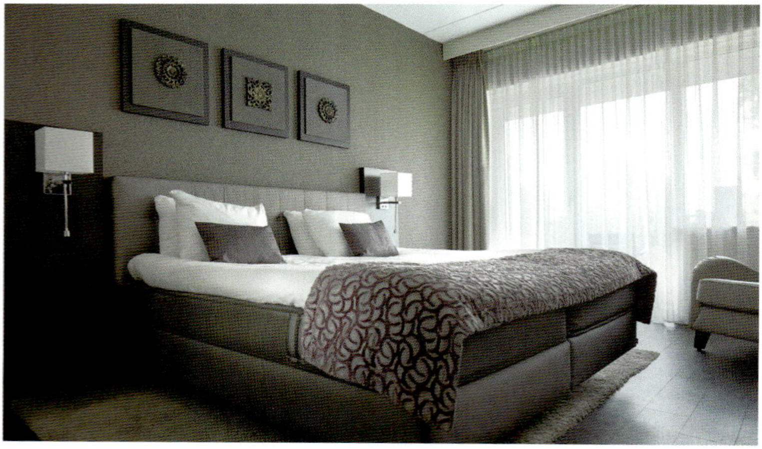

264
WALLENHORST
GUTSCHEINHEFT S. 19

FFS Fitness- und Saunacenter »FITNESS, REHA, WELLNESS«

Marie-Curie-Str. 5, 49134 Wallenhorst
05407 59 511 | www.ffs-wallenhorst.de

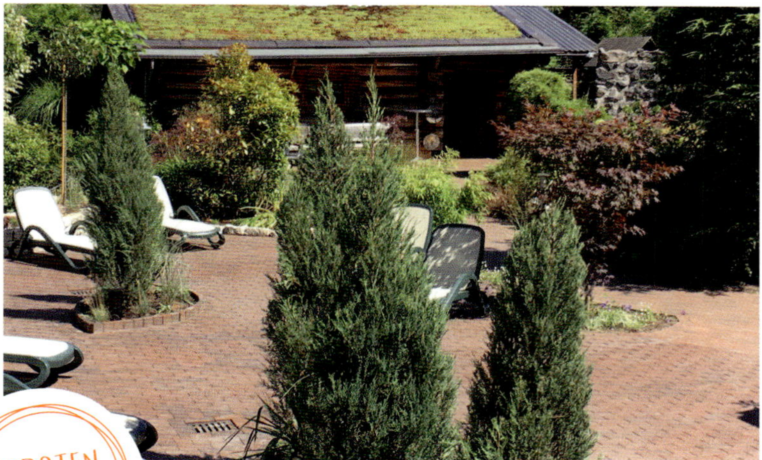

GEBOTEN WIRD:

DAS RESÜMEE

Rund zehn Kilometer von Osnabrück entfernt liegt das FFS Fitness- und Saunacenter im Gewerbegebiet von Wallenhorst. In der Freizeitanlage haben die Kunden die Möglichkeit, ein breites Fitness- und Rehasportangebot wahrzunehmen sowie die großzügige Saunalandschaft auf 1.500 qm zu besuchen.

Der Wellnessbereich umfasst dabei insgesamt fünf verschiedene Saunen. Dazu zählt das milde Warmluftbad (55 °C), das Dampfbad (47 °C) und die Eucalyptus-Sauna (75 °C). Das Angebot im Innenbereich wird abgerundet durch ein Fußwärmebecken, einen Kaltduschbereich samt Tauchbecken sowie ein Solarium.

Im Außenbereich befindet sich der weitläufig gestaltete Garten, in dem sich zwei weitere Saunen befinden. Beide wurden aus wuchtigen finnischen Kieferstämmen erbaut. Die Erdsauna ist holzgefeuert und befindet sich rund 1,5 Meter tief in der Erde. In der großen Aufgusssauna finden abends zudem stündlich Aufgüsse statt. Abgerundet wird das Wellnessangebot durch Massagen sowie ein Bistro mit frischer Küche.

DER EMPFANG

Am Check-In erhalten Tagesgäste ihren Transponder. Mit dem Transponder wird der Spind verschlossen. Außerdem lassen sich auf das Armband Getränke und Speisen buchen und bestellen, die dann beim Verlassen der Saunaanlage bezahlt werden.

DIE ÖFFNUNGSZEITEN

Täglich 10:00–22:30 Uhr | Samstag und Sonntag 10:30–18:00 Uhr | »Lange Saunanächte« als besondere Events werden rechtzeitig im Vorfeld auf der Homepage www.ffs-wallenhorst.de/aktuelles bekanntgegeben.

FFS Fitness- und Saunacenter »FITNESS, REHA, WELLNESS«

Marie-Curie-Str. 5, 49134 Wallenhorst
05407 59 511 | www.ffs-wallenhorst.de

DIE PREISE

Tageskarte Sauna Normaltarif 13,90 Euro | Tageskarte Sauna mit zeitlicher Begrenzung (gültig Montag bis Freitag 10:00–18:00 Uhr) 11,90 Euro | Bei häufigerer Nutzung empfiehlt sich eine Zehnerkarte.

UMKLEIDEN | DUSCHEN

Es gibt zwei getrennte Umkleideräume mit je 100 großen Schränken. Angeschlossen an die Umkleiden befinden sich ebenfalls die getrennten Duschen und der Zugang zu der Saunalandschaft.

DIE SAUNEN

DIE POLARSAUNA
85 °C

Die finnische Aufgusssauna befindet sich im Außenbereich der Anlage. Das Herzstück dieser Sauna ist ein zentraler und gemauerter Ofen, der für Temperaturen um die 85 °C sorgt. Die Sauna bietet Platz für bis zu 40 Personen. Abends finden stündliche Aufgüsse statt.

DIE ERDSAUNA
85 °C

Die holzgefeuerte Erdsauna befindet sich ebenfalls im Außenbereich. Das Blockhaus mit Kamin befindet sich rund 1,5 m tief in der Erde. Das Klima ist trocken bei Temperaturen um die 85 °C.

DIE EUCALYPTUS-SAUNA
75 °C

Die Eucalyptus-Sauna befindet sich im Innenbereich der Anlage. Hier herrscht eine konstante Duftnote nach Eucalyptus. Geschwitzt wird bei Temperaturen um die 75 °C.

DAS WARMLUFTBAD
55 °C

Im Innenbereich befindet sich das Warmluftbad mit Farblicht und hoher Luftfeuchtigkeit bei milden 55 °C.

DAS DAMPFBAD
47 °C

Darüber hinaus befindet sich im Innenbereich ein Dampfbad. Bei 47 °C und 100% Luftfeuchtigkeit wird die Erholung gefördert.

DAS ABKÜHLEN

Im gesamten Wellnessbereich stehen sowohl im Innen- als auch im Außenbereich Kaltwassererlebnisduschen bereit. Darüber hinaus gibt es ein Tauchbecken, das den Kreislauf nach einem Saunagang anregt.

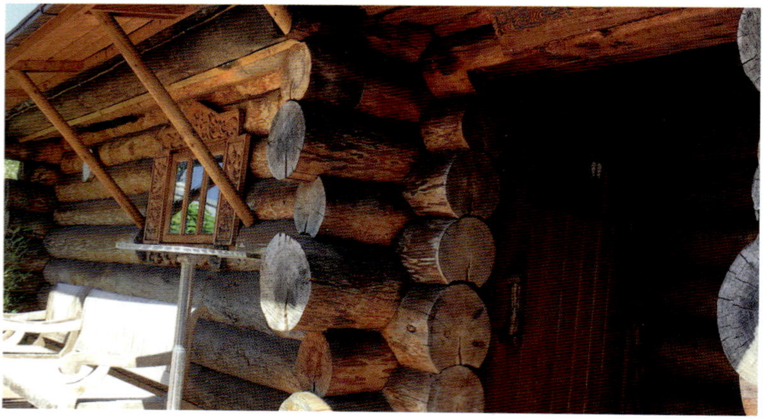

FFS Fitness- und Saunacenter »FITNESS, REHA, WELLNESS«

Marie-Curie-Str. 5, 49134 Wallenhorst
05407 59 511 | www.ffs-wallenhorst.de

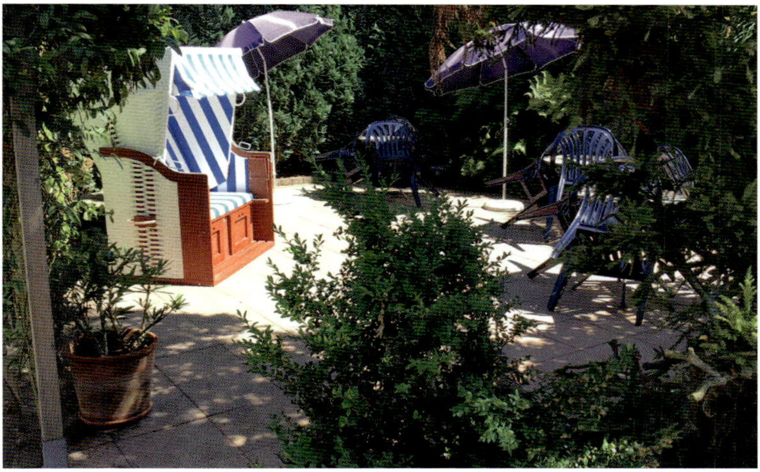

FUSSBAD

Im Innenbereich steht ein Fußwärmebecken zur Verfügung.

DER AUSSENBEREICH

Die Außenanlage macht einen großen Teil der Wellnesslandschaft aus. Zwischen einem schön angelegten Garten mit Teich befinden sich zahlreiche Liegen, die zum Relaxen einladen. Hier befinden sich ebenfalls die zwei finnischen Saunablockhäuser sowie ein separates Ruhehaus.

RUHEMÖGLICHKEITEN

Das Ruhehaus bietet eine Vielzahl an Liegen und ist ein Ort der Stille & Entspannung.

MASSAGEN

Für eine umfassende Erholung bietet die Sauna Dienstag bis Freitag in der Zeit von 18:30–21:30 Uhr Massagetermine an.

ZUSATZANGEBOTE

Ein modernes Fitnessstudio im Haus bietet ein breites Trainingsprogramm von Kraft- über Ausdauertraining. Daneben gibt es noch ein vielfältiges Kursangebot wie etwa Indoor Cycling, Pilates, Lift, Faszientraining, Yoga und vieles mehr.

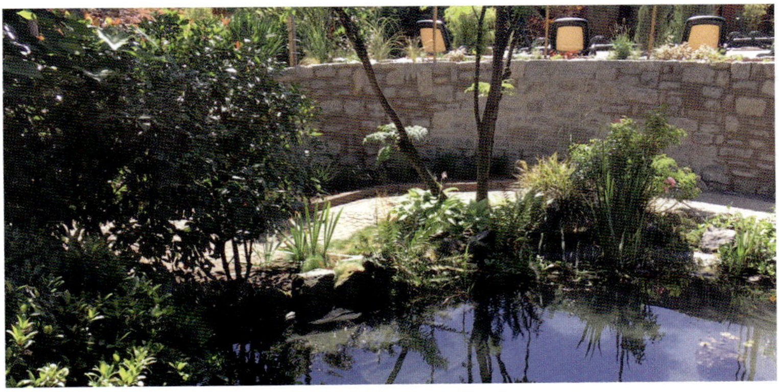

FFS Fitness- und Saunacenter »FITNESS, REHA, WELLNESS«

Marie-Curie-Str. 5, 49134 Wallenhorst
05407 59 511 | www.ffs-wallenhorst.de

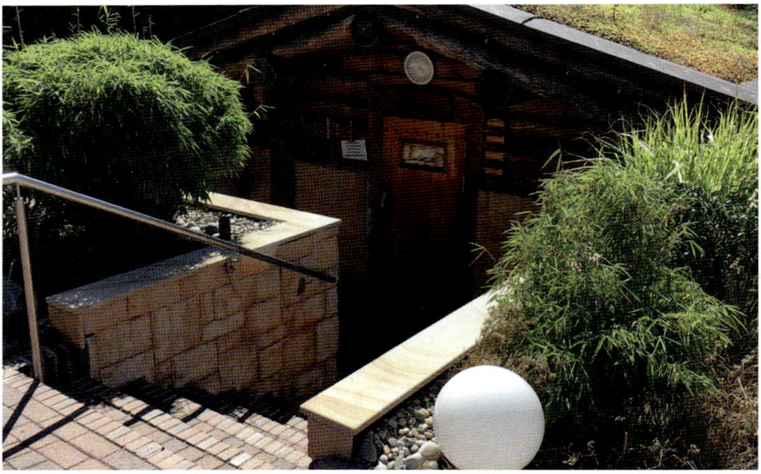

EVENTS

»Lange Saunanächte« und besondere Termine werden rechtzeitig unter: www.ffs-wallenhorst.de/aktuelles bekanntgegeben.

GASTRONOMIE

Das Wellnessangebot wird mit einem Bistro optimal ergänzt. Hier werden unter der Woche ab 17:00 Uhr frisch zubereitete Speisen angeboten. Darüber hinaus wird eine breite Palette an Erfrischungsgetränken, Bier, Wein und Kaffeespezialtitäten angeboten.

ZAHLUNGSVERKEHR

Der Eintritt wird im Vorfeld am Check-In entrichtet. Der gesamte Verzehr wird auf den Schlüssel gebucht und beim Verlassen der Anlage bezahlt. Somit ist kein Bargeld in der Sauna erforderlich. Es kann beim Verlassen der Anlage sowohl mit Bargeld als auch mit der EC-Karte gezaht werden.

PARKMÖGLICHKEITEN

Es stehen ausreichend Parkmöglichkeiten direkt vor dem Gebäude zur Verfügung.

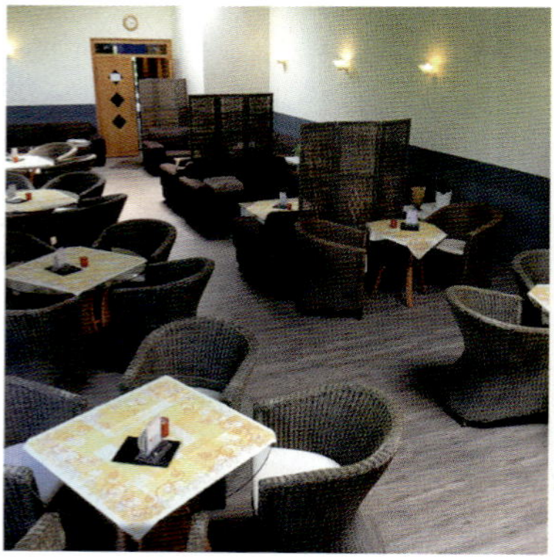

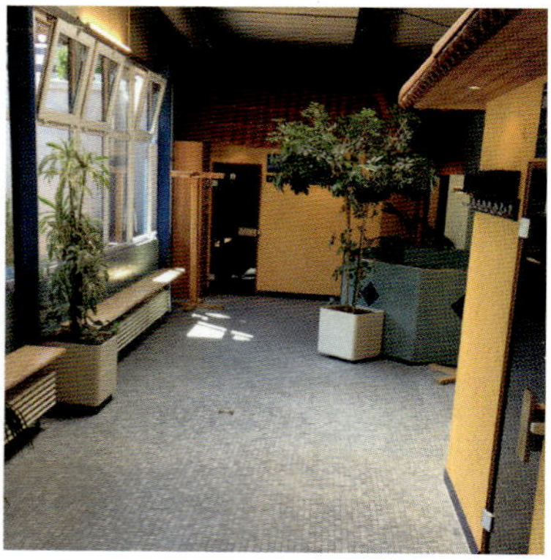

SaunaSelection

HeubergSauna »HIER FÜHL ICH MICH GUT«

Gantesweilerstraße 6, 46483 Wesel
0281 97209100 | www.baeder-wesel.de

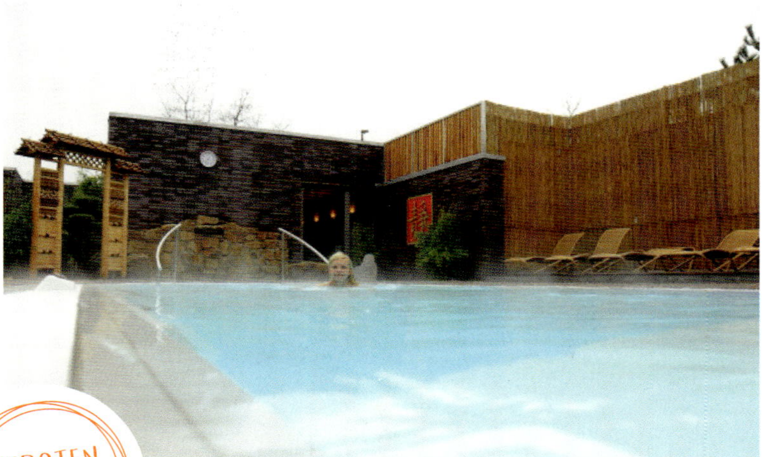

GEBOTEN WIRD:

DAS RESÜMEE

Schwimmen und Springen sind im »HeubergBad« ein toller Spaß für Groß und Klein. Das 28 °C warme, 15x25 m große Mehrzweckbecken ermöglicht ein sportliches Bahnen ziehen ebenso wie einen Sprung vom 1-m-Brett oder 3-m-Turm sowie eine Massage mit Unterwasserdüsen. Im Planschbecken können sich die kleinen Badegäste bei 32 °C angenehm tummeln. Die sensationelle Wasserrutsche – einfach ein tolles Erlebnis auf über 50 m Länge. Im »HeubergBad« dürfen Sie sich außerdem auf ein breit gefächertes Kursangebot freuen.

DER SAUNABEREICH

Seit 2007 zeigt sich die Sauna-Landschaft in neu gestaltetem Gewand. Auf schöne Art und Weise wird ein zeitgenössischer asiatischer Stil mit moderner Sauna-Technik vereint. Drei attraktive Sauna-Kabinen liegen im Innenbereich beieinander. Im Sauna-Garten finden Sie zwei weitere Saunen, die jeweils in einem Blockbohlenhaus untergebracht sind. Ein Gong kündigt die stündlichen Aufgüsse in der echt finnischen Event-Sauna an.

DIE GRÖSSE

Die Sauna-Landschaft erstreckt sich im Inneren über rund 450 qm; der Sauna-Garten über etwa 500 qm.

DER EMPFANG

Am Empfang können Sie Bademäntel und Handtücher ausleihen. Bade-Utensilien sind käuflich erwerbbar.

DIE ÖFFNUNGSZEITEN

Montag (Damensauna) 11:00 - 22:00 Uhr (ohne Badebetrieb) | Dienstag bis Freitag 10:00 - 22:00 Uhr (12:00 - 15:00 Uhr ohne Badebetrieb, Di. & Do. ab 20:00 Uhr ohne Badebetrieb) | Samstag 10:00 - 22:00 Uhr (ab 17:30 Uhr ohne Badebetrieb) | Sonnntag 10:00 - 19:00 Uhr (ab 17:30 Uhr ohne Badebetrieb).

HeubergSauna »HIER FÜHL ICH MICH GUT«

Gantesweilerstraße 6, 46483 Wesel
0281 97209100 | www.baeder-wesel.de

DIE PREISE

Erwachsene: Tageskarte 18,00 Euro | Damen-Sauna-Tageskarte 15,80 Euro | Good-Morning-Karte (nur gültig von 10:00 - 14:00 Uhr, außer Sa/So/Feiertag) 14,40 Euro.

UMKLEIDEN | DUSCHEN

Männer und Frauen kleiden sich in separaten Sammelkabinen sowie in einer Gemeinschaftskabine um. Geduscht wird geschlechtlich getrennt.

DIE SAUNEN

INNENBEREICH:

DIE »RUUSU®«-SAUNA 80 °C

Diese Sauna-Kabine steht ganz im Namen der Rose: liebevolle Rosenschnitzereien in den Sauna-Leuchten und Rückenlehnen sowie angenehmer Rosenduft. Außerdem, als besonderer Blickfang, der mit dem Naturstein »Rosa Porrinho« ummantelte, mittig platzierte Sauna-Ofen, der effektvoll beleuchtet und mit 85 kg Rosenquarz-Steinen versehen ist. Rund 15 Personen werden bei 80 °C vom Rosenflair verzaubert.

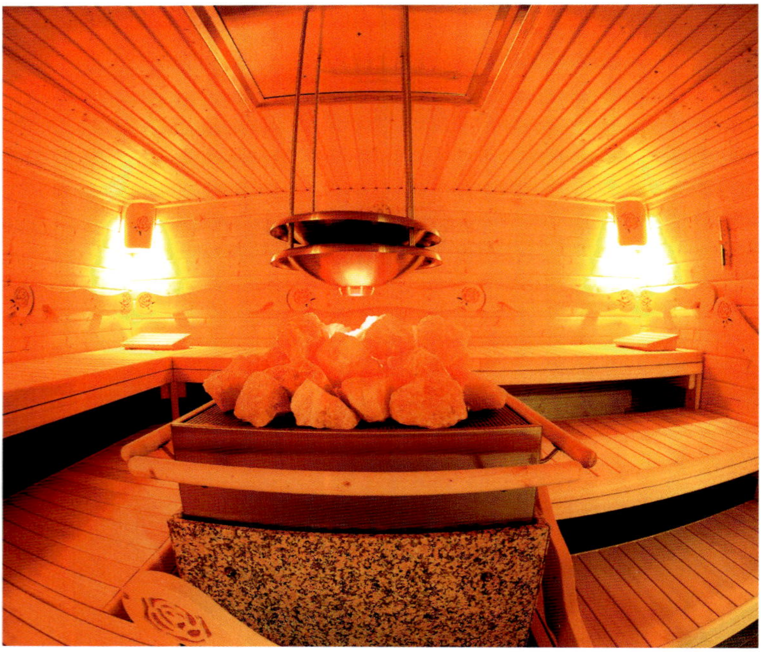

DIE »VALO®«-SAUNA 70 °C

Durch einen farbwechselnden Sternenhimmel fallen farbenfreudige Lichtimpressionen auf die attraktiv verspielte Holzverkleidung. Dezente Entspannungsmusik untermalt den Aufenthalt für gut 15 Personen bei 70 °C und 40 % Luftfeuchte. Auf dem mit schwarzem Granit »Nero Impala« ummantelten, zentralen Sauna-Ofen liegt eine große Granitkugel. Hier entspringt mit ätherischen Ölen angereichertes Wasser.

DAS DAMPFBAD 45 °C

Aromatisierte Nebelschwaden kommen den zehn Personen, die im Dampfbad Platz finden, beim Betreten der Kabine entgegen. Hier herrschen Temperaturen um die 45 °C. Vor dem Bad stehen verschiedene Salze und Eis zum Einreiben bereit.

HeubergSauna »HIER FÜHL ICH MICH GUT«

Gantesweilerstraße 6, 46483 Wesel
0281 97209100 | www.baeder-wesel.de

AUSSENEBEREICH: DIE FINNISCHE SAUNA 90 °C

Die echt finnische Aufguss-Sauna ist in einem Blockhaus mit begrüntem Dach untergebracht. Dank der großen Fensterfront haben Sie einen herrlichen Ausblick in den Sauna-Garten. Bis zu 40 Personen können bei 90 °C den stündlichen Aufgüssen mit wechselnden Aromen beiwohnen. Der Sauna-Meister umfächert die Schwitzhungrigen dabei mit einem Palmwedel. Außerdem werden Obst, Eis oder erfrischende Kleinigkeiten gereicht.

DIE KAMIN-SAUNA 90 °C

Rustikaleres Saunaflair erwartet Sie in der exklusiven Kamin-Sauna bei 90 °C. Das prasselnde Feuer des gemauerten Kamins trägt zum streichelsanften Klima der Außen-Sauna bei. 10 bis 15 Personen können hier angenehm entspannen.

DAS ABKÜHLEN

Im Innen- wie im Außenbereich sorgen Regendruckbrausen, Kneippschläuche, Kübel- und Schwallduschen für eine ordentliche Abkühlung. Außerdem erwartet Sie das außen liegende Tauchbecken. Vier Fußwärmebecken an beheizter Sitzbank im Inneren erquicken Ihre Füße.

DIE AUSSENANLAGE

Der Sauna-Garten erstreckt sich über zwei schön gestaltete Areale. Ein Teil des Gartens gehört zur Außen-Gastronomie der Anlage. Sie sitzen hier in einer Steinlandschaft mit asiatischer Baum- und Grünkultur. Durch eine Tür gelangen Sie in den wunderbaren Innenbereich der Saunalandschaft mit asiatisch anmutenden Standlampen, Buddhafiguren und einem großen chinesischen Schriftzeichen, das Glück verheißt. Hier plätschert ruhig ein Wasserfall in eine gestaltete Steinlandschaft. Gemütliche Liegen umrunden das Schwimmbecken. Das 20 qm große Außenbecken ist auf etwa 28 °C erwärmt und mit Massagesprudlern und Unterwasser-Lichtspiel versehen.

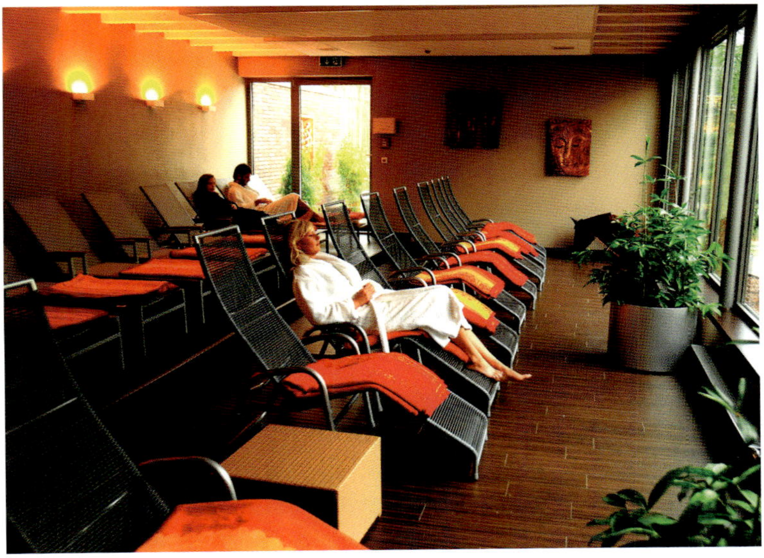

HeubergSauna »HIER FÜHL ICH MICH GUT«

Gantesweilerstraße 6, 46483 Wesel
0281 97209100 | www.baeder-wesel.de

RUHEMÖGLICHKEITEN

Der Ruheraum gewährt einen großzügigen Ausblick in den Sauna-Garten, während Sie auf bequemen Liegestühlen mit Decken oder auf zwei Wasserbetten zur Ruhe kommen können. Der davor liegende offene Ruhe- und Lesebereich mit Liegen, Liegestühlen und Sitzbänken bietet weitere Erholung.

MASSAGEN | SOLARIEN

Ayurveda-Behandlungen, Wellnessmassagen, Hot Stone, energetische Massagen und Loumi Loumi gehören zum Programm des qualifizierten Massagebereiches.

EVENTS

Regelmäßig werden besondere Veranstaltungen mit unterschiedlichen Themen und teilweise verlängerten Öffnungszeiten angeboten.

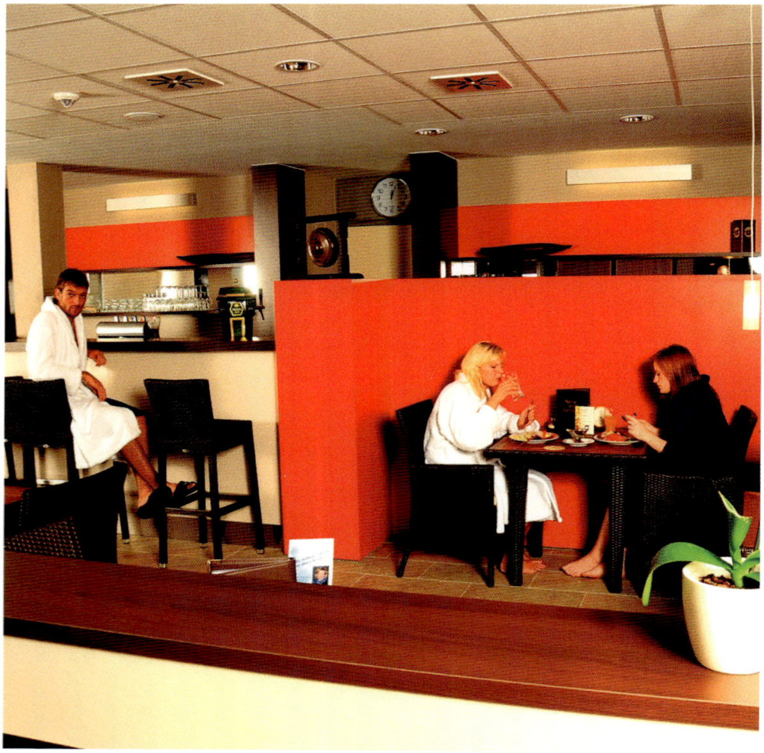

GASTRONOMIE

Der stilvolle, zentrale Gastronomiebereich bietet innen wie außen bequeme Sitzmöglichkeiten. Kleinigkeiten, Salate und Fleischgerichte können Sie hier verzehren.

ZAHLUNGSVERKEHR

Der Eintritt wird sofort fällig. Verzehrte Speisen und Getränke werden im Nachhinein beglichen.

PARKMÖGLICHKEITEN

Direkt an der Anlage parken Sie gegen Entgelt. Dieses wird Ihnen in voller Höhe an der Kasse erstattet. Bitte denken Sie an Münzgeld für den Parkautomaten.

272 **Wellness Center de Bronsbergen** »DAS NATURERLEBNIS«

ZUTPHEN
Bronsbergen 27, NL-7207 AD Zutphen

GUTSCHEINHEFT S. 19
0031-575-820250 | www.debronsbergen.nl

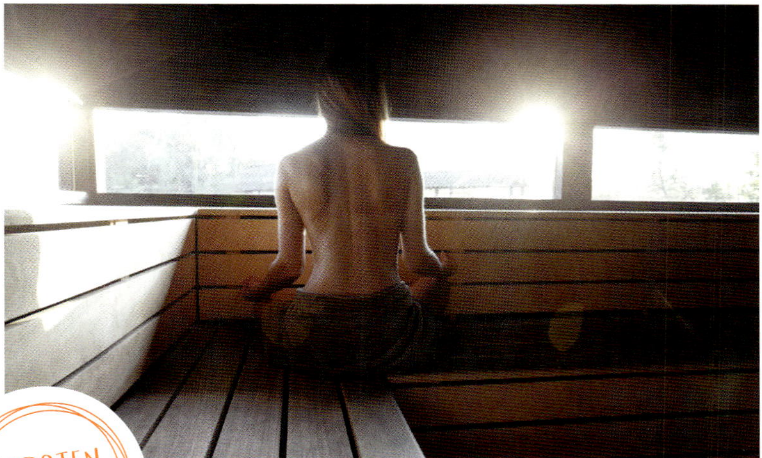

GEBOTEN WIRD:

DAS RESÜMEE
Der Innenbereich des Wellness Center „de Bronsbergen" bietet Ihnen eine Sauna Landschaft und einen Wellness Bereich. Lassen Sie sich auf 2.500 qm von Kopf bis Fuß verwöhnen. Von der Sauna aus erreichen Sie die Innen - Saunen, die Reinigungsräume sowie den Ruheraum und das Restaurant. Der Garten ist wie der Rest der Anlage mit viel Detail gestaltet worden und setzt das Thema „Ruhe" in jedem Bereich auf gekonnter Weise um.

DER EMPFANG
Am Empfang können Handtücher, Bademäntel und Badeschlappen ausgeliehen werden. Je nach Vereinbarung gehören die Badeschlappen bereits zum Paket. Außerdem erhalten Sie verschiedene Arten von Kosmetik Produkten, die unter anderem auch in Beauty-Bereich direkte Anwendungen findet.

DIE ÖFFNUNGSZEITEN
Montag – Samstag 10:00 – 23:00 | Sonntag & Feiertage 10:00 – 22:00 | Grundsätzlich ist auch an Feiertagen geöffnet. Bitte beauchten Sie die aktuellen Änderungen auf der Webseite.

DIE PREISE
Der Tageseintritt in die Sauna Landschaft kostet 27,50 Euro | Sehr empfehlenswert sind beispielsweise die Tagesangebote aus dem Beauty-Bereich. | Diese können Sie Telefonisch unter 0031-575-820250 oder per E-Mail an: info@debronsbergen.nl reserviert werden. | Bitte schauen Sie auch auf der Webseite, dort finden Sie Aktuelle Angebote.

UMKLEIDEN | DUSCHEN
Der gemischte Umkleidebereich ist mit Schränken ausgestattet die sich mit einem Chip Öffnen und Schließen lassen. Hinter dem Umkleidebereich finden Sie den

Wellness Center de Bronsbergen »DAS NATURERLEBNIS«

Bronsbergen 27, NL-7207 AD Zutphen
0031-575-820250 | www.debronsbergen.nl

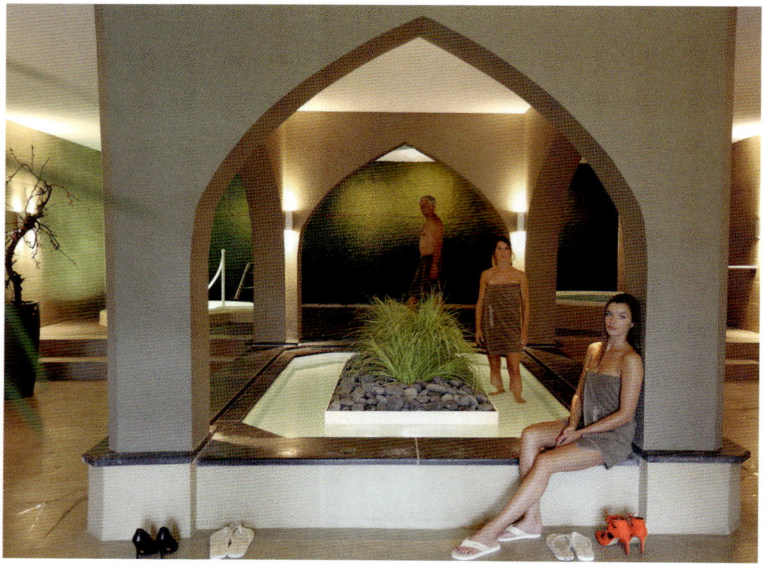

Reinigungsbereich. Dort steht für Sie Seife und zwei Peelingsalze zur Verfügung. Nach dem Abduschen des Peelings haben Sie die Möglichkeit im Whirlpool zu entspannen.

DIE SAUNEN

DIE INFRAROT SAUNA

Direkt neben dem Reinigungsraum befindet sich die Infrarot-Sauna. Hier sitzt man auf Holzschemeln, während die Infrarotwärme den Körper von vorne und hinten durchdringt. Die Strahler lassen sich einzeln anschalten. Insgesamt finden 11 Personen Platz in der Sauna.

FINNISCHES SAUNA
80-100 °C

Der Saunaraum wird mit einem Saunaofen auf eine Temperatur zwischen 80 °C und 100 °C, erhitzt. Die Finnische Sauna fördert die Reinigung des Körpers und wirkt sich positiv auf das Nervensystem aus. Auch das Hautbild und das Immunsystem wird durch die Finnische Sauna verbessert.

KELO SAUNA

In dieser Sauna genießen Sie den Blick in den Garten. Beheizt wird die Sauna durch einen Ofen, auf dem Ofen liegende Steine speichern die Wärme. Auf zwei Ebenen Schwitzen hier bis zu 18 Personen.

BIO SAUNA
55 °C

Die Bio-Sauna ist die schonende Version der finnischen Sauna. Die Raumtemperatur beträgt nur etwa 55 °C Schwitzen und abkühlen wird im Wechsel vollzogen. Einen angenehmen Geruch sorgt für zusätzliche Entspannung. Diese Art der Sauna ist gesundheitsfördernd und hautpflegend.

SALZSTEIN SAUNA
70 °C

In dieser 70 °C heißen Sauna genießen Sie die wertvolle Aromen und Mineralien aus dem Salz.

Wellness Center de Bronsbergen »DAS NATURERLEBNIS«

Bronsbergen 27, NL-7207 AD Zutphen
0031-575-820250 | www.debronsbergen.nl

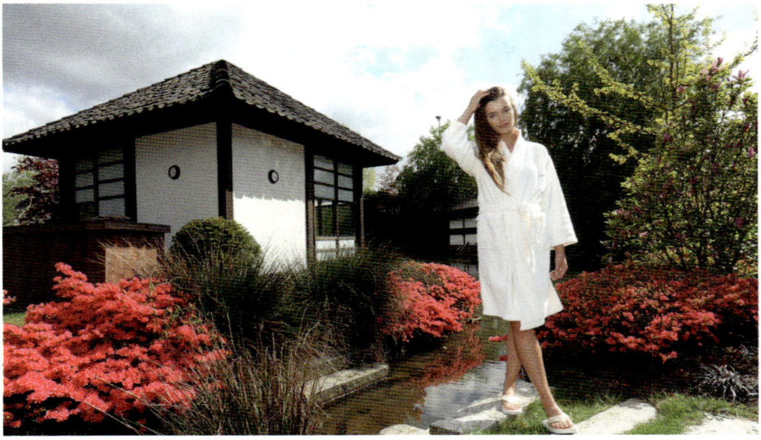

DAS DAMPFBAD 45 °C

Die Granit-Bänke bieten Platz für 10 Personen. Man schwitzt hier bei einer Temperatur von 45 °C und 100% Luftfeuchte. In einer der beiden Räume wird auch die Rasulbehandlungen durchgeführt.

DER AUSSENBEREICH

Der Garten wird dominiert von einem kleinen See mit Ausläufern. Der See wird bewohnt von mehreren Koi-Karpfen. Er fließt in das Bronsbergen See, das an den Garten angrenzt. Die insgesamt 6 Hektar große Fläche bietet viel Natur. Die Wege werden gesäumt von Laternen. Alles ist im Einklang mit der Umgebung gestaltet. Die einzelnen Bereiche sind mit einer Brücke verbunden.

RUHEMÖGLICHKEITEN

Das kleines Ruhe Haus ist mit einer Schiebetür ausgestattet. Genießen Sie den tollen Panorama Ausblick in den Sauna-Garten mit See. Ein Meditationshaus mit Kissen steht den Gästen ebenfalls zur Verfügung. Auch der Außenbereich lädt durch Liegestühle zum Entspannen ein.

DIE ERFAHRUNGS-SAUNA

Die auf Pfählen errichtete Sauna befindet auf einem See. Von der Terrasse aus hat man die Möglichkeit über einem Steg die Duschen zu erreichen. Von der Dusche auch erreichen Sie mittel Stufen den See. Diese Sauna bietet auf 2 Ebenen Platz für 20 Personen. Außerdem finden hier mehrmals pro Tag Aufgüsse statt.

HOLZOFEN RUHE SAUNA

Auch in dieser Sauna genießt man durch die Rundum-Verglasung den herrlichen Blick in den Garten und das dahinter liegende Bronsberger See. Diese großzügig geschnittene Sauna bietet auf zwei Ebenen Platz für 15 Personen. Die Dusche vor der Sauna ist ebenfalls mit Stufen versehen und ermöglicht das Abkühlen im Natursee.

Beheizt wird diese Sauna durch einen Holzofen, der einen angenehmen Geruch verströmt. Bei schönem Wetter stehen zahlreiche Liegen für Sonnenhungrige bereit. Auch kleine Sitzbänke laden zum Verweilen ein.

Wellness Center de Bronsbergen »DAS NATURERLEBNIS«

Bronsbergen 27, NL-7207 AD Zutphen
0031-575-820250 | www.debronsbergen.nl

DIE SCHWIMMBÄDER

Das große, mit grünen Mosaikfliesen gestaltete Außenbecken lädt mit ca. 32 °C zum Verweilen ein. Eingebettet in den Garten kann man hier Schwimmen oder einfach nur entspannen. Im oberen Stock bietet sich noch die Möglichkeit ein größeres Schwimmbecken zu nutzen. Ab 13:00 Uhr steht es auch unbekleideten Saunagästen zur Verfügung.

DER WHIRLPOOL

Im Hauptbereich nimmt das große warme Fußbecken einen zentralen Platz ein. Rechts dahinter gibt es im Boden einen eingelassene Whirlpool. Direkt links befindet sich das schneckenförmige Tauchbecken.

DAS ABKÜHLEN

Im Innenbereich stehen neben den Kalt- und Warmduschen auch Kübelduschen, Kneippschlauch sowie Regen- und Nebeldusche bereit. Im Außenbereich kann man sich mit den im See stehenden Duschen abkühlen.

RUHERAUM - INNEN

Ein Ruheraum grenzt direkt an den Hauptbereich an. Hier kann man auf bequeme Lederliegen schlafen oder lesen. Wie überall kann man den Gartenblick genießen.

LOUNGERESTAURANT

Im Restaurant stehen auch gemütliche Sofaecken zur verfügung. Es gibt einen Restaurantbereich, der sowohl die Vorzüge der landestypische Köstlichkeiten als auch frische Salate der Saison anbietet.

BEAUTY | MASSAGEN

Im Beautybereich stehen neben den Solarien weitere Massageräume zur Verfügung. Das breite Angebotsspektrum umfasst selbstverständlich auch Gesichtsbehandlungen, Manicuren, Pedicuren, Waxen und Hamam & Rasul.

ZAHLUNGSVERKEHR

Man bezahlt sämtliche Leistungen innerhalb der Anlage Bargeldlos. Es wird auf den Namen des Gastes in der Anlage gebucht und man zahlt die gebuchten Leistungen am Ende an der Kasse auf Basis seiner persönlichen Spindnummer.

PARKMÖGLICHKEITEN

Es gibt einen großen Parkplatz mit ausreichend Parkmöglichkeiten direkt vor dem Haus mit Blick auf das Bronsberger Seer und weitere Stellplätze für Fahrräder, so dass jeder seinen Platz findet.

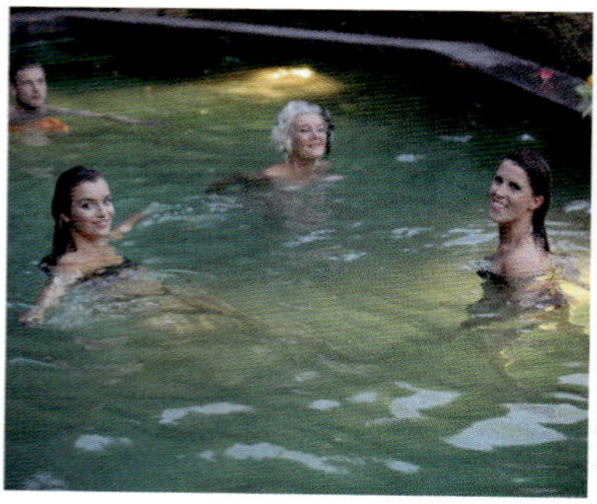

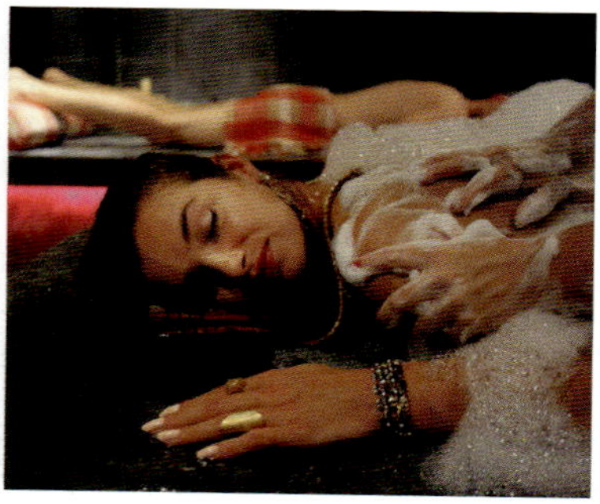

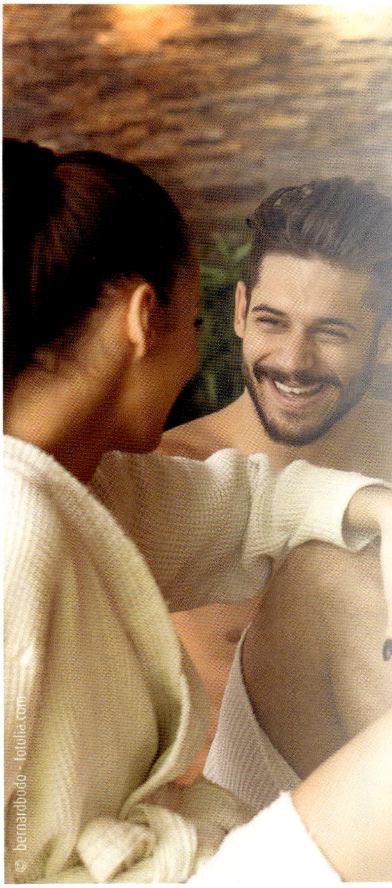

© bernardbodo - fotolia.com

Sie werden diese Erfahrung sicher auch schon einmal gemacht haben: Bekannte erzählen Ihnen von einer Sauna, die Sie unbedingt auch mit einem Besuch beehren sollten. Sie hören aufgeregt zu, sehen sich vor dem inneren Auge bereits im schönen Dampfbad sitzen, am nächsten Tag schauen Sie in den Computer – und stellen enttäuscht fest: Die Sauna ist für einen Tagesausflug ungeeignet. Anfahrt, Besuch, Rückweg – das würde mehr als einen ganzen Tag beanspruchen. Traurig sinken Sie zurück in den Sessel. Schade um den schönen Saunabesuch …

Uns erging es neulich ähnlich. Aber muss das sein? Nach kurzer Beratschlagung kamen wir im Saunaführer-Team zur Antwort: Definitiv nicht! Unsere ausgesuchte Sauna war – zufälligerweise – Teil eines großen Hotelkomplexes. Und so war unsere im Saunaführer neu enthaltene Rubrik geboren. Ausgewählte Hotels – natürlich allesamt mit ausgereiftem Sauna-Angebot – bieten Ihnen nun auch die Möglichkeit, die verschiedenen Wellness-Spezialangebote, wie beispielsweise Massagen oder Kosmetikbehandlungen, in Anspruch zu nehmen. Obendrein ist eine Hotelübernachtung über einen gewissen Zeitraum natürlich mit inbegriffen. Anreise-Probleme gehören so der Vergangenheit an und der Saunaführer wird noch wertvoller für Sie.

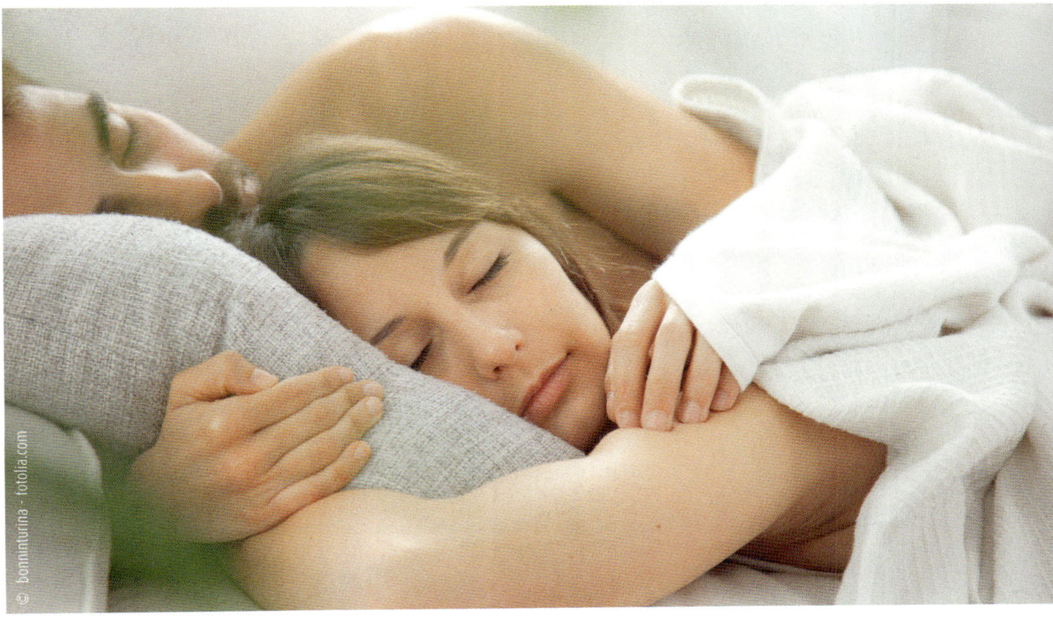

© bonninturina - fotolia.com

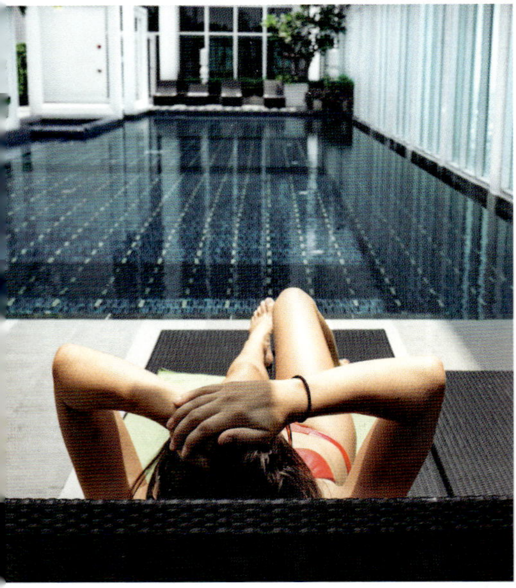

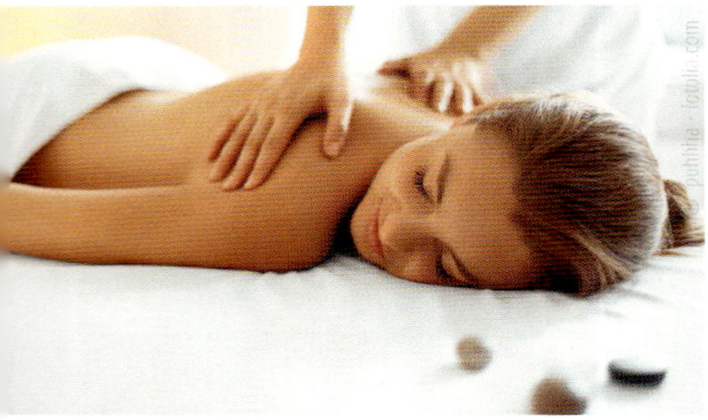

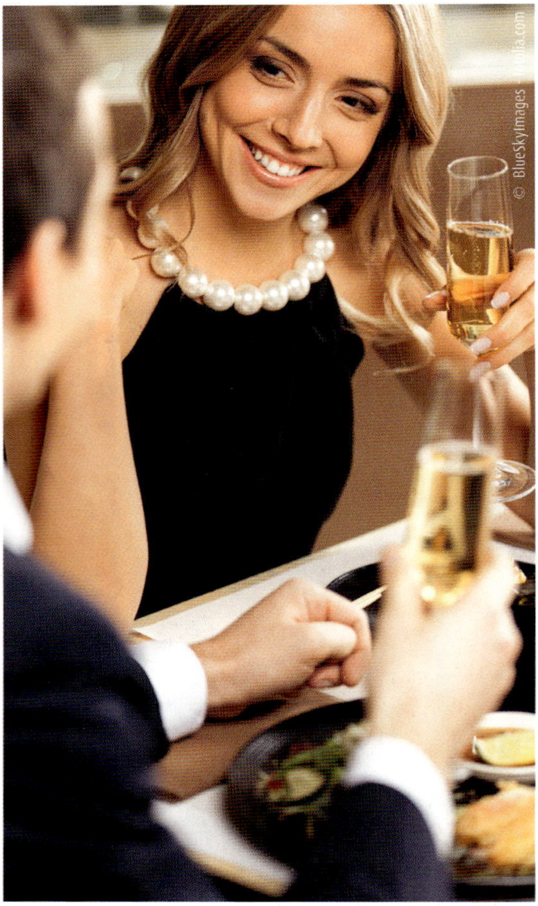
© BlueSkyImages - fotolia.com

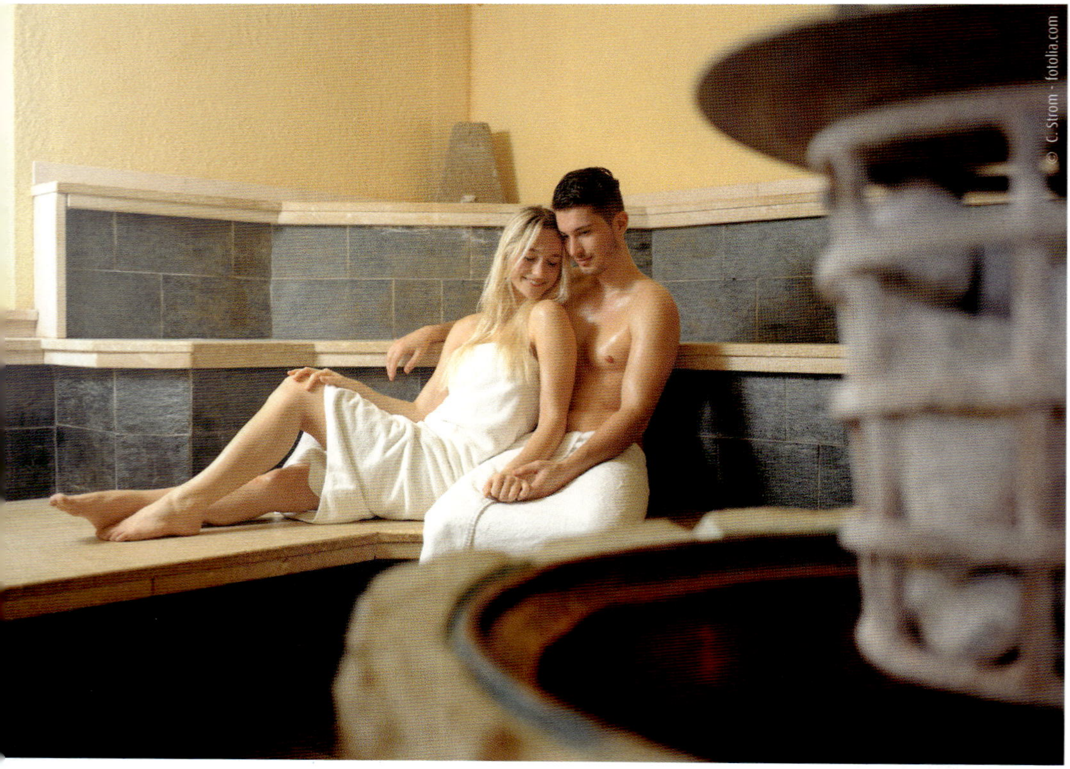
© C. Strom - fotolia.com

278
GEESTLAND
GUTSCHEINHEFT S. 21

Das Romantik Hotel Bösehof in Bad Bederkesa

Hauptmann-Böse-Straße 19, 27624 Geestland
04745 9480 | www.boesehof.de

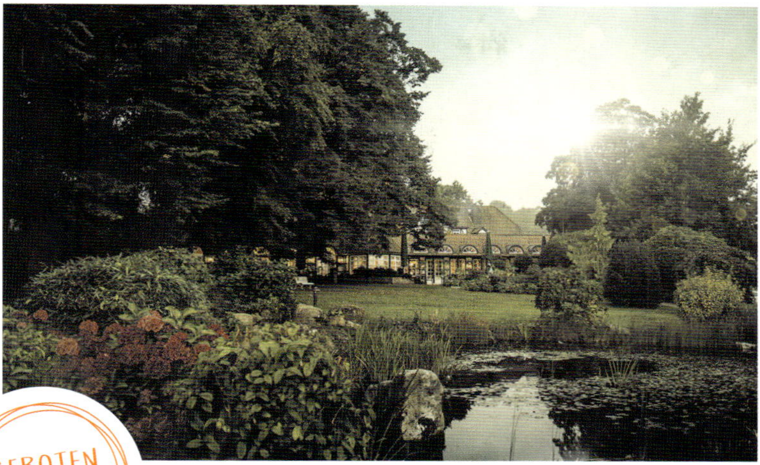

GEBOTEN WIRD:

DAS RESÜMEE

Der Besten Einer - Zuckerfabrikant, Politiker, Wohltäter: Hauptmann Heinrich Böse war ein Unikum. In jungen Jahren bereiste Heinrich Böse als Bremer Kaufmann ganz Europa und lernte dort Gastlichkeit und Genüsse zu schätzen. Nach seiner Rückkehr in die Heimat war Böse gezwungen, tapferen Widerstand gegen die französischen Besatzer zu leisten. Dafür gründete er das Freiwillige Bremer Jäger-Korps, welche er als »Hauptmann Böse« anführte.

Hohes Ansehen genoss er als Volksredner - geliebt wurde er jedoch für seine selbstlose Menschenfreundlichkeit. So ließ er etwa in Notzeiten Nahrung an Hungernde verteilen. Erst 1826 erstand der alte Böse seinen Ruhesitz in Bederkesa - heute berühmt als Bösehof. Durch seine Herzlichkeit als Gastgeber und legendäre Freundlichkeit erwarb sich Heinrich Böse seinen größten Titel: »Der Besten Einer«.

DAS HOTEL

Urromantisch - Ob Einzelzimmer oder Suite: Hauptmann Böse bettet Sie himmlisch. Der Bösehof steht für die schönste Art, dem Körper und der Seele viel Raum für Genuss und Entspannung zu geben. Erleben Sie außergewöhnliche Wohlfühl-Atmosphäre in jedem der 47 Zimmer.

Das Hotel ist fest in den regionalen Traditionen des Nordens verwurzelt und fühlt sich Heinrich Böses berühmter Gastfreundschaft verpflichtet - auch nach fast 200 Jahren. Das Romantik Hotel Bösehof bietet Ihnen alle Annehmlichkeiten, die Sie sich wünschen. Mit einem kleinen, aber feinen Unterschied: dem gediegenen Ambiente im liebreizenden rot-goldenen Mantel historischer Romantik.

Das Romantik Hotel Bösehof in Bad Bederkesa

Hauptmann-Böse-Straße 19, 27624 Geestland
04745 9480 | www.boesehof.de

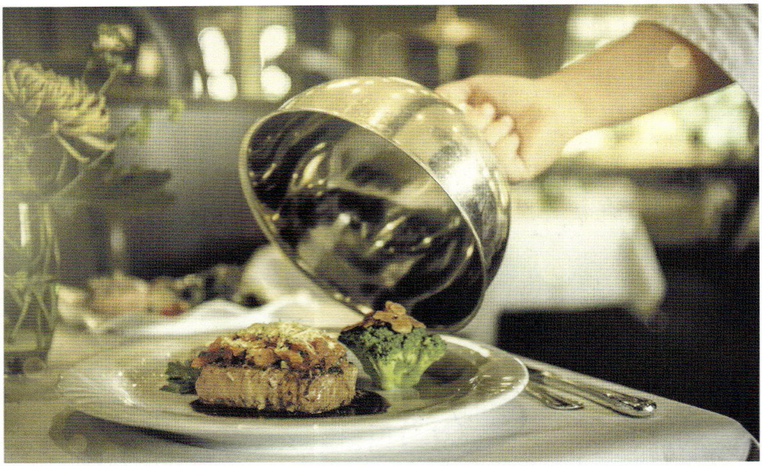

DER EMPFANG

Hier erreichen Sie das Hotelteam persönlich - alle Auskünfte zu Ihrer Buchung oder Reservierung.

Ihr Wunsch ist dem Personal Befehl. Ob Fragen zur Online-Buchung, zu einem Arrangement, allgemeinen Informationen über die Zimmer-Kategorien oder einer Reservierung im hauseigenen Restaurant – das Team ist für Sie da. Ein Anruf in der Rezeption genügt und Ihrer Auszeit im Romantik Hotel Bösehof steht nichts mehr im Wege. Für den Mittagstisch im Restaurant an Sonn- und Feiertagen sowie jeden Abend-Besuch bitte rechtzeitig vorab reservieren.

DAS RESTAURANT

Grandiose Gastmähler und exquisite Genüsse – reichliches vom allerhöchsten Niveau. Ob Mousse von Strauchtomaten an fangfrischen Nordseekrabben oder sanft gedünstetes Seeteufelkotelett, ob Duroc-Schweinerückensteak oder Muskat-Kürbissuppe - die Küchenchefs des Bösehof interpretieren regionale Köstlichkeiten in ihrer ganzen Vielfalt und eröffnen Ihrem Gaumen neue Horizonte.

Wenn Niveau und Plaisir Hochzeit feiern - Im Bösehof werden Ihnen erlesene Delikatessen den Jahreszeiten entsprechend serviert. Diese natürliche Landhausküche verarbeitet Produkte aus regionalen Kräutergärten und von feinheimischen Landwirten und Fischern.

RESERVIERUNG IM RESTAURANT

Das Hotel stellt sich für Sie auf Ihre individuellen Wünsche und Termine ein. Reservieren Sie einen Tisch für zwei oder einen großen Saal für die nächste Familienfeier - im Bösehof finden Sie immer den richtigen Platz mit einem perfekten Service, ganz auf Ihre persönlichen Ansprüche und individuellen Anforderungen abgestimmt. Für den Mittagstisch im Restaurant an Sonn- und Feiertagen sowie jeden Abend-Besuch bitte rechtzeitig vorab reservieren.

Das Romantik Hotel Bösehof in Bad Bederkesa

Hauptmann-Böse-Straße 19, 27624 Geestland
04745 9480 | www.boesehof.de

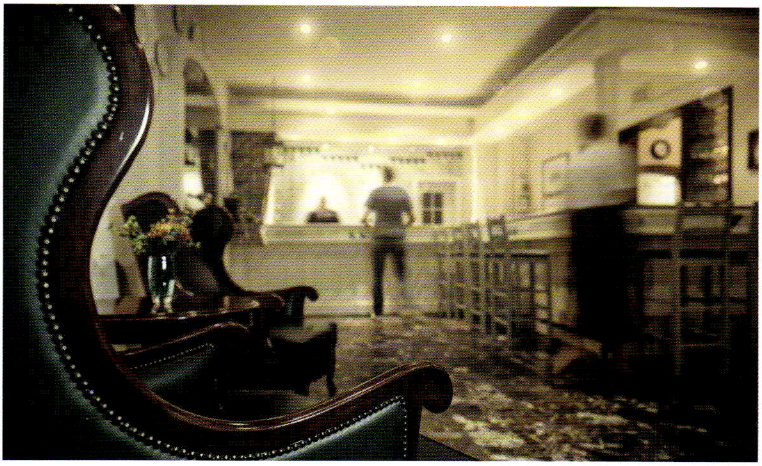

BÖSES RESTAURANT
DIE ÖFFNUNGSZEITEN

Gerichte aus der saisonal wechselnden Speisekarte von Böse's Restaurant werden täglich von 12:00 bis 14:00 Uhr und von 18:00 bis 21:30 Uhr gekocht. Von 12:00 bis 22:00 Uhr durchgehend erhalten Sie die Gerichte der „Bauernstube". Nachmittags außerdem Kuchen aus der eigenen Konditorei. Serviert wird im Sommer auch ganztägig auf der Terrasse unter alten Linden mit Seeblick.

DER SPA-BEREICH

Jungbrunnlich - Seele erfrischen und Körper erneuern in einem berühmten Quell der Lebenskraft. Könnte es wirklich etwas Schöneres geben, als ein wohltemperiertes Bad? Genießen Sie angenehme 29 °C Wassertemperatur und flüssige Erquickungen wie sanft knetende Massagedüsen, den brodelnden Bodengeysir sowie den belebenden Whirlpool. Besinnlich - sanfter Kerzenschein, reine Elemente und wohltuende Wärme. Einfach abschalten. Stehen Leib und Seele in Einheit, ist der Mensch rundum zufrieden. Lassen Sie sich zu Ihrem neuen Körpergefühl verführen und genießen Sie von Lomi Lomi Nui bis Biosauna alle Facetten verwöhnender Entspannung und anhaltender Erholung.

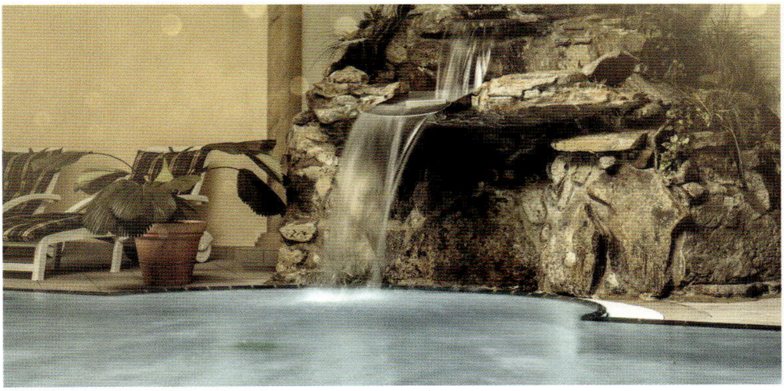

Das Romantik Hotel Bösehof in Bad Bederkesa

Hauptmann-Böse-Straße 19, 27624 Geestland
04745 9480 | www.boesehof.de

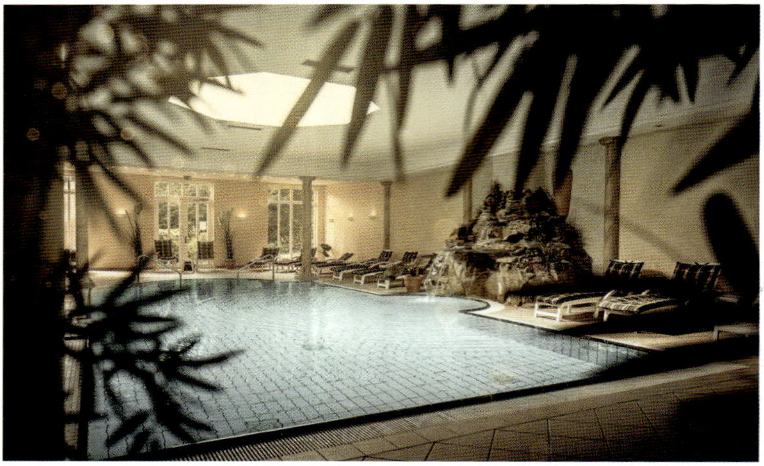

ZEITEN SPA-BEREICH

Die Badelandschaft ist täglich von 7:00 bis 21:30 Uhr geöffnet. Montags (außer an Feiertagen) von 9:00 bis 12:00 Uhr wegen Grund-Reinigung geschlossen.

Die Saunalandschaft ist täglich geöffnet. Vom 1. April bis 30. September von 16:00 bis 21:30 Uhr. Vom 1. Oktober bis 31. März von 15:00 bis 21:30 Uhr.

Romantik Natur Spa von Montag bis Samstag von 10:00 bis 18:00 Uhr geöffnet. Nach Terminvereinbarung unter 04745 948170.

DIE UMKLEIDERÄUME

Die Umkleidekabinen sind mit Wertfächern ausgestattet, um Ihnen den Aufenthalt so angenehm und sicher wie möglich zu gestalten.

DIE SAUNEN

Genießen Sie eine Finnische Sauna bei 90 °C, eine Biosauna mit 50 °C und 80 % Luftfeuchtigkeit. Dazu ein Dampfbad mit ätherischen Ölen sowie eine Infrarotkabine für heilende Tiefenwärme. Ein Eisbrunnen sorg für die nötige Abkühlung. Der Ruheraum verfügt über einen Ausgang in den Garten mit Sichtschutz und Liegen.

RUHEMÖGLICHKEITEN

Zeit für Entspannung! Entspannen Sie zwischen Ihren Behandlungen oder Saunagängen bei Ihrem Lieblingsbuch oder ruhen sich bei leiser Musik einfach richtig aus.

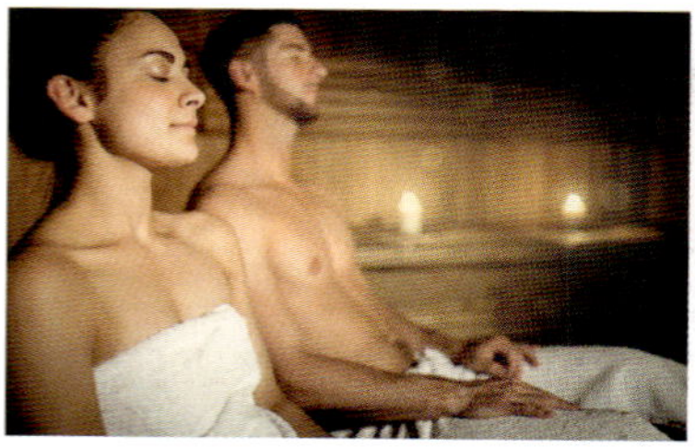

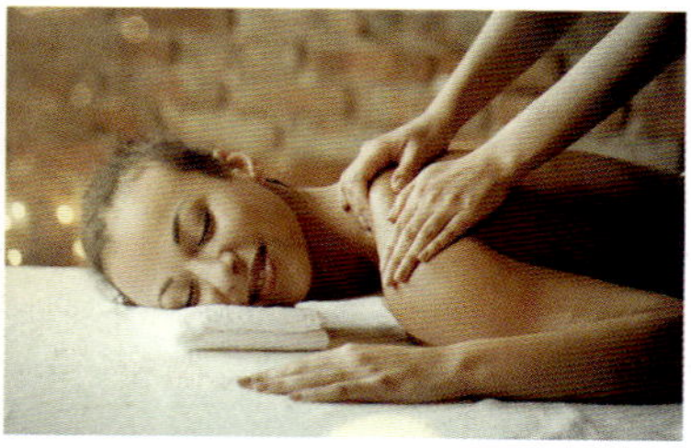

AKZENT - HOTEL -

AKZENT Hotel Saltenhof »WO MAN ENTSPANNEN KANN«

Kreimershoek 71, 48477 Hörstel
05459 80500-0 | 05459 80500-29 | info@saltenhof.de | www.saltenhof.de

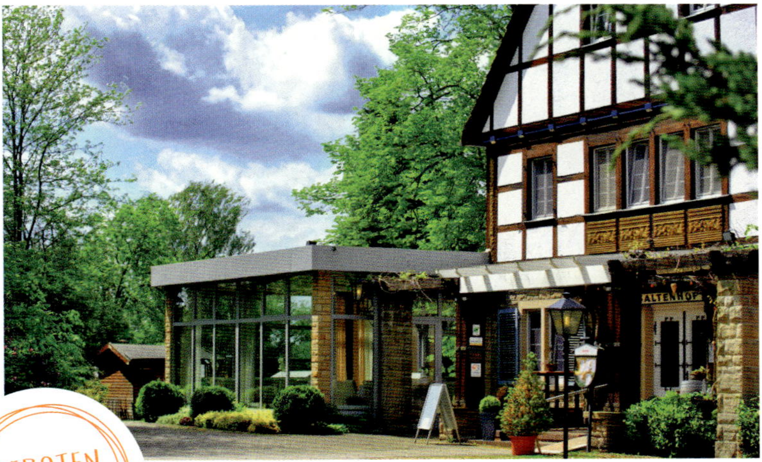

GEBOTEN WIRD:

HOTEL & UMGEBUNG

Mitten in grüner Idylle, in einer großen Parkanlage mit altem Baumbestand, befindet sich der Saltenhof. Für ausgiebige Radtouren auf einem der vielen Radwanderwege in Bevergern und Umgebung stehen hier auch E-Bikes zur Verfügung. Nach leckerem Frühstück können Sie in der kleinen Wellnessoase entspannen. Das Restaurant bietet kulinarische Besonderheiten und saisonale Spezialitäten, sowie Kuchen aus der eigenen Backstube.

Die kleine, reizvolle, vormalige Ackerbürgerstadt ist seit dem Jahre 1125 beurkundet und hatte seit 1366 Stadtrechte, bevor die Stadt Bevergern 1975 in die Stadt Hörstel eingemeindet wurde. Von einer um 1100 erbauten und 1680 zerstörten Burg ist leider nichts mehr vorhanden. Ein Modell dieser Burg, sowie zahlreiche Kleidungs- und Ausrüstungsgegenstände vergangener Epochen, kann der Besucher im liebevoll gepflegten Heimathaus Bevergern am Kirchplatz bestaunen.

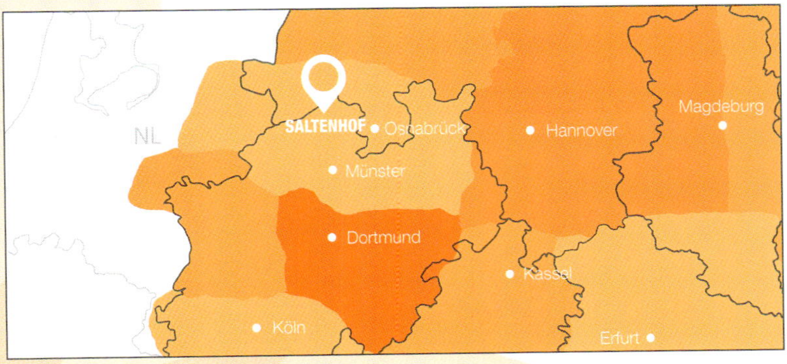

AKZENT Hotel Saltenhof »WO MAN ENTSPANNEN KANN«

Kreimershoek 71, 48477 Hörstel
05459 80500-0 | 05459 80500-29 | info@saltenhof.de | www.saltenhof.de

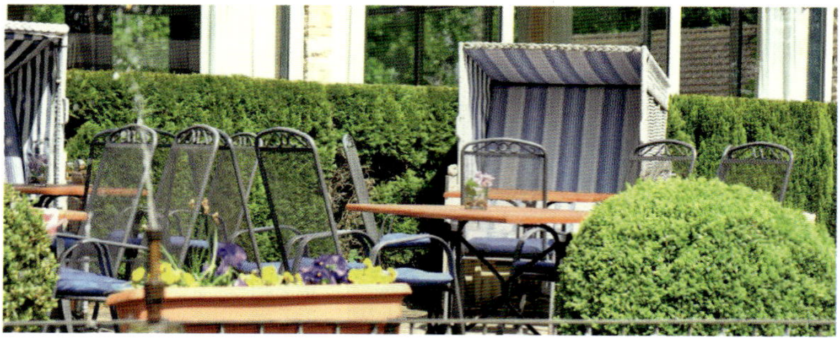

RESTAURANT

Das Hotel Saltenhof möchte Sie verwöhnen - geben Sie ihnen die Chance hierfür! Das Hotel bietet Ihnen Köstlichkeiten der Region, Deutschlands, sowie der leichten italienischen Küche. Außerdem finden Sie auf der Sonderkarte eine große Anzahl an saisonalen Spezialitäten.

Genießen Sie unvergessliche Stunden mit Freunden in gemütlicher Atmosphäre. Erleben Sie westfälische Gastlichkeit romantisch zu zweit oder gestalten Sie in den Räumlichkeiten für bis zu 120 Personen Ihre Hochzeits-, Familienfeiern oder Betriebsfeste.

DIE ZIMMER

Die individuellen und liebevollen, mit ausgewählten Möbeln, hellen Farben und viel Licht ausgestatteten Wohlfühlzimmer, bieten Ihnen Erholung und den Komfort für einen guten Start in den neuen Tag. Alle Zimmer sind mit einer gebührenfreiem W-LAN, Flatscreen-Fernseher, einen bequemen Arbeitsplatz und Regendusche ausgestattet.

DIE ENTSPANNUNG

Entspannen und Wohlfühlen ist Balsam für Leib und Seele. Genießen Sie die Gastlichkeit des Hauses, gönnen Sie sich etwas Ruhe und Erholung und entspannen Sie nach einem ausgiebigen Frühstück gemütlich in dem hauseigenen, kleinen, privaten Wellness-Landschaft mit Pool, Sauna, Infrarot, Dampfbad und Möglichkeit zur Massage durch externe Anbieter. Empfehelenswerte Kontaktvorschläge sendet Ihnen das Hotel gerne per Mail zu.

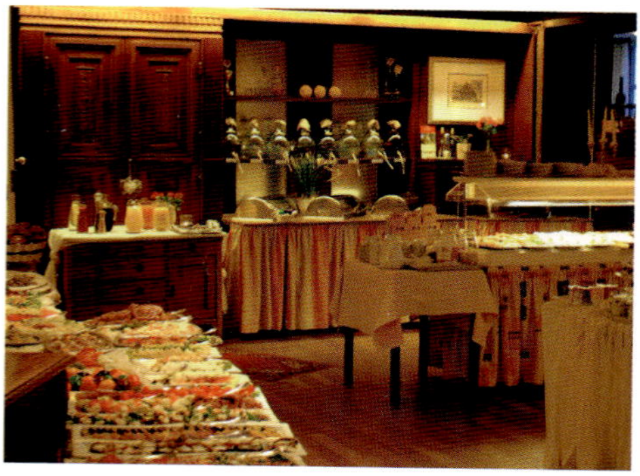

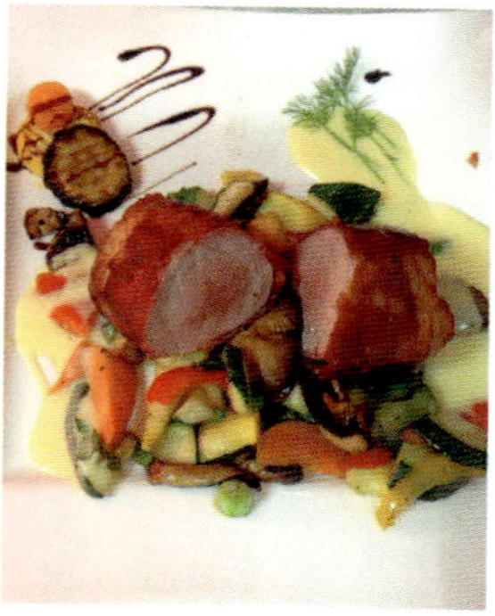

AKZENT Hotel Saltenhof »WO MAN ENTSPANNEN KANN«

Kreimershoek 71, 48477 Hörstel
05459 80500-0 | 05459 80500-29 | info@saltenhof.de | www.saltenhof.de

FESTE FEIERN

Ein ansprechender Festsaal, mitten in grüner Idylle, mit Biergarten und Terrassenrestaurant, bietet Ihnen eine Location für stilvolles Feiern im gehobenen Ambiente. Hier finden bis zu 120 Personen Platz. Für die Dekoration, Menü und Getränke macht der Gastgeber Ihnen gerne Vorschläge.

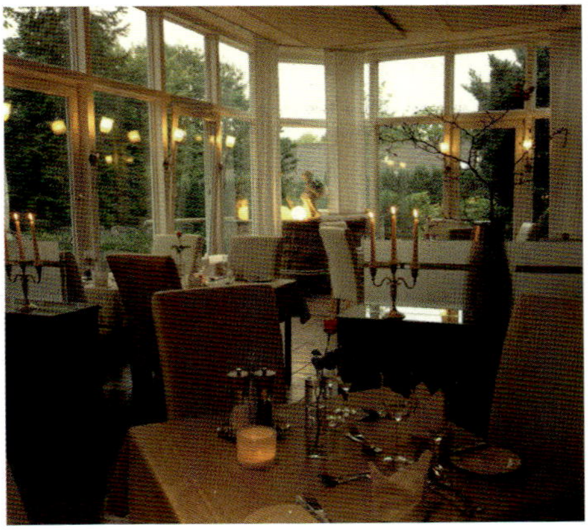

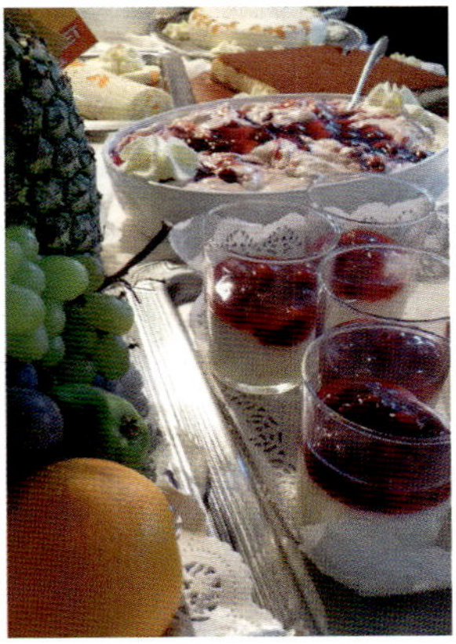

1. ANGEBOT
MERCI CHERIE

2 Tage und eine Nacht. Freuen Sie sich auf einen prickelnden Aufenthalt. Sie werden mit einem Glas Prosecco Royal und einem Obstkorb auf Ihrem Zimmer begrüßt. Nach einer Ruhezeit von der Anreise, Parkplatz kostenfrei, wird für Sie die Sauna, Infrarot und das Schwimmbad auf Ihre Entspannung vorbereitet. In Ihrer Saunatasche finden Sie Kuschelbademantel, Saunatücher und Getränk. Bis zu 2 Stunden Körper und Seelenverwöhnung in der kleinen Wellnessoase.

Genießen sie die private Atmosphäre der Wohlfühloase und nutzen dabei den Blick in die Natur. Das Team bietet Ihnen Service aus Leidenschaft und dieses Angebot für 2 Personen im Doppelzimmer incl. Frühstück zu 180,00 Euro. Bei Buchung von Samstag auf Sonntag Aufschlag 20,00 Euro.

Am Abend begrüßt das Hotel Sie gerne im Restaurant. Vom Saisonsalat bis zum 4-Gang Pärchenmenü können Sie aus einem regionalen und mediterranem Angebot wählen (exklusive). Alles frisch auf den Tisch. Das Frühstück am nächsten Morgen erhalten Sie auf Wunsch auf Ihrem Zimmer.

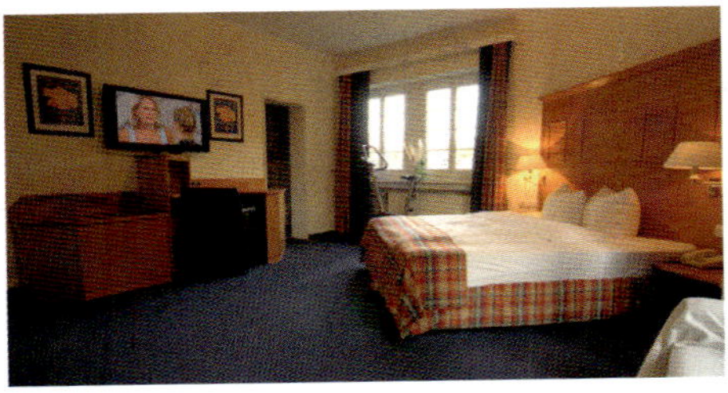

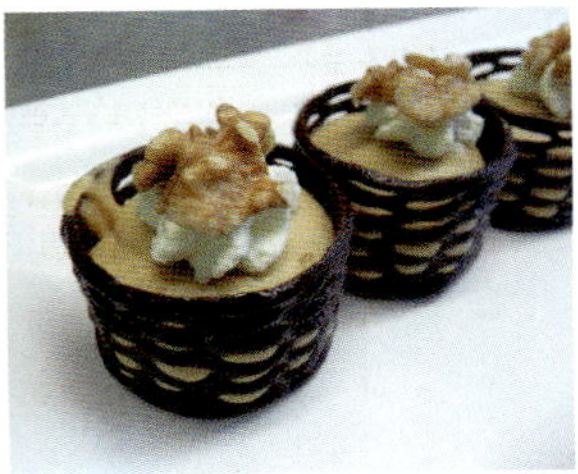

AKZENT Hotel Saltenhof »WO MAN ENTSPANNEN KANN«

Kreimershoek 71, 48477 Hörstel
05459 80500-0 | 05459 80500-29 | info@saltenhof.de | www.saltenhof.de

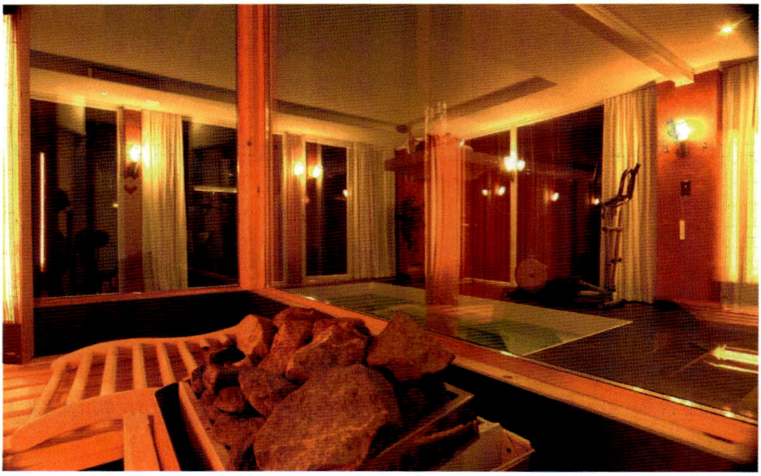

2. ANGEBOT
WELLNESSDAY - NATUR PUR

3 Tage und 2 Nächte. Freuen Sie sich auf einen köstlich natürlichen Aufenthalt. Bei der Anreise gegen 15 Uhr wird Ihnen Joghurteis auf frischem Obstsalat mit Basilikum serviert. Auf Ihrem Zimmer finden Sie allen Komfort und die Telefonnummer zu Ihrem Service aus Leidenschaft. Das Hotel kümmert sich gerne um all Ihre Wünsche. Die kuscheligen Bademäntel mit Slippern, sowie Rad-Wanderkarten mit örtlichen Tourentipps und der Obstkorb, wird Ihnen schon bereit gestellt.

Nach der ersten Nacht stärken Sie sich bei dem Gutsherrenfrühstück und entspannen für 2-Stunden in der Wohlfühloase mit Sauna, Dampfbad und Pool. Gerne können Sie bei Ihrer Reservierung eine Wunschmassage im Vorfeld buchen. Zu 14.00 Uhr haben Sie die Frische auf dem Teller. Genießen Sie den Saisonsalat mit gebratenen Apfelscheiben und hausgemachtem Baguette. Anschließend erkunden Sie die Gegend mit dem Leihrad (bitte mit vorheriger Reservierung) oder zu Fuß. Der Gastgeber zeigt Ihnen besondere Ziele in der Umgebung. Am zweiten Abend wird Ihnen ein 3-Gang regionales Menü und zum Aperitif ein prickelnder Prosecco Royal serviert. Nach der zweiten Nacht wird Ihnen gerne Ihr Wunschfrühstück auch auf dem Zimmer serviert. Bestellen Sie am Vorabend und das Hotel erfüllt Ihnen jeden Wunsch. Am 3. Tag, nach dem Frühstück lädt das Hotel Sie zu einem Besuch in das Heimathaus mit Führung ein (immer Sonntags oder nach Möglichkeit).

Ihr Auto parken Sie kostenfrei und auch das W-lan ist mit drin. Der Wert für dieses Angebot ist 498,00 Euro für 2 Personen im Doppelzimmer.

IMMER FÜR SIE DA

Weitere Infos finden Sie auch noch auf der Internetseite www.saltenhof.de unter dem Punkt Erlebnisse.

286 **Landhaus Beckmann** »ENSTPANNUNG FÜR ALLE SINNE«

KALKAR

GUTSCHEINHEFT S. 21

Römerstraße 1, 47546 Kalkar

02824 9625 6666 | www.landhaus-beckmann.de

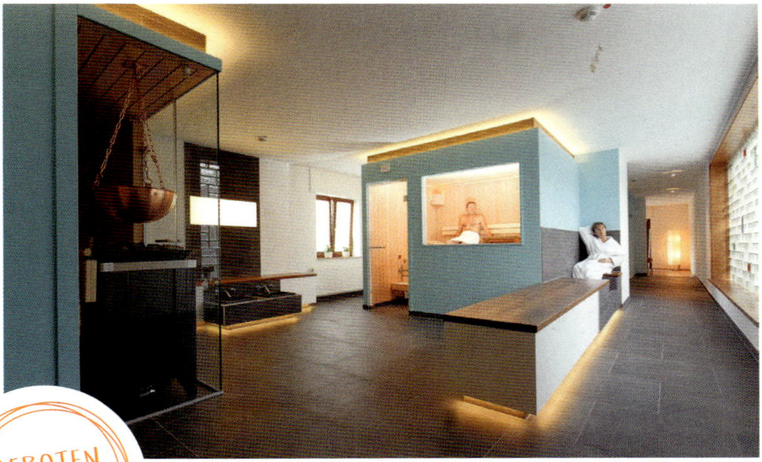

GEBOTEN WIRD:

DAS RESÜMEE

Das Landhaus Beckmann trägt seine Wurzeln im Namen: die Landwirtschaft. Mit ihr hat an der Kalkarer Römerstraße alles begonnen. Familie Joosten, deren Bauernhof erstmals 1850 urkundlich erwähnt wurde, legte den Grundstein des Familienunternehmens. Damals wurde nach dem Gottesdienstbesuch Schnaps auf dem Bauernhof verkauft. Als Schank- und Landwirte sowie Müller arbeitete Familie Joosten im 19. Jahrhundert auf dem Grundstück des heutigen Landhaus Beckmann. Hermann Beckmann übernahm in der zweiten Generation, bis 1969 mit der Landwirtschaft als Haupterwerb, den Hof. Das Gastronom- und Hotelier-Ehepaar Hermann und Else Große Holtforth, geb. Beckmann führte im Folgenden das Landhaus weiter. Mit ihnen kam Ende der 60er Jahre die Wende: Sie bauten das Bauernhaus um, erweiterten zum Restaurantbetrieb und erbauten im Jahre 1980 das Hotelgebäude. Seit 2005 steht Michael Große Holtforth an der Spitze des Familienhotels. Er steht gemeinsam mit seinem Team für Tradition und Qualität.

DAS HOTEL

Wenn Sie in einem der schönsten Zimmer von Landhaus Beckmann Ihre Augen aufschlagen und die Weite des Niederrheins genießen können als wäre kein Fenster zwischen Innenraum und Freiheit, dann sind auch Sie im Hotel angekommen: Zuhause am Niederrhein.

DER EMPFANG

Eines haben Beckmann's Zimmer gemeinsam: Stil und Komfort auf Vier-Sterne-Niveau. Nur ein Hauch von Luxus unterscheidet die 41 Zimmer im Landhaus Beckmann voneinander. So können Sie – individuell auf Ihre Bedürfnisse abgestimmt – im Urlaub oder während der Geschäftsreise wählen, welches Ambiente Ihnen am besten gefällt. Das Hotel setzt ganz auf die eigene Region. Aus Überzeugung und

Römerstraße 1, 47546 Kalkar
02824 9625 6666 | www.landhaus-beckmann.de

DAS RESTAURANT

Leidenschaft. Denn der Niederrhein bietet eine große Vielfalt regionaler Produkte, welche die Küche in kulinarische Köstlichkeiten verzaubert. Gutbürgerliches Essen sowie neue deutsche Gerichte zieren die Speisekarte. Das Restaurant hat sich gerne den Grundsätzen der Vereinigung „Genussregion Niederrhein" verpflichtet, um saisonale Produkte, frisch vom Erzeuger aus der Nachbarschaft, zu verarbeiten. Die Küche lebt die Philosophie: „Liebe zum Kochen und Respekt vor den Lebensmitteln." Dies bedeutet auch der Respekt vor den Tieren. Daher wird auch eine große Auswahl veganer Gerichte angeboten.

DIE ÖFFNUNGSZEITEN RESTAURANT

Das Restaurant ist täglich von 12:00 bis 22:00 Uhr durchgehend für Sie geöffnet. Sollten Sie nach 22:00 Uhr noch eine Kleinigkeit zu Abend essen wollen, serviert Ihnen das Hotel auf Vorbestellung gerne eine kalte Hausplatte zum Verzehr an der Bar oder auf Ihrem Zimmer.

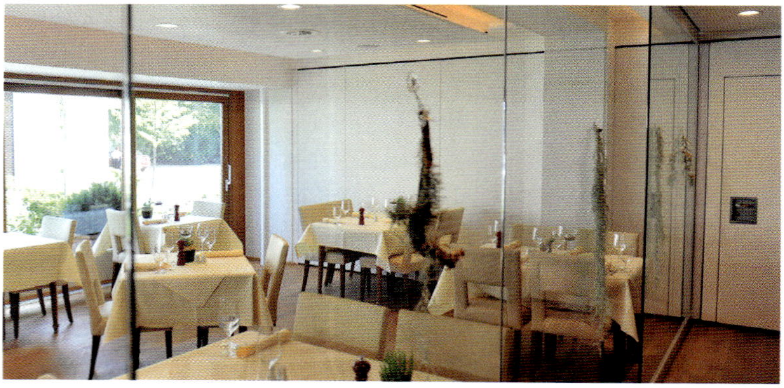

DER SPA-BEREICH

Gehören auch Sie zu den Menschen, die ab und zu gerne die Zeit anhalten möchten? Die sich in manchen Momenten etwas weniger Tempo, dafür mehr Gelassenheit in Ihrem Leben wünschen? Freuen Sie sich auf das Libertine Spa - ein Ort, der Ihnen nichts anderes bietet als Ruhe und Entspannung. Das Saunaangebot reicht von einer 60 °C und 90 °C Sauna über das sanfte Dampfbad bis hin zur Solevernebelung. Eine abschließende Tiefenentspannung mit Infrarotwärme lässt keinen Wunsch mehr offen. Ein separater Ruheraum, eine Lounge und eine Außenterrasse unterstützen die Regeneration. In einem Spa, bei dem sich alles um Ihr Wohlbefinden dreht, darf eines natürlich nicht fehlen: der Genuss. So werden Ihnen in der Lounge Köstlichkeiten aus dem Restaurant serviert. Nach vorheriger Anmeldung haben Sie die Möglichkeit das Libertine Spa exklusiv für sich alleine, zu zweit oder mit Freunden in der Zeit von 8:00 Uhr bis 14:00 Uhr zu nutzen.

DIE MASSAGEN

Ein Team von professionellen Masseurinnen und Masseuren bietet Ihnen Massagen und weitere kosmetische Anwendungen mit hochwertigen Pflegeprodukten. Wählen Sie aus dem Angebot und reservieren Sie bequem Ihren Termin über die Rezeption.

Landhaus Beckmann »ENSTPANNUNG FÜR ALLE SINNE«

Römerstraße 1, 47546 Kalkar
02824 9625 6666 | www.landhaus-beckmann.de

DIE UMKLEIDERÄUME Die Umkleidekabinen sind mit Wertfächern ausgestattet um Ihnen den Aufenthalt angenehm und sicher zu gestalten.

DIE SAUNEN Genießen Sie Saunagänge bei 60 und 90 °C. Erleben Sie Luxus zum Wohlfühlen und befreien Sie Ihren Körper vom Alltäglichen.

DAS DAMPFBAD Verwöhnen Sie Ihren Körper und Ihre Haut bei 60 °C und 100 % Luftfeuchtigkeit .

DIE TIEFENWÄRME Der Infrarot A – Tiefenwärmestrahler dringt wie durch ein Fenster direkt in die Haut ein. Dadurch wird eine unmittelbare Erwärmung der Unterhaut erreicht - ein angenehmes Schwitzen, ausgelöst vom INNEREN des Körpers tritt ein. Diese Tiefenwärme erhöht den Stoffwechsel und die gesamte Muskulatur kann sich tief entspannen. Man spürt dies SOFORT nach Inbetriebnahme der Bestrahlung.

DIE SOLEVERNEBLER Eine Wohltat für den Körper- gesundes Meeresklima atmen. Mikrofeinste Aerosole wirken sich positiv auf Ihre Atemwege aus.

DER NASSBEREICH Lassen Sie sich bei farbenfroher LED-Ambientbleuchtung in der Regendusche erfrischen. Nach dem Saunagang bieten Ihnen Kaltduschen erfrischende Abkühlung.

DER RUHERAUM Time to Relax... entspannen Sie zwischen Ihren Behandlungen oder Saunagängen bei Ihrem Lieblingsbuch oder ruhen Sie sich bei leiser Musik einfach einmal richtig aus.

DIE LOUNGE Setzen Sie Ihr Genussprogramm auf sinnliche Weise fort und erleben Sie die kulinarischen Köstlichkeiten der Küche. Der Saunabereich ist aus Hygienegründen nicht zum Essen und Trinken vorgesehen.

ZEITEN SPA-BEREICH Täglich von 14:00 bis 23:00 Uhr. | Private Spa von 8:00 bis 14:00 Uhr möglich.

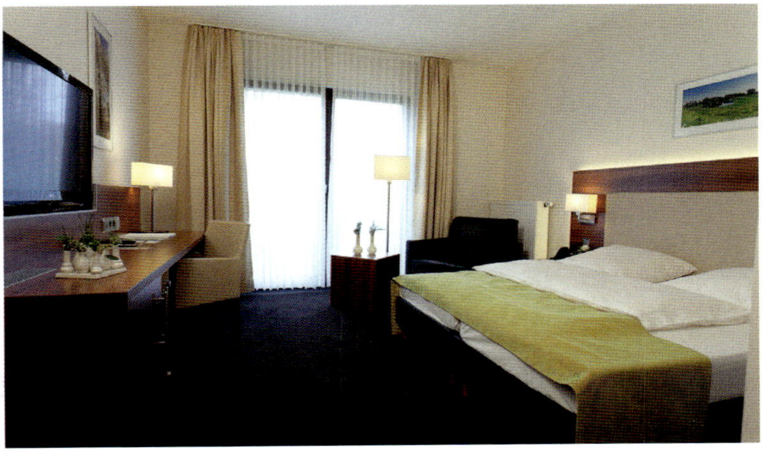

Landhaus Beckmann »ENSTPANNUNG FÜR ALLE SINNE«

Römerstraße 1, 47546 Kalkar
02824 9625 6666 | www.landhaus-beckmann.de

FITNESSRAUM

Sie möchten etwas tun um Ihren körperliches Wohlbefinden zu stärken? Im Fitnessraum trainieren Sie, um im Alltag leistungsfähig zu bleiben und physischen Belastungen standzuhalten.

RENT A SPA

Das Libertine Spa im Landhaus Beckmann bietet Ihnen etwas ganz Besonderes. Buchen Sie den gesamten Bereich des LIBERTINE SPA für Ihre exklusive Nutzung. Unvergessliche Stunden für Paare, Familien und Freunde! Gerne wird Ihnen die exklusive und alleinige Nutzung des Spa-Bereiches angeboten: Nach vorheriger Anmeldung haben Sie die Möglichkeit in der Zeit von 8:00 bis 14:00 Uhr, den Libertine Spa alleine, zu zweit oder mit Freunden zu nutzen.

DAS ANGEBOT

Das Team vom Landhaus Beckmadann bietet Ihnen zwei Übernachung mit Frühstück im Doppelzimmer (Comfort-Kategorie) und dazu 2 Stunden „Private Spa". Im »Private Spa« haben Sie den Spa-Bereich des Landhauses Beckmann für sich ganz alleine. Die Nutzung des Spa-Bereichs ist in der Zeit von 8:00 bis 14:00 Uhr möglich. Alternativ dazu ist auch ein Tausch des »Private Spa-Angebots« gegen 2 Tageskarte für den gesamten Aufenthalt möglich. Der reguläre Preis für dieses Angebot beträgt ca. 320,00 Euro.

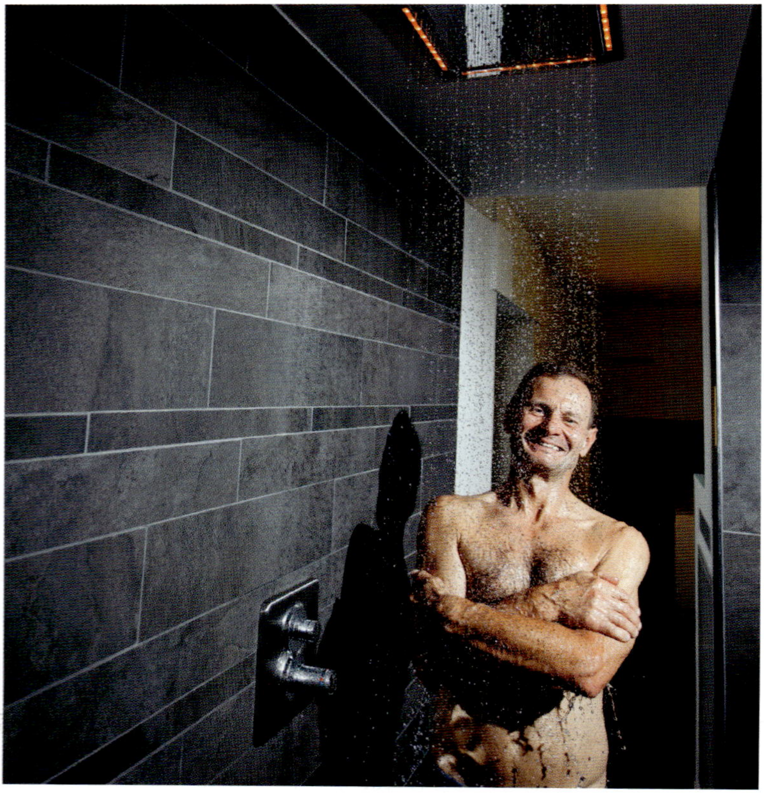

290
STEFFELN
GUTSCHEINHEFT S. 21

Vulkanhotel Steffelberg »BALANCE & SELFNESS«

Hochstrasse 7, 54597 Steffeln
06593 8506 | 06593 98 98 97 | www.balance-hotel-eifel.de

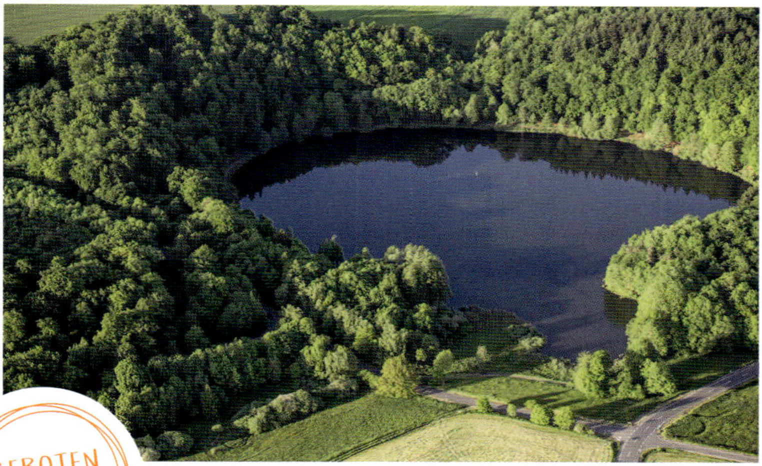

GEBOTEN WIRD:

HOTEL & UMGEBUNG

In der wunderschönen Vulkaneifel finden Sie diese Wohlfühloase. Im Vulkanhotel balance & selfness stehen Ihnen 25 Komfortzimmer zur Verfügung. Egal ob Sie nun einen Aktivurlaub mit Wanderungen, ein Genusswochenende oder einen Wohlfühlaufenthalt erleben möchten, im Vulkanhotel sind Sie an der richtigen Adresse. Genießen Sie bei einem Ausflug aus einer Höhe von 200 Metern den Ausblick auf das Wasser des Maars oder begehen Sie die, durch einen Vulkan erschaffene, Eifelsteige und erfreuen Sie sich an den Schatten der mächtigen Buchen, die über Ihnen aufragen werden.

Gehen Sie auf Spurensuche der Geschichte und begeben Sie sich auf eine Reise in die Vergangenheit, zu einem Zeitpunkt als die Eifel noch ein subtropisches Flachmeer war. Erklimmen Sie den Aussichtspunkt der Vulcano-Infoplattform in 24 Meter Höhe oder statten Sie Deutschlands wohl komplettesten Vulkan – der „Rockeskyller Kopf" – einen Besuch ab.
An ihm können Sie alle Stadien seiner Entwicklung, vom anfänglich explosiven Maarstadium über strombolianische Eruptionen bis hin zum lavaspeienden Feuerwerk, ablesen. Falls Sie im Urlaub ihr Pferd nicht alleine lassen möchten, besteht die Möglichkeit eine Pferdebox im Stall für 13 Euro pro Tag zu mieten. Ein Ausritt durch die in allen Grüntönen schimmernden Wäldern oder weichen Waldpfaden ist nicht nur für Sie, sondern auch für ihr Pferd ein wahres Traumland.

EMPFANG | CHECK-IN

Einchecken können Sie bequem an der Hotelrezeption. Dort wird Ihnen auch gerne der Weg zur Vulkangarten Sauna gezeigt. Check In ist ab 14:00 Uhr möglich. Die Rezeption ist von 8:00 bis 22:00 Uhr besetzt.

Vulkanhotel Steffelberg »BALANCE & SELFNESS«

Hochstrasse 7, 54597 Steffeln
06593 8506 | 06593 98 98 97 | www.balance-hotel-eifel.de

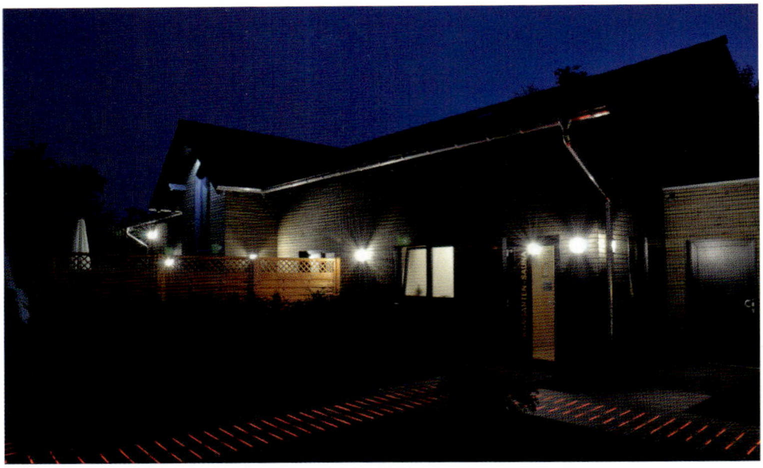

ZIMMER

25 Komfortzimmer sind im hellen und gemütlichen Design ausgestattet. Im großen Badezimmer ist eine Dusche sowie ein WC zu finden. Außerdem steht Ihnen ein Fernseher zu ihrer Verfügung. Zum Teil ist ein Balkon vorhanden. Auf jedem Zimmer befindet sich Hand- und Badetücher. Das gesamte Hotel ist mit kostenlosem W-Lan Empfang ausgerüstet.

RESTAURANT

Für Ihr leibliches Wohl ist im hoteleigenen Restaurant „Steffelberg" gesorgt. Die Küche ist auf die Kräuterküche und regionale Produkte spezialisiert. Außerdem finden Sie dort selbstverständlich kohlenhydratfreie Gerichte sowie lactose- und glutenfreie Speisen. Das Restaurant hat täglich durchgehend geöffnet. Die Frühstückszeiten sind wochentags von 7:00 bis 10:00 Uhr und am Wochenende von 8:00 bis 10:00 Uhr. In dieser Zeit ist das reichhaltige Frühstücksbuffet mit Säften, frisch zubereiteten Eierspeisen, vielen Vitaminen und verlockenden Spezialitäten aufgebaut.

SPA-BEREICH

Falls Sie Entspannung und Entschleunigung suchen, können Sie hier ihre Suche beenden. Denn im Vulkanhotel balance & selfness finden Sie die erst 2015 eröffnete Saunawelt. Lassen Sie es sich in der Finnischen-Sauna, der Bio-Sauna oder in dem handgefertigten Badezuber gut gehen. Die Saunen sind jeden Montag bis Freitag von 16:00 - 21:30 Uhr geöffnet. Samstags können Sie die Saunen von 14:00 - 21:30 Uhr und Sonntags von 14:00 - 20:00 Uhr besuchen.

FINNISCHE SAUNA

Die Finnische-Sauna ist der am weitesten verbreitete Sauna Typ in Deutschland und wird mit einem Steinofen beheizt. Der Saunaraum ist mit drei aufsteigenden Holzbänken ausgestattet, von denen jede eine Temperaturzone darstellt. So erreicht die höchstgelegene Bank eine Lufttemperatur zwischen 80 und 100 °C, während die unterste Bank eine Temperatur von 60 bis 70 °C besitzt. Aufgüsse mit Wasser oder ätherischen Ölen erhöhen die Temperatur kurzfristig. Luftfeuchtigkeit zwichen 10 bis 15%.

Vulkanhotel Steffelberg »BALANCE & SELFNESS«

Hochstrasse 7, 54597 Steffeln
06593 8506 | 06593 98 98 97 | www.balance-hotel-eifel.de

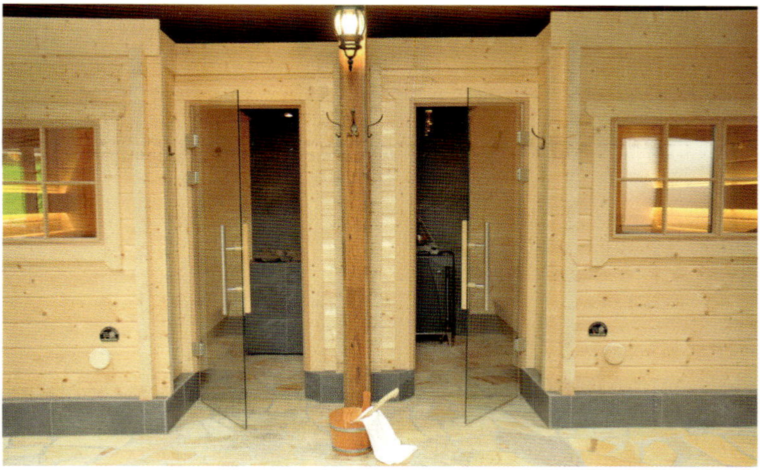

BIO-SAUNA

Im Gegensatz bis zur 100 °C heißen Finnischen-Sauna stellt die Bio-Sauna eine mild angenehmere Form des Saunierens dar. Mit einer Temperatur von 65 °C ist sie besonders geeignet für Menschen, die zum ersten Mal eine Sauna ausprobieren. Darüber hinaus wirkt sie sich schonend auf den Kreislauf aus, ist besonders hautpflegend und fördert die Beruhigung und Entspannung, da es keine Aufgüsse gibt. Stattdessen können Sie mithilfe einer kleinen Kräuterschale mit ätherischen Ölen dauerhaft für einen angenehmen Duft sorgen. Je nach Art des Aromas werden verschiedene Körperteile oder Sinne besonders angesprochen.

BADEZUBER

In dem handgefertigten Badezuber können Sie mit einem Glas Prosecco anstoßen oder einen romantischen Partnertag an diesem besonderen Ort feiern. Die Badewanne, die zwei herausnehmbare Holzsitze und bequeme Kopfstützen besitzt, ist für höchsten Badekomfort geeignet. Durch den angenehm breiten, tulpenförmigen Wannenrand ist auch die behagliche Armablage möglich. Auf Wunsch werden Ihnen auch Kleinigkeiten im Saunabereich serviert.

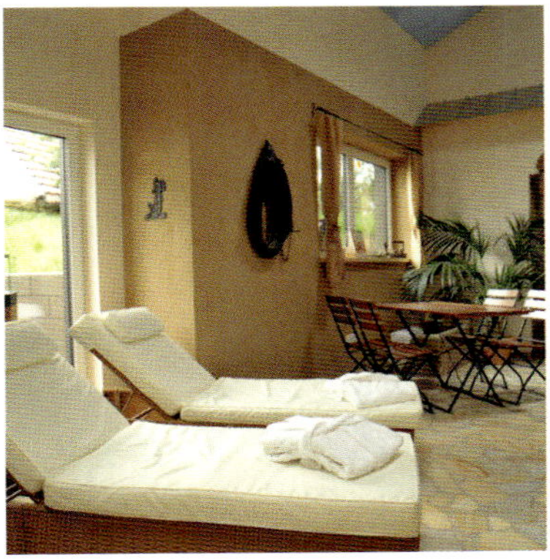

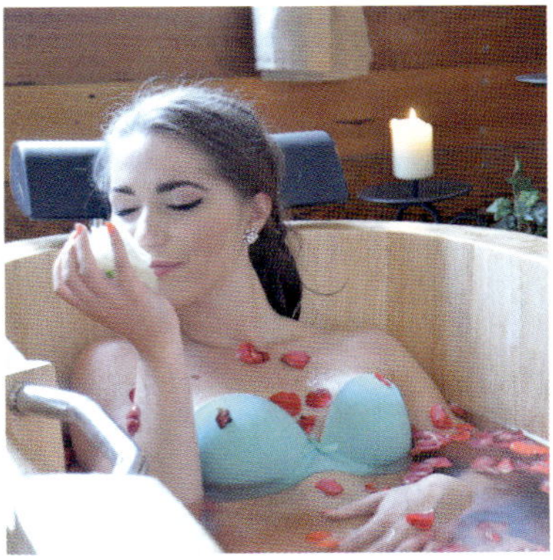

Vulkanhotel Steffelberg »BALANCE & SELFNESS«

Hochstrasse 7, 54597 Steffeln
06593 8506 | 06593 98 98 97 | www.balance-hotel-eifel.de

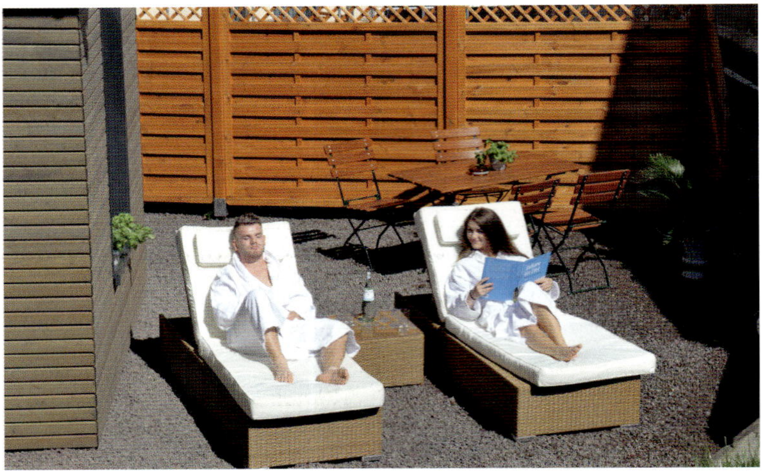

DIE AUSSENANLAGE

Im schönen, weil mit Lavagestein gestalteten, hoteleigenen Innenhof können Sie sich nach einem ereignisvollen Tag entspannen.

RUHEMÖGLICHKEITEN

In der Vulkangarten Sauna stehen Ihnen zwei verschiedene Bereiche mit Liegen sowie ein Heubett als Ruhebereich zur Verfügung. Ebenfalls stehen im Außenbereich weitere Liegen für die Gäste bereit.

MASSAGEN

Massagen und Beautyanwendungen können jederzeit hinzu gebucht werden. Sanfte Berührungen und zartes Fingerspitzengefühl versprechen die Massagen des Vulkanhotels. Sicher finden Sie aus dem vielfältigen Angebot für Sie das Richtige! Entspannen Sie, wenn Sie eine Vulkanstein Massage erhalten. In dieser werden Öle in Verbindung mit erhitzten Basaltsteinen verwendet. Dadurch soll sich die heilende Kraft der Berührung mit der Energie der Erde verbinden. Alternativ können Sie auch eine Vielzahl an anderen Massagen wählen, wie unter anderem eine klassische Massage oder eine Reiki Entspannungsbehandlung.

EVENTS

Das Vulkanhotel bietet ein tolles Aktivitätenprogramm. Jeden Dienstag und Donnerstag selfness Stunde (Yoga, Meditaion), Samstags Guten Morgen Wanderung mit der Gastgeberin, jeden Mittwoch von April-Oktober geführte Wanderung, Montags und Freitags Gästebegrüßung (Änderungen vorbehalten).

ZAHLUNGSVERKEHR

Zahlen Sie einfach bargeldlos am Empfang des Hotels.

PARKMÖGLICHKEITEN

Ihnen stehen kostenlose Parkplätze zur Verfügung.

AKZENT Aktiv & Vital Hotel Thüringen

AKZENT Aktiv & Vital Hotel Thüringen, Inh. Marcel Gerber · Notstrasse 33, 98574 Schmalkalden
03683 466 570 | www.aktivhotel-thueringen.de

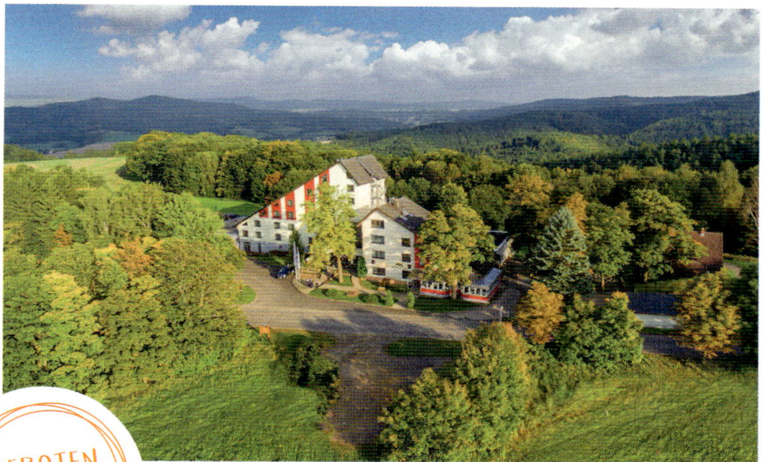

GEBOTEN WIRD:

HOTEL & UMGEBUNG

Das Haus befindet sich in exponierter Lage – über den Dächern der bekannten Fachwerk- & Nougat-Stadt Schmalkalden mit Blick auf die Rhön und den Rennsteig. Unweit von Eisenach mit seiner Wartburg, direkt am Naturpark Thüringer Wald. Das Wellness- und Urlaubshotel bietet Ihnen 48 komfortable Zimmer verschiedener Kategorien.

Ob Urlaub oder Geschäftsreise – hier fühlen Sie sich jederzeit zu Hause! Als privat geführtes Hotel innerhalb der AKZENT-Gruppe wird großen Wert darauf gelegt, den Aufenthalt für jeden einzelnen Gast zu etwas ganz Besonderem werden zu lassen.

Erleben Sie aktiv den über 750 qm großen Wellnessbereich, zwei Outdoor Tennisplätze, vier hauseigene Bowlingbahnen (indoor), Wander- und Nordic Walkingrouten direkt vor der Tür oder genießen Sie einfach die herrliche Ruhe im Hotel – im Thüringer Wald.

RESTAURANT

Erleben Sie Kochkunst in der Gaststube Henneberger Haus mit urigem Biergarten. In idyllischer Lage wird Ihnen regionale und internationale Küche serviert. Egal ob bei der Pause vom Wandern, bei einem Familienausflug oder beim regelmäßigen Business Lunch, hier finden Sie angenehme Atmosphäre und herzliche Gastfreundschaft. Sie wollen mal wieder einen richtig gemütlichen Nachmittag verbringen? Die hausgebackenen Blechkuchen sind ein besonderer Genuß zu jeder Jahreszeit! Der Saison entsprechend serviert das Hotel z.B. köstliche Thüringer Aprikosen-, Apfel-, Erdbeer- oder Pflaumenkuchen – alle frisch für Sie zubereitet!

AKZENT Aktiv & Vital Hotel Thüringen

AKZENT Aktiv & Vital Hotel Thüringen, Inh. Marcel Gerber · Notstrasse 33, 98574 Schmalkalden
03683 466 570 | www.aktivhotel-thueringen.de

GUTSCHEINHEFT S. 21

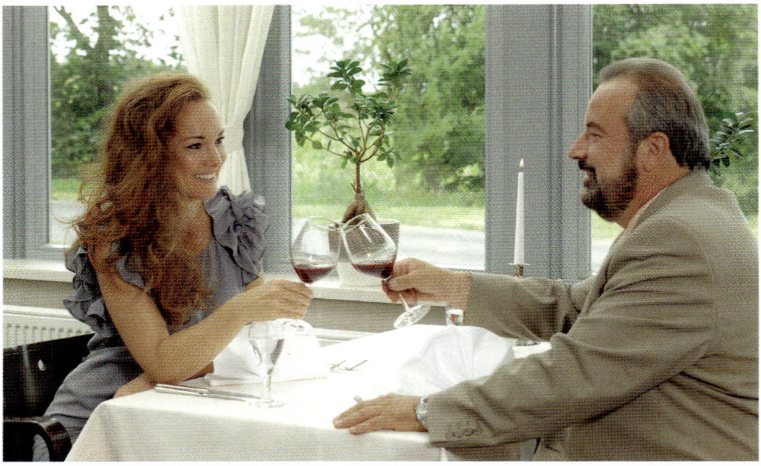

Nehmen Sie Platz im Restaurant Gräfin Anastasia. Ob Frühstück, Abendessen oder im Rahmen Ihrer privaten Feierlichkeit, in gediegenem Ambiente lassen Sie sich kulinarisch verwöhnen! Bei schönem Wetter ist die angeschlossene Terrasse für Sie geöffnet. Gibt es etwas schöneres, als an einem warmen Sommermorgen draußen zu frühstücken? Gern wird auf Ihre Ernährungsgewohnheiten Rücksicht genommen, sprechen Sie das Personal einfach an!

DIE ZIMMER

Ob gemütlicher Landhaus- oder moderner englischer Stil, die 48 geschmackvoll eingerichtenen Zimmer & Suiten überzeugen durch Ambiente & Komfort!

Ausgestattet sind die Zimmer mit Landhaus- oder Boxspringbetten, Flachbild TV, Minibar, Schreibtisch, WLAN, Bad mit Dusche bzw. Badewanne (Suiten) /WC, Fön, Kosmetikspiegel, Pflegeprodukten, Sitzgelegenheit mit Tisch und Stühlen sowie teils Cocktailsitzecken. Ihre Zimmer stehen Ihnen am Anreisetag ab 14:00 Uhr und am Abreisetag bis 11:00 Uhr zur Verfügung und sind ausnahmslos Nichtraucher-Zimmer.

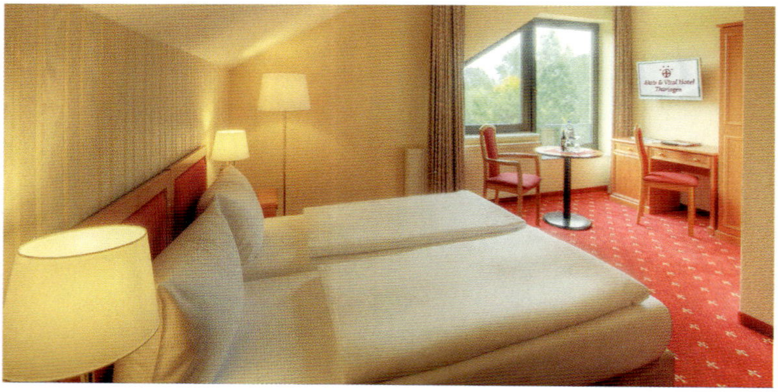

AKZENT Aktiv & Vital Hotel Thüringen

AKZENT Aktiv & Vital Hotel Thüringen, Inh. Marcel Gerber · Notstrasse 33, 98574 Schmalkalden
03683 466 570 | www.aktivhotel-thueringen.de

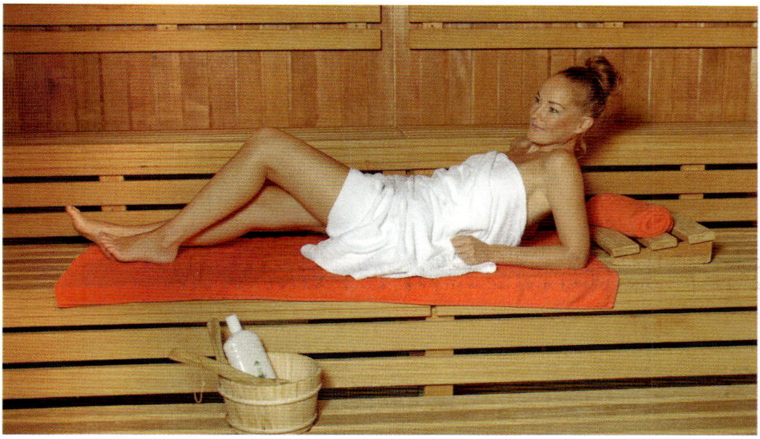

DIE SAUNEN

Duftendes Holz und stimmungsvolles Licht – ob in der finnischen Sauna im Innen- & Außenbereich, in der Infrarot-, Dampf- oder Biosauna, hier genießen Sie aktiv & vital Ihren Wellnessaufenthalt. Der Wellnessbereich ist täglich für Sie von 07:30–21:30 Uhr geöffnet.

DIE FINNISCHEN SAUNEN

Es stehen Ihnen insgesamt zwei Kabinen der typisch Finnischen Sauna sowie eine 65 °C Biosauna zur Verfügung. Ein Schwitzgang findet in den beiden holzverkleideten finnischen Saunen bei 80 - 90 °C und einer Luftfeuchtigkeit von 10 % statt.

DAS AROMA-DAMPFBAD

Bei einem Raumklima von 45 °C und einer Luftfeuchte von 100 % kommen Sie hier auf komplett gegensätzliche Art zur Finnischen Sauna ins Schwitzen. Das gänzlich mit azurblauen Wänden verkleidete Bad lädt mit wohlriechenden Aromen zu einem vielversprechenden Aufenthalt ein.

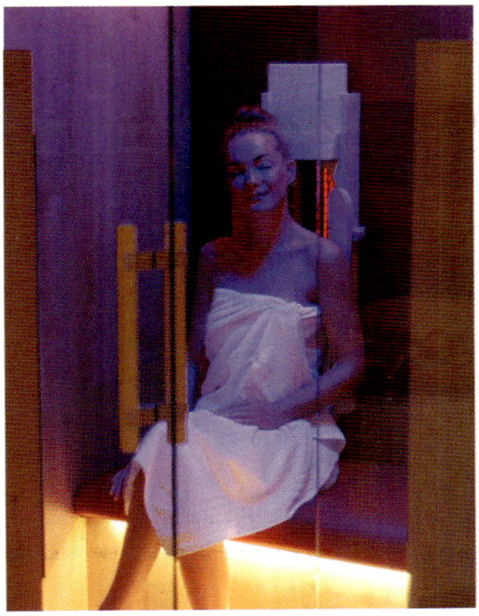

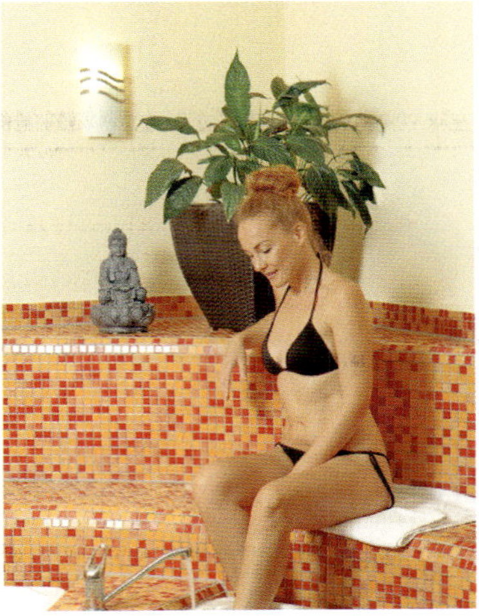

AKZENT Aktiv & Vital Hotel Thüringen

AKZENT Aktiv & Vital Hotel Thüringen, Inh. Marcel Gerber · Notstrasse 33, 98574 Schmalkalden
03683 466 570 | www.aktivhotel-thueringen.de

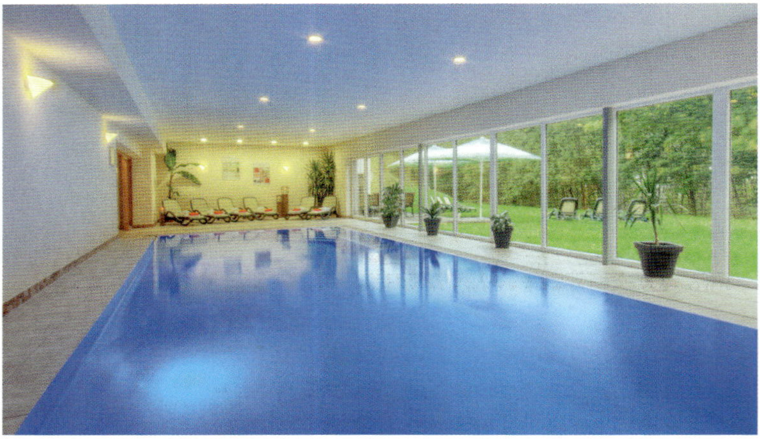

DER POOL

Ziehen Sie entspannt Ihre Bahnen im 12 x 5 Meter großen, beheizten Indoor-Pool mit Massagesitzbank und Gegenstromanlage.

RUHEMÖGLICHKEITEN & GRADIERWERK

Im Ruhebereich gönnen Sie Ihren Füßen eine Kneippkur im Fußbecken mit beheizter Sitzbank. Wunderbar ruhen lässt es sich im Ruheraum mit hauseigenem Gradierwerk zur Salzinhalation, Relax-Liegen und Kuscheldecken. Gönnen Sie sich Entspannung pur auf den Physiotherm-Wärmeliegen oder lassen Sie einfach den Blick ins Grüne schweifen. Zudem besteht die Möglichkeit, es sich auf der großen Liegewiese mit Sonnenschirmen und Sonnenliegen gemütlich zu machen. Hier können Sie - neben einer Pause an der frischen Luft - die wärmenden Sonnenstrahlen direkt auf der Haut spüren.

MASSAGE- & BEAUTYCENTER

Das Wellness- und Day Spa-Angebot hält eine große Vielfalt wohltuender Anwendungen für Sie bereit. Von der erfrischenden Minzöl- über duftende Aromaölmas

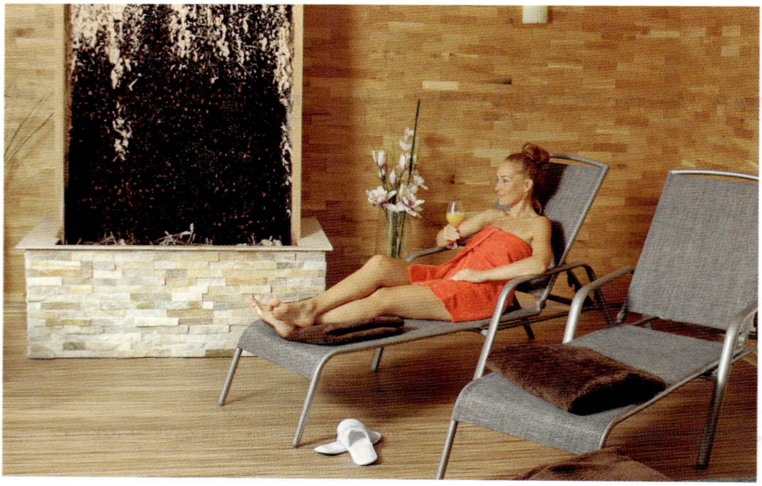

AKZENT Aktiv & Vital Hotel Thüringen

AKZENT Aktiv & Vital Hotel Thüringen, Inh. Marcel Gerber · Notstrasse 33, 98574 Schmalkalden
03683 466 570 | www.aktivhotel-thueringen.de

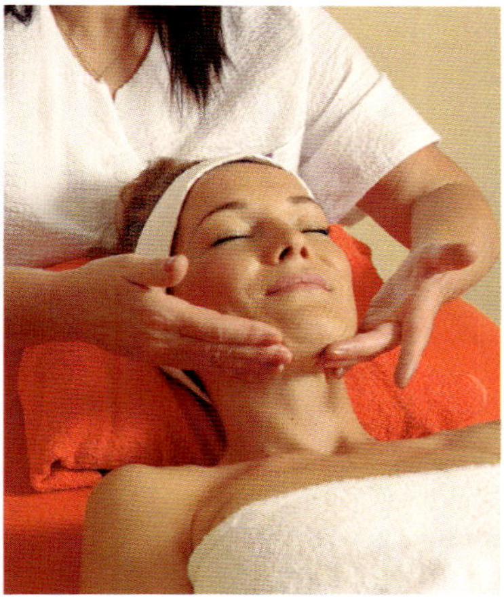

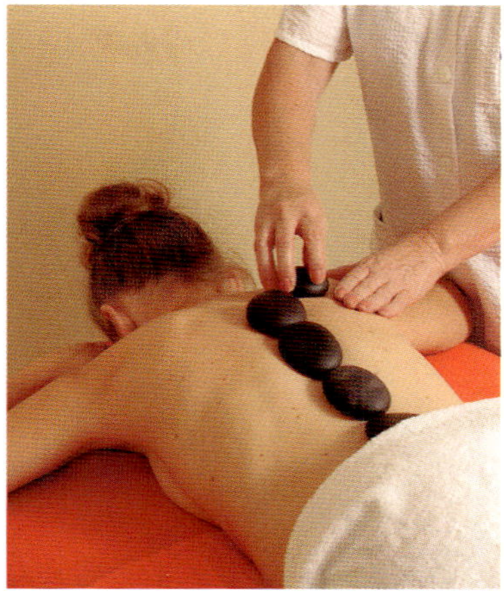

sagen bietet das Hotel zudem auch besondere Beautyanwendungen an. Tiefenentspannung ist mit der Fußreflexzonen- oder Hot-Stonemassage garantiert. Oder wie wäre es mit einer Kräuterstempelbehandlung mit Wildkräutern aus dem Garten? Probieren Sie es aus! Sie starten Ihren Tag gern aktiv? Dann heißt Sie das Wellness-Team zum Aquafitness herzlich willkommen!

Ihre Hotelrechnung können Sie in bar, mit Ihrer Euroscheckkarte, Visa- oder MasterCard begleichen. Eine Kurtaxe fällt nicht an (Änderungen vorbehalten).

PARKMÖGLICHKEITEN

Parkplätze stehen Ihnen direkt vor dem Hotel zur Verfügung.

DAS ANGEBOT

Das AKZENT Aktiv & Vital Hotel bietet Ihnen einen traumhaften Aufenthalt für zwei Personen zum Preis von 129,00 Euro, statt 258,00 Euro. Das Angebot beinhaltet zwei Übernachtungen im Vital Doppelzimmer inkl. Vital-Frühstücksbuffet

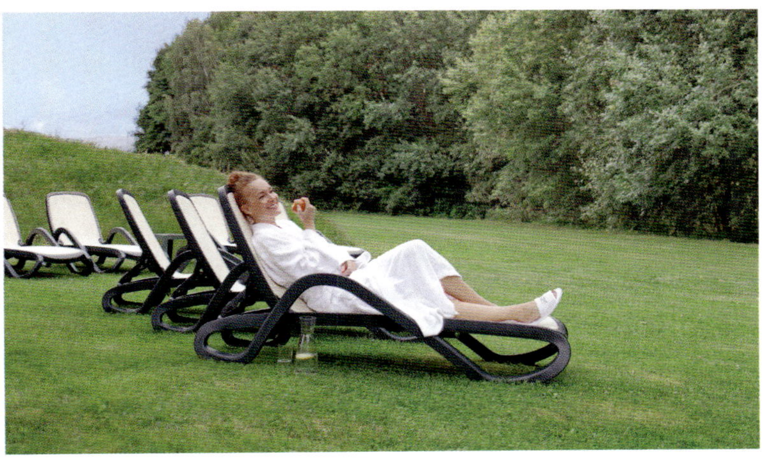

AKZENT Aktiv & Vital Hotel Thüringen

AKZENT Aktiv & Vital Hotel Thüringen, Inh. Marcel Gerber · Notstrasse 33, 98574 Schmalkalden
03683 466 570 | www.aktivhotel-thueringen.de

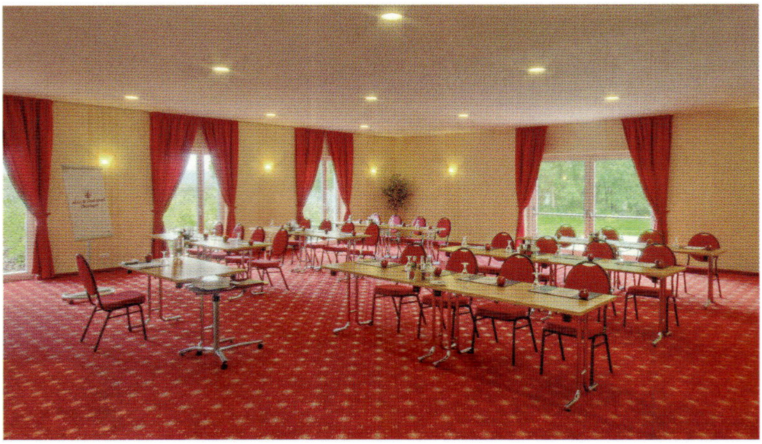

mit verschiedenen Brot- und Brötchensorten, frischem Obst und Säften, Cerealien, Joghurts, Sojamilch, Wie-Zuhause-Eiern und vielem mehr. Ebenso kann die Bade- und Saunalandschaft genutzt werden. WLAN sowie ein Parkplatz am Hotel sind im Angebot ebenfalls enthalten. Buchbar auf Anfrage und nach Verfügbarkeit, nicht an Wochenenden und Feiertagen.

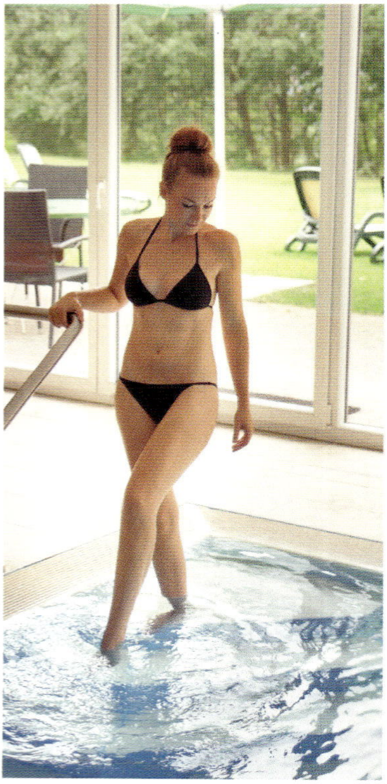

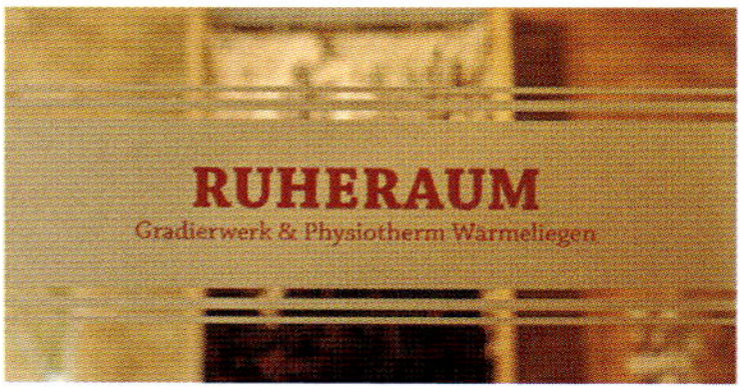

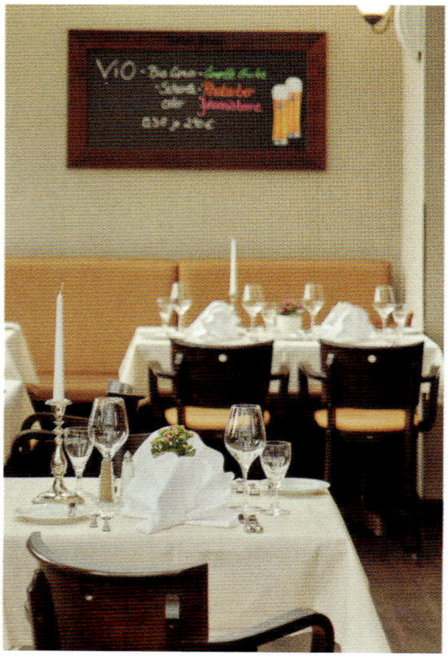

Das könnte Sie auch interessieren

Region: 6.8 – Aachen, Köln, Düsseldorf, Bonn, Bergisches Land & Niederrhein Süd

über 64 Saunen mit einem Wert von über **1.000 Euro**

Aachen	Carolus Thermen
Andernach	monte mare Andernach
Bad Breisig	Römer-Thermen
Bad Neuenahr-Ahrweiler	Ahr-Thermen Bad Neuenahr
Bedburg	monte mare Bedburg
Bergisch Gladbach-Bensberg	Mediterana
Bonn	Robinson Wellfit® Bonn
Bornheim	HallenFreizeitBad
Brüggen	Return Saunapark
Brühl	KarlsBad Brühl
Dierdorf	Aquafit Dierdorf
Düsseldorf	Münster-Therme
Düsseldorf	Strand-Sauna im Freizeitbad Düsselstrand
Düsseldorf	Suomi-Sauna im Familienbad Niederheid
Erkrath	ESSENSIO
Essen	Grugapark-Therme
Euskirchen	Thermen & Badewelt Euskirchen
Frechen	fresh open
Haan-Gruiten	Birkensauna
Hagen	WESTFALENBAD
Heiligenhaus	Heljensbad
Heinsberg	Wellness Sauna Waldesruh
Horn (NL)	Top Alivio Saunacentrum
Hückeswagen	Bürgerbad Hückeswagen
Kempen	Sauna und Wasserwelt aqua-sol
Köln	Neptunbad
Köln	Aqualand
Köln	Lentpark
Köln	Agrippabad
Köln	Stadionbad Köln
Köln-Ossendorf	Ossendorfbad
Köln-Wahn	Sauna im Wahnbad
Köln-Zündorf	Zündorfbad
Königswinter-Oberpleis	Saunapark Siebengebirge
Korschenbroich	Asia Therme
Kreuzau	monte mare Kreuzau
Kürten	Splash!
Lohmar	Sülztal-Sauna
Mettmann	Freizeitbad am Lavalplatz
Mönchengladbach	Return Active Spa
Mönchengladbach	Return Lady Spa
Monheim am Rhein	AKTIVITA
Mülheim	Parc Vitale Eichhöfer
Nettetal	Finlantis
Neuss	WELLNEUSS
Neuwied	Deichwelle
Odenthal	Eifgen-Sauna
Overath	Aggersauna e.V. im Badino
Radevormwald	life-ness
Reichshof-Ekenhagen	monte mare Reichshof
Remscheid	H2O
Rheinbach	monte mare Rheinbach
Roermond (NL)	Dennenmarken Sauna & Beauty
Rötgen	Roetgen-Therme
Troisdorf	AGGUA TROISDORF
Valkenburg aan de Greul (NL)	Thermae 2000
Wachtendonk	Art Spa
Windhagen	Vitalium
Wipperfürth	Walter-Leo-Schmitz-Bad
Witten/Gelsenkirchen/Duisburg/Oberhausen	Freizeitgesellschaft Metropole Ruhr mbH
Wuppertal	Schwimmoper – Stadtbad Wuppertal
Wuppertal	Gartenhallenbad Langerfeld
Würselen	Saunapark Würselen
Würselen	Aquana Sauna & Freizeitbad

+ Überregionale Hotel- und Wellnessangebote

Stand Mai: Redaktionsschluss - finale Auflistung der teilnehmenden Betriebe und der Hotel- und Wellnessangebote unter www.der-saunafuehrer.de

Das könnte Sie auch interessieren

Region: 7.7 – Niederrhein, Duisburg & Umgebung

über 51 Saunen mit einem Wert von über **900 Euro**

Bocholt	Inselbad Bahia
Borken	Aquarius Borken
Brüggen	Return Saunapark
Coesfeld	CoeSauna
Dinslaken	Gesundheitszentrum Lang
Doetinchem (NL)	Easyfeeling Sauna-Skincare-Wellness
Dorsten	Freizeitbad Atlantis
Dülmen	DIE SAUNA INSEL®
Dülmen	Düb - Freizeitbad Dülmen
Düsseldorf	Münster-Therme
Düsseldorf	Strand-Sauna im Freizeitbad Düsselstrand
Düsseldorf	Suomi-Sauna im Familienbad Niederheid
Emmerich	Embricana
Erkrath	ESSENSIO
Essen	Grugapark-Therme
Gelsenkirchen	Zentralbad Gelsenkirchen
Gelsenkirchen	Hallenbad GE-Buer
Gelsenkirchen	Hallenbad GE-Horst
Goch	GochNess
Haan-Gruiten	Birkensauna
Haltern am See	Freizeitbad Aquarell
Heiligenhaus	Heljensbad
Herne	Wananas
Herne	LAGO THERME
Herten	copa ca backum / copa oase
Horn (NL)	Top Alivio Saunacentrum
Kamp-Lintfort	Saunapark Kamperbrück
Kempen	Sauna und Wasserwelt aqua-sol
Korschenbroich	Asia Therme
Lomm (NL)	SPAWellness Lomm
Mettmann	Freizeitbad am Lavalplatz
Mönchengladbach	Return Active Spa
Mönchengladbach	Return Lady Spa
Mülheim	Parc Vitale Eichhöfer
Nederasselt (NL)	Sauna & Beauty Oase
Nettetal	Finlantis
Neuss	WELLNEUSS
Nijmegen (NL)	Sauna & Beauty Nijmegen
Oer-Erkenschwick	maritimo
Olfen	Phoenix SPA
Radevormwald	life-ness
Remscheid	H2O
Roermond (NL)	Dennenmarken Sauna & Beauty
Voorst (NL)	Thermen Bussloo
Wachtendonk	Art Spa
Wesel	HeubergSauna
Wijchen (NL)	Thermen Berendonck
Witten/Gelsenkirchen/Duisburg/Oberhausen	Freizeitgesellschaft Metropole Ruhr mbH
Wuppertal	Schwimmoper – Stadtbad Wuppertal
Wuppertal	Gartenhallenbad Langerfeld
Zutphen (NL)	Wellness Center de Bronsbergen

Überregionale Hotels- und Wellnessanlagen

Geestland	Das Romantik Hotel Bösehof
Hörstel	AKZENT Hotel Saltenhof
Kalkar	Landhaus Beckmann
Steffeln / Vulkaneifel	Vulkanhotel Steffelberg
Schmalkalden	AKZENT Aktiv & Vital Hotel Thüringen

Stand Mai: Redaktionsschluss - finale Auflistung der teilnehmenden Betriebe und der Hotel- und Wellnessangebote unter www.der-saunafuehrer.de

Das könnte Sie auch interessieren

Region: 8.7 – Ruhrgebiet & Sauerland

56 Saunen mit einem Wert von über **900 Euro**

Ahlen	Parksauna Ahlen
Arnsberg	Nass: Die Sauna
Arnsberg	DoriVita
Bad Berleburg	Rothaarbad
Bad Lippspringe	Westfalen-Therme
Bad Sassendorf	SoleTherme
Bocholt	Inselbad Bahia
Bochum	Medi-Therme
Bönen	Bad & Sauna Bönen
Borken	Aquarius Borken
Coesfeld	CoeSauna
Diemelsee	Familien- und Erlebnisbad Heringhausen
Dinslaken	Gesundheitszentrum Lang
Dorsten	Freizeitbad Atlantis
Dortmund	Radisson Blu Hotel Dortmund
Dortmund	VIP-RU Sauna
Dülmen	DIE SAUNA INSEL®
Dülmen	Düb - Freizeitbad Dülmen
Essen	Grugapark-Therme
Gelsenkirchen	Zentralbad Gelsenkirchen
Gelsenkirchen	Hallenbad GE-Buer
Gelsenkirchen	Hallenbad GE-Horst
Haan-Gruiten	Birkensauna
Hagen	WESTFALENBAD
Haltern am See	Freizeitbad Aquarell
Hamm	Maximare
Heiligenhaus	Heljensbad
Herne	Wananas
Herne	Lago
Herten	copa ca backum / copa oase
Hückeswagen	Bürgerbad Hückeswagen
Kirchhundem	Oberhundemer Wellness Oase
Lippstadt	Walibo Therme
Lüdenscheid	Das Saunadorf
Mettmann	Freizeitbad am Lavalplatz
Mülheim	Parc Vitale Eichhöfer
Münster	West-Sauna
Münster	Eymann-Sauna
Netphen	N-FLOW Freizeitpark Netphen
Oer-Erkenschwick	maritimo
Olfen	Phoenix SPA
Olpe	Freizeitbad Olpe
Olsberg	AquaOlsberg
Radevormwald	life-ness
Reichshof-Ekenhagen	monte mare Reichshof
Remscheid	H2O
Schmallenberg	SauerlandBad
Soest	AquaFun Soest
Sundern	Panoramasauna Sorpesee
Warstein	Allwettersauna
Wesel	HeubergSauna
Willingen	Lagunen-Erlebnisbad
Wipperfürth	Walter-Leo-Schmitz-Bad
Witten/Gelsenkirchen/Duisburg/Oberhausen	Freizeitgesellschaft Metropole Ruhr mbH
Wuppertal	Schwimmoper – Stadtbad Wuppertal
Wuppertal	Gartenhallenbad Langerfeld

Überregionale Hotels- und Wellnessanlagen

Geestland	Das Romantik Hotel Bösehof
Hörstel	AKZENT Hotel Saltenhof
Kalkar	Landhaus Beckmann
Schmalkalden	AKZENT Aktiv & Vital Hotel Thüringen

Jetzt versandkostenfrei und problemlos bestellen unter **www.der-saunafuehrer.de**

Das könnte Sie auch interessieren

Region: 13.6 – Bremen, Weser-Elbe, Ostfriesland & Oldenburger Land

49 Saunen mit einem Wert von über **800 Euro**

Aurich	De Baalje
Bad Nieuweschans (NL)	Fontana Resort Bad Nieuweschans
Bispingen	Center Parcs Bispinger Heide
Borkum	Gezeitenland Borkum
Bramsche	Hase Bad mit Varus Therme
Bremen	Südbad
Bremen	Hallenbad Huchting
Bremen	OASE im Weserpark
Bremen	Badehaus Bremen
Bremen-Lesum	Villa Katharina
Bremen-Vegesack	Freizeitbad Vegesack
Bremerhaven	BAD 2
Buchholz i. d. N	Sportland Buchholz
Buxtehude	Aquarella
Carolinensiel-Harlesiel	Cliner Quelle Badelandschaft
Delmenhorst	GraftTherme
Dornum Nessmersiel	WellNessmersiel
Emden	Friesentherme Emden
Emsbüren	Aktiv Park
Esens-Bensersiel	Nordseetherme Bensersiel
Ganderkesee	SaunaHuus Ganderkesee
Hage-Berum	Kurzentrum Hage
Hamburg	Emotion Spa
Hamburg	elb spa
Hamburg	Botanical Spa
Insel Spiekeroog	InselBad & DünenSpa
Krummhörn-Greetsiel	Oase
Lingen	Linus Lingen Wasserwelten
Lütetsburg	Butterfly & Saunaland Spittdiek
Neuharlingersiel	BadeWerk
Norden-Norddeich	Ocean Wave
Nordseebad Juist	Meerwasser-Erlebnisbadd TÖWER Vital
Nordseeinsel Norderney	Strandhotel Georgshöhe
Oldenburg	OLantis
Oldenburg	Bahama-Sports
Osterholz-Scharmbeck	Allwetterbad
Otterndorf	Sole-Therme
Rieste	Alfen Saunaland
Rotenburg	Ronolulu
Saterland-Scharrel	Wellness-Oase Saterland
Schneverdingen	Heidjers Wohl
Soltau	Soltau Therme
Sulingen	Sule-Lounge
Vechta	Die Villa-Spa Vechta
Verden/Aller	VERWELL
Wallenhorst	FFS Fitness- & Saunacenter
Wangerooge	Meerwasser-Erlebnisbad »Oase«
Wildeshausen	Auszeit - Sport & Wellness
Wilhelmshaven	nautimo

Überregionale Hotels- und Wellnessanlagen

Geestland	Das Romantik Hotel Bösehof
Hörstel	AKZENT Hotel Saltenhof
Kalkar	Landhaus Beckmann
Schmalkalden	AKZENT Aktiv & Vital Hotel Thüringen
Steffeln / Vulkaneifel	Vulkanhotel Steffelberg

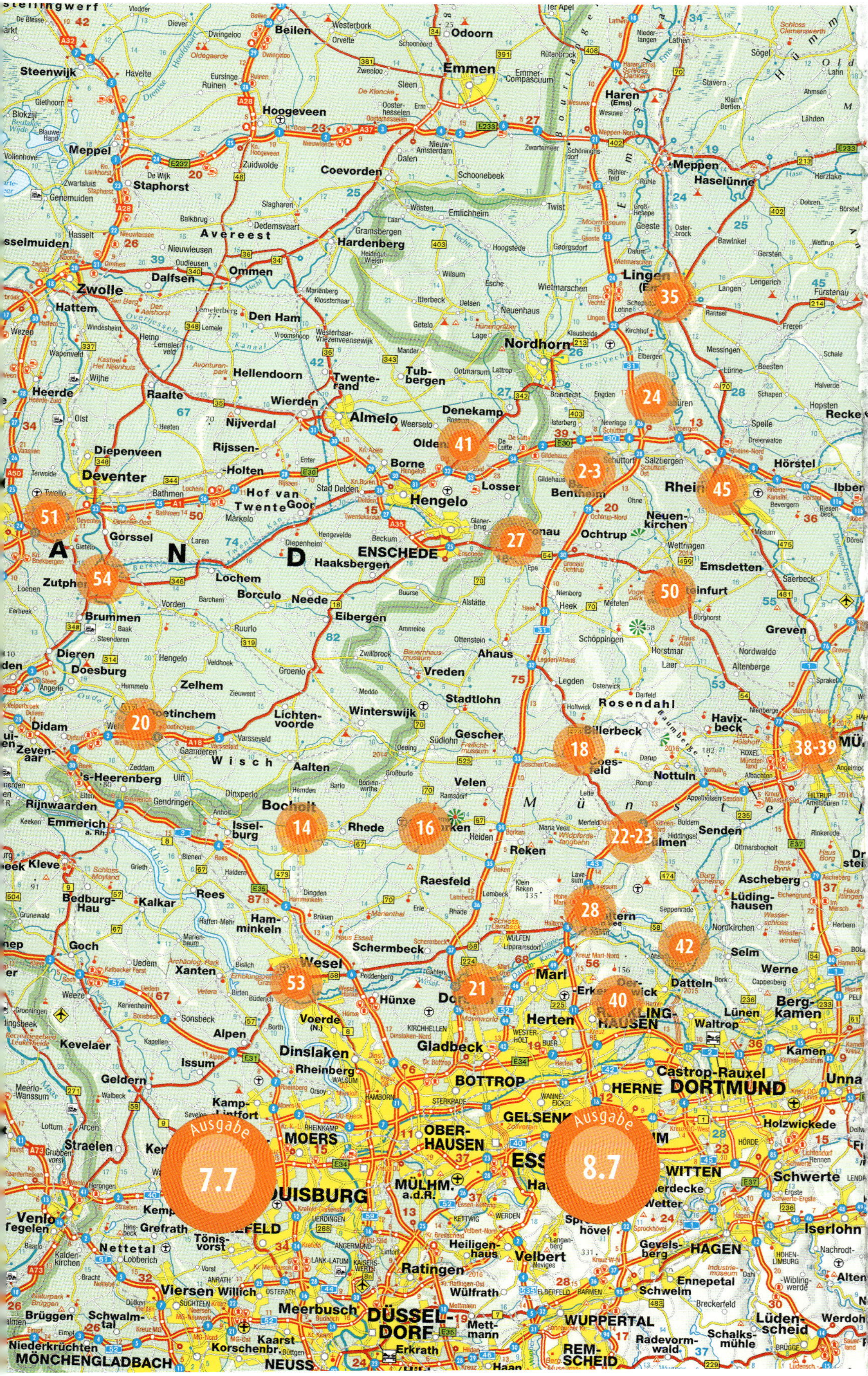
Ausgabe
7.7
Ausgabe
8.7
51
54
20
53
14
16
41
27
2-3
35
24
45
50
18
38-39
22-23
28
42
21
40
Steenwijk
Meppel
Staphorst
Zwolle
Hattem
Heerde
Raalte
Deventer
Gorssel
Zutphen
Brummen
Dieren
Doesburg
Didam
Zevenaar
Emmerich
Kleve
Kalkar
Rees
Goch
Xanten
Wesel
Kevelaer
Geldern
Straelen
Venlo
Tegelen
Nettetal
Viersen
Willich
Brüggen
Schwalmtal
Niederkrüchten
MÖNCHENGLADBACH
Korschenbr.
Kaarst
NEUSS
Meerbusch
DÜSSELDORF
Erkrath
Mettmann
Ratingen
Wülfrath
Velbert
Heiligenhaus
WUPPERTAL
REMSCHEID
Radevormwald
Schwelm
Ennepetal
HAGEN
Gevelsberg
Lüdenscheid
Schalksmühle
Iserlohn
Schwerte
WITTEN
DORTMUND
HERNE
Castrop-Rauxel
Unna
Kamen
Bergkamen
Lünen
Waltrop
Werne
Datteln
Selm
Recklinghausen
Herten
Marl
Dorsten
Gladbeck
BOTTROP
GELSENKIRCHEN
OBERHAUSEN
MÜLHM. a.d.R.
DUISBURG
MOERS
Kamp-Lintfort
Rheinberg
Dinslaken
Voerde
Hünxe
Schermbeck
Raesfeld
Hamminkeln
Isselburg
Bocholt
Rhede
Borken
Heiden
Reken
Haltern
Dülmen
Coesfeld
Billerbeck
Nottuln
Havixbeck
MÜNSTER
Senden
Ascheberg
Lüdinghausen
Nordkirchen
Olfen
Rosendahl
Legden
Ahaus
Stadtlohn
Vreden
Gescher
Velen
Südlohn
Winterswijk
Aalten
Lichtenvoorde
Doetinchem
Zelhem
Hengelo
Eibergen
Neede
Borculo
Lochem
Haaksbergen
ENSCHEDE
Gronau
Hengelo
Borne
Oldenzaal
Losser
Denekamp
Almelo
Wierden
Nijverdal
Rijssen
Holten
Goor
Hof van Twente
Markelo
Hellendoorn
Twenterand
Tubbergen
Ommen
Dalfsen
Den Ham
Hardenberg
Coevorden
Hoogeveen
Emmen
Odoorn
Beilen
Zuidwolde
Avereest
Hasselt
Genemuiden
Zwartsluis
Nordhorn
Bad Bentheim
Schüttorf
Salzbergen
Rheine
Neuenkirchen
Ochtrup
Wettringen
Emsdetten
Steinfurt
Metelen
Heek
Schöppingen
Horstmar
Laer
Nordwalde
Altenberge
Greven
Hörstel
Ibbenbüren
Recke
Hopsten
Spelle
Lingen (Ems)
Freren
Haselünne
Meppen
Haren (Ems)
Twist
Geeste
Emlichheim
Neuenhaus
Uelsen
Sögel
Lathen
Holzwickede
Herdecke
Wetter
Sprockhövel
Emsland
Münsterland
Baumberge

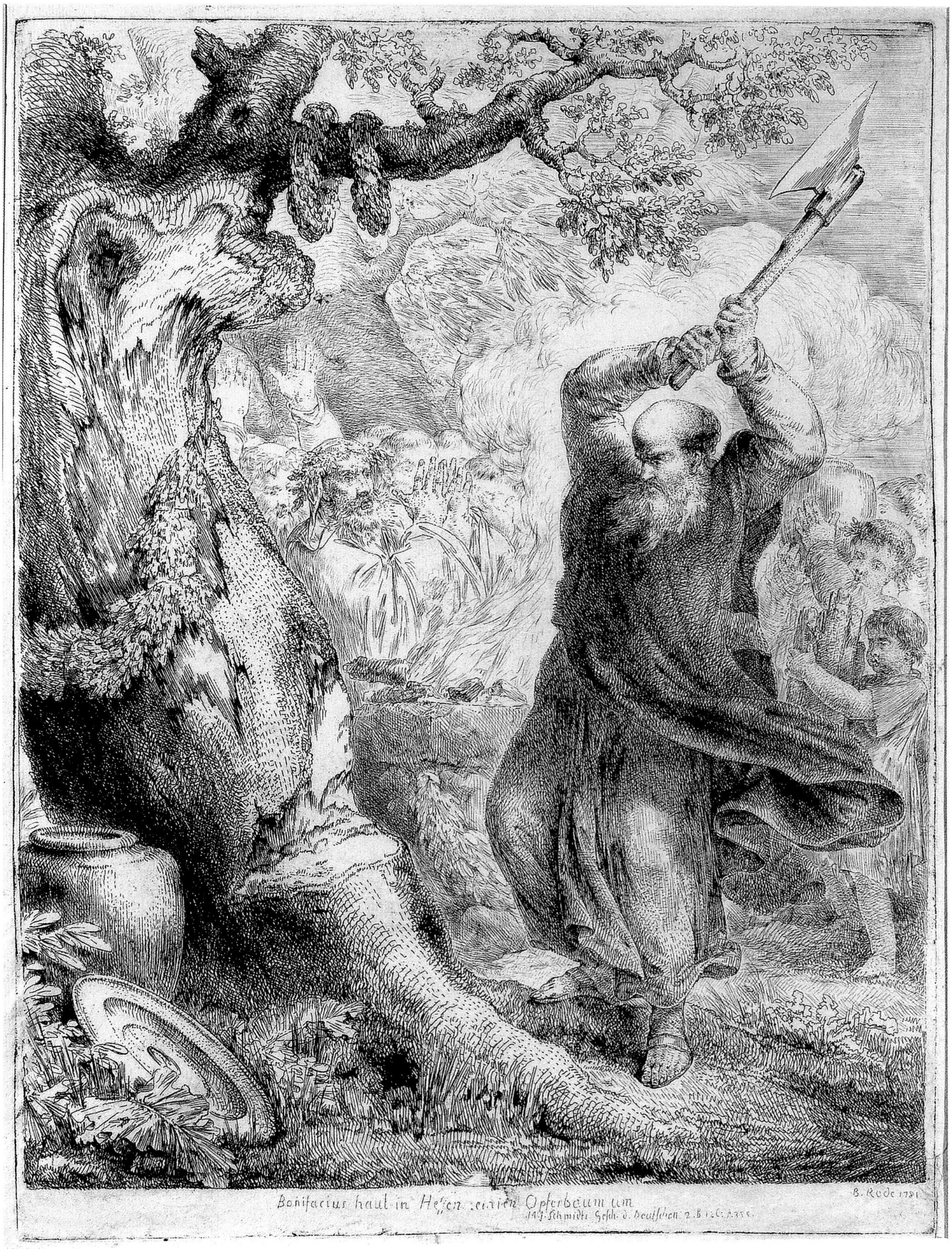

BONIFATIUS

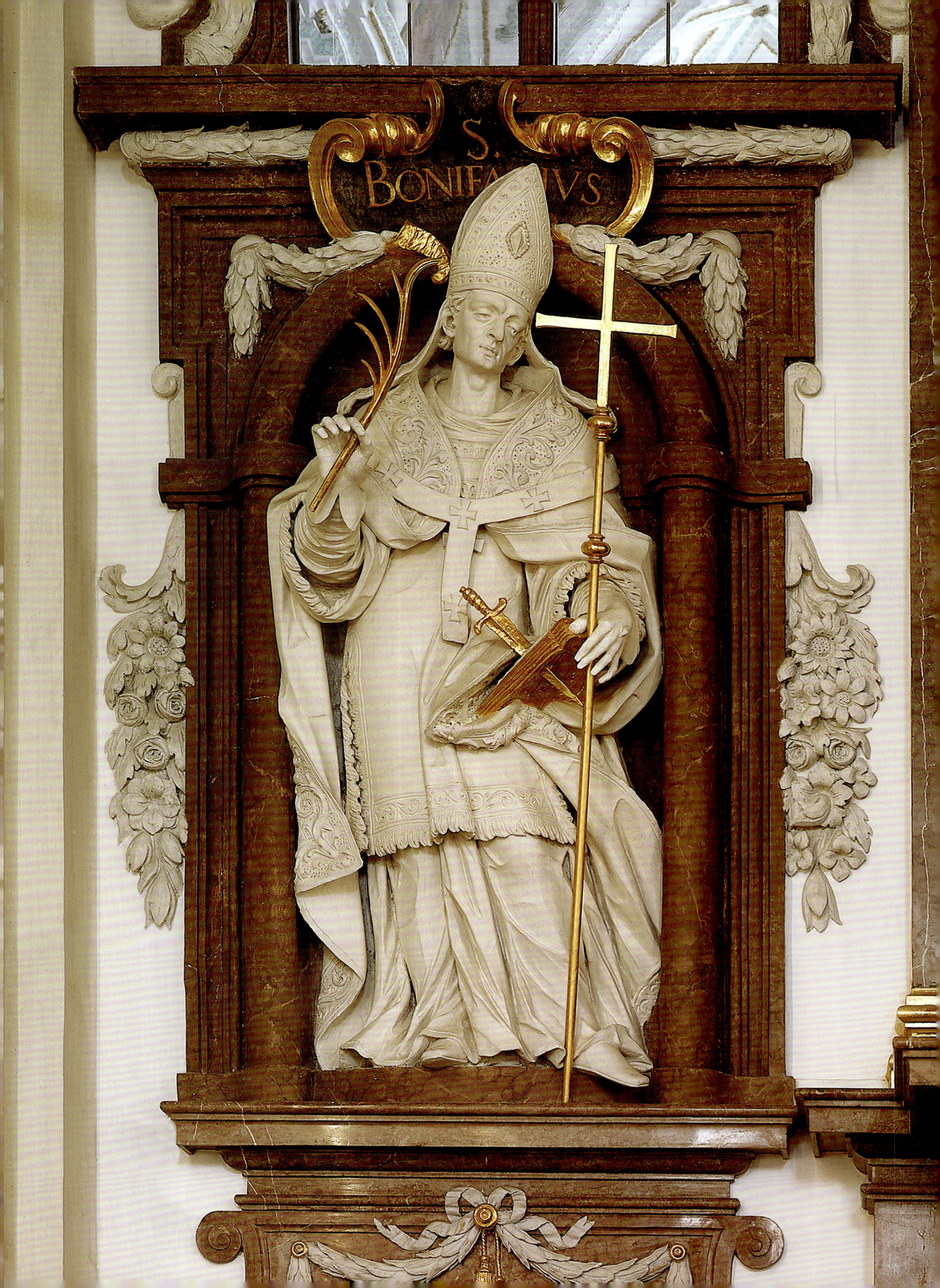
S.
BONIFA IUS

Michael Imhof und Gregor K. Stasch (Hg.)

Bonifatius

Vom angelsächsischen Missionar zum Apostel der Deutschen

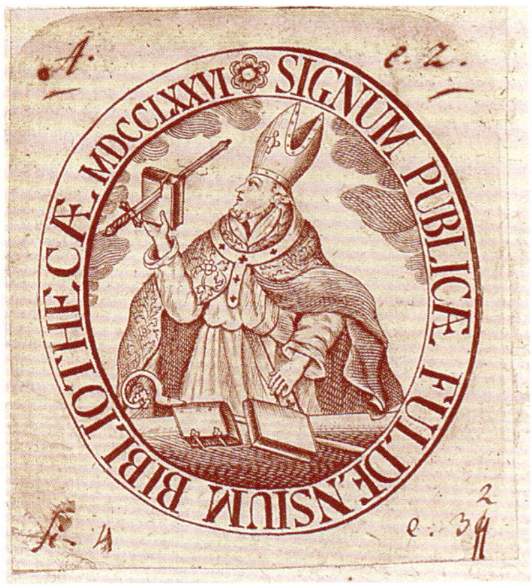

MICHAEL IMHOF VERLAG

Abb. S. 1: Bonifatius fällt die Donar-Eiche bei Geismar, Radierung von Bernhard Rode, 1781.

Abb. S. 2: Lebensgroße Skulptur des hl. Bonifatius, um 1686, ehem. Klosterkirche Benediktbeuren, links neben dem Hochaltar.

Bildnachweis

Wir danken allen Museen, Institutionen und Fotografen für ihre Hilfe und die Druckerlaubnis.
Akademische Druck- und Verlagsanstalt Graz: 35, 53 u.; Aris, Marc-Aeilko: 100, 101 u.; Bayerische Staatsbibliothek Bamberg: 114; Bayerische Staatsbibliothek München: 42, 43, 116; Bibliothèque royale de Belgique, Brüssel: 208, 209; Bischöfliches Dom- und Diözesanmuseum Mainz: 138 o., 139; Bischofshofen, kath. Pfarrkirche: 38 o. l.; Centraal Museum Utrecht: 217 l.; Christian Daniel Rauch Museum, Bad Arolsen: 242; Colnaghi, London: 217 r.; creart, Fulda: 200; Diözesanmuseum Freising: 148; Germanisches Nationalmuseum Nürnberg: 135; Erich Gutberlet, Großenlüder: 6, 7, 38 u., 41, 59, 60, 66, 67, 70, 71, 79, 81 u., 82, 83, 87, 90 u., 91, 95, 98, 99, 101 o., 102–111, 119, 131, 138 u., 146, 151, 155 o., 155 u. l., 160, 161, 163, 166 o., 167, 171, 173, 186, 219, 231, 251, 261, 271; Hessisches Staatsarchiv Marburg: 182, 183; Michael Imhof, Petersberg: 9–24, 26–29, 35–37, 40, 54, 63, 74 o., 75–77, 80 u., 86 u., 89, 90 o., 92, 94, 112, 129 o., 130, 133, 136, 142, 143 u., 150 l., 154 u., 158, 159, 164, 166 u., 174–178, 223 u., 226, 228, 229, 233, 235, 241, 243, 252–254, 256 u., 257, 259 r., 262, 263–270; Jürgen Krüger, Karlsruhe: 255, 256 o., 258, 259 l., 260; Landesamt für Denkmalpflege und Archäologie Sachsen-Anhalt – Landesmuseum für Vorgeschichte, Halle: 30 (Juraj Lipták), 31 (Lothar Bieler), 38 r. (Juraj Lipták); Alberto Luisa, Brescia: 2, 51; Michael Mott, Fulda: 195–199, 201, 202; Prentenkabinet Universiteit Leiden: 204; Rekon Atelier Bernhard Krönung, Fulda: 247–250; Rheinisches Landesmuseum, Bonn: 25, 33, 34; Stadtarchiv Fulda: 64, 80 o., 118, 187, 189; Stedelijke Musea, Brugge (Städtisches Museum Brügge): 127; Stiftskirche St. Bonifatius, Freckenhorst: 147; Suermondt Ludwig Museum, Aachen: 39, 46 (Anne Gold), 47; Margareta Svensson, Amsterdam: 203, 210/11, 214/15; Universitäts-Bibliothek Göttingen: 115; Vereinigte Domstifter zu Merseburg und Naumburg und des Kollegiatstifts Zeitz: 32; Vonderau Museum Fulda: 1, 3, 45, 48–50, 52, 53 o., 55–58, 68, 69, 72, 73, 74 u., 78, 81 o., 84, 85, 86 o., 88, 96, 113, 121–126, 128, 129 u., 132, 134, 140, 141, 143 o., 144, 145, 148 o., 150 re., 152, 153, 154 o., 155 u. r., 165, 170, 184, 190–193, 205–207, 212, 213, 221, 222, 223 o., 224, 225, 227, 234, 237–240, 244–246; Württembergische Landesbibliothek Stuttgart: 179.

Michael Imhof und Gregor K. Stasch (Hg.):
Bonifatius. Vom angelsächsischen Missionar zum Apostel der Deutschen,
Michael Imhof Verlag, Petersberg 2004

Michael Imhof Verlag, Stettiner Straße 25, D-36100 Petersberg
Tel. 06 61/9 62 82 86; Fax 06 61/6 36 86, www.imhof-verlag.de

Gestaltung und Reproduktion: Michael Imhof Verlag
Druck: Rindt-Druck, Fulda

Printed in EU

ISBN 3-937251-32-4

Inhalt

Michael Imhof
Christianisierung in der Spätantike und im frühen Mittelalter — Seite 7

Lutz E. von Padberg
Bonifatius – Das Leben des Missionars — Seite 39

Karl Heinemeyer
Bonifatius – Mönch und Reformer — Seite 63

Marc-Aeilko Aris
„Der Trost der Bücher". Bonifatius und seine Bibliothek — Seite 95

Marc-Aeilko Aris
Erzähltes Sterben – Der Tod des Bonifatius im Spiegel der Bonifatiusviten — Seite 111

Petra Kehl
Entstehung und Verbreitung des Bonifatiuskultes — Seite 127

Gregor K. Stasch
Der Fuldaer Dom als Grabstätte des hl. Bonifatius — Seite 151

Thomas Heiler
Bonifatius – Malefatius. Der Apostel der Deutschen im Licht der mittelalterlichen und frühneuzeitlichen Geschichtsschreibung — Seite 179

Michael Mott
Der Name „Bonifatius" in den Flurbezeichnungen — Seite 195

Olga Kotková
Willibrord und Bonifatius in der Darstellung bei Bloemaert und Colaert — Seite 203

Siegfried Weichlein
Bonifatius als politischer Heiliger im 19. und 20. Jahrhundert — Seite 219

Werner Kirchhoff
Das Bonifatiusdenkmal in Fulda. Ein verkanntes Nationaldenkmal?
und ein Exkurs zur Restaurierung von Katharina Fiebig-Krönung — Seite 235

Jürgen Krüger
Bonifatiuskirchen im 19. Jahrhundert — Seite 251

Paul Lang
Das 1150-jährige Bonifatiusjubiläum in Fulda 1905 — Seite 263

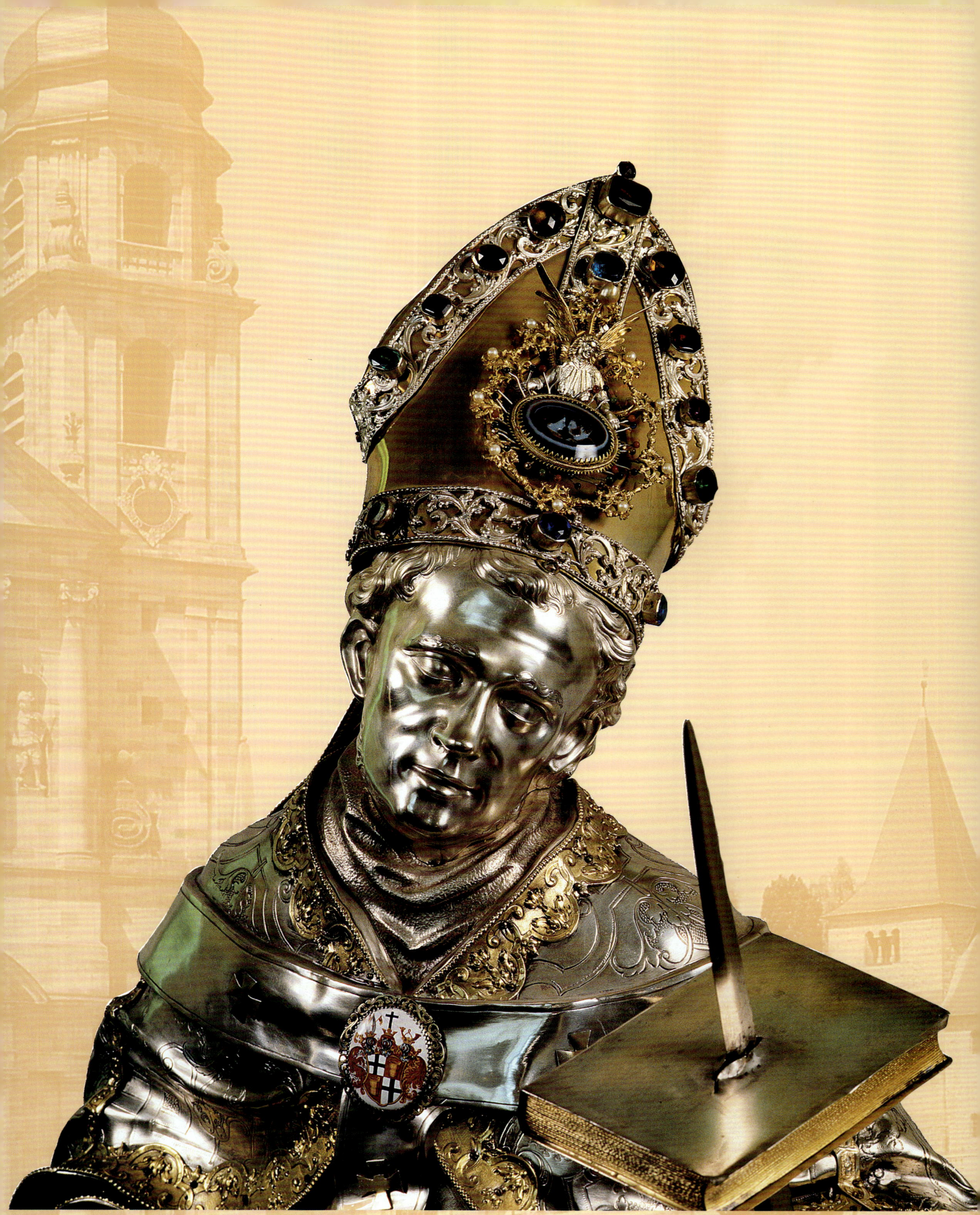

Silberfigur des hl. Bonifatius, 1716, von Johannes Zeckel aus Augsburg, Dommuseum Fulda.

Michael Imhof

Christianisierung in der Spätantike und im frühen Mittelalter

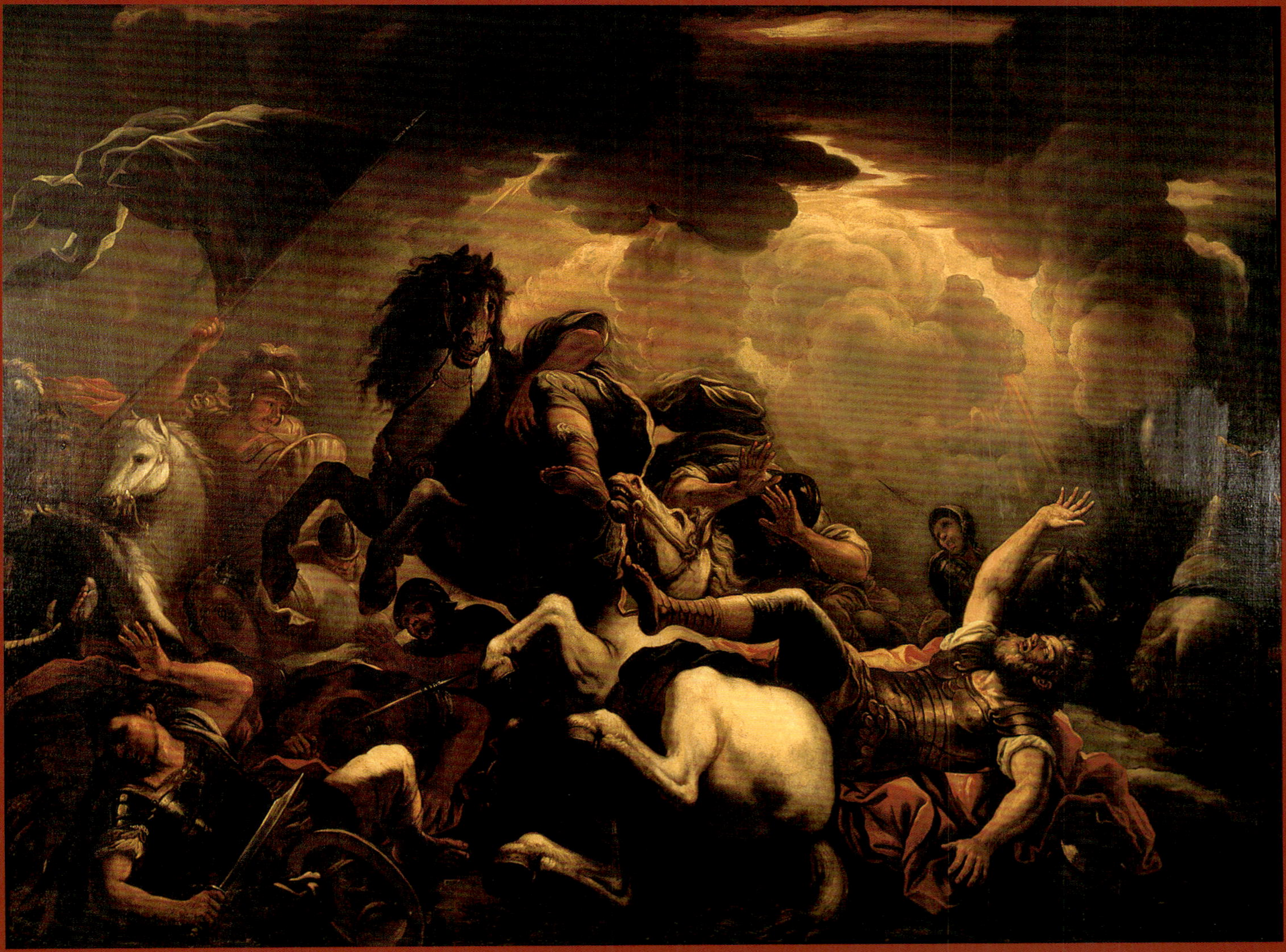

Die ersten Christen

Das Wirken Jesu war missionarisch. Er wusste sich von Gott gesandt, die verlorenen Schafe Israels zu sammeln (Mt 15,24; vgl. Röm 15,8; Mk 12,6; Lk 4,18). Er tat dies, in dem er als Wanderlehrer die frohe Botschaft vom nahen Gottesreich verkündete, Israel zur Buße rief und Jünger in die Nachfolge berief (Mk 1,14–20).

Nach dem Kreuzestod Christi 33. n. Chr. begannen seine Jünger mit der Verkündigung ihres Glaubens über den Wirkungskreis des Jesus von Nazareth hinaus. Wie die um 70–80 n. Chr. niedergeschriebene Apostelgeschichte (Apg 2,1–4) berichtet, wurde mit dem Pfingstwunder über den Aposteln der Heilige Geist ausgegossen, der sie in die Lage versetzte, in allen Zungen zu sprechen, d. h. sie konnten sich auch in fremdsprachigen Gebieten verständlich machen. In dem um 50 n. Chr. in griechischer Sprache abgefassten Matthäusevangelium bzw. dem geringfügig jüngeren Markusevangelium wird der Sendungsbefehl des auferstandenen Christus konkret angesprochen: „Darum geht zu allen Völkern, und macht alle Menschen zu meinen Jüngern; tauft sie auf den Namen des Vaters und des Sohnes und des Heiligen Geistes, und lehrt sie, alles zu befolgen, was ich euch geboten habe. Seid gewiss: Ich bin bei euch alle Tage bis ans Ende der Welt." (Mt 28,19f.). „Geht hinaus in die ganze Welt, und verkündet das Evangelium allen Geschöpfen! Wer glaubt und sich taufen lässt, wird gerettet; wer aber nicht glaubt, wird verdammt werden." (Mk 16,15f.).

Die christliche Mission begann bescheiden und erfolgte keineswegs planmäßig. Waren es zunächst nur einige wenige, die das Evangelium ihres auferstandenen Jesus Christus verkündeten, so hatte sich nach wenigen Jahrzehnten eine Anhängerschaft im gesamten Mittelmeerraum gebildet. Die Werbung um neue Glaubensanhänger war so erfolgreich, dass um 180 der aus Kleinasien stammende Bischof Irenäus von Lyon berichten konnte: „Wenngleich es auf der Welt verschiedene Sprachen gibt, so ist doch die Kraft der Überlieferung ein und dieselbe. Die in Germanien gegründeten Kirchen glauben und überliefern nichts anderes als die in Spanien oder bei den Kelten, die im Orient oder in Ägypten, die in Libyen oder in der Mitte der Welt." Das Zitat belegt, dass die Mission und damit die Ausbreitung des Christentums auch Germanien und damit das Rhein-Mosel-Gebiet bereits im 2. Jahrhundert erreicht hatte.

Die Glaubensstärke der christlichen Urgemeinde veranschaulichen heute vor allem die Hollywood-Monumentalfilme der 1950er Jahre, die die im Neuen Testament dokumentierte frühe Missionierung und die Glaubensverfolgungen zum Thema haben. Schon unmittelbar nach Christi Tod setzte die erste Verfolgungswelle ein, in dessen Folge der hl. Stephanus unter Aufsicht des Christenverfolgers Saulus vor den Toren Jerusalems gesteinigt wurde. Die Verfolgung führte zur Zerstreuung eines Teils der Urgemeinde, der sich gegen 36 n. Chr. – nach seiner Bekehrung vor Damaskus – auch Paulus (zuvor Saulus) anschloss, der ab dem Jahr 45 mehrjährige Missionsreisen durch den östlichen Mittelmeerraum und vielleicht auch nach Spanien unternahm. 42–44 setzte unter König Herodes Agrippa I. († 44) eine zweite Verfolgungswelle der Christen ein. Er ließ Jakobus d. Älteren enthaupten. Petrus wurde eingekerkert und verließ danach Jerusalem.

Kaiser Nero († 68) lastete 64 den erst wenige Jahre zuvor anwesenden Christen die Schuld für den Brand Roms an und ließ aus persönlicher Abneigung eine große Zahl römischer Christen grausam hinrichten; die Verfolgung selbst blieb aber auf Rom beschränkt. Darüber hinaus starben in jenen Jahren die Apostelpersönlichkeiten den Märtyrertod: 62 ließ der Hohepriester Ananus

Seite 7:
Bekehrung des Saulus, um 1700, aus der Sakristei der Elisabethkirche in Kassel, Dommuseum Fulda.
Saulus, vom Anruf Gottes getroffen, stürzt vom Pferd und wird durch die Bekehrung zum Paulus.

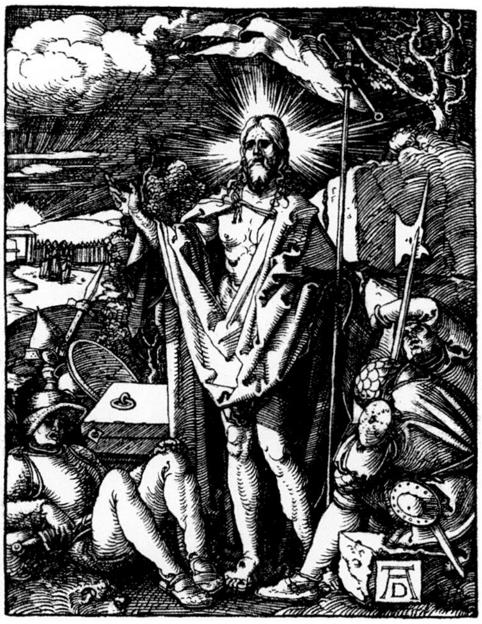

Auferstehung Christi, Holzschnitt aus der Kleinen Passion von Albrecht Dürer, 1509–11.

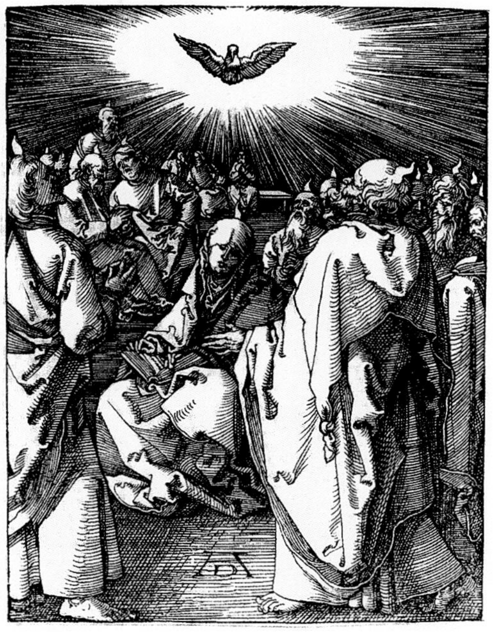

Ausgießung des Heiligen Geistes (Pfingsten), Holzschnitt aus der Kleinen Passion von Albrecht Dürer, 1509–11.

Jakobus den Jüngeren steinigen. 63 oder 67 erlitten Petrus bzw. um 65 Paulus in Rom den Märtyrertod.

Für die folgenden Jahrzehnte gilt, dass im Römischen Reich allgemein eine große Toleranz gegenüber den verschiedensten Religionen bestand. Die Christen konnten ungestört nach den Anforderungen ihres Glaubens leben, solange sie damit nicht die existentielle Ordnung der römischen Herrschaft gefährdeten. Um 112 ordnete deshalb Kaiser Trajan ausdrücklich an, die Christen von Staats wegen nicht zu verfolgen. Allerdings musste die Bevölkerung u. a. durch regelmäßige und wiederholte zeremonielle Anerkennungsgesten ihre Verbundenheit mit dem römischen Herrscher bestätigt. Dies geschah unter anderem durch die Teilnahme an öffentlichen Festen, die Darbringung von Weihegaben für die Götter und die durch Opfergaben und öffentliche Gebete zum Ausdruck gebrachte Verehrung für die römischen „Staatsgötter", darunter dem vergöttlichten Kaiser. Doch obgleich die Christen den Kaiser in ihr Gebet einschlossen, ihre Religion ihnen die Unterwerfung unter die weltliche Herrschaft befahl und sie sich selbst als gehorsame Untertanen des Römischen Reiches verstanden, verweigerten die Christen die Anerkennung des Kaisers als Gott, denn dies widersprach fundamental dem ersten ihrer Glaubensgebote: Du sollst keinen anderen Gott neben mir haben. Deshalb wurden die Christen immer wieder zeitweilig als Staatsfeinde verfolgt und zum Tode verurteilt. So etwa unter Kaiser Marc Aurel († 180), der 176 die Einführung neuer Religionen und somit auch das Christentum verbot. Dies hatte beispielsweise ein Jahr später zur Folge, dass etwa 49 Christen in Lyon den Märtyrertod starben. Auch Kaiser Septimus Severus untersagte 202 den Übertritt zum Christentum.

Die Diskriminierungen nutzten wenig: Schon vor 250 wurde Paris gallischer Bischofssitz. 251 versammelte sich in Rom unter Papst Cornelius I. († ca. 253) die stattliche Zahl von 60 Bischöfen Italiens. Um 260 war auch in Mesopotamien (dem heutigen Irak) bereits ein geordnetes Kirchenwesen entwickelt und schließlich führte König Tiridates III. († ca. 320) durch den hl. Gregor den Erleuchter († nach 325) um 290 das Christentum als Staatsreligion ein.

Ab der Mitte des 3. und zu Beginn des 4. Jahrhunderts befand sich das Römische Imperium in einer Krise. Es schwand das allgemeine Vertrauen in die Macht der alten Götter, die den politischen Wirren, dem wirtschaftlichen Niedergang und den wachsenden sozialen Spannungen im Reich offenbar keinen Einhalt mehr gebieten konnten. Für die Probleme wurden Sündenböcke gesucht, die man trotz ihrer geringen Zahl in den Christen zu finden glaubte. Deshalb führte Diokletian (284–305) ab 303 die blutigste Christenverfolgung der Spätantike durch. Er ordnete an, alle Kirchen zu zerstören, die heiligen Bücher zu vernichten und alle christlichen Gottesdienste zu verbieten. Weitere Edikte Kaiser Diokletians verfügten die Verhaftung und Hinrichtung aller Kleriker des Römischen Reiches. Im Frühjahr 304 wurden alle Christen des Römischen Imperiums durch das letzte Edikt Kaiser Diokletians unter Todesstrafe dazu gezwungen, den Staatsgöttern zu opfern. All dies konnte dem Christentum nicht mehr schaden. Längst hatte sich eine gut organisierte Verwaltung als Bischofskirche entwickelt.

Vorzüge des Christentums

Warum, so muss man sich fragen, konnte das Christentum trotz seiner zeitweisen Verfolgung zunehmend mehr Anhänger finden?

Zunächst schuf das Römische Weltreich aufgrund der guten Reisemöglichkeiten, des intensiven Handels und der einheitlichen Sprache die Voraussetzung einer raschen Verbreitung von religiösen Ideen und Kulten. Davon profitierte nicht nur das Christentum, sondern beispielsweise auch der Mithraskult. Entscheidend aber war die Lehre Christi, die sich ganz fundamental von den anderen Religionen unterschied.

Blickt man auf die Religion der Römer, dann stellt sich diese als Vielgötterglauben dar. Verehrt wurden die altrömischen Götter, aber auch Gottheiten, die man von den eroberten Völkern (etwa den Kelten) übernahm. Auch orientalische Mysterienreligionen fanden ihre Anhänger.

Die altrömische Götterwelt war das Ergebnis eines jahrhundertealten Kontakts mit den Griechen und dem Orient. Daraus resultierte die Vorstellung eines menschenartigen Götterhimmels. Er bestand aus unsterblichen, personalisierten Götterindividuen in irdischer Gestalt mit klar definierten Zuständigkeiten für die verschiedenen Lebenssorgen. Die Spitze der olympischen Götterfamilie nahm – dem griechischen Zeus entsprechend – Göttervater Jupiter (Gott des Himmels, des Regens und des Donners) ein. Ihm standen seine Gemahlin Juno (griech. Hera, Beschützerin der Frauen, der Ehe und der Geburt) und Minerva (griech. Pallas Athene, Göttin der Weisheit) zur Seite. Sie hatten ihren Haupttempel auf dem Kapitolshügel in Rom.

Zu den Gottheiten eroberter Völker gehören als Beispiel die Matronen, denen vor allem entlang des Rheins Tempel errichtet wurden. Diese gallischen bzw. germanischen Göttinnen wurden als Schutzgottheiten für eine gute Ernte, für das eigene Haus und die Familie angerufen. Erhalten sind eine größere Zahl römischer Weihesteine, meistens als Altar ausgebildet, auf denen die Matronen mit langen Gewändern, Halsschmuck und Körben mit Früchten – zu dritt sitzend, davon zwei mit Hauben – dargestellt sind.

Auch der römische Kaiser wurde als Alleinherrscher und oberster Priester seit Kaiser Augustus als Gott verehrt. Der Kaiserkult, mit dem vor allem die Christen in Konflikte gerieten, wurde neue Staatsreligion. Der Eid auf den Kaiser, Gebete und Opfer vor der vergoldeten Bronzestatue des Kaisers wurden für die Römer zur Pflicht.

Zwar gab es eine große Anzahl von Göttern, aber nur einige wenige wurden in besonderem Maße verehrt. Im römischen Nidda bei Frankfurt a. M. konnten bespielsweise 36 unterschiedliche Götterdarstellungen auf der Grabungsfläche ausfindig gemacht werden. Dabei gehören 23 Götter der griechisch-römischen Tradition an, sieben waren orientalische und sechs gallorömische oder keltische Götter, wobei die Darstellung der gallorömischen Muttergottheiten, der Fortuna (Göttin des Schicksals), des Merkur (Gott des Handels), der Minerva (Göttin der Künste) und des Jupiter Optimus Maximus sowie der Venus (Göttin der Liebe) mit zwischen 25 und 55 Belegen am beliebtesten waren. Damit wurden – analog zur Heiligenverehrung der katholischen Christen – vor allem diejenigen Götter um Hilfe gebeten, die für die persönlichen Probleme der Menschen zuständig waren.

Damit wird ersichtlich, dass die Römer von ihren Göttern in erster Linie Schutz und Beistand im Diesseits erwarteten. Um in die Gunst der Götter zu gelangen, brachte man ihnen zum Dank, zur Sühne oder als Schwur Opfergaben – Schlacht- und Brandopfer (etwa von Getreide, Brot, Früchten usw.) – dar. Dazu errichtete man ihnen nach griechischem Vorbild Tempel mit Säulenfassade und Giebeldach. Der Tempel stand erhoben auf einem Podest, in dem sich zumeist ein unterirdisches Gewölbe befand. Hier verwahrten die Priester (unter dem besonderen Schutz der Gottheit) den Tempelschatz. Zum Tempel führte eine vorgelagerte Freitreppe. Hinter der Säulenfassade stand im Halbdunkel des Allerheiligsten das Standbild des Gottes. Um den Tempel lag der „Heilige Bezirk“, der durch eine Säulenhalle oder eine schlichte Mauer von

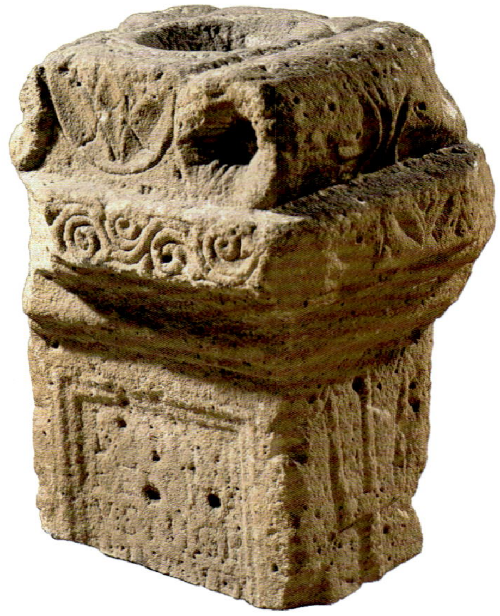

Römischer Jupiteraltar aus Niedernberg bei Aschaffenburg, 2./3. Jahrhundert n. Chr., Dommuseum Fulda.
Zwischen den Voluten befindet sich auf der Oberseite die Opferschale. Auf den Seiten sind eine Axt, ein Opfergefäß und ein Dreizack dargestellt bzw. die Inschrift „I. O. M. MELONI VSNIGR INVS VEX“ (= „Jupiter von Melonius Nigrinus Vexiliar“) angebracht.

rechts: Römischer Jupiteraltar, gefunden bei Xanten, gestiftet nach einem Gelübde von Tertinius Vitalis, Soldat der 30. Legion, am 26. April 232 n. Chr., Original im Landesmuseum Bonn, Foto nach dem Abguss im Archäologischen Park in Xanten.
Der Göttervater Jupiter hält ein Zepter, in der rechten Hand ein Blitzbündel. Links neben ihm steht ein Adler als Hinweis auf die römischen Legionen und den römischen Kaiser.

rechts: Teilrekonstruierter römischer Hafentempel im Archäologischen Park in Xanten.

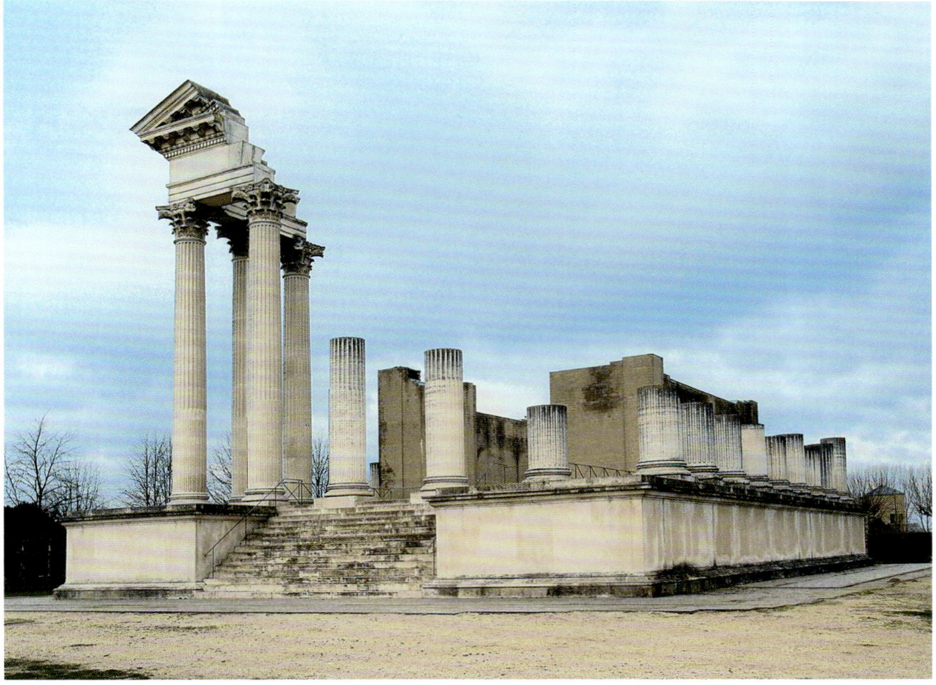

unten: Altar der Aufanischen Matronen, frühes 3. Jahrhundert, Höhe 1,27 m, gefunden unter dem Bonner Münster, Original im Landesmuseum Bonn, Foto nach einem Abguss. Bemerkenswert ist die Darstellung einer Opferszene unter den drei sitzenden Matronen. Links des Altars sind der Opfernde, rechts eine der Matronen dargestellt, die das Opfer entgegennimmt. Hinter dem Altar steht der Opferdiener mit dem geöffneten Weihrauchkästchen.

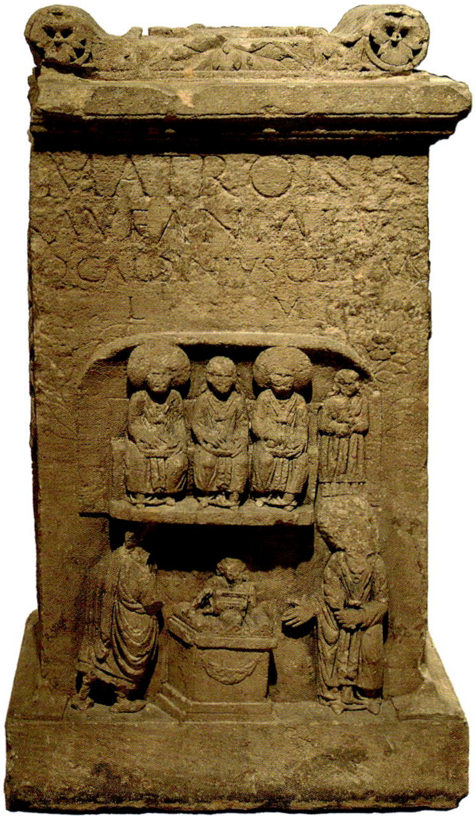

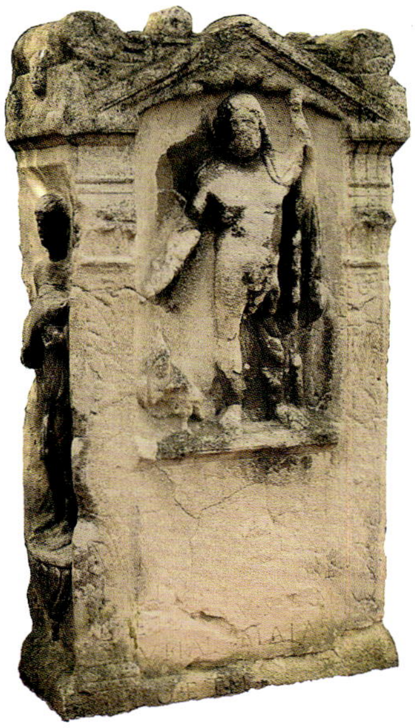

seiner Umgebung abgegrenzt wurde. Innerhalb des Heiligen Bezirks vor der Tempelfront oder bei großen Anlagen auch auf der Freitreppe stand der Altar, auf dem der Opferkult durch die Tempelpriester gegen Bezahlung vollzogen wurde.

Neben dem Opferkult in den großen öffentlichen Heiligtümern pflegten die Römer auch eine private Religiösität innerhalb ihrer eigenen „vier Wände“: Jede Großfamilie verehrte ihre eigenen Schutzgötter. Ihnen opferten sie entsprechend ihrer Vermögenslage auf einem eigenen Hausaltar, auf dem Statuetten aus Bronze, Ton oder Holz aufgestellt waren. Somit nahmen die Römer wohl im öffentlichen wie im privaten Kultleben durch Gebete, Opfer und Weissagungen Kontakt mit den Göttern auf. Strenge Bräuche regelten das Verhalten der Gläubigen. Die Beziehung der Menschen zu den Göttern bestand im Sinne eines auf Gegenseitigkeit gerichteten Austauschs nach dem Motto: „Ich gebe, damit Du gibst“. Somit resultiert der Bau von großen Tempelanlagen nicht zuletzt aus dem „Geschäft mit den Göttern“.

Mit dem politischen und wirtschaftlichen Niedergang des Imperium Romanum seit dem 3. Jahrhundert n. Chr. änderten sich auch die religiösen Erfahrungen und Erwartungen der Menschen. Die begüterten Familien, die im 1. und 2. Jahrhundert noch maßgeblich durch großzügige Spenden und Stiftungen den Bau und den Unterhalt großer Heiligtürmern unterstützt hatten, stellten ihre Siftertätigkeit ein und zogen sich aus Angst vor Raub und Plünderungen auf ihre Landgüter zurück. Sie begannen, ihre Schätze zu vergraben, anstatt sie wie bisher im Tempel zu deponieren.

Darüber hinaus fanden im Römischen Reich seit dem 2. Jahrhundert zunehmend mehr orientalische Kulte Zulauf. Dazu gehört der Mithraskult, der das Leben nach dem Tod versprach. Er wurde vor allem von Soldaten gepflegt, weshalb wir Mithras-Kultplätze zahlreich entlang des Limes antreffen. Die Gläubigen verehrten den unbezwingbaren Sonnengott Mithras, dessen Fest am 25. Dezember gefeiert wurde. Um an dem Erlösungsgeschehen teilzuhaben, mussten die Gläubigen sich einem stengen Ritual unterziehen, ehe sie Aufnahme in die Gemeinde der Eingeweihten fanden. Frauen blieb der Kult grundsätzlich verwehrt.

Worin unterscheiden sich nun die römischen bzw. orientalistischen Religionen vom Christentum, und was machte den neuen Glauben attraktiv für die heidnische römische Bevölkerung?

1. Die Christen glauben an das Weiterleben nach dem Tod. Das Erscheinen des Gottessohnes auf Erden und seine Auferstehung gaben dazu eine reale Hoffnung.

2. Der Gleichheitsgedanke des neuen Glaubens bezog auch die gesellschaftlich missachteten Personen mit ein, wie etwa die Sklaven. Frauen, denen beispielsweise der Mithraskult und damit auch der Erlösungsgedanke verwehrt war, erhielten in der Gestalt der Gottesgebärerin Maria eine Integrationsfigur. Auch die christliche Sexualethik mit dem Schutz der Ehe förderte die Akzeptanz des Christentums bei den Frauen.

3. Das Gebot der Nächstenliebe und die daraus abgeleitete soziale Fürsorge für Arme und Kranke gehören zu den herausragenden Eigenschaften des Christentums. Die Antike dagegen kannte keine Armenfürsorge. Die Oberschichten stifteten ihren Mitbürgern repräsentative Bauwerke oder Vergnügungen, statt karitativ tätig zu werden. Noch kontrastreicher stellt sich dies im Verhältnis zur germanischen Welt dar. Unter den Germanen galt der Fremde als Feind. Einen Fremden konnte man erschlagen, ohne dass dafür eine Buße fällig wurde.

4. Das Christentum wandelte das Opfer, das die Römer, Germanen und Goten zum Dank oder als Bitte den Göttern brachten, in ein rein geistiges Opfer um. Blutopfer, ob nun von Tieren oder Menschen, waren damit abgelehnt. Sachgaben wurden christlicherseits nur insoweit als Opfer anerkannt, als sie den Liebesdienst am Nächsten zu realisieren halfen. Diese Umwandlung der Opfervorstellung bildet ein wichtiges Element im Übergang zur Hochreligion und stellt ohne Zweifel eine der großen Veränderungen der Religionsgeschichte überhaupt dar. Das geistige Opfer sowohl der aufgeklärten Antike als auch des Christentums verlangte die Bereitschaft zu einem gewissenhaften Handeln. Vor allem bei diesem Aspekt unterschied sich das Christentum von der germanischen Welt, der die Vorstellung eines geistigen oder ethischen Opfers gänzlich fehlte. Daher findet man bei Ausgrabungen germanischer heidnischer Gräber vornehmlich Gegenstände wie Waffen und Werkzeuge, aber auch Tiere, insbesondere Pferde als Opfergaben. Vereinzelt wurden auch Menschen geopfert. Speziell kennen wir Säuglingsopfer als Bauopfer und Menschenopfer in der Form der sog. Moorleichen.

Die Glaubensunterschiede hatten offensichtliche Auswirkungen auf das Alltagsleben. Die frühen Christen gaben ein Glaubenszeugnis ab, das vor allem durch die tätige Nächstenliebe und die Fürsorge geprägt war, das die heidnische Umwelt in dieser Form nicht kannte. Außerdem hatten die zahlreichen Spenden zum Reichtum der Institution Kirche geführt, die zu einer wohlhabenden Körperschaft aufstieg. Die christlichen Gemeinden dürften eine außergewöhnliche Zuversicht und Gewissheit ihres Glaubens ausgestahlt haben. Trotz aller Trauer bei christlichen Bestattungen waren diese doch von der Vorfreude auf das ewige Leben geprägt.

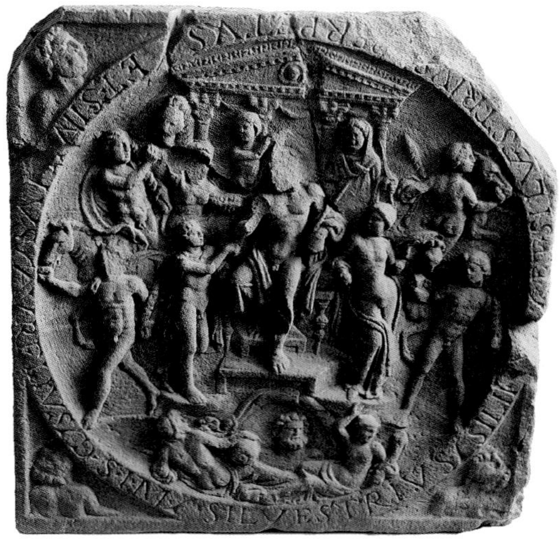

Mithrasrelief mit dem thronenden Sonnengott in der Mitte, Kreis- und Stadtmuseum Dieburg, Foto nach einem Abguss.
Vor allem Soldaten verehrten den unbezwingbaren Sonnengott Mithras.

Das Christentum als Staatsreligion

Mit der Machtübernahme Kaiser Konstantins des Großen (288–337) im Jahre 306 änderte sich das Verhältnis des römischen Kaisers zum Christentum grundlegend. Offenkundig wurde dies durch das Toleranzedikt des Kaisers Galerius (293–311, geb. um 250) von 311, in dem die Anhänger des christlichen Glaubens durch Kaiser Konstantin die gleiche Anerkennung wie alle anderen

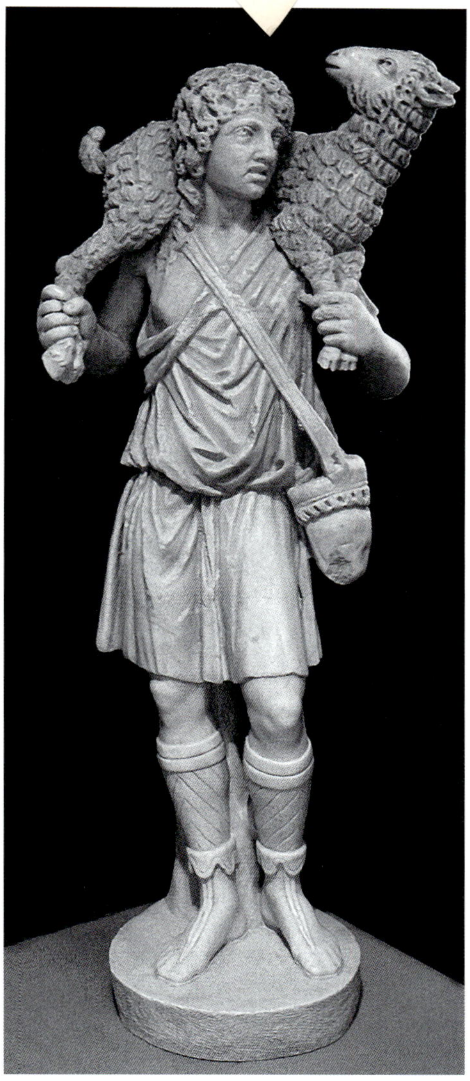

Guter Hirte, 3./4. Jahrhundert, eine der frühesten christlichen Figurendarstellungen, die noch stark an diejenigen antiker Götterstatuen erinnert, Rom, Museo Pio Cristiano in Vaticano, Foto nach einem Abguss.

Religionen im Reich erhielten. Diese Religionsfreiheit förderte die Ausbreitung des christlichen Glaubens, bis dieser schließlich unter Kaiser Theodosius zur „Staatsreligion" aufstieg. Faktisch war das Christentum ab 311 bereits eine Staatsreligion. Dies bewirkte eine Änderung des Kaiserkults. Der Kaiser wurde nicht mehr als „Herr und Gott" angebetet, sondern als „Stellvertreter Christi auf Erden" verehrt.

Die Christianisierung lässt sich auch anhand der Bischofssitze festmachen. Gab es in Gallien vor der Epoche Konstantins des Großen 25 bis 28 Bischöfe, so waren es um 400 bereits 100.

Allerdings waren damit nicht alle Probleme für die Gläubigen gelöste, da sich inzwischen unter den Christen unterschiedliche Lehren herausgebildet hatten, die sich zum Teil selber heftig gegenseitig bekämpften. Ganz allgemein kann jedoch festgestellt werden, dass sich bis ins 4. Jahrhundert die Gemeinden als feste Institutionen entwickelt hatten, die in den Personen der Bischöfe auch eine Dachorganisation besaßen. Der Bischof vergab bestimmte Ämter an einzelne Gemeindemitglieder. Ein oder mehrere Priester kümmerten sich um den Gottesdienst und die Seelsorge. Die Organisation und die karitative Versorgung der Gemeinde unterstand den Diakonen. Auf dem Konzil von Sardica (Sofia) war 342 beschlossen worden, dass jede Civitas einen Bischofssitz erhalten solle. Deshalb befindet sich bis heute z. B. in Italien in jeder größeren Stadt eine Bischofskirche.

Doch zurück zu Kaiser Konstantin dem Großen, der mit seinem Toleranzedikt nun auch die Christen in den von fremden Angriffen geplagten Staat einbeziehen wollte. Er glaubte, im Christentum eine Stütze für die Einheit des Reiches gefunden zu haben. Konstantin, der sich trotz seiner positiven Einstellung gegenüber dem Christengott erst gegen Ende seines Lebens taufen ließ, erprobte die Magie des Christusmonogramms bei seiner Schlacht an der Milvischen Brücke am 28. Oktober 312 als Feldzeichen, das er auf die Schilde seiner Soldaten malen ließ. Obgleich zahlenmäßig unterlegen, siegte Konstantin über die Truppen seines Gegners Maxentius (306–312), wobei das taktische Unvermögen des Maxentius dem Sieger entgegenkam. Konstantin glaubte fortan an die Macht des Christengottes. Zudem war er Alleinherrscher im Westreich und förderte nach allen Kräften das Christentum.

Als eine der ersten Maßnahmen vereinbarten im Februar 313 Kaiser Konstantin der Große und sein östlicher Kontrahent Licinius († 325) die Abgrenzung ihrer Einflussgebiete und erklärten in der Konvention von Mailand das Christentum zur erlaubten Religion im Römischen Reich. Sie ordneten zudem die Rückgabe aller während der Verfolgung konfiszierten Kirchengüter an.

318 verlieh Kaiser Konstantin den Bischöfen des Reiches die Eigengerichtsbarkeit über die Gläubigen, 321 erklärte er den christlichen Sonntag zum Feiertag und damit zum arbeitsfreien Tag. Der Bischof – das Haupt der Ortskirche und seines Klerus sowie Verwalter des immer wichtiger werdenden Kirchenbesitzes – wurde von der kaiserlichen Gesetzgebung als Ansprechpartner anerkannt. Unter Kaiser Justitian wurden dem Bischof weitreichende staatliche Vollmachten in seiner Stadt übertragen.

Zur „Staatsreligion" des Römischen Reiches bestimmt wurde das Christentum jedoch erst durch Kaiser Theodosius den Großen (379–395), der am 24. Februar 391 alle heidnischen Kulte im Reich verbot.

Christentum und Stadtbild

Trotz der Erfolge stellten die Christen bis zum 3. Jahrhundert nur eine verschwindend kleine, jedoch stetig größer werdende Minderheit innerhalb des

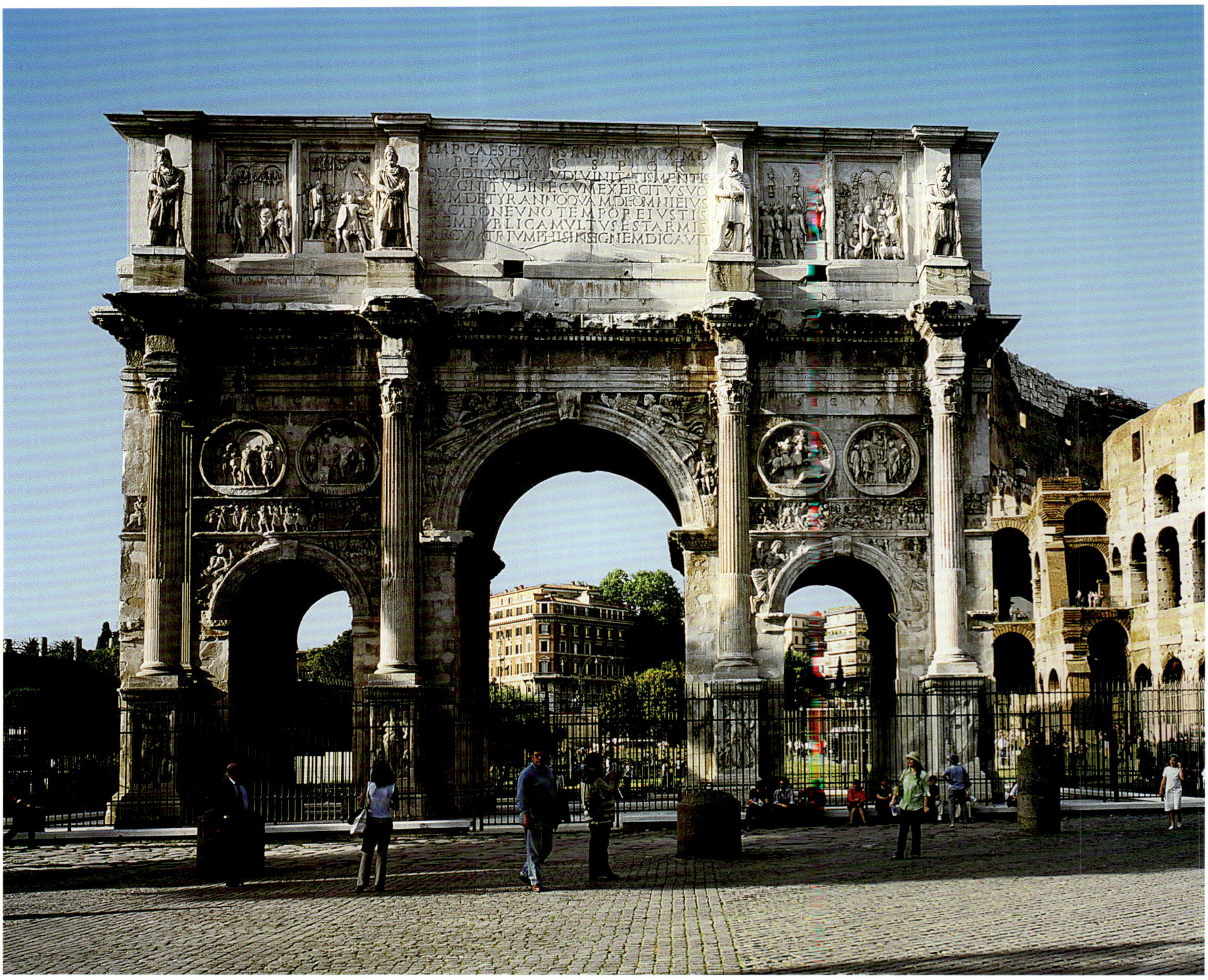

Römischen Imperiums. Keineswegs war es so, dass sich eine ganze Stadt dem Christentum zuwandte und dass sich demzufolge die heidnische Struktur einer Stadt grundlegend veränderte und gleichsam auf das Christentum umgepolt wurde. Dies gilt selbst für das ausgehende 4. Jahrhundert, als der christliche Glaube zur Staatsreligion wurde. Das Stadtbild veränderte sich nur langsam, zumal über 90% der spätantiken Neubauten Nutzbauten waren, denen man es nicht ansehen kann, ob sie von Heiden, Juden oder Christen gebaut, bewohnt oder frequentiert wurden. Selbst in Rom war erst seit dem 5./6. Jahrhundert das Christentum die herrschende Religion, obgleich hier bereits ab 313 mit der Lateransbasilika und ab 326 mit dem Petersdom die ersten Kirchengroßbauten entstanden waren. Alle größeren Bauten wurden somit erst nach dem Toleranzedikt von 311 errichtet! Die Architektur war im Äußeren schlicht. Nur das Innere wurde kunstvoll ausgestattet.

Heute lässt sich die Ausbreitung des Christentums anhand archäologischer Befunde bestimmen, wenngleich das Fehlen von archäologischen Nachweisen nicht bedeutet, dass an jenem Ort keine Christen lebten. Andererseits belegt die Existenz eines frühchristlichen Kirchenbaus eindeutig, dass hier Christen aktiv gewesen sein müssen. Eine Aussage über die Anzahl der Christen im Ver-

Konstantinsbogen, Rom, 312–25 n. Chr. Den größten Triumphbogen Roms errichtete Konstantin der Große aus Anlass seines Siegs über Maxentius an der Milvischen Brücke 312. Erstmals wurde nicht der Triumph Roms über ein fremdes Volk gefeiert, sondern die Ausschaltung eines römischen Rivalen. Der Bogen ist ein Zeugnis der inneren Zerrissenheit des Römischen Reichs. Der Konstanstinsbogen ist das letzte römsiche, kurz vor der Erhebung des Christentums zur Staatsreligion erbaute Ehrenmonument.

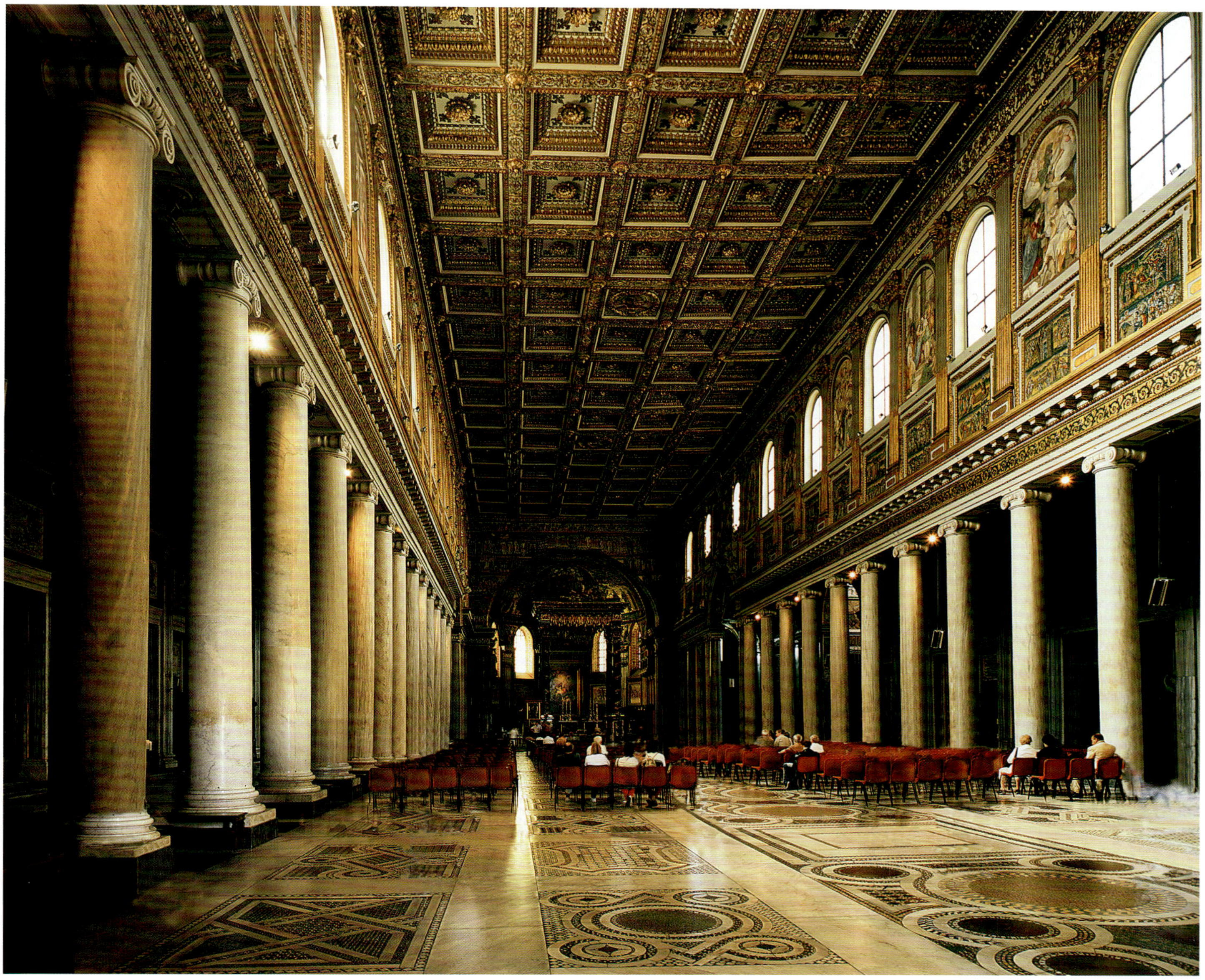

S. Maria Maggiore, Rom, Innenraum nach Osten, 432–40. S. Maria Maggiore ist die erste monumentale, der Mutter Gottes geweihte Kirche. Sie gehört zu den sieben Pilger- und Hauptkirchen Roms und den fünf päpstlichen Patriarchalkirchen. Der Raumeindruck einer prachtvollen päpstlichen Basilika des 5. Jahrhunderts mit ihren drei durch Säulen getrennten Schiffen und einer großen Apsis hat sich gut erhalten.

hältnis zu den Nicht-Christen ist zumeist nur schwer bestimmbar. Welche gesellschaftliche Stellung eine Religion innerhalb einer Ortschaft besaß, lässt sich dagegen anhand der Lage der Kirche innerhalb der Ansiedlung beurteilen. Befand sich die Kirche im Stadtzentrum, dann musste auch das Christentum bereits zur wichtigsten Religion aufgestiegen sein. Beispiele von Kathedralen des 4. Jahrhunderts, die im Stadtzentrum angelegt wurden, haben sich relativ häufig in Gallien und Italien erhalten, so in Trier, Genf, Mailand, Ravenna, Florenz, Neapel. Dies bedeutet, dass hier das Christentum besonders stark verbreitet war. Dagegen war die Bevölkerung in Athen und Korinth noch im 5. Jahrhundert mehrheitlich heidnisch, da christliche Kirchen erst ab dem 6. Jahrhundert im Stadtzentrum errichtet wurden. Unterstrichen wird der archäologische Befund in Athen auch durch die schriftliche Quelle, dass hier noch Anfang des 5. Jahrhunderts heidnische Figuren gestiftet worden waren, zu einem Zeitpunkt, als diese Handlung durch den Kaiser bereits verboten worden war. In Athen blieben die heidnischen Tempel noch bis zur Mitte des 5. Jahrhunderts in Funktion. Die ersten gesicherten christlichen Kirchen Athens (4. Jahrhundert) liegen bezeichnenderweise außerhalb der Stadtmauer. Dies bedeutet, dass die Christen als Minderheit ihren Kultbau nicht an exponierter Stelle errichten durften, um nicht den Ärger der andersgläubigen Mehrheit auf sich zu ziehen. Dieser Zusammenhang gilt bis in die Gegenwart für alle Minderheiten.

Die Ablösung des Heidentums durch die christliche Religion kann auch durch die Architektur der frühchristlichen Kirchen nachvollzogen werden. Wenn im Atrium der sog. Kathedrale von Gerasa, die in die 1. Hälfte des 5. Jahrhunderts datiert werden kann, ein Gebälkstück des Artemistempels verbaut wurde, ergibt sich zwingend, dass der Artemistempel von Gerasa, das Hauptheiligtum der Stadt, ab dem 5. Jahrhundert als Steinbruch diente und demzufolge als Kultbau keine Funktion mehr inne hatte.

Eine systematisch betriebene Zerstörung von heidnischen Tempeln hat es ohnehin nicht gegeben. Selbst Kaiser Konstantin, der auf den starken heidnischen Bevölkerungsanteil im Reich Rücksicht nehmen musste, ließ als symbolischen Akt lediglich sechs Tempel zerstören und durch Kirchen ersetzen. In Jerusalem errichtete er beispielsweise über einem Aphroditetempel die Grabeskirche Christi, die 335 geweiht wurde. Die mutwillige Zerstörung des Tempels im Zentrum von Jerusalem war die erste Niederlegung eines heidnischen Tempels durch einen christlichen Herrscher. Nur der römische Kaiser konnte es sich erlauben, ein heidnisches Heiligtum im Stadtzentrum zu beseitigen, um darüber eine Kirche zu erbauen. In Rom ließ Konstantin die Nekropole zuschütten, um darüber die Basilika von St. Peter zu errichten. Doch im Stadtzentrum von Rom wagte es Kaiser Konstantin aufgrund des überwiegend heidnischen Bevölkerungsteils nicht, an Stelle eines Tempels eine christliche Kirche zu erbauen.

Die Verchristlichung der spätantiken Städte lässt sich im Laufe der Jahrhunderte auch an der steigenden Zahl paganer Tempel ablesen, die zu Kirchen umgewidmet bzw. umgebaut wurden. Dies geschah auch, da im Jahr 346 das erste Gesetz zum Schutz heidnischer Kultbauten erlassen werden musste, weil man sich um den historischen repräsentativen Baubestand bzw. das städtische Erscheinungsbild sorgte. Viele erhaltene Tempelanlagen verdanken ihren guten Erhaltungszustand der Umnutzung zu einer Kirche im Laufe des 1. Jahrtausends.

Blickt man auf die Stadt Rom zum Herrschaftsbeginn Kaiser Konstantins, d. h. im frühen 4. Jahrhundert, dann war das Stadtbild Roms von den heidnischen Traditionen des römischen Kaisertums geprägt. Die zunächst nur einen kleinen Teil der Bevölkerung umfassende christliche Gemeinde führte ein untergeordnetes, unauffälliges Dasein. Sie war von der Gunst des jeweils regierenden Kaisers abhängig. Ihre Versammlungsorte bestanden aus privaten Häusern, von denen im 4. Jahrhundert etwa 25 in Rom existierten. Damit fielen die Kultorte der Christen im Stadtbild nicht auf. Bezeichnenderweise blieben auch die Bestattungsorte der Christen, die Katakombenanlagen, unterirdisch im Verborgenen. Die entscheidende Wende erbrachte das Jahr 312 mit dem Sieg Konstantins über seinen Mitkaiser Maxentius an der Milvischen

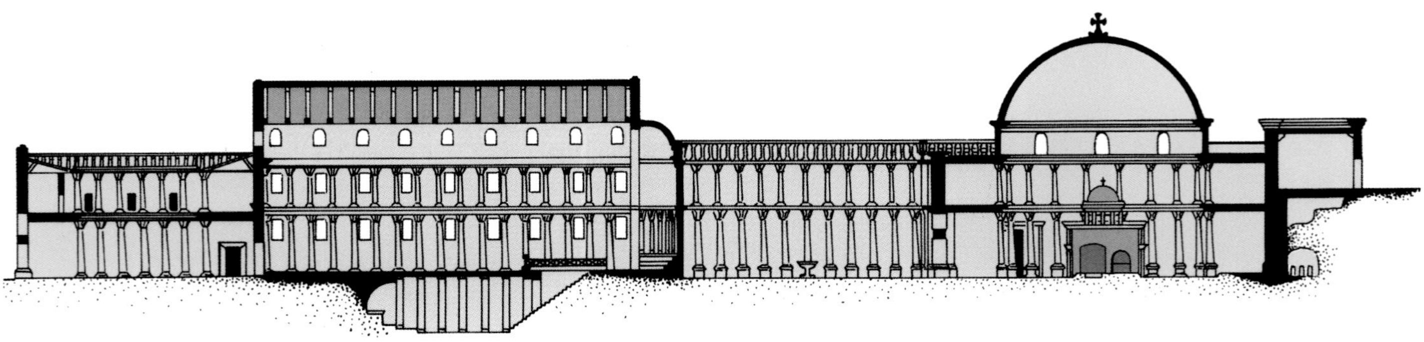

Querschnitt durch die konstantinische Grabeskirche Christi, Jerusalem, 335 geweiht. Kaiser Konstantin der Große ließ einen Aphroditetempel abbrechen, um die stattliche Kirche zu erbauen.

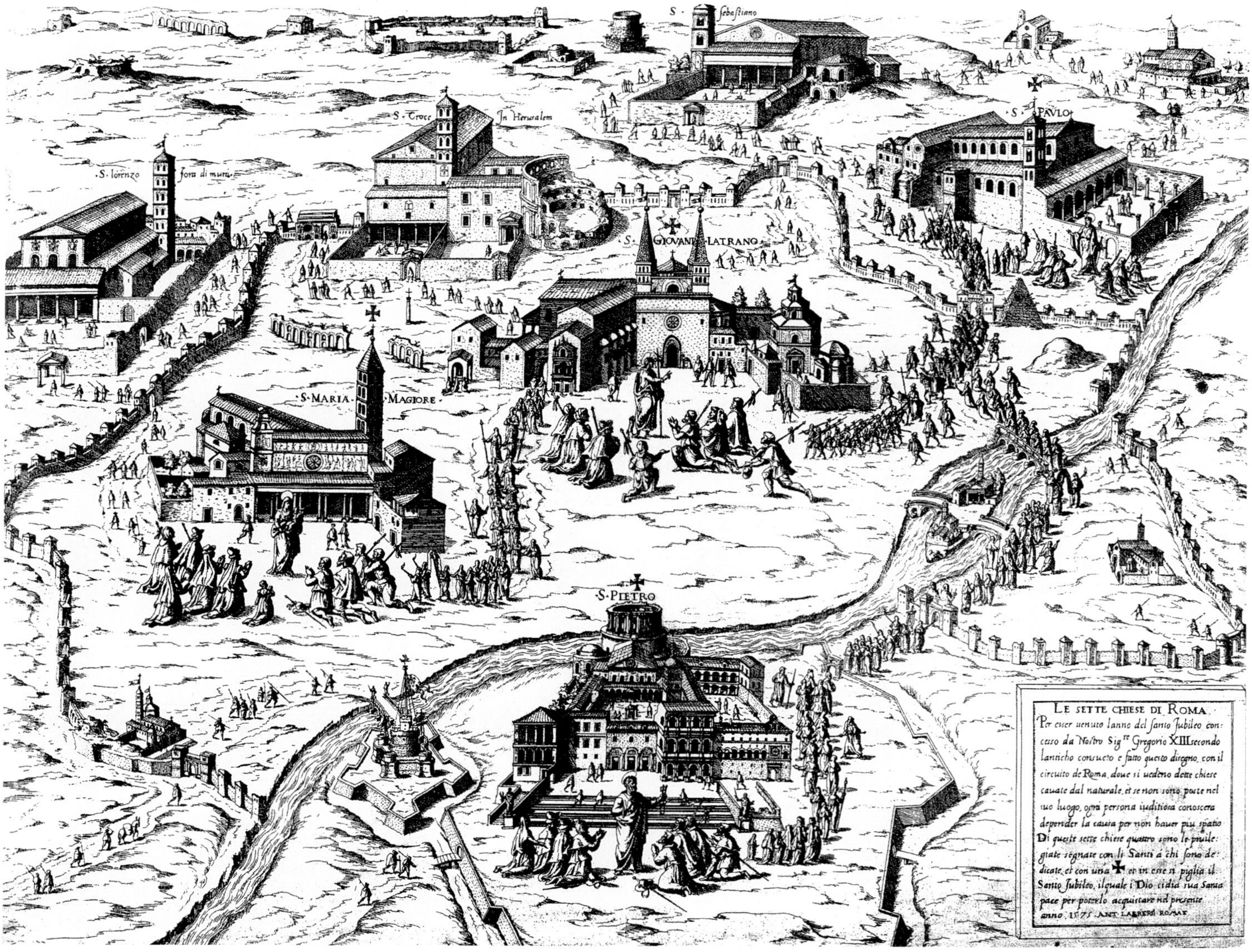
S· Sebastiano
S·Croce
In Hierusalem
S·lorenzo
fora di muri
S·Giovanni Latrano
S·Paulo
S·Maria
Magiore
S·Pietro
Le sette chiese di Roma
Per esser uenuto lanno del santo Jubileo con:
cesso da Nostro Sigre Gregorio XIII secondo
lanticho consueto e fatto questo disegno, con il
circuito de Roma, doue si uedeno dette chiese
cauate dal naturale, et se non sono poste nel
suo luogo, ogni persona iuditiosa conoscera
depender la causa per non hauer piu spatio
Di queste sette chiese quattro sono le priuile:
giate segnate con li Santi á chi sono de:
dicate, et con una ✠ et in esse si piglia il
Santo Jubileo, ilquale i Dio cidia sua Santa
pace per poterlo acquistare nel presente
anno 1575

Die Hauptkirchen Roms nach einem Stich von Giacomo Lauro nach Antonio Tempesta, 1575. Die Kirchen zeigen noch weitestgehend ihre frühchristliche Gestalt. Lediglich die frühchristliche Peterskirche im Vordergrund ist bereits in Teilen abgebrochen, um dem Renaissancebau mit der gewaltigen Vierungskuppel nach Plänen von Michelangelo zu weichen.

Brücke, den er dem Beistand des christlichen Gottes zuschrieb. Erst durch seine Herrschaft wurde der Weg für eine christliche Architektur geebnet.

Die erste, kurz nach 313 durch Kaiser Konstantin in Auftrag gegebene Kirche war die Lateransbasilika (S. Giovanni in Laterano). Sie wurde auf kaiserlichem Grund bezeichnenderweise am Rande der Stadt errichtet und als Schenkung dem Bischof von Rom als Kathedrale übereignet. Der heute größtenteils barockisierte mächtige spätantike Bau ist in großen Teilen noch erhalten. Es handelte sich ursprünglich um eine fünfschiffige Basilika mit offenen Dachkonstruktionen. Das Mittelschiff war durch die Fenster des Obergadens überhöht, während sich die Seitenschiffe ihrerseits jeweils in der Höhe abstuften. Geprägt wurde der Innenraum durch die Kolonnaden, die das Mittelschiff von den Seitenschiffen trennte, während die Seitenschiffe untereinander durch Säulenarkaden von einander unterschieden wurden. Im Westen – die konstantinischen Basiliken waren noch nicht geostet – schloss sich eine halbrunde Apsis an das Mittelschiff an. Der Bautyp der Basilika sollte für die christliche Baukunst bestimmend werden.

Mit ihrer Bauform knüpfte die Lateranskirche jedoch auch an den in der römischen Antike weit verbreiteten Typus der mehrschiffigen Basilika an, die als Versammlungshalle unterschiedlichste Funktionen übernehmen konnte. Jedoch besaßen diese heidnisch-antiken Basiliken nur ausnahmsweise eine ein-

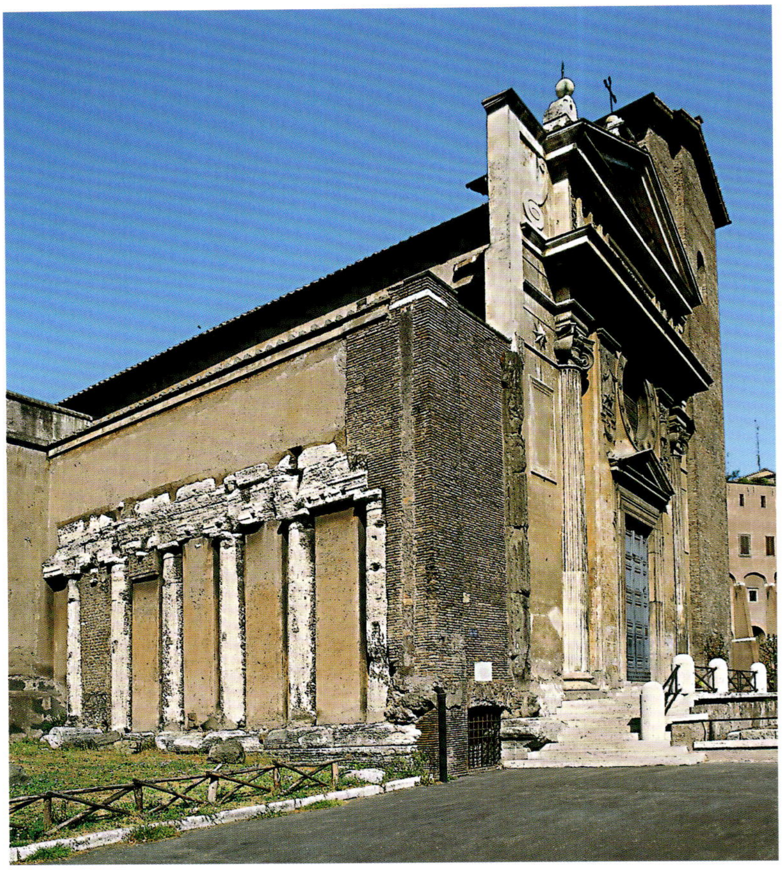

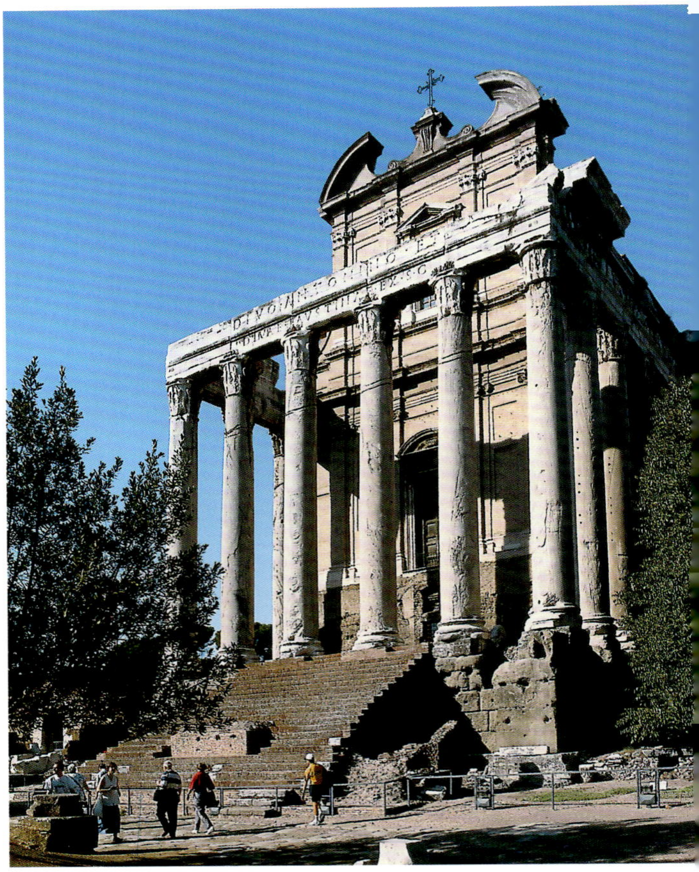

deutige Ausrichtung mittels Apsiden. Die frühchristliche Basilika jedoch erhielt eine hierarchische Orientierung auf eine Apsis als liturgisches Zentrum. Außerdem unterschieden sich die christlichen Bauten durch den Verzicht auf eine Einwölbung von den monumentalen (heidnischen) Gewölbebauten, wie sie z. B. kurz zuvor mit der Maxentiusbasilika ausgeführt worden war. Zudem war das Äußere der Lateransbasilika ausgesprochen schlicht in Ziegelmauerwerk ausgeführt, ganz im Gegensatz zum Innenraum mit seinen goldenen Mosaiken, wertvollen Marmorinkrustation und Spolien, d. h. kunstvollen wiederverwendeten Bauteilen antiker Gebäude, vornehmlich den Säulen und Kapitellen. Auch hierin war die Lateransbasilika Vorbild für die gesamte frühchristliche Architektur. Neben der Basilika ließ Kaiser Konstantin zudem ein freistehendes Baptisterium sowie Residenzräume für den Papst bzw. Bischof errichten.

Als nächster Großbau entstand ab 326 die Petersbasilika über dem Grab des Apostels Petrus. Auch hier handelte es sich um eine fünfschiffige Basilika, gleichfalls errichtet am Stadtrand auf kaiserlichem Grundbesitz. Zum Bau der Kirche ließ Konstantin weite Teile einer antiken Gräberstraße aufschütten, um den im Westen liegenden Chor der Kirche unmittelbar über dem Apostelgrab platzieren zu können. Als entscheidende Neuerung gegenüber der Lateransbasilika errichtete man zusätzlich zwischen Apsis und Langhaus ein niedrigeres Querhaus, das liturgisch dem Apsisbereich zugeordnet wurde. Am Übergang zwischen Querhaus und Apsis befand sich das Apostelgrab, das durch einen Baldachin markiert wurde. Damit hatte man den Bautypus einer Memorialbasilika erfunden, der für Kirchen mit verehrten Märtyrergräbern oder Gedenkstätten geeignet schien.

375 begann man mit dem Bau der Kirche S. Maria Maggiore, um 386 mit San Paolo fuori le mura.

oben links: S. Nicola in Carcere, Rom, ursprünglich römischer Tempel, um 200 v. Chr., 1118 weitestgehender Neubau zur Kirche, 599 Neuerrichtung der Fassade von della Porta.

oben rechts: S. Lorenzo in Miranda, Rom, römischer Tempel von 141 n. Chr., 11. Jahrhundert Umbau zur Kirche, barocke Umgestaltung, 1614 durch Orazio Torriani vollendet.

unten: Seitenschiff des Doms zu Syrakus/Sizilien, ehem. Athenetempel, 5. Jahrhundert v. Chr., im 7. Jahrhundert zur Kirche umgewandelt.

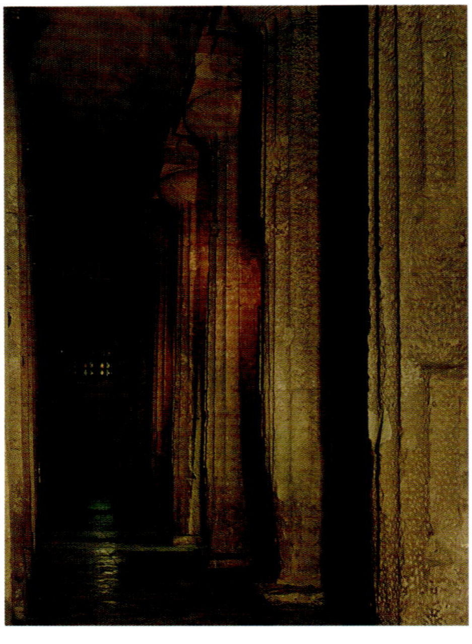

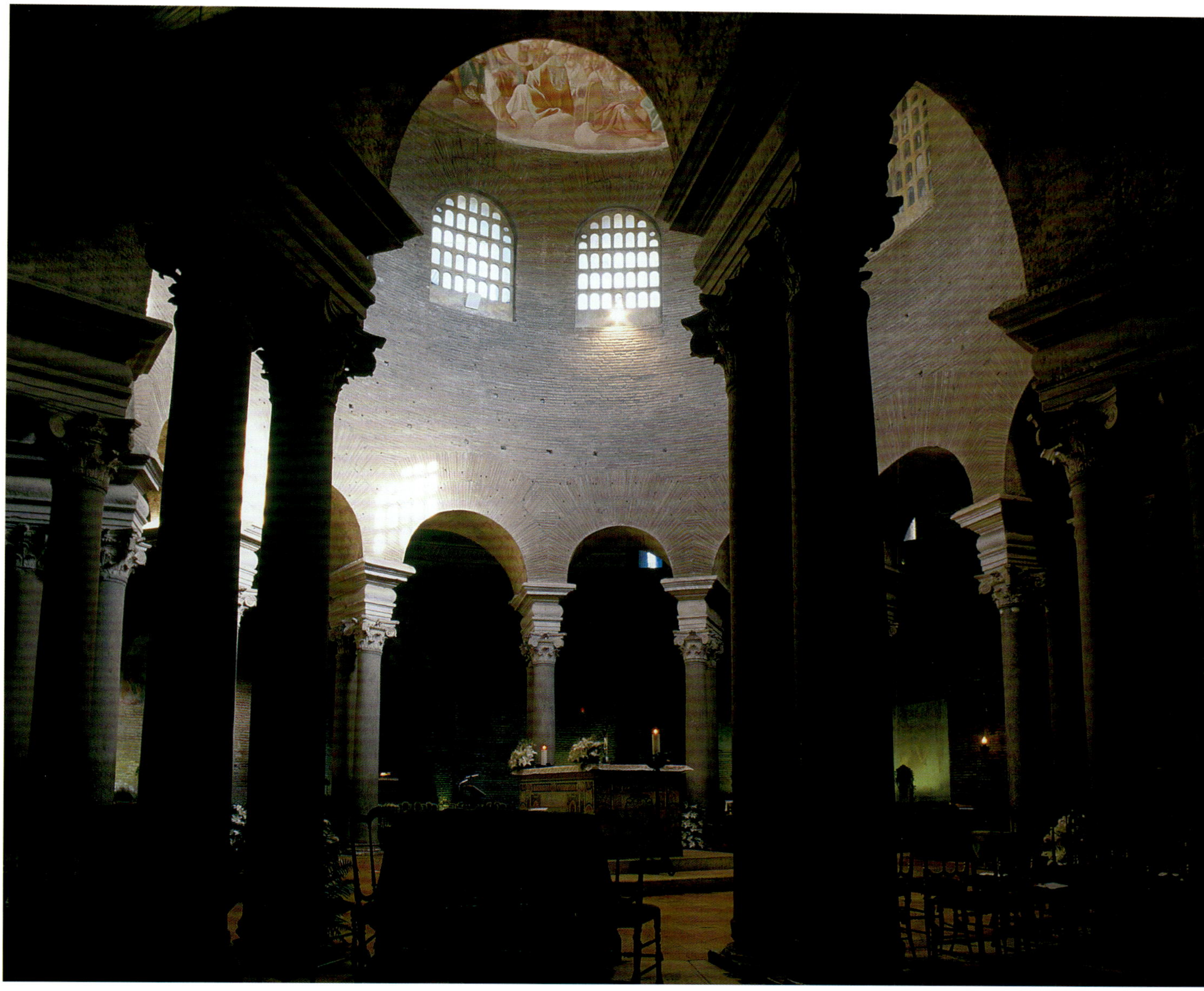

oben: S. Constanza, Rom, um 326/29.
Die Tochter Kaiser Konstantins des Großen, Constantina, ließ das Mausoleum als Anbau der großen, zu Ehren der hl. Agnes gestifteten Basilika errichten. Da es sich um einen Memorialbau handelt, wählte man nach dem Muster römischer Grabmäler nicht den Typus einer dreischiffigen Basilika, sondern den eines Rundbaus, der jedoch gegenüber seinen Vorbildern erheblich variiert und erweitert wurde.

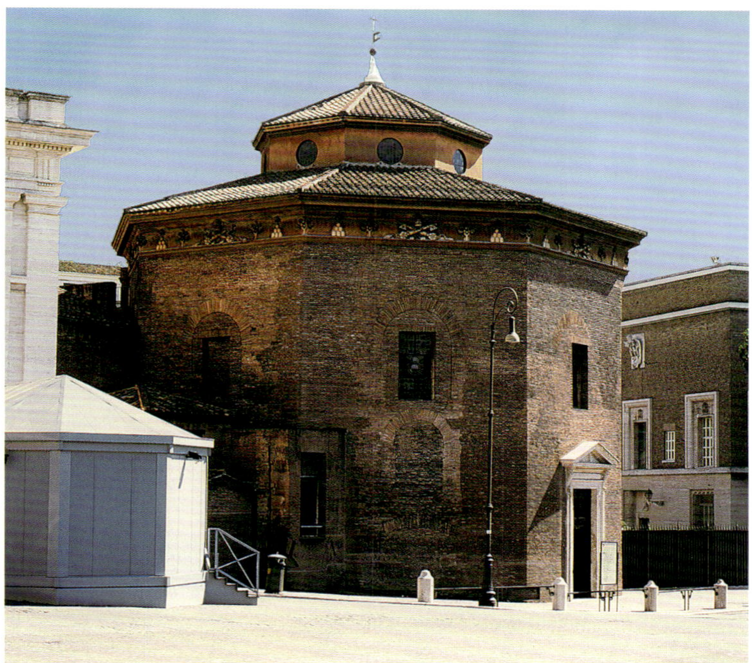

Baptisterium S. Giovanni in Fonte neben der Lateransbasilika in Rom, nach 313, 432–40. Es ist eines der frühesten erhaltenen Baptisterien und war durch die oktogonale Form Vorbild für zahlreiche weitere Taufkirchen. Die heutige dekorative Ausstattung stammt aus dem 16./17. Jahrhundert.

Neben den Basiliken entstanden auch Zentralbauten in unterschiedlicher Form und Funktion. Dazu zählt das bereits erwähnte konstantinische Baptisterium (nach 313, 432–40) neben der Lateransbasilika. Es handel sich um einen oktogonalen Bau, der als erstes freistehendes Baptisterium vielfach bis ins hohe Mittelalter besonders in Italien als Bautypus wiederholt wurde. Darüber hinaus sind die kaiserlichen Mausoleen der Helena und Constantina, gleichfalls Zentralbauten, zu nennen, die als überwölbte Nischenrundbauten Elemente der römischen Architektur aufgriffen.

Außerhalb Roms entstanden im 4. Jahrhundert nur wenige Kirchengroßbauten. Gewaltige Dimensionen erreichte die um 360 geweihte Hagia Sophia in Konstantinopel – die Stadt Kaiser Konstantins des Großen. Auch die Doppelbasilikaanlage zu Trier erreichte beachtliche Ausmaße.

Christentum an Rhein und Mosel

Wie sich die christliche Mission an Rhein und Mosel vollzog, ist nicht überliefert. Archäologische Befunde dokumentieren aber auch hier den Erfolg des Christentums.

Die Jenseitsperpektiven, das Gleichheitsdenken, die Armenfürsorge und die Entfaltungsmöglichkeiten von Frauen und sozial Benachteiligten waren die Hauptargumente, mit denen die Anhänger und Missionare des Christentums auch an Rhein und Mosel wohl seit ca. 185 n. Chr. für die Nachfolge Christi geworben haben dürften. Die ersten Christen waren vermutlich Soldaten und Händler, die den Glauben nach Germanien importierten. Sie bildeten auch in diesem Teil des Römischen Imperiums eine Minderheit. Bischofssitze bestanden schon im ausgehenden 3. Jahrhundert in Trier und um 300 in Köln. Belegt ist jedenfalls die Teilnahme des hl. Maternus († nach 314) als Kölner Bischof und des hl. Agricius († um 330) als Trierer Bischof auf der gallischen Synode von Arles 314.

Die frühesten archäologischen Nachweise für das Christentum in Germanien lassen sich in Trier, der spätrömischen Kaiserresidenzstadt und dem bedeutendsten frühchristlichen Zentrum innerhalb Germaniens, nachweisen. So besitzen die großen Gräberfelder nördlich und südlich der Stadt Grabanlagen frühchristlichen Charakters, in denen unter anderem die ersten Bischöfe der Stadt – Eucharius, Valerius, Maternus und Agritius aus dem späten 3. und frühen 4. Jahrhundert – begraben liegen, die bald wie Märtyrer und andere heilige Männer verehrt wurden. Während es den Auftraggebern römisch-heidnischer Grabmäler um die repräsentative Inszenierung der Bedeutung des Bestatteten und seiner Angehörigen ging, standen bei den Christen transzendente Gesichtspunkte im Vordergrund, d. h. der Glaube an die Wiederauferstehung und das ewige Leben. Deshalb sind die Grabmale der Christen wesentlich schlichter als diejenigen der Heiden mit ihren oft sehr prunkvollen Grabdenkmälern und monumentalen Schriften. Selbst die christlichen Gräber hochrangiger Persönlichkeiten besaßen als Schmuck und Inschrift nur eine schlichte Marmortafel mit dem Namen, dem Beruf, dem Lebensalter und gegebenenfalls auch dem Todestag des Verstorbenen. Der Leichnam vermögender Personen ruhte in einem massiven, unverzierten Sandsteinsarkophag mit dachartigem Deckel. Einfache Erdbestattungen wurden durch aneinander gestellte Ziegelplatten oder einen Holzsarg geschützt. Zudem unterschieden sich die Bestattungsriten zwischen den Heiden und den Christen. Der Glaube an die Auferstehung der Toten machte Grabbeigaben für die Reise ohne Wiederkehr überflüssig. Als neues Phänomen ist festzustellen, dass die Christen als Grablege die Nähe zu Heiligengräbern bevorzugten, die auf den Gräberfeldern

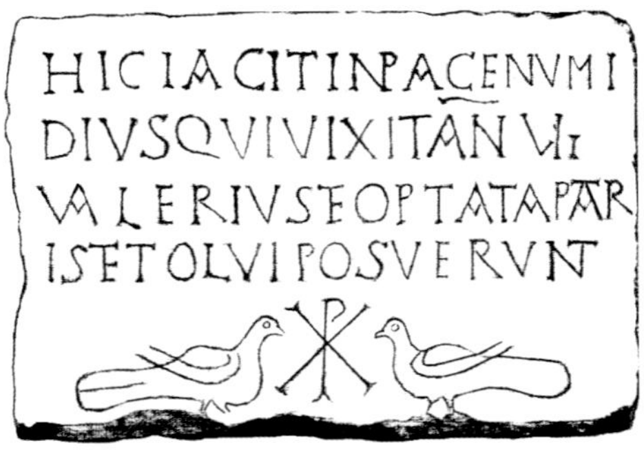

Frühchristliche Grabinschrift für den Knaben Numidius, Trier, St. Matthias, südliches Gräberfeld, heute Dom- und Diözesanmuseum Trier, 1. Hälfte 5. Jahrhundert, 22,6 x 33 cm. Die Inschrift „Hic iacit pace Numidius qui vixit an(nos) VII Valerius et Optata patris tetlum posuerunt." („Hier ruht in Frieden Numidius, der 7 Jahre gelebt hat. Valerius und Optata, die Eltern, haben den Grabstein gesetzt") ist typisch für christliche Grabsteine der Spätantike. Das Motiv der zwei Tauben, die das Christus-Monogramm, die griechischen Buchstaben Chi und Rho, rahmen, ist häufig. Die Texteinleitung durch die Formel „hic iacit in pace" ist gleichfalls typisch. Das Lebensalter des Verstorbenen wird genannt. Durch die Formulierung der Inschrift und die geritzten Motive mit dem Christus-Monogramm geben sich die Eltern als Christen aus.

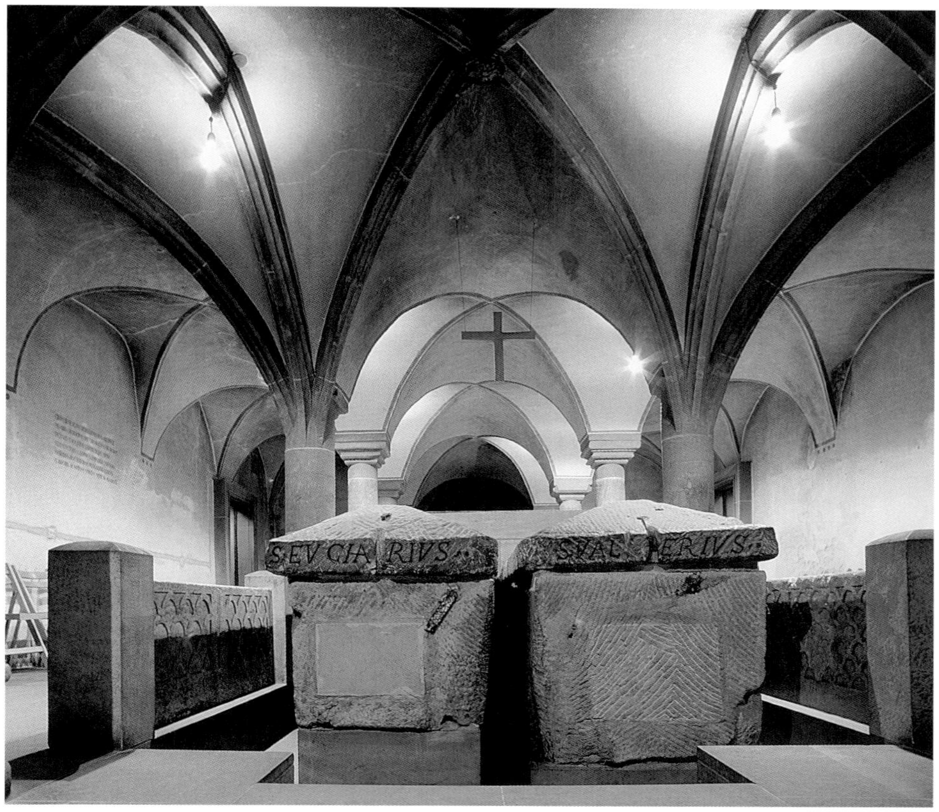

Gräber der ersten Trierer Bischöfe Eucharius und Valerius in der Krypta von St. Matthias, Trier. Die Bischöfe Eucharius und Valerius lebten in der 2. Hälfte des 3. Jahrhunderts und wurden nach ihrem Tod im Bereich der heutigen Kirche beigesetzt. Eine urkundlich überlieferte Bauinschrift aus der Mitte des 5. Jahrhunderts wurde an der Wand der Krypta angebracht und verweist auf eine Altarweihe zu Ehren der Bischöfe. Bischof Cyrillus erbaute hier eine Kirche, die später dessen Grablege wurde. Die Existenz dieser Kirche aus dem 5. Jahrhundert wird durch die frühchristlichen Schrankplatten bezeugt.

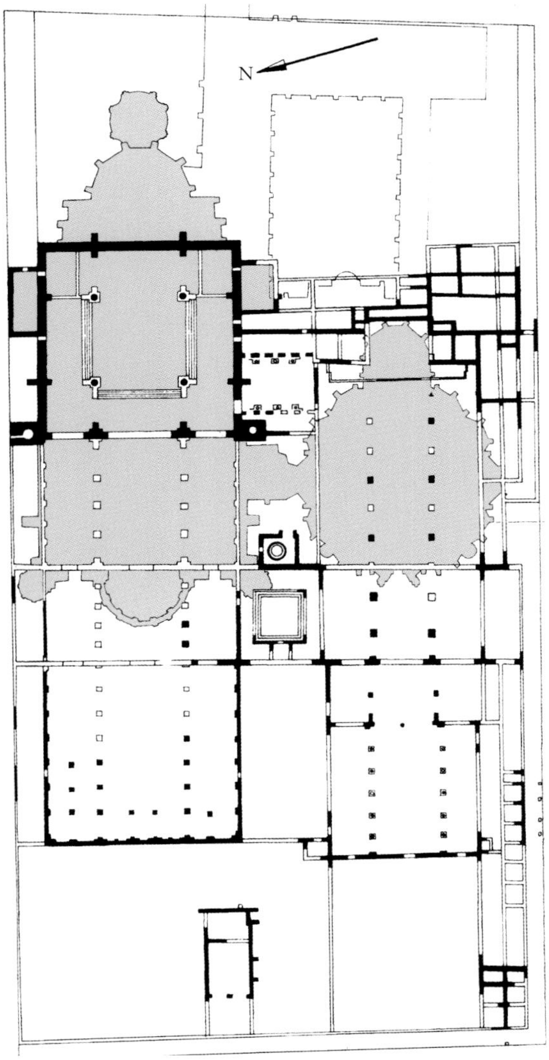

unten: Ausgrabungen im Dombezirk von Trier mit dem Grabungsbefund der spätrömischen Doppelkirchenanlage (schwarze Grundrissmauern) und dazugehörige rekonstruierte Mauern und Säulenbasen. Die graue Fläche entspricht dem Grundriss des Doms bzw. der Liebfrauenkirche. Daraus wird ersichtlich, dass die römischen Basiliken von größerer Länge waren als der heutige Dom.

verehrt wurden. Der Grundgedanke war, dass der Heilige/Märtyrer für die Auferstehung am Tag des Jüngsten Gerichts Helfer und Fürsprecher bei Gott sein sollte. So entstanden um die verehrten Gräber, wie z. B. auch in Xanten, Wallfahrtsziele, für die angesehene christliche Familien Kapellen und Kirchen stifteten. Die vermögenden christlichen Familien konnten so die soziale Fürsorge mit Repräsentations- und Selbstdarstellung verbinden. Aus den frühchristlichen Grabbauten, die als Gedenkkapellen dienten, entwickelten sich somit große spätantike Kultbauten, d. h. erste frühchristliche, zunächst noch schlichte Versammlungsräume, aus denen etwa die Trierer Abteien St. Matthias und St. Maximin oder der Xantener Dom hervor gingen. Immerhin konnte als einer der Vorgängerbauten von St. Matthias in Trier ein für Bestattungen vorgesehener Großbau von 65 Metern Länge und 17 Metern Breite aus der Mitte des 4. Jahrhunderts ergraben werden, der gegen Ende des Jahrhunderts mit einem 25 Meter entfernten zweigeschossigen Grabbau verbunden wurde.

Das bedeutendste christliche Bauwerk Triers entstand jedoch während der Regierungszeit Konstantins des Großen (Mitte des 4. Jahrhunderts) im Trierer Stadtzentrum unter dem heutigen Dom und der Liebfrauenkirche. Es handelte sich – sollten die hypothetischen Rekonstruktionen zutreffen – um eine gigantische Doppelkirchenanlage, die mit maßgeblicher kaiserlicher Unterstützung und in Verbindung mit kaiserlichen Kultbauten errichtet worden war. Die aufgrund ihrer Größe die Stadtsilhouette prägende Gebäudegruppe bestand aus zwei parallel nebeneinander stehenden, geosteten dreischiffigen Basiliken. Sie erreichten einschließlich der vorgelagerten Querbauten und Innenhöfe eine Länge von jeweils 150 m und eine Breite von 40 bzw. 30 m. Zwischen den Kirchen stand ein quadratisches Baptisterium. Aufgehend erhalten ist der östliche quadratische spätantike Bauteil der Nordbasilika, der in einer zweiten Bauphase in der Zeit der Kaiser Valentinian und Gratian (364–383) erbaut worden sein dürfte. Dieser mächte Bauteil bildet die Vierung

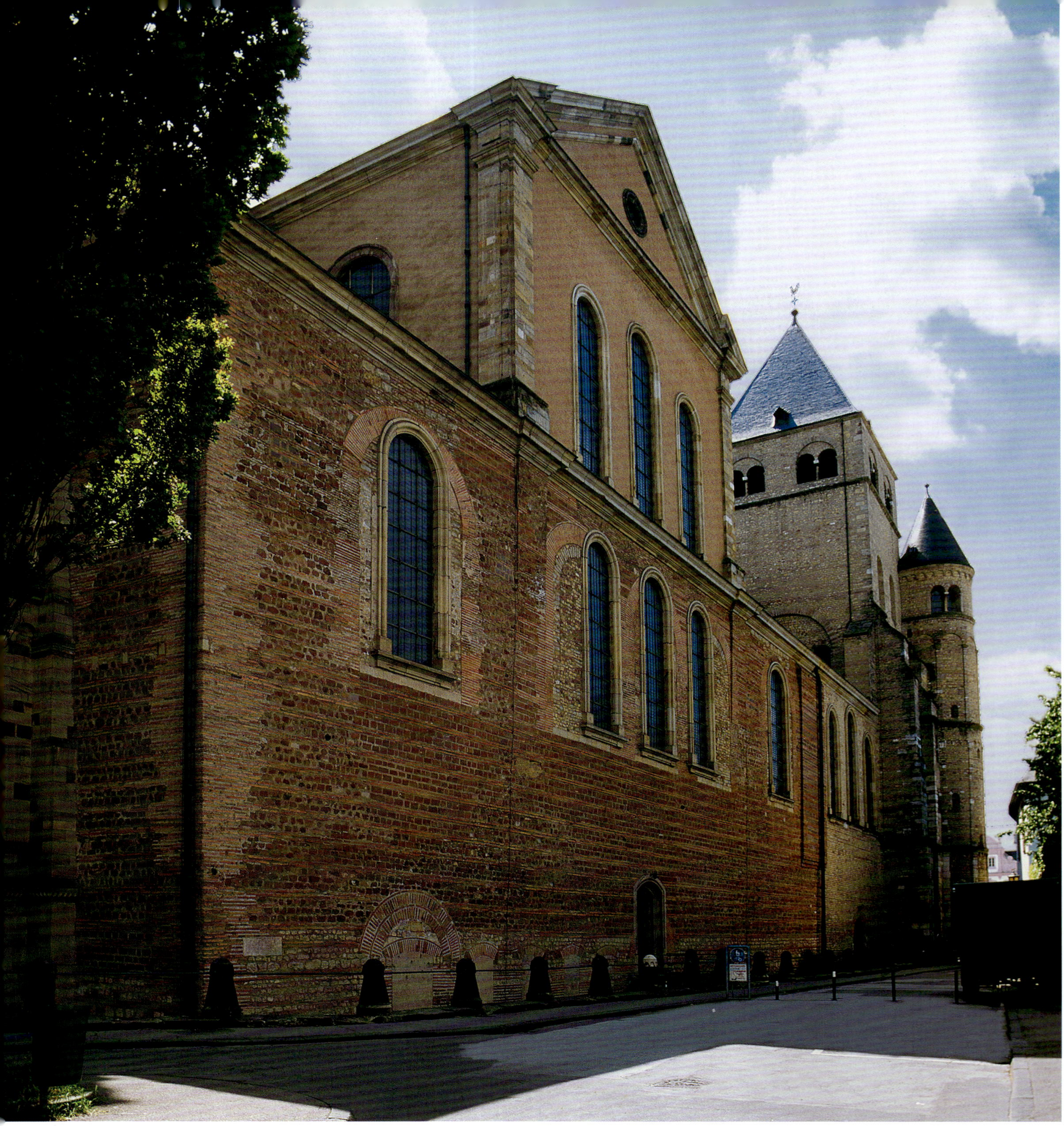

des heutigen mittelalterlichen Doms. An der Nordseite der Kirche ist die römische Mauerstruktur – da die Wand gegenwärtig unverputzt ist – gut sichtbar. In den Ecken der Vierung des Trierer Doms stehen die sehr hohen und breiten Granitsäulen, die heute jedoch verkleidet sind. Die Rekonstruktion einer dieser gewaltigen Säulen ist im Dom- und Diözesanmuseum Trier und reicht hier über mehr als drei Geschosse. Die Legenden berichten zudem, die Kaisermutter Helena habe bei Ausgrabungen in Jerusalem ein hölzernes Kreuz gefunden und nach Trier gebracht. Der Trierer Dom nahm mit seinen berühmten Reliquien daher nicht nur durch seine Architektur, sondern auch

Sichtbarer Teil der römischen Nordbasilika aus Rotsandstein mit Ziegeldurchschuss aus der 2. Hälfte des 4. Jahrhunderts an der Nordwand des Trierer Doms. Der erhaltene spätantike Baukörper aus der 2. Bauphase der nördlichen römischen Basilika besitzt einen quadratischen Grundriss mit einer Seitenlänge von 41,5 Metern.

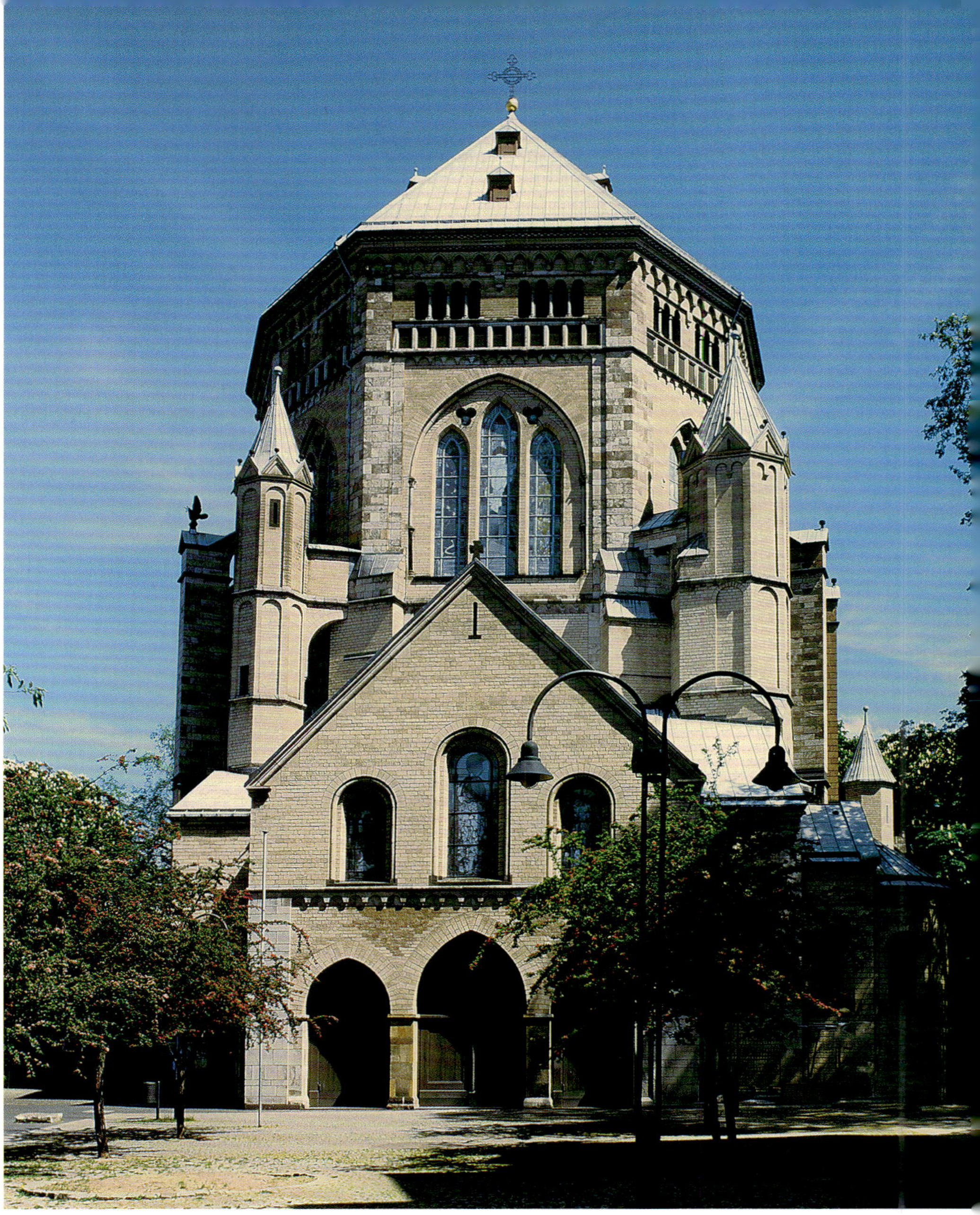

Köln, St. Gereon, 4., 10. – frühes 13. Jh., Ansicht von Westen mit dem spätromanisch-frühgotischen, im Sockelbereich noch römischen Dekagon.

durch seine Ausstattung eine liturgische Sonderstellung zur Zeit des frühen Christentums ein.

Nach Trier war Köln die größte römische Stadt im heutigen Deutschland. Der wahrscheinlich erste Bischof von Köln war Maternus, der 313 an einer von Konstantin dem Großen einberufenen Bischofssynode in Rom ebenso teilnahm wie an dem bereits erwähnten ersten Konzil in Arles 314. Ein weiterer Bischof aus Köln, Euphrates, ist auf dem Konzil von Serdica (342/43) verzeichnet. Noch zur Zeit der Christenverfolgung dürfte es Christen in Köln gegeben haben. Der erste Versammlungsraum der Christen befand sich wahrscheinlich in einem Privathaus, der einen für den Gottesdienst genutzten Raum mit einem beweglichen Altar besaß. Es wird vermutet, dass sich dieser liturgische Ort bereits an der Stelle des heutigen Doms befand – abseits der Ortsmitte am nordöstlichen Teil der römischen Stadtmauer, jedoch in einem angesehenen Wohnviertel. Anzunehmen ist zwar, dass im Laufe des 4. Jahrhunderts an der Stelle des Kölner Doms bereits eine erste Bischofskirche bestand. Neue archäologische Forschungen konnten aber lediglich ein etwa 28 m langes, mit einer Heizung ausgestattetes Gebäude aus dem 4. Jahrhundert auf dem Gelände des heutigen Doms nachweisen, dessen Saalraum jedoch eher zu profanen Zwecken genutzt wurde.

Während es zu den spätantiken Vorgängerbauten des Kölner Doms keine befriedigenden Antworten gibt, ist die spätantike Kirche St. Gereon, die ranghöchste Kirche Kölns nach dem Dom, noch in bedeutenden Teilen erhalten. St. Gereon soll nach alter Tradition durch die hl. Helena († um 336), Mutter Kaiser Konstantins, gegründet worden sein. Bauherr dürfte aber eher der spätere Kaiser Julian, genannt Apostata (360–363), gewesen sein, der Köln 356 von den Franken – die Stadt war ein Jahr zuvor von diesen in Besitz genommen worden – befreite. Julian war mit einer Tochter Konstantins, die gleichfalls Helena hieß, verheiratet, weshalb es bei der Legendenbildung eine Verwechslung mit der im Mittelalter sehr verehrten hl. Helena gegeben haben dürfte. Jedenfalls diente die Kirche als Memorialbau für Märtyrer, besaß aber kein Heiligengrab. Dennoch wurde sie zu einer Verehrungsstätte der thebäischen Märtyrer und deshalb nach dem Dom in Trier zur bedeutendsten frühchristlichen Kultstätte nördlich der Alpen. Die Kirche war zudem von derartiger architektonischer Qualität, dass sie vom 6. Jahrhundert an als Versammlungsort und als Grabstätte fränkischer Könige genutzt wurde.

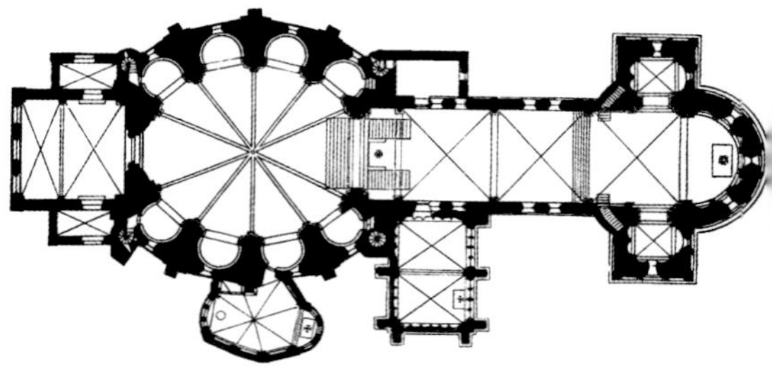

Köln, St. Gereon, 4., 10. – frühes 13. Jh., Grundriss mit dem sich im Westen deutlich abzeichnenden spätrömischen Dekagon.

Ihren baulichen Kern bildet noch heute ein monumentaler spätrömischer Zentralbau der 2. Hälfte des 4. Jahrhunderts. Bei dem in der Sockelzone weitgehend erhaltenen spätrömischen Baubestand handelt es sich um einen ovalen Raum von 18,5 auf 23,5 m lichter Weite. Er besitzt auf beiden Seiten je vier hufeisenförmige Nischen. Aus dem aus römischer Zeit stammenden Atrium, das dem Oval im Westen vorgelagert war, entwickelte sich später der Kreuzgang des Stiftes, der nicht erhalten ist.

In St. Ursula zu Köln ist in der Südwand des gotischen Langchors eine Inschrift (wohl um 400) eingelassen, die sog. Clematius-Inschrift. Aus ihr geht hervor, dass Clematius, ein Mann von senatorischem Rang, aus dem Osten nach Köln kam, um eine Kirche zu erneuern, in der Jungfrauen begraben waren, die um des Glaubens an Christus willen als Märtyrer verstarben. Tatsächlich konnte eine dreischiffige Basilika von 27,7 m Länge und 17 m Breite aus dem 4. Jahrhundert ergraben werden, die um 400 oder vielleicht auch später erweitert wurde. Die Inschrift bezeugt einerseits die Verehrung von Märtyrern und andererseits die Stiftung einer weiteren Kölner Kirche. Zudem wird deutlich, dass sich das Christentum in Köln im Laufe des 4. Jahrhunderts rasant ausbreitete.

Die Patrozinien Ursula und Gereon verweisen auf zwei Kölner Märtyrer. Sie lebten zur Zeit der Christenverfolgung während der Regierungszeit des Kaisers Diokletian (284–305). Er veranlasste 299 die Entfernung christlicher Soldaten aus dem römischen Heer und 303 die Behinderung der Ausübung des christlichen Kultes. Die in den Legenden beschriebenen Greueltaten an den Märtyrern sind allerdings durch antike, nicht christliche Quellen nicht belegt.

Legendärer Ort des Martyriums des in Xanten verehrten hl. Viktor († um 361/63) und seiner Gefährten war vermutlich das Amphitheater des ehem. römischen Militärlagers auf dem Fürstenberg bei Xanten. Über dem Märtyrergrab des hl. Viktor, das man 1933 unter dem Chor der heutigen Kirche entdeckte und 1963 mit der Einrichtung einer kleinen Krypta zugänglich machte, wurde etwa 20 Jahre nach dem Tod des Heiligen um 383/88 (durch Münzfund datiert) eine erste, noch in Fachwerk mit farbiger Ausmalung gezimmerte Cella memoriae errichtet. Diese Kapelle ersetzte man um 450 durch einen Steinbau, dem bis zum Beginn des heutigen gotischen Baus noch mehrfach neue Bauten folgen sollten. Das 1933/34 untersuchte ungestörte Doppelgrab im Dom zu Xanten enthielt die Skelette von zwei gewaltsam getöteten Männern im Alter von etwa dreißig bis vierzig Jahren, die zwischen 361 und 363 zur Regierungszeit des Kaisers Julian Apostata erschlagen worden waren (nach Borger nach 346/50 und vor 383/88). Das Grab enthielt keine Beigaben und befindet sich mit weiteren Körperbestattungen im Bereich eines älteren Friedhofs mit heidnischen Brandgräbern des 1. und 2. Jahrhunderts.

Eine vergleichbare Entwicklung nahm die Totengedenkstätte infolge eines um 300 stattgefundenen mutmaßlichen Martyriums in Bonn. Kurz nach der Mitte des 4. Jahrhunderts wurde auch hier eine Cella memoriae auf einem römischen Tempelbezirk und einem noch in nachrömischer Zeit bestehenden Friedhof errichtete. Das Gebäude wurde allerdings schon vor Ende des Jahrhunderts abgerissen. Erst im 6. Jahrhundert folgte ein rechteckiger Saalbau, der 691/92 als „basilica SS. Cassi et Florentii" bezeichnet wird. Die Kirche war folglich zwei Heiligen der legendären Thebäischen Legion geweiht, von denen bekannt war, dass sie auf dem Friedhof begraben lagen.

Wie bereits erwähnt, nahmen die Bischöfe Agritius aus Trier und Maternus von Köln auf dem Konzil in Arles 314 teil. Ein Mainzer Bischof war nicht anwesend. Die Gründe dafür sind spekulativ. Möglicherweise bestand zu diesem Zeitpunkt noch kein Mainzer Bischofssitz, wenngleich unter dem Mainzer Dom eine Tasse mit Christuszeichen gefunden wurde, die ein Töpfer aus Rheinzabern in der 1. Hälfte des 3. Jahrhunderts angefertigt hatte. Ohnehin stammt das erste zuverlässige literarische Zeugnis für das Christentum in Mainz, das sicher nur eine kleine Christengemeinde besaß, erst aus der 2. Hälfte des 4. Jahrhunderts. Als Valentinian I. (364–75) aus Mainz seine römischen Truppen abzog, überfiel der Alemannenfürst Rando die Stadt und plünderte sie. Der zeitgenössische römische Geschichtsschreiber Ammianus Marcellinus berichtet: „Zur selben Zeit war Valentinian, unter Einbehaltung aller Vorsichtsmaßnahmen wie er selbst glaubte, zu einem Feldzug aufgebrochen. Da führte ein alemannischer Königssohn namens Rando einen lange gehegten Plan aus und fiel heimlich mit einer leichtbewaffneten Plündererbande in Mainz ein, das damals keine Besatzung hatte. Zufällig geriet er in die Feier eines alljährlich stattfindenden Festes der christlichen Gemeinde (Ostern ?) und konnte ungehindert die schutzlose Menge von Männern und Frauen aller Stände samt wertvollem Hausrat mit sich fortführen." (zitiert nach Ernst Dassmann: Das Bistum in römischer und fränkischer Zeit. In: Handbuch der Mainzer Kirchengeschichte (hg. v. Friedhelm Jürgensmeier), Bd. 1, Würzburg 2000, S. 19–86, 23).

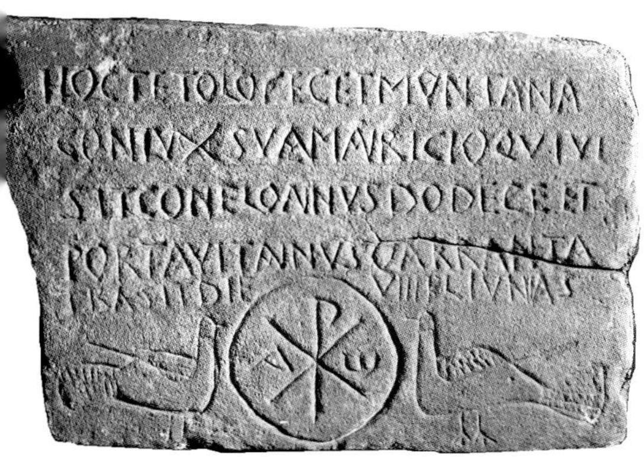

Grabstein des Mauricius aus Gondorf/ Mosel, 5. Jahrhundert, 18 x 24 cm, Bonn, Rheinisches Landesmuseum. Der Grabstein gehört der frühchristlich-antikisierenden Tradition an, die sich in der (oft entstellten) Antiqua-Schrift und den christlichen Symbolen äußert. Da das Rhein-Mosel-Gebiet seit dem 5. Jahrhundert von verschiedensten Völkern durchmischt war und ein großes Sprachengewirr vorherrschte, blieb das Latein die Kirchen- und Verwaltungssprache. Daher sind Grabinschriften im Frühmittelalter ausnahmslos in lateinischer Sprache verfasst, auch wenn die bestatteten Personen germanische Namen tragen (vgl. auch Abb. S. 28, 29).

Für Speyer kann dagegen ein Bischof mit Namen Jesse schon für 342/43 angenommen werden, da dieser auf der Synode von Sardica (Sofia) teilgenommen hatte. Zu Beginn des 5. Jahrhunderts wurde Speyer auch in der „Notitia Galliarum" als Bischofssitz bezeichnet. Nachweise für frühe Kirchenbauten fehlen allerdings für die spätantike Zeit sowohl in Speyer als auch in Mainz, aber auch für andere rheinische Militärlager. Kastellkirchen sind erst für den Beginn des 5. Jahrhunderts nachweibar, so in Bonn oder in Boppard.

Augsburg besaß ebenfalls in spätantiker Zeit eine kleine christliche Gemeinde, wie z. B. eine erst vor wenigen Jahren entdeckte Glasschale mit dem Adam- und Eva-Motiv belegt. Eine mutmaßliche Taufanlage in der 1808 abgebrochenen Johanniskirche südlich des Doms und eine Doppelbasilika unter der Galluskirche sollen bereits im 4./5. Jahrhundert errichtet worden sein.

Kunstobjekte des frühen Christentums in Deutschland sind sehr selten. Erst im 4. Jahrhundert bildeten die Christen Germaniens die Botschaft ihres Glaubens auch ab, einerseits auf Grabinschriften, auf Glasschalen, vereinzelt auf reliefverzierten Sarkophagen oder auf Schmuck und Luxusgütern, wie den Elfenbeinpyxiden. Interessante Funde sind darüber hinaus ein Brotstempel von Eisenberg (4. Jahrhundert, ähnlicher Fund in Alzey und Wiesbaden), eine Kalksäule mit Christusmonogramm oder eine gut geformte bronzene Öllampe in Form einer Taube aus Altrip (alle Historisches Museum der Pfalz, Speyer).

Außerhalb der großen Städte ist die Christianisierung erst im 5. Jahrhundert durch Grabsteine fassbar. Es wird damit offenkundig, dass die Christianisierung vor allem von den Städten und den dortigen Oberschichten ausging, während die Landbevölkerung den neuen Glauben nur zögernd annahm. Das flache Land wurde erst im frühen Mittelalter durch die irischen und angelsächsischen Missionare zum Christentum geführt.

Völkerwanderungszeit

Ab 257 n. Chr. konnte das römische Weltreich den Ansturm der Alemannen, die Mitte des 3. Jahrhunderts das Gebiet zwischen Rhein und Neckar eingenommen hatten, und anderer germanischer Völker nicht mehr beständig abwehren. 406/07 mussten die Römer den Rhein als Grenzfluss endgültig aufgeben. 455 plünderten die Vandalen, die bis nach Nordafrika vorgedrungen waren, sogar Rom. Allerdings entstand, nachdem die Germanenvölker die Rhein- und Donaugrenze überrannt hatten, kein germanisches Großreich, vielmehr bildete sich im 5. bzw. 6. Jahrhundert im Westen Mitteleuropas ein fränkisches Gallien, im Südwesten das westgotische Spanien, im Süden das langobardische Italien und ein angelsächsisches Britannien. Unbehelligt von den Wirren der Völkerwanderungszeit blieb lediglich das römische Ostreich. Hier hatten sich Staat und Kirche zu einer Einheit verbunden, die bruchlos bis in das 15. Jahrhundert weiter existierte.

Die reiche römische Kultur mit ihren blühenden Städten, Straßen und Bädern verfiel im Laufe des 5. Jahrhunderts. Verwaltung und Justiz verloren ihre Verbindlichkeit, die Bildung und Kunst provinzialisierte. Lesen und Schreiben lernte nur noch die Geistlichkeit. Im Geschichtsbewusstsein gilt diese Epoche daher als düster. Auflösung, Niedergang, Krieg und Gewalt scheinen das Bild zu bestimmen, die Epoche vollends im Gegensatz zur glanzvollen römischen zu stehen. Doch die Kirche und das Christentum überlebten in den Städten. Sie bildeten eine Klammer der alten und neuen Gesellschaft, die sich in der Bevölkerungszusammensetzung mit Ausnahme der Randgebiete des ehemaligen Römischen Reiches nicht grundlegend verändert hatte. Denn an einer Unterdrückung der Kirche war der kleinen Zahl germanischer Eroberer nicht gelegen. Man muss sich vergegenwärtigen: Den größten und für die Dauer bleibenden Erfolg hatten die Franken, ein Zusammenschluss der vom rechten Mittelrhein bis zur Nordsee siedelnden Germanen. Die in das Gebiet des heutigen Brabant übergesiedelte Gruppe der Salfranken ergriff nach dem Tod des letzten weströmischen Kaisers 476 die Initiative, machte sich selbständig und eroberte unter ihrem König Chlodwig (482–511) zunächst das nördliche und dann das südliche Gallien, das damit zur Francia mit der Hauptstadt Paris wurde. Die Bevölkerung selber änderte sich durch die Machtverschiebung dadurch innerhalb des ehemaligen Gallien nur unwesentlich, da die Franken lediglich etwa 200 000 Menschen gegenüber fünf Millionen Provinzialromanen zählten. Einzig im äußersten Norden überwog der fränkische Anteil und auch nur hier gewann die germanische Sprache die Dominanz – eine Situation, die bis heute besteht. Insofern entstanden auf dem Gebiet des ehemaligen Weströmischen Reichs Mischkulturen – ein Kennzeichen der Übergangsepoche von der Spätantike zum Mittelalter.

Es ist auffällig, dass abgesehen von den Langobarden, die mehrheitlich länger an ihrem Heidentum festhielten, alle Germanenstämme im Verlauf ihrer Wanderungen und Reichsgründungen das Christentum sehr rasch und in

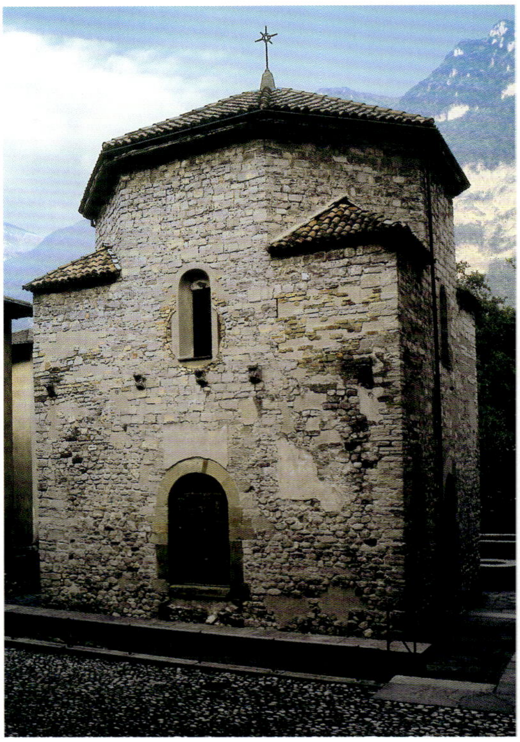

Baptisterium, Riva San Vitale (Schweiz), 5. Jahrhundert, Apsis 6. Jahrhundert. Der Grundriss bildet nach außen ein Quadrat, nach innen ein Achteck. Das kreisförmige Taufbecken des 9./10. Jahrhunderts, das ein ursprünglich sechseckiges ersetzt, ist in den Boden eingesenkt. Der ehemalige Umgang ist nicht erhalten.

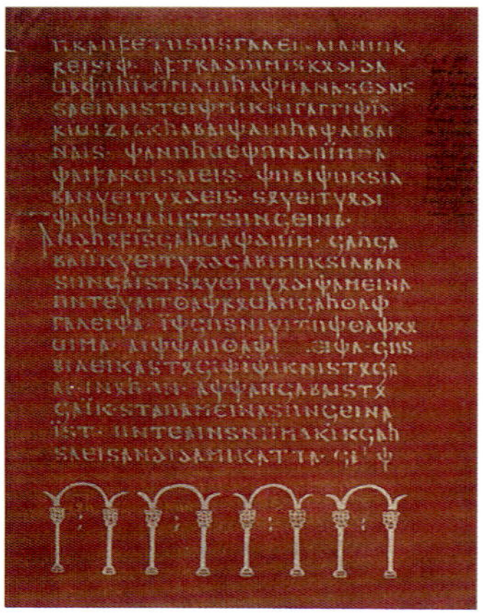

Silberbibel von Uppsala (Wulfila-Bibel; Codex argenteus), um 500, Universitätsbibliothek Uppsala (Foto nach dem Faksimile von 1926). Der größte Teil der Bibelübersetzung des westgotischen Bischofs Wulfila ist in der Silberbibel erhalten. Auf purpurgefärbtem Pergament wurden die Texte mit silbernen Buchstaben geschrieben. Die Handschrift entstand um 500 während der Regierungszeit des ostgotischen Königs Theoderich des Großen in einer Schreibschule in Ravenna.

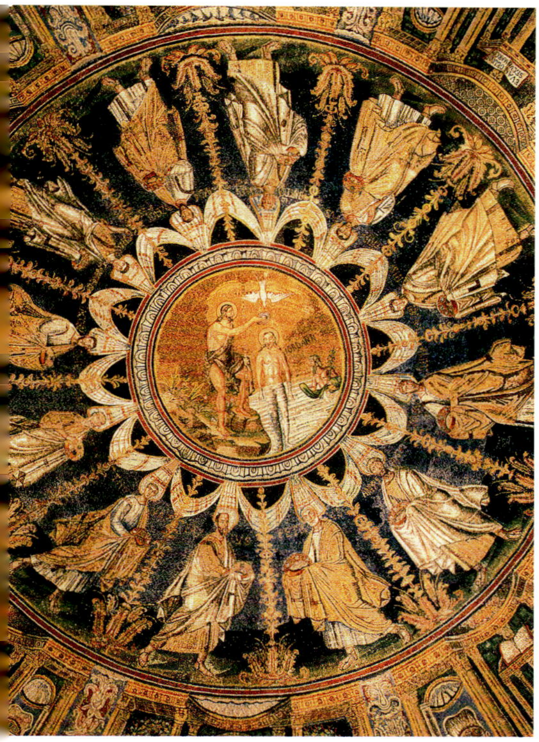

Kuppelmosaik mit der Taufe Christi im Jordan durch Johannes den Täufer, umgeben von den Aposteln, Baptisterium S. Giovanni in Fonte neben dem Dom zu Ravenna, unter Bischof Ursus im 5. Jahrhundert auf römischen Grundmauern erbaut.

friedlicher Weise freiwillig annahmen. Von der Vorstellung, die Germanenstämme seien voller Zerstörungswillen gegen die römisch-antike Kulturwelt angestürmt, ist deshalb die Geschichtsschreibung inzwischen abgerückt. Demzufolge vollzog sich die Kirchengeschichte des Abendlandes von der Antike zum Mittelalter fast ohne inneren oder äußeren Bruch. Die Religion – das Christentum – wirkte somit einheitsstiftend, ebenso die sich bereits seit dem 3. Jahrhundert im Gang befindliche germanische Unterwanderung des Imperium Romanum. Denn für das Heer, die entscheidende Machtstütze des Römischen Reichs, hatte die Volkskraft der Römer schon seit dem 2. Jahrhundert immer weniger ausgereicht, und so wurde das Heer kontinuierlich und in zunehmendem Maße mit „Barbaren" aufgefüllt. Häufig waren es deshalb germanische Heerführer und Truppen, die die Reichsgrenze sicherten und sich mit der römischen Bevölkerung mischten.

Zudem darf nicht übersehen werden, dass es auch während des 5. und 6. Jahrhunderts kulturelle Hochleistungen gab. Insbesondere in Italien stand im 5. Jahrhundert die Literatur und Kunst auf hohem Niveau, z. B. in Ravenna. In jener Zeit wirkten auch die Kirchenväter Augustinus und Hieronymus. Wulfila (um 311 – 383), der Sohn eines Goten, wurde 341 zum ersten Bischof der Goten geweiht. Er übersetzte die heilige Schrift ins Gotische. Damit wurde eine germanische Sprache Liturgiesprache. Eine Wulfila-Bibel (um 500), die sog. Silberbibel von Uppsala, ist erhalten. Hier sind Silber- und Goldbuchstaben auf purpurgefärbtem Pergament geschrieben. Von den ursprünglich 336 Blättern sind 183 in der Handschrift in Uppsala erhalten geblieben. Zwei Blätter wurden in Speyer entdeckt. Die Handschrift enthält Bruchstücke der vier Evangelien.

Trotz der Machtverschiebungen, Kriege, Zu- und Abwanderungen kann von einer gewissen Siedlungskontinuität nicht zuletzt der Bischofsitze ausgegangen werden, wie etwa in Köln, Mainz, Trier und Chur (451 erstmals bezeugt), mit ihren Domkirchen und anderen religiösen Einrichtungen, wenngleich der Bischofsstuhl zwischen dem 4. und 6. Jahrhundert, abgesehen von Trier, das eine durchgängige Bischofsliste seit dem 3. Jahrhundert besitzt, gewöhnlich nicht durchgehend besetzt war. Die Frage nach der Art und Weise des Übergangs von den heidnischen Religionen zum christlichen Glauben für die Gesamtbevölkerung ist für diese Epoche allerdings mangels überlieferter Quellen im Detail nicht mehr nachvollziehbar.

Dass die Eroberung Kölns durch die Franken keineswegs zu einem Verschwinden des christlichen Glaubens geführt hatte, belegen die Vorgängerbauten des Kölner Doms. Als ältester Hinweis auf eine kirchliche Nutzung konnte ein Taufbecken aus dem 5. oder 6. Jahrhundert ergraben werden, das in einem rechteckigen Raum, dem Baptisterium, stand. Zeitgleich oder wenig früher wurde bereits eine mehr als 50 m lange dreischiffe Basilika mit Amboanlage (Kanzel) erbaut, die frühchristliche Bischofskirche!

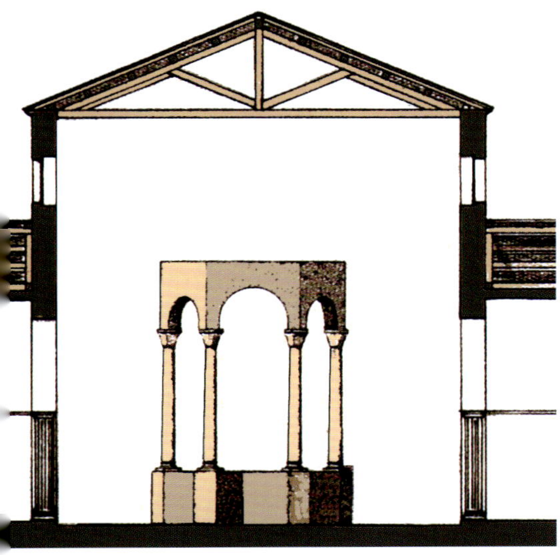

Baptisterium mit Taufbecken, Grabungsbefund unter dem Kölner Dom, Rekonstruktionszeichnung, Umzeichnung nach Z. Vasáros.

Auch Boppard am Rhein ist ein Beispiel für die Siedlungskontinuität. Der frühmittelalterliche Vorgängerbau der Pfarrkirche St. Severus hat seine Ursprünge in der an der rheinischen Kastellmauer seit Mitte des 4. Jahrhunderts gelegenen Thermenanlage. Diese war Anfang des 5. Jahrhunderts zerstört worden. Wenige Jahrzehnte später wurde das verfallene Gebäude zur Kirche ausgebaut. Es war ein 33 m langer und 9 m breiter Saalbau mit Apsis und einem erhöht gelegenen, abgeschrankten Chorraum mit vorgelagertem runden Ambo, d. h. einer in der Raummitte stehenden Kanzel. Im Westen lag der durch eine vermutlich hölzerne Wand abgetrennte Baptisteriumsbereich mit dem Taufbecken. Auf einem Friedhofsgelände vor der südlichen Kastellmauer wurden zudem christliche Grabsteine gefunden, die den Übergang von der römischen zur germanischen Namensgebung bezeugen und wohl mehrheitlich ins 7. Jahrhundert zu datieren sind.

Für Mainz lässt sich anhand der Grabsteine belegen, dass auch hier im 5. und 6. Jahrhundert konstant Christen lebten. Die Grabsteine geben Hinweise auf den Beruf und Stand des Toten (Priester, Klostervorsteher, Soldat) und verwandtschaftliche Beziehungen sowie die Kürze des Lebens. Die christliche Hoffnung äußert sich in stereotypen Redewendungen wie „in pace" und „feliciter". Außerdem ist auf dem Friedhofsgelände von St. Alban ein rechteckiger Saal von 14,6 x 29,6 m Größe aus dem frühen 5. Jahrhundert (um 407/440) belegt, der wohl mit einem verehrten Märtyrergrab in Verbindung gebracht werden kann. Spätestens um die Mitte des 6. Jahrhunderts setzte auch wieder eine rege Bautätigkeit ein. In dieser Zeit entstand ein neues kirchliches Zentrum, das neben den liturgischen Bauten auch Gebäude für den Bischof und die Verwaltung und Diakonie umfasste. Der Komplex wurde später mit einer eigenen Mauer versehen und zu einer Art „Bischofsburg" ausgebaut.

Von Interesse sind auch die Befunde in Wiesbaden. Hier wurden Grabsteine gefunden, die alle nichtrömische Namen tragen, aber wohl ins 5. Jahrhundert zu datieren sind. Sie deuten an, dass Teile der alemannischen Bevölkerung im rechtsrheinischen Gebiet vor der fränkischen Mission bereits den christlichen Glauben angenommen hatten.

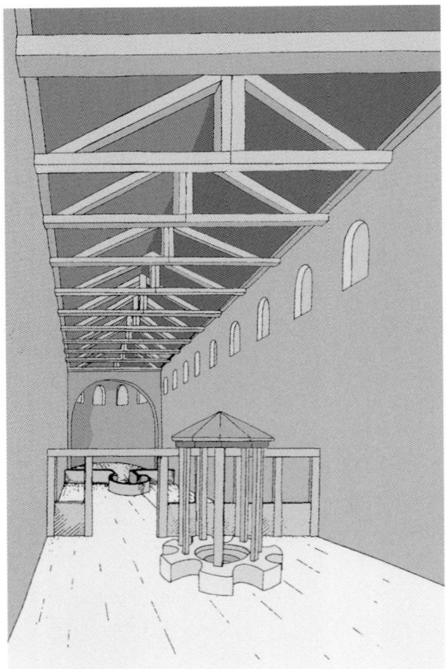

Rekonstruktion der Kirche des 5. Jahrhunderts unter der heutigen Kirche mit Taufbecken im Vordergrund und dem Ambo im Hintergrund.

Die Taufe des Merowingerkönigs Chlodwig

Der Merowingerkönig Chlodwig (geb. 466, reg. 482–511), anfangs ein Kleinkönig unter etlichen anderen, verstand es, bis zu seinem Lebensende aus dem salischen Gaukönigtum eine fränkische Großmacht zu entwickeln. Entscheidend dafür waren 486/487 sein Sieg über das römische Restgallien und sein Übertritt zum katholischen Christentum, besiegelt durch die Taufe 498 in Reims. Allerdings hatte er sich zur Taufe nicht ganz freiwillig entschieden. Denn in einer der Schlachten gegen die Einzelkönige der Alemannen, möglicherweise in der des Jahres 496/497 bei Zülpich, geriet Chlodwig in so große Bedrängnis, dass er sich – nachdem ihm seine eigenen Götter im Stich gelassen hatten – mit der Bitte um Sieghilfe erfolgreich an Christus wandte.

Der neue Gott gewährte aber nicht nur Schlachtensiege, sondern erwartete nun auch die Ausbreitung des Glaubens unter den Heidenvölkern. Da die Glaubensverbreitung in Form von Religionskriegen bewirkt werden konnte, kam dies dem expansiven Drang des Königs entgegen. Zudem wurde das römische Christentum nun wieder das, was es vor der fränkischen Invasion war: Staatsreligion. Der König selbst war ein Gesalbter Gottes und damit der Anführer der Staatsreligion. Innerhalb der Mission waren damit die Übergänge zwischen Glaubensverkündigung und politischem Willen fließend.

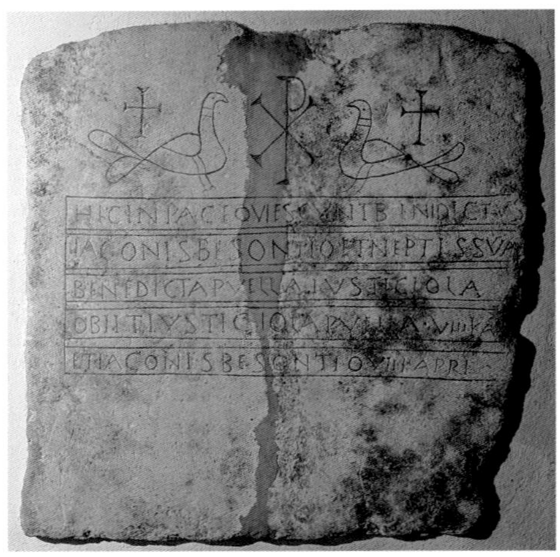

Boppard, St. Severus, Grabstein des Diakons Besontio und der Justiciola mit Tauben, Kreuze und Christogramm, 5. Jahrhundert. Der Friedhof der christlichen Gemeinde von Boppard lag südlich der Kastellmauer. Die hier ergrabenen Grabsteine belegen eine gemischte römische und fränkische Bevölkerung. Außer dem griechischen Namen Eusekia sind sonst gleichermaßen lateinische und germanische Namen nachgewiesen (vgl. auch Abb. S. 25).

Auch die Bevölkerung hatte den christlichen Glauben anzunehmen, wenngleich in der Praxis nichtchristliche Gewohnheiten noch lange, vor allem im fränkisch sprechenden Norden und auf dem Land, verbreitet waren. Die Christianisierung des fränkischen Adels nach Chlodwigs Taufe war dagegen rasch vollzogen worden.

Die Ausbreitung des christlichen Glaubens rechts des Rheins war maßgeblich von der Ausdehnung der fränkischen Herrschaft abhängig. Nachdem die Alemannen in das Reich eingegliedert waren, konnte unter anderem das Bistum Augsburg (wieder?) entstehen. Als Thüringen nach seiner militärischen Niederlage von 531 bis zur Saale ein Teil des Frankenreichs wurde, bekannte sich zumindest die Oberschicht im Laufe der Jahrzehnte zum Christentum. Bonifatius konnte deshalb Anfang des 8. Jahrhunderts auf die grund-

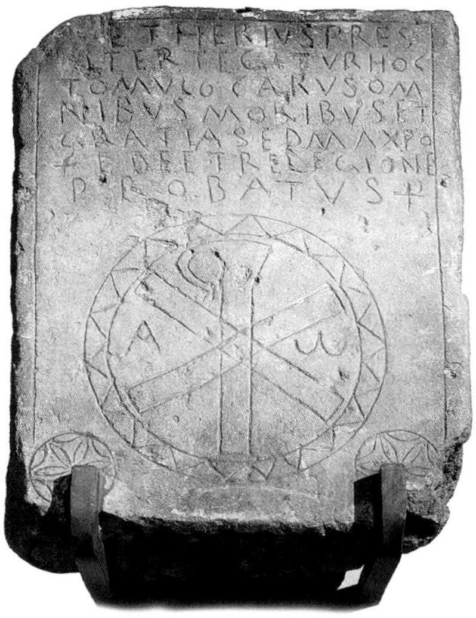

Grabstein des Priesters Aetherius in St. Martin in Bingen, 5. Jh., aus einem römischen Werkstück mit der lateinischen Inschrift (Übersetzung): „Der Priester Aetherius wird von diesem Hügel bedeckt, von allen ob seiner Sitten und seiner Güte geliebt, am meisten Christus nahe durch seinen Glauben und seine Frömmigkeit."

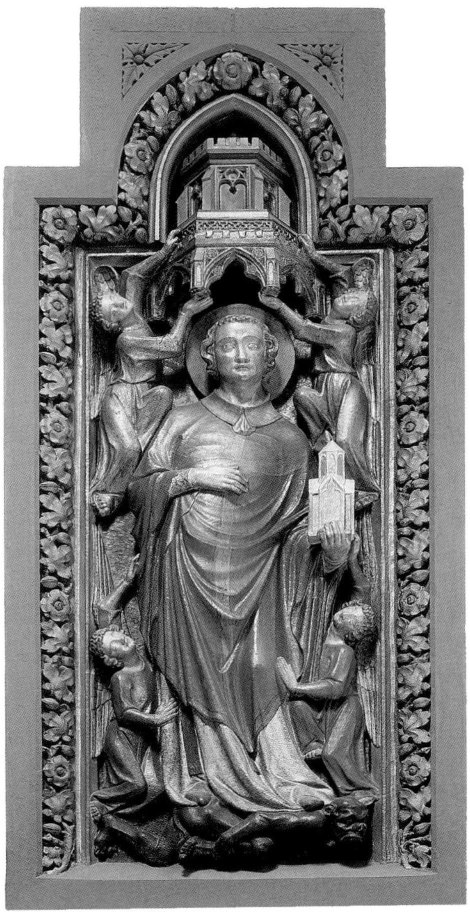

Deckplatte des ehemaligen Grabmals des hl. Goar, um 1340, kath. Pfarrkirche St. Goar, St. Goar am Rhein.

herrschaftliche Unterstützung bei der Errichtung sakraler Bauten rechnen. Auf das Bestehen früher Kirchen im thüringisch-sächsischen Gebiet verweisen die Schrankenplatten aus Hornhausen (Kreis Oschersleben, Abb. S. 30). Ebenso Teil des Reiches wurden im Laufe des 6. Jahrhunderts die Hessen. Allerdings scheint hier nur die ohnehin christliche merowingisch-fränkische Besatzung auf den Befestigungen, z. B. auf dem Büraberg bei Fritzlar mit seiner vorbonifatianischen Kastellkirche St. Brigida (vgl. Abb. S. 74) oder dem Christenberg bei Münchhausen (Kreis Marburg-Biedenkopf) mit einer Martinskirche, bis zur Tätigkeit des hl. Bonifatius dem Christentum nahegestanden zu haben.

Im 3. und 4. Jahrhundert blühte das Klostermönchtum auf, das zu der treibenden Kraft der Mission werden sollte. In Aquitanien (Mittelfrankreich) wirkte im 4. Jahrhundert als Klostergründer Martin von Tours, d. h. der hl. Martin, der dem Bettler seinen Mantel überließ. In Italien war es Benedikt von Nursia, der um 530 ein Kloster auf dem Montecassino gründete und mit seiner Regel die wegweisende Ordnung für das monastische Leben fand, die 200 Jahre später auch für Bonifatius als vorbildlich galt. Die zahlreichen Klöster und Eremitenzellen wurden so zu Zentren der Glaubensausbreitung. Die von den Leuten hochgeschätzten Wundermänner trugen mit Eifer das Evangelium in die Dörfer, zerstörten heidnische Kultstätten und errichteten kleine Holzkirchen. Während die Oberschicht den christlichen Glauben schnell annahm, wurde die Landbevölkerung somit vor allem durch den missionarischen Eifer von Wandermönchen, später vor allem der Iren und Angelsachsen, zum Christentum bekehrt.

Zu diesen Mönchen gehört auch der hl. Goar, der St. Goar am Rhein den Namen gab. Goar stammte aus Aquitanien, der Wirkungsstätte des hl. Martin, und war als Missionar und Einsiedler um 520 an den Rhein gekommen. Hier erbaute er eine kleine Kirche, in der er Reliquien Marias, Johannes des Täufers und der 12 Apostel aufbewahrte. Goar missionierte die Landbevölkerung, speiste die Armen und kümmerte sich um Reisende und Kranke. Vor allem wird die Eröffnung des Hospizes in seiner Lebensbeschreibung hervorgehoben. Offenbar konnte Goar an diesem Ort besonders karitativ und missionarisch wirken, da hier eine große Zahl von Reisenden vorbei kam. Denn aufgrund der gefährlichen Stromschnellen des Rheinabschnitts in der Nähe der Wocherbachmündung bei St. Goar waren die Schiffsreisenden dazu gezwungen, an Land zu gehen. Wohl um 575 verstarb Goar. Er gehört damit zu den Trierer Einsiedler-Missionaren, die sich aufmachten, heidnischen Aberglauben in den ländlichen Gebieten zu vertreiben. Zu dieser Gruppe zählen in dieser Region auch die galloromanischen und fränkischen Glaubensboten Paulus, Ingobert, Disibod, Wendelin und Carilef, die z. T. gleichfalls in heutigen Ortsnamen – St. Ingbert, Disibodenberg und St. Wendel – vorkommen.

In den großen Städte wurden nach den großen Unruhen im 5. Jahrhundert die Bischofsstühle wiederbesetzt. Neben Trier, Köln und Mainz treten im 6./7. Jahrhundert weitere Bischofssitze in Erscheinung, etwa Augsburg, Worms, Speyer und Straßburg, die wohl schon in römischer Zeit existierten.

Während die frühchristliche Kirchenorganisation auf den Bischof ausgerichtet war, der für den Klerus der Stadt, die Liturgie, die Sakramentsspendung und die Caritas verantwortlich war, übernahm in merowingischer Zeit nach germanischer Tradition der Landbesitzer einen Teil der Aufgaben, beispielsweise die Errichtung und den Unterhalt der Kultstätten, die als sein Eigenbesitz galten. Zudem stellte sich das Verhältnis zwischen den Bischöfen und den neuen merowingischen Herrschern zunächst noch als schwierig heraus, da sich die Bischöfe der wichtigsten Städte noch bis zur Jahrhundertmitte aus den alten gallorömischen Geschlechtern rekrutierten. Sie waren gebildet und mit den Aufgaben der städtischen Verwaltung und Organisation betraut, oft im Gegensatz zu den neuen Machthabern, denen ihre Defizite in Bildung und Kultur bewusst waren. Deshalb griffen der König und der Adel zur Belohnung von Günstlingen und Parteigängern in den Ablauf der Synoden und der Besetzung von Bischofsstühlen ein. Als Folge setzt ab Mitte des 6. Jahrhunderts in Mainz mit Sigismund die Reihe der Bischöfe mit fränkischem Namen ein. In Trier folgte auf Nicetius Bischof Magnerisch, in Köln auf Carentinus Bischof Ebergisil. Hierin zeigt sich einerseits der Einfluss der weltlichen Machthaber, anderseits aber auch die gestiegene Attraktivität für den fränkischen Adel, das Bischofsamt zu bekleiden.

Zwar beklagten die fränkischen Reichssynoden den Einfluss des Königs und der Adeligen bei den Bischofsernennungen. Doch erst Bonifatius sollte sich erfolgreich bemühen, dieser Fehlentwicklung entgegenzuwirken. Den Amtsmissbrauch veranschaulichen etwa die Mainzer Bischöfe Gerold und Gewilib, Vater und Sohn. Gerold, der sich mehr um die Jagd als um das Amt des Bischofs gekümmert hatte, schloss sich dem Feldzug Karl Martells gegen die Sachsen an und fiel in einer Schlacht um 738. Daraufhin ernannte Martell seinen Sohn Gewilib zum Mainzer Bischof, der gleichfalls für seine Jagdlei-

Spangenhelm von Stößel (Burgenlandkreis), 1. Hälfte 6. Jahrhundert, Landesmuseum für Vorgeschichte, Halle.
Der vergoldete byzantinische Spangenhelm, von denen in Europa etwa 30 bekannt sind, war im frühen Mittelalter eine große Seltenheit und nur einer herausragenden Persönlichkeit vorbehalten. Die Verzierung weist den Träger des Helms als Christen aus. So ist auf der Spange der Stirnseite ein großes lateinisches Kreuz eingepunzt (vergleichbar dem zeitgleichen Spangenhelm aus dem Fürstengrab von Planig, heute Landesmuseum Mainz). Am Querbalken links und rechts befinden sich ein Alpha und ein Omega. Der Helm ist ein einzigartig früher Beleg dafür, dass bereits in der 1. Hälfte des 6. Jahrhunderts im heute südlichen Teil von Sachsen-Anhalt Christen lebten.

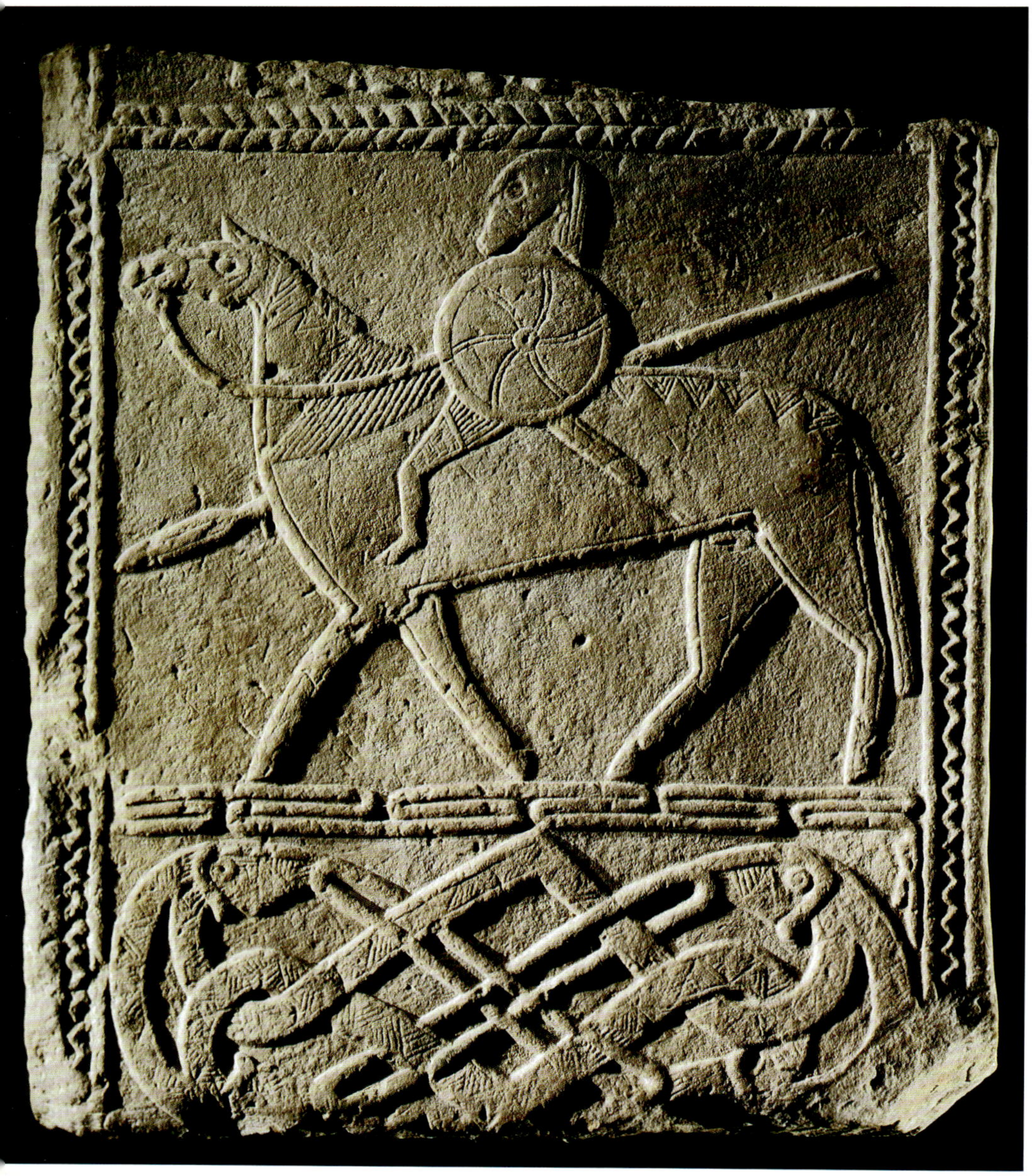

Reiterstein von Hornhausen, Sandstein, 7. Jahrhundert, Plattenmaß ehemals wohl 117 x 70 x 15 cm, Landesmuseum Halle.
Der so genannte „Reiterstein von Hornhausen“ und weitere Fragmente wurden 1874 auf dem Saalberg östlich von Hornhausen bei Oschersleben im Harzvorland entdeckt. Nachgrabungen erfolgten 1914. Einige Forscher deuten die Platte als Grabstein und die Reiterdarstellung als heidnischen Gott Odin bzw. als Krieger (in der Bewaffnung eines Hochadeligen) auf seinem Ritt ins Totenreich nach Walhall. K. Böhner brachte dagegen neun weitere Bruchstücke von wohl acht Platten mit dem Reiterstein in Verbindung. Aufgrund der übereinstimmenden Maße deutet er die Platten als Reste einer Altarschranke einer Kirche. Im großen mittleren Bildfeld waren Lanzenreiter bzw. Hirsche dargestellt. Das Fragment einer Kreuzfahne sichert den christlichen Bezug der Darstellungen. Die Reiterfigur wäre demnach als Christus in kriegerischer Ausrüstung zu deuten und trägt einen Speer, das germanischen Zeichen der Königsmacht. In den niedrigen Nebenfeldern sind ineinander verflochtene Schlangen bzw. schlangenartige Knoten und eine Reihe von Menschen dargestellt. Das Gebiet um Hornhausen gehörte im 6./7. Jahrhundert zum Nordthüringengau, der nach dem Untergang des Thüringerreichs 531 unter sächsische bzw. fränkische Herrschaft kam und zum Einflussbereich der fränkischen Herzöge Thüringens gehörte. Böhner brachte die Kirche von Hornhausen mit fränkischen Herren zusammen, die als Führungsschicht im Grenzland eingesetzt waren.

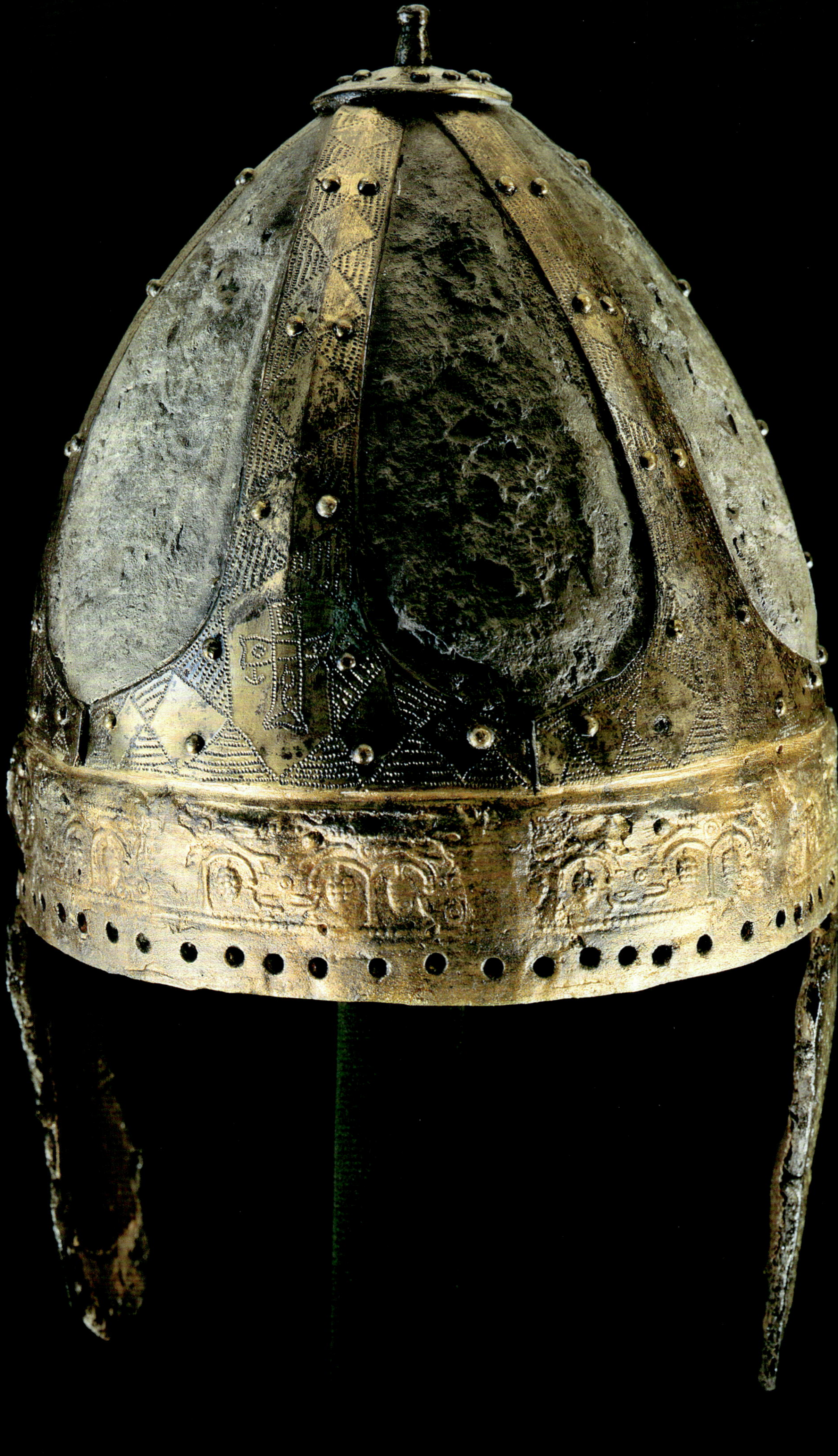

denschaft bekannt war und der sich gegen die bonifatianischen Bistumsgründungen des Jahres 741 aussprach. Dass er wie sein Vater ein ungeistliches Leben führte und seinen bischöflichen Pflichten nicht nachkam, berichtet Bonifatius in einem Briefwechsel mit Papst Zacharias. Auch Gewilib zog in den Krieg gegen die Sachsen und rächte dort 743 den Tod seines Vaters, in dem er selber Heiden tötete. Bonifatius kreidete an, dass Kriegsdienst von Bischöfen nicht mit dem Glauben vereinbar sei. Am 1. März 744 wurde Gewilib auf einem großen fränkischen Nationalkonzil in Les Estinnes im flandrischen Hennegau abgesetzt.

Irisch-schottische Mission

Die Notwendigkeit einer Missionstätigkeit der irischen und angelsächsischen Missionare, darunter des hl. Bonifatius, belegt, dass es zwar rechts der Rheins christliche Vorposten gab, die Bewohner in aller Regel aber noch bis ins 8. Jahrhundert hinein ihre germanischen Gebräuche und Vorstellungen beibehielten.

So verehrten die Germanen heilige Haine, Bäume, Felsen und Quellen, da diese Örtlichkeiten mit den die Natur bestimmenden Gewalten in Verbindung gebracht wurden. Daneben spielten in den religiösen Vorstellungen Tiere eine Rolle, insbesondere Pferde, Eber und vor allem Adler, die mit dem höchsten Gott Odin in Verbindung gebracht wurden. Odin, im Nordischen Wotan genannt, war der Kriegs- und Siegesgott, aber auch Herr des Zaubers, der Magie und der Weisheit. Ihm wurden auch Menschen geopfert. Daneben gab es weitere Gottheiten, die – ganz im Gegensatz zum fürsorglichen christlichen Gott – kriegerischen Charakters waren. Ohnehin war die babarische Germanengesellschaft durch allgemeine Friedlosigkeit gekennzeichnet. Die Fremden außerhalb der Verwandtschaft eines Stammes galten zunächst als Feinde und durften in dieser charakterlosen Gesellschaft jeder Zeit getötet werden.

Da die Germanen an ein Weiterleben nach dem Tod glaubten, begrub man die Toten mit ihrer persönlichen Habe und einer Wegzehrung in Gefäßen aus Keramik, Holz und Glas, um sie für das Weiterleben im Jenseits zu rüsten. Dabei bestattete man die Männer mit ihrer vollen Waffenausrüstung, Frauen in Festtagstracht mit allem Schmuck. Hinzu kamen Gebrauchsgegenstände des täglichen Lebens, unter anderem der Kamm, der die im Jenseits fortwährende Lebenskraft symbolisierte, veranschaulicht anhand des reichen Haarwuchses. Vornehmlich Frauen und Kinder trugen schützende Amulette, oft bestehend aus Tierzähnen, Schnecken und Mineralien. Die auf den Sargdeckeln angebrachten doppelköpfigen Schlangenwesen sollten die Toten im Jenseits vor drohendem Unheil beschützen. Ein derartiger Doppelwurm umgibt auch den Krieger auf dem Grabstein von Niederdollendorf.

Daneben gab es Menschen- und Tieropfer. Insbesondere wurden Pferde beigesetzt. Die Reiter- oder Gespannpferde einschließlich ihrer Schirrung sollten ihrem Besitzer auch im Jenseits zur Verfügung stehen. Öfters wurden enthauptete Pferde begraben, deren Köpfe während eines heidnischen Opferzeremoniells abgeschlagen worden waren.

Die Glaubensvorstellungen der Christen und der Germanen, bei denen sicher noch zwischen einzelnen Stämmen zu differenzieren wäre, unterschieden sich grundlegend. Das Christentum vertritt den Eingottglauben, der Glauben der Germanen gehörte dem Vielgötterglauben an. Die germanische Gesellschaft kam ohne Ethik aus, für die Christen gilt das Gebot der Gottes- und Nächstenliebe. Aus dem materiellen Opfer der Germanen wurde bei den Christen ein rein geistiges. Blutopfer, ob nun von Tieren oder Menschen, waren damit abgelehnt. Verehrung der Götter fand bei den Germanen im Freien statt

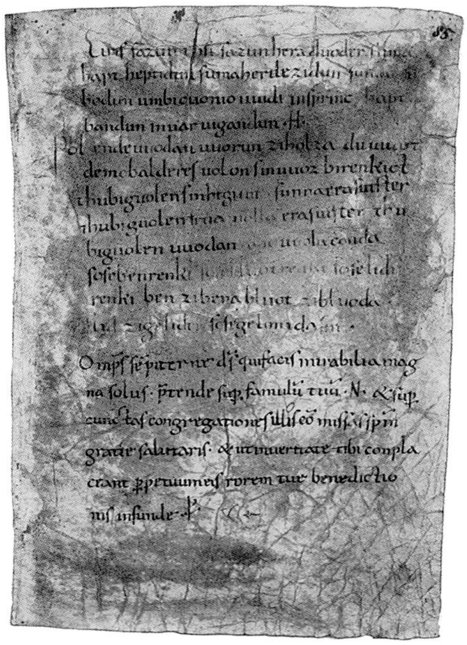

Merseburger Zaubersprüche, nachträglicher Eintrag aus der Mitte des 10. Jahrhunderts in der karolingischen Fuldaer Handschrift mit dem „Fränkischen Taufgelöbnis", Domstiftsbibliothek Merseburg, Hs. 136, fol. 85r.
Die Zaubersprüche gehören zu den wenigen in althochdeutscher Sprache erhaltenen Dokumente germanischen Heidentums. Ihr Inhalt reicht weit in die vorchristliche Zeit zurück. Die Sprüche gelten der Befreiung von Gefangenen und der Heilung von Verletzungen. Am Anfang steht eine kurze Erzählung eines magischmythischen Vorgangs, am Ende ein rettender Spruch.
In derselben Handschrift hat sich als älterer Text zudem das sog. Fränkische Taufgelöbnis erhalten, ein zum Teil ins Althochdeutsche übertragenes lateinisches Taufformular, um 820 im Kloster Fulda verfasst. Dabei schwörte der zu Taufende dem heidnischen Glauben ab und bekannte sich zum christlichen Glaubensbekenntnis. Das Fränkische Taufgelöbnis dokumentiert als eines der wenigen Zeugnisse die unter anderem auf der Frankfurter Synode 794 bekräftigte Wertschätzung der Volkssprache für den Zweck der Heidenmission. Schon Bonifatius wählte das muttersprachliche Taufgelöbnis.
Älter als das Merseburger Taufgelöbnis ist das „Altsächsische Taufgelöbnis" in altwestfälischer Sprache (Vatikanische Bibliothek, Rom, Cod. Pal. Lat. 577) mit seiner Abschwörformel heidnisch-germanischer Gottheiten.

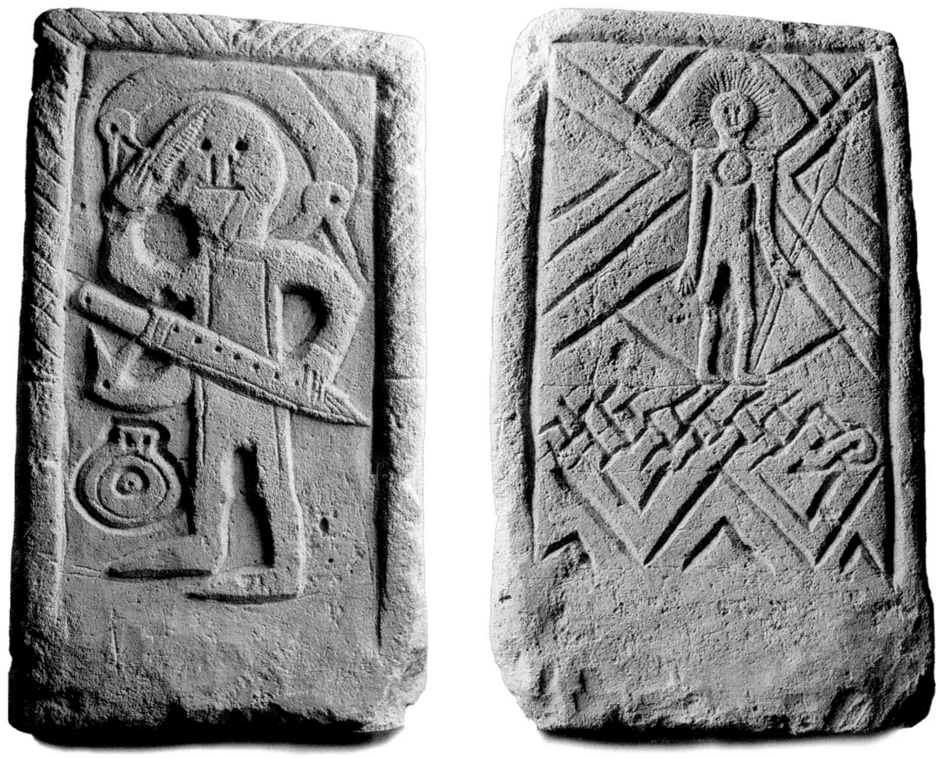

Grabstein von Niederdollendorf bei Königswinter/Rhein-Sieg-Kreis, Ende 7. Jahrhundert, Kalkstein, 42 x 22–25 x 16–19 cm, Rheinisches Landesmuseum, Bonn.
Der Grabstein zeigt die Vermischung heidnischgermanischer Jenseitsvorstellungen mit dem christlichen Glauben. Auf der Vorderseite ist ein germanischer Krieger nach der heidnischen Sitte mit Schwert im Jenseits dargestellt. Die Feldflasche veranschaulicht, dass für sein leibliches Wohl gesorgt ist. Durch das Kämmen wird die auch im Jenseits fortwährende Lebenskraft versinnbildlicht. Den Kopf rahmt eine die verwandelten Seelen der Toten repräsentierende zweiköpfige Schlange. Eine weitere ist unter dem Schwertknauf zu sehen. Schlangen nahmen eine unheilabwehrende Funktion im Totenkult ein. Der Kopf einer Schlange begrüßte – nach germanischer Vorstellung – die Toten im Reich der Tiefe der Erde. Auf der Grabsteinrückseite befindet sich eine der frühesten germanischen Christidarstellungen. Durch eine Lanze als Herrschaftszeichen in der Hand ist Christus – von einer Mandorla umgeben – als Sieger über Leben und Tod gekennzeichnet.

und nicht wie bei den Christen in Gotteshäusern/Kirchen. Diese elementaren Veränderungen von Sitte und Brauchtum waren nicht von einem Tag zum anderen veränderbar. Deshalb passten sich die irischen und angelsächsischen Missionare, die sich bemühten in den jeweiligen Landessprachen zu predigen, der Bevölkerung an und wählten z. B. als christliche Bildmotive nicht die in der Spätantike geläufigen Tiere christlicher Symbolik, wie z. B. das Lamm und die Taube, sondern Motive der heidnischgermanischen Vorstellungswelt, wie etwa den Adler, der schon im heidnischen Glauben eine große Rolle gespielt hatte und vielfach auf den Fibeln dargestellt wurde. Außerdem versuchten die Missionare, den christlichen und den germanischen Glauben anzunähern. Dies zeigt sich etwa anhand der Heiligenverehrung und der Umwidmung von Heiligtümern. Der Übergang zum Heidentum zum Christentum verlief daher fließend.

Nicht zuletzt verraten die Grabbeigaben, dass selbst Stifter von Kirchengebäuden im Totenbrauchtum Christliches mit Heidnischem verbanden. Unter dem Frankfurter Dom entdeckte man beispielsweise 1992 das Grab 95, das sich in der ältesten nachgewiesenden christlichen Kirche befand. Darin war um 700 ein vierjähriges Mädchen in seiner Kleidung und mit reichen Beigaben bestattet worden, die die Tote als zum Hochadel gehörtig ausweisen. Es wird mit großer Wahrscheinlichkeit angenommen, dass die Familie des Kindes eine der frühesten Steinkirchen dieser Zeit rechts des Rheins erbaut hatte. Auf dem Gewand der Toten war als christliches Bekenntnis ein Goldbrokatkreuz aufgenäht. Dennoch erhielt das Mädchen als Grabbeigaben Speisen (so z. B. Fleischstücke vom Rind, Schwein, Geflügel und Lachs) als Wegzehrung für die Reise ins Jenseits. Dies war ein typischer germanisch-heidnischer Brauch. Einen Ausnahmefall stellt dagegen der neben der rechten Hand des Leichnams nachgewiesene Beutel mit Leichenbrand von Bärentatzen, Schweineknochen und einem kleinen Kind dar! Der Befund ist so zu deuten, dass ein zweites Kleinkind, möglicherweise das einer Sklavin, auf dem Scheiterhaufen, bedeckt mit einem Bärenfell, zusammen mit einem Schwein verbrannt und dann als

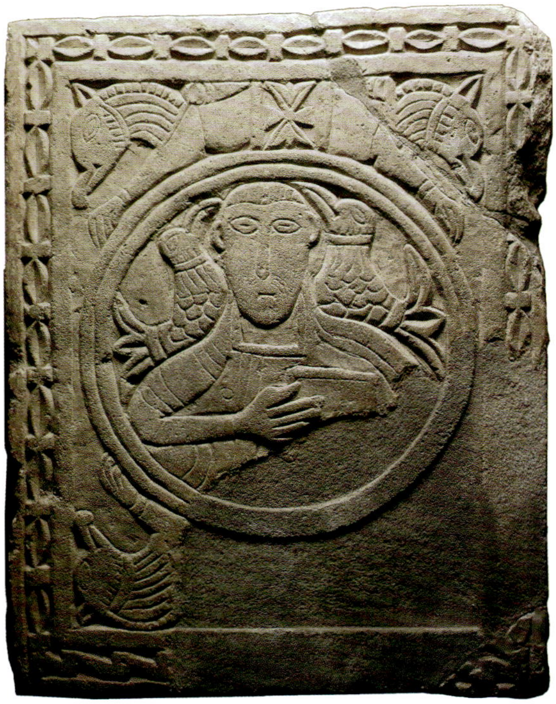

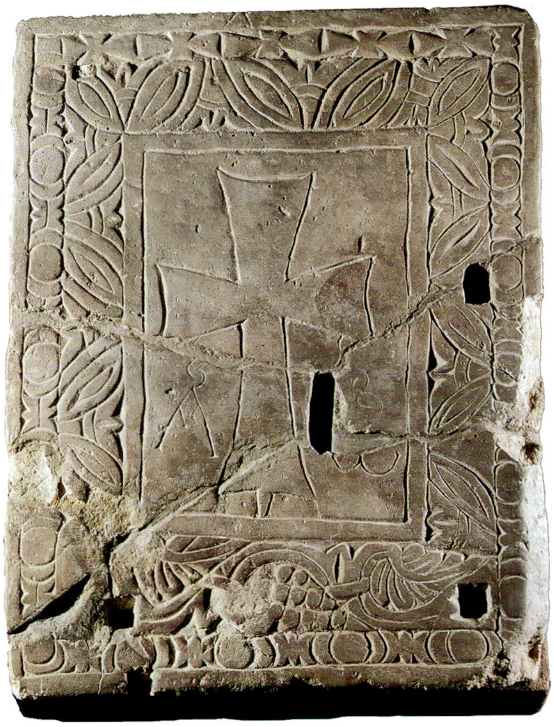

Chorschranken aus Gondorf an der Mosel, Rheinisches Landesmuseum, Bonn. Der Chorbereich merowingischer Kirchen wurde wie auch in den folgenden Jahrhunderten durch Schranken (Lettner) vom Laienraum getrennt. Von der Gondorfer Schrankenanlage sind zwei Platten erhalten. Sie zeigen innerhalb eines Zierrahmens ein Kreuz mit Alpha und Omega und ein Medaillon mit dem Brustbild eines bärtigen Mannes, der aufgrund des mit ihm dargestellten Buches und zwei Vögeln möglicherweise als Evangelist Johannes mit seinen Attributen zu deuten ist. Der die Szene rahmende Eierstab, der Perlstab und die Ranken stehen in der antiken Tradition, die Vögel entstammen wie die Greifen in den Ecken aus dem Bereich der germanischen Tierornamentik.

ein Opfer dem adligen Mädchen als Begleiter mit in das Grab gelegt wurde. Auch in Kleinlangheim (Landkreis Kitzingen/Unterfranken), wo bereits im 7. Jahrhundert eine christliche Holzkirche errichtet worden war, bestattete man die Toten weiterhin entsprechend der alten heidnischen Sitte mit voller Tracht und Speisebeigaben auf dem alten Reihengräberfriedhof. Dies änderte sich erst im Laufe des 8. Jahrhunderts. Man muss sich also vergegenwärtigen, dass z. B. das Goldbrokatkreuz des vierjährigen Mädchens aus Frankfurt als glückbringendes Zeichen des neuen Gottes verstanden wurde und als Grabbeigabe dieselbe Funktion erfüllte wie die Fibeln, Gürtelbeschläge, Waffen und andere Gerätschaften, die z. T. mit unheilabwehrenden Tierbildern verziert waren. Von daher kann unter anderem der allmähliche Verzicht auf Grabbeigaben als ein Ausdruck fortschreitender Hinwendung zum römischen Christentum gedeutet werden, das den Menschen erst einmal begreiflich gemacht werden musste. Ein solcher Prozess zog sich über Generationen hin.

Die erste einflussreiche Missionsbewegung des Frühmittelalters wurde von irischen und etwas später angelsächsischen (englischen) Mönchen durchgeführt. Von den Römern nicht erobert, setzte sich in Irland das Christentum im 4./5. Jahrhundert durch. Als Apostel der Iren gilt der hl. Patrick († 463/493). Hier entwickelte sich eine eigenständige Kultur, wie sich etwa anhand der Buchkunst zeigt, und eine von Rom gänzlich unterschiedliche Kirchenverwaltung, in der die Klöster und damit die Äbte und nicht die Bischöfe die kirchlich einflussreichen Würdenträger waren. Dadurch entstand ein dezentrales politisches Ordnungsgefüge, den irischen Clans entsprechend. Die irische Kirche war somit eine Konförderation von Mönchsgemeinschaften, ein Prizip, das auch für die Missionstätigkeit der Iren charakteristisch war, ganz im Gegensatz zu den Rom-orientierten angelsächsischen Missionaren, denen eine Bistumsstruktur mit Bischöfen vertraut war.

Entscheidend für die Motivation, als Missionar auf das Festland zu gehen, war die in den Klöstern praktizierte Buße und das Konzept der Peregrinatio, der Wanderschaft. Zu den Bußstrafen gehörte die Verbannung aus dem Sippenverband oder von der Insel, um seine Seele zu retten. Dies bedeutete, aus

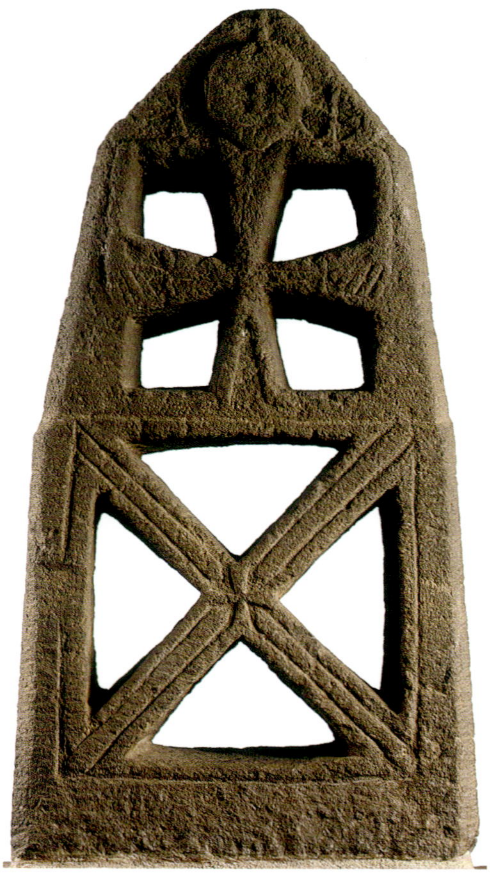

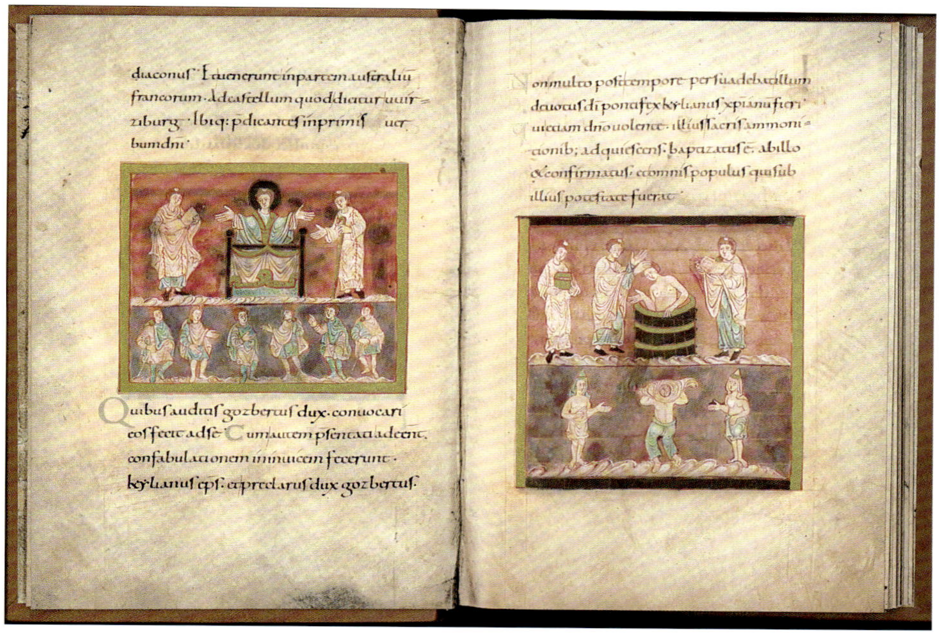

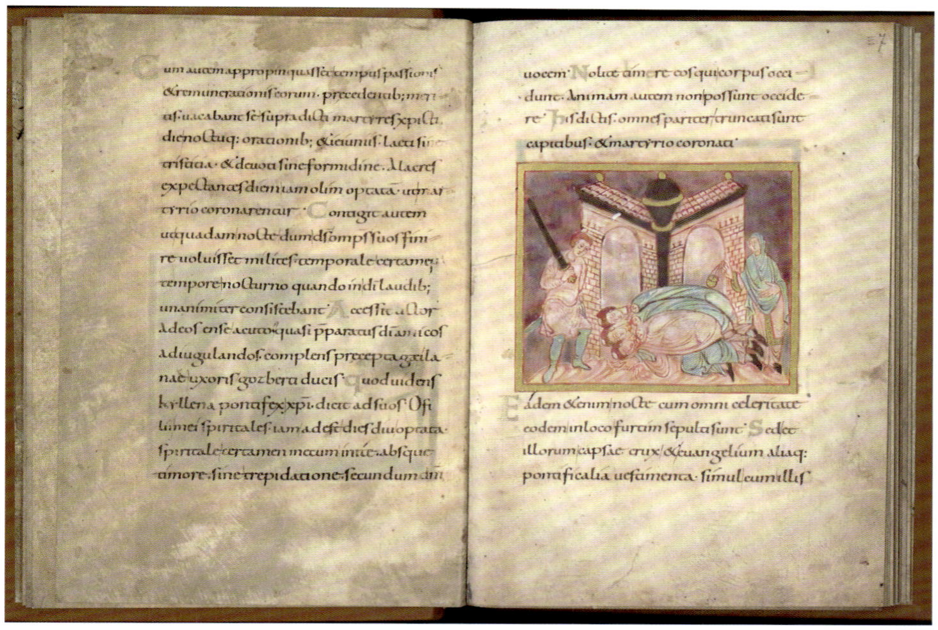

Passio Kiliani und Passio Margaretae, Handschrift, Fulda, um 965 (?), Hannover, Niedersächsische Landesbibliothek, Ms. I 189, Abb. nach Faksimile Akademische Druck- und Verlagsanstalt Graz.
Die älteste bildliche Darstellung der Kiliansvita ist in einer um 965 in Fulda entstandenen Handschrift überliefert. Die Abbildungen oben zeigen die Darstellungen: 1. Nach seiner Rückkehr nach Würzburg predigt Kilian den Franken. 2. Kilian, gerahmt von Kolonat und Totnan, tauft Herzog Gozbert. Die untere Szene zeigt, wie sich das Volk zur Taufe vorbereitet. Abb. unten: Kilian und seine Gefährten werden mit dem Schwert enthauptet. Die Frau rechts ist möglicherweise Burgunda, die nach der Vita das Martyrium beobachtet haben soll.
Die Hauptquelle zum Leben des irischen Mönchs und Frankenapostels Kilian ist die etwas ältere, spätestens um 840 verfasste „Passio sancti Kiliani", die Historisches mit legendären Elementen mischt. Sie berichtet unter anderem, der Ire Kilian sei ein Mann hohen Ansehens in seiner Heimat gewesen und habe das Amt des Bischof begleitet. Er habe mit elf Gefährten – darunter die Priester Kolonat, Gallo und Arnuval sowie der Diakon Totnan – seine Familie und Heimat verlassen, um das Evangelium auf dem Festland zu predigen und damit Christus nachzufolgen. Die Beschreibung, unter anderem mit der Reise zum Papst nach Rom, weist durch die Rückprojektion angelsächsischer Romverbundenheit Entsprechungen zur Vita des hl. Bonifatius auf, zumal auch Kilian ein Martyrium um das Jahr 689 erlitt.

links: Stele mit Christus am Kreuz, Ende 7. Jahrhundert, gefunden auf dem Friedhof in Moselkern bei Cochem, Basaltlava, 80 x 44 x 14 cm, Rheinisches Landesmuseum, Bonn.
Der Kreuzstein mit der Darstellung des am Kreuz stehenden, lebenden Christus in geometrisierender Gestaltung ist die früheste bekannte monumentale Darstellung des gekreuzigten Christus nördlich der Alpen.

dem familiären Schutz entrissen zu sein, ohne die eigene Sprache und ohne die vertraute Umgebung auskommen zu müssen. Aus asketischem und selbstaufopfendem Eifer begannen ab dem 6. Jahrhundert deshalb irische Mönche, freiwillig den Verlust der Heimat auf sich zu nehmen. Abraham diente dabei als Vorbild, der, Gott folgend, Heimat und Verwandtschaft verlassen hatte.

Als erster Mönch ging Columban der Ältere (520/522–597) 563 nach Schottland und gründete dort in der Fremde und Einsamkeit Einsiedeleien. Ihm folgten viele weitere irische Mönche. Erst Columban der Jüngere (um 543–615) entschied sich für eine Mission auf dem Kontinent, um in den abgelegenen, heidnischen Gebieten zu wirken. Er verließ 590 mit der biblischen Zahl von 12 Begleitern Irland und begründete die irofränkische Klosterbewegung. Alleine seine drei Klostergründungen Annegray, Luxeuil und Fontaines zählten über 200 Mönche. Die abseits liegenden columbanischen Klöster sollten für die Kultivierung der Landschaft eine wichtige Rolle spielen. Bemerkenswert war auch Columbans strenge Ethik, die zu Konflikten mit dem in

Polygamie lebenden König Theuderich († 612/613) führte und Columban zwang, nach Norditalien zu gehen, wo er 612 das Kloster Bobbio gründete, in dem er verstarb.

Die meisten irischen Missionare sind namentlich nicht bekannt. Auch ihr Wirken bleibt zumeist im Verborgenen. Jedoch weiß man, dass z. B. Columbans Gefährte Gallus († um 650) am Bodensee wirkte und aus dessen Eremitenzelle das Kloster St. Gallen entstand, Eustasius († 629) in Burgund und Bayern, Amandus (um 600–676/684) im heutigen Belgien sowie der irische Wanderbischof Kilian († 689) die Mainregion missionierten, Rupert († nach 725) an der Slavenmission von Salzburg aus beteiligt und Korbinian als Missionar südlich der Donau tätig war. Sicherlich wirkten Iren vor Bonifatius aber auch in Hessen und Thüringen. In ihren Missionsgebieten setzten die irischen Missionare Merkmale der irischen Kirche um, d. h. beispielsweise die Einführung der persönlichen Beichte, die Festlegung der Bußen für bestimmte Sünden, die Unabhängigkeit der Klöster vom örtlichen Bischof, die bedeutende Stellung des Abtes und der Heiligen Schriften als Kernpunkt der christlichen Lehre.

Im Gegensatz zur angelsächsischen verlief die iroschottische Mission ohne Konzept und ohne die formale Legitimation des Papstes. Wohl deshalb kamen Iren und Angelsachsen oft nicht gut miteinander aus. Bekannt ist etwa die Rivalität zwischen Bonifatius und dem Iren Virgil in Salzburg.

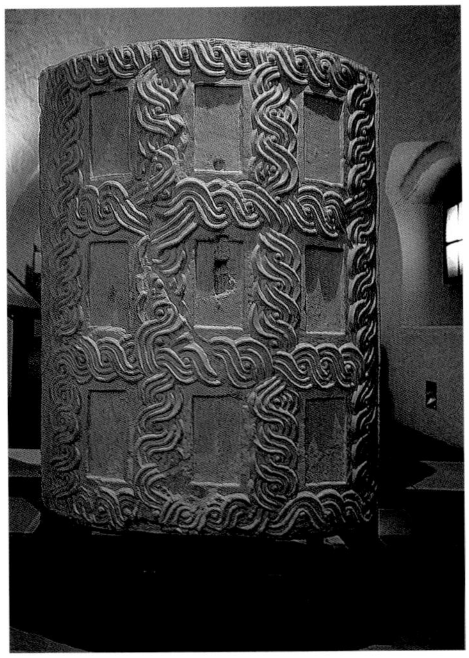

Ambobrüstung aus der merowingischen Klosterkirche des hl. Willibrord in Echternach, frühes 8. Jahrhundert, 1,2 x 0,8 m, Kalkstein, Nationalmuseum Luxemburg, Foto nach dem Abguss im Museum in Echternach.
Die gewölbte Kalksteinplatte gehört zur Lesepultanlage der Klosterkirche des hl. Willibrord, dem Apostel der Friesen und Erzbischof von Utrecht. Er hatte in seinem sogenannten Testament aus dem Jahr 726 seine Klostergründung Echternach als den Ort seiner Ruhestätte bestimmt. Als er 739 mit 81 Jahren verstarb, hatte er sicherlich seine Grabstätte schon vorbereitet. Der Leichnam wurde in einem bis heute erhaltenen 1,89 m langen trapezförmigen Kalksteinsarkophag bestattet, der im Chorraum der Klosterkirche in einem eigens dafür vorgesehenen gemauerten Bodengrab unmittelbar hinter dem Altar eingebracht wurde. Schon wenig später um 750 stellte man aufgrund der großen Verehrung des Heiligen den Sarkophag, der nun von einer kastenartigen Umschrakung eingebaut wurde, an einer sichtbaren Stelle im Chorraum auf.

Angelsächsische Mission

Als Initator und geistiger Vater der frühmittelalterlichen Mission gilt Papst Gregor der Große (ca. 540–604). Hintergrund war die Heirat König Æthelberhts von Kent (560–616) um 580 mit der Prinzessin Bertha, der Tochter des Merowingerherrschers Charibert I. (561–567), und damit einer Christin aus dem fränkischen Königshaus. Papst Gregor nutzte diese Gelegenheit und schickte 597 unter der Leitung von Augustin († 604) vierzig römische Missionare nach England. König Æthelberhts ließ diese gewähren, und so konnten Weihnachten 597 zehntausende Angelsachsen getauft werden. Zwar zog sich die Bekehrung der Angelsachsen noch bis zur Taufe König Edwins von Northumbrien (616–633) im Jahr 627 hin. Papst Gregor der Große aber hatte mit seiner Maßnahme als erster Papst eine gezielte Missionierung gefördert, bei der er bereit war, anwendbare und psychologisch sinnvolle Maßnahmen zur Bekehrung der Heiden zuzulassen. So erfolgte z. B. die Anweisung, Götterbilder müssten zwar zerstört werden. Doch könnten die gut gebauten Heidentempel erhalten bleiben und in christliche Kultorte umgewandelt werden, um den neuen Christen den Übergang zum neuen Glauben zu erleichtern. Was später auch von den angelsächsichen Missionaren auf dem Kontinent praktiziert wurde, war zudem die enge Zusammenarbeit mit dem Königtum und dem grundbesitzenden Adel. Für die zukünftige Entwicklung des angelsächsichen Christentums von größter Bedeutung ist zudem die 664 auf einer Synode getroffene Entscheidung, sich eng an Rom zu binden.

Willibrord (658–739) war der erste, der auf dem Kontinent das angesächsische Missionskonzept praktizierte. Er wandte sich bewusst an die heidnische Bevölkerung, die teilweise bereits mit dem Christentum in Kontakt gekommen war, aber weiterhin heidnischgermanischen Glauben praktizierte. Er und seine Nachfolger, insbesondere Bonifatius, verfolgten eine Strategie. Es ging ihnen nicht ausschließlich um die Predigt des Evangeliums und die Vertiefung des Glaubens, sondern um den Aufbau einer festen kirchlichen Organisation, so wie es den Vorstellungen der römischen Kirche entsprach. Sie vertraten eine hierarchisch gegliederte, von Bischöfen geleitete Landeskirche, die zum einen in die

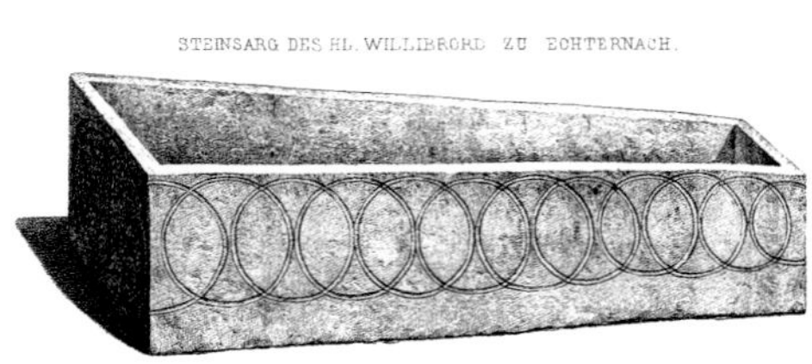

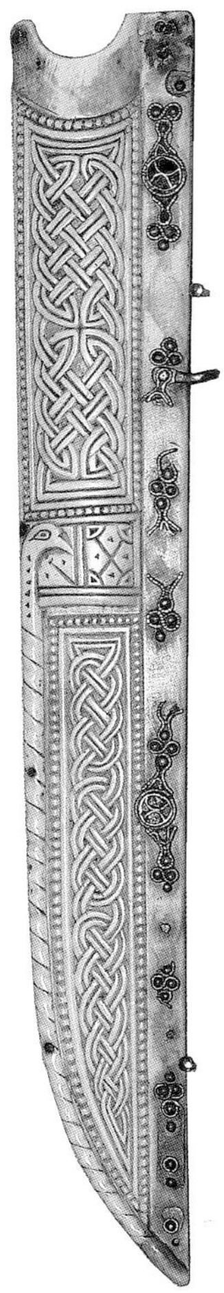

Scheide zum sog. Messer des hl. Petrus, süd- oder westdeutsch, angelsächsisch beeinflusst, 1. Hälfte 8. Jahrhundert, Elfenbein, Nieten mit Silberfiligran, Länge 23,5 cm, Diözesanmuseum Bamberg. In der Flechtbandstreifenornamentik zeigen die Schnitzereien angelsächsische Formen. Somit fand die angelsächsische Mission ihren Niederschlag auch in der Elfenbein- und Goldschmiedekunst sowie Buchmalerei.

Herrschaftsstrukturen des sich ausbreitenden Frankenreichs eingebunden war und zum anderen sich der Lehre und Verfassung der päpstlichen Autorität unterwarf. In dieser systematischen und flächendeckenden Vorgehensweise unterschieden sich die angelsächsische von der irischen Missionsweise.

Der Northumbrier Willibrord trat 690 nach irischer Tradition mit zwölf Gefährten die Friesenmission an. Willibrord wählte sein Missionsgebiet nicht nach belieben, sondern versicherte sich erst bei der fränkischen Staatsgewalt und der römischen Kirche. Deshalb bat er den Hausmeier Pippin den Mittleren († 714) um die staatliche Zuweisung eines Missionsgebiets und den Papst in Rom um eine päpstliche Vollmacht für seine Tätigkeit. Ihm wurde 690 durch den fränkischen Hausmeier Pippin das zuvor fränkisch gewordene Gebiet Süd-West-Frieslands mit Antwerpen und fünf Jahre später auch mit Utrecht als Missionsgebiet zugewiesen. 695 wurde er auf Bitten Pippins zum Bischof für das Volk der Friesen geweiht und erhielt den Ehrentitel eines Erzbischofs und durch die Verleihung des Palliums den Rang eines Metropoliten, der mehrere Bistümer verwalten sollte. Mit dem Kloster Echternach bei Trier gründete er zudem das Kloster für seine Grablege, wie es später Bonifatius mit Fulda und Lul mit Hersfeld vornehmen sollten. Als weiteres Missionsgebiet wählte Willibrord Thüringen und erhielt 704 in der Nähe von Erfurt vom christlichen Herzog Heden Güter.

Bonifatius (672/75–754) entschied sich für eine ganz ähnliche Vorgehensweise. Auch er suchte Rückhalt bei der staatlichen Macht, fand Schutz beim Papst, wurde zum Bischof geweiht, erhielt schließlich den Rang eines Erzbischofs. 738/739 errichtete Bonifatius die Bistümer Salzburg, Passau, Regensburg und Freising und setzte dort – mit Ausnahme von Passau – Bischöfe ein. Mit der Gründung der Bistümer Würzburg, Erfurt und Büraberg (742/43) in seinem Missionsgebiet an der östlichen Grenze des Frankenreichs führte er den Ausbau der Kirchenorganisation fort, den er mit der Gründung des Bistums Eichstätt 745 abschloss. Als Bischöfe ernannte er angelsächsische Gefährten.

Die iroschottischen und angelsächsischen Mönche prägten – wie gezeigt wurde – wesentlich die Geschichte des frühen Mittelalters im Frankenreich. Darüber hinaus beeinflussten sie die Schrift, die Buchmalerei, die Goldschmiede- und Elfenbeinkunst.

Literaturauswahl

Angenendt, Arnold: Die Christianisierung Nordwesteuropas. In: Kunst und Kultur der Karolingerzeit, Bd. 2, S. 420–433.
Ders.: Das Frühmittelalter. Die abendländische Christenheit von 400 bis 900, Stuttgart u. a. 3. Aufl. 2001.
Brands, Gunnar; **Severin**, Hans-Georg: Die spätantike Stadt und ihre Christianisierung, Wiesbaden 2003.
Brenk, Beat: Die Christianisierung der spätrömischen Welt, Wiesbaden 2003.
Erichsen, Johannes (Hg.): Kilian. Mönch aus Irland – aller Franken Patron. Aufsätze, München 1989.
Die **Franken** – Wegbereiter Europas. Vor 1500 Jahren: König Chlodwig und seine Erben. Ausstellungskatalog, 2 Bände, Mainz 1996.
Glaser, Franz: Frühes Christentum im Alpenraum, Darmstadt 1997.
Janssen, Heinrich; **Grote**, Udo: Zwei Jahrtausende Geschichte der Kirche am Niederrhein, Münster 2. Aufl. 2001.
Kilian. Mönch aus Irland – aller Franken Patron 689–1989. Ausstellungskatalog, Würzburg 1989.
Kuhnen, Hans-Peter (Hg.): Das römische Trier, Stuttgart 2001.
Ders. (Hg.): Religio Romana. Wege zu den Göttern im antiken Trier. Ausstellungskatalog, Trier 1996.
Merten, Hiltrud: Katalog der frühchristlichen Inschriften des bischöflichen Dom- und Diözesanmuseums Trier, Trier 1990.
Padberg, Lutz E. von: Die Christianisierung Europas im Mittelalter, Stuttgart 1998.
Ristow, Sebastian: Die frühen Kirchen unter dem Kölner Dom. Befunde und Funde vom 4. Jahrhundert bis zur Bauzeit des Alten Domes, Köln 2002.
Roth, Helmut; **Wamers**, Egon (Hg.): Hessen im Frühmittelalter. Archäologie und Kunst, Ausstellungskatalog, Sigmaringen 1984.
Schulze, Hans K.: Vom Reich der Franken zum Land der Deutschen. Merowinger und Karolinger, Berlin 1998.
Simek, Rudolf: Religion und Mythologie der Germanen, Darmstadt 2003.
Stiegemann, Christoph und **Wemhoff**, Matthias (Hg.): 799 – Kunst und Kultur der Karolingerzeit. Karl der Große und Papst Leo III. in Paderborn. Ausstellungskatalog, 3 Bände, Mainz 1999.
Werdendes Abendland an Rhein und Ruhr, Ausstellungskatalog, Essen 1956.

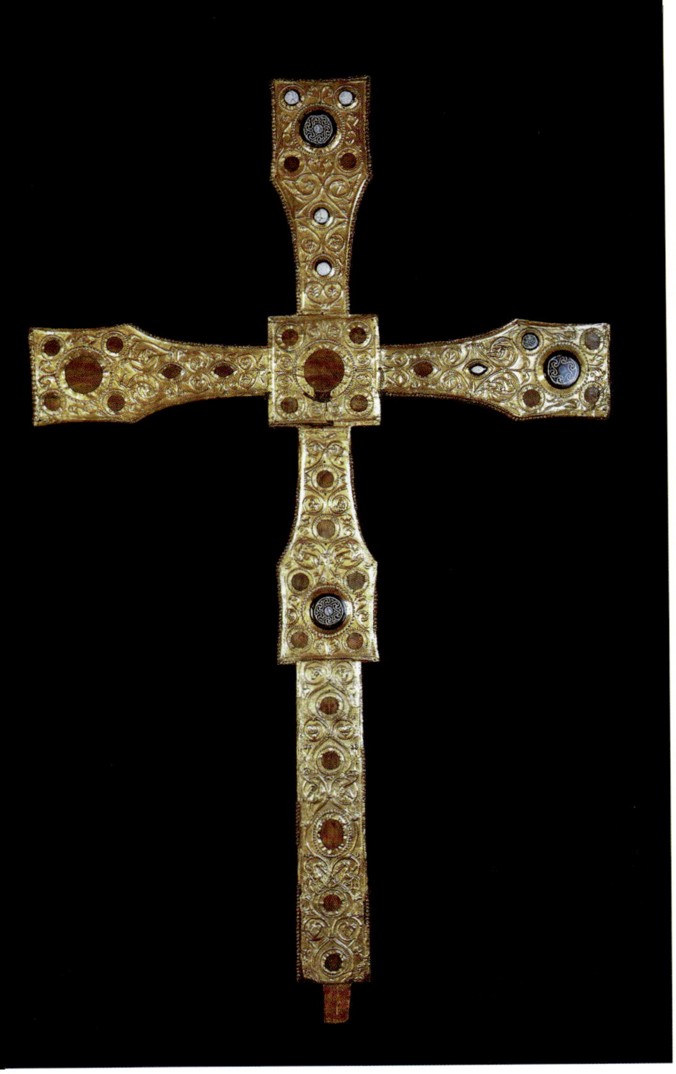

links: Rupertuskreuz, Northumbrien, 7./8. Jahrhundert, Kupferblech, getrieben und vergoldet, über Holzkern, Glaseinlagen, 158 x 94 cm, Bischofhofen, Katholische Pfarrkirche.
Das Rupertuskreuz, das aufgrund seiner Ornamentik in Nordengland entstanden sein dürfte, wurde wahrscheinlich von Missionaren aus England oder Irland, vielleicht durch den irischen Abt und Bischof von Salzburg Virgil, nach Salzburg gebracht, von wo es in das nahe Bischofshofen gelangte. Das Prozessions- und Vortragekreuz, das beim Altar aufgestellt werden konnte, bezeugt den Einfluss der angelsächsischen Kirche auf das Christentum und die Kunst Süddeutschlands.

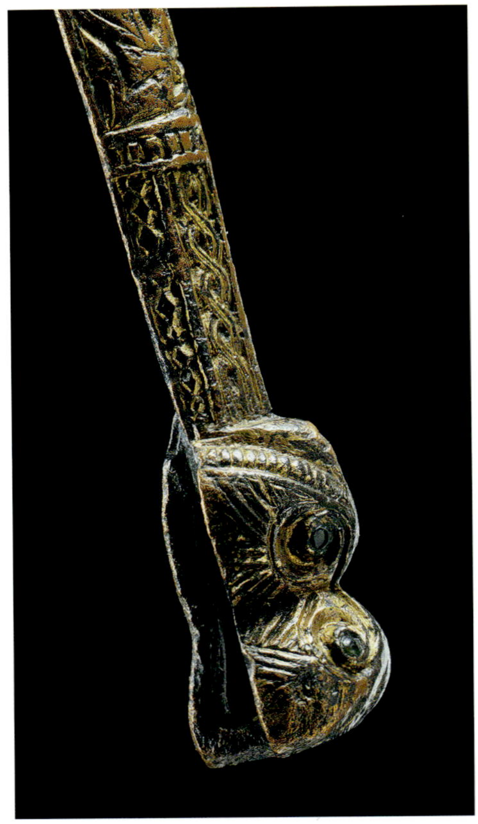

Sporenpaar aus Welbsleben (Landkreis Mansfelder Land), vergoldete Bronze, Länge ca. 10 cm, 2. Hälfte 8. Jahrhundert, Landesmuseum für Vorgeschichte Halle.
Das Sporenende bilden Tierköpfe, das letzte Verzierungsfeld vor den Tierköpfen zeigt eine Flechtwerkornamentik. Die Tierornamentik verweist auf angelsächsischen Stileinfluss. Vorbilder für derartige Verzierungen finden sich in den anglo-irischen Buchillustrationen. Diese gelangten durch die missionarische Tätigkeit auf den Kontinent. Dadurch fand die Tierornamentik auch Eingang in die Metallgestaltung. Um 800 endete diese Art der Verzierung und wurde durch vegetabile Motive abgelöst.

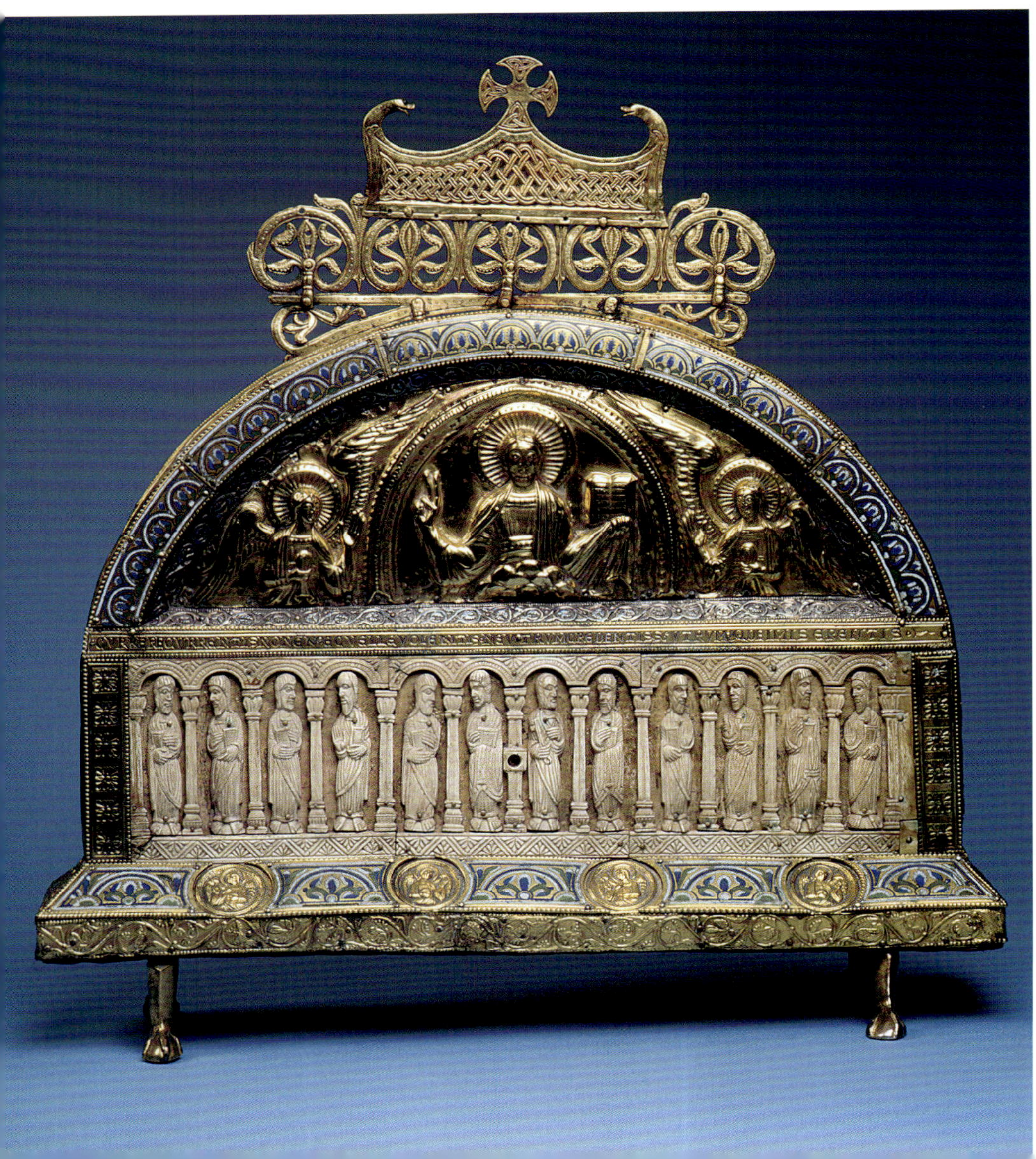

links: Scheibenreliquiar mit dem sog. Bonifatiuskamm, d. h. einem Aufsatz mit angelsächsischem Flechtmuster, zwei einander zugewendeten Drachenköpfen und einem kreisförmigen Kreuz aus der Zeit des Bonifatius (Bronzeguss, 47 x 45 cm), 8. Jahrhundert, im 12. Jahrhundert durch das prunkvolle Scheibenreliquiar aufgewertet: Holzkern mit Kupferblech und Emails verkleidet, Silberblech getrieben, im Tympanon silbergetriebenes Relief mit der Halbfigur Christi in der Glorie mit Segensgestus und hl. Schrift, darunter zwölfteilige Arkatur aus Knochenschnitzwerk, darin stereotypisch aufgereiht die Standbilder der zwölf Apostel, Kath. Dompfarramt St. Peter, Fritzlar.

Lutz E. v. Padberg

Bonifatius – Das Leben des Missionars

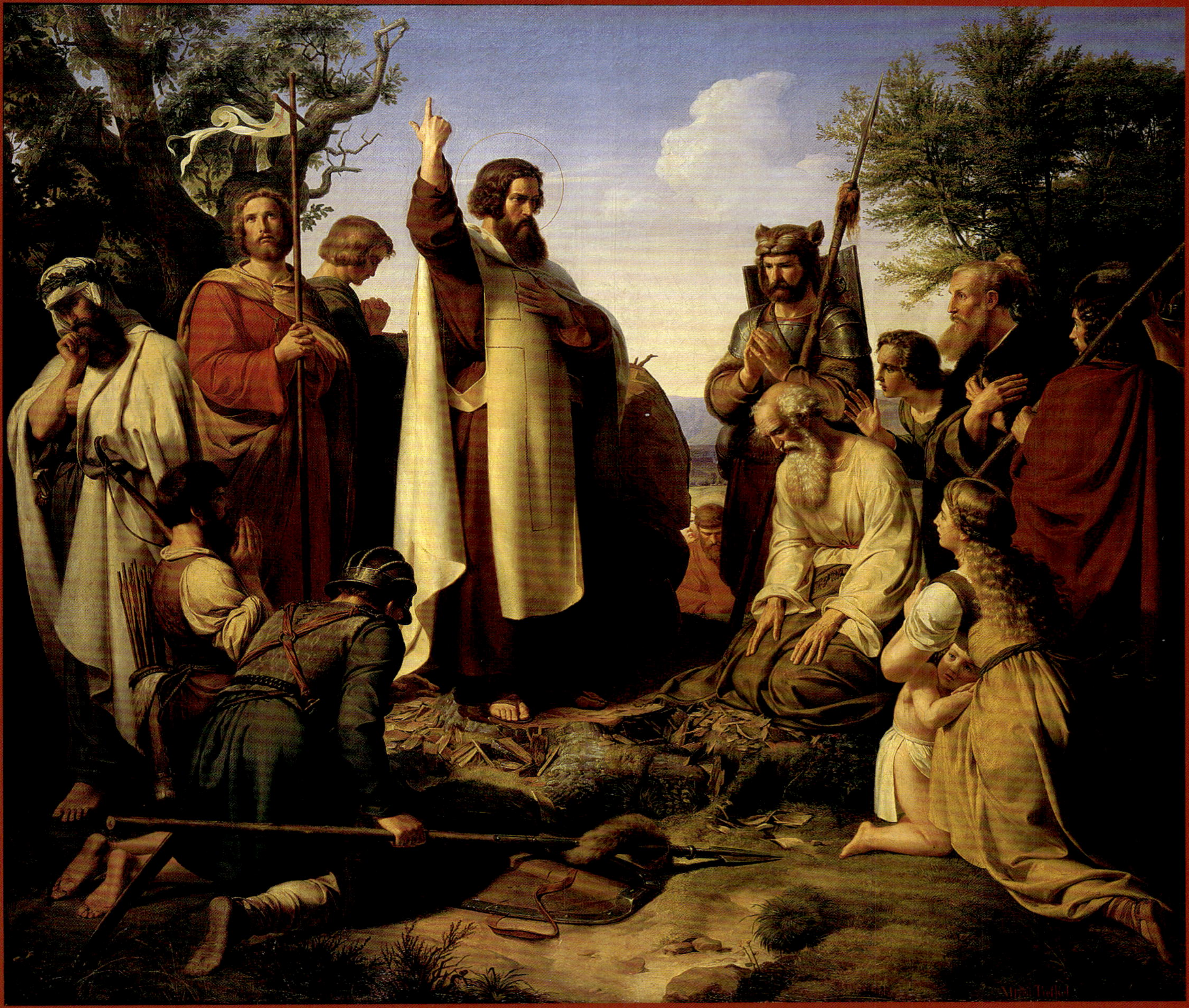

Einführung

S. 39: Predigt des hl. Bonifatius, Detail, Ölgemälde von Alfred Rethel (1816–59), 1835, Aachen, Suermondt-Museum.

Vor 1250 Jahren, am 5. Juni 754, ist Bonifatius von friesischen Räubern erschlagen worden. Diese Tat war ein ungeheurer Frevel, denn Bonifatius war immerhin ein berühmter Mann, Missionserzbischof und päpstlicher Legat für Germanien. Das über 80 Jahre umspannende Leben des Angelsachsen war turbulent und spannungsreich. Es fiel in eine umfassende Wendezeit, Aufregendes und Umstürzlerisches hat sich in ihr getan.

Das begann bereits wenige Jahre vor der Geburt des Bonifatius, der 672/675 als Wynfreth im angelsächsischen Wessex in der Nähe von Exeter das Licht der Welt erblickte. Denn auf der berühmten Synode von Whitby 664 hatten sich die angelsächsischen Kleinkönigtümer nach manchem Hin und Her für das Christentum römischer Observanz entschieden. In einer spannenden Debatte hatten Vertreter der irischen und der römischen Partei um den Vorrang gestritten. König Oswiu von Northumbria war es schließlich, der für Rom votierte, und so konnte sich in der Folgezeit eine romorientierte Landeskirche entwickeln. Unter der Führung von Erzbischof Theodor von Canterbury wurden eine strenge Diözesanordnung mit klaren Grenzen und eindeutiger Bindung der Priester an die bischöfliche Autorität wie der Mönche an ihr Kloster durchgesetzt und regelmäßige Gesamtsynoden verabredet, die die Einheit der Kirche auch über die Grenzen der Königreiche hinweg garantieren sollten. In diese Konsolidierungsphase der aufblühenden angelsächsischen Kirche wurde Bonifatius hineingeboren, in ihr wuchs er auf und ihre Orientierung sollte er später zur Grundlage seiner eigenen Reformbestrebungen im Frankenreich machen.

Noch Größeres tat sich am Ende seines Lebens im Frankenreich. Zum allerersten Mal in der Geschichte des Papsttums reiste ein Stellvertreter Petri über die Alpen zu den Franken. Sein Ziel war nichts Geringeres als die sakrale Legitimation eines Staatstreiches, der bereits 751 durch die Absetzung des letzten Herrschers aus dem Geschlecht der Merowinger und die Wahl des Karolingers Pippin zum König eingeleitet worden war. Im Januar 754 war Papst Stephan II. von Pippin dem Jüngeren in Ponthion empfangen worden, im April schlossen die hohen Herren in Quierzy einen durch Versprechungen abgesicherten ‚Bund gegenseitiger Liebe' und am 28. Juli 754 salbte der Papst Pippin in St. Denis zum König der Franken. Damit war die Machtübernahme durch die Karolinger mit dem Segen der Kirche abgeschlossen. Das war ein Vorgang von historischer Tragweite, denn das Papsttum löste sich von Byzanz und orientierte sich nach Westen, während das Frankenreich fortan Verantwortung für die römische Kirche übernahm.

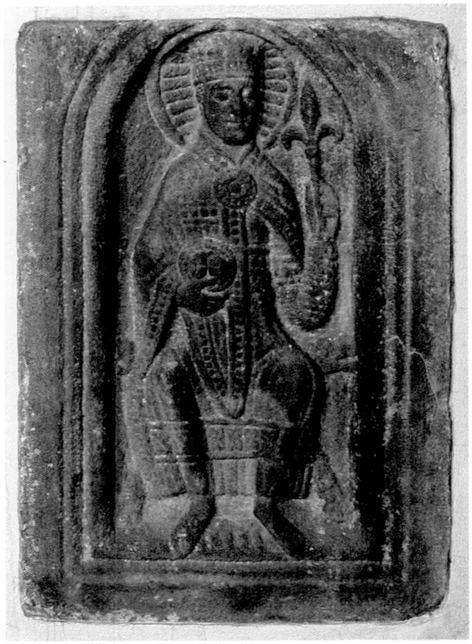

Thronender Herrscher mit Krone, Lilienzepter und Reichsapfel in einer Rundstabblende, möglicherweise Darstellung des Königs Pippin, Reliefplatte um 1170 in der St.-Peters-Kirche in Petersberg bei Fulda.

Bei diesem bislang beispiellosen Ereignis war Bonifatius nicht zugegen. Er hatte sich schon Mitte 753 vom Zentrum des Geschehens an den Rand des Reiches zu den widerständigen Friesen begeben. Das ist mehr als überraschend. Hatte er nicht zeitlebens mit aller Energie den Gedanken der christlichen Universalität, repräsentiert durch Rom, vertreten? Hatte er sich nicht stets dafür eingesetzt, dass sich die Herrscher der Belange der Kirche annehmen sollten? Und jetzt, wo das von ihm eingefädelte Bündnis Wirklichkeit wurde, er die Krönung seines Lebenswerkes hätte miterleben können, jetzt zog er sich zurück an die Nordseeküste. Nötig war seine Anwesenheit dort nicht, in dem Projekt Friesenmission gab es genügend Mitarbeiter. Warum also war Bonifatius nicht an der Seite seines obersten Dienstherren, des Papstes? Gewiss, Probleme hatte es in letzter Zeit oft genug gegeben, teils wegen der Eigenständigkeit der fränkischen Bischöfe, teils wegen der bisweilen schroffen Art, mit der Bonifatius seine Ziele durchzusetzen versuchte. Die Gründe blei-

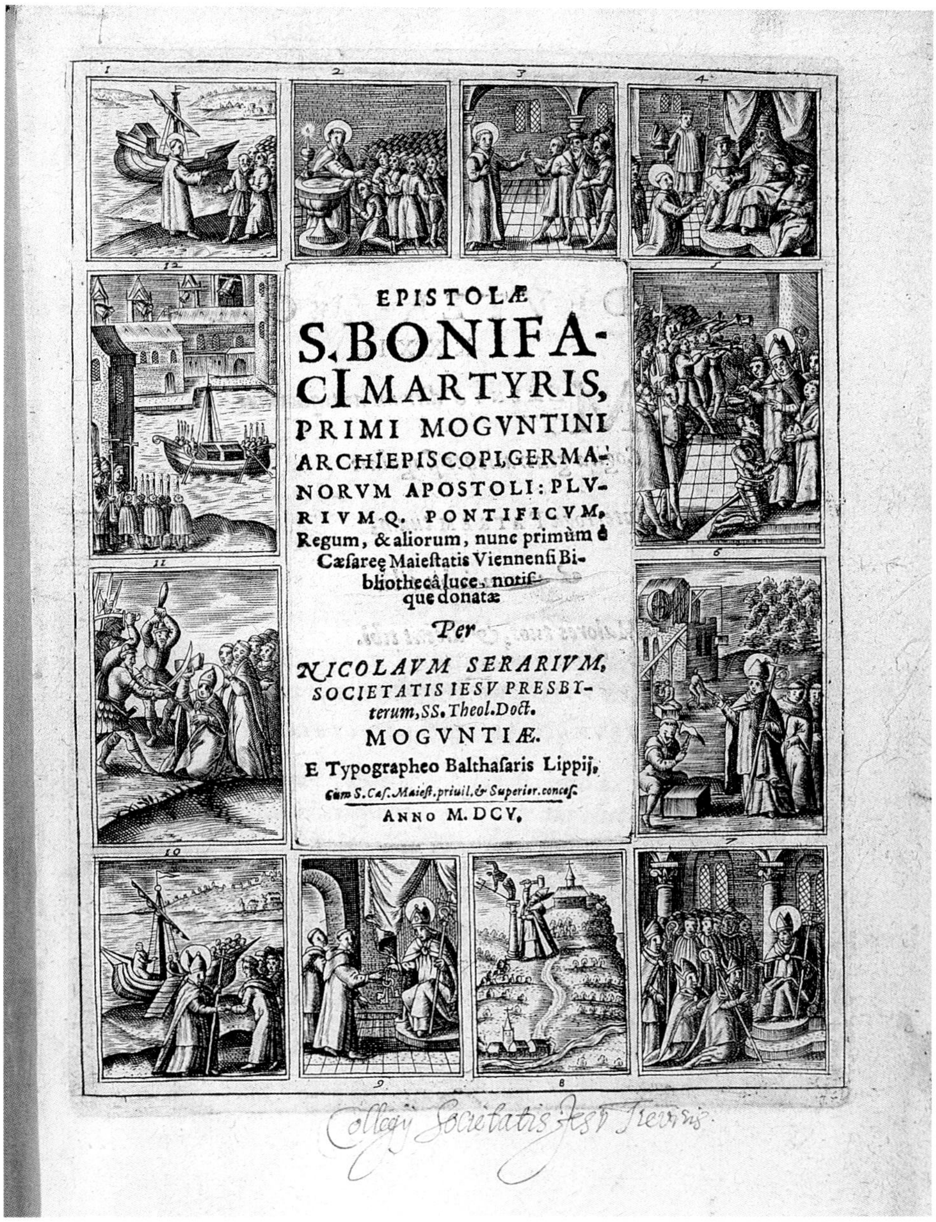

Titelblatt der „Epistolae S. Bonifacii martyris ...", Kupferstich mit Szenen aus dem Leben des hl. Bonifatius, herausgegeben durch den Jesuiten Nikolaus Serarius, Mainz 1605, 25 x 38 cm.

Die erste vollständige Edition der Briefe des Bonifatius geht auf den Mainzer Jesuiten und Kirchenhistoriker Nikolaus Serarius (1555–1609) zurück. Die dem Band vorangestellte Abbildung zeigt zwölf Szenen aus dem Leben des Missionars von der Abreise in England bis zur Überführung des Leichnams auf dem Schiff unter Glockengeläut in die Stadt Mainz. Dass nicht Fulda als letzte Station dargestellt ist, zeigt den Mainzer Anspruch auf den „Apostel der Deutschen".

ben im Dunkeln. Scheinbar fand Bonifatius kein Gefallen an Haupt- und Staatsaktionen, sah vielleicht auch deren rechtliche Problematik. Möglicherweise wollte er mit seinem Fernbleiben ein Zeichen setzen, dass nämlich die Mission bei den Heiden für die Kirche wichtiger sei als alle politisch-kirchlichen Bündnisse. Eine gewisse Tragik liegt allemal über der Situation, denn sie macht deutlich, was sich schon länger abzeichnete: die große Zeit des Bonifatius war vorbei, sein Einfluss geschwunden.

Doch zurück nach Friesland. Diese Region war geradezu schicksalhaft mit dem Leben des Bonifatius verbunden. Bereits 716 hatte er privat eine Missionsfahrt zu den Friesen organisiert, die am Widerstand des Herzogs Radbod, eines hartnäckigen Heiden, kläglich gescheitert war. Später, in den Jahren 719 bis 721, hatte er dort mit seinem Kollegen Willibrord zusammengearbeitet. Auch hier muss es Ärger gegeben haben, denn trotz aller Verschleierungsbemühungen der Quellen ist klar, dass die beiden im Streit auseinander gegangen sind. Und nun, als Bonifatius nach über dreißig Jahren wieder friesischen Boden betrat, fand er dort den Tod. Mit seinen über fünfzig Begleitern wollte er wenige Tage nach Pfingsten 754 eine größere Schar von gerade getauften

Friesen in Dokkum firmen. Doch dazu kam es nicht, denn das weithin bekannt gemachte Großereignis muss eine dort umherstreifende Räuberbande auf den Plan gerufen haben, die reiche Beute machen wollte. Andere Motive wie Hass auf das Christentum oder gar eine gezielte Aktion oppositioneller Kräfte aus dem Karolingerreich, die den unbequemen Missionar beseitigt haben wollte, sind eher unwahrscheinlich. Es handelte sich also um einen verbrecherischen Überfall. Genau genommen erlitten die Frommen um Bonifatius daher auch nicht das Martyrium, denn sie starben nicht um ihres Glaubens willen. Die Christen sahen es jedoch so, und deshalb musste nach dem Verständnis des Bonifatiusbiographen nach der Tat nun Gottes Gerechtigkeit ihren Lauf nehmen. Sie kam in Gestalt fränkischer Truppen, die die Gelegenheit nutzten, um das unbotmäßige Friesland fester in den Griff zu nehmen.

Der Tod des Bonifatius aber wird im christlichen Abendland schnell bekannt geworden sein. Von England bis nach Monte Cassino reichten seine Kontakte, vielerorts wirkten seine Schüler als Äbte und Bischöfe, Herrscher und Päpste standen mit ihm in Briefkontakt. Wie kaum ein anderer repräsentierte Bonifatius den Übergang von der Phase der Mission in einer religionsgeographisch noch zersplitterten Zeit zu jener der Christianisierung, welche die Kirche zu dem Fundament eines einheitlichen Europa werden lassen sollte. Vorreiter dieser Entwicklung waren das angelsächsische und das fränkische Reich mit ihrer Romorientierung; nicht von ungefähr waren das die Wirkungsbereiche des Bonifatius.

Dokkum, 5. Juni 754: Der Mensch Bonifatius war gestorben, aber sein Tod war gleichzeitig die Geburt eines Heiligen. Durch seine Verdienste direkt in die himmlische Welt an den Thron Gottes versetzt, glaubte man an die heilende Wirkung seiner Fürbitte, wenn man sich auf Erden bei der Feier seines *dies natalis* an ihn erinnerte. Wer aber war dieser Bonifatius, der eigentlich Wynfreth hieß und einst als Vierzigjähriger seine Heimat für immer verlassen hatte, um auf dem Kontinent als Missionar, Klostergründer, Bildungsvermittler und Kirchenorganisator erfolgreich zu wirken?

Die Anfänge

Tag und Ort der Geburt sind ebenso unsicher wie der familiäre Hintergrund des Bonifatius. So müssen wir uns mit der ungefähren Angabe geboren 672/675 in der Nähe von Exeter begnügen. Seit dem 14. Jahrhundert wird Crediton in Devonshire genannt, aber das wird wohl eher zum Ruhme der dortigen Kirche erfunden worden sein. Des Bonifatius' Behauptung, aus schlichten Verhältnissen zu stammen, ist demütig, aber nicht ganz wahrheitsgetreu. Denn seine Eltern verfügten über einigen Grundbesitz und gehörten wohl zum großbäuerlichen niederen Adel. Als Stammhalter zum Erbe ansehnlicher Ländereien ausersehen, war Wynfreths Lebensweg als Landedelmann in Wessex vorgezeichnet. Das waren jedenfalls die Pläne seines Vaters, aber Gott, so zumindest die spätere Sicht, wollte es anders. Denn wunderbarerweise war der kleine Knabe schon im Alter von vier bis fünf Jahren allem Vergänglichen abgewandt und bemüht, „sich dem Dienste Gottes zu weihen und in starkem Geistesstreben nach dem Klosterleben zu trachten" (V 461). Der durch diesen Wunsch verblüffte Vater sah seine Pläne durchkreuzt und versuchte, teils durch Drohungen, teils durch Versprechungen, den Sohn von seinem Vorhaben abzubringen. Doch der schon „als Kind von Gott erfüllte Mann" ließ sich nicht beirren und drängte umso energischer auf die Er-

Sammelhandschrift mit Briefen des hl. Bonifatius, Mainz, fol. 86r., Ende 8. Jahrhundert, Pergament, Ledereinband über Holz. 27,5 x 20 cm, 128 Blätter, München Bayerische Staatsbibliothek, Clm 8112.
Wie die Bonifatius-Vita geht die Sammlung der Bonifatiusbriefe auf Bischof Lul zurück, der Schüler von Bonifatius und Nachfolger als Mainzer Bischof war.

Der abgebildete Codex ist noch vor Ende des 8. Jahrhunderts vermutlich in Mainz entstanden und gehörte mit dem Wiener Codex 751 zu den ältesten Handschriften, die den Briefwechsel des Bonifatius überliefern.

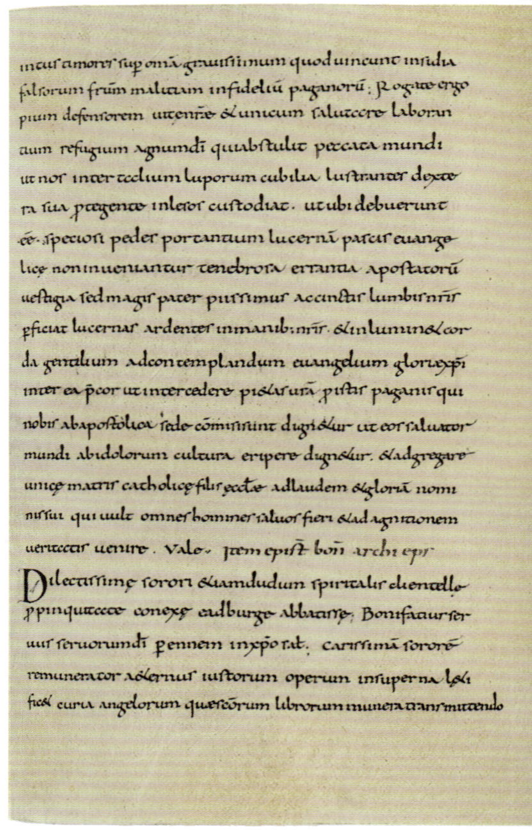

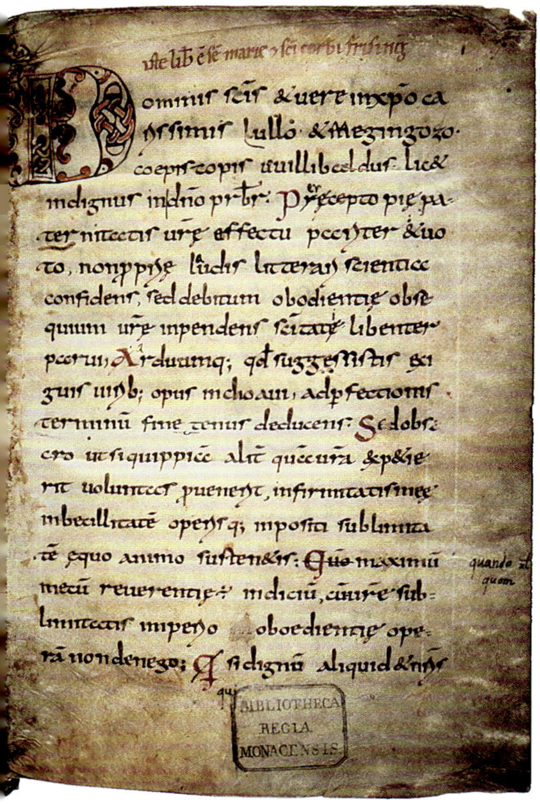

Anfangsseite (fol. 1r.) der Vita Bonifatii, 1. Viertel 9. Jahrhundert, Pergament mit Tintenmalerei, Heller Ledereinband mit Streicheisenlinien, 14. Jahrhundert, 20,5 x 14 cm, 103 Blätter, München, Bayerische Staatsbibliothek, Clm 1086.

Um 760 beauftragte Bischof Lul von Mainz, Schüler des Bonifatius, den angelsächsischen Priester Willibald mit der Abfassung einer Bonifatiusvita. Willibald kannte den „Apostel der Deutschen" nicht persönlich und musste die in der Tradition angelsächsischer Heiligenviten stehende Lebensbeschreibung anhand von Informationen von Bischöfen und Bonifatiusschülern verfassen. Auch konnte er auf die Sammlung von Bonifatiusbriefen zurückgreifen. Die schriftliche Fixierung von Bonifatius' Leben und Werk gewährleistete die Memoria des Heiligen, der der Nachwelt als ausgezeichnetes Vorbild dienen konnte.
Der hier abgebildete Codex, dessen Buchschmuck sich auf größere Initialen in schwarzer bzw. roter Tinte beschränkt, entstand in der Diözese Eichstätt, worauf die Tatsache hinweist, dass der weitaus größere Teil davon sich mit den Viten der Eichstätter Patrone Willibald und Wynnebald beschäftigt.

füllung seines Wunsches. Nach dem, wie könnte es anders sein, Eingreifen Gottes gab der Vater nach und Wynfreth trat um 680 in das Kloster Exeter ein. Offensichtlich begabt, erwarb er rasch umfassende Kenntnisse, die er vor allem im Kloster Nursling, in das er vor 700 wechselte, vertiefen konnte. Seinem Biographen zufolge „bestätigte er seinen gottergebenen Dienst, sein anhaltendes arbeitsvolles Wachen und seinen Fleiß im Lesen des göttlichen Worts in so gewaltig eindringender Forschung, dass er endlich in hoher geistiger Bildung glänzte" (V 467). Nicht als Landedelmann, so schien es, sondern als angesehener Gelehrter im Kloster sollte Wynfreth seine Lebenserfüllung finden.

So zumindest erzählt Willibald die Anfänge des Bonifatius. Ob es sich allerdings tatsächlich so verhalten hat, ist eine ganz andere Frage. Willibald, Priester an der Mainzer St.-Victor-Kirche, konnte es nicht wissen, denn er hat den Helden seiner Biographie persönlich nicht gekannt. Das gibt Anlass zu einigen Bemerkungen zur Quellenlage. Auftraggeber von Willibalds Werk war neben Megingoz von Würzburg Bischof Lul von Mainz. Dieser um 710 geborene Angelsachse war ein geistlicher Sohn des Heiligen und hatte als sein Vertrauter das Erbe seines Lehrers in Mainz angetreten. Willibald war demnach ganz abhängig von den Informationen, die ihm Lul zugänglich gemacht hat. Dazu gehörte die umfangreiche Bonifatiuskorrespondenz, eine einzigartige Quelle von hohem Authentizitätsgrad, die vermutlich in Verbindung mit der Entstehung der Vita kurz nach dem Tod des Heiligen in Mainz ebenfalls auf Veranlassung von Lul zusammengestellt worden ist. Diese Briefe ermöglichen vor allem für die Zeit auf dem Kontinent Einblicke in die Arbeitsweise und die Persönlichkeit des Bonifatius, die nicht hoch genug eingeschätzt werden können. Allerdings dürfen wir bei dieser Einschätzung nicht Luls erkenntnisleitendes Interesse vergessen. Er hatte ein ganz bestimmtes Bild von seinem geistlichen Vater Bonifatius, das er durch nichts getrübt sehen wollte. Dabei ging es ihm keineswegs nur um Pietät, sondern in erster Linie wohl um die Förderung und Durchsetzung eigener Interessen. Schon vor 754 war Bonifatius an den Rand des Geschehens gedrängt worden, und nach seinem Tode befanden sich die angelsächsischen Kirchenmänner im Frankenreich vollends in der Defensive. Wenn sie und ihr neuer Führer Lul unter den kraftvoll ihre Macht entfaltenden Karolingern Einfluss behalten wollten, mussten sie sich eine möglichst unangreifbare Stellung erwerben. Was eignete sich dafür besser, als sich als Hüter des Erbes des großen Bonifatius darstellen zu können, der doch als kompetenter Missionar bekannt war und die fränkische Kirche auf Kurs gebracht hatte? Dafür aber musste Bonifatius gleichsam als Heiliger aufgebaut werden. Lul hatte das erkannt, und deshalb sorgte er durch die Briefsammlung und den Auftrag zur Abfassung der Vita für die Bewahrung der Erinnerung an den berühmten Angelsachsen. So konnte er den Kampf um dessen kirchenpolitisches Gesamterbe besser bestehen. Das wiederum hatte zur Folge, dass Willibalds Aussagebereitschaft abhängig war von Luls Perspektive. Auch die Sammlung der Briefe stand unter dessen Kontrolle, und wir müssen deshalb davon ausgehen, dass das eine oder andere Schreiben anstößigen Inhalts unter den Tisch gefallen ist. Diese Einschätzung der Quellenlage ist bei den folgenden Bemerkungen stets zu berücksichtigen.

Klosterkarriere

Rund 35 Jahre hat Bonifatius im Kloster verbracht. In dieser langen Lebensspanne hat er sich all das angeeignet, was ihm später bei seinen Aktivitäten auf dem Kontinent von Nutzen sein konnte: umfassende Vertrautheit mit den biblischen Schriften und den Werken der sie auslegenden Kirchenväter, seelsorgerliche Fähigkeiten, Verkündigung des Evangeliums in der Predigt, Gelehrsamkeit auf den verschiedensten Feldern, gehorsame Verankerung im benediktinischen Mönchtum, Kenntnisse des Kirchenrechts, das Wissen um die Notwendigkeit einer festgefügten kirchlichen Ordnung und Struktur, Sicherheit auf dem diplomatischen Parkett und nicht zuletzt das lebendige Bewusstsein des christlichen Absolutheitsanspruches, bestimmt von der universalkirchlichen Verbundenheit mit den römischen Päpsten als den Leitern der einen Christenheit. Diese Einschätzung der Herausbildung und Reifung seiner Persönlichkeit entstammt nicht etwa der hagiographischen Übertreibung Willibalds, der sich in den entsprechenden Abschnitten seiner Vita allerdings keinerlei Zurückhaltung auferlegt, sie lässt sich vielmehr aus Briefzeugnissen und kommenden Ereignissen ableiten.

Danach hat sich Wynfreth zunächst auf das Studium der Bibel konzentriert, die er zu großen Teilen auswendig gelernt und sich mit Hilfe einschlägiger exegetischer Kommentare erschlossen hat. Seine späteren Briefe zeigen, wie gut ihm das gelungen ist und wie sehr die Bibel ihm Kraftquelle für ein entsagungsvolles Leben außerhalb des Schutzraumes der Klöster und Grundlage für seine missionarische und reformerische Arbeit gewesen ist. Immer wieder zitiert er sie, teils aus dem Gedächtnis, teils aus den ihm während seines Reisedaseins zur Verfügung stehenden Handschriften. Die Verteilung der Bibelzitate in den von Bonifatius verfassten Briefen zeigt, dass er sich im Alten wie im Neuen Testament bestens auskannte.

So ist Wynfreth zu einem gediegenen Scholaster und anerkannten Lehrer geworden, dessen Ruf sich rasch im Lande verbreitete. Schon bald kamen wissbegierige Mönche nach Nursling, um unter seinem Lehrstuhl zu sitzen und mit ihm „die zahlreichen Bücher der Schrift eingehend durchzunehmen" (V 469). Nonnen waren solche Bildungsreisen verwehrt, deshalb begab er sich zu ihnen. Willibald wird nicht müde, die Tugendgröße und Weisheit seines Helden, eines „sichtbaren Wegweisers apostolischer Bildung", mit vielen Worten zu rühmen (V 471). Mag er dabei auch etwas stark aufgetragen haben, so lag er mit seiner Einschätzung doch nicht daneben. Das belegen verschiedene Lehrbücher, die Wynfreth verfasst hat, wie eine Grammatik und eine in Bruchstücken erhaltene Metrik, die er dann auch in zwanzig Rätselgedichten selbst ausprobiert hat. Vollkommen eigenständige Werke waren diese Lehrbücher nicht, das war auch gar nicht gewollt, ging doch die Orientierung an den Autoritäten über alles. Aber sie belegen immerhin seine Gelehrsamkeit, die von dem kommenden Missionar noch nichts ahnen ließ. Da Bonifatius sie in dieser zukünftigen Lebensphase jedoch nicht verleugnete, zeigen sie auch, dass er als bewusster Vermittler des angelsächsischen Bildungsideals bei den Franken wirken wollte.

Es sah also alles nach einer wissenschaftlichen Karriere in Wessex aus. Sie wurde bald ergänzt durch die Aneignung weiterer Fähigkeiten, die Wynfreth zu einem geeigneten Kandidaten für das Bischofsamt heranreifen ließ. In dem Zeitraum 702 bis 705 zum Priester geweiht, überzeugte er nicht nur als wortgewaltiger Prediger, sondern auch als geschickter Diplomat auf dem kirchenpolitischen Parkett. Deshalb war es nur folgerichtig, dass er nach der gescheiterten Missionsreise nach Friesland 717 zum Abt des Klosters Nursling gewählt wurde. Es bedurfte einiger Überredungskunst, um Wynfreth zur Übernahme dieses ehrenvollen Amtes zu bewegen, denn seine persönliche Lebensplanung sah inzwischen anders aus.

Lebenswende

Im Herbst des Jahres 718 nahm Wynfreth endgültig Abschied von seiner angelsächsischen Heimat, um als Missionar auf den Kontinent zu gehen. Was den gelehrten Kirchenmann zu dieser überraschenden Lebenswende veranlasst hat, liegt im Dunklen. Willibald beschränkt sich auf die üblichen fromm verbrämten Formeln. Vielleicht gab es Konflikte im Kloster, vielleicht fühlte sich der nun schon 40jährige Wynfreth von der täglichen Tretmühle seiner Pflichten eingeengt, vielleicht hatte er aber auch das Gefühl, das bisher Erreichte könne nicht alles in seinem Leben sein.

Diesmal versuchte er sich nicht als Einzelkämpfer, sondern begab sich mit einigen Gefährten zunächst auf eine Pilgerfahrt nach Rom. Die Ewige Stadt symbolisierte für ihn das irdische Zentrum seines Glaubens, und man kann sich daher gut vorstellen, dass die angelsächsische Reisegruppe sofort in die Kirche des Apostelfürsten Petrus eilte. Bis zum Mai 719 blieb Wynfreth in Rom, ausgiebig Kirchen und gewiss auch die Sehenswürdigkeiten der Stadt besuchend. Aber das touristische Programm war zweitrangig, der Angelsachse hatte ein anderes Ziel, er wollte vom Papst persönlich auf das Missionsfeld geschickt werden. Als schlichter Priester zum irdischen Haupt der Kirche vorgelassen zu werden, war vermutlich nicht so ganz einfach, aber es gelang ihm. Am 15. Mai 719 ernannte ihn Papst Gregor II. zum Missionar bei den Heiden. Er sollte seine „Gnade der Kenntnis des göttlichen Wortes in unablässiger Bemühung auf das Werk heilbringender Predigt verwenden, um ungläubigen Völkern das Geheimnis des Glaubens bekannt zu machen" (B 12, 47). Dem Brauch der Zeit entsprechend erhielt Wynfreth auch einen neuen Namen, und zwar den des Heiligen vom Vortag, Bonifatius, einem Märtyrer. Dieser Namenswechsel bedeutete die Aufnahme in die engere Gemeinschaft der römischen Kirche. Damit war Wynfreth am Ziel seiner Wünsche und am Beginn eines neuen Lebensabschnitts. Seinen angelsächsischen Geburtsnamen benutzte er fortan nur noch sehr selten, denn jetzt verstand er sich ganz als Mann des Papstes. Der Weg in die Mission stand ihm offen.

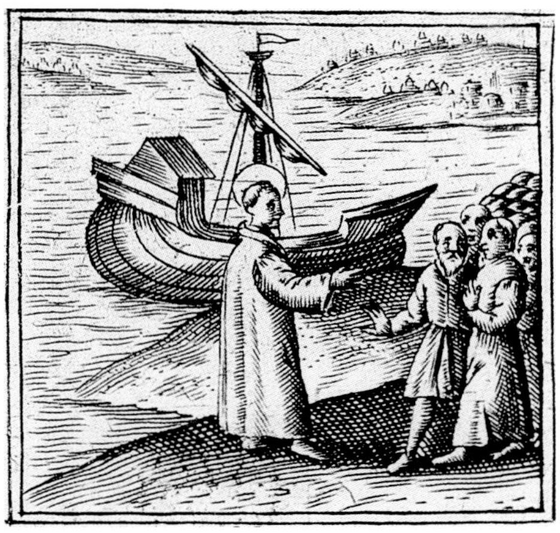

Wynfreth bricht zur Missionsfahrt auf, aus: Nikolaus Serarius, Titelblatt, Kupferstich, 1605.

Wynfreth vor dem Papst, aus: Nikolaus Serarius, Titelblatt, Kupferstich, 1605.

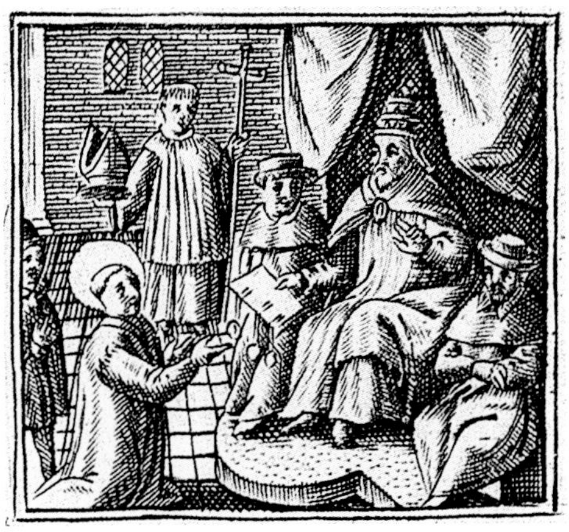

Gibt es nicht doch Hinweise auf die eigentlichen Motive für diese radikale Lebenswende? Individuelle Gewissenserforschung liegt frühmittelalterlichen Quellen nicht, aber natürlich fordert diese Frage eine Antwort. Willibald hat nichts anzubieten, er belässt es bei den üblichen hagiographischen Formeln. Hilfreicher sind die Briefe des Bonifatius, weil sie gleichsam den Blick frei geben auf sein Innenleben. Als Kind seiner Zeit hat er das allerdings auch nicht ständig erforscht, aber immerhin in einem späteren, von der Forschung kaum beachteten Brief Rechenschaft über seinen Lebensentwurf abgelegt. Darin beklagt er zunächst, seine Arbeit habe Ähnlichkeit mit der eines Hundes, „der bellt und sieht, wie Diebe und Räuber das Haus seines Herrn ... verwüsten, aber weil er keine Helfer zur Verteidigung hat, nur knurrend wimmert und jammert" (B 78, 245). Dann aber beruft er sich darauf, wie einst Paulus den ganzen Ratschluss Gottes verkündet zu haben. Durchaus selbstbewusst sieht er sich in der Nachfolge des Apostels und erklärt, was ein Lehrer des Evangeliums und Wächter der Kirche zu tun und zu lassen habe. Der Brief gipfelt in dem Ausdruck seines Lebensziels, nämlich „den Frieden auf Erden den Menschen guten Willens" bringen und das „Wort des Lebens verkünden" zu wollen (B 78, 249). Deshalb wolle er kein ‚stummer Hund sein, ... sondern ein besorgter Hirt, der über die Herde Christi wacht' (B 78, 251 und 253).

Bedrängt von den Zeitläuften, angewiesen auf die bisweilen ungeliebte Zusammenarbeit mit weltlichen Herrschern, zornig über unfähige Kirchenleute und vor allem bemüht, es Rom recht zu machen, das war die Geisteslage des

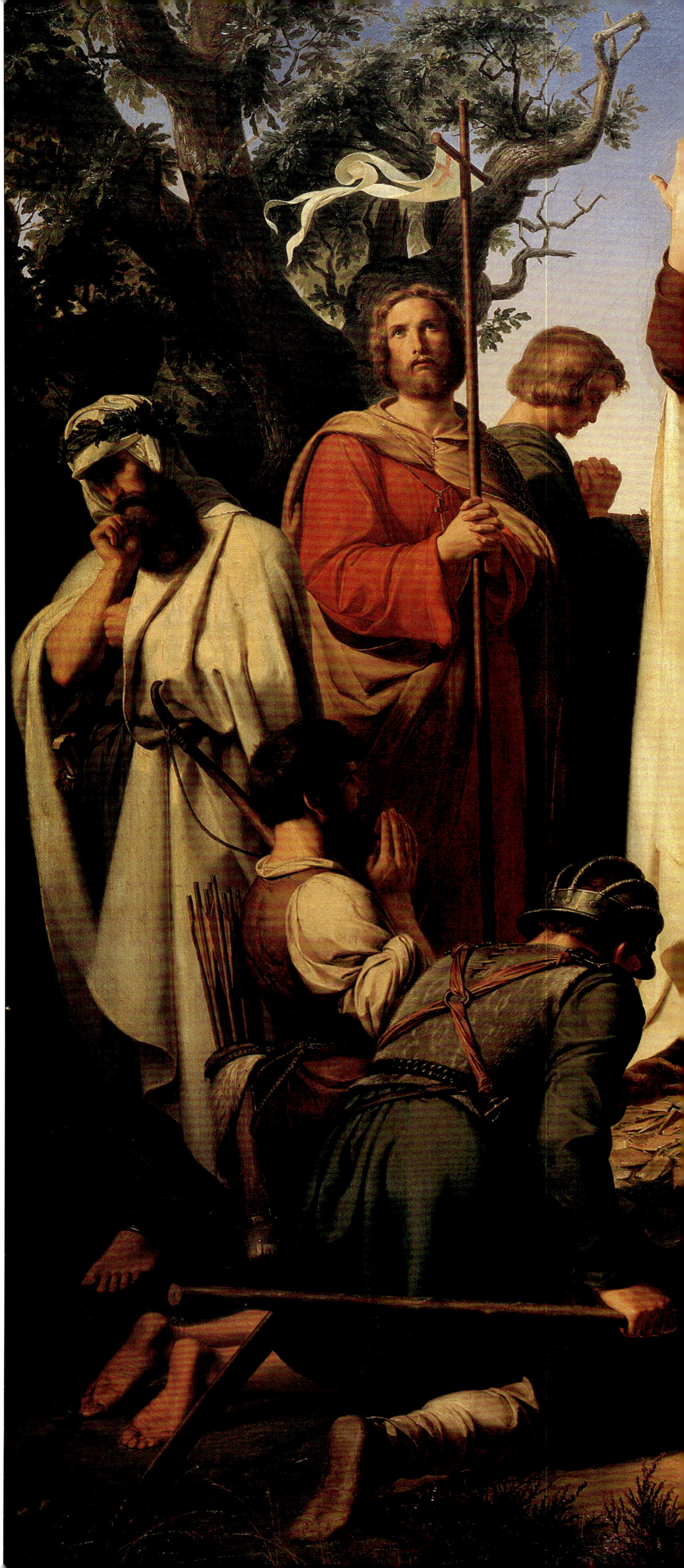

Predigt des hl. Bonifatius, Ölgemälde von Alfred Rethel (1816–59), 1835, Aachen, Suermondt-Museum.

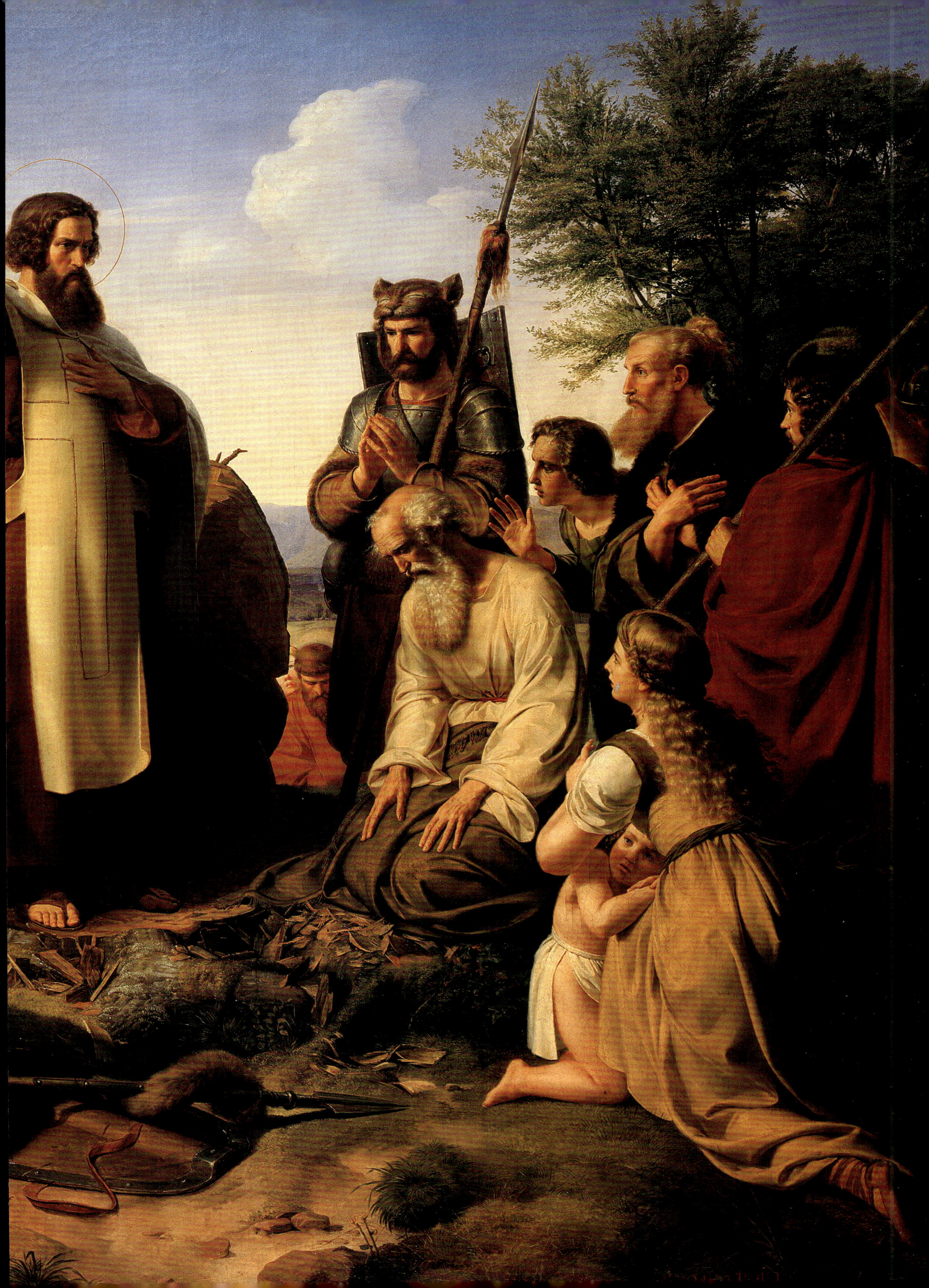

großen Bonifatius. Vor allem sorgte er sich um die ewige Seligkeit, und zwar sowohl die eigene wie auch diejenige der ihm anvertrauten Menschen. Darin folgte er dem Missionsauftrag Christi und predigte das Evangelium, um im letzten Gericht Gottes bestehen zu können. Auch wenn Bonifatius das alles erst in hohem Alter offen ausgesprochen hat, liegt hier der eigentliche Beweggrund für seine Lebenswende im Jahre 716. Die Nachfolge Christi als Ziel ließ ihn aus dem geschützten Raum des Klosters hinaustreten in die raue Welt, in der er ihm vier Jahrzehnte lang dienen sollte.

Missionsalltag

Seit dem 15. Mai 719 war Bonifatius also päpstlich bestallter Heidenmissionar und sollte, wie Willibald es ausdrückt, „die wilden Völker Germaniens besuchen und erforschen, ob die unbeackerten Gefilde ihrer Herzen von der Pflugschar des Evangeliums zu beackern seien" (V 483). Wo aber gab es damals überhaupt noch reinrassige Heiden? Die Sachsen waren ein solches Volk, gewiss, aber dieses Problem sollte erst Karl der Große in Angriff nehmen. Von Anfang an verschob sich deshalb die Aufgabe des Bonifatius, denn er bekam es mit Stämmen des fränkischen Reichs zu tun, die zwar nominell christlich waren, ohne dass der neue Glaube jedoch wirklich im Volk verankert gewesen wäre.

Zuerst sah er in Thüringen nach dem Rechten. Dem Prinzip der Mission von oben nach unten entsprechend wandte Bonifatius sich mahnend an die Herrscher und die Priester. Begeistert war er nicht von den Verhältnissen, denn die einen waren „von schlechten Lehrern verführt" und die anderen zum Teil „durch Hurerei beschmutzt und verunreinigt" (V 485). So wurde Bonifatius gleich zu Beginn seiner zweiten Karriere mit den drei Problemen konfrontiert, die ihm noch viel zu schaffen machen sollten. Erstens war er wegen deren sakraler Verantwortung auf die Zusammenarbeit mit den Machthabern angewiesen, und die machten es ihm nicht gerade leicht, zumal sie religiöse Fragen allein nach politischem Nutzen behandelten. Zweitens musste er erkennen, dass im Volk pagane Vorstellungen und Gebräuche nur sehr langsam ausgerottet werden konnten. Und drittens befand sich die fränkische Kirche in einem ziemlich desolaten Zustand, was dem römischen Ordnungsgedanken total zuwiderlief. Um in dieser Situation etwas ausrichten zu können, bedurfte es machtvollen Auftretens. Bonifatius aber besaß noch nicht einmal bischöfliche Autorität, wurde deshalb kaum gehört und zog noch 719 weiter nach Friesland. Dort klappte die Zusammenarbeit mit Willibrord nicht, und schon musste er sich wieder ein neues Arbeitsfeld suchen. Ein erfolgreicher Anfang war das nicht gerade.

Bonifatius tauft, aus: Nikolaus Serarius, Titelblatt, Kupferstich, 1605.

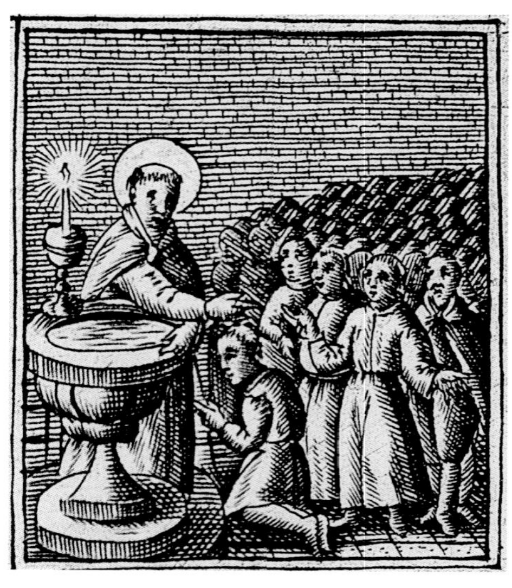

Dann aber, ab 721, entwickelten sich die Dinge für Bonifatius günstiger. Hessen und Thüringen und später Bayern erlebten in den nächsten Jahren einen unermüdlich predigenden, ermahnenden, aufbauenden und reformierenden Bonifatius. Zuerst konnte er sich im Osten Hessens als Missionar bewähren. Das ist ihm nach Willibald bestens gelungen, denn er soll „viele Tausend Menschen vom alten Heidentum gereinigt und getauft" haben (V 489). Diese grandiosen Erfolge stellten sich innerhalb weniger Monate des Jahres 722 ein. Offensichtlich taufte er die Leute, nachdem er sie in energischer Predigt vom Nutzen des stärkeren Gottes überzeugt hatte und vertraute darauf, dass die kirchliche Nacharbeit sie schon zu guten Christen machen würde. So gingen alle seine Kollegen vor, funktionieren konnte das jedoch nur, wenn es auch die Voraussetzungen für die notwendige Unterweisung in Ethik und

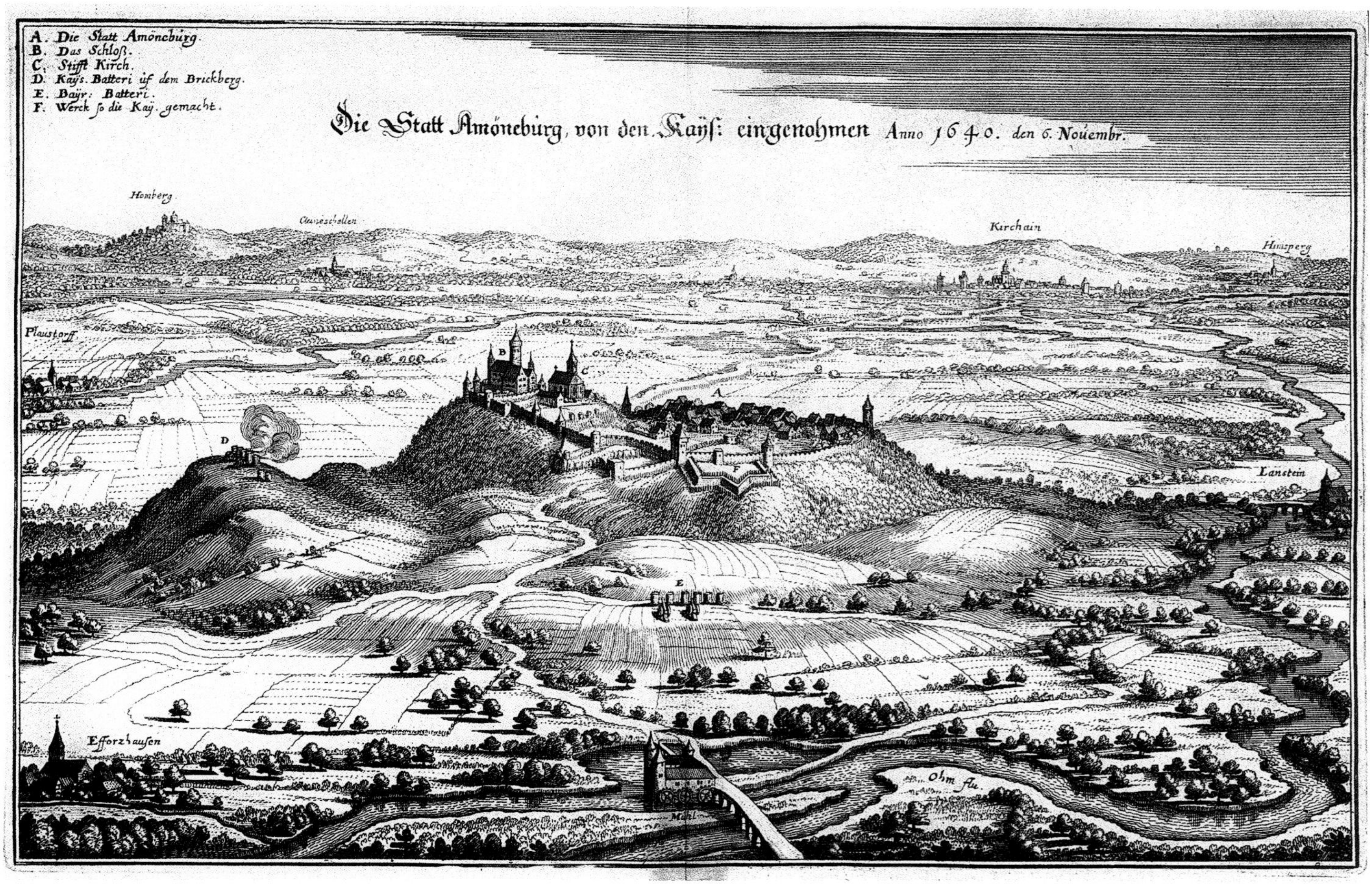

Amöneburg, 1640, Kupferstich.

unten: Bonifatius stürzt die Götzenbilder, aus: Nikolaus Serarius, Titelblatt, Kupferstich, 1605.

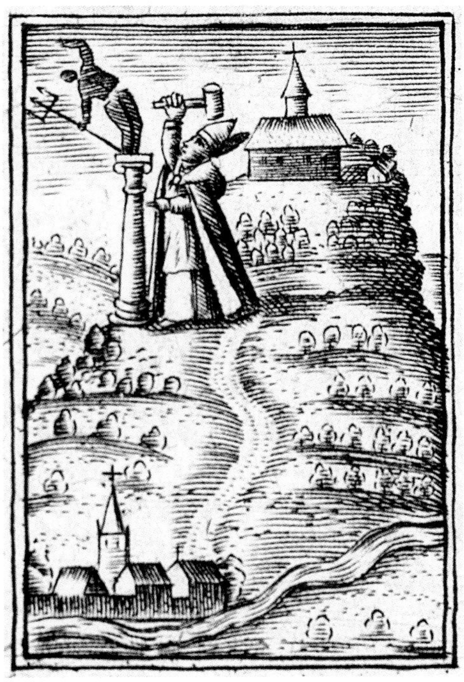

Dogmatik gab. Dazu bedurfte es geordneter Kirchenstrukturen und vor allem fähiger Priester. Das aber konnte nur eine Autoritätsperson im Bündnis mit den Herrschern ausrichten.

Bonifatius musste also seine Machtposition ausbauen, und das gelang ihm 722/723 mit dem Prinzip der doppelten Rückversicherung. Während seiner zweiten Romreise wurde er am 30. November 722 von Papst Gregor II. zum Missionsbischof ernannt und mit Empfehlungsschreiben an die weltliche und geistliche Elite des Reiches ausgestattet. Das machte sich sofort bezahlt, denn Karl Martell, der um den Nutzen einer funktionierenden Kirchenordnung für die Stabilisierung seiner Macht wusste, nahm ihn unter seinen Schutz. Jetzt, mit der staatlichen Autorität im Rücken, konnte Bonifatius seine Arbeit in Hessen energischer vorantreiben.

Das hat Bonifatius denn auch getan, indem er den Hessen die Macht des Schöpfergottes vor Augen stellte. Bloße Worte reichten dafür nicht immer aus, es musste auch schon einmal handfest bewiesen werden, dass die Götter Nichtse waren. Eine solche Tat ereignete sich 723. In einer Aufsehen erregenden Aktion fällte Bonifatius die dem Gott Donar geweihte heilige Eiche bei Geismar. Willibald malt die Szene mit großem Pathos aus und ist damit zum Vorbild der Historienmalerei des 19. Jahrhunderts geworden. Die Heiden, so erzählt er, hätten Bonifatius als Feind ihrer Götter verwünscht, die Eiche sei, kaum dass die Axt an sie gelegt worden sei, in für einen Kirchenbau genau passende Stücke zerborsten und die Heiden seien sofort zum neuen Glauben gewechselt. Manches davon ist sicher übertrieben, aber ein Höhepunkt der missionarischen Arbeit des Bonifatius war es gleichwohl. Sorgen um seine kör-

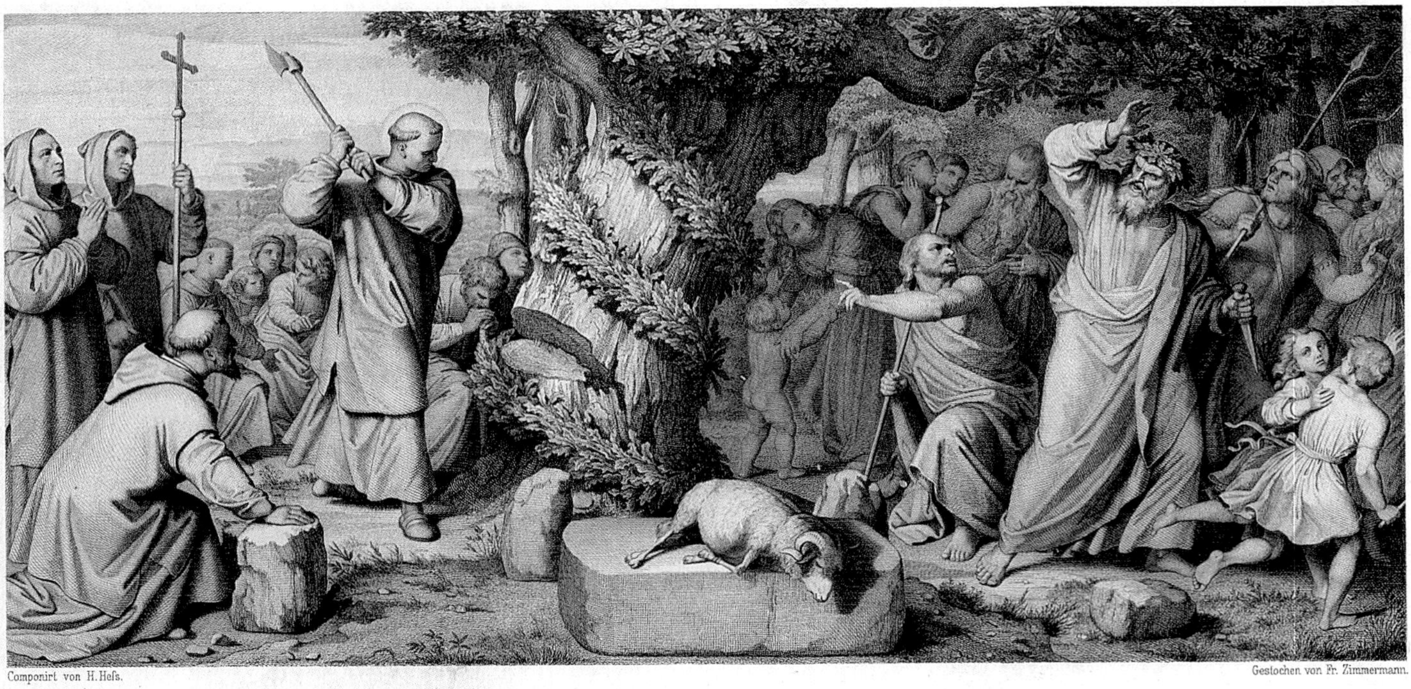

perliche Unversehrtheit musste Bonifatius sich bei dieser Aktion übrigens nicht machen, denn für alle Fälle stand in der Nähe eine fränkische Garnison bereit.

Solche Paukenschläge garantierten Aufmerksamkeit, bewirkten wohl auch kurzfristige Erfolge, aber das Normale waren sie nicht. Wichtiger war die missionarische Kleinarbeit, von der die Quellen mangels fehlender Möglichkeiten der Glorifizierung kaum berichten. Bonifatius zog kreuz und quer durch das Land, rief in den Ortschaften die Leute auf dem Marktplatz zusammen und verkündigte ihnen das Evangelium. Da er das nicht alles alleine schaffen konnte, muss er nebenher Mitarbeiter ausgebildet und eingesetzt haben, die er häufig aus seiner angelsächsischen Heimat rekrutierte. Außerdem wurden etwa in Amöneburg, Fritzlar und Ohrdruf sowie später im Maingebiet in Tauberbischofsheim, Ochsenfurt und Kitzingen Klöster gegründet, die stets die Doppelaufgabe Erziehung des Nachwuchses und Christianisierung der Bevölkerung hatten. Daneben mussten die Kontakte zu den örtlichen wie überregionalen Machthabern gepflegt werden, lief doch letztlich ohne ihre fördernde Unterstützung kaum etwas. Da schließlich mehr oder weniger umfangreiche Ansätze einer kirchlichen Organisationsstruktur schon vorhanden waren, rückte deren Pflege und Reform oft in den Vordergrund. Für die hier und da im Lande schon wirkenden Geistlichen war es nicht leicht, die ausgefahrenen Gleise zu verlassen. Das aber verlangte Bonifatius in seinem Bestreben um vollkommene Angleichung der fränkischen Kirche an den Kurs Roms unerbittlich und wohl nicht immer gerade diplomatisch. Zunehmende Auseinandersetzungen mit den geistlichen Kollegen, die durchaus nicht immer seiner Meinung waren, zeichneten sich ab, und allmählich verschoben sich die Gewichte seiner Arbeit von der Mission zur Reform.

Die Missionspredigt blieb gleichwohl seine vornehmste Aufgabe. Aber was hat Bonifatius eigentlich gepredigt? Die Frage ist nicht leicht zu beantworten, weil sich in den Quellen keine entsprechenden Texte finden. Das ist nicht verwunderlich, denn erstens handelt es sich dabei um mündliche Kommunikation, deren Ablauf ohnehin nur indirekt wiedergegeben werden könnte, und

Bonifatius bei der Fällung der dem Gott Donar geweihten Eiche 723 bei Geismar, Kupferstich, 32,5 x 51,1 cm, nach einem Entwurf von H. Heß und gestochen von Fr. Zimmermann.

Einkleidung des Klostergründers Lantfrid durch den hl. Bonifatius, Deckengemälde von Johann Baptist und Johann Joseph Zimmermann im Neuen Festsaal der ehem. Abtei Benediktbeuern, um 1731/32. Das Kloster soll zwischen 730 und 740 gegründet worden sein. Die Weihe der Klosterkirche führte Bonifatius durch, der in dieser barocken Inszenierung seine Funktion als Missionsbischof wahrnimmt.

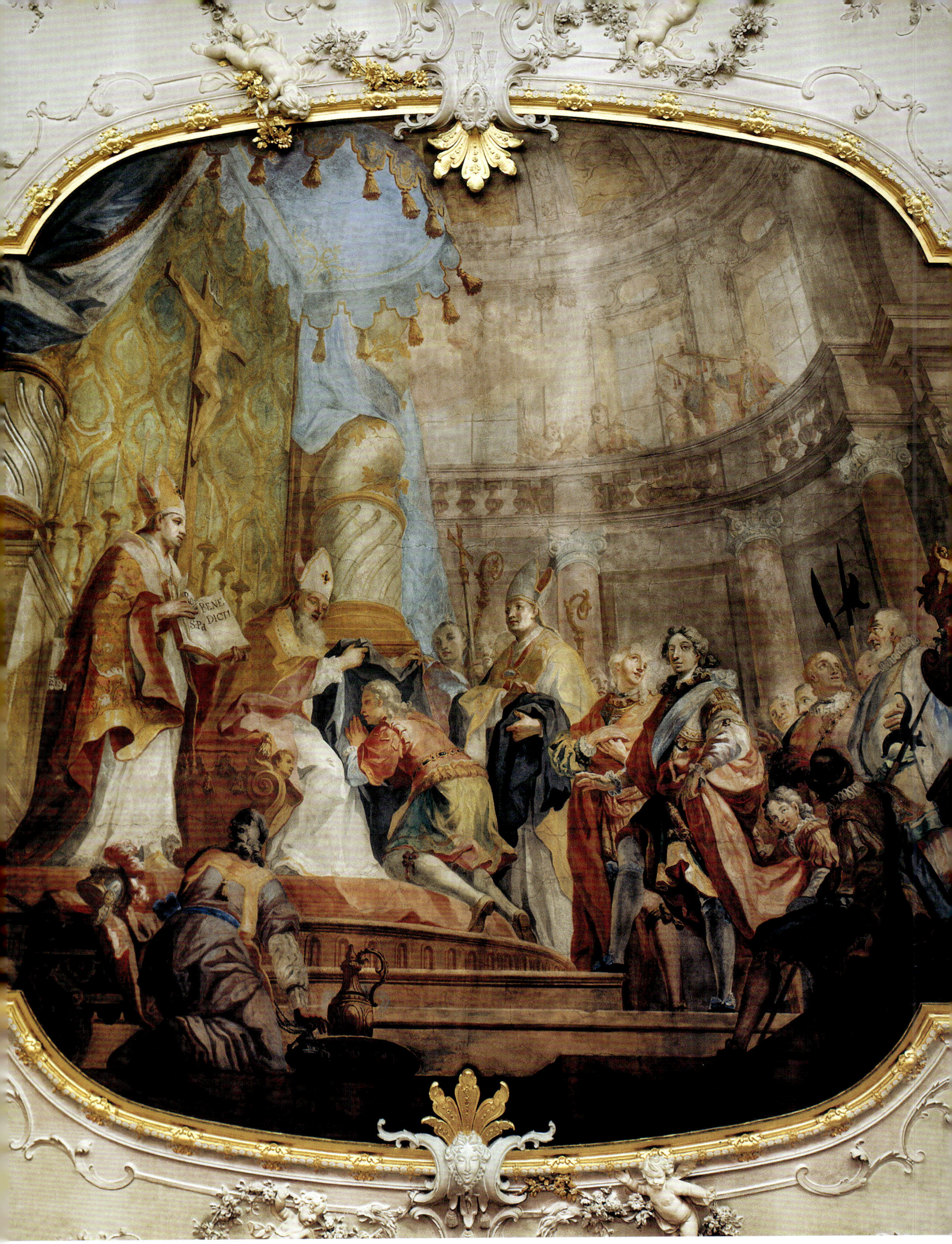
RENE
S.Pa DICTI

zweitens wird kaum einer der Zuhörer mitstenographiert haben. Eine große Variationsbreite werden die Ansprachen nicht gehabt haben, ging es doch um die Vermittlung weniger Grundsatzaussagen. Wahrscheinlich hatte Bonifatius ebenso wie die anderen Missionare seiner Zeit eine Standardpredigt im Gepäck, die er an den verschiedenen Orten auswendig vorzutragen wusste. Im Kern ging es dabei immer um die Konfrontation von Götzen und Gott sowie um die werbende Aufforderung zum Religionswechsel. Mit der Taufe verband sich daher auch stets zuvor die Absage an die als nichtig erkannten Götter. Natürlich erfolgten Predigt wie Tauffragen in der Volkssprache. Leicht war das alles nicht, denn nicht nur die Worte, auch die Inhalte mussten verstanden werden. Im Eifer des Gefechts wird es dabei bisweilen an der nötigen Sorgfalt gefehlt haben, und bei Massentaufen mögen die Antworten auch schon einmal im Chor nachgesprochen worden sein. Bonifatius kam es aber sehr wohl auf individuelle Überzeugungsarbeit an, denn er verlangte vor der Taufe eine „Befragung nach dem Glaubensbekenntnis" durch die Priester (B 26, 93).

Die eigentliche Arbeit fing danach freilich erst an, denn nun mussten die Leute dazu gebracht werden, auch als Christen zu leben. Das war noch schwieriger, und dazu bedurfte es der Zusammenarbeit von weltlicher und kirchlicher Macht. Die Politik sah durchaus den Nutzen der Kirche für ihre Belange, und natürlich lag den fränkischen Bischöfen an einer durchgreifenden Christianisierung des Volkes. Aber für einige von ihnen war Bonifatius zu romorientiert, was ihre Kreise stören konnte, und außerdem war er Ausländer. Papst Gregor III. erkannte die Problematik und stärkte dessen Position, indem er Bonifatius 732 zum Missionserzbischof erhob. Nun, auf dieser neuen Stufe der kirchlichen Karriereleiter, konnte er Bischöfe weihen und Diözesen einrichten. Das aber berührte die Interessen der etablierten Bischöfe, und so kamen auf Bonifatius einige Probleme zu.

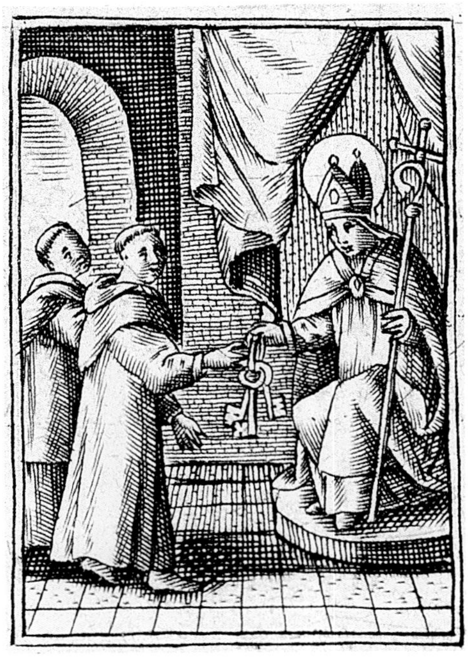

Bonifatius übergibt seinen Mönchen die Schlüsselgewalt für neue Klöster bzw. Missionseinrichtungen, aus: Nikolaus Serarius, Titelblatt, Kupferstich, 1605.

Reform und Kirchenpolitik

Im Sommer 737 pilgerte Bonifatius zum dritten und letzten Mal nach Rom. Die Reise war ein triumphaler Erfolg, denn der Angelsachse war der wichtigste Mann des Papstes im Frankenreich. Man empfing ihn mit allen Ehren und Papst Gregor III. erhob ihn zu seinem Legaten für Germanien. Eindringliche Schreiben gingen darüber hinaus an alle Großen des Frankenreiches mit der Aufforderung, Bonifatius in seiner Arbeit zu unterstützen. Das war auch nötig, denn in den folgenden Jahren geriet er mehr und mehr in den Strudel der Politik. Dabei sollte sich zeigen, dass Bonifatius allen Widrigkeiten zum Trotz hartnäckig seine Pläne zu verfolgen verstand und auch als Kirchenmann sehr wohl machtpolitisch zu taktieren verstand.

Auf der Rückreise von Rom ordnete er zunächst 738/739 die kirchlichen Verhältnisse in Bayern mit den Bischofssitzen Regensburg, Passau, Salzburg und Freising. Das war wegen der Zwistigkeiten zwischen Herzog Odilo und den Karolingern eine brisante Sache, und prompt geriet Bonifatius auch zeitweilig zwischen alle Stühle. Aber schlussendlich gelang es ihm, das Modell einer romverbundenen bischöflichen Herzogskirche durchzusetzen mit einer Neuorganisation, die im Kern bis heute besteht.

Große Veränderungen mit Langzeitwirkung brachte das Jahr 741. Am 22. Oktober 741 starb Karl Martell. Die Herrschaft im östlichen Teil (Austrien) des Reiches übernahm Karlmann, die im westlichen Teil (Neustrien) Pippin der Jüngere. Nun lag es an Bonifatius, sich auf die neue Lage einzustellen. Sie schien günstig, denn die beiden Hausmeier hatten zeitweise eine Erziehung im Kloster

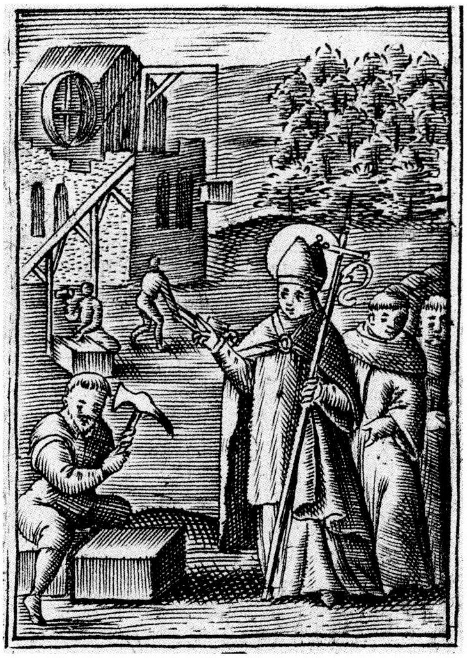

Bonifatius errichtet neue Klöster bzw. Missionseinrichtungen, aus: Nikolaus Serarius, Titelblatt, Kupferstich, 1605.

genossen und mussten daher seinen Plänen offen gegenüber stehen. Tatsächlich konnte er in den nächsten Jahren einige bahnbrechende Erfolge erreichen, weil den Karolingern an einem guten Einvernehmen mit Rom lag. Das hatte weniger religiöse als vielmehr machtpolitische Gründe. Obwohl an der Spitze des Frankenreiches noch immer ein Merowinger stand, waren Karlmann und Pippin doch die eigentlichen Machthaber. Sie wollten das Schattenkönigtum beenden und auch nominell Könige werden. Ein solcher Wechsel von einem Geschlecht zum anderen war eine ziemlich gewagte Angelegenheit, und deshalb musste den nach der Macht greifenden Karolingern daran gelegen sein, ihre bislang fehlende dynastische Legitimation durch höhere Weihen auszugleichen. Da bot sich allein das Papsttum als Bündnispartner an, konnte es doch gewissermaßen in Gottes Stellvertretung zum König salben. Das war gleichsam die schwebende Problematik des nächsten Jahrzehnts, die in alle anderen Bereiche hineinspielte. Bonifatius hat sie jedenfalls geholfen, jetzt mit Energie und herrscherlicher Unterstützung das Reformprogramm anzupacken.

Sein Reformziel war es, aus der von den Interessen des grundbesitzenden Adels beherrschten Staatskirche eine romverbundene Landeskirche zu machen. Auf lange Sicht bedeutete das nichts anderes als die Grundlegung des christlichen Europa. Beide, Bonifatius und das karolingische Brüderpaar, mussten dazu allerdings den Widerstand gewisser aristokratischer Kreise überwinden, denen die Entwicklung überhaupt nicht passte. Die Macht dieser Leute beruhte zu großen Teilen auf Kirchengütern, die sie widerrechtlich in ihre Gewalt gebracht hatten, und manche ihren Familien entstammende Bischöfe hatten alles im Sinn, nur nicht die Förderung der Christianisierung des Volkes. An die Anerkennung der päpstlichen Autorität im fernen Rom dachten sie schon gar nicht. Das alles war Pippin, Karlmann und Bonifatius sehr wohl bewusst, und deshalb taten sie sich zu einem durchaus nicht nur taktisch motivierten Bündnis zusammen, das ihnen allen Nutzen bringen sollte.

Den Auftakt des Reformprogramms bildete das berühmte Concilium Germanicum, zu dem wohl am 21. April 742 einige fränkische Bischöfe unter der Leitung von Bonifatius und Karlmann zusammentraten. Die wichtigsten Punkte in der ziemlich ungeordneten Artikelsammlung sind die zur organisatorischen Grundlegung der fränkischen Kirche. Dazu verkündete Karlmann, er habe „nach dem Rat der Priester und meiner Großen in den Städten Bischöfe eingesetzt und über sie als Erzbischof den Bonifatius bestellt, den Abgesandten des heiligen Petrus“ (Ia, A 379). Sie sollten jährlich Synoden abhalten zur Erneuerung der „Rechtsordnungen in der Kirche“ und zur Verbes-

Stilisierte Darstellung einer Kirchensynode, aus: Utrechter Psalter, Utrecht, Rijksmuseum Het Catharijneconvent Inv. Nr. ABM b.i. 751.

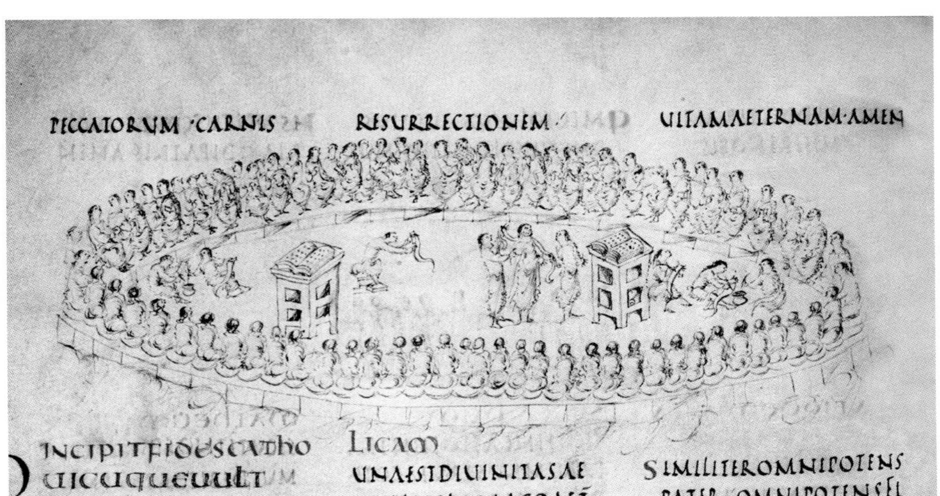

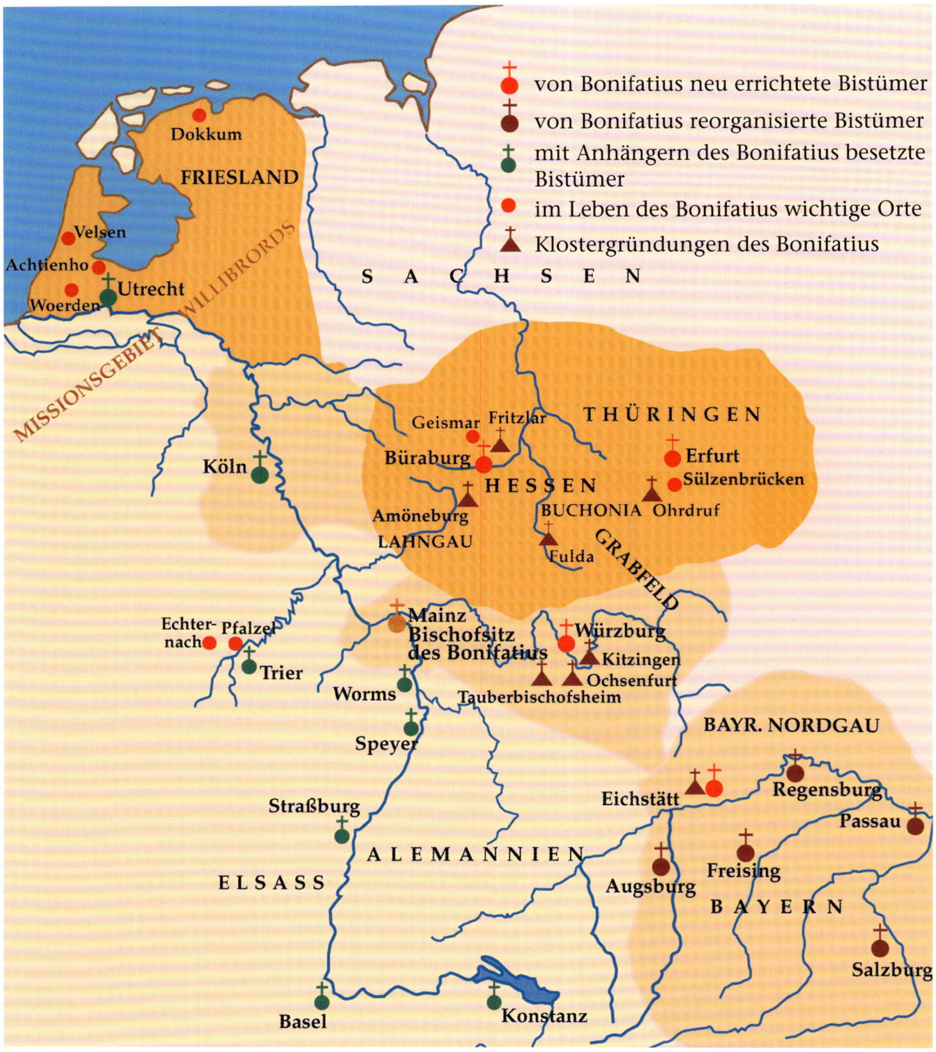

Übersichtskarte zum Missionsgebiet des hl. Bonifatius.

serung der „Ordnung der Christenheit" (Ib) und außerdem die Amtsführung der Priester in ihren Diözesen kontrollieren (III). Damit wurde das alte Metropolitanprinzip als Grundlage der Reform wieder hergestellt. Dass Bonifatius durch den Papst im Grunde schon längst in diese Position eingesetzt worden war, kümmerte Karlmann wenig, er handelte in eigener Machtvollkommenheit. Um die Verhältnisse rechtlich zu ordnen, war allerdings mehr nötig, und das zeigte die lapidare Feststellung: „Wir haben das Kirchenvermögen den Kirchen zurückerstattet, um das sie betrogen worden sind" (Ic). Darin steckte Sprengstoff, denn das zielte gegen einige Kirchenfürsten und musste vor allem erst einmal durchgesetzt werden, um nicht bloße Absichtserklärung zu bleiben.

Das waren die Kernpunkte des Konzils. In den weiteren Artikeln ging es darum, den Klerus zu reinigen, also „falsche Priester und ehebrecherische oder unzüchtige Diakone und Kleriker" abzusetzen (Id) sowie Wanderbischöfe ohne Diözesananbindung nicht zuzulassen (IIII, A 381). Sodann wurde den Kirchenleuten ein vorbildliches und ethisch einwandfreies Leben vorgeschrieben. Sie sollten weder Waffen führen noch sich an Kriegszügen beteiligen (IIa, A 379), nicht auf die Jagd gehen (IIb), den Zölibat achten (VI, A 381), keine Laienkleider tragen (VIIa) sowie in den Klöstern die Benediktinerregel beachten (VIIb). Schließlich solle „jeder Bischof in seinem Bezirk unter Mitwirkung des Grafen, der der Beschützer der Kirche ist, dafür sorgen, dass das Volk Got-

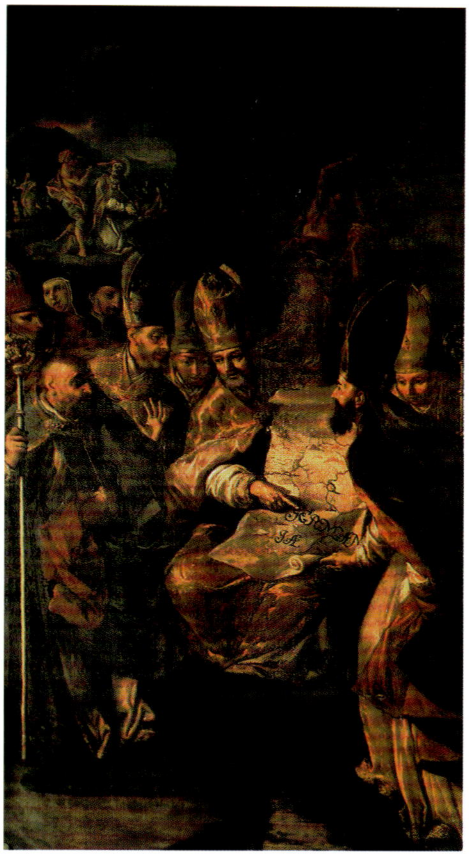

Der hl. Bonifatius gründet die Bistümer Regensburg, Passau, Freising und Salzburg, Ölgemälde von Franz Carl Remp, 1713, in der Pfarrkirche bei Bad Hall, Oberösterreich.

tes nichts Heidnisches treibe, sondern allen Unflat des Heidentums ablege", der dann im Einzelnen aufgezählt wurde (V).

Dieses anspruchsvolle Reformprogramm war zunächst einmal nichts anderes als ein Idealbild voll frommer Wünsche, die ohne die Kraft zur Umsetzung auch solche bleiben würden. Umsetzen wollte man sie wohl auch, das zeigen die bekräftigenden Folgesynoden der nächsten Jahre. Rühmend vermerkte Bonifatius dem Papst gegenüber, welche Hilfe er in den Herrschern habe. Plötzlich schien alles zu gelingen. Zur Durchsetzung seiner Vorstellungen gründete Bonifatius Bischofssitze in Büraburg, Würzburg und Erfurt (bald Eichstätt), die er mit angelsächsischen Vertrauten besetzte. Sogar ein lang gehegter Wunschtraum ging in Erfüllung, die Gründung des Klosters Fulda 744, gedacht sowohl als Missionsstützpunkt wie auch als Altersruhesitz und Grablege. Auch Papst Zacharias gratulierte zu den Erfolgen und schärfte seinem besten Mann jenseits der Alpen ein, weiterhin die Kirche im Sinne der rechten Norm zu reformieren.

Noch aber, und das war bedrohlich, gab es mächtige Reformgegner unter den alteingesessenen fränkischen Bischöfen. Ihr Repräsentant war Milo. Milo war eine ganz besondere Persönlichkeit. Er stammte aus dem höchsten austrasischen Adel, gehörte zur Verwandtschaft der Karolinger und war der Sohn des Trierer Erzbischofs Liutwin, dessen Nachfolger er wurde. Zugleich hatte er das Bistum Reims inne. Milo war alles, nur kein Mann der Kirche. Er nahm an Kriegszügen teil, bereicherte sich ungeniert an Kirchengut und herrschte wie ein Tyrann. Genau das aber war der Typus von Bischöfen, die Bonifatius geradezu verabscheute und mit denen er nicht einmal an einem Tisch sitzen wollte. Als diese Leute nun merkten, dass der Angelsachse am karolingischen Hof ein- und ausging und unbeirrt seine Reformpläne verfolgte, sahen sie ihren Reichtum und ihre Machtstellung ernsthaft bedroht und taten alles, um sich ihren Einfluss zu erhalten. So kam es plötzlich zu einem Umschwung. Schon im Sommer 744 konnte die Gegenpartei Erfolge verbuchen, die hochgespannten Reformpläne gerieten ins Stocken und das bonifatianische Werk schien gelähmt. Nicht der Widerstand gegen den Anspruch Roms war die Ursache für diesen herben Rückschlag, sondern eben „Milo und seinesgleichen" (B 87, 299). Besonders im Westteil des Reiches waren sie fest etabliert und hatten durch geschickte Personal- und Pfründenpolitik Abhängigkeiten geschaffen, so dass ihnen schwer beizukommen war. Vor allem aber gehörten sie dem grundbesitzenden Adel an, und wenn die Hausmeier Pippin und Karlmann, die noch keine Könige waren, ihre Position erhalten wollten, mussten sie sich mit dieser Machtelite arrangieren. Namentlich Pippin war Realpolitiker genug, um die prekäre Situation rasch zu erkennen und blies deshalb zum Rückzug. Wie die weitere Entwicklung zeigen sollte, wurde er damit keineswegs zum Gegner der Kirchenreform, nur wollte und musste er sie behutsamer und langsamer angehen. Das aber war nicht die Sache des Bonifatius, der ruhe- und kompromisslos nach vorne drängte. Anpassungsbereit war er kaum, und seine Fähigkeit zum diplomatischen Vorgehen hatte ihn wohl im Alter verlassen. Ob er seine Widersacher durch Gespräche hätte zum Einlenken bewegen können steht dahin, aber nützlich wäre ein geschmeidigeres Vorgehen sicherlich gewesen.

So aber wurde die Lage immer problematischer. Sogar Mordpläne sollen gegen den unbequemen Ausländer geschmiedet worden sein. Nichts verdeutlicht die Außenseiterposition des Bonifatius mehr als der Umstand, dass er noch immer Missionserzbischof ohne festen Sitz war. Abhilfe sollte geschaffen werden, und Köln wurde als Metropolitansitz für ihn bestimmt. Aber 746 scheiterte auch dieser Plan, Bonifatius wurde mit dem Bistum Mainz abgefunden. Bei Papst Zacharias beklagte er sich, die Franken wären „nicht bei dem Versprechen, das sie gegeben haben, geblieben" (B 80, 269), aber daran konnte selbst ein Papst nichts ändern.

Es sollte noch ärger kommen. Der inzwischen im achten Lebensjahrzehnt stehende Bonifatius rückte mehr und mehr an den Rand des Geschehens. Pippin hielt es jetzt für klüger, ihn mit Rücksicht auf die Reformgegner zu umgehen und selbst engere Fühlung mit Rom aufzunehmen. Durch einen Boten schickte er einen Katalog von 27 Fragen zum Kirchenrecht an den Papst, die Zacharias am 5. Januar 747 ausführlich beantwortete. Kein Wort verlor der Papst jedoch darüber, dass Pippin mit dieser Anfrage den Dienstweg und somit seinen Legaten Bonifatius übergangen hatte, der peinlicherweise erst später von dem Vorgang erfuhr. Nach all seinem Einsatz musste Bonifatius sein Lebenswerk bedroht sehen.

Trost waren ihm in dieser Lage wieder einmal die alten Verbindungen in die Heimat. Bitter beklagte er sich etwa bei seinem vertrauten Freund Daniel von Winchester. Bedrängt fühlte er sich, denn für ihn gebe es „nicht bloß außen Kämpfe und innen Ängste, sondern auch innen außer Angst Kämpfe, vor allem immer wieder durch falsche Priester und Heuchler" (B 63, 189). Aber nicht nur die Kleriker machten Bonifatius das Leben schwer: „Ohne den Schutz des Frankenfürsten kann ich weder das Volk der Kirche leiten noch die Priester und Geistlichen, die Mönche und die Gottesmägde beschirmen noch ohne seinen Auftrag und die Furcht vor ihm heidnische Bräuche und die Gräuel des Götzendienstes in Germanien verhindern". Das war zwar verklausuliert gesagt, meinte aber doch wohl, dass ihm eben seitens der Herrscher nicht die erhoffte Unterstützung zukam. Über seinen eigenen Anteil an der Entwicklung hat Bonifatius anscheinend nicht weiter nachgedacht.

Gerne hätte Bonifatius in jener Zeit „das einmal übernommene Steuer der Kirche gänzlich aus der Hand" gegeben, „das wäre mir lieb und recht gewesen, wenn ich das bloß fertig brächte" (B 78, 251). Da er aber weder in der Bibel noch in den Schriften der Kirchenväter die Möglichkeit zum Bischofsrücktritt fand, musste er weiter ausharren. Es ist unbekannt, ob und in welcher Weise er auch weiterhin versuchte, im Hintergrund die Fäden zu ziehen. Das einschneidende politische Ereignis des Jahres 747, der Rücktritt Karlmanns, wird ihm dies jedenfalls nicht leicht gemacht haben. Die Gründe für den Machtverzicht von Pippins Bruder liegen im Dunklen und geben bis heute Raum für Spekulationen. Wie dem auch sei, kirchenpolitisch war Karlmanns Rückzug für Bonifatius eine totale Niederlage. Denn mit dem Verlust seines wichtigsten Förderers stand er allein und musste den Aktivitäten Pippins nahezu taten- und vor allem machtlos zusehen. Der Franke steuerte nun energisch auf die Ablösung des Merowingerkönigs Childerich III. und auf einen Staatsstreich hin. Vorrangig war das politische Ziel, und dafür musste Ruhe an der Kirchenfront herrschen. Das aber bedeutete, weder Adel noch bischöfliche Reformgegner zu reizen und vor allem den ebenso unbeugsamen wie undiplomatischen Bonifatius zu opfern. Durch geschicktes Taktieren gelang es Pippin, sowohl mit dem traditionellen Adel wie auch mit fränkischen Reformern auszukommen und seine Interessen in direktem Kontakt mit Rom voranzutreiben.

Bonifatius selbst hatte in jenen Jahren wohl keinen Blick für diese Zusammenhänge, er war in erster Linie enttäuscht und verbittert. Deshalb und seines hohen Alters wegen bereitete er seinen allmählichen Rückzug vor. Derweil wurden im Spätjahr 751 Fakten geschaffen. Die Reichsversammlung rief Pippin zum König der Franken aus, und seine fehlende Legitimität wurde

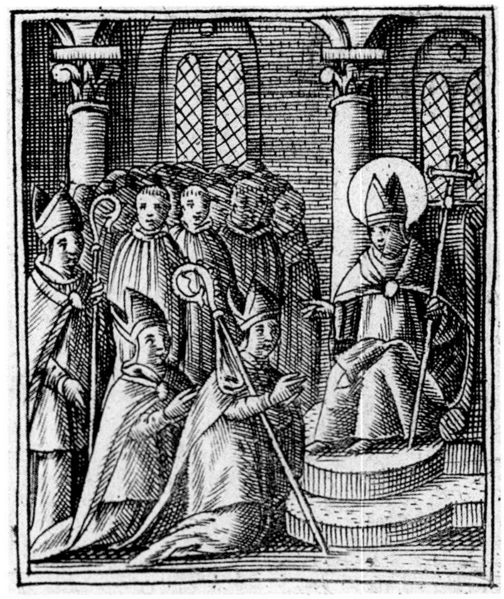

Bonifatius weiht Bischöfe, aus: Nikolaus Serarius, Titelblatt, Kupferstich, 1605.

durch die kirchliche Salbung nach alttestamentlichem Vorbild ersetzt. Vorgenommen wurde dieser Akt nicht von Bonifatius, der eigentlich zuständig gewesen wäre und der ihn letztlich vorbereitet hatte, sondern von fränkischen Bischöfen. Damit war eine neue Achse geschmiedet, die in den nächsten Jahrhunderten geschichtswirksam werden sollte. Das in der Spätantike wurzelnde traditionsreiche römische Papsttum und die aufstrebende germanische Großmacht im Westen taten sich zu einem politisch-kirchlichen Bündnis zusammen. Das war eigentlich genau das, was Bonifatius wollte, denn nur so konnte die fränkische Kirche zu einer romorientierten Landeskirche umgestaltet werden. Dass Kirchenleute wie Chrodegang von Metz und Fulrad von St. Denis das im Verein mit Pippin bewerkstelligten, zeigt im Grunde seinen nachhaltigen Erfolg. Die persönliche Tragik des Bonifatius lag darin, dass er sich damit selbst überflüssig gemacht hatte. Die Franken regelten ihre Angelegenheiten mit Rom persönlich und bedurften keines angelsächsischen Mittlers mehr.

Das Ende

Bonifatius blieb nichts mehr, als seine Dinge zu ordnen. Für Fulda erreichte er 751 ein päpstliches Exemtionsprivileg, ein schöner Erfolg. Mit Papst Zacharias erörterte er zum wiederholten Male kirchenrechtliche Fragen. Es wirft ein bezeichnendes Licht auf die Verzagtheit des alten Mannes, dass er dabei auch ängstlich in ganz alltäglichen Dingen um Weisung bat. So ging es um das Problem, ob Christen Vögel, Hasen, Biber und Wildpferde essen dürften, wann man Speck genießen könne und „an wie vielen Stellen bei der Feier des heiligen Messopfers Kreuze gemacht werden sollen“ (B 87, 301). Man kann sich leicht vorstellen, dass der Papst bei solchen Fragen auf eine Geduldsprobe gestellt worden ist. Ferner sorgte Bonifatius sich um seine angelsächsischen Schüler und setzte Lul als seinen Nachfolger in Mainz ein. Im Mai 753 kam es zu einer letzten Begegnung mit Pippin, dann zog Bonifatius sich auf das friesische Missionsfeld zurück.

Martyrium des hl. Bonifatius, Kupferstich.

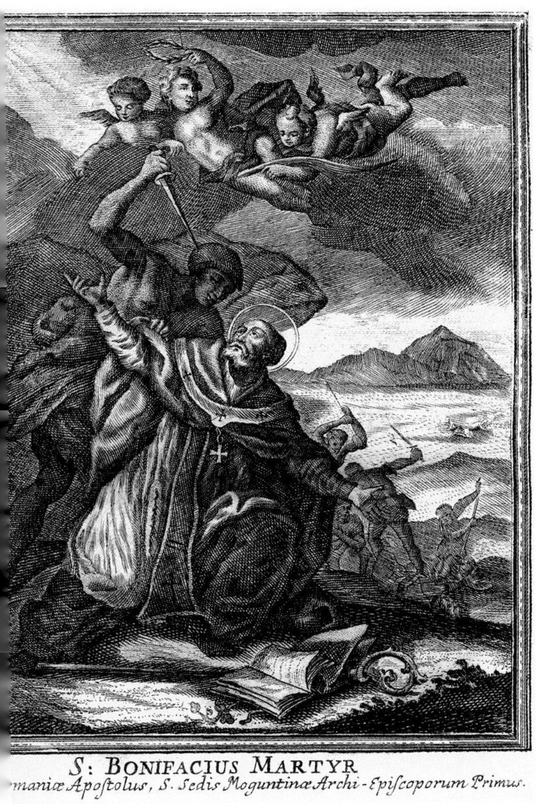
S: BONIFACIUS MARTYR
maniæ Apostolus, S. Sedis Moguntinæ Archi-Episcoporum Primus.

Dort starb er, wie eingangs erzählt, am 5. Juni 754 durch die Hand friesischer Räuber. Die Berichte über das dramatische Geschehen sind eine Mischung aus wahrscheinlichen und legendenhaften Teilen, sie können hier nicht mehr ausgebreitet werden. Besonders ansprechend ist die Behauptung der zweiten Bonifatiusvita (um 825 von einem Utrechter Presbyter verfasst, nur in einer nach 900 entstandenen Bearbeitung erhalten), Bonifatius habe einen Evangeliencodex schützend über sein Haupt gehalten, bevor ein Friese ihm dasselbe abgeschlagen habe. Verbunden mit dem durch kräftige Hiebspuren beschädigten Codex Ragyndrudis, einem tatsächlich aus dem Besitz des Bonifatius stammenden Buch, hat sich daraus die Legende des sich gleichsam in Fechtermanier mit einem Codex gegen den Angreifer verteidigenden Heiligen ergeben. Sie war im Laufe der Jahrhunderte so erfolgreich, dass die Handschrift fast in den Rang einer Reliquie aufrückte und auf allen bildlichen Darstellungen Bonifatius' mit Schwert und durchbohrtem Buch als Attribute zu sehen ist. Dieser Siegeszug macht die Geschichte nicht wahrscheinlicher, aber sie ist zumindest hübsch erfunden.

Den Hagiographen kam es eben darauf an, Bonifatius als Märtyrer und Heiligen zu präsentieren, da mussten die Fakten schon einmal um des höheren Zieles willen zurechtgebogen werden. Ein kostbarer Besitz waren die Gebeine des nun zum Heiligen aufgestiegenen Angelsachsen allemal, und deshalb entbrannte alsbald ein harter Kampf um den Leichnam, den Fulda für sich entscheiden konnte. Aber das ist eine andere Geschichte, ebenso wie die des Nachlebens, in dem die eigentliche Persönlichkeit des Bonifatius mehr und mehr verdeckt und als Instrument zur Durchsetzung anderer Interessen missbraucht worden ist.

Schluss

Lässt sich abschließend die Frage beantworten, wer denn nun dieser Bonifatius gewesen ist? Würde man ihn nach seiner eigenen Einschätzung der erbrachten Leistungen fragen, so wäre sie wohl eher negativ bis skeptisch. In der Tat hat es den Anschein, als sei die Phase seiner ersten Karriere in angelsäch-

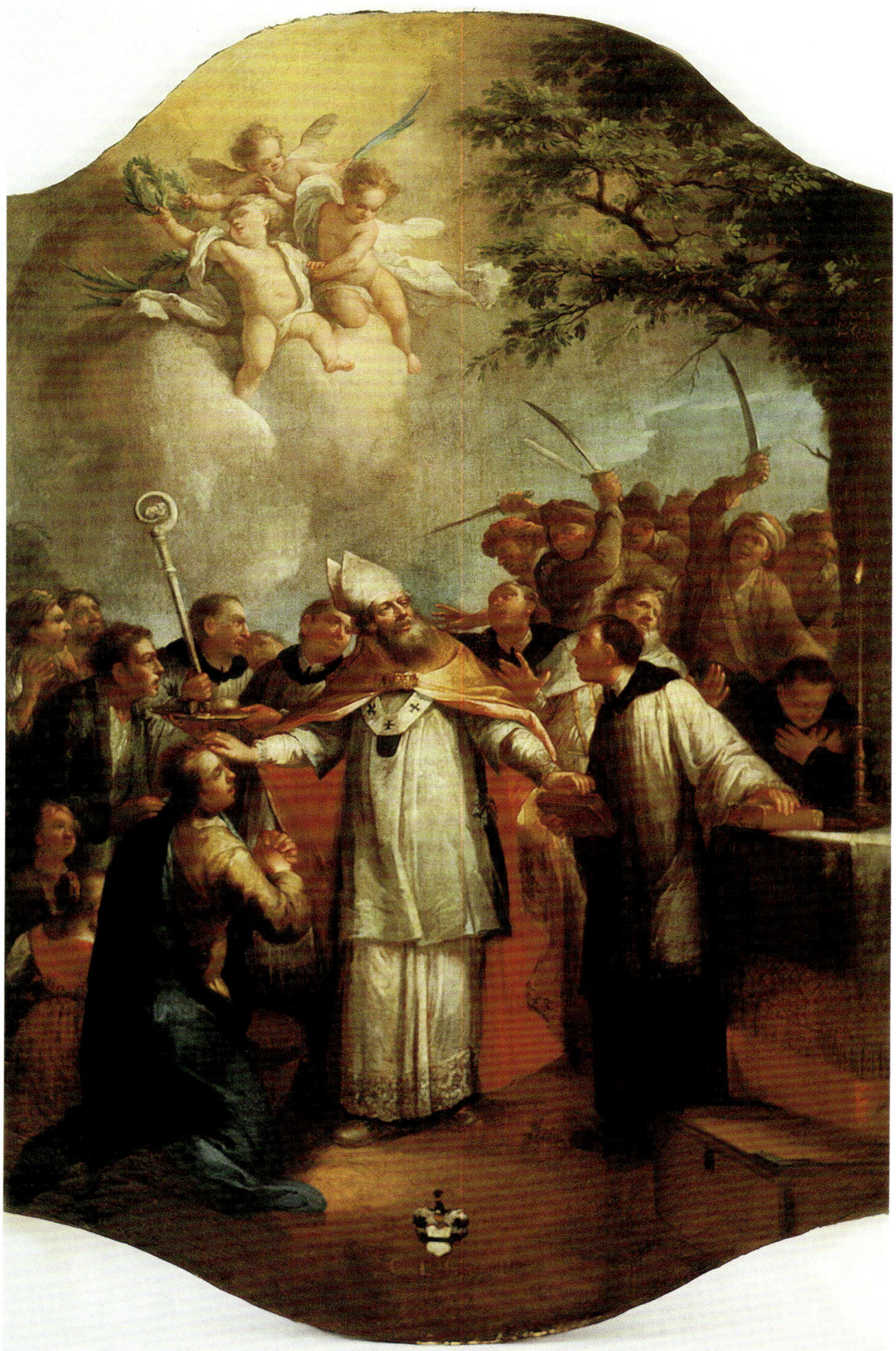

rechts: Martyrium des hl. Bonifatius, der Heilige in erzbischöflichem Gewand mit dem Dolchstoß des Mörders, Ölgemälde von Emanuel Wohlhaupter, 1745, über dem linken Eingang zur Bonifatiusgruft des Fuldaer Domes, ursprünglich Schlosskapelle St. Bonifatius von Schloss Fasanerie.

Martyrium des hl. Bonifatius, während der Heilige eine Firmhandlung durchführt (dabei einem vor ihm knienden Neugetauften das Kreuz auf die Stirn zeichnend, den Angreifern entgegenblickend und mit der linken Hand das Buch ergreifend), Ölgemälde des Fuldaer Hofmalers Johann Andreas Herrlein, 1778, 1,3 x 0,9 m, Hauskapelle des Erziehungsheims (früher Propsteischloss) in Sanerz.

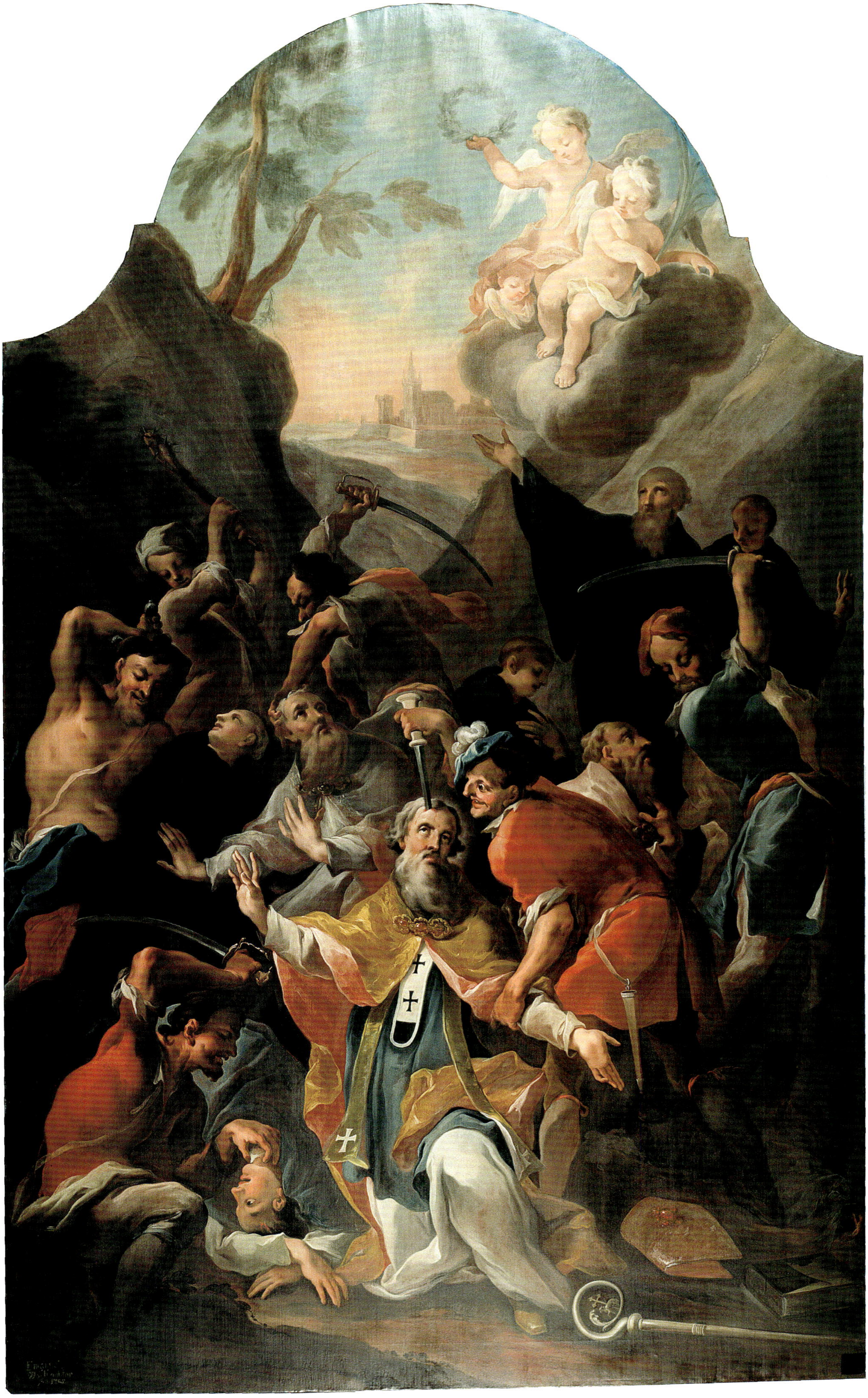

sischen Klöstern die erfolgreichste gewesen, denn sie brachte ihm höchste Anerkennung ein. Der Ertrag des dann folgenden missionarischen Einsatzes lässt sich schwer messen. In Friesland, Hessen und Thüringen hat Bonifatius etliche Menschen für das Christentum gewinnen können, freilich auf Vorarbeiten anderer aufbauend. In rein heidnische Gebiete vorzustoßen ist ihm versagt geblieben, und vor allem sein Hauptziel, die Mission bei den stammesverwandten Sachsen, hat er nicht erreicht. Was die Reformbemühungen des Bonifatius anbetrifft, so wird er selbst auch diese als mäßig eingeschätzt haben. Zu bitter war die Erfahrung, mehr und mehr an den Rand gedrängt zu werden und vor allem die Reinigung des fränkischen Episkopats von unwürdigen Elementen nicht vollkommen durchgesetzt zu haben.

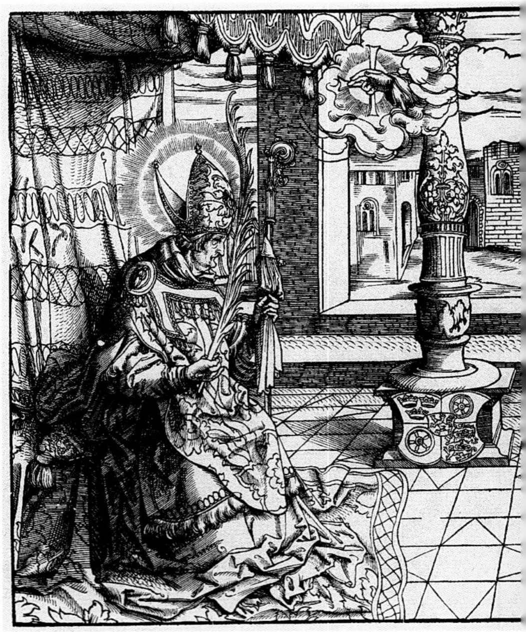

Hl. Bonifatius als Erzbischof mit Palmzweig als Hinweis auf sein Martyrium, Holzschnitt voon Leonhard Beck, 1515.

War der hohe und unermüdliche Einsatz letztlich vergebens, ist Bonifatius erfolglos gewesen? Ganz gewiss nicht, auch wenn er selbst das in seiner, modern gesprochen, bisweilen depressiven Stimmung so gesehen haben mag. Seine missionarische Verkündigung des Evangeliums hat zahlreiche Menschen erreicht und durch die Taufe in die Kirche eingegliedert. Seine Reformvorstellungen hat er auf Synoden im Frankenreich festgeschrieben. Sie standen zwar zunächst nur auf dem Papier, bildeten aber eine ausbaufähige Grundlage für die weitere Arbeit und fanden sogar in der angelsächsischen Kirche Nachahmung. Trotz mancher Rückschläge ist Bonifatius es denn auch gewesen, der im Verein mit den Herrschern den Einfluss des von der Aristokratie beherrschten Episkopats zurückdrängte und die romorientierte fränkische Landeskirche schuf. Und er ist es auch gewesen, der entscheidend das Bündnis der Karolinger mit dem Papsttum vorbereitete. Kurzum, Bonifatius gehört zu den Baumeistern des christlichen Europa, weil er mit die Weichen für die Entwicklung der mittelalterlichen Welt gestellt hat.

Das alles ist freilich eine Einschätzung aus der Rückschau. Die Tragik des Bonifatius liegt darin, dass er durch seinen Konflikt mit den Machteliten und durch seine bisweilen verengte, die politischen Möglichkeiten nicht genügend beachtende Sicht der Dinge den Eindruck haben musste, wenig erreicht zu haben, obwohl das Gegenteil der Fall war. Genau diese Widersprüchlichkeit scheint typisch für sein Leben gewesen zu sein, denn sie spiegelt sich auch in seiner zwischen Ängstlichkeit und Glaubensmut wechselnden Persönlichkeit. Ein Visionär mit großem Entwurf für die Gestaltung der Zukunft war Bonifatius nicht, denn er ist von den dramatischen Ereignissen seiner Zeit mitgerissen und gleichsam in sie hineingeworfen worden. Dann aber hat er sich ihnen gestellt und ohne jedes Wanken seine Grundüberzeugungen durchzusetzen versucht, dabei durchaus auch politisch denkend. Seine Größe bestand wohl in erster Linie genau darin, dass er sich durch nichts, auch nicht um kurzlebiger Erfolge willen, davon abbringen ließ. Das wiederum muss ihn vor allem im Alter zu einem unbequemen Gesprächspartner gemacht haben, der gewieften Machtpolitikern als starrsinnig und unbeweglich erschien. In dieser Unbeugsamkeit konnte Bonifatius allerdings sehr wohl selbst Druck ausüben und seine beschränkte Macht unbedenklich ausspielen.

Bei alledem war für Bonifatius Rom der irdische Hort göttlicher Weisheit, und deshalb folgte er den Anweisungen des Kirchenrechts und der Päpste punktgenau. Insofern war Bonifatius autoritätshörig. Das ließ ihn einerseits in Abhängigkeit von den Herrschern geraten und veranlasste ihn andererseits zu höchst autoritärem Verhalten seinen Mitarbeitern und vor allem jenen gegenüber, die nicht so glaubten, wie es seiner Meinung nach zu sein hatte. Gerade weil er die kirchlichen Gebote peinlich genau einhielt, meinte er festlegen zu können, wie und was die Menschen zu glauben hatten. Für Bonifatius war das gleichbedeutend mit Gehorsam Gott und seiner Kirche gegenüber, deren Einheit zu bewahren ihm höchstes Gut war. Im Grunde seiner mitunter widersprüchlichen Persönlichkeit war er, soweit sich das überhaupt feststellen lässt, ein im positiven Wortsinn einfältiger Mensch, der alles dem christlichen Glauben, so wie er ihn schon in seiner Kindheit im Kloster zu verstehen gelernt hatte, unterordnete. Deshalb war sein höchstes Ziel auch die Verkündigung dieses Glaubens. Eigentlich wollte Bonifatius immer Missionar sein, zum Reformer haben ihn die Umstände gemacht. In beiden Rollen aber ist er zu einem der Baumeister des christlichen Europa geworden.

Kommentierte Auswahlbibliographie

Grundlage der Darstellung sind die **Quellen** zu Bonifatius, vor allem der Briefwechsel, der einen einigermaßen unverfälschten Blick auf die Zeitumstände erlaubt, sowie Akten, Dokumente und die kritisch einzuschätzende Vita Bonifatii des Willibald. Sie sind zusammengestellt in der zweisprachigen Ausgabe Briefe des Bonifatius. Willibalds Leben des Bonifatius nebst einigen zeitgenössischen Dokumenten, hg. von Reinhold Rau (Ausgewählte Quellen zur deutschen Geschichte des Mittelalters. Freiherr vom Stein-Gedächtnisausgabe, Bd. 4b), Darmstadt 1968 ([3]1994), darin Briefe (1–356; zitiert als B, Briefnummer und Seitenzahl), Schriften des Bonifatius (360–374 = S), Akten und Dokumente (375–449 = A) und Vita (451–525 = V). Weitere Berichte zu Bonifatius finden sich in der Vita Gregorii, hg. von Oswald Holder-Egger (Monumenta Germaniae Historica, Scriptores, Bd. 15,1), Hannover 1887, Nachdruck 1992, 63–79; deutsche Übersetzung von Basilius Senger, Liudger in seiner Zeit, Münster 1982 ([6]1993), 49–76 und der Vita Sturmi, Eigil, Das Leben des Abtes Sturmi, hg. von Pius Engelbert, in: Fuldaer Geschichtsblätter 56, 1980, 17–49. Die Übersetzungen der zitierten Quellenabschnitte sind teilweise verbessert. Unerlässlich zur Einordnung der Briefe, die die eigentliche Basis dieser Biographie sind, ist Michael Tangl, Studien zur Neuausgabe der Briefe des hl. Bonifatius und Lullus, in: Ders., Das Mittelalter in Quellenkunde und Diplomatik. Ausgewählte Schriften, Bd. 1, Graz 1966, 60–240 (zuerst 1916/1917; enthält auch eine Liste der verlorenen Teile des Briefwechsels).

Von der kaum noch zu überblickenden **Literatur** zu Bonifatius und seiner Zeit können hier nur einige Arbeiten in Auswahl genannt werden. Nach wie vor unübertroffen ist die zum Jubiläum von 1954 erschienene Biographie von Theodor Schieffer, Winfrid-Bonifatius und die christliche Grundlegung Europas, Freiburg 1954, Nachdruck mit einem Nachwort Darmstadt 1972, die das Leben des Heiligen umfassend in den Gesamtzusammenhang der Epoche stellt. Auch wenn die Forschung sich seitdem erheblich weiterentwickelt hat, bleiben viele seiner Einschätzungen, denen auch die vorliegende Arbeit verpflichtet ist, gültig. Von der von Franz J. Felten, Jörg Jarnut, Marco Mostert und Lutz E. v. Padberg verantworteten Wissenschaftlichen Tagung ‚Bonifatius – Leben und Nachwirken (754–2004): die Gestaltung des christlichen Europa im Frühmittelalter', die vom 2.–5. Juni 2004 in Mainz stattfindet, sind neue Ergebnisse zur Bonifatiusforschung zu erwarten. Neben etlichen populären bis verklärenden Biographien sind folgende Gesamtdarstellungen und Sammelwerke zu benutzen:

Arnold Angenendt, Das Frühmittelalter. Die abendländische Christenheit von 400 bis 900, Stuttgart u. a. 1990 ([3]2001) (gute Einführung in die Epoche von der Spätantike bis zum Ende des karolingischen Reiches mit instruktivem Bildmaterial und Schwerpunkt auf der Geschichte des Christentums)

Sankt Bonifatius. Gedenkgabe zum zwölfhundertsten Todestag, hg. von der Stadt Fulda, Fulda 1954 (ein den damaligen Stand der Forschung umfassend spiegelnder Sammelband, der auch auf die Entwicklung der Bonifatiusverehrung bis zur Gegenwart eingeht und über die Ausgrabungen im Fuldaer Dom informiert)

The greatest Englishman. Essays on St Boniface and the Church at Crediton, hg. von Timothy Reuter, Exeter 1980 (mit Beiträgen zum angelsächsischen Hintergrund und der Klosterexistenz des Bonifatius sowie seiner wissenschaftlichen Arbeit)

Albert Hauck, Kirchengeschichte Deutschlands, Bd. 1, Leipzig 1887, komprimierter Nachdruck 1922 ([9]1958), 392–552 (wenn auch in Einzelaspekten überholt, so doch vorbildlich in der Ausschöpfung der Quellen)

Kurt-Ulrich Jäschke, Bonifatius, in: Theologische Realenzyklopädie 7, Berlin – New York 1981, 69–74 (einführender Überblick mit umfassenden Literaturangaben)

Auke Jelsma, Bonifatius. Zijn leven, zijn invloed, Zoetermeer 2003 (eine quellennahe Biographe)

Marco Mostert, 754: Bonifatius bij Dokkum vermoord, Hilversum 1999 (reich bebilderte Darstellung, die besonders den friesischen Raum und die Bonifatius-Legenden behandelt)

Lutz E. v. Padberg, Bonifatius – Missionar und Reformer (C. H. Beck Wissen in der Beck'schen Reihe 2319), München 2003 (allgemeinverständliche, ganz nach den Quellen erarbeitete Darstellung)

In diesen Werken werden nahezu alle Aspekte der bonifatianischen Wirksamkeit berücksichtigt, während die im Folgenden genannten Arbeiten sich einzelnen Abschnitten ausführlicher zuwenden. Für die Phase bis zum Wechsel auf den Kontinent gibt es kaum gesonderte Studien. Die Ausbreitung des Christentums im früheren Mittelalter wird zu Recht im Zusammenhang mit der politischen Expansion des Frankenreiches betrachtet. Um die schwierige Aufgabe der Missionare besser verstehen zu können, sind Kenntnisse der germanischen Religion erforderlich. Einführungen dazu bieten Hans-Peter Hasenfratz, Die religiöse Welt der Germanen, Freiburg u. a. 1992 und Bernhard Maier, Die Religion der Germanen, München 2003. Darüber hinaus haben sich neuere Arbeiten eingehend der Vorbereitung, dem Verlauf, den Methoden und dem sozialgeschichtlichen Umfeld der Mission zugewandt:

Heinz Löwe, Pirmin, Willibrord und Bonifatius. Ihre Bedeutung für die Missionsgeschichte ihrer Zeit, in: Ders., Religiosität und Bildung im frühen Mittelalter. Ausgewählte Aufsätze, Weimar 1994, 133–177 (zuerst 1967)

Joseph Lortz, Untersuchungen zur Missionsmethode und zur Frömmigkeit des hl. Bonifatius nach seinen Briefen, in: Ders., Erneuerung und Einheit. Aufsätze zur Theologie- und Geistesgeschichte, Stuttgart 1987, 198–269 (zuerst 1940)

Lutz E. v. Padberg, Bonifatius und die Bücher, in: Ders. – Hans-Walter Stork, Der Ragyndrudis-Codex des Hl. Bonifatius, Paderborn – Fulda 1994, 7–75

Lutz E. v. Padberg, Mission und Christianisierung. Formen und Folgen bei Angelsachsen und Franken im 7. und 8. Jahrhundert, Stuttgart 1995
Lutz E. v. Padberg, Die Inszenierung religiöser Konfrontationen. Theorie und Praxis der Missionspredigt im frühen Mittelalter (Monographien zur Geschichte des Mittelalters 51), Stuttgart 2003 (mit eingehender Diskussion der Bonifatius zugeschriebenen Predigten)
Friedrich Prinz, Von Konstantin zu Karl dem Großen. Entfaltung und Wandel Europas, Düsseldorf – Zürich 2000
John Michael Wallace-Hadrill, The Frankish Church, Oxford 1983
Ian Wood, The Missionary Life. Saints and the Evangelisation of Europe 400–1050, London 2002

Die Kirchenreform sowie Kloster- und Bistumsgründungen des Bonifatius sind im Zusammenhang mit der Politik der Karolinger weitaus häufiger behandelt worden als seine Missionsarbeit oder gar seine Persönlichkeit. Die folgende Auswahl nennt unter anderem Arbeiten zu den strittigen Problemen der Datierung des Concilium Germanicum (hier wird von 742 ausgegangen, auch diskutiert wird 743), der Abfolge der fränkischen Synoden und der Gründung der mitteldeutschen Bistümer sowie zu der Frage, ob Bonifatius an der Königserhebung Pippins beteiligt gewesen ist:

Werner Affeldt, Untersuchungen zu Königserhebung Pippins. Das Papsttum und die Begründung des karolingischen Königtums im Jahre 751, in: Frühmittelalterliche Studien 14, 1980, 95–187
Heinrich Büttner, Bonifatius und die Karolinger, in: Ders., Zur frühmittelalterlichen Reichsgeschichte an Rhein, Main und Neckar, Darmstadt 1975, 129–144 (zuerst 1954)
Karl Heinemeyer, Die Gründung des Klosters Fulda im Rahmen der bonifatianischen Kirchenorganisation, in: Hessisches Jahrbuch für Landesgeschichte 30, 1980, 1–45
Jörg Jarnut, Bonifatius und die fränkischen Reformkonzilien (743–48), in: Zeitschrift der Savigny-Stiftung für Rechtsgeschichte 109, Kanonistische Abteilung 66, 1979, 1–26
Jörg Jarnut, Bonifatius und Bayern, in: Der weite Blick des Historikers. Peter Johanek zum 65. Geburtstag, Köln u.a. 2002, 269–281 (stellt die Reorganisation der bayerischen Kirche, die bislang meist als Streben nach Unabhängigkeit gesehen worden ist, auf eine neue Grundlage)
Helmut Michels, Das Gründungsjahr der Bistümer Erfurt, Büraburg und Würzburg, in: Archiv für mittelrheinische Kirchengeschichte 39, 1987, 11–42
Hans-Joachim Schüssler, Die fränkische Reichsteilung von Vieux-Poitiers (742) und die Reform der Kirche in den Teilreichen Karlmanns und Pippins. Zu den Grenzen der Wirksamkeit des Bonifatius, in: Francia 13, 1985, 47–112
Josef Semmler, Instituta sancti Bonifatii. Fulda im Widerstreit der Observanzen, in: Kloster Fulda in der Welt der Karolinger und Ottonen, Frankfurt 1996, 79–103 (analysiert, welchen Mönchsregeln Bonifatius und seine Mitabeiter folgten)
Franz Staab, Die Gründung der Bistümer Erfurt, Büraburg und Würzburg durch Bonifatius im Rahmen der fränkischen und päpstlichen Politik, in: Archiv für mittelrheinische Kirchengeschichte 40, 1988, 13–41
Heinrich Wagner, Bonifatiusstudien (Quellen und Forschungen zur Geschichte des Bistums und Hochstifts Würzburg 60), Würzburg 2003 (mit bisweilen höchst eigenwilligen Thesen)

Das Verhältnis des Bonifatius zu seinen Mitarbeitern, zu Freunden und Feinden sowie seine sonstigen sozialen Beziehungen werden erörtert von:

Harald Dickerhof, Zum monastischen Gepräge des Bonifatius-Kreises, in: 71./72. Sammelblatt des Historischen Vereins Eichstätt 1987/1979, 61–80
Eugen Ewig, Milo et eiusmodi similes, in: Ders., Spätantikes und fränkisches Gallien. Gesammelte Schriften, Bd. 2, Zürich – München 1976, 189–219 (zuerst 1954)
Heinrich Hahn, Bonifaz und Lul. Ihre angelsächsischen Korrespondenten, Leipzig 1883
Rosamond McKitterick, Anglo-Saxon Missionaries in Germany. Personal Connections and Local Influences, in: Dies., Frankish Kings and Culture in the Early Middle Ages, Aldershot 1995, 1–40 (zuerst 1991)
P. P. V. van Moorsel, Willibrord en Bonifatius, Bussum 1968
Jeffry B. Russell, Saint Boniface and the Eccentries, in: Church History 33, 1964, 235–247
Stefan Schipperges, Bonifatii ac socii eius. Eine sozialgeschichtliche Untersuchung des Winfrid-Bonifatius und seines Umfeldes, Mainz 1996 (mit einem ausführlichen Katalog aller Personen, mit denen Bonifatius in Verbindung stand)
Nicole Zeddies, Bonifatius und zwei nützliche Rebellen: Die Häretiker Aldebert und Clemens, in: Ordnung und Aufruhr im Mittelalter, Frankfurt 1995, 217–263

Den Tod des Bonifatius, den Weg seiner Gebeine sowie das Nachleben behandeln

H. Halbertsma, Bonifatius' levenseinde in het licht der opgravingen, in: De vrije Fries 44, 1960, 5–46
Petra Kehl, Kult und Nachleben des heiligen Bonifatius im Mittelalter (754–1200), Fulda 1993 (eingehende Analyse von Entstehung und Entwicklung der Bonifatiusverehrung)
Johannes P. Kern, Zum Tode des Bonifatius, in: Theologie und Glaube 79, 1989, 301–321 (haltlose Spekulationen zu karolingischen Verschwörungsplänen)
Lutz E. v. Padberg, Studien zur Bonifatiusverehrung. Zur Geschichte des Codex Ragyndrudis und der Fuldaer Reliquien des Bonifatius, Frankfurt 1996 (diskutiert umfassend die Bild- und Textüberlieferung zum Tod des Heiligen, beschreibt die Entstehung und Ausbreitung der Legende von dem sich mit einem Codex schützenden Bonifatius und zeichnet die Geschichte seiner Reliquien bis zur Gegenwart nach, veröffentlicht überdies das anatomisch-medizinische Gutachten von 1966 zu den Fuldaer Bonifatius-Reliquien.
Michael Tangl, Das Todesjahr des Bonifatius, in: Ders., Das Mittelalter in Quellenkunde und Diplomatik. Ausgewählte Schriften, Bd. 1, Graz 1966, 25–40 (zuerst 1903; legt das Todesjahr auf 754 fest, nachdem lange 755 diskutiert worden war)

Karl Heinemeyer

BONIFATIUS – MÖNCH UND REFORMER

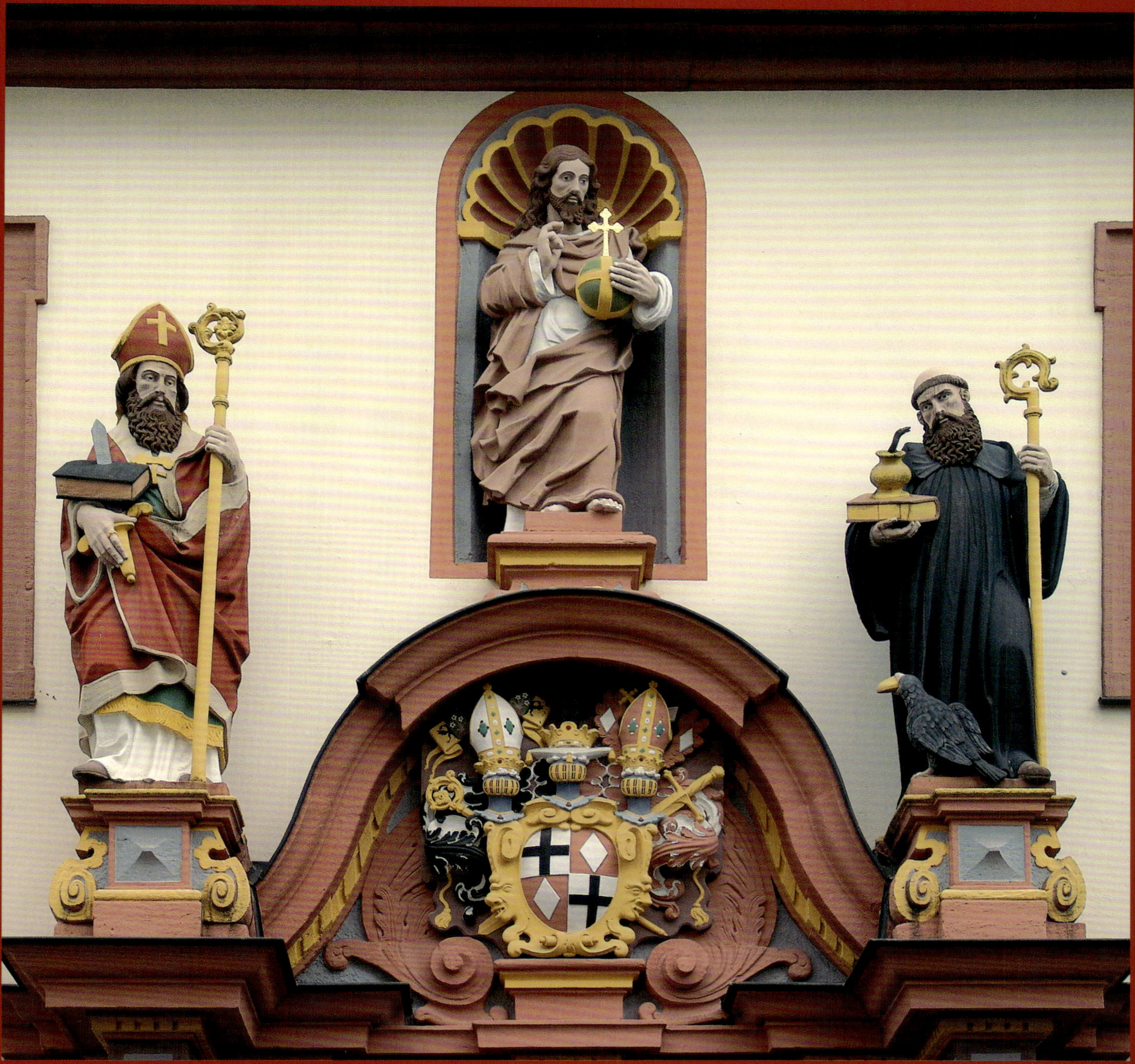

Der heilige Bischof Bonifatius ... reiste ... zum König [d. h. zum Hausmeier] *der Franken Karlmann und sagte demütig und weise zu ihm: „Zu eurem ewigen Lohn gedenke ich, wenn der allmächtige Gott es will und eure Hilfe dazukommt, in eurem östlichen Reich das Leben der Mönche einzurichten und ein Kloster zu gründen, was in den vergangenen Zeiten vor uns niemand begonnen hat. ... Wir haben nämlich in der Einöde, die Bochonia* [= Buchenland] *genannt wird, an dem Fluss, der Fulda heißt, einen Ort, für Knechte Gottes zum Wohnen geeignet, gefunden, der zu eurer Herrschaft gehört. Nun bitten wir euch, dass uns jener Ort geschenkt werde, damit wir dort unter eurem Schutz Christus dienen können."*

Darauf übertrug der Hausmeier Karlmann vor den versammelten Großen seiner Pfalz den Platz dem Bischof mit den Worten: *„Den Ort, um den ihr bittet und der, wie du versicherst, Eihloha* [= Eichenwald] *heißt, am Ufer des Flusses Fulda – alles, was ich am heutigen Tage dort zu eigen besitze, übergebe ich gänzlich und insgesamt aus meinem Recht in das Recht des Herrn, und zwar so, dass sich von jenem Ort ringsum im Kreis ... die Mark über viertausend Schritte erstrecke." Sodann ließ der* [Hausmeier] *über seine Schenkung eine Urkunde anfertigen und bekräftigte sie mit eigener Hand.*

Anschließend ließ Karlmann durch seine Boten alle Edlen des Grabfeldes versammeln und sie auffordern, sofern sie am Ort *Eihloha* irgendein Eigentumsrecht besäßen, es nach seinem Vorbild ebenfalls den Knechten des Herrn zu übertragen. Ihre Schenkungen nahm auf dem „Landtag" Sturmi entgegen. Als nun *diese Übertragung allseits bekräftigt und jener Ort aus dem Recht der Menschen in das des Herrn übergeben war*, konnte Sturmi mit sieben Brüdern, von Hersfeld kommend, am 12. März 744 das klösterliche Leben in *Eihloha* aufnehmen. Zwei Monate später, im Mai 744, kam Bonifatius selbst mit einer großen Schar von Leuten für eine Woche zu ihnen, prüfte den Platz, bestimmte im Einvernehmen mit Sturmi und den Brüdern die Stelle für die Kirche und ließ an dem Bauplatz durch seine Arbeiter zahllose Bäume fällen und eine Rösche für die Kalkbereitung anlegen. Bereits im folgenden Jahre hatte man begonnen, das neue Kloster nach dem Flusse *Fulda* zu nennen.

Soweit teils im wörtlichen (ins Deutsche übertragenen) Zitat, teils in der Zusammenfassung die wesentlichen Teile des ausführlichen Berichtes über die Gründung des Klosters Fulda, wie sie etwa 50–75 Jahre später der Fuldaer Mönch Eigil († 822) in der Lebensbeschreibung seines älteren Verwandten und Lehrers Sturmi († 779) der Nachwelt bewahrte. Die Abtei entwickelte sich in kurzer Zeit zum vornehmsten und bedeutendsten Benediktinerkloster des mittelalterlichen deutschen Reiches, das selbst im 16. Jahrhundert die ringsum sich durchsetzende Reformation überdauern konnte. Ihr Abt, längst einer der geistlichen Reichsfürsten und seit über 600 Jahren zugleich Landesherr, erhielt 1752 den Rang eines Fürstbischofs. Erst am Ende des Alten Reiches ging im Jahre 1803 auch die über tausendjährige Geschichte der Abtei Fulda mit ihrer Aufhebung zu Ende.

Die Anfänge des Klosters Fulda sind in dem eingangs zitierten Bericht Eigils aufs engste mit zwei Männern verknüpft: neben dem rd. 75jährigen Angelsachsen Bonifatius, dem die nachfolgenden Ausführungen gelten, mit dem etwa 35 Jahre jüngeren Sturmi. Er entstammte einem vornehmen bayerischen Geschlecht und hatte sich schon vor über 20 Jahren Bonifatius angeschlossen. Zunächst in dessen Missionsstützpunkt Fritzlar ausgebildet und zum Priester geweiht, hatte er mehrere Jahre in der Seelsorge und der Mission gewirkt. Wahrscheinlich im Jahre 736 hatte sich Sturmi aus der Welt zurückgezogen und als Eremit mit zwei Gefährten in Hersfeld niedergelassen. Nunmehr aber hatte ihn Bonifatius veranlasst, das Eremitendasein aufzugeben und sich dem

S. 63:
Hauptportal der ehemaligen Konventsgebäude des Fuldaer Benediktinerklosters (heute Priesterseminar) mit Christus und den hll. Bonifatius und Benedikt sowie dem Wappen des Erbauers Fürstabt Joachim von Gravenegg, 1668, von dem Würzburger Bildhauer Johann Philipp Preuß (1605 – nach 1689). Die Heiligenfiguren sind Kopien von 1890. Die Originale bilden den Stiftsbrunnen auf dem Fuldaer Borgiasplatz.

rechts: Schannat, Johann Friedrich: Historia Fuldensis, Frankfurt 1729, 35 x 46 cm, Stadtarchiv Fulda.
Der Historiker und Jurist Johann Friedrich Schannat (1683–1739) verfasste mehrere Abhandlungen über die Geschichte der Fürstabtei Fulda. Seine „Historia Fuldensis" behandelt die Reihenfolge der Äbte von den Anfängen bis zu Adolf von Dalberg (reg. 1726–37). Die beiden Kupferstiche von Peter Fehr (1681–1740) am Beginn des Werkes zeigen die Errichtung des Klosters Fulda durch den ersten Abt Sturmi im Auftrag des Bonifatius.

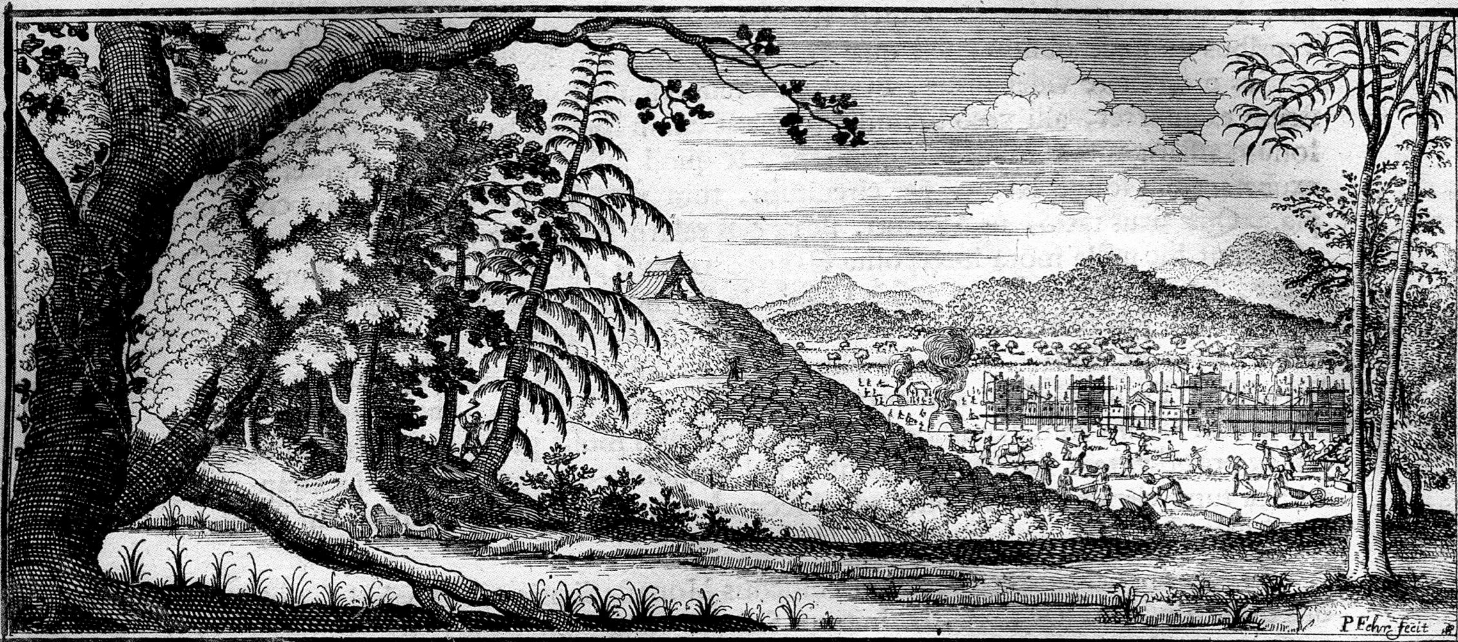

HISTORIÆ FULDENSIS,

PARS PRIMA.

CAPUT PRIMUM.

De Monasterii Fuldensis initio, structura, incrementis, Fatis, nec non Viris claris ex eodem ad diversas Infulas promotis.

IAm Fritislariensis, nec non Ordorfensis, Monasteriorum simul conditor exstiterat Archipræsul BONIFACIUS, quando crescente in dies discipulorum suorum numero, novo quasi fervore erga divinum cultum accensus, majus ac excellentius quoddam opus meditari cœpit; accersito itaque sibi imprimis dilecto STURMO, jussit ut Hersfeldensi Eremo, quam is, utpote ingratam ac sterilem, cum pauculis sociis eatenus parum fructuosè incoluerat, derelictâ, aliam in eodem ipso vastissimo Buchoniæ saltû, sed remotam magis, ac servis Dei aptiorem sedem indagaret. Prob. 4. c. d. Paruit illico Sanctissimi Magistri sui mandatis Sturmus, ac omni, qua potis erat, diligentiâ adhibitâ, postquam hac illac errabundus dies multos in explorandis cunctis horridæ solitudinis, si quas hæc haberet, oportunitatibus, insumpsisset, locum exoptatum, quem navigio frustra perquisiverat, inito terrestri itinere, tandem non sine nutu divino adinvenit, inventum apprime signavit, signatoque bene precatus est. e. f.

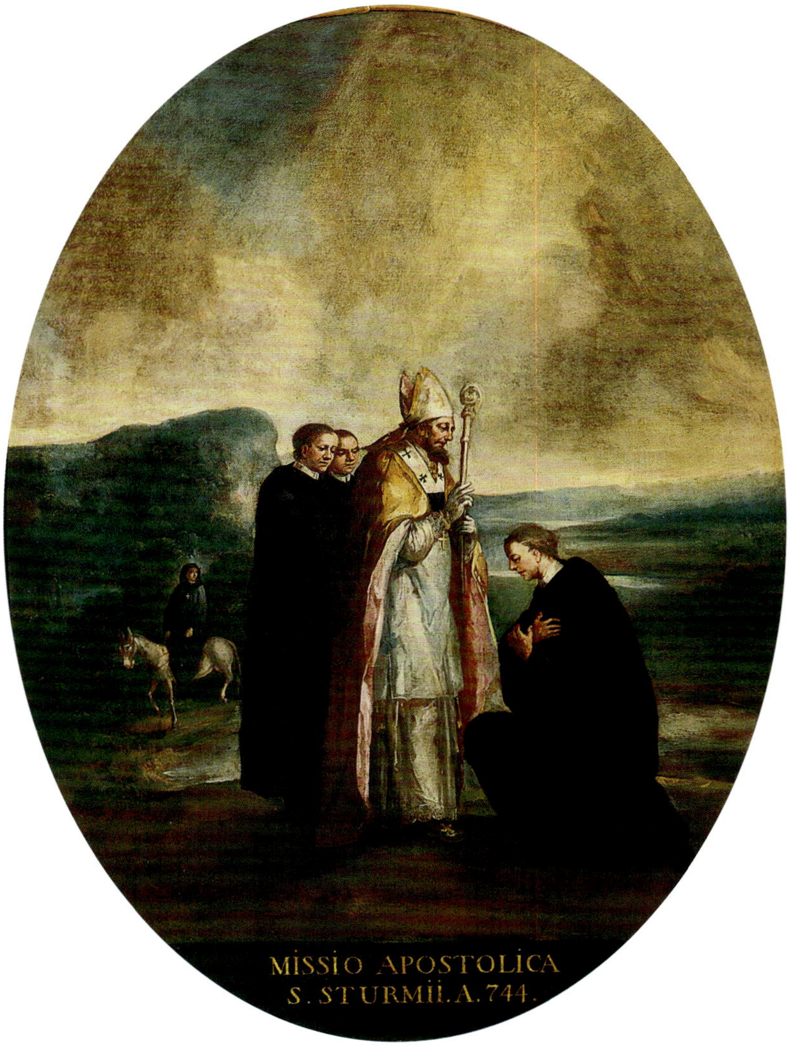

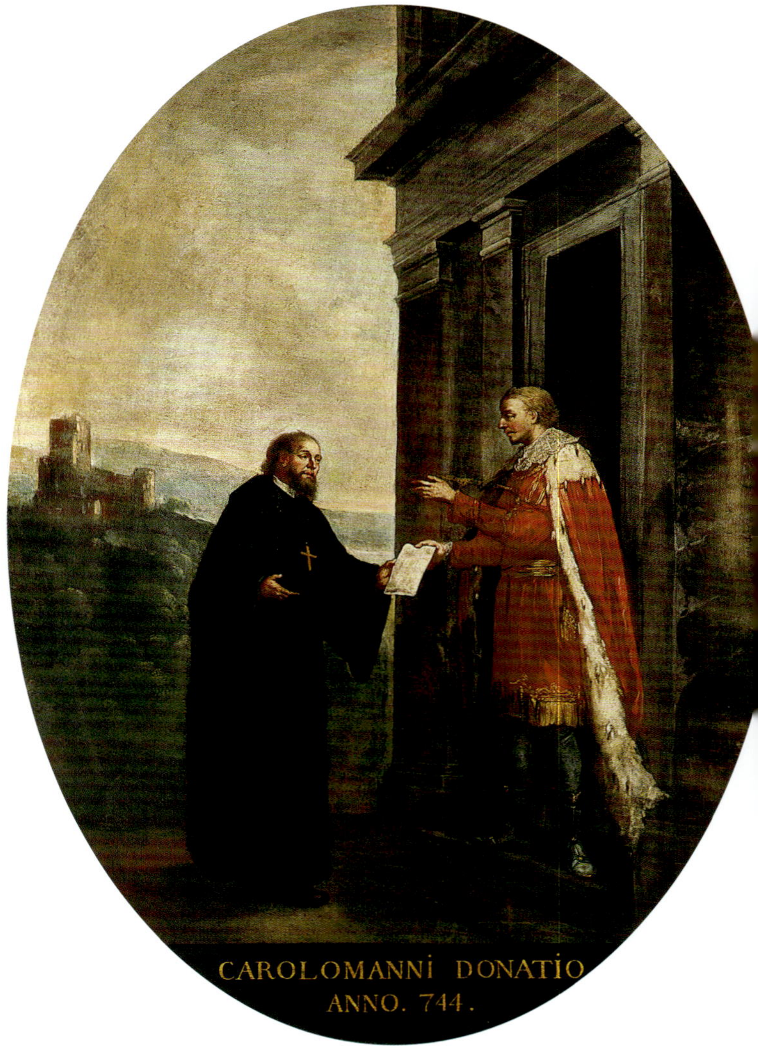

klösterlichen Leben zuzuwenden. In Bonifatius' Auftrage suchte Sturmi einen geeigneten Platz für den Bau eines Klosters, den er schließlich am Ufer der Fulda oberhalb von Hersfeld fand.

Die Einzelheiten des anschaulichen Berichtes Eigils über die Suche Sturmis – so seine Kahnfahrt auf der Fulda oder sein Zusammentreffen mit badenden Slawen – sind vielfach erörtert und sollen hier nicht wiederholt werden. Das gilt auch für die oft behandelte Schilderung Eigils von der wüsten Einöde *Eihloha*, die als Topos in Berichten über solche Gründungen gern verwandt wurde. Festzuhalten aber ist, dass es sich bei dem Platz, den Sturmi nach wiederholtem Drängen des Bonifatius schließlich ausfindig machte, um einen verkehrsmäßig zentralen Ort an der Kreuzung wichtiger Fernstraßen und an ihrem Übergang über einen schiffbaren Fluss handelte.

Die archäologischen Befunde auf dem Fuldaer Domplatz wurden bis vor kurzem als Reste eines befestigten fränkischen Hofes und damit als Vorgängerbauten der von Sturmi errichteten Klosteranlage gedeutet. Danach hätte Sturmi auf den Ruinen eines Königs- oder Herzogshofs das neue Kloster erbaut. Die Neuinterpretation der Grabungsergebnisse deutet die aus Stein errichteten großen und komfortabel ausgestatteten Gebäude jedoch nicht mehr als Zeugnis herrschaftlichen Lebens in merowingischer Zeit, sondern als die wahrscheinlich ersten Klosterbauten Sturmis. Demnach würde es sich bereits bei den frühesten Klostergebäuden um aufwändige, beheizbare Steinbauten gehandelt haben.

oben: Gemälde von Johann Andreas Herrlein (1723–96) im Speisesaal des ehem. Konventsgebäudes und heutigen Bischöflichen Priesterseminars in Fulda.

oben links: Bonifatius erteilt Sturmi den Segen zur Gründung des Klosters an der Fulda. Im Hintergrund sieht man Sturmi auf einem Esel reiten. Die Aussendung erfolgte 743 in Fritzlar.

oben rechts: Der Hausmeier Karlmann überreicht Bonifatius die Schenkungsurkunde für das Gelände zur Klostergründung von Fulda. Auch dieses Ereignis geschah bereits 743 an einem nicht bekannten Ort in Austrien.

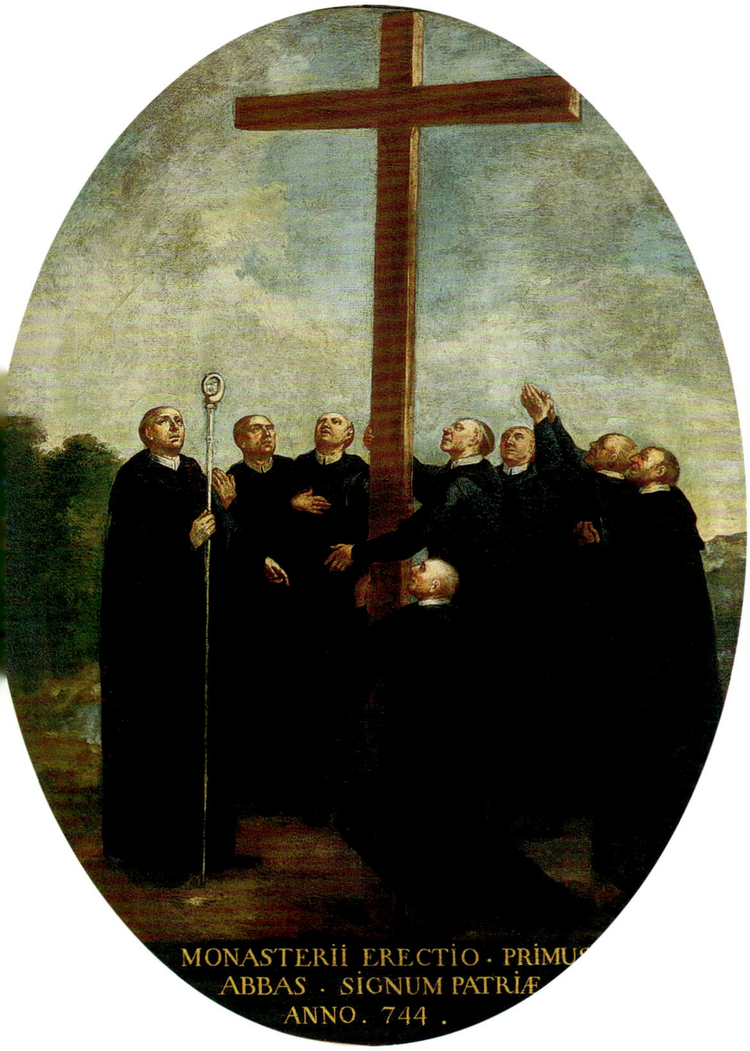
MONASTERII ERECTIO · PRIMU
ABBAS · SIGNUM PATRIÆ
ANNO. 744 .

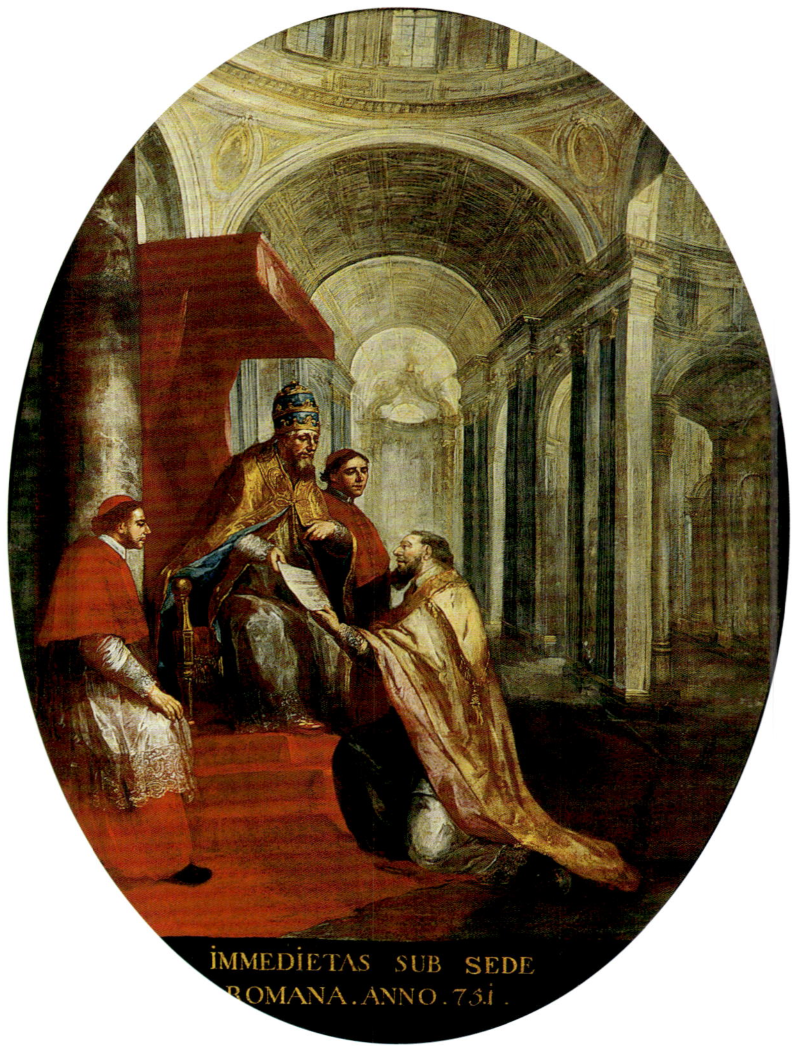
IMMEDIETAS SUB SEDE
ROMANA. ANNO. 751 .

oben: Gemälde von Johann Andreas Herrlein (1723–96) im Speisesaal des ehem. Konventsgebäudes und heutigen Bischöflichen Priesterseminars in Fulda.

oben links: Sturmi errichtet mit seinen Gefährten am 12. März 744 das Kreuz an der Stelle des künftigen Klosters an der Fulda. Das Kreuz wurde das Wappenzeichen des Klosters und der Stadt Fulda.

oben rechts: Papst Zacharias überreicht, von zwei Kardinälen umgeben, dem vor ihm knieenden Bonifatius im (barocken) Petersdom die Urkunde über die Exemtion des Klosters Fulda.

Mit der Gründung des Klosters Fulda war Bonifatius gleichsam zu seinen Anfängen zurückgekehrt: Der angelsächsische Mönch, der vor über 25 Jahren seine Heimat zugunsten der Mission auf dem Festland verlassen hatte, der Erzbischof und päpstliche Legat für Germanien, noch immer ohne festen Amtssitz, schuf sich inmitten seines mitteldeutschen Arbeitsfeldes eine neue Heimstatt, in die er sich, wie er dem Papst später erläuterte, zum Ausruhen und zur Muße zurückziehen wollte; hier gedachte er seine letzte Ruhe zu finden – und so wurde er nach seinem Tode im Jahre 754 in seinem Kloster Fulda beigesetzt und hier ruht er bis auf den heutigen Tag.

Blicken wir zurück auf die Anfänge des Mönches Bonifatius! Winfried – so sein ursprünglicher Name – wurde spätestens im Jahre 675, möglicherweise schon 672 oder 673 in Südwestengland im angelsächsischen Königreich Wessex geboren, wahrscheinlich als Sohn eines adligen Grundherrn. Die Eltern übergaben den etwa siebenjährigen Knaben als *puer oblatus* dem Kloster Exeter. Dieser heute befremdlich anmutende Brauch, dass Eltern ihre Kinder Gott bzw. einem Kloster darbrachten, war schon seit dem ältesten Mönchtum bis zum 12. Jahrhundert weit verbreitet. Zwar galt die sog. Oblation als unwiderruflich, doch stellte sie im Falle Winfrieds offenkundig kein Problem dar, denn bald fügten sich der Wunsch der Eltern und das Streben des heranwachsenden Jungen zusammen: Das Leben als Mönch im Kloster wurde damals sein Lebensziel. Wie später, so überragten auch zu dieser Zeit die Oblaten zumeist die

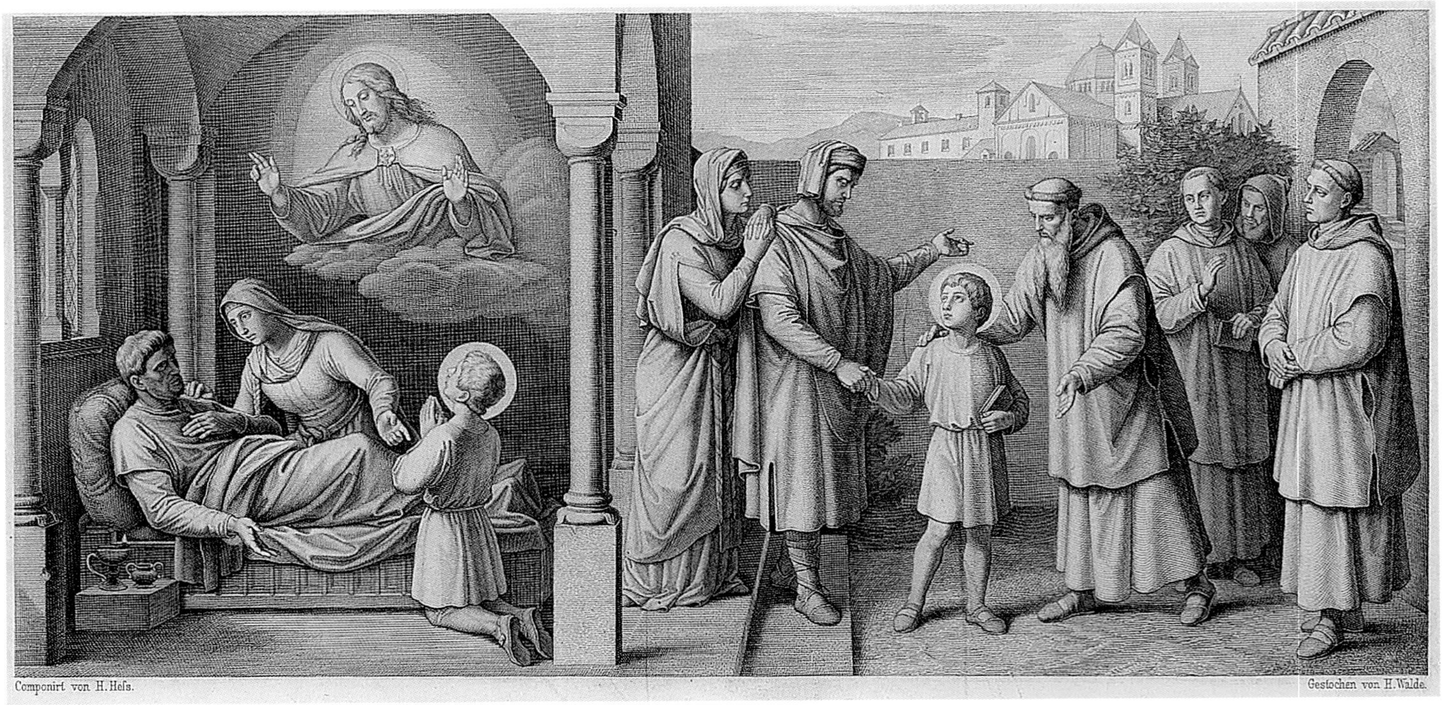

Bonifatius heilt – nach einem legendären Topos – durch sein Gebet seinen kranken Vater und wird hierauf von demselben dem Abt des Klosters zu Exeter zur Erziehung übergeben. Kupferstich, 32,3 x 49 cm, von H. Walde, nach einem Entwurf von H. Heß (nach einem Relief in der Bonifatiuskirche in München).

erst in späteren Lebensjahren in ein Kloster eingetretenen Mönche an Bildung, da sie im Kloster bereits aufgewachsen und sorgfältig in der Klosterschule ausgebildet waren.

Auch Winfried erhielt eine umfassende theologische und literarisch-wissenschaftliche Ausbildung im Kloster Nursling (nahe der Bischofsstadt Winchester), wohin er zu diesem Zweck nach wenigen Jahren gewechselt war. Hier legte er die Profess als Mönch ab und hier wurde er zum Priester geweiht (zwischen 702 und 705). Alsbald übernahm er die Leitung der Klosterschule und wurde zu einem weithin gerühmten Lehrer. Aus seiner Lehrtätigkeit erwuchsen eine lateinische Grammatik auf der Grundlage des Aelius Donatus, dessen Grammatik im gesamten Mittelalter als das grundlegende lateinische Lehrbuch diente, und eine nur teilweise erhaltene Metrik, die einschlägige Abschnitte des Werkes von Isidor von Sevilla auswertete. Geprägt wurde Winfrieds Stil von der kunstvollen, fast gekünstelten Latinität des gefeierten Aldhelm von Malmsbury, des bedeutendsten Vertreters der angelsächsischen Literatur im Südwestengland seiner Tage.

Im Kloster Nursling wurde Winfried mit dem Wesen des benediktinischen Mönchtums bestens und umfassend vertraut. Zugleich lernte er die Grundsätze einer fest gefügten, kanonischen Kirchenordnung kennen und erfuhr die besondere Verbundenheit mit Rom, wie sie die Kirche von Wessex seit dem 7. Jahrhundert auszeichnete. Daneben befasste er sich mit Fragen der Kirchenorganisation, angeregt von seinem Freund und Mentor, Bischof Daniel von Winchester, und er trat bereits auch kirchenpolitisch hervor. Bald wurde der Mönch Winfried als Kirchendiplomat ebenso wie als Gelehrter geschätzt.

So zeigen sich für wesentliche Züge des späteren Wirkens von Bonifatius auf dem Festland die Wurzeln in seiner angelsächsischen Heimat. Dabei ist zu beachten, dass er immerhin nahezu 20 Jahre dem Kloster Nursling angehört hatte, bevor er den Entschluss fasste, sich der Mission zuzuwenden. Nachdem er bereits im Jahre 716 seinen ersten gescheiterten Missionsversuch in Friesland unternommen hatte, erreichte er die höchste Würde in der

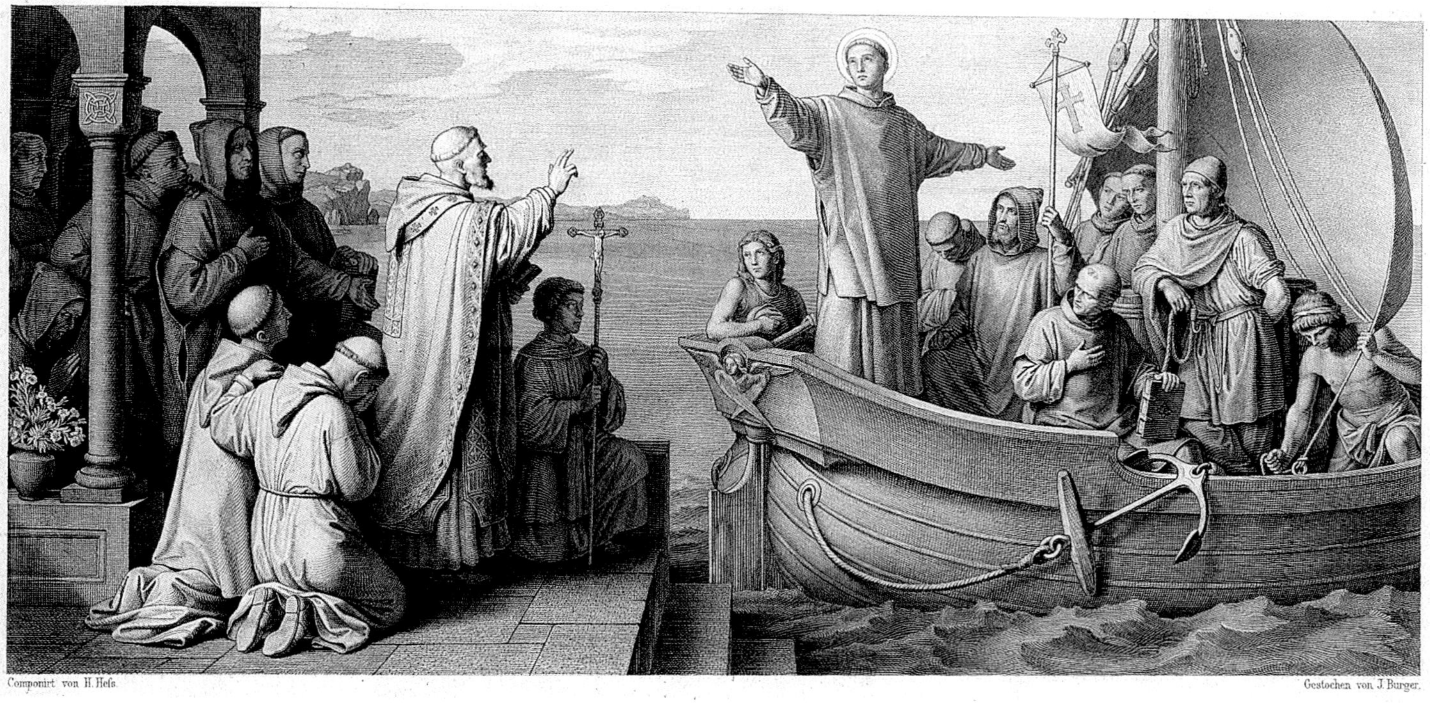

Bonifatius verlässt England, um auf dem Kontinent den Heiden das Evangelium zu predigen. Kupferstich, 25,1 x 41,2 cm, von J. Burger, nach einem Entwurf von H. Heß (nach einem Relief in der Bonifatiuskirche in München).

Bonifatius predigt bei den Friesen. Kupferstich, 33,9 x 50,9 cm, von J. Burger, nach einem Entwurf von H. Heß.

Laufbahn eines Mönches: Seine Mitbrüder im Kloster Nursling wählten ihn im Jahre 717 zu ihrem Abt und übertrugen ihm die Leitung ihres Klosters. Freilich legte er sie schon im folgenden Jahr nieder, als er erneut zur Mission auf dem Festland aufbrach und sein heimisches Kloster nunmehr endgültig verließ.

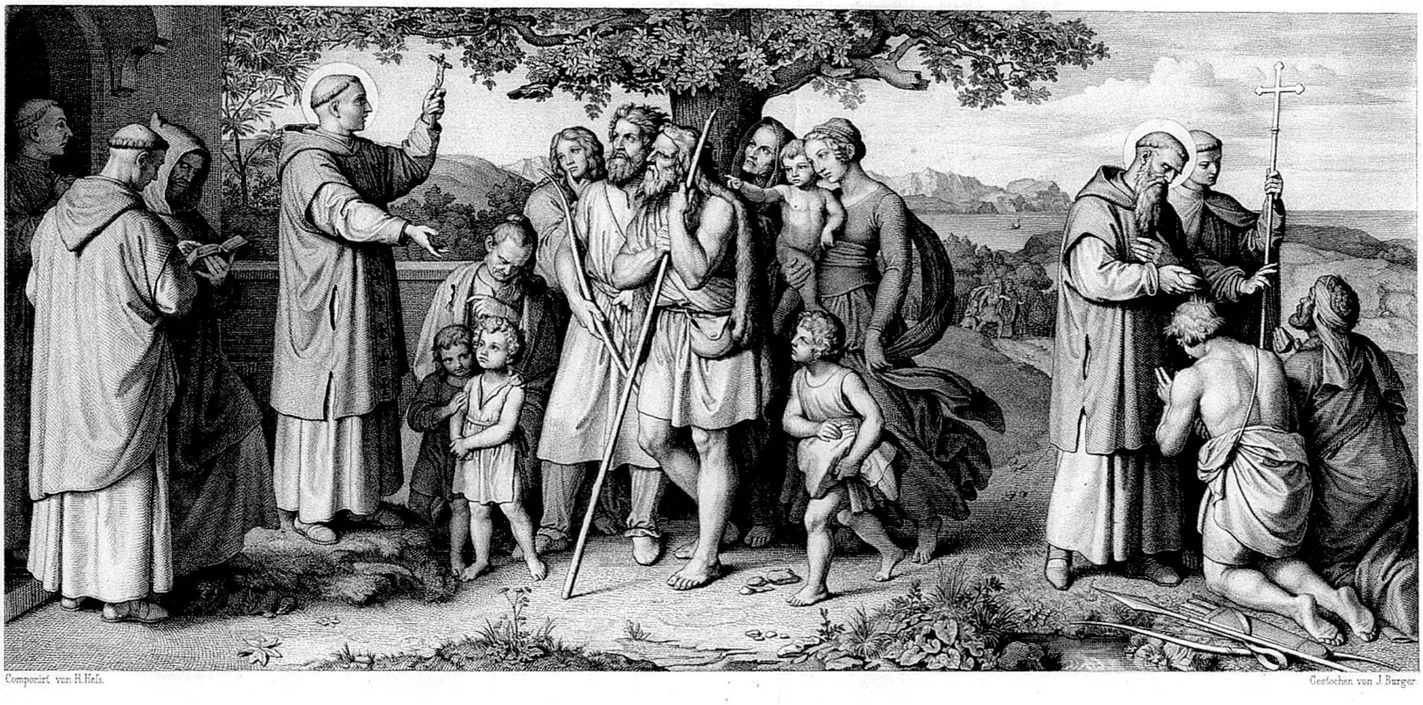

Im Frühjahr 716 betrat Winfried zum ersten Male den Kontinent, damals mindestens 41 Jahre alt; wenigstens 43 Jahre war er alt, als er gegen Ende 718 seine englische Heimat endgültig verließ. Als Winfried sich im fünften Jahrzehnt seines Lebens seiner neuen, selbst gestellten Aufgabe zuwandte, war er, wie gezeigt, ein erfahrener Kirchenmann. Zwar können wir aus den Quellen den unmittelbaren Anlass oder die persönlichen Beweggründe für seinen Entschluss nicht erkennen; doch besteht kein Zweifel, dass er damit in die Tradition der angelsächsischen Mission auf dem Festland trat. Erinnert sei nur an seinen rd. 15 Jahre älteren Landsmann Willibrord, mit dem er seit 719 zunächst zwei Jahre in Friesland zusammenarbeitete.

In den folgenden über 20 Jahren sehen wir Winfried-Bonifatius im Wesentlichen in der Mission und in der Kirchenorganisation tätig. Hier seien nur in aller Kürze die wichtigsten persönlichen Daten und Stationen in dieser Zeit genannt:

Am 15. Mai 719 bestellte Papst Gregor II. Winfried in Rom zum Missionar unter den Heiden und verlieh ihm als Zeichen der besonderen Verbundenheit mit der römischen Kirche nach dem Heiligen des Vortages den Namen Bonifatius. Aus Rom reiste er über Bayern und Thüringen nach Friesland.

719–721 arbeitete Bonifatius in der Friesenmission unter Erzbischof Willibrord. Nach der Trennung von Willibrord begann er 721 die Missionsarbeit bei den Hessen mit der Anlage einer ersten geistlichen Niederlassung in der fränkischen Festung Amöneburg (östl. Marburg).

Am 30. November 722 weihte ihn Papst Gregor II. zum Missionsbischof, d. h. zum Bischof ohne festen Sitz und ohne Diözese. Anschließend sicherte Anfang 723 der fränkische Hausmeier Karl Martell Bonifatius und seinen Helfern im gesamten Frankenreich die Unterstützung aller staatlichen Amtsträger

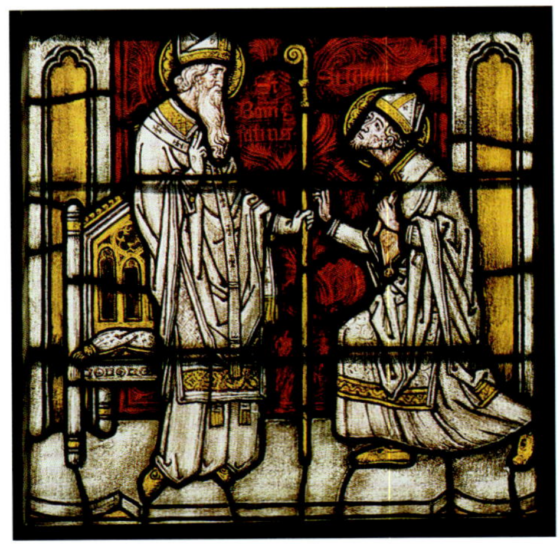

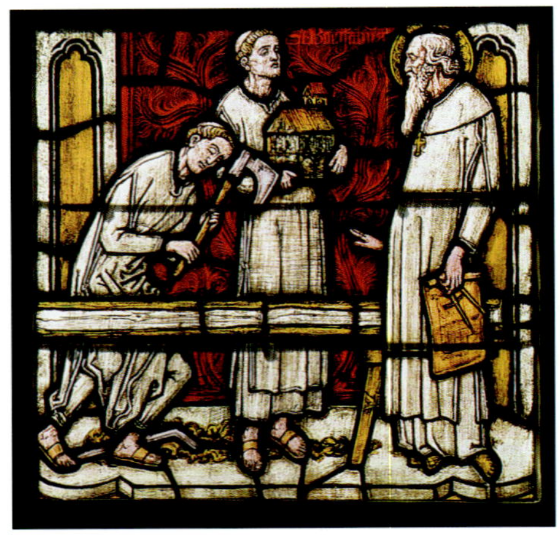

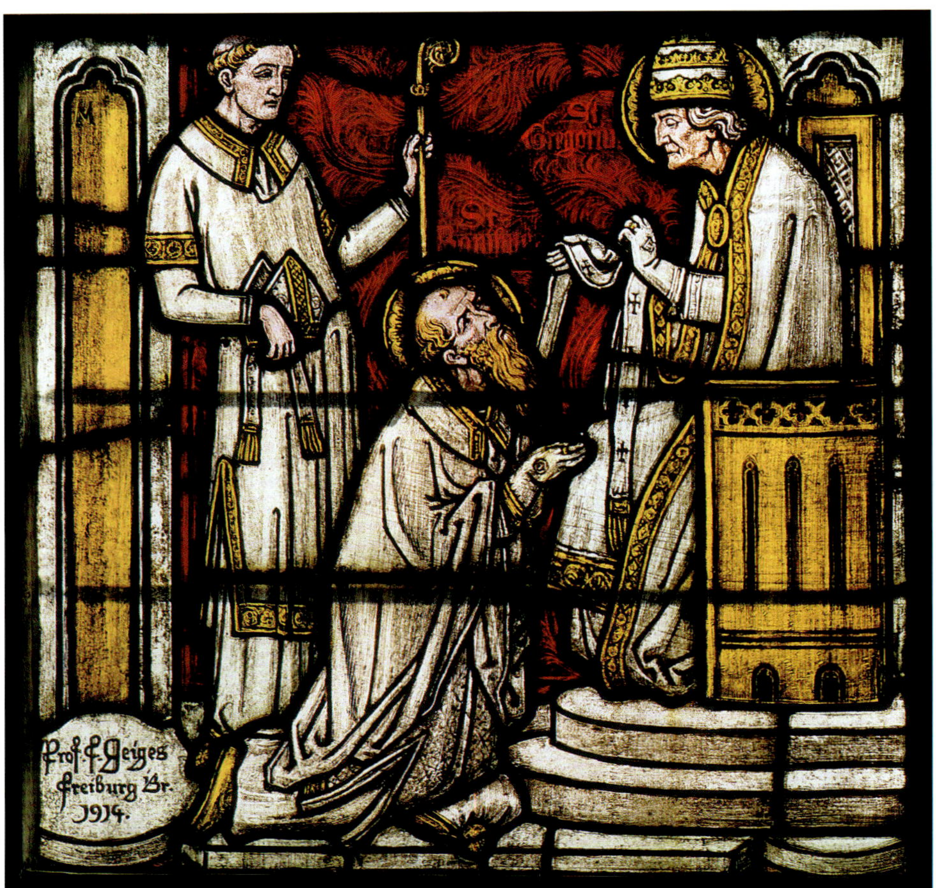

Bonifatiusfenster im Fritzlarer Dom von Karl Edmund Dietrich und Fritz Geiges aus Freiburg im Breisgau, 1913–15.

Bonifatius hatte 723/24 in Fritzlar eine Peterskirche, vermutlich schon mit einer Kommunität, gegründet. Der heutige sog. Dom entstand in mehreren Bauabschnitten vom 11. bis 14. Jh. Voraus ging eine um 724 aus der gefällten Donareiche wohl hier errichtete Holzkapelle und ein 732/33 geweihter, kleiner, 27 Meter langer, dreischiffiger Steinbau, vermutlich mit querrechteckigem Westturm.

rechts: Gesamtansicht des Fensters.

links: Bonifatius bei Papst Gregor II.

oben: Bonifatius ernennt den Angelsachsen Witta zum Bischof von Büraburg, in unmittelbarer Nähe von Fritzlar gelegen, und Bau einer Kirche aus der gefällten Donareiche im Auftrag von Bonifatius.

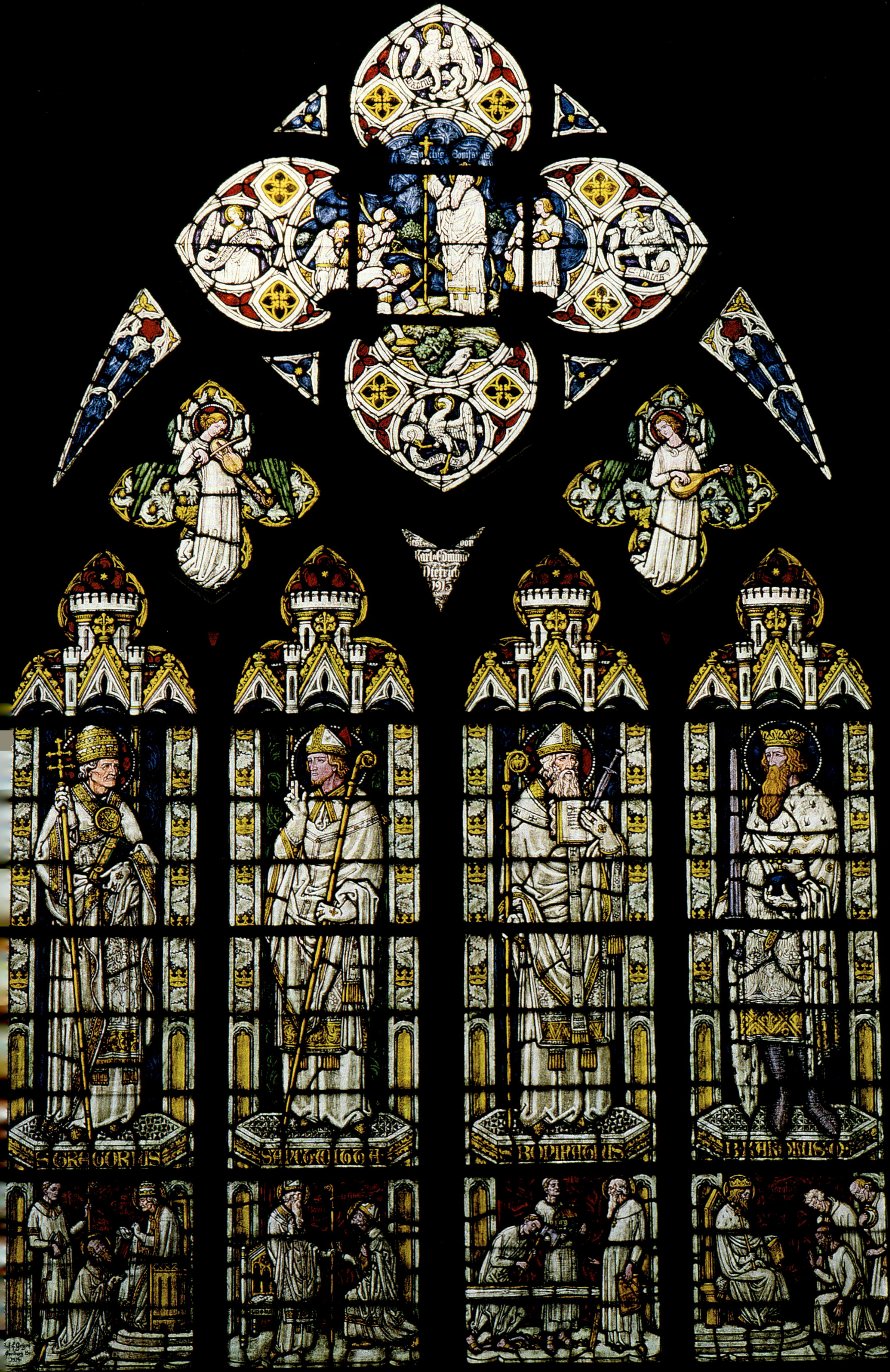
S GREGORIUS
S BONIFATIUS

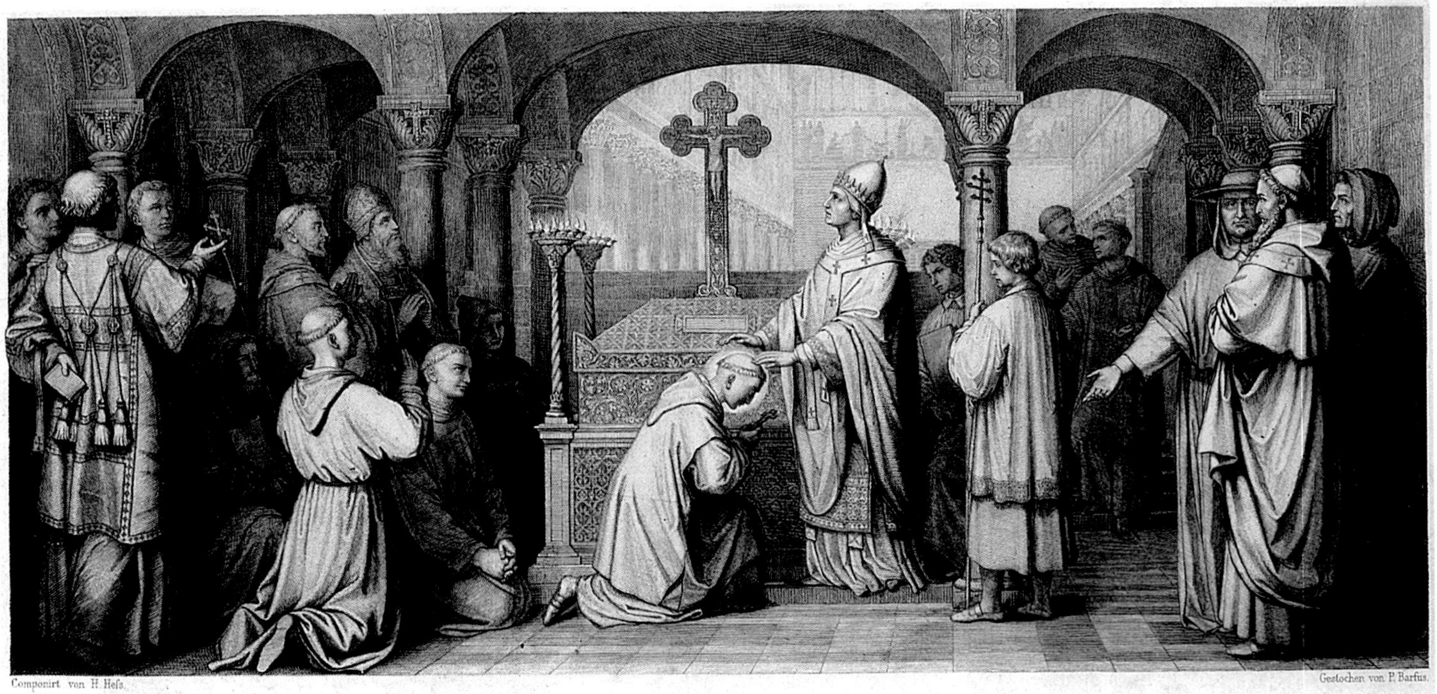

Bonifatius erhält von Papst Gregor II. die Vollmacht, als Missionar nach Germanien zu ziehen. Kupferstich, 25,1 x 40,5 cm, von P. Barfus, nach einem Entwurf von H. Heß.

und ihre Hilfe gegen jede Anfeindung zu. Seitdem gaben der päpstliche Auftrag und der staatliche Schutz Bonifatius den entscheidenden Rückhalt für seine planmäßige Missionsarbeit. Diese setzte er zunächst bei den Hessen fort; ein Höhepunkt wurde das spektakuläre Fällen der Donareiche bei Geismar (bei Fritzlar); aus ihrem Holz errichtete er eine Peterskirche in Fritzlar, der er ebenfalls wohl schon damals eine geistliche Niederlassung anschloss. Ab 725 folgte die Mission auch bei den Thüringern mit einer ähnlichen Niederlassung in Ohrdruf (südl. Gotha). Schließlich kam auch das schon länger christianisierte Mainfranken in seinen Blick.

732, zehn Jahre nach der Bischofsweihe, übersandte Papst Gregor III. Bonifatius das Pallium, erhob ihn damit zum Metropoliten, ernannte ihn zum Erzbischof und beauftragte ihn, in seinem Arbeitsgebiet Bischöfe zu bestellen.

737/738, auf seiner dritten Romreise, wurde Bonifatius von Papst Gregor III. zum Legaten für Germanien, d. h. zum Stellvertreter des Papstes für die rechtsrheinischen Gebiete des Frankenreichs, ernannt. Es folgte die Neuordnung der Kirche zunächst im bayerischen Herzogtum.

Anfang der vierziger Jahre folgte endlich die schon seit der Übersendung des Palliums (732) vorgesehene Errichtung von Bistümern in Bonifatius' langjährigem Missionsgebiet: in Büraburg bei Fritzlar für die Hessen, in Erfurt für die Thüringer und in Würzburg für Mainfranken. Wann genau Bonifatius die drei Bistümer gründete, ist nicht überliefert, sondern wir erfahren erst die bereits vollzogene Gründung aus seinem Schreiben an Papst Zacharias vom Jahre 742. Nach langer Diskussion hat sich in der Forschung die Ansicht durchgesetzt, Bonifatius habe die Bistümer schon im Jahre 741 errichtet, d. h. wohl am Ende der Herrschaft des Hausmeiers Karl Martell, der am 15./22. Oktober 741 verstarb. Nicht zuletzt die Lage von zwei der drei Kathedralkirchen – in Würzburg und Büraburg – innerhalb von fränkischen Großfestungen setzt die aktive Beteiligung der Staatsgewalt zwingend voraus.

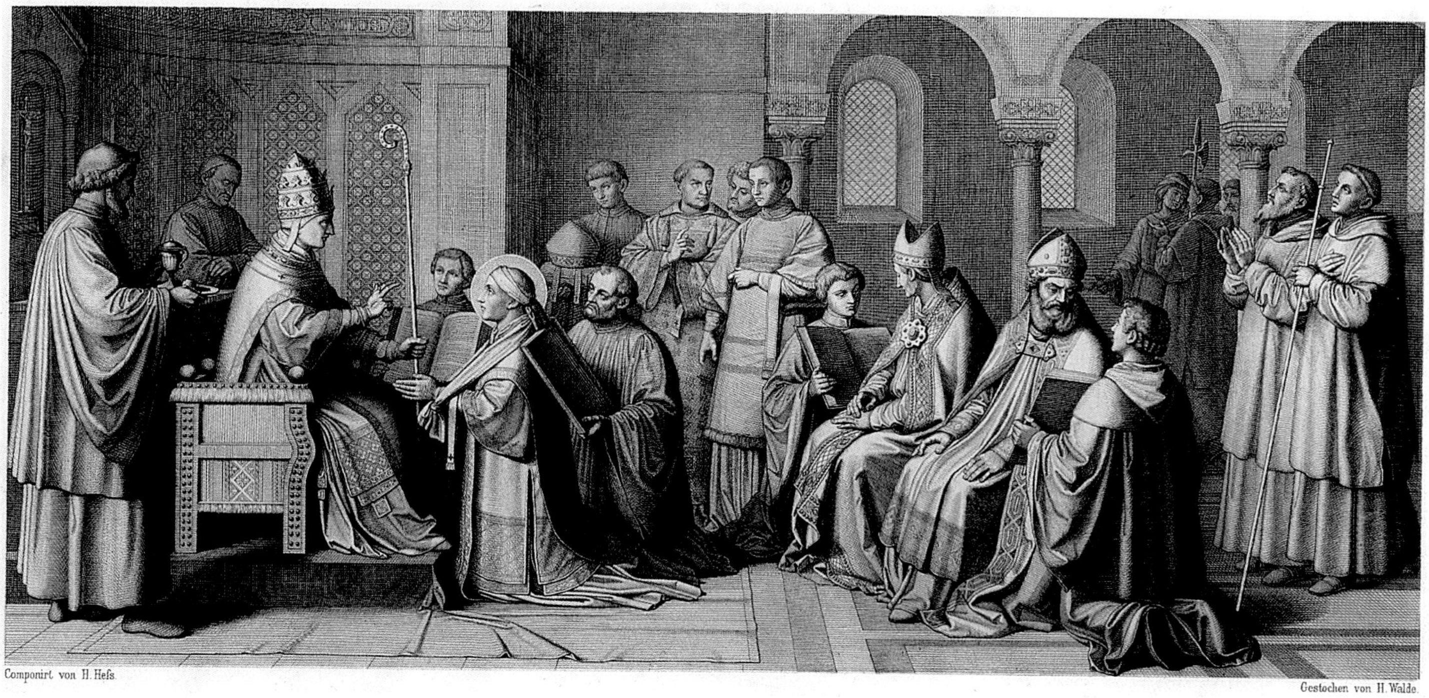

Bonifatius wird von Papst Gregor II. zum Bischof geweiht. Kupferstich, 31 x 54,2 cm, von H. Walde, nach einem Entwurf von H. Heß.

Ebenso wurde lange erörtert, welcher Art die Plätze waren, die Bonifatius als Sitze für die neuen Bischöfe auswählte, und wer für Erfurt als Bischof vorgesehen war. Denn Bonifatius verwendet in seinem Schreiben an den Papst für die drei Bischofssitze nicht das in der kirchlichen Terminologie übliche lat. Wort *civitas*, sondern bezeichnet sie als *castellum* (Würzburg), *oppidum* (Büraburg) und *locus, ... qui fuit iam olim urbs paganorum rusticorum* (Erfurt); und Papst Zacharias wies ihn in seiner Antwort 743 auf die kanonischen Vorschriften bezüglich der Eignung von Orten als Bischofssitze hin. Hieraus wurde immer wieder gefolgert, die Plätze seien im Sinne des Kirchenrechtes eigentlich nicht als Bischofssitze geeignet gewesen.

Dies trifft jedoch nicht zu. Zum einen lässt sich zeigen, dass die von Bonifatius verwandten Begriffe seit langem in der Terminologie der Kurie gleichbedeutend mit lat. *civitas* (Stadt) benutzt wurden, Bonifatius also keinesfalls den Papst durch seine Wortwahl absichtlich im Unklaren gelassen hat. Zweitens handelte es sich bei Büraburg – hier in Verbindung mit Geismar und Fritzlar –, Würzburg und Erfurt um Siedlungsplätze, die sich weit über die ländlichen Siedlungen der Zeit heraushoben und ihresgleichen in der näheren und weiteren Umgebung nicht hatten. Würzburg war schon seit dem späten 7. Jahrhundert als Sitz der Herzöge Heden hervorgetreten; in Verbindung auch mit den Ergebnissen der archäologischen Forschung besteht kein Zweifel, dass auch Büraburg und Erfurt die wirtschaftlich und wohl ebenso politisch zentralen Orte der Hessen und der Thüringer waren. Bei allen drei Plätzen handelte es sich in dieser Zeit um die tatsächlichen Mittelpunkte ihrer Landschaften, so wie es die antiken und später auch die mittelalterlichen Städte waren; im Falle von Erfurt sagt Bonifatius es selbst: *ein Ort, der seit langer Zeit eine Stadt der heidnischen Landleute war.*

Die Namen von zwei der drei neuen Bischöfe kennen wir: Für Würzburg weihte Bonifatius den Angelsachsen Burchard und für Büraburg den Angelsachsen Witta. Für Erfurt aber ist kein Name eines Bischofs überliefert. Doch weihte Bonifatius im nahen Sülzenbrücken (nordwestl. Arnstadt) in der Kirche des dortigen Priesters Wunibald dessen Bruder, den Angelsachsen

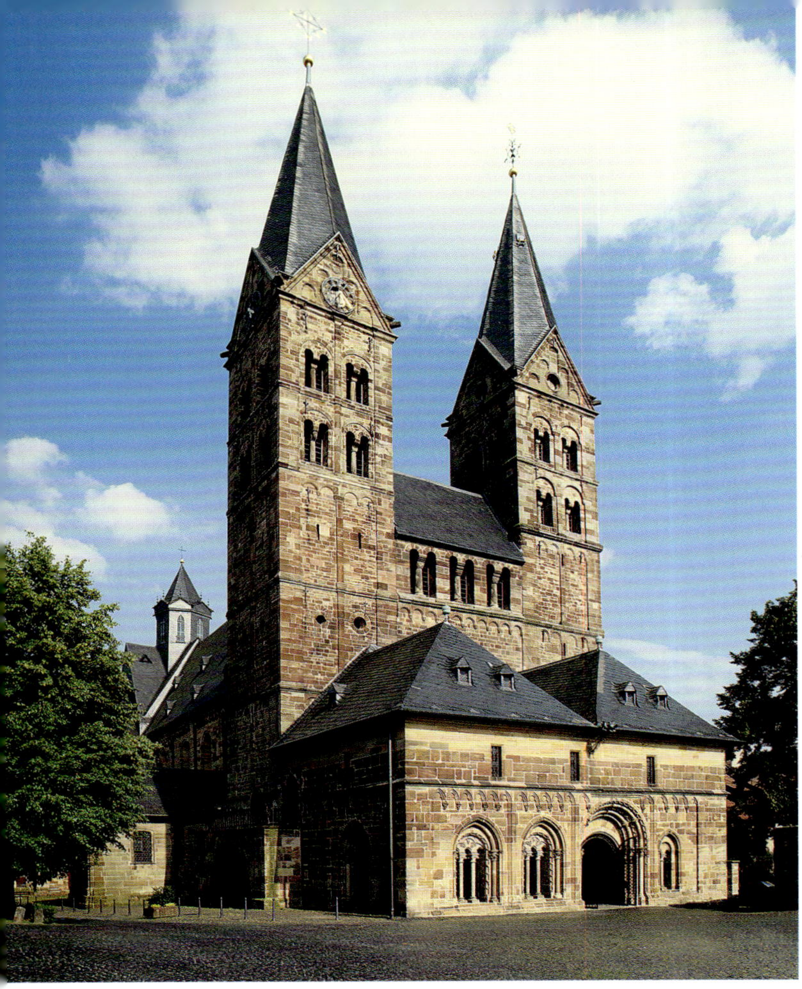

Bistums- und Klostergründungen waren ein zentraler Bestandteil der Missions- und Reformarbeit des hl. Bonifatius, der die Bistümer in Büraburg, Würzburg und Erfurt gründete und mit seinen angelsächsischen Gefährten Witta, Burkhard und Willibald besetzte. Papst Zacharias bestätigte die Bischofssitze, verwies aber darauf, dass die Orte und die Einwohnerzahlen von einer Größe sein sollten, dass sie Bischöfe zu haben verdienten. Die Befestigung Büraburg mit der vorbonifatianischen, wohl bereits um 700 errichteten St.-Brigida-Kirche (in Teilen noch im heutigen gotischen Bau erhalten! Abb. unten) liegt in Sichtweite zur ehemals größeren Siedlung Geismar (Donareiche) und zu dem heutigen Hauptort Fritzlar mit der Kirchengründung des hl. Bonifatius, dem heutigen sog. Dom (Abb. links). Die Siedlungen bildeten im 8. Jahrhundert ein Zentrum in ihrer Region, was gleichermaßen für Würzburg und Erfurt galt. Allerdings wurden Büraburg und Erfurt bald wieder aufgegeben, und Willibald leitete als Abt mit Bischofsweihe sein Kloster Eichstätt.

rechts: Im 19. Jahrhundert erneuerter gotischer Hochaltar des Eichstätter Domes mit den Darstellungen der hll. Willibald (2. von links der Schreinfiguren) und Wunibald (rechts außen) zu Seiten der Gottesmutter und Reliefs der Passion Christi (um 1485).

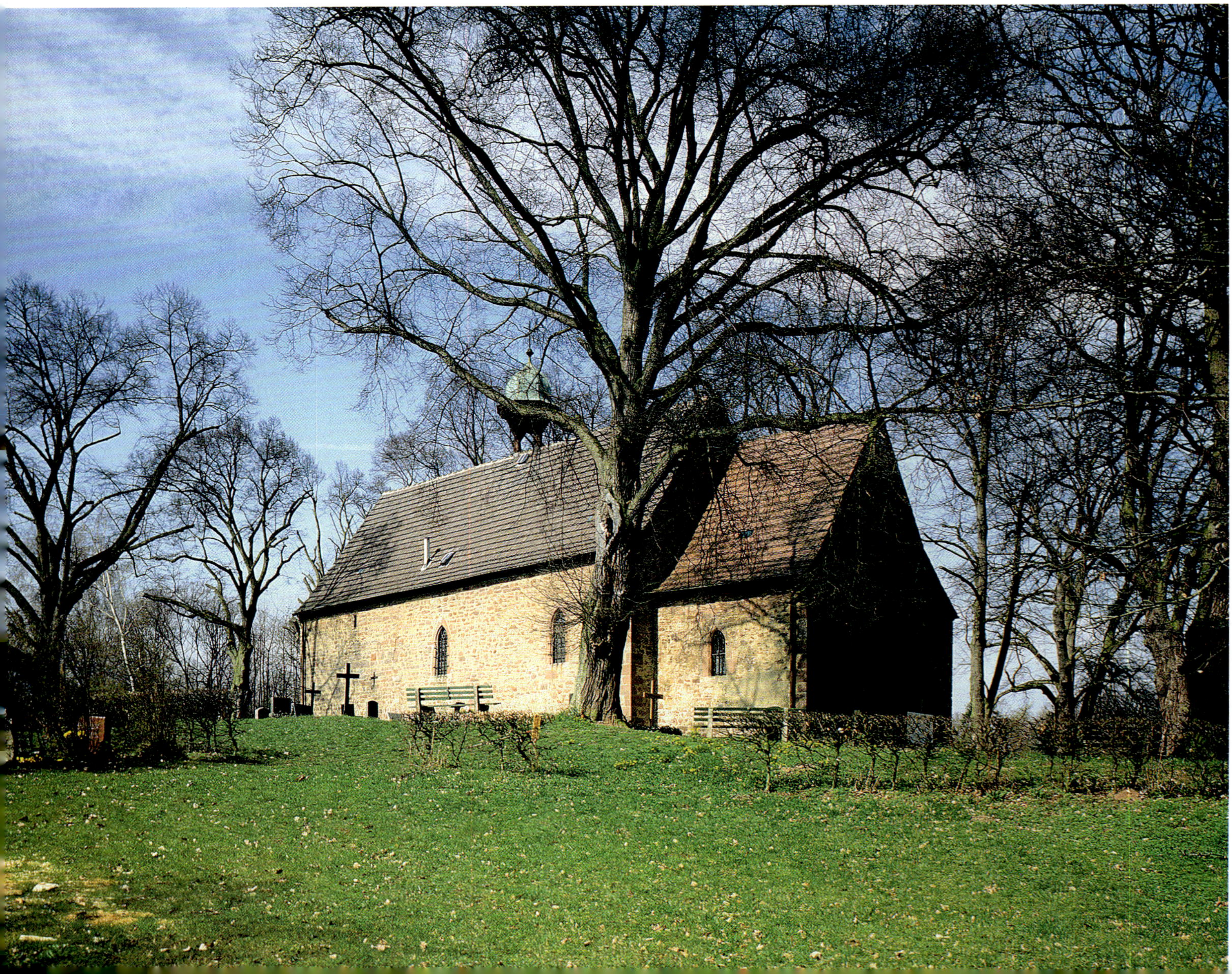

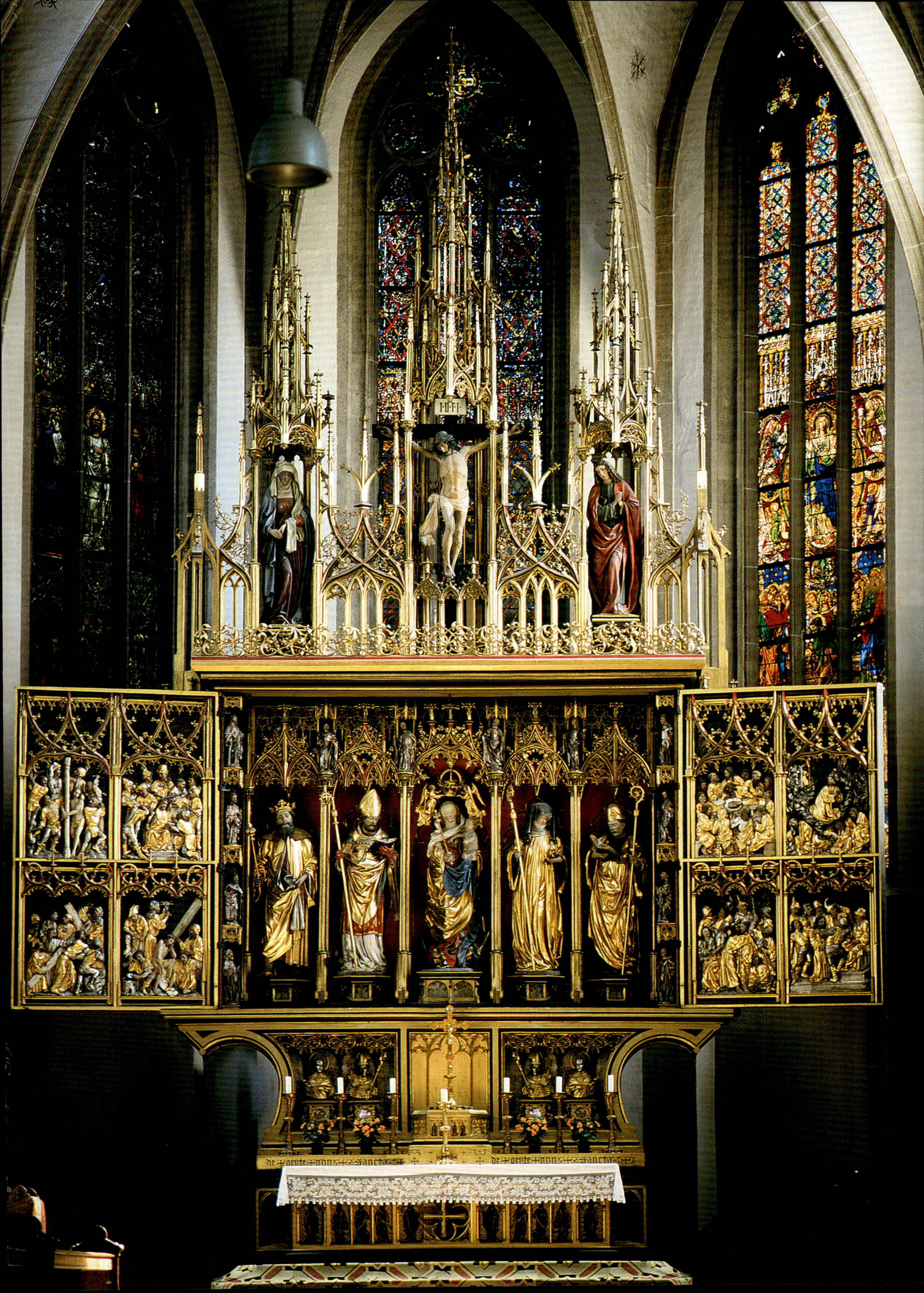

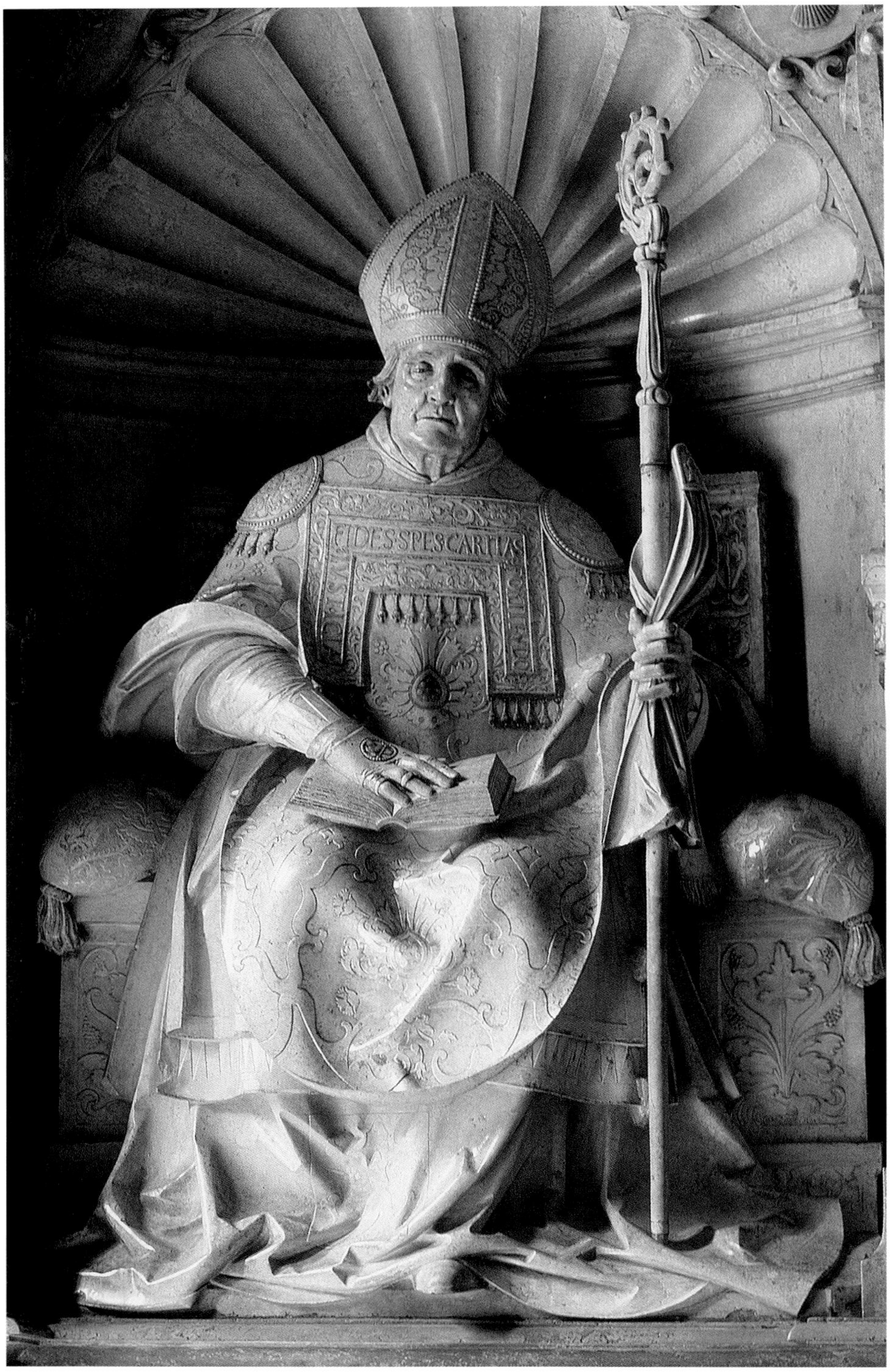

Hl. Willibald – erster Bischof von Eichstätt, Sitzfigur im baldachinförmigen Rokokoaltar, 1745 von Matthias Seybold geschaffen, im Dom zu Eichstätt.
Der um 700 in Wessex geborene Willibald lebte ab seinem 5. Lebensjahr im Benediktinerkloster Bishop's Waltham bei Southampton. 720 verließ er seine Heimat. Zunächst reiste er 720/21 mit seinem Vater Richard und seinem Bruder Wunibald nach Rom, wo er sich in klösterlicher Zucht übte. 723 pilgerte er ins Heilige Land und besuchte Jerusalem. Die Jahre 727–29 verbrachte er als Asket in Konstantinopel. 729 kehrte er nach Italien zurück und lebte bis 739 als Dekan und Pförtner im Kloster Monte Cassino. 739 beauftragte ihn Gregor III., seinen Verwandten Bonifatius bei der Mission im Fränkischen Reich zu unterstützen. 740 traf Willibald am bayerischen Herzogshof ein und wurde von Bonifatius nach Eichstätt entsandt, wo ihm der Adelige Suidger eine Kirche überließ. Dort wurde er von Bonifatius im Juli 740 zum Priester geweiht. 741 erhielt Willibald in Thüringen die Bischofsweihe (sicherlich im Hinblick auf das Bistum Erfurt), kehrte aber bald nach Eichstätt zurück. Er besuchte Reformsynoden, das „Concilium Germanicum" 742/43 und 762 die Synode von Attigny. 777 erhob er die Gebeine seines 761 in Heidenheim verstorbenen Bruders Wunibald. Willibald starb 787 und liegt als Patron Eichstätts im dortigen Dom begraben. Durch seine Vita, die Willibald der Heidenheimer Nonne Hugeburc seit dem 23. Juni 778 diktierte, und über die im Anschluss daran verfasste Doppelvita der Brüder Willibald und Wunibald sind wir über sein Leben besser informiert als über die anderen Heiligen seiner Zeit.

Willibald, ebenfalls zum Bischof. Willibald hatte kurz vorher damit begonnen, in Eichstätt im bayerischen Nordgau ein Kloster zu errichten, und war von Bonifatius nach Thüringen gerufen worden. Er steht zwar in Eichstätt an der Spitze der dortigen Bischofsreihe; doch wurde wiederholt vermutet, er sei ursprünglich für Erfurt vorgesehen gewesen. Diese Annahme dürfte richtig sein. Dass Willibald gleichzeitig neben seinem Bischofsamt ein Kloster leiten würde, war bei den Angelsachsen dieser Zeit nichts Ungewöhnliches. Schon Erzbischof Willibrord mit Sitz in Utrecht führte zugleich als Abt das weit entfernte Kloster Echternach (Luxemburg); Bonifatius gründete für sich neben seinen anderen Aufgaben das Kloster Fulda und war sozusagen sein Oberabt;

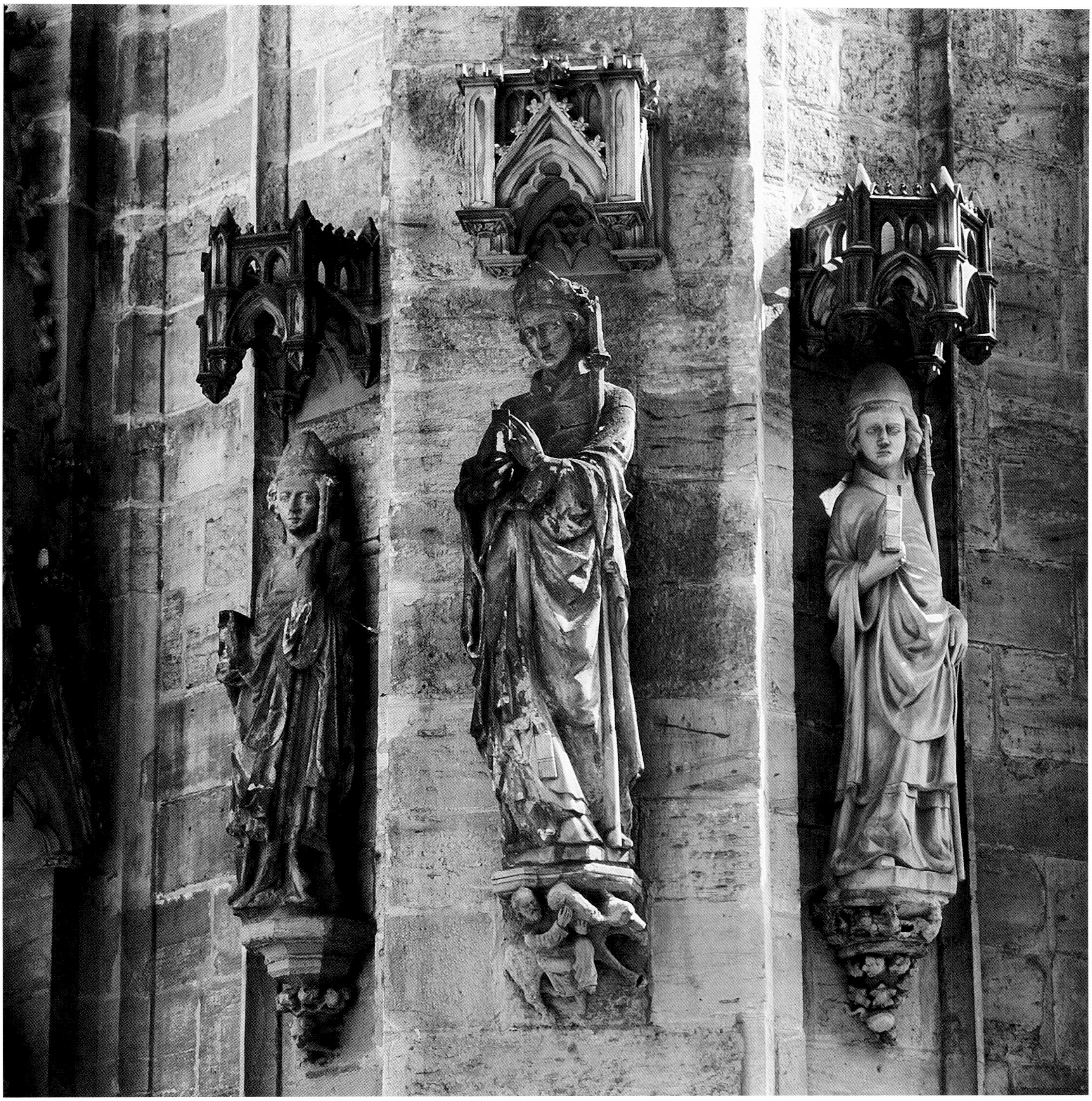

Skulpturen des hl. Bonifatius und seiner Weggefährten Adolar (links) und Eoban (rechts) am Triangel (um 1330) des Erfurter Doms. Das Bistum Erfurt wurde 741/42 von Bonifatius gegründet, nachdem dieser bereits auf seiner ersten Missionsreise nach Thüringen, im Jahre 725, hier eine Kirche gegründet hatte. Adolar und Eoban waren Schüler des hl. Bonifatius und wurden mit ihm in der Nähe von Dokkum 754 ermordet.

ebenso errichtete sein Schüler und Mainzer Nachfolger Lul nach 765 für sich das Kloster Hersfeld, das er als Abt in Personalunion mit dem Bistum Mainz leitete. So stand dann Willibald, als endgültig für ihn in Erfurt kein Platz als Bischof mehr war, künftig seinem Kloster Eichstätt als Abt mit Bischofsweihe vor. Zum Bischofssitz im eigentlichen Sinne wurde Eichstätt erst rd. 20 Jahre später.

Die beiden Bistümer Erfurt für die Thüringer und Büraburg für die Hessen hatten keinen Bestand, anders als das Bistum Würzburg. Nach der Gründung der drei Bistümer widmete sich Bonifatius als päpstlicher Legat in den folgenden Jahren vor allem der inneren Reform und dem Neuaufbau der fränkischen

Reichskirche. In ihrem Verlauf erhielt er 746/747 den vakanten, aus der Römerzeit stammenden Bischofssitz Mainz. Sehr wahrscheinlich noch er selbst hat bald darauf die jungen Bistümer Büraburg und Erfurt wieder aufgehoben und sie und damit sein früheres mitteldeutsches Arbeitsfeld seinem traditionsreichen rheinischen Bistum Mainz angegliedert. Seither erstreckte sich die mittelalterliche und frühneuzeitliche Diözese der Mainzer Erzbischöfe bis zum Ende des Alten Reiches durch Hessen und Thüringen bis zur Saale.

Mit der Errichtung der drei sog. mitteldeutschen Bistümer hatte Bonifatius in seinem Arbeitsfeld die Mission und den Aufbau der ersten Kirchenorganisation zu einem vorläufigen Abschluss gebracht. Jetzt schritt er zur Gründung des Klosters Fulda als dauerhaftes geistlich-geistiges Zentrum inmitten der drei neuen Bistümer. Damit kehrte Bonifatius zugleich, wie gesagt, zu seinem „ersten Leben" als Mönch zurück. Gleichwohl

Kreuzreliquiar (Vortragekreuz), Silber, vergoldet, 40 x 13,5 cm, Erfurt, Dom St. Marien.
Im Kreuz sind in verschiedenen Kapseln Reliquien eingefügt, darunter eine Rippe des hl. Bonifatius, die im Oktober 1319 vom Kloster Fulda geschenkt worden war, der Zahn des hl. Adolar, der sich von seinem Haupt gelöst haben soll, als Adolars und Eobans Gebeine am Weihetag der St. Marienkirche von Erfurt 1451 getragen wurden. Die in Vergessenheit geratenen Gräber der Märtyrer Adolar und Eoban waren während der Bauarbeiten am romanischen Dom im 12. Jahrhundert wiederentdeckt worden.

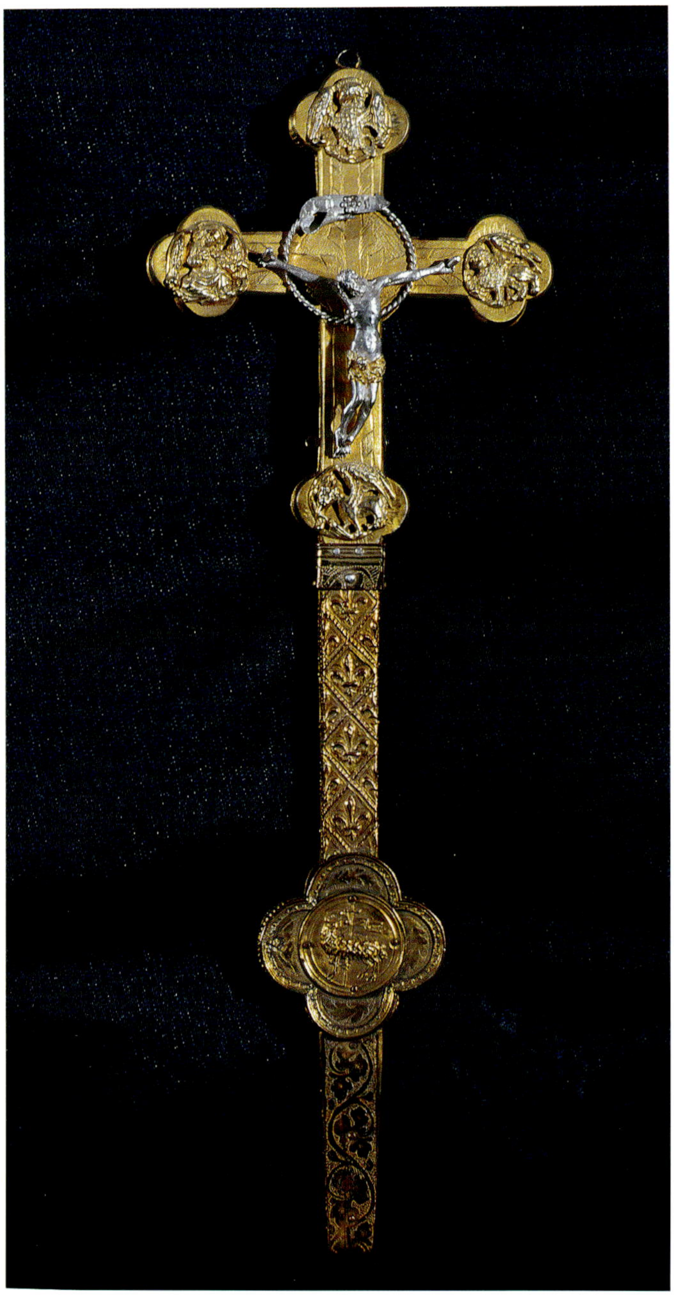

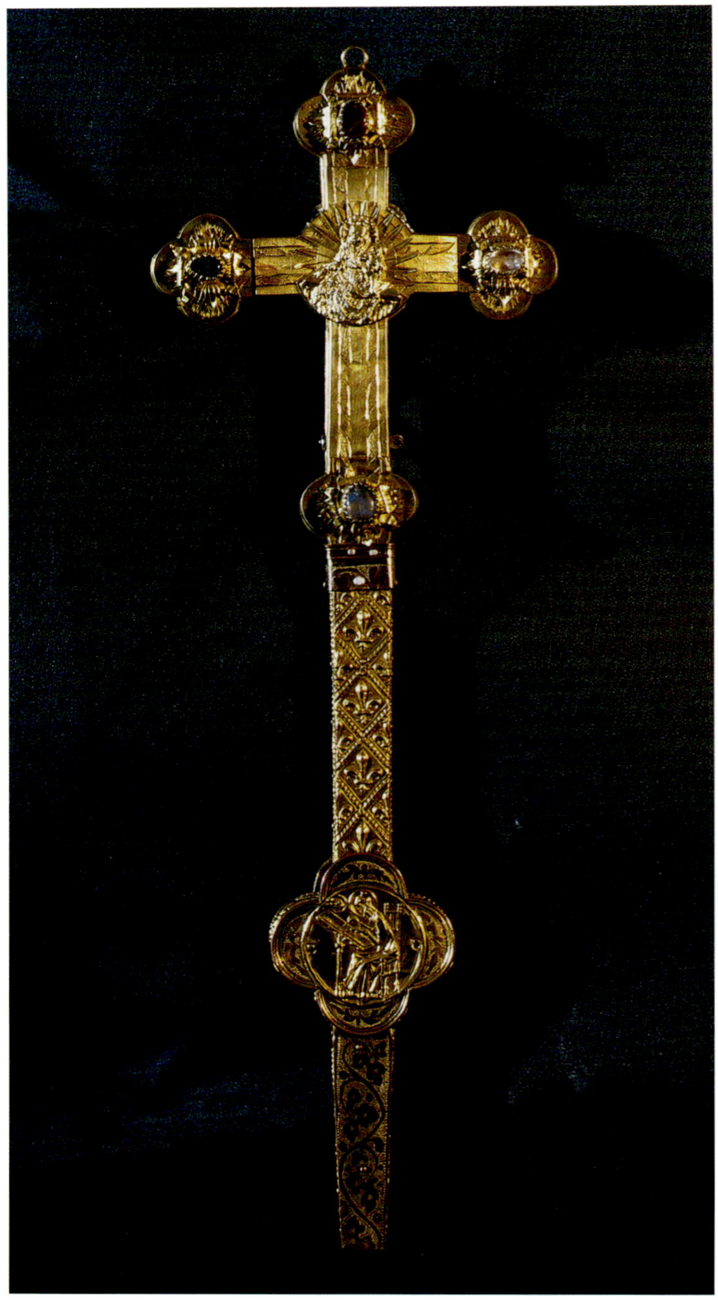

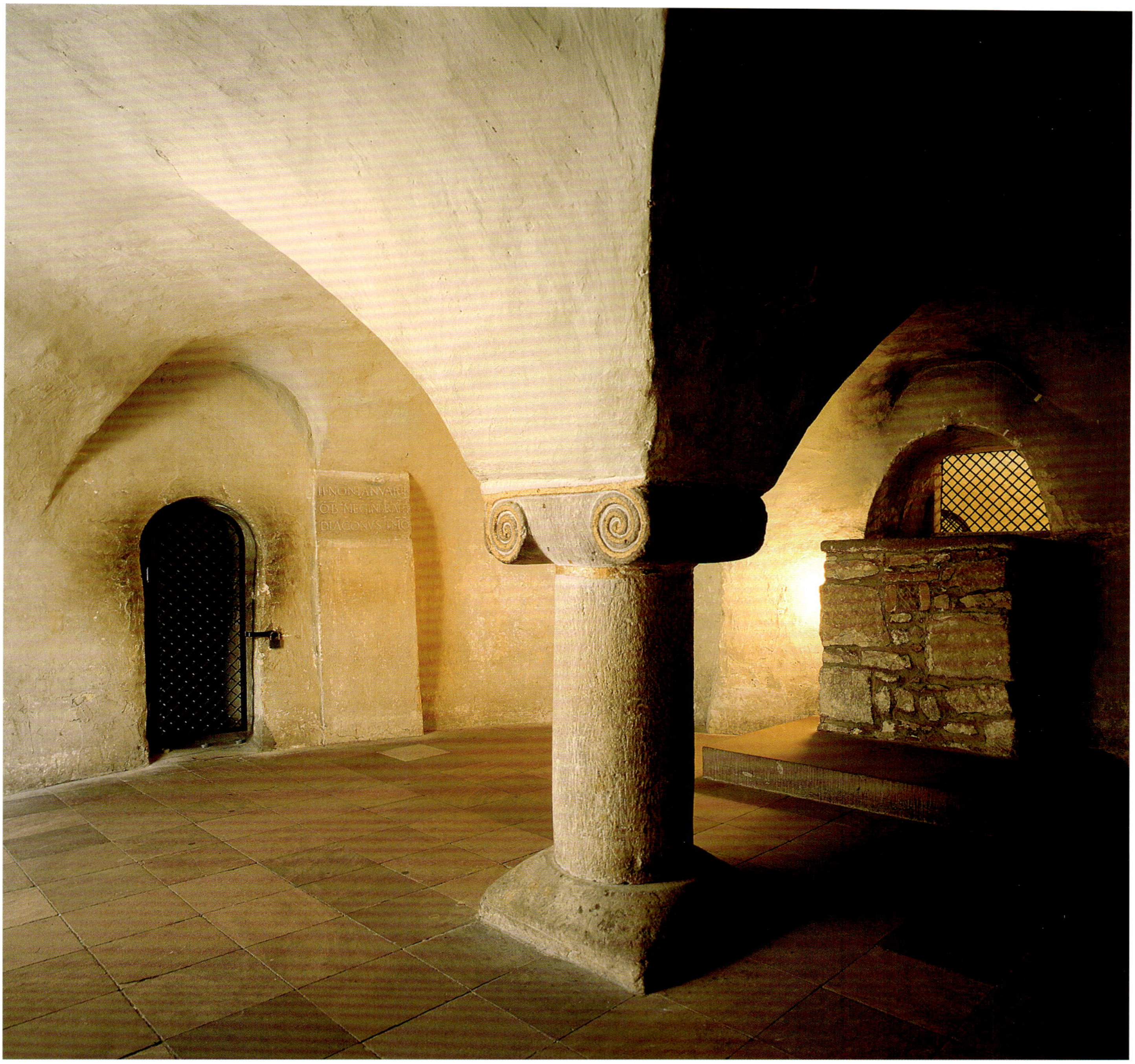

Krypta der Michaelskirche in Fulda, 819–822 als Begräbniskirche des Klosters Fulda unter Abt Eigil erbaut. Die Krypta blieb bis heute, abgesehen von einigen Trennwänden, fast unverändert erhalten. Das flache Kapitell der Säule mit der ungewöhnlichen Volute ist zweitverwendet und dürfte aus der ersten Klosterkirche stammen, die unter Bonifatius und Sturmi errichtet wurde. Ein weiteres Kapitell in gleichen Formen wurde ergraben und befindet sich heute im Fuldaer Dommuseum (s. Abb. Seite 81).

lebte er künftig nicht in Fulda, sondern suchte sein Kloster nur immer wieder zu kürzeren oder längeren Aufenthalten auf. Der Platz von Bonifatius' Klostergründung tritt schon durch seine zentrale Lage den drei anderen zentralen Orten Büraburg, Erfurt und Würzburg, an denen Bonifatius soeben die neuen Bischofssitze errichtet hatte, gleichrangig an die Seite.

Freilich war Fulda nicht die erste Gründung einer geistlichen Gemeinschaft durch Bonifatius. Zum einen sind drei Frauenklöster in Mainfranken zu nennen. Nach späterer Überlieferung gründete er in Tauberbischofsheim eine Niederlassung geistlicher Frauen und übergab sie seiner Verwandten Lioba zur Leitung; eine ähnliche, schon bestehende Einrichtung übernahm er in Kitzingen und wohl eine weitere in Ochsenfurt. Vor allem aber hat sich seit langem eingebürgert, die von Bonifatius im Zuge der Missionsarbeit bei den Hessen und den Thüringern erst in Amöneburg, dann in Fritzlar und schießlich in Ohrdruf geschaffenen Niederlassungen als Klöster zu bezeichnen. Doch als Bonifatius 743/744 die Gründung des Klosters Fulda vorbereitete, erklärte er nach dem eingangs zitierten Bericht des Fuldaer Mönchs Eigil gegenüber dem fränkischen Hausmeier Karlmann, er wolle in dessen östlichen Reichsteil das Leben der Mönche einrichten und ein Kloster gründen, was vor ihm niemand unternommen habe. Offensichtlich sah man im Kloster Fulda des späten 8. Jahrhunderts die älteren Gründungen des Bonifatius nicht als Klöster im benediktinischen Sinne an. Die für sie in den Quellen verwandten Begriffe – *monasterium, coenobium, congregatio* – lassen keine eindeutige Aussage zu, da sie im 8. Jahrhundert und auch später für unterschiedlich verfasste Einrichtungen begegnen.

Wie die Nachrichten v. a. über Fritzlar erkennen lassen, handelte es sich in der Tat nicht um Klöster im benediktinischen Sinne, sondern um Klerikergemeinschaften bei einer Kirche, wie sie seit langem im merowingischen Frankenreich üblich waren. Sie umfassten sowohl Weltgeistliche als auch – in der Missionszeit – Mönche, mit eigener Regel oder Satzung für ihr Zusammenleben und einem Abt als Leiter. Ihre Aufgabe war es, den Gottesdienst und die Seelsorge für die schon Bekehrten im Lande zu versehen, den christlichen Glauben weiter zu verbreiten und neue Kirchen zu versorgen, ggf. auch zu errichten, sowie nicht zuletzt den erforderlichen Nachwuchs an Geistlichen heranzubilden. Sie dienten also als Stützpunkte und Rückhalt für die missionarische und organisatorische Arbeit im Lande. Deutlich wird aber auch, dass Bonifatius sich bemühte, die Gemeinschaften dieser Zellen nach dem Vorbild von Klostergemeinschaften weiterzubilden; wieweit ihm dies gelungen ist, muss freilich dahingestellt bleiben.

Das Kloster Fulda gründete Bonifatius nach dem zu seiner Zeit geltenden Recht als Eigenkloster. Der Eigenklosterherr, nicht nur Kleriker, sondern selbst Mönch und früher schon einmal Abt, behielt sich die Leitung seines neuen Klosters im Sinne des benediktinischen Abtes vor und beauftragte seinen Schüler und Helfer Sturmi mit seiner ständigen Vertretung – erst nach dem Tode des Bonifatius wird Sturmi in den Quellen als Abt bezeichnet. Auch weiterhin traf Bonifatius alle, auch das innere Klosterleben berührenden Entscheidungen selbst.

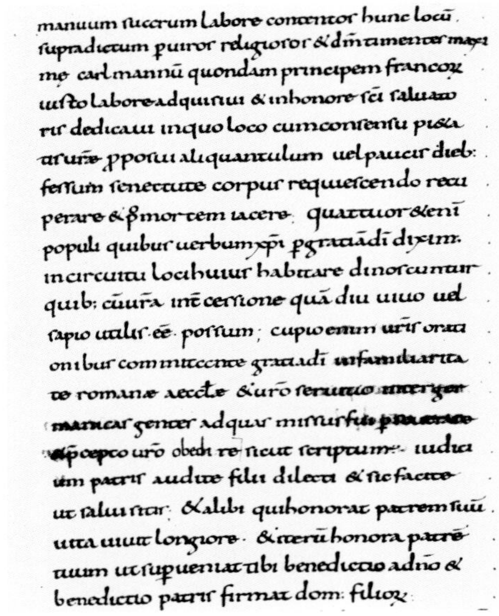
manuum suorum labore contentos hunc locū
supradictum p uiros religiosos & d̄m timentes maxi
me carlmannū quondam principem francorum
iusto labore adquisiui & in honore s̄ci saluato
ris dedicaui in quo loco cum consensu pieta
tis u̅r̅ae pposui aliquantulum uel paucis dieb:
fessum senectute corpus requiescendo recu
perare & p̄ mortem iacere. quattuor enī
populi quibus uerbum xp̄i p gratiā d̄i diximus.
in circuitu loci huius habitare dinoscuntur.
quib: cū u̅r̅a int̄cessione quā diu uiuo uel
sapio utilis ēē possum; cupio enim u̅r̅is orati
onibus comitante gratia d̄i in familiarita
te romanae aecc̄lae & u̅r̅o seruitio inter ger
manicas gentes ad quas missus fui pseuerare
& p̄cepto u̅r̅o obedire sicut scriptum ē. iudici
um patris audite filii dilecti & sic facite
ut salui sitis; & alibi qui honorat patrem suū
uita uiuet longiore. & iterū honora patrē
tuum ut superueniat tibi benedictio a d̄n̄o &
benedictio patris firmat dom: filior̄.

Brief des Bonifatius an Papst Zacharias aus dem Jahr 751 über die Gründung des Klosters Fulda. München, Bayerische Staatsbibliothek, Clm 8112, fol. 49r.
Bonifatius berichtet nicht nur über die Gründung von Fulda, sondern legt auch fest, dass er dort einmal beigesetzt werden möchte.

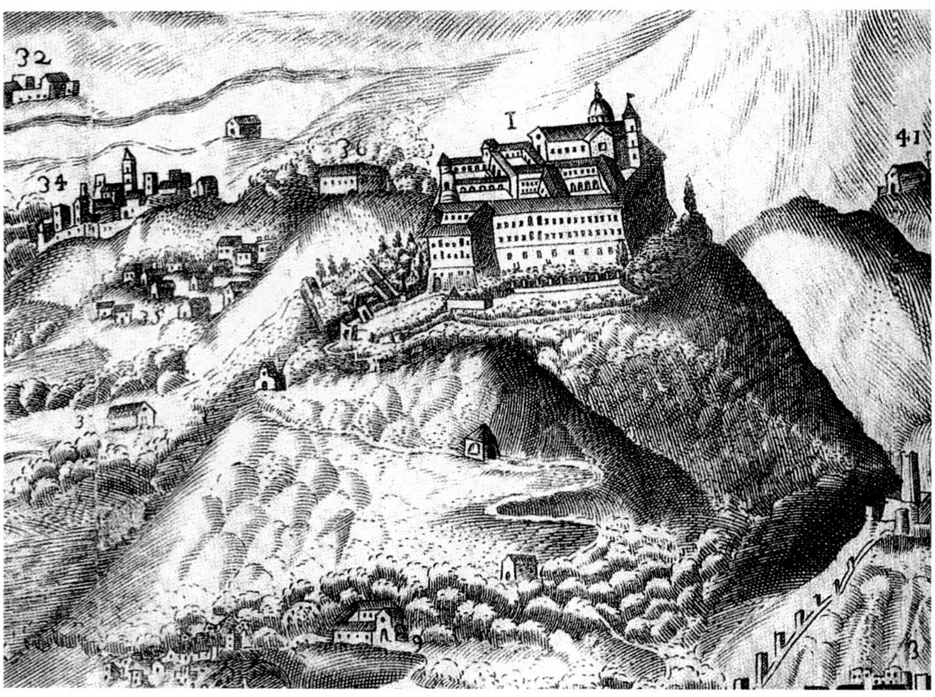

links: Monte Cassino, Benediktinerkloster, Detail aus einem barocken Stich, der die abgeschiedene Lage der Klosteranlage auf dem Gipfel eines hoch aufragenden und schwer zugänglichen steilen Berges veranschaulicht.

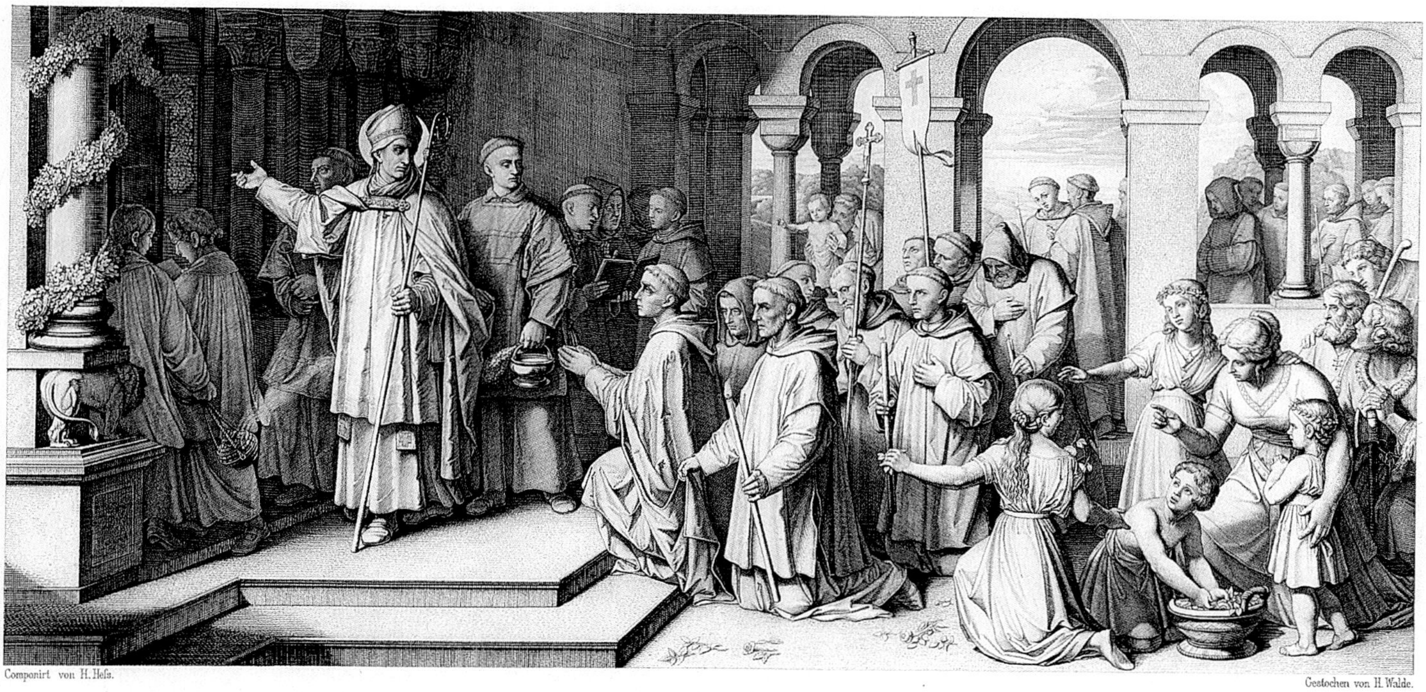

Bonifatius weiht die Klosterkirche in Fulda. Kupferstich, 35,3 x 54,2 cm, von H. Walde, nach einem Entwurf von H. Heß.

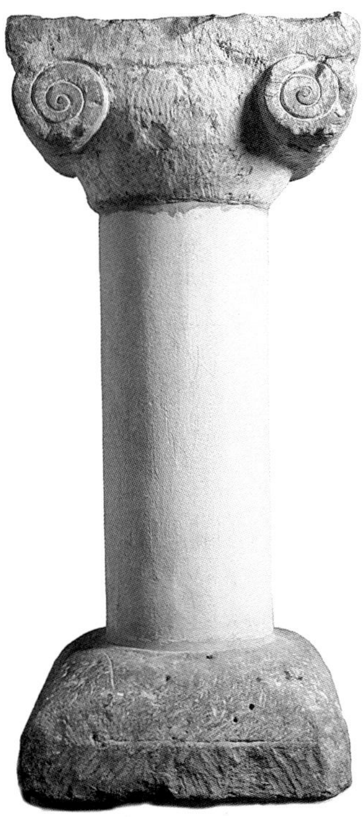

Kapitell und Basis, nach 744, Dommuseum Fulda. Es stammt vermutlich – wie die Säule in der Krypta von St. Michael in Fulda – aus der ersten Klosterkirche.

Insbesondere führte er sogleich als Lebensgrundlage der Mönche die Regel des hl. Benedikt ein, und er machte selbst die Mönche mit ihr bekannt. Als diese den Wunsch äußerten, die *conversatio regularis* (die klösterliche Lebensweise) bei anderen Konventen genauer kennenzulernen, entsandte er im Jahre 747 Sturmi mit zwei Begleitern nach Italien, besonders nach Rom und Monte Cassino, das als Ursprung und besonderer Hort des Benediktinertums galt. Nach ihrer Rückkehr genehmigte Bonifatius die ihm vorgeschlagenen monastischen Lebensformen, also die *consuetudines*, wie später gesagt würde, und zwar in ihrer damaligen Form des Klosters Monte Cassino. Auch wenn die Frage, inwieweit die Verfassung und die tägliche Praxis des zunächst betont asketischen frühen Fuldaer Konventes den Vorschriften der Benediktsregel tatsächlich entsprachen, hier nicht erörtert sei, stellte jedenfalls Bonifatius gegenüber Papst Zacharias im Jahre 751 fest, dass die Mönche in seinem Kloster *nach der Regel des hl. Vaters Benedikt leben* (*sub regula sancti patris Benedicti viventes*). Dem entspricht, dass Bonifatius auch die Gebetsverbrüderung seines Klosters mit dem Konvent von Monte Cassino anstrebte.

Mit dem erwähnten Schreiben von 751 an Papst Zacharias erbat sich Bonifatius für sein Kloster Fulda ein besonderes Privileg, das dieser ihm und durch ihn den künftigen Äbten auch gewährte. Wie erbeten, entzog der Papst das Kloster der Gerichtsbarkeit jeder anderen Kirche und unterstellte es der Gerichtsbarkeit der römischen Kirche unmittelbar; kein Geistlicher außer dem apostolischen Stuhl dürfe im Kloster irgendeine Herrschaft ausüben, ja nicht einmal ohne Einladung des Abtes eine Messe zelebrieren. Diese sog. Exemtion bedeutete zum einen den Ausschluss jeder ordentlichen bischöflichen Amtsgewalt über die Abtei und damit den Ausschluss des zuständigen Diözesanbischofs, also v. a. des Bischofs von Würzburg, in dessen Diözese Fulda lag, und zum anderen die unmittelbare Unterstellung der Abtei unter den apostolischen Stuhl. Jedoch von einer Aufnahme in den päpstlichen Schutz, die hierin bisweilen gesehen wird, ist nicht die Rede; er trat erst am Ende des 9. und im 10. Jahrhundert vorübergehend hinzu.

Nach dem norditalienischen Kloster Bobbio, das eine gleichartige Exemtion bereits 628 erhalten hatte, wurde 751 Fulda als zweitem Kloster überhaupt

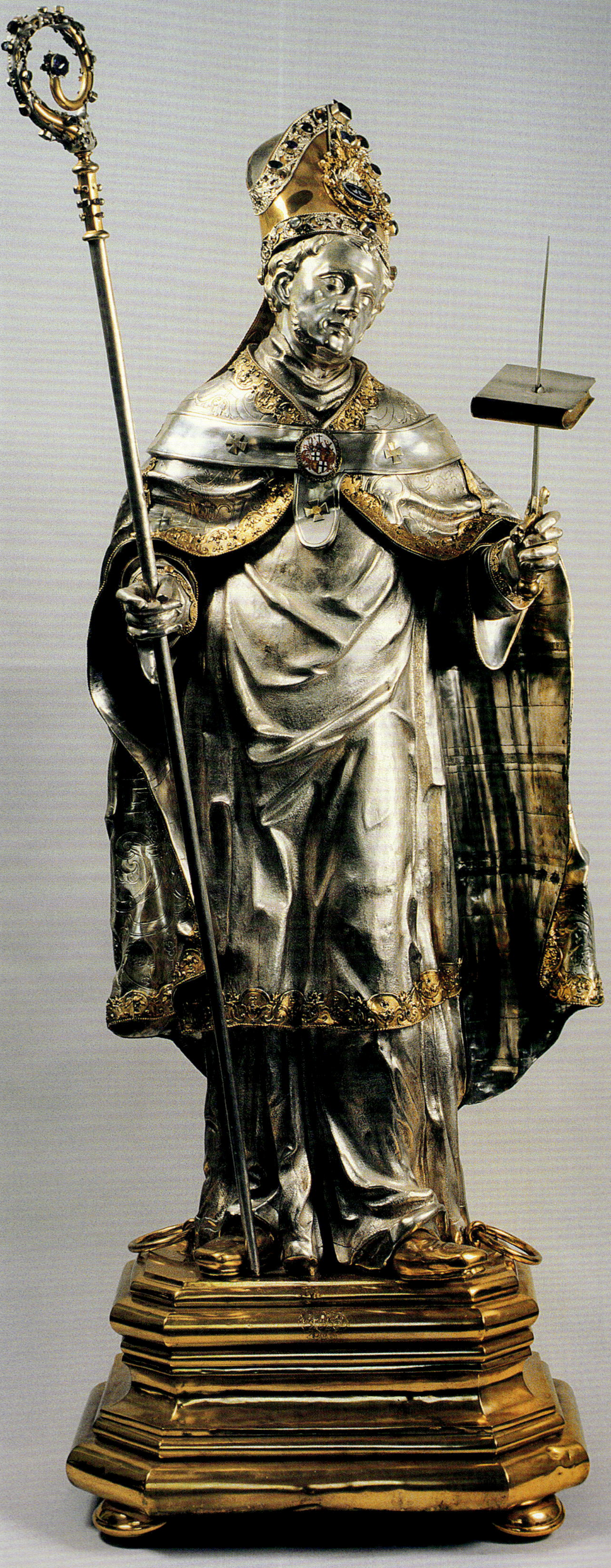

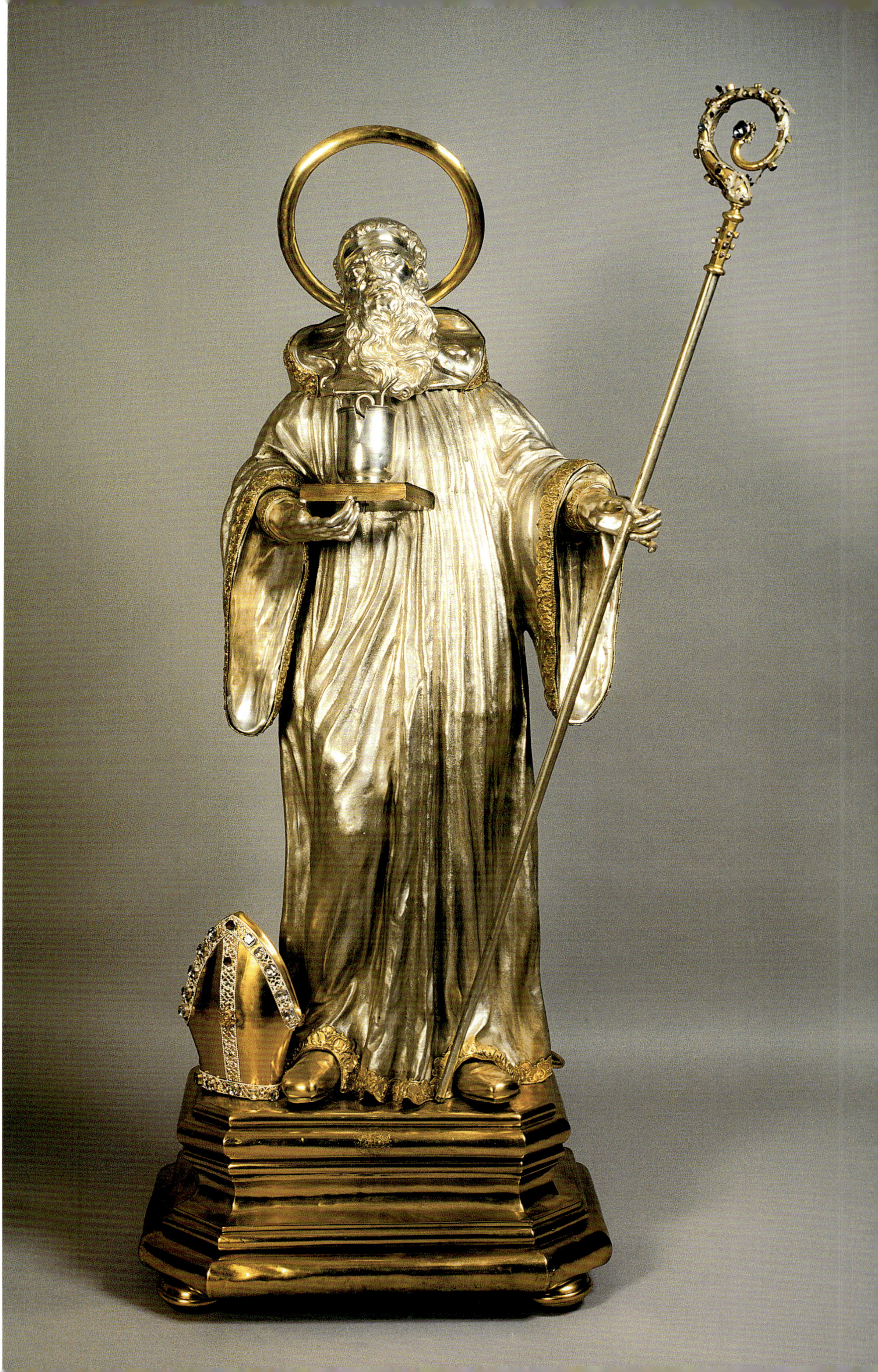

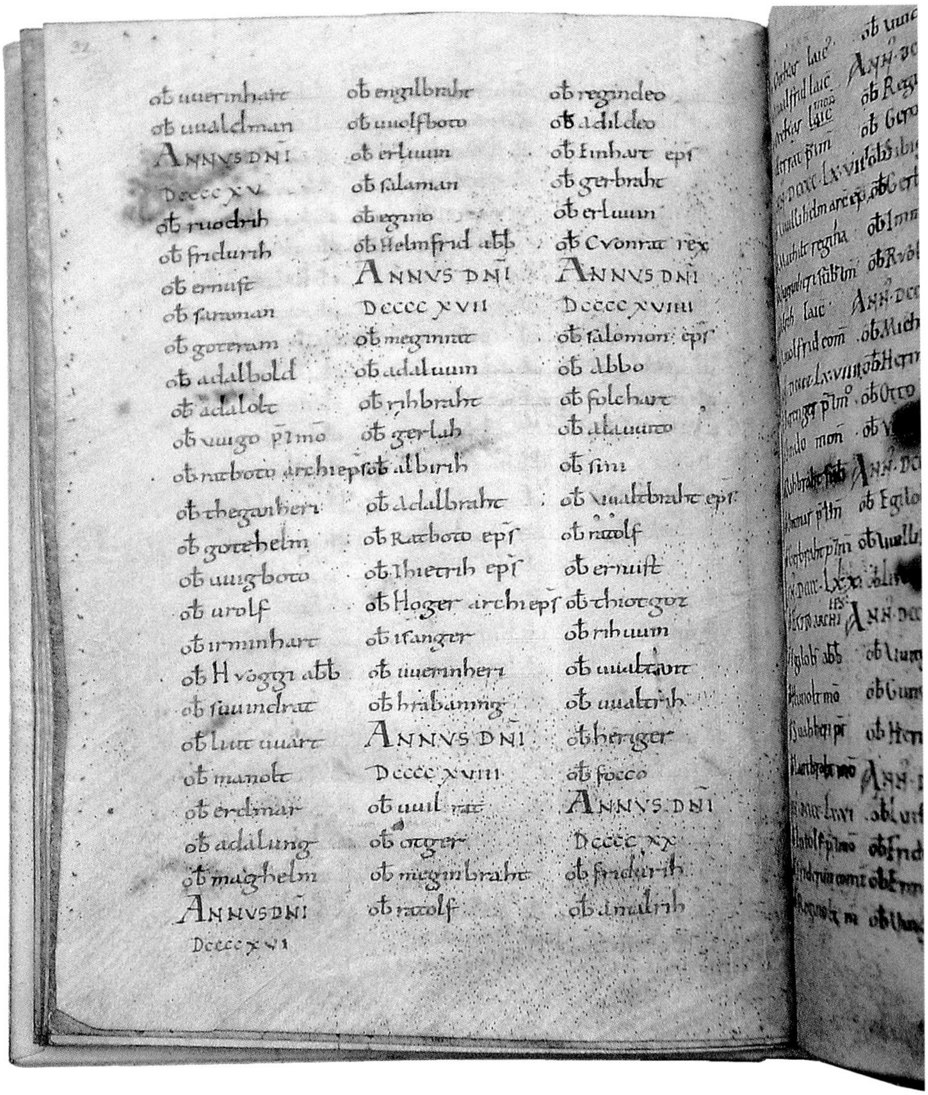

S. 82 und 83:
Silberfiguren der hll. Bonifatius und Benedikt, Teil des sog. „Silbernen Altars", der an besonderen Feiertagen den Hochaltar des Fuldaer Doms schmückt.
Bonifatius ist als Erzbischof mit Pallium dargestellt (1716, von Johannes Zeckel aus Augsburg, Silber, getrieben, vergoldet, aufgesetzte Steine, Perlen, Gemme und Email). Die festliche Wirkung des Silbers in seinen differenzierten Oberflächenbearbeitungen war in der lichten Architektur des Barock besonders beliebt.
Das Pendant zu Bonifatius bildet die Silberfigur des hl. Benedikt von Nursia (1719), gleichfalls bei Zeckel entstanden. Der Gründer des Benediktinerordens genoss auch im Kloster Fulda besondere Verehrung.

Fuldaer Totenannalen, Fulda, 9. und 10. Jahrhundert, Pergament, 32 Blätter, 22,5 x 16,5 cm, Fulda, Hochschul- und Landesbibliothek Fulda, Hs. B 1.

Fulda ist das einzige Kloster, aus dem umfangreiche Totenannalen des frühen Mittelalters (ab 779) überliefert sind, d. h. Listen, in denen die verstorbenen Mönche und Verbrüderten des Klosters nicht gruppenweise, sondern annalistisch entsprechend ihrem Sterbedatum unter dem betreffenden Jahr eingetragen wurden.

und als erstem im Frankenreich eine derart umfassende kirchliche Exemtion verliehen – als nächstes und für lange Zeit einziges folgte 757 das Königskloster St. Denis (bei Paris). So nimmt denn auch das Zachariasprivileg in der kirchlichen Verfassungsgeschichte einen besonderen Rang ein. Mit dieser unmittelbaren Unterstellung Fuldas unter den apostolischen Stuhl hatte Bonifatius zugleich auf sein Kloster dieselbe einzigartige Bindung an Rom übertragen, die er selbst seit Beginn seiner Missionstätigkeit gepflegt hatte.

Mit der Einführung der Benediktsregel in Fulda entsprach Bonifatius den Beschlüssen des sog. Concilium Germanicum, das der Klostergründung vorausgegangen war (vermutlich 742), und auch den folgenden Reformsynoden des Frankenreichs. Sie schrieben unter seinem bestimmenden Einfluss den Mönchen und Nonnen im Frankenreich verbindlich vor, künftig nur nach dieser Regel zu leben – und nicht mehr nach einer der zahlreichen anderen in Gebrauch befindlichen Klosterordnungen. Hier, in seinem eigenen Kloster, gedachte Bonifatius seine Vorstellungen vom Klosterleben beispielhaft zu verwirklichen. In diesem Sinne ist es auch zu verstehen, wenn Eigil in seiner Vita Sturmi Bonifatius gegenüber Karlmann erklären lässt, niemand vor ihm habe in dessen östlichen Reichsteil unter-

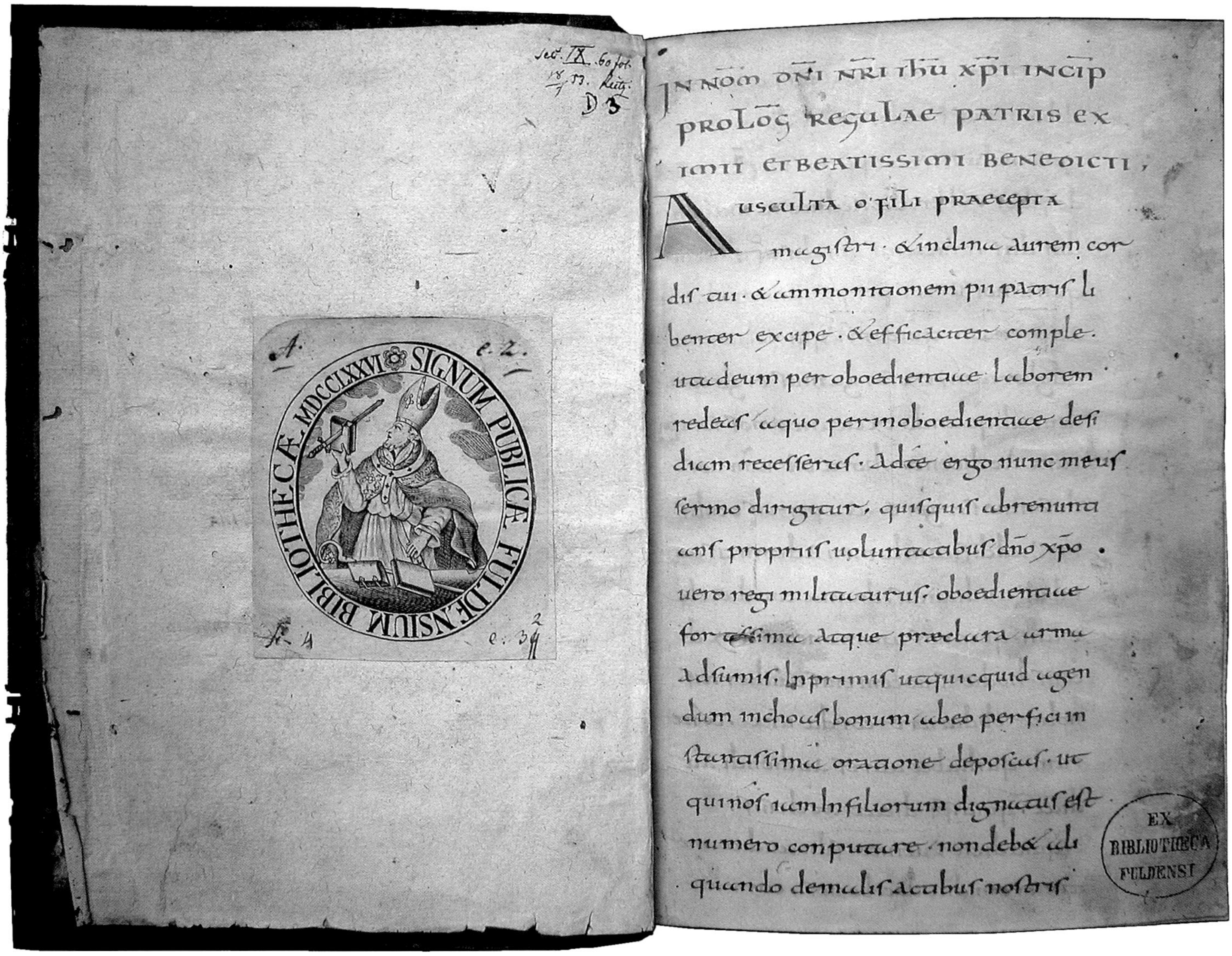

Regula s. Benedicti (hier Prolog), Fulda, Hochschul- und Landesbibliothek Fulda, Hs. D3, fol. 1, 2. Viertel 9. Jh., Pergament, Fulda.

Die Regula Benedicti wurde von Benedikt von Nursia (um 480–547) verfasst, als er um 530 ein Kloster auf dem Monte Cassino gründete. Aufbauend auf Texten der Bibel, regelt sie in 73 Kapiteln bis in Details das Leben der Mönche, legt Gebetszeiten fest, beschreibt die innere Organisation des Klosters, sein Verhältnis zur Welt, die Pflichten der Mönche und die Stellung des Abtes. Die Regula Benedicti wurde von Bonifatius in dem Musterkloster Fulda eingeführt.

nommen, das Leben der Mönche einzurichten und ein Kloster zu gründen. Insoweit kam dem neuen Kloster in der Buchonia ein wichtiger Platz auch in Bonifatius' Maßnahmen zur Reform der fränkischen Kirche zu.

Die Reform kirchlicher Zustände betrieb Bonifatius schon seit seinen Anfängen auf dem Festland. So erfahren wir schon zu Beginn seiner – eigentlich missionarischen – Arbeit bei den Hessen im Jahre 721, dass er in der fränkischen Festung Amöneburg zwar Christen antraf, die aber ein recht verwildertes Christentum pflegten. Sie führte er zum rechten Glauben zurück. Ähnliches gilt für die Hessen in ihrem Kernland um Fritzlar und besonders für die Thüringer, denen beiden das Christentum nicht mehr unbekannt war, aber eben auch weithin mehr oder weniger barbarisiert und von heidnischen Riten durchsetzt. Immerhin hatte es bei den Thüringern schon so weit Fuß gefasst, dass der Papst ihren Großen Empfehlungsschreiben senden konnte. Schon 722 hatte Papst Gregor II. ein solches an eine Reihe christlicher thüringischer Großer gerichtet, deren Namen ihm Bonifatius genannt hatte. Und als Bonifatius sich wohl Anfang 725 nach Thüringen wandte, empfahl ihn der Papst noch einmal dem Volk der Thüringer und gab diesem besonders auf, sich nicht nur taufen zu lassen, sondern auch Bonifatius als seinem Bischof in allem zu gehorchen, ihm *ein Haus zum Wohnen* zu errichten und Kirchen zu gründen. Offensichtlich sollten hier über die Mission und die Rückführung zum rechten Christentum hinaus bereits die ersten Anfänge einer kirchlichen Organisation mit einem festen Amtssitz für den Bischof geschaffen werden.

Auch traf Bonifatius, wie sein Schriftwechsel mit dem Papst erkennen lässt, bereits einen thüringischen Klerus an. Er war jedoch zu einem erheblichen Teil sittlich verwildert oder von heidnischen Vorstellungen angegriffen, missachtete die kanonischen Vorschriften und weigerte sich in Teilen auch zunächst, die Autorität des Bonifatius anzuerkennen. Daneben gab es eine besondere Gruppe von Geistlichen, von denen vier, die Willibald in seiner Bonifatius-Biographie namentlich nennt, *einen gewaltigen Widerstand gegen den Mann Gottes erregten*. Lange Zeit war ihre Identität in der Forschung umstritten, doch gilt es jetzt als sicher, dass es sich um Angelsachsen aus dem Umkreis des Erzbischofs Willibrord handelte; sie dürften mit ihm während seiner vorübergehenden Tätigkeit 718/719 nach Thüringen gekommen und dort zurückgeblieben sein, als Willibrord sich wieder nach Friesland gewandt hatte. Sie stellten sich nun gegen Bonifatius, doch konnte er ihren Widerstand rasch überwinden; sie wurden als ketzerische Volksverführer des Landes verwiesen.

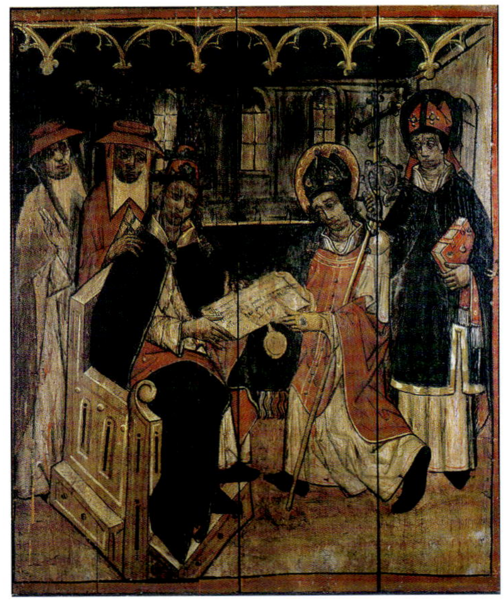

Bonifatius wird vom Papst zum „Legatus Germaniae“ ernannt, Holztafel, um 1520, Erfurter Dompfarramt.

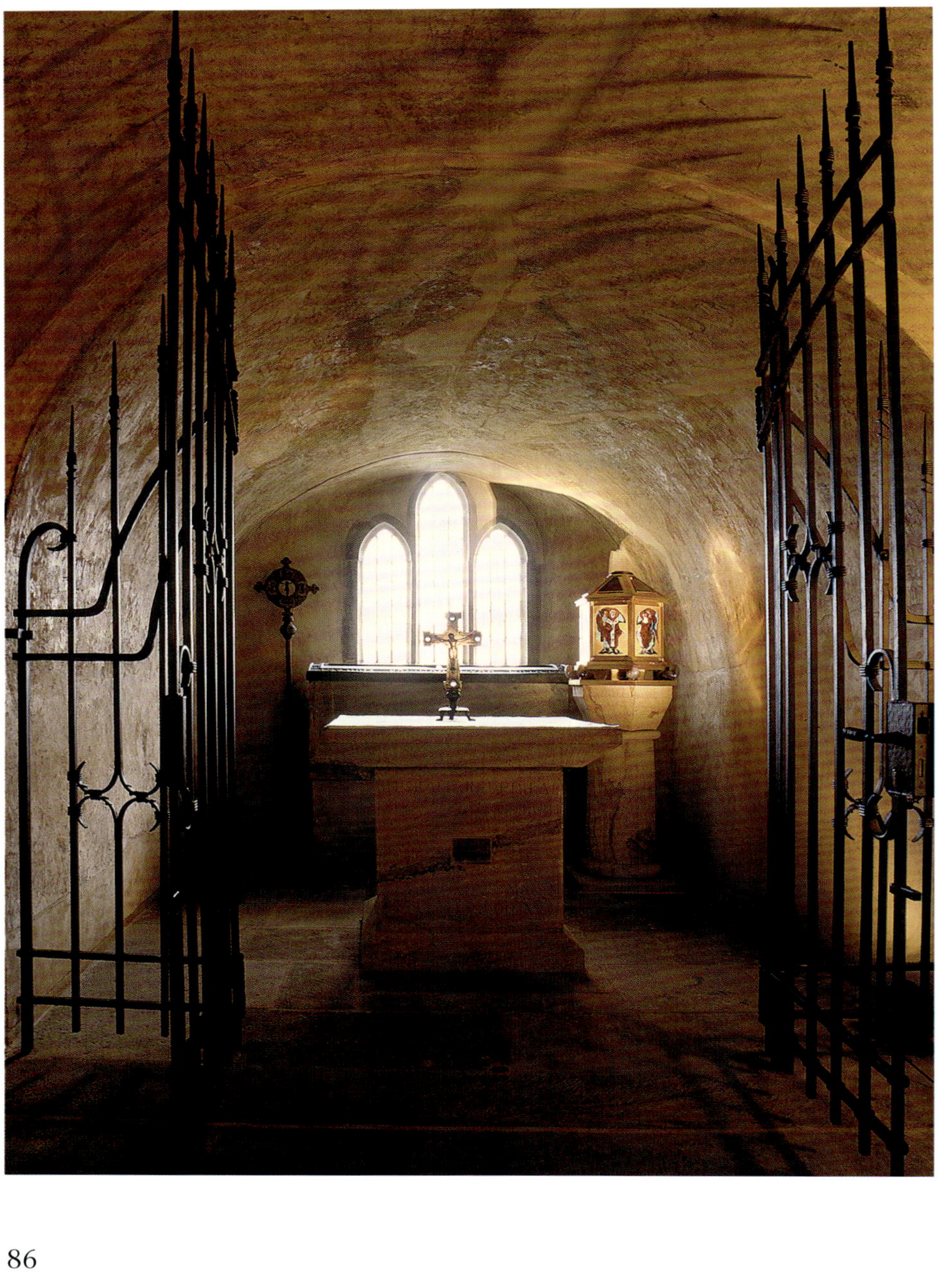

links: Petersberg, St. Peter (sog. „Liobakirche“), Grab und Schrein mit Kopfreliquiar der hl. Lioba in der Krypta von 836, Grabplatte und Schrein von Sr. Lioba Munz, 1995. Die Hölzer des Sarkophags wurden dendrochronologisch um 836 datiert.

unten: Hl. Lioba als Äbtissin mit Stab, Buch und Glöckchen, Ölgemälde, 17. Jahrhundert, Dommuseum Fulda.

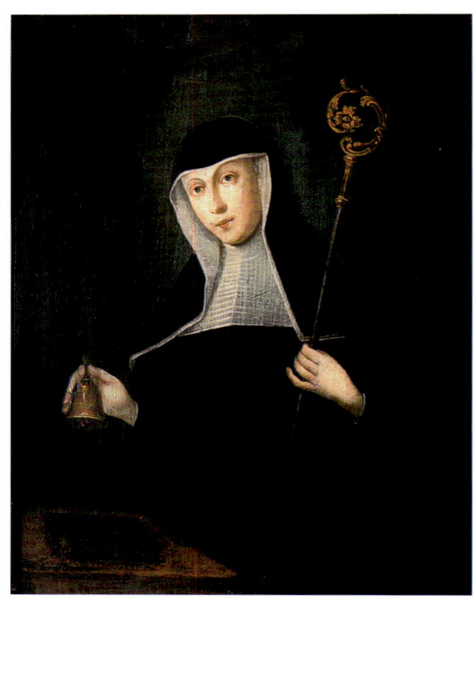

Hl. Lioba, Holzplastik mit alter Fassung, 15. Jahrhundert, Michaelskirche in Fulda.

Die hl. Lioba, eine Verwandte des Bonifatius, stammte aus einer hochgestellten angelsächsischen Familie. Erzogen wurde sie im Kloster Thanet von Äbtissin Edburga. Später war sie Nonne im Doppelkloster Wimborne. Wohl 732/35 folgte sie Bonifatius' Ruf zur Mission auf dem Kontinent. Sie wurde so eine wichtige Helferin seines Missionswerks. Seit 735 war sie Äbtissin von Tauberbischofsheim und förderte die Gründung vieler fränkischer Benediktinerinnenklöster. Die rasche und flächendeckende Gründung von Männer- und Frauenklöstern war für den hl. Bonifatius offensichtlich ein breit in die Bevölkerung hinein angelegtes Bildungsprogramm nach dem Vorbild der eigenen Ausbildung.
Lioba missionierte durch die theologische Unterrichtung junger Mädchen. Ihren Lebensabend verbrachte sie auf dem ihr von Karl d. Gr. zur privaten Nutzung überlassenen Fiskalgut Schornsheim, südwestlich von Mainz, wo sie am 28.9.782 verstarb. Sie wurde auf eigenen Wunsch zunächst in der Fuldaer Klosterkirche bestattet. Unter dem Fuldaer Abt Rabanus Maurus wurde ihr Grab am 28.9.838 in die Krypta der von ihm neu erbauten Kirche auf dem Petersberg verlegt. Ihr Kopfreliquiar wurde 1995 gleichfalls in die Petersberger Kirche überführt. Rudolf von Fulda verfasste ab 836 ihre Vita.

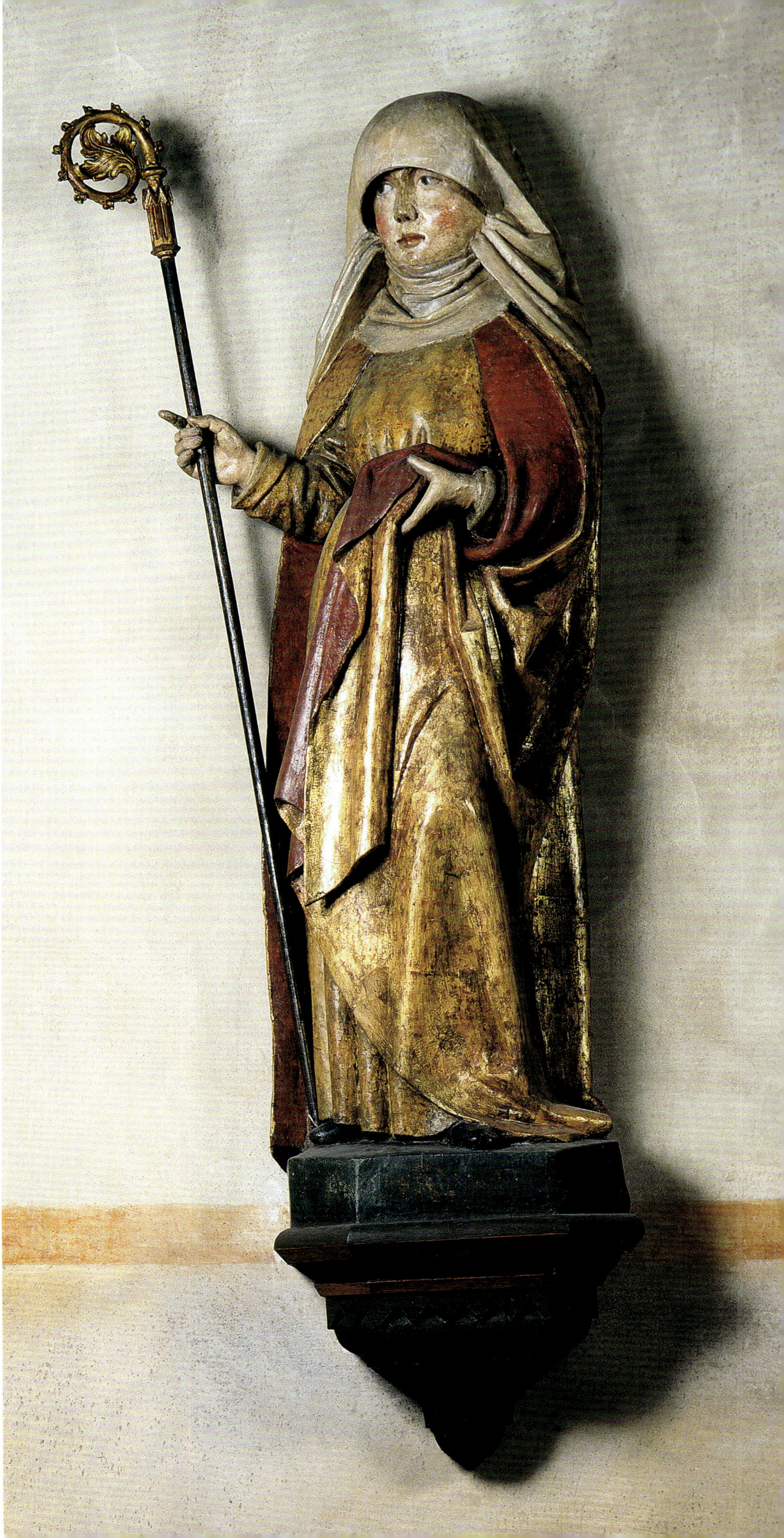

Derartige Reformarbeit, sozusagen „vor Ort", verrichtete Bonifatius gleichsam nebenbei ständig mit. Eine neue Größenordnung erhielt sein Wirken auf diesem Felde aber, als ihn Papst Gregor III. im Jahre 732 zum Erzbischof und Metropoliten erhob mit dem Auftrag, Bistümer zu errichten, und mehr noch 737/738, als er ihn zum apostolischen Legaten für Germanien ernannte. Denn nun trat als amtlicher Auftrag die innere Reform und Neuorganisation der bestehenden Kirche hinzu. Die Kirche im Frankenreich war nämlich seit der zweiten Hälfte des 7. Jahrhunderts in die Wirren der merowingischen Königsdynastie mit ihren wechselnden Koalitionen und in die Hand auch miteinander rivalisierender Adelsgruppen geraten, die sie für ihre machtpolitischen Zwecke einsetzten und missbrauchten. Weithin bedurften so die kirchlichen Verhältnisse dringend einer Reform.

Sie unternahm Bonifatius zunächst in Bayern, das er schon zuvor ausgiebig bereist und wo er mit Herzog Odilo einen Plan zur kirchlichen Neuordnung entworfen hatte. Diesen Plan setzte er nunmehr in die Tat um: 738/739 errichtete er die Bistümer Salzburg, Passau, Regensburg und Freising und teilte das Herzogtum kirchlich ihren Diözesen zu. Zugleich wurden auch hier zahlreiche Geistliche, auch Bischöfe, wegen ihrer Missachtung der kirchlichen Vorschriften des Amtes enthoben. Diese Maßnahmen waren freilich, wie auch sonst bei Bonifatius, nicht ohne die starke Rückendeckung und Unterstützung durch die weltliche Macht, hier den Herzog, möglich.

Der Reform der fränkischen Kirche im Großen konnte sich Bonifatius aber erst nach dem Tode des Hausmeiers Karl Martell zuwenden, der als tatsächlicher Herrscher des Frankenreiches im Oktober 741 gestorben war. In den Auseinandersetzungen um die Nachfolge hatte sich Bonifatius zunächst Karl Martells Sohn Grifo, dem Halbbruder Karlmanns und Pippins, angeschlossen. Doch als Grifo als Nachfolger nicht mehr in Frage kam, wandte sich Bonifatius vor allem Karlmann zu, der in dem östlichen Reichsteil und damit in seinem bisherigen Arbeitsgebiet die Herrschaft antrat. Diese Parteinahme und die weitere Unterstützung von Bonifatius' Wirken durch Karlmann sollte sich freilich später nachteilig für Bonifatius auswirken; als nämlich um die Mitte der vierziger Jahre die Brüder Karlmann und Pippin in größere Gegensätze zueinander gerieten, bis Pippin nach dem Rückzug Karlmanns 747 die Alleinherrschaft übernahm, wurde Bonifatius durch den Hausmeier Pippin weitgehend isoliert.

Vor allem zwischen 741 und 745 aber konnte Bonifatius eine Reihe von Maßnahmen zur Reform der fränkischen Kirche durchführen, insbesondere drei große Synoden. Die erste, das schon erwähnte sog. Concilium Germanicum, fand im April 742 (und wohl nicht erst 743, wie bisweilen erwogen) für den Reichsteil Karlmanns an einem unbekannten Ort Austriens statt. Ganz nach dem Muster altkirchlicher Konzilien berief der Hausmeier die Synode ein, leitete sie und verkündete ihre Beschlüsse, die damit allgemein verbindliche Geltung erhielten.

Zahlreiche Beschlüsse richteten sich gegen falsche oder unfähige, unzüchtige, verweltlichte Priester und Geistliche und schrieben ihnen eine kanonische, d. h. den kirchlichen Vorschriften entsprechende, Lebensweise vor. Auch sollte künftig jährlich eine solche Synode zum Fortgang der Reform stattfinden. Zwei Punkte verdienen besondere Beachtung: Zum einen der Beschluss zum Kirchengut: *Das entzogene Vermögen haben wir [Karlmann] den Kirchen wieder zugestellt und zurückgegeben.* Dies betraf zum einen die zahlreichen Entfremdungen von Kirchenbesitz durch kirchliche Amtsträger selbst zugunsten etwa ihrer Familien – einer der inzwischen eingerissenen Missstände. Zum anderen ging es aber um jene Güter, die in der Vergangenheit von den karo-

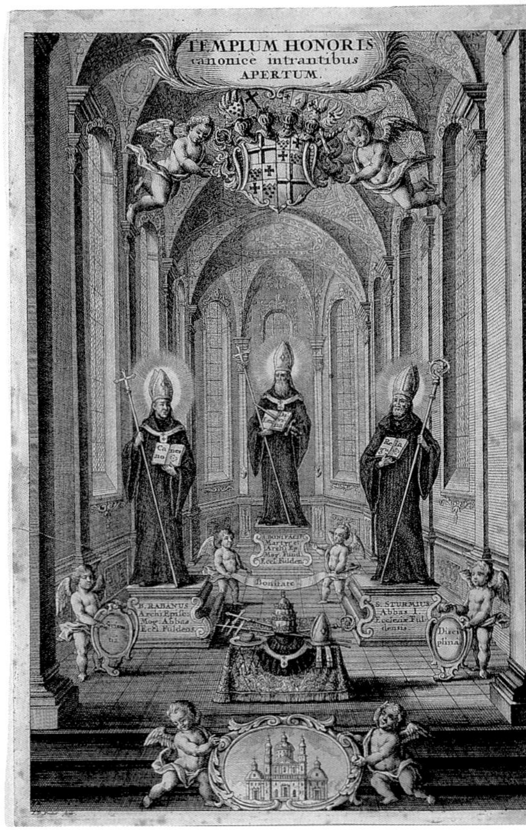

Ehrentempel der hll. Bonifatius, Sturmi und Rabanus. Kupferstich, 30,5 x 20 cm, von Johann Balthasar Probst (1673–1750), um 1730 („I.B. Probst scups.").

rechts: Hl. Sturmi mit dem Bauplan seiner Fuldaer Kirche und dem sog. Bonifatusstab, Ölgemälde, 18. Jahrhundert, Dommuseum Fulda.

Sturmi, im ersten Jahrzehnt des 8. Jahrhunderts geboren, stammte aus einer bayerischen Adelsfamilie (nach lokaler Überlieferung aus Aiglsdorf bei Moosburg in Oberbayern). Er schloss sich 734/35 Bonifatius an und wurde in der von Bonifatius gegründeten Niederlasssung Fritzlar unter Wigbert ausgebildet. Sturmi, der seit 736 als Einsiedler in Hersfeld lebte, wurde von Bonifatius mit dem Aufbau des Klosters Fulda beauftragt. Als offizielles Gründungsdatum gilt der 12. März 744. Sturmi leitete den Aufbau des Fuldaer Klosters, das von Bonifatius als Musterkloster gegründet worden war und in dem er die Regel Benedikts einführte. Das Kloster sollte sich zum bedeutendsten Ostfrankens entwickeln. Zum Studium der Benediktiner-Ordensregel schickte Bonifatius 747 Sturmi mit zwei Gefährten nach Italien in das Kloster Monte Cassino und nach Rom. Nach der Ermordung des Bonifatius 754 setzte Sturmi gegen den vehementen Widerstand des Mainzer Bischofs Lul die Überführung der Gebeine nach Fulda durch, wie es Bonifatius gewünscht hatte. Als Grablege des Bonifatius wuchs Fuldas Bedeutung: Im Todesjahr Sturmis zählte der Konvent rd. 400 Mönche. Schenkungen führten zu großem Reichtum des Klosters. Ab 772 beteiligte sich das Kloster Fulda mit Sturmi an der Spitze auch an der Sachsenmission unter Karl dem Großen. Sturmi gelangte so zum Ehrentitel „Apostel der Sachsen". Er verstarb 779 in Fulda und wurde 1139 auf dem ersten Laterankonzil heilig gesprochen.

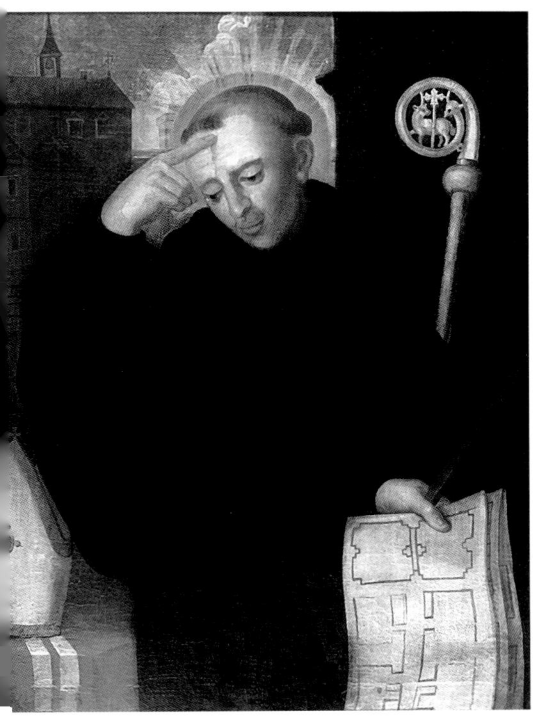

lingischen Hausmeiern, besonders von Karl Martell, an Angehörige des fränkischen Adels als ihre Vasallen zur Leihe gegeben worden waren, um ihre Unterstützung zu gewinnen und auch, um die umfangreichen Rüstungen für ihre zahlreichen Kriegszüge, so etwa im Zusammenhang mit der Abwehr der Anfang der dreißiger Jahre in Gallien eingedrungen Araber, zu finanzieren. Dies wird in der zweiten Synode dieses Reichsteiles im Jahre 743 im Einzelnen näher ausgeführt. Auch wenn es sich um eine Anordnung des Herrschers handelte, konnte sie doch im Wesentlichen nicht durchgesetzt werden – bis in die Zeit Karls des Großen wurde diese Angelegenheit immer wieder auf Reichsversammlungen und Synoden erörtert.

Der zweite wichtige Punkt des Concilium Germanicum war die Verkündung des Hausmeiers, neue Bischöfe bestellt und über sie Bonifatius als Erzbischof eingesetzt zu haben. Damit hatte Karlmann für seinen Reichsteil einen Metropolitanverband geschaffen und die vom Papst längst verliehene kirchliche Stellung des Bonifatius nun auch staatlich anerkannt. Zugleich wurde im Einzelnen die Unterstellung der Priester und Geistlichen unter ihre Bischöfe in den Diözesen entsprechend den kirchlichen Vorschriften wiederhergestellt und eingeschärft. Die Erwähnung im Protokoll des Concilium Germanicum, dass Bonifatius *Abgesandter des heiligen Petrus* sei, gibt zudem deutlich die Hinwendung des Hausmeiers Karlmann nach Rom und die Anerkennung der kirchlichen Autorität des Papstes zu erkennen.

Bald nach Karlmann begann auch Pippin in seinem westlichen Reichsteil mit Reformen, wieder unter Leitung und Anleitung des päpstlichen Legaten Bonifatius. In Neustrien sollten drei Kirchenprovinzen geschaffen werden mit Sitz in Rouen, Reims und Sens, wie Bonifatius dem Papst 744 mitteilte. In allen drei Bischofssitzen wurden neue Metropoliten eingesetzt. Insbesondere in Reims aber führte dies zu erheblichen Schwierigkeiten, denn der bisherige Inhaber des Bistums, Milo, gleichzeitig Bischof von Trier und Sohn seines dortigen Vorgängers, gehörte zu den engen Parteigängern schon Karl Martells und herrschte wie ein weltlicher Fürst. *Milo und seinesgleichen* sahen nun ihre in der Vergangenheit aufgebaute Machtstellung ernstlich bedroht und entfachten einen immer größeren Widerstand gegen den landfremden, ungeliebten, kompromisslosen Angelsachsen.

So musste Bonifatius den ursprünglichen Antrag an den Papst, den drei neuen Bischöfen das Pallium zu übersenden, in einem zweiten Schreiben 744 auf Grimo von Rouen beschränken. Damit war der Höhepunkt seiner Reformarbeit bereits überschritten, denn die karolingischen Hausmeier, persönlich sicherlich der Kirchenreform weiter zugeneigt, sahen sich zur Rücksicht auf den fränkischen Reichsadel gezwungen, um nicht ihre eigene Führungsstellung zu gefährden. Dennoch gewährte vor allem Karlmann weiterhin Bonifatius Rückhalt. Wieweit seine und der Kirchenreform Gegner gehen konnten, zeigt das Beispiel des Mainzer Bischofs Gewilib. Ihn hatte im Jahre 744/745 Bonifatius durch die erste fränkische Gesamtsynode seines Amtes entheben lassen, weil er den Mörder seines Vaters, der gleichfalls Bischof von Mainz gewesen war, anlässlich einer fränkischen Strafexpedition gegen die Sachsen mit eigener Hand getötet hatte. Gewilib nun nahm die Absetzung nicht hin und wollte sich mit einer Beschwerde an den Papst wenden; schließlich wurde ihm ein der Mainzer Kirche gehörender Besitz nahe Bingen als Alterssitz eingeräumt.

Auf derselben Synode wurde Bonifatius, der auf dem Concilium Germanicum 742 als Metropolit für die austrasische Kirche, doch ohne festen Sitz, eingesetzt worden war, nunmehr der freie Bischofsstuhl in Köln zugewiesen. Köln wurde zugleich zur Metropole der austrasischen Kirchenprovinz erhoben.

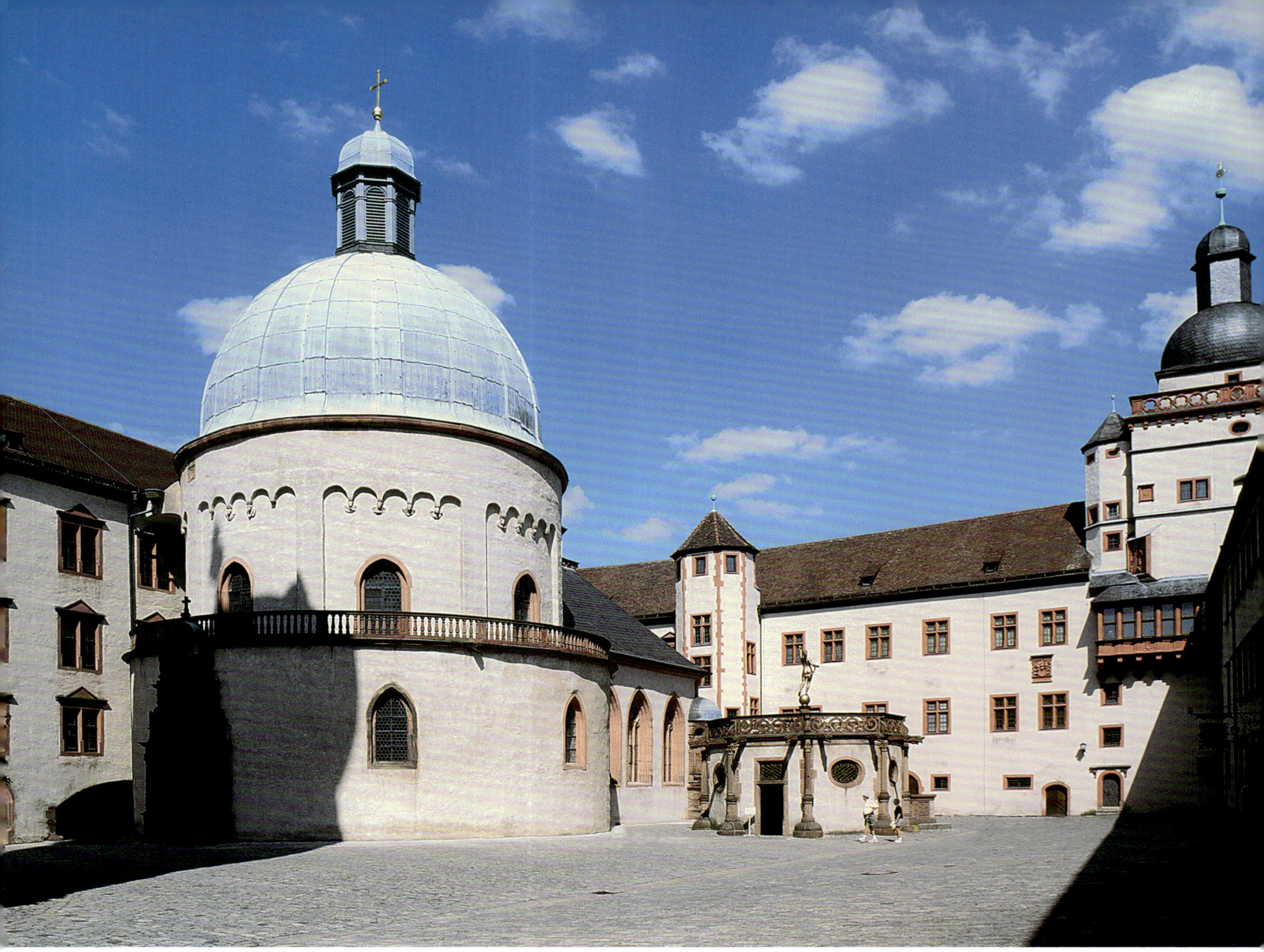

Jedoch musste Bonifatius im folgenden Jahre 746 dem Papst mitteilen, dass der Kölner Plan gescheitert war – offenkundig ließen sich die Widerstände sowohl im fränkischen Episkopat als auch im fränkischen Reichsadel nicht mehr überwinden. So erhielt Bonifatius schließlich, wohl 746/747, als dauerhaften Bischofssitz den vakanten Mainzer Stuhl, ohne dass aber nun eine Kirchenprovinz mit der Metropole Mainz gebildet wurde; dies erfolgte erst unter Bonifatius' Nachfolger Bischof Lul in der Zeit Karls des Großen 780/782.

Als Mainzer Bischof dann vereinigte sehr wahrscheinlich noch Bonifatius selbst, also zwischen 746/747 und 754, die beiden vor wenigen Jahren von ihm selbst gegründeten Bistümer Büraburg und Erfurt mit dem altehrwürdigen, noch aus der Römerzeit stammenden Mainzer Bistum. Die hierfür notwendige Legitimation gab ihm sein apostolisches Legatenamt. Dies konnte aber offenbar nichts ausrichten im Falle des dritten mitteldeutschen Bistums Würzburg – falls Bonifatius überhaupt auch dessen Aufhebung erwogen haben sollte. Denn Würzburgs erster, von Bonifatius eingesetzter angelsächsischer Bischof Burchard hatte es allem Anschein nach rasch verstanden, das Vertrauen sowohl des fränkischen Reichsadels als auch des Hausmeiers Pippin zu erwerben. Deutliches Zeichen dafür ist der Umstand, dass Pippin d. J. mit Zustimmung einer Reichsversammlung Burchard zusammen mit Fulrad, dem späteren Abt des Königsklosters St. Denis, nach Rom sandte, um die Zustim-

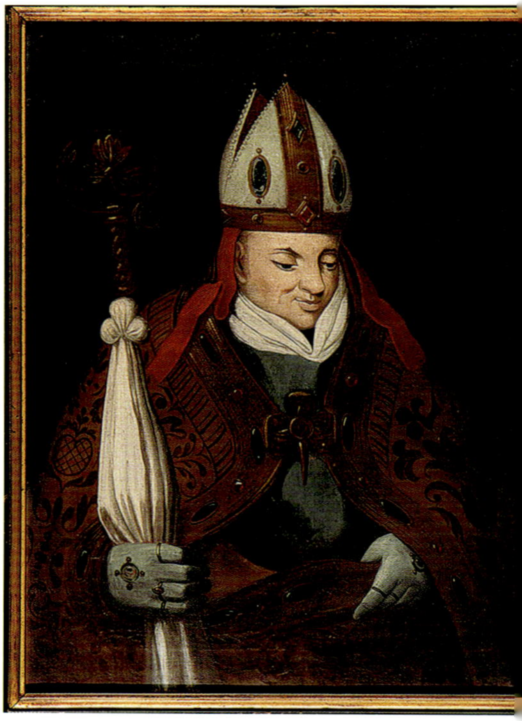

links: Marienkapelle auf der Festung von Würzburg. Nach hochmittelalterlicher Überlieferung errichtete Herzog Heden II. 706 zu Ehren der Gottesmutter Maria auf der Festung eine Kapelle. Umstritten ist, ob die heutige Rundkirche noch aus vorbonifatianischer Zeit stammt oder vielleicht doch erst um 1000 errichtet wurde. Das Bistum Würzburg wurde durch Bonifatius 741 errichtet.

rechts: Gotisches Hochgrab mit Sitzfigur (um 1340) des ersten Abtes Wigbert in der Krypta des Fritzlarer Doms. Wigbert (geb. um 680) stammte aus vornehmem angelsächsischem Geschlecht und erhielt in der südenglischen Klosterschule Glastonbury seine Ausbildung. Hoch gebildet, folgte er trotz seines relativ hohen Alters von über 50 Jahren dem Wunsch des Bonifatius, in Hessen und Thüringen die Heranbildung des Nachwuchses für die Mission zu übernehmen. Wigbert wurde erster Abt von Fritzlar, danach von Ohrdruf und richtete im Auftrag von Bonifatius hier die erste Missionsschule in Thüringen ein. Er verstarb 732 oder 738 und wurde, zunächst in Fritzlar beerdigt, am 13. August 780 von Lul in der Kirche des Klosters Hersfeld beigesetzt.

links unten: Hl. Lul, Schüler des hl. Bonifatius und dessen Nachfolger als Bischof von Mainz, Ölgemälde, Anfang 17. Jahrhundert, Dommuseum Fulda. Der Angelsachse Lul (Lullus) wurde um 710 in Wessex geboren und im Kloster Malmsbury erzogen. Auf einer Pilgerfahrt lernte er 738 Bonifatius kennen, wurde dessen Schüler, fungierte als Sekretär und Diplomat. 752 wurde Lul zunächst Chorbischof und 754 – mit Einwilligung König Pippins – Bonifatius' Nachfolger als Bischof von Mainz. Zum Erzbischof wurde er 780/82 ernannt. Lul gründete die Mönchszelle Bleidenstadt und vor 775 das Kloster Hersfeld. Er gab die Vita des Bonifatius in Auftrag und veranlasste vermutlich auch die Sammlung der Briefe seines Lehrers. Er war Leiter der angelsächsischen Mission auf dem Kontinent und einer der wichtigsten Berater Karls des Großen. Am 16. Oktober 786 starb er, wohl in Hersfeld. Seine Verehrung setzte spätestens 852 mit der Reliquientranslation ein.

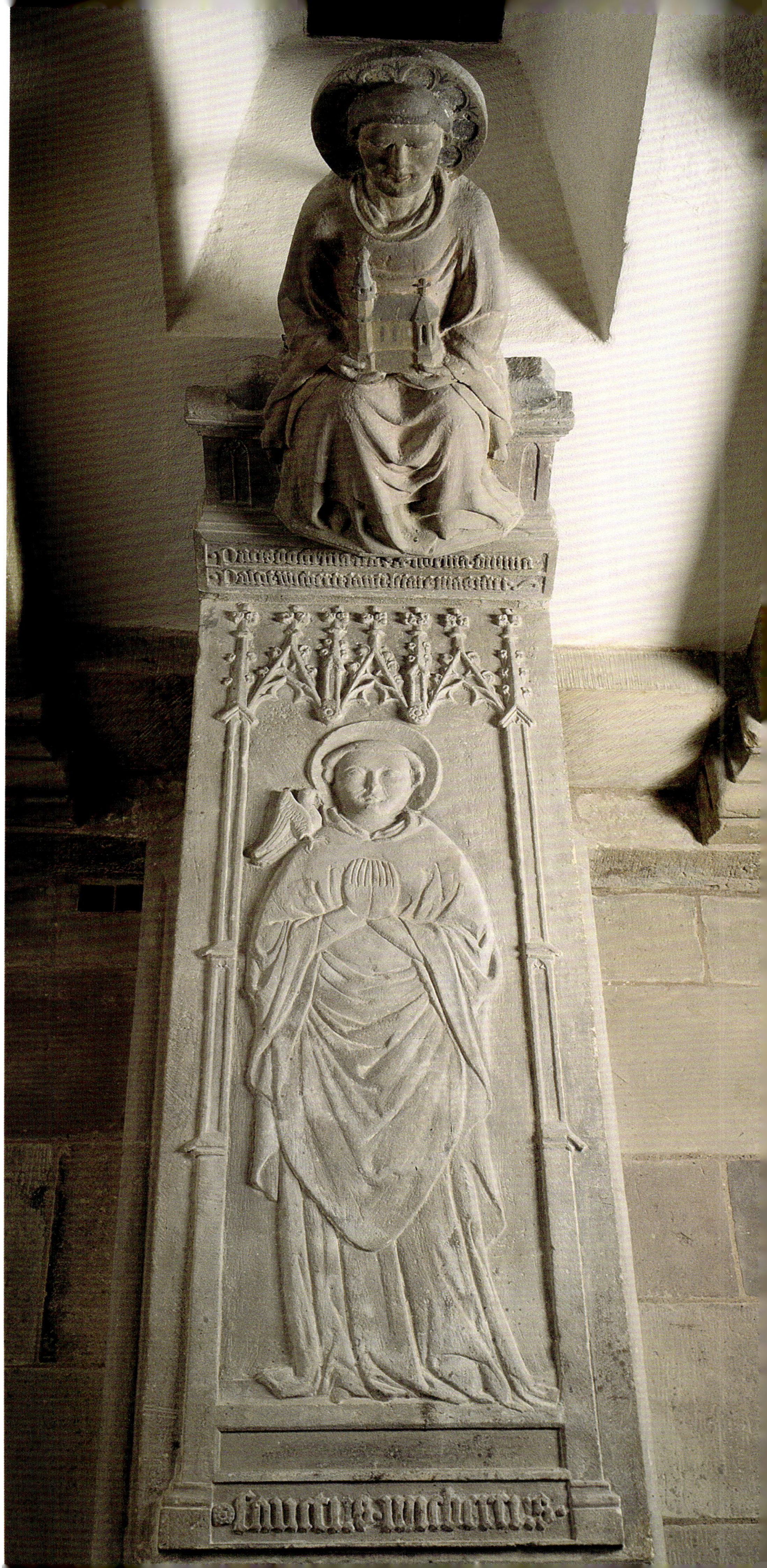

mung des Papstes zur beabsichtigten Absetzung des bisherigen merowingischen Königs einzuholen und den Übergang der Königsherrschaft auf sein karolingisches Haus vorzubereiten. Diese inzwischen deutlich in den führenden Kreisen verankerte Stellung des Würzburger Bischofs dürfte auch dazu beigetragen haben, dass Bonifatius am Ende desselben Jahres 751, in dem Pippin d. J. seinen erfolgreichen Staatsstreich mit der Absetzung des letzten Merowingers und seiner eigenen Erhebung zum fränkischen König vollzog, von Papst Zacharias das erwähnte Exemtionsprivileg für sein Kloster Fulda erwirkte und es damit nicht zuletzt dauerhaft dem Einfluss und der Herrschaft des Würzburger Bischofs entzog.

Nachdem Pippin sich erstmals schon im Jahre 746 selbständig in kirchenrechtlichen Fragen an den Papst gewandt hatte, ohne Bonifatius auch nur davon zu unterrichten, gingen Vorbereitung und Durchführung des Wechsels im Königtum der Franken im Jahre 751 ganz an Bonifatius vorbei. So war er auch – obwohl von der Forschung aufgrund einer späteren Mainzer Überlieferung immer wieder erwogen – nicht an der Salbung des neuen Königs Pippin 751 beteiligt, mit deren Hilfe dessen fehlende Legitimation durch königliches Geblüt von der göttlichen Berufung ersetzt wurde.

In dieser Zeit war bereits ein neuer Abschnitt in der Geschichte des Frankenreiches angebrochen, an dem Bonifatius keinen Anteil mehr hatte. Zu seinen bleibenden Verdiensten gehört jedoch, dafür die Voraussetzungen mit geschaffen zu haben. Nicht nur hatte er die Neuordnung der fränkischen Kirche nach kanonischen Maßstäben eingeleitet, sondern auch durch sein jahrzehntelanges Wirken in engem Anschluss und Einvernehmen mit dem Papst den Franken den Blick nach Rom geöffnet. Die von Bonifatius geschaffene Romverbundene fränkische Landeskirche bildete nicht nur eine Voraussetzung für das spätere Kaisertum Karls des Großen (800), sondern wurde darüber hinaus zu einer der Grundlagen des mittelalterlichen deutschen Reiches.

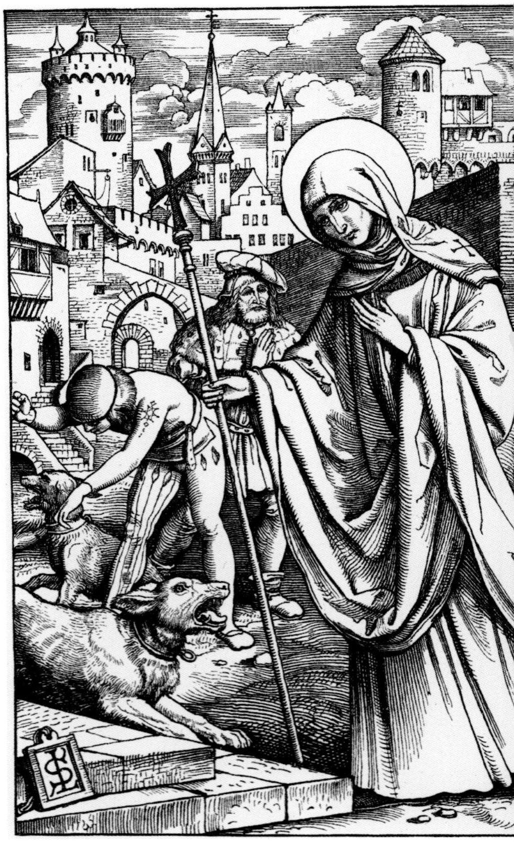

Hl. Walburga, Holzschnitt, von L. Seitz. Walburga wurde um 710 in Wessex geboren und vermutlich im Kloster Wimborne erzogen. Vermutlich um 740/50 folgte sie ihren Brüdern Willibald und Wunibald nach Ostfranken und trat wohl in eines der von ihrem Verwandten Bonifatius gegründeten Klöster (Tauberbischofheim oder Kitzingen) ein und wurde seine Missionshelferin. Sofort nach Wunibalds Tod 761 übernahm Walburga das familieneigene Benediktinerkloster Heidenheim, das sie als Doppelkloster fortführte. Heidenheim entwickelte sich unter ihrer Leitung zu einer Sätte hoher Kultur, ablesbar an der literarischen Leistung der angelsächsischen Nonne Hugeburc, der Verfasserin der Willibald- und Wunibald-Vita. Bei der Erhebung der Gebeine ihres Bruders Wunibald 777 war Walburga anwesend. Sie selbst starb vermutlich 779 in Heidenheim. Unter Bischof Otgar (847–80) wurden ihre Gebeine nach Eichstätt gebracht, von wo aus sich ihr Kult aufgrund des „Ölwunders“ weit verbreitete. Ausgangspunkt ihrer Verehrung ist das Benediktinerinnenkloster Monheim, das 893 Reliquien erhielt. Sie war zunächst Nebenpatronin des Bistums Eichstätt, ist aber seit 1968 gleichberechtigte Patronin mit Willibald.

Die vorstehenden Ausführungen beruhen auf mehreren Vorträgen, die der Verfasser über Bonifatius, das Kloster Fulda und über die mitteldeutschen Bistümer gehalten und teilweise veröffentlicht hat. Nachfolgend können nur die wichtigsten zugrunde liegenden Quellen und eine sehr knappe Auswahl der nahezu unübersehbaren Literatur genannt werden; über die angegebenen Titel lässt sich unschwer die weitere und besonders ältere Literatur ermitteln.

Quellen

Die Briefe des heiligen Bonifatius und Lullus, hg. von MICHAEL TANGL (Monumenta Germaniae Historica, Epistolae selectae 1, Berlin 1916) – Deutsche Übersetzung der Bonifatius-Briefe in: „Briefe des Bonifatius“ Briefe des Bonifatius, Willibalds Leben des Bonifatius nebst einigen zeitgenössischen Dokumenten, bearb. von REINHOLD RAU (Ausgewählte Quellen zur deutschen Geschichte des Mittelalters, Frhr. vom Stein-Gedächtnisausgabe 4 b, Darmstadt 1968, 4. Aufl. 1994) [mit deutscher Übersetzung]

Eigil, Vita Sturmi, in: PIUS ENGELBERT, Die Vita Sturmi des Eigil von Fulda. Literarkritisch-historische Untersuchung und Edition (Veröff. der Hist. Komm. für Hessen und Waldeck 29, Marburg 1968) S. 129–163

Eigil, Das Leben des Abtes Sturmi, hg. von PIUS ENGELBERT [latein. und deutsch], in: Fuldaer Geschichtsblätter 56, 1980, S. 17–49

Liudger, Vita Gregorii abbatis Traiectensis, hg. von OSWALD HOLDER-EGGER, in: Monumenta Germaniae Historica, Scriptores 15,1 (Hannover 1887) S. 63–79

Lupus, Vita Wigberti abbatis Friteslariensis, hg. von OSWALD HOLDER-EGGER, in: Monumenta Germaniae Historica, Scriptores 15,1 (Hannover 1887) S. 36–43

Regesta Pontificum Romanorum, Germania Pontificia 4, Provincia Maguntinensis, T. 4: S. Bonifatius, archidioecesis Maguntinensis, abbatia Fuldensis, bearb. von HERMANN JAKOBS nach HEINRICH BÜTTNER (Göttingen 1978), S. 1–38

Urkundenbuch des Klosters Fulda, 1: Die Zeit der Äbte Sturmi und Baugulf, bearb. von EDMUND E. STENGEL (Veröff. der Hist. Komm. für Hessen und Waldeck 10,1, Marburg 1913–58)

Vita Willibaldi episcopi Eichstetensis, hg. von OSWALD HOLDER-EGGER, in: Monumenta Germaniae Historica, Scriptores 15,1 (Hannover 1887) S. 86–106. – Deutsche Übersetzung in: Quellen zur Geschichte der Diözese Eichstätt, 1: Biographien der Gründungszeit. Texte, Übersetzung und Erläuterung, hg. von ANDREAS BAUCH (Eichstätter Studien NF 19, Regensburg 2. Aufl. 1984), S. 22–87

Vita Wynnebaldi abbatis Heidenheimensis, hg. von OSWALD HOLDER-EGGER, in: Monumenta Germaniae Historica, Scriptores 15,1 (Hannover 1887) S. 106–117. – Deutsche Übersetzung in: Quellen zur Geschichte der Diözese Eichstätt, 1: Biographien der Gründungszeit. Texte, Übersetzung und Erläuterung, hg. von ANDREAS BAUCH (Eichstätter Studien NF 19, Regensburg 2. Aufl. 1984), S. 134–181

Willibald, Vita Bonifatii, in: Vitae sancti Bonifatii archiepiscopi Moguntini, hg. von WILHELM LEVISON (Monumenta Germaniae Historica, Scriptores rerum Germanicarum in usum scholarum separatim editi, Hannover/Leipzig 1905), S. 1–58. – Deutsche Übersetzung in: „Briefe des Bonifatius", s. o.

Literatur

ANGENENDT, ARNOLD, Pirmin und Bonifatius. Ihr Verhältnis zu Mönchtum, Bischofsamt und Adel, in: Mönchtum, Episkopat und Adel zur Gründungszeit des Klosters Reichenau, hg. von ARNO BORST (Vorträge und Forschungen 20, Sigmaringen 1974), S. 251–304

DERS., Art. „Bonifatius", in: Lexikon für Theologie und Kirche 2 (Basel/Rom/Wien 3. Aufl. 1994), Sp. 575–577

BRUNERT, MARIA-ELISABETH, Fulda als Kloster *in eremo*. Zentrale Quellen über die Gründung im Spiegel der hagiographischen Tadition, in: Kloster Fulda in der Welt der Karolinger und Ottonen, hg. von GANGOLF SCHRIMPF (Frankfurt am Main 1996), S. 59–78

BÜTTNER, HEINRICH, Die Franken und die Ausbreitung des Christentums bis zu den Tagen von Bonifatius, in: Hess. Jahrbuch für Landesgeschichte 1, 1951, S. 8–24; Wiederabdruck in: DERS., Zur frühmittelalterlichen Reichsgeschichte an Rhein, Main und Necker, hg. von ALOIS GERLICH (Darmstadt 1975), S. 30–46

ENGELBERT, PIUS, Die Vita Sturmi des Eigil von Fulda. Literarkritisch-historische Untersuchung und Edition (Veröff. der Hist. Komm. für Hessen und Waldeck 29, Marburg 1968)

FRITZE, WOLFGANG, Bonifatius und die Einbeziehung von Hessen und Thüringen in die Mainzer Diözese, in: Hess. Jahrbuch für Landesgeschichte 4 (1954) S. 37–63

HEINEMEYER, KARL, Die Gründung des Klosters Fulda im Rahmen der bonifatianischen Kirchenorganisation, in: Hess. Jahrbuch für Landesgeschichte 30 (1980) S. 1–45

DERS., Erfurt im frühen Mittelalter, in: Erfurt. Geschichte und Gegenwart, hg. von ULMAN WEISS (Weimar 1995), S. 45–66

DERS., Bonifatius (ca. 672/675–754), in: Große Denker Erfurts und der Erfurter Universität, hg. von DIETMAR VON DER PFORDTEN (Göttingen 2002), S. 9–26

HUSSONG, ULRICH, Studien zur Geschichte der Reichsabtei Fulda bis zur Jahrtausendwende, in: Archiv für Diplomatik 31 (1985) S. 1–225, 32 (1986) S. 129–304

DERS., Die Reichsabtei Fulda im frühen und hohen Mittelalter. Mit einem Ausblick auf das späte Mittelalter, in: Fulda in seiner Geschichte. Landschaft, Reichsabtei, Stadt, hg. von WALTER HEINEMEYER und BERTHOLD JÄGER (Veröff. der Hist. Komm. für Hessen 57, Fulda/Marburg 1997), S. 89–179 [mit ausführlichem Quellen- und Literaturverzeichnis]

JÄSCHKE, KURT-ULRICH, Die Gründungszeit der mitteldeutschen Bistümer und das Jahr des Concilium Germanicum, in: Festschrift für Walter Schlesinger, hg. von HELMUT BEUMANN, 2 (Köln/Wien 1974) S. 71–136

JARNUT, JÖRG, Bonifatius und die fränkischen Reformkonzilien (743–748), in: Zeitschrift der Savigny-Stiftung für Rechtsgeschichte, Kanonist. Abt. 66 (1989) S. 1–26

KIND, THOMAS, Keine Pfahlbauten im Fuldathale – Aus den Anfängen von Kloster Fulda, in: Hessen-Archäologie 2002 (2003), S. 140–44)

MICHELS, HELMUT, Das Gründungsjahr der Bistümer Erfurt, Büraburg und Würzburg, in: Archiv für mittelrheinische Kirchengeschichte 39 (1987) S. 11–42

PADBERG, LUTZ F. VON, Bonifatius. Missionar und Reformer (München 2003)

PFEIFFER, GERHARD, Erfurt oder Eichstätt? Zur Biographie des Bischofs Willibald, in: Festschrift für Walter Schlesinger, hg. von HELMUT BEUMANN, 2 (Köln/Wien 1974) S.137–161

Regesta Pontificum Romanorum, Germania Pontificia 4, Provincia Maguntinensis, T. 4: S. Bonifatius, archidioecesis Maguntinensis, abbatia Fuldensis, bearb. von HERMANN JAKOBS nach HEINRICH BÜTTNER (Göttingen 1978), S. 1–3 [Bibliographie].

Sankt Bonifatius, Gedenkgabe zum zwölfhundertsten Todestag, hg. von der Stadt Fulda in Verb. mit den Diözesen Fulda und Mainz (Fulda 1954)

SCHIEFFER, RUDOLF, Über Bischofssitz und Fiskalgut im 8. Jahrhundert, in: Historisches Jahrbuch 95 (1975) S. 18–32

DERS., Die Entstehung von Domkapiteln in Deutschland (Bonner historische Forschungen 43, Bonn 1976)

SCHIEFFER, THEODOR, Angelsachsen und Franken. Zwei Studien zur Kirchengeschichte des 8. Jahrhunderts (Abhandlungen der Akademie der Wissenschaften und der Literatur [Mainz], Geistes- und Sozialwiss. Klasse Jg. 1950 Nr. 20, Mainz/Wiesbaden 1951).

DERS., Winfrid-Bonifatius und die christliche Grundlegung Europas (Freiburg 1954, Nachdruck mit Nachwort 1972)

SCHMID, KARL (Hg.), Die Klostergemeinschaft von Fulda im früheren Mittelalter (Münstersche Mittelalter-Schriften 8/1–3, München 1978)

SEMMLER, J[OSEF], BERNT, G., BINDING, G.: Art. „Bonifatius (Winfrid)", in: Lexikon des Mittelalters 2, Lfg. 2 (München/Zürich 1981) Sp. 417–421

DERS., Instituta sancti Bonifatii. Fulda im Widerstreit der Observanzen, in: Kloster Fulda in der Welt der Karolinger und Ottonen, hg. von GANGOLF SCHRIMPF (Frankfurt am Main 1996), S. 79–104

DERS., Bonifatius, die Karolinger und „die Franken", in: Mönchtum – Kirche – Herrschaft 750–1000, hg. von DIETER R. BAUER, RUDOLF HIESTAND, BRIGITTE KASTEN, SÖNKE LORENZ (Sigmaringen 1998), S. 3–49

STAAB, FRANZ, Die Gründung der Bistümer Erfurt, Büraburg und Würzburg durch Bonifatius im Rahmen der fränkischen und päpstlichen Politik, in: Archiv für mittelrhein. Kirchengeschichte 40 (1988) S. 13–41

DERS., Die Mainzer Kirche im Frühmittelalter, in: Handbuch der Mainzer Kirchengeschichte, 1: Christliche Antike und Mittelalter, T. 1, hg. von FRIEDHELM JÜRGENSMEIER (Beiträge zur Mainzer Kirchengeschichte 6,1,1, Würzburg 2000), S. 87–194

VORLAUF, DIRK, Die archäologische Ausgrabung auf dem Fuldaer Domplatz 1999, in: Fuldaer Geschichtsblätter 80 (2004) S. 5–44

WEINFURTER, STEFAN, Die Willibald-Vita und ihre mittelalterlichen Überarbeitungen, in: Hl. Willibald 787–1987. Künder des Glaubens, Pilger, Mönch, Bischof. Ausstellungskatalog, hg. von BRUN APPEL, EMANUEL BRAUN, SIEGFRIED HOFMANN (Eichstätt 1987), S. 103–113

WERNER, MATTHIAS, Iren und Angelsachsen in Mitteldeutschland. Zur vorbonifatianischen Mission in Hessen und Thüringen, in: Die Iren und Europa im früheren Mittelalter, hg. von HEINZ LÖWE, Teilbd. 1 (Stuttgart 1982) S. 239–318

WIEMANN, ERICH, Bonifatius und das Bistum Erfurt, in: Herbergen der Christenheit 2 (1957) S. 9–33

Der hl. Willibald – Klosterbischof oder Bistumsgründer?, hg. von HARALD DICKERHOF, ERNST REITER, STEFAN WEINFURTER (Eichstätter Studien NF 30, Regensburg 1990).

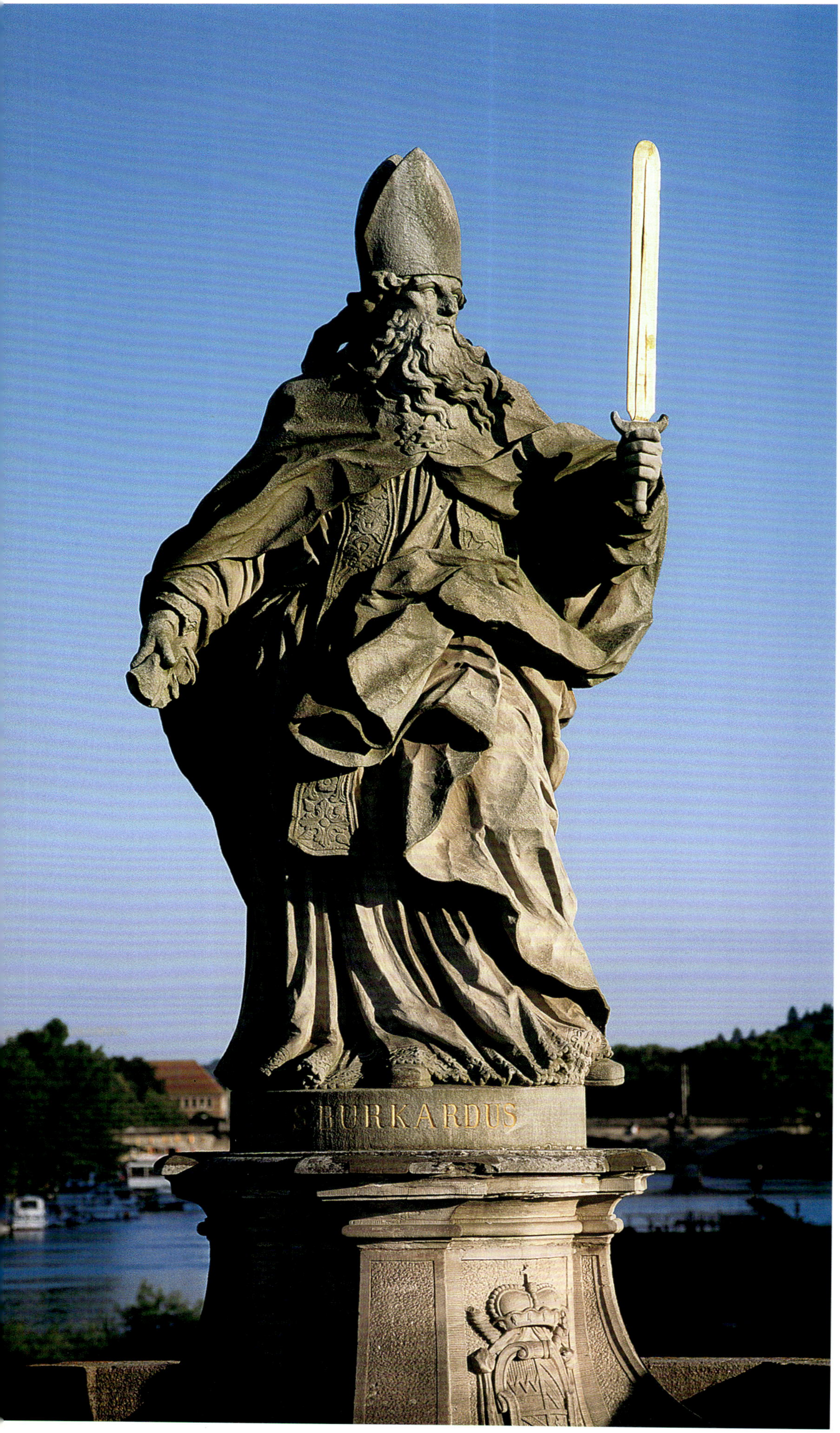

Hl. Burkhard, Steinplastik auf der Alten Mainbrücke in Würzburg, 1724–29 von Johann Sebastian und Volkmar Becker, Kopie.
Der aus Südwestengland stammende Burkhard kam als angelsächsischer Mönch aufs Festland und war seit 735/40 Mitarbeiter des Bonifatius. Dieser weihte ihn am 21. Oktober 741/42 zum ersten Bischof von Würzburg. 742/43 nahm Burkhard am Concilium Germanicum teil, 747 an der gesamtfränkischen Synode. 750/51 ging er mit Abt Fulrad von St. Denis nach Rom, um die päpstliche Zustimmung zur Königserhebung Pippins einzuholen. 752 erhob er die Gebeine des hl. Kilian und förderte dadurch dessen Kult. Er betrieb die Organisation seiner Diözese und die Mission am Main. Er erbaute die erste Domkirche und gründete das Andreaskloster in Würzburg als Sitz für den Domklerus. Seine Abdankung ist höchstwahrscheinlich legendär. Er verstarb am 2. Februar 753 in Würzburg. Am 14.10. 986 erhob Bischof Hugo Burkhards Reliquien und ließ sie in das Kloster St. Andreas in Würzburg bringen, das seitdem den Namen St. Burkhard trägt.

Marc-Aeilko Aris

„Der Trost der Bücher“

Bonifatius und seine Bibliothek

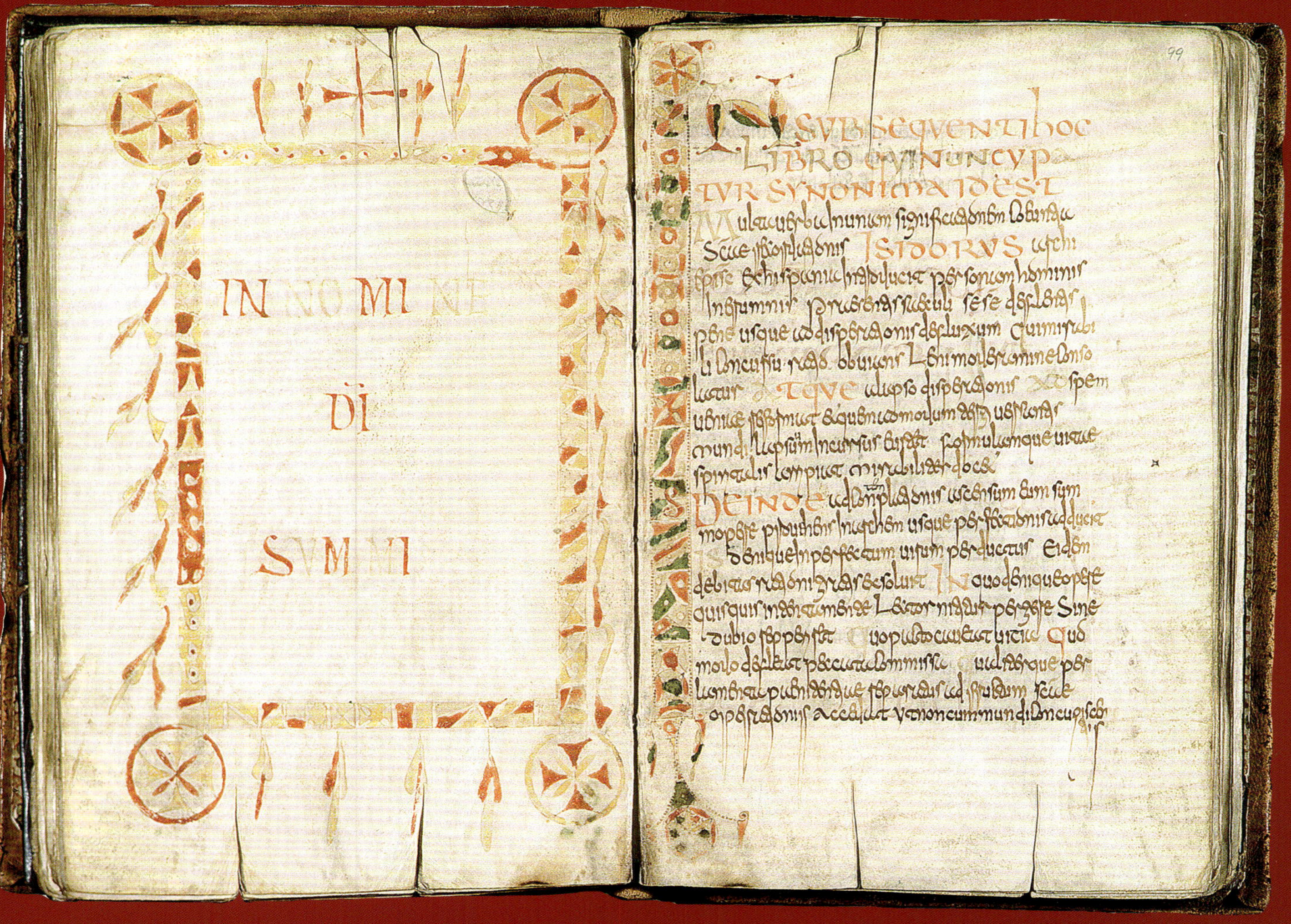

S. 95: Codex Ragyndrudis (Codex Bonifatianus II), Luxeuil oder Mainz, nach 700, Domkapitel, Fulda, fol. 98v/99r.

Ich bereue diese Bücherorgien nicht, bekennt der Literaturnobelpreisträger Elias Canetti in seinen Aufzeichnungen aus dem Jahre 1973. Erst nach seinem Tod, gegen den er sich zeitlebens heftig gewehrt hatte, als die unmöglichste aller denkbaren Möglichkeiten, wurden sie gedruckt. „Die Geste des Ergreifens, die Freude am Hinauswerfen von Geld, das nach Hause oder in das nächste Lokal Tragen, das Betrachten, das Streicheln, das Blättern, das Wegstellen für Jahre, die Zeit neuer Entdeckungen dann, wenn's ernst wurde – alles das ist Teil eines schöpferischen Prozesses, dessen verborgene Einzelheiten ich nicht kenne. Aber anders geschieht bei mir nichts, und so werde ich bis zum letzten Augenblick meines Lebens Bücher kaufen müssen, besonders wenn ich ganz sicher weiß, dass ich sie nie mehr lesen werde. Es ist, glaube ich, auch ein Teil des Trotzes gegen den Tod. Ich will nie wissen, welche dieser Bücher ungelesen bleiben werden. Bis zum Schluss kann es nicht bestimmt sein, welche es sind. Ich habe die Freiheit der Wahl, unter allen Büchern um mich herum kann ich jederzeit frei wählen und habe dadurch den Verlauf meines Lebens in meiner Hand" (Elias Canetti, Aufzeichnungen 1973–84. München 1999, 9).

Bücher als Lebensmittel gegen den Tod: Elias Canetti hat auf diese Weise eine Bibliothek von mehr als 20.000 Bänden zusammengetragen. Je älter er wurde, er starb 1994 im 90. Lebensjahr, hat er immer drängender empfunden, nur mit den Büchern dem Tod trotzen zu können, dem Tod, der seine Möglichkeiten zunichte machen und ihm mit den Büchern, die er lesen könnte, zugleich sein Leben aus der Hand nehmen würde.

Darin, mit Büchern in der Hand trotzig gegen die Vernichtung im Tod ankämpfend, ist Elias Canetti Bonifatius verwandt. Wer das Grab des Bonifatius besucht, sieht ihn mit dem aufgeschlagenen Buch in der Linken unter den Hieben seiner Mörder zusammenbrechen, die Arme wie an ein imaginiertes Kreuz geheftet.

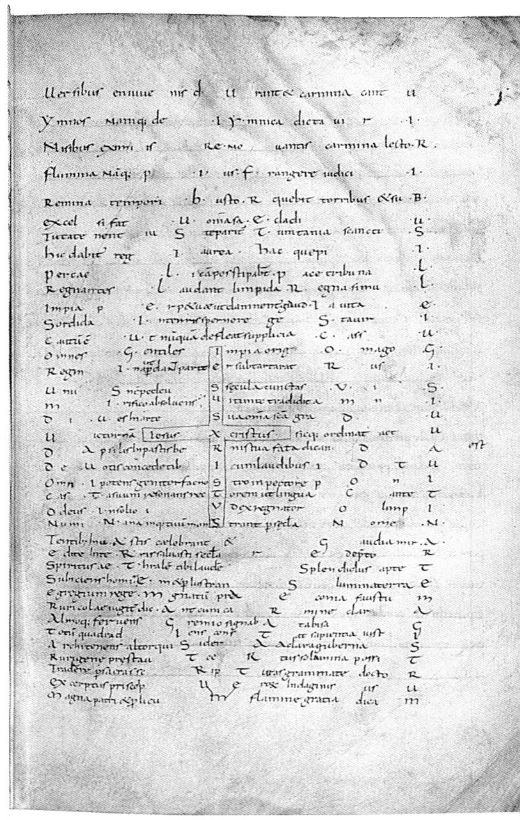

Würzburg UB M.p.th.f. 29 fol. 44 recto: Figurengedicht am Anfang der Grammatik des Bonifatius.

Aufgeschlagene Bücher sind Bonifatius im Leben nicht fremd gewesen. Nach dem Zeugnis der Werke und Briefe, die unter seinem Namen überliefert sind, war er zeitlebens ein Leser, auch wenn er wählerisch war, welche Bücher er aufschlug, um sie zu lesen. Im Widmungsbrief zu seiner Grammatik benennt er im Anschluss an 1 Thess 5,21 – „Omnia probate; quod bonum est tenete" (Prüft alles, das Gute behaltet) – hermeneutische Grundsätze einer christlichen Lektürepraxis, wonach alles Gelesene stets auf das christliche Glaubenbekenntnis zu beziehen und sein Wert danach zu bemessen ist. Zur Verdeutlichung dieser Überzeugung dient Bonifatius das Figurengedicht, auf das er sich im Widmungsbrief, der sogenannten „Epistola ad Sigebertum" bezieht und das in einer Würzburger Handschrift überliefert ist. Die Mitte dieses Gedichts bildet ein vertikal wie horizontal den Namen „Jesus Christus" tragendes Kreuz, dessen graphische Gestalt dem Betrachtenden den Gekreuzigten geistlich vor Augen führen soll. Im Rahmen des Figurengedichts versteht Bonifatius das Kreuz nicht nur theologisch als Ziel der alttestamentlichen Verheißung und damit als Beginn der Vollendung, vielmehr bildet er dieses Verständnis auch formal durch das Versmaß ab, das er verwendet. Das Versmaß, das als das unvollkommenere gilt, den Pentameter, verwendet er für den ersten Teil des Gedichts, das vollkommenere Versmaß, den Hexameter, verwendet er, sobald er Christus als Sieger an den Anfang des zweiten Teils des Gedichtes stellt. In seiner sprachlichen und graphischen Gestalt bildet das Figurengedicht einen geschlossenen Raum (circulus), der, als die Gesamtheit von Altem und Neuem Testament und deren richtigem Verständnis das zum Heil notwendige Wissen so vollständig enthält, dass, bildlich gesprochen, ein Aufenthalt außerhalb der Mauern dieses Geheges weder erforderlich noch wünschenswert ist.

Die mit dieser Überlegung gegebene Entscheidung, die gedankliche Festlegung, die unbewusst den Verständnishorizont jedes Lesers eingrenzt, nicht als unausweichliche Bedingung in Kauf zu nehmen, sondern um des Heiles willen bewusst anzustreben und damit inhaltlich zu gestalten, bestimmt den Leser Bonifatius. In diesem Verständnis dient ihm das Studium der Grammatik, an deren Anfang er das Gedicht stellt, ausschließlich dazu, die erforderlichen sprachlichen Fähigkeiten zu erwerben, die er braucht, um den Text der Heiligen Schrift und der jeweiligen Auslegungen der als Autoritäten anerkannten kirchlichen Kommentatoren richtig zu verstehen.

Alle Bücherwünsche, die Bonifatius in seinen zahlreich erhaltenen Briefen in seine englische Heimat äußert, sind daher von dieser Art zu lesen bestimmt und werden im Zusammenhang seiner missionarischen Aufgabe verständlich. Die erbetenen Texte sollen – in den Worten des Bonifatius – dem Prediger dienlich sein, dem Reisenden handlich und dem Geistlichen zum Heile besonders nützlich (Ep. 91, S. 207 Z. 22f.). Entsprechend erbittet Bonifatius von seinem Schüler Abt Duddo jene Passagen einer – offensichtlich beiden vertrauten – Auslegung der Paulusbriefe, die ihm fehlen (Ep. 34, S. 59 Z. 6–8), sowie in einem Brief an Egbert von York die Kommentare Bedas zu den Proverbien Salomos und den in der liturgischen Leseordnung des Lektionars enthaltenen Bibeltexten (Ep. 91, S. 207 Z. 23f.). Beiden Auslegungen ist gemeinsam, dass sie nach der Auffassung des Bonifatius in dem (Heiligen) Geist verfasst sind, dessen Inspiration die Bibeltexte ihre Bedeutung verdanken (Ep. 34, S. 59 Z. 4), so dass die dem Bibeltext und seinem Kommentar gemeinsame Urheberschaft Gewähr für die Richtigkeit ihres jeweiligen Inhalts bietet.

Dieses Kriterium, das allgemein für die Texte der Kirchenväter gilt, bedarf im Falle des gerade erst verstorbenen Beda, von dessen Wirken Bonifatius erfahren hatte, freilich besonderer Begründung. Die offensichtlich allgemeine Ansicht, Bedas Bibelexegese habe die Texte der Heiligen Schrift in der für die Bedürfnisse seiner Zeitgenossen angemessensten und zugleich zuverlässigsten Weise ausgelegt, verdeutlicht Bonifatius mit der Metapher einer vom Heiligen Geist selbst entzündeten Kerze, die zwar der Kirche von York geschenkt worden sei, aber – und darauf zielt die Verwendung der biblischen Metapher – einem umfassenderen Wirkungsraum zugänglich gemacht werden müsse (Ep. 75, S. 158 Z. 8–12), denn „Zündet man etwa ein Licht an“, Markus 4,21, „und stülpt ein Gefäß darüber?“ Diesem Bild liegt die Überzeugung zugrunde, das von Gott gewährte Wissen über das richtige Verständnis der Heiligen Schrift (scientia scripturarum, Ep. 76, S. 159 Z. 14) schließe die Verpflichtung ein, dieses Wissen auch weiterzugeben. Es kann daher nicht nur als die theologische Begründung dafür dienen, sich Bücher zu erwerben. Es verdeutlicht zugleich die Grundlagen einer schriftlich sich verwirklichenden Kultur, von der Bonifatius geprägt ist und die er zugleich mit dem Evangelium, das er verkündet, ausbreitet. An dieser Schriftkultur hat Bonifatius, wie seine Briefe und Werke bezeugen, regen Anteil und hat entsprechend auch auf seine Schüler eingewirkt.

Daher waren ihm selbst dann, wenn er sie nicht las, aufgeschlagene Bücher kostbar. Die Briefe des Apostels Petrus etwa, epistolae domini mei sancti Petri apostoli, die auf seinen Wunsch hin die Äbtissin Eadburg in Goldlettern abschreiben sollte, wollte er nicht nur sich selbst vor Augen halten, damit er nicht vergesse, wer, nämlich der Papst als Nachfolger des Petrus, ihn auf seine Missionsreise geschickt habe. Sie sollten mehr noch dazu dienen, sie den Hörern seiner Predigt zu zeigen, um die Ehrfurcht vor den Heiligen Schriften zu wecken bzw. den kontinuierlich fortbestehenden Anspruch des Petrusamtes und den Primat des Bischofs von Rom zur Geltung zu bringen (Ep. 35, S.

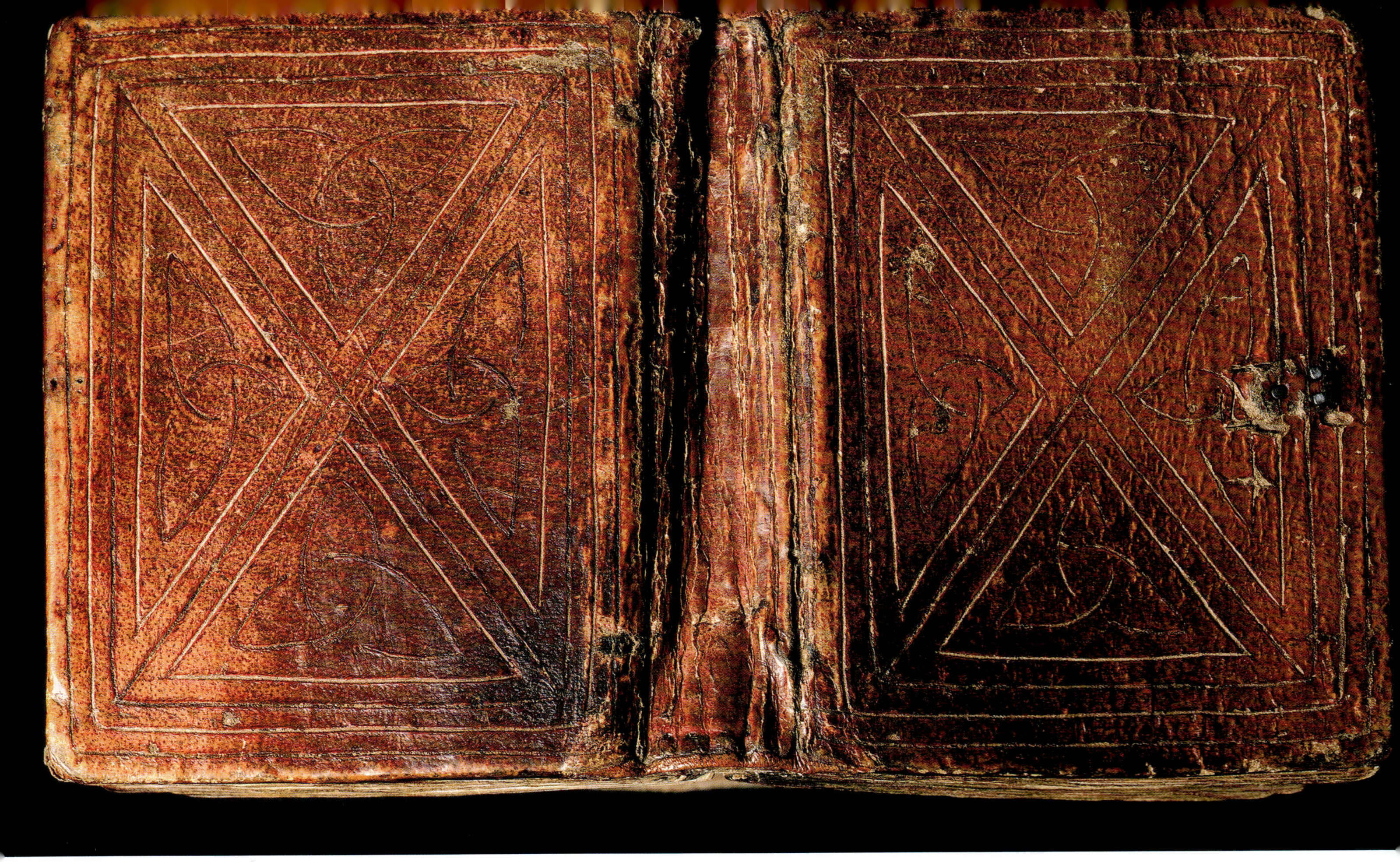

Cadmug-Evangeliar (Codex Bonifatianus III), Irland, 8. Jh., 12,5 x 10 cm, Bucheinband, Dauerleihgabe des Domkapitels an die Hochschul- und Landesbibliothek, Fulda.
Der Name der Handschrift geht auf die Nennung des Schreibers Cadmug am Ende des Textes (auf fol. 65r) zurück.

60 Z.15–19). Bücher vermögen so, selbst wenn sie nicht gelesen werden, zu demonstrieren, das heißt nicht Sichtbares anschaulich zu machen. In diesem Sinne vermögen Bücher auch zu trösten, wie Bonifatius sagt, zumal dann, wenn ihre Herstellung an einen Adressaten gerichtet ist, dessen Bedürfnissen sie inhaltlich gerecht werden wollen und dessen Empfinden sie, nicht zuletzt durch die bei der Abschrift aufgewandte Mühsal, zu berühren vermögen. In diesem Sinne weiß Bonifatius sich der Äbtissin Eadburg verpflichtet, die ihm den Trost der Bücher (solamen librorum) schon vor seiner Bitte um die Petrusbriefe in Goldlettern hatte zuteil werden lassen (Ep. 35, S. 60 Z. 12; Ep. 63, S. 131 Z. 4f., Z. 11). Göttlichen Trost (Divinum solatium, Ep. 75, S. 157 Z. 7) vermögen die ihm zugesandten Bücher aber mehr noch dadurch zu vermitteln, dass sie durch die in ihnen enthaltene zutreffende Auslegung oder kirchenrechtliche Anwendung des Bibeltextes seiner Verkündigung die Gewissheit verleihen können, deren er – abgesehen von seiner apostolischen Sendung – bedarf, um zu seinem und seiner Adressaten Heil wirken zu können.

Die aufgeschlagenen Bücher, die Bonifatius in welchem Sinn auch immer benutzt hat, ergeben eine stattliche Büchersammlung, die Hermann Schüling vor 40 Jahren aus den Erwähnungen und Zitaten in den Briefen des Bonifatius rekonstruiert hat. Zu ihr gehören zuverlässig als Besitz des Bonifatius die für den Gottesdienst nötigen Texte (Sakramentar und Lektionar als Texte und ein Rotulus zur korrekten Feier der Riten), eine Sammlung von Märtyrerakten, Traktate zum Römerbrief und zum 1. Korintherbrief, eine Sammlung mit Konzilientexten, die Briefe Papst Gregors des Großen, eine Schrift Bedas und der Victor-Codex. Zuverlässig aufgeschlagen und benutzt, wenn auch womöglich

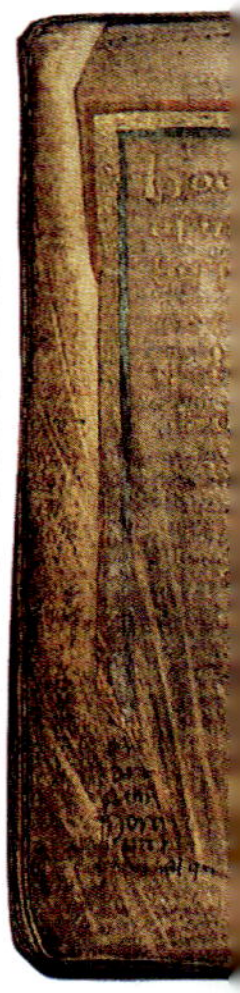

rechts: Cadmug-Evangeliar (Codex Bonifatianus III), fol. 65v und hinterer Spiegel (Umschlaginnenseite). Text über die Rückgabe des Evangeliars durch König Arnulf an Abt Huggi von Fulda (891– 915) und Eintrag mit dem Hinweis, der Codex stamme von der Hand des Bonifatius, mit Goldtinte Ende des 9. Jahrhunderts nachgetragen (fol. 65v) und Textwiederholung (hinterer Spiegel) aus dem 15. Jahrhundert.

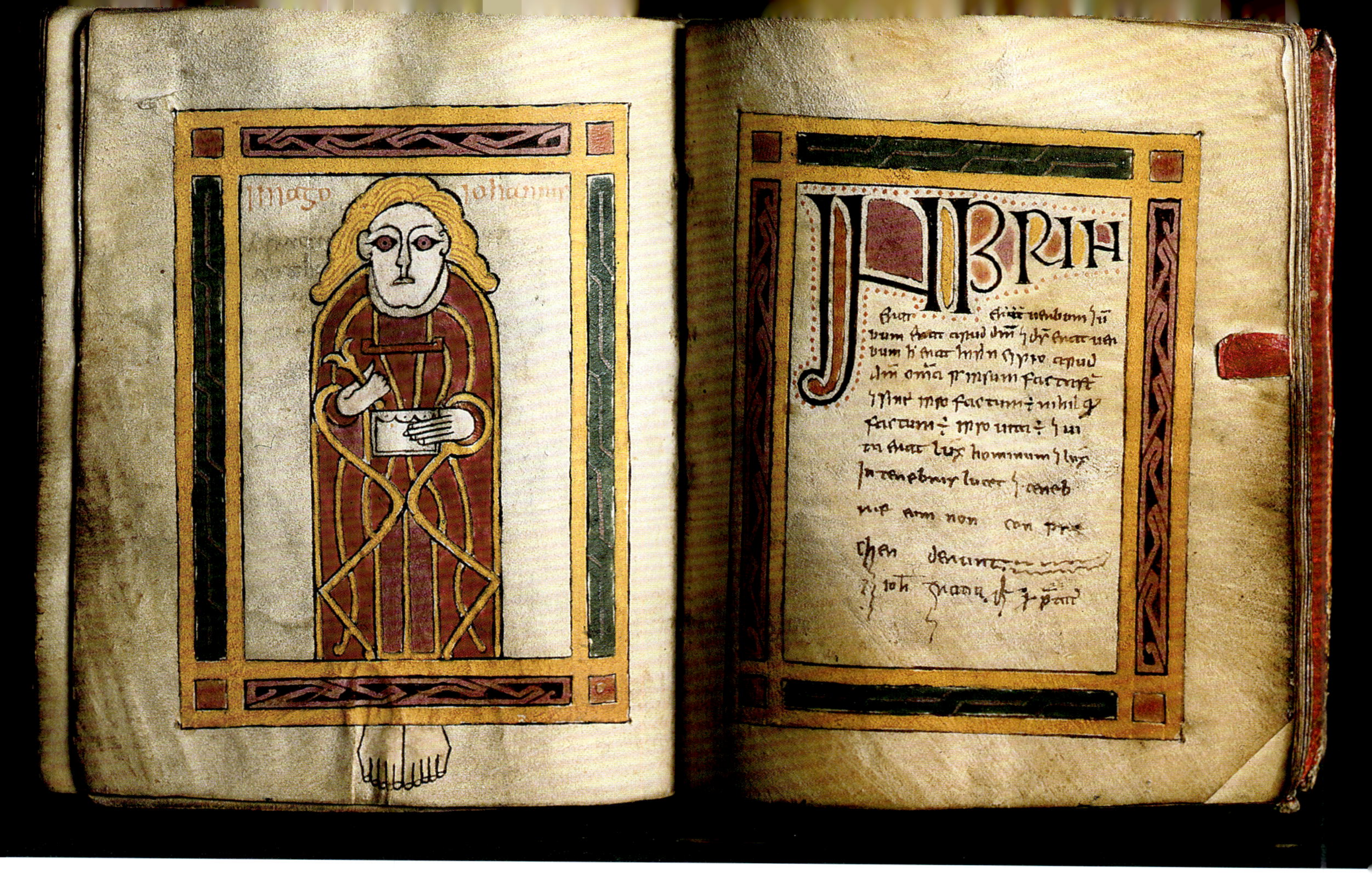

Cadmug-Evangeliar (Codex Bonifatianus III), Irland, 8. Jh., Pergament, 12,5 x 10 cm, 65 Blätter, Dauerleihgabe des Domkapitels an die Hochschul- und Landesbibliothek, Fulda.
Das (kleine) Taschenevangeliar wurde in irischer Minuskel geschrieben. Die vier Evangelien werden durch gleichartige, sehr wahrscheinlich mit einer Schablone gezeichneten Evangelistenbilder (ohne Attribute) eingeleitet.

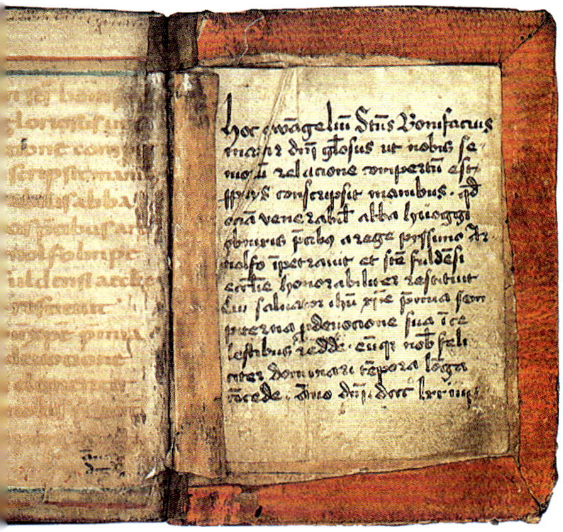

nicht dauerhaft besessen hat Bonifatius die Weisheitsbücher des Alten Testaments, kirchenrechtliche Sammlungen (Irische Canonessammlung, Dekretaliensammlung, die Canones des Theodor von Canterbury und die Canones einer Londoner Synode), Kirchenvätertexte (die Predigten des Caesarius von Arles, den Liber pastoralis Papst Gregor des Großen, Cassiodors Historia tripartita, Isidors De ecclesiasticis officiis, Augustins De baptismo contra Donatistas und des Julianus Pomerius De vita contemplativa). Wenn seine Bücherwünsche erfüllt wurden, besaß er zudem die Petrusbriefe in Gold geschrieben, einen Traktat über den Apostel Paulus, eine Sammlung mit Prophetenschriften, verschiedene Werke Bedas, sowie einzelne päpstliche Weisungen. Schließlich gehörten vermutlich neben einem Psalter und einer Schrift des Egbert von York auch die beiden anderen Codices Bonifatiani, das Cadmug-Evangeliar und der Ragyndrudis-Codex, zur Bibliothek des Bonifatius. Alles in allem ein Bestand von 20 bis 25 Werken. Sie sind zugleich Ausdruck für eine kulturelle Vermittlungsleistung, die unabhängig vom Erfolg der Christianisierungspolitik des Bonifatius Bestand hatte. Anschaulich wird diese bleibende kulturelle Leistung in der in der ältesten Vita überlieferten Erzählung vom Bücherwunder gespiegelt, wonach die von seinen Mördern geplünderten und in alle Winde zerstreuten Bücher wie durch ein Wunder wieder zusammengetragen und nach Fulda verbracht worden seien.

Um jedoch im Einzelnen nachvollziehen zu können, was Bonifatius die Bücher, die er besaß, bedeuteten, gibt es auch heute keinen anderen Weg, als sie aufzuschlagen.

Cadmug-Evangeliar

Als der Mönch Otloh von St. Emmeram im 11. Jahrhundert eine Lebensbeschreibung des Bonifatius verfasst und davon erzählt, dass unter den Büchern, die nach dem Tod des Bonifatius nach Fulda zurückgebracht worden seien, auch ein Evangelienbuch sich befinde, das Bonifatius mit sich zu tragen pflegte, hat er offensichtlich das Evangelienbuch, auf das seine Erzählung inhaltlich passen könnte, nicht aufgeschlagen. Wie sonst hätte er darauf kommen können, dass es mitten entzwei gehauen sei, ohne dass ein Buchstabe beschädigt worden sei. Aufgeschlagen, gibt das kleine Taschenevangeliar – es misst 12,5 x 10 cm – nicht die kleinste Verletzung zu erkennen. Die vier identischen, wahrscheinlich nach einer Schablone gemalten Evangelistenbilder sind völlig intakt. Sie zeigen den jeweiligen Evangelisten aufrecht und steif stehend, in der linken Hand die Schreibtafel, in der rechten Hand den Griffel. Welcher Evangelist gemeint ist, ist nur am Namenszug erkennbar. Die sonst geläufigen Evangelistensymbole, der Mensch für Matthäus, der Löwe für Markus, der Stier für Lukas und der Adler für Johannes sind nicht zu ihrer Kennzeichnung verwendet worden. Obgleich sie dem Schreiber der Handschrift bekannt sind. Auf fol. 33 recto findet sich ein Auszug aus dem christlichen Epiker Juvencus, in welchem sie aufgezählt und die Characteristica der einzelnen Evangelien in Versform beschrieben sind. Auf fol. 18 recto sind sie in eine Graphik eingebaut, die sich um ein eingeritztes Andreaskreuz herumgruppiert. Dort findet sich auch durch die Figur hervorgehoben der Dank für die vollendete Arbeit an der Handschrift: Deo gratias ago, finit hunc librum. Dass die kurzen Zitate mit dem Evangelientext verbunden sind, liegt im Anspruch des Werkes begründet, das Juvencus im 4. Jahrhundert verfasst hat. Er hat die vier Evangelien in hexamtrische Verse gebracht und damit versucht, als ein christlicher Vergil die heidnischen Epen zu ersetzen. Diese Absicht deckt sich in doppelter Hinsicht mit der Hermeneutik des Bonifatius, wie er sie am Eingang seiner Grammatik vorgestellt hatte. Zum einen sollten die heidnischen Dichtungen durch christliche Texte auf hohem sprachlichen Niveau ersetzt werden und zum andern dienen die Hexameter dazu, das Maß der Vollendung anzuzeigen, ganz so, wie Bonifatius es in seinem Figurengedicht beschrieben hatte.

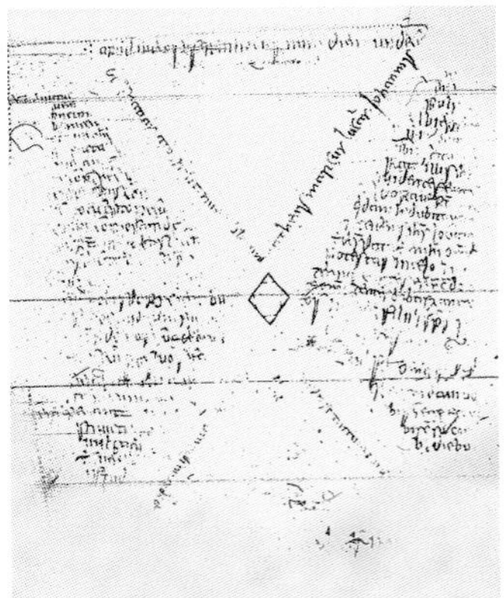

Cadmug-Evangeliar (Codex Bonifatianus III), fol. 18 verso: Andreaskreuz mit Versen des christlichen Epikers Juvencus.

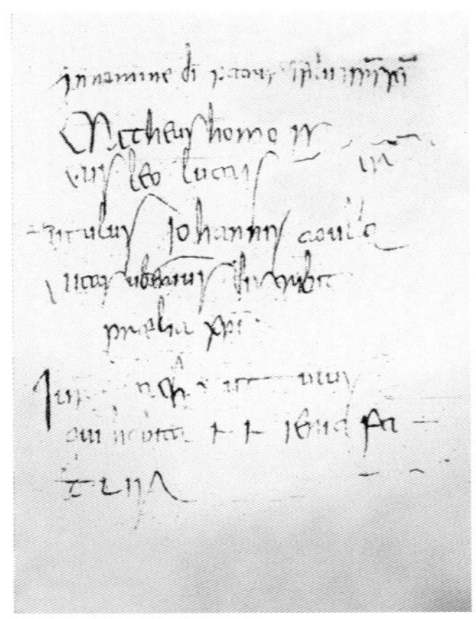

Cadmug-Evangeliar (Codex Bonifatianus III), fol. 33 recto: Juvencus über die Characteristica der vier Evangelisten.

Kein Zweifel, das Evangeliar ist der Welt des Bonifatius nicht fremd, aber anders als Otloh es meinte. Und anders auch als es in einer Notiz am Ende der Handschrift steht. Dort ist nicht nur vermerkt, dass das Büchlein von König Arnulf dem Abt von Fulda Huggi zurückerstattet worden sei, womöglich anlässlich einer Wallfahrt des Königs nach Fulda im Herbst 897, sondern auch, dass Bonifatius das Buch mit eigener Hand geschrieben habe. Auch in diesem Fall hätte derjenige, der diese Bemerkung hinzugefügt hat, nur die Handschrift aufschlagen müssen, um eines Besseren belehrt zu werden: Auf der Vorderseite ist eingetragen: finit. amen deo gratias ago cadmug scribsit. Cadmug ist ein irischer Name und der Schrift nach zu urteilen hat er wenigstens einen Teil der Handschrift auch geschrieben. Er und seine Mitarbeiter schreiben eine irische Minuskel, nicht sehr sorgfältig und abwechslungsreich in der Gestaltung der Seiten. Die Seiten sparsam und dicht gefüllt, im ganzen schwer lesbar, so dass die Klage, die Bonifatius in einem Brief an Daniel von Winchester äußert, rasch verständlich wird: Und da meine Augen sich verdunkeln, kann ich die kleinen und in sich verschlungenen Buchstaben nicht mehr deutlich lesen (Ep. 63, S.131 Z. 14f.).

Victor-Codex

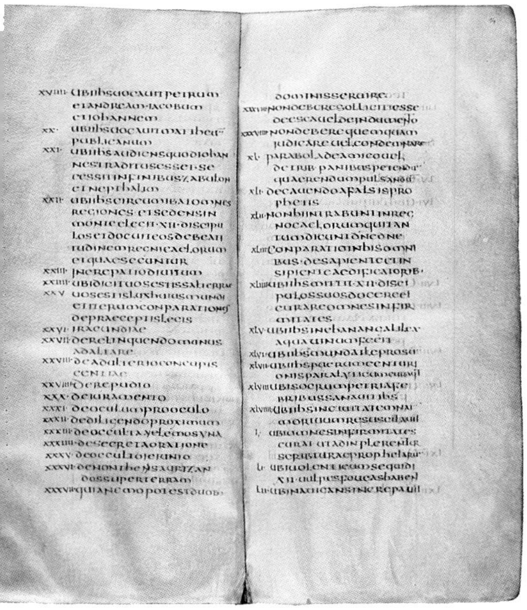

Victor-Codex (Codex Bonifatianus I), 546/47, Pergament, 28,5 x 14 cm; 503 Blätter, Dauerleihgabe des Domkapitels an die Hochschul- und Landesbibliothek, Fulda, fol. 13v/14r.
Die Handschrift wurde 546/47 im Auftrag des Bischofs Victor von Capua (541–554) geschrieben, der die Einleitung und die Kanontafeln verfasste. Wahrscheinlich gelangte die Handschrift in Rom oder über England in den Besitz des hl. Bonifatius.
Die Schrift ist eine italienische Unziale. Die Korrekturen wurden in schräger Unziale mit halbunzialen Elementen ausgeführt. Die zahlreichen Glossen zum Jakobusbrief stammen aus dem 8. Jahrhundert und von zwei zu unterscheidenden Schreibern, die sich einer angelsächsischen Minuskel bedienen. Eine Handschrift dürfte mit hoher Wahrscheinlichkeit von Bonifatius stammen.

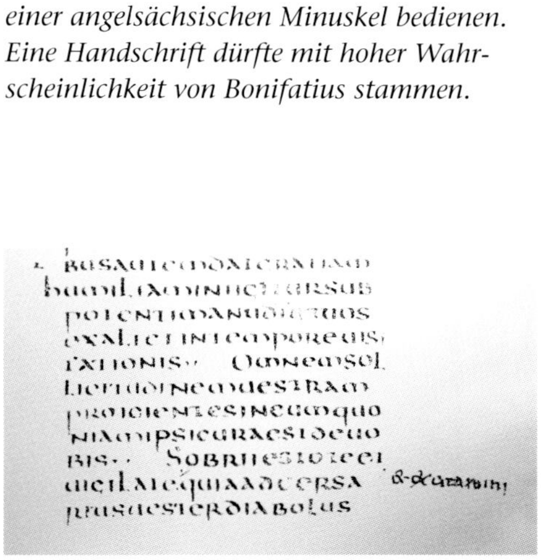

Victor-Codex (Codex Bonifatianus I), fol. 450r, Detail, Textkorrektur im 1. Petrusbrief.

Diesen Anforderungen entspricht eher das zweite Buch, das in Fulda mit Bonifatius als dem, der es aufgeschlagen und benutzt hat, in Verbindung gebracht wird. Der sogenannte Victor-Codex misst ungewöhnliche 29 x 14 cm und umfasst 505 Blatt. Er wurde 546 oder wenig früher von Bischof Victor von Capua in Auftrag gegeben und, wie sich aus einem Eintrag 433 recto und 502 verso ergibt, zwischen dem 19. April 546 und 12. April 547 von ihm durchgesehen und korrigiert. Der Text ist von einem Schreiber in einer gleichmäßigen italienischen Unzialschrift geschrieben und dadurch außergewöhnlich gut lesbar. Schon in dieser Hinsicht ist der Victor-Codex eine Handschrift nach dem Geschmack des Bonifatius. Aber auch seine Zusammenstellung entspricht den Vorlieben des Bonifatius, wichtige Texte, in diesem Fall des Neuen Testaments in einem handlichen Codex zu bündeln. In seinem ersten Teil enthält er die in der Mitte des 2. Jahrhunderts entstandene Evangelienharmonie des Tatian in lateinischer Übersetzung, eine Zusammenstellung der vier Evangelien zu einer fortlaufenden Erzählung, in der alle Wiederholungen zugunsten der Einheitlichkeit des Textes getilgt wurden. Darauf folgen ab fol. 181 recto weitere neutestamentliche Schriften in lateinischer Übersetzung: die Paulusbriefe, die Apostelgeschichte, die Katholischen Briefe und die Apokalypse. So entsteht ein platzsparender handlicher Codex mit den wichtigsten neutestamentlichen Texten, wie geschaffen für die Hand des Bonifatius.

Dass Bonifatius den Codex tatsächlich benutzt hat, lässt sich aus zwei Indizien schließen. Auf fol. 450 recto korrigiert eine Hand in insularer Minuskel den Text des 1. Petrusbriefs 5,8–9: Sobrii estote et vigilate durch den Zusatz et excitamini. Dieser Zusatz begegnet in keiner anderen Handschrift des lateinischen Petrusbriefs und ist auch aus der Liturgie des kirchlichen Nachtgebets, in dem dieser Text gelesen wird, nicht bekannt. Er findet sich jedoch auch in einem Brief des Bonifatius an Cudberht von Canterbury, wenn er diese Stelle aus dem Petrusbrief zitiert. Selbst wenn man annehmen kann, dass Bonifatius wie viele seiner Zeitgenossen große Teile des Neuen Testaments auswendig beherrschte, mithin nicht mit dem aufgeschlagenen Victor-Codex auf dem Schreibtisch seine Briefe schrieb, gibt diese Übereinstimmung doch die Nähe zwischen den Bonifatiusbriefen und dem Victor-Codex zu erkennen. Dies trifft selbst dann zu, wenn ein Zeitgenosse oder Nachfahre des Bonifatius den Text im Victor-Codex nachträglich auf die Bonifatiusbriefe hin gebessert hätte.

Gleichfalls insulare Handschrift begegnet in den zahlreichen Randbemerkungen, die zwei Schreiber auf den freigebliebenen Rändern der Blätter angefügt haben, die den Jakobusbrief überliefern. Beide Schreiber sind, der Schrift nach zu urteilen, im achten Jahrhundert auf dem Festland tätig und lassen sich auch in anderen Handschriften des 8. Jahrhunderts nachweisen. Die überwiegende Mehrheit von 94 Glossen stammt von einem Benutzer der Handschrift, der zwei in Irland entstandene Kommentare zu den Katholischen Briefen gut kennt (im folgenden Glossator B). Sie enthalten knappe, philologisch oder moralisch orientierte Auslegungen zu einzelnen Versen des Jakobusbriefs. Diese Auslegungen werden, geringfügig bearbeitet und durch biblische Querverweise ergänzt, in die Randbemerkungen übernommen. Wesentlich selbständiger agiert der andere, vermutlich zuerst tätige Schreiber, der mit 14 Glossen an der Kommentierung des ersten Kapitels des Jakobusbriefs beteiligt ist (im folgenden Glossator A). In sechs Fällen werden seine Einträge von der anderen Hand ergänzt, so dass eine enge Zusammenarbeit zwischen beiden Lesern angenommen werden muss.

Die vom Glossator A beigetragenen Erläuterungen betreffen zumeist das unmittelbare Textverständnis und sind fast durchgehend mit der Einleitung id est („das heißt“) auf das jeweilige Stichwort bezogen. Sie umschreiben den Wortlaut des biblischen Textes, begründen den jeweils formulierten Gedanken aus dem Zusammenhang des Jakobusbriefs oder erklären ihn durch eine andere biblische oder liturgische Wendung. Gelegentlich geben sie grammatische oder rhetorische Erklärungen zur Sprache des Textes. Glossator A geht gedanklich deutlich über den Text hinaus, wenn er philologische, historische oder theologische Erklärungen anfügt. In diesem Sinn ist etwa der Eintrag zu verstehen, der sich auf den Anfang des Jakobusbriefs bezieht: „Jakobus, der Sohn des Alphaeus, der Bruder des Herrn, von dem man sagt, der Herr selbst habe ihn zum Bischof geweiht. Er soll den Ritus der Messfeier gezeigt haben“. Sachlich geht diese Bemerkung auf eine enstprechende Stelle beim Kirchenvater Johannes Chrysostomus zurück, in dieser Formulierung ist sie aber in den bekannten Kommentaren nicht enthalten.

Zwei explizit theologische Erklärungen behandeln die Taufe und das Verhältnis des Menschen zum Bösen. Im Blick auf 2 Kor 5,17 versteht der Glossator die Taufe als eine Neuschöpfung des Menschen und schränkt im Anschluss daran den Missionsbefehl, das Evangelium allen Geschöpfen zu predigen, auf die Verkündigung an die in der Taufe neu Geschaffenen ein. Den Hintergrund dieser Bemerkung dürfte die Praxis einer stufenweise erfolgenden Einführung in den christlichen Glauben bilden, wie sie aufgrund von 1 Kor 3,1–2 für die christliche Katechese biblisch begründet ist. Dem Gedankengang des Jakobusbriefs folgend vertieft Glossator A anhand der Frage nach dem Bö-

Victor-Codex (Codex Bonifatianus I), 546/47, Pergament, 28,5 x 14 cm; 503 Blätter, Dauerleihgabe des Domkapitels an die Hochschul- und Landesbibliothek, Fulda.
unten links: fol. 5v/6r.
unten rechts: Vorderer Buchdeckel.

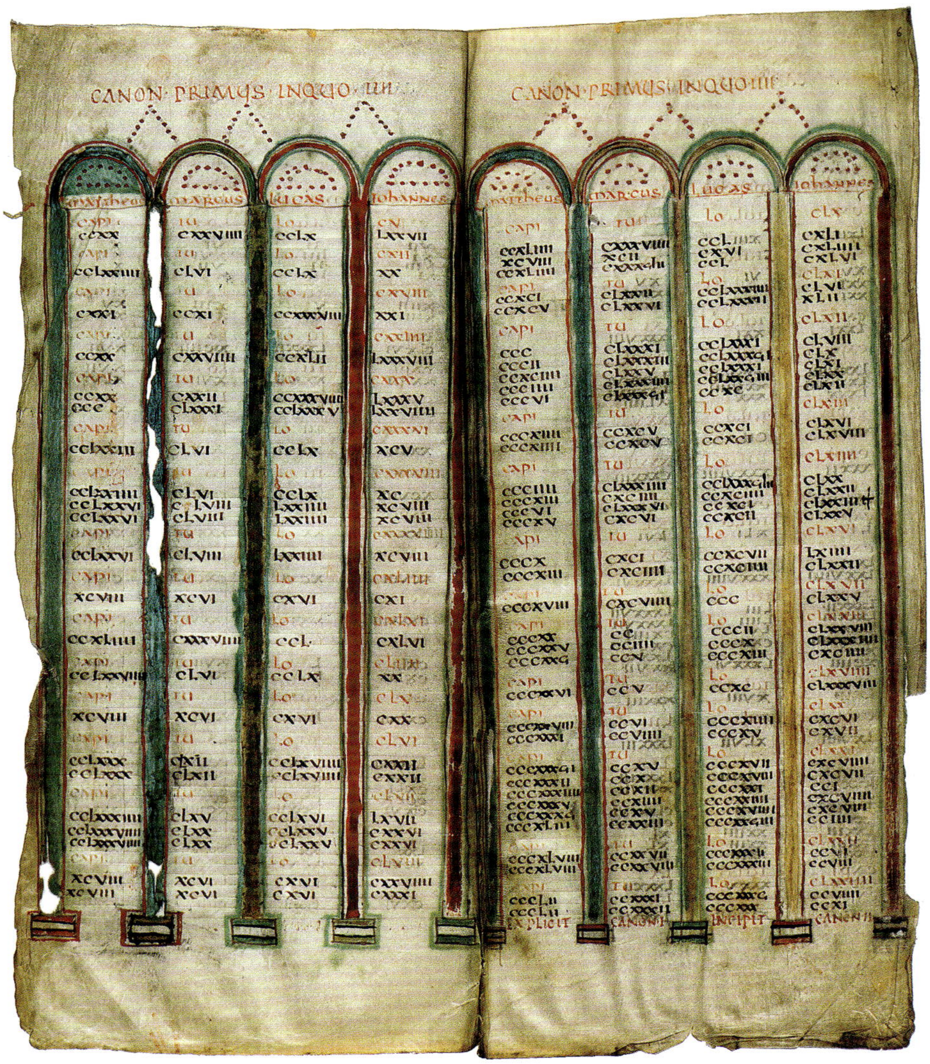

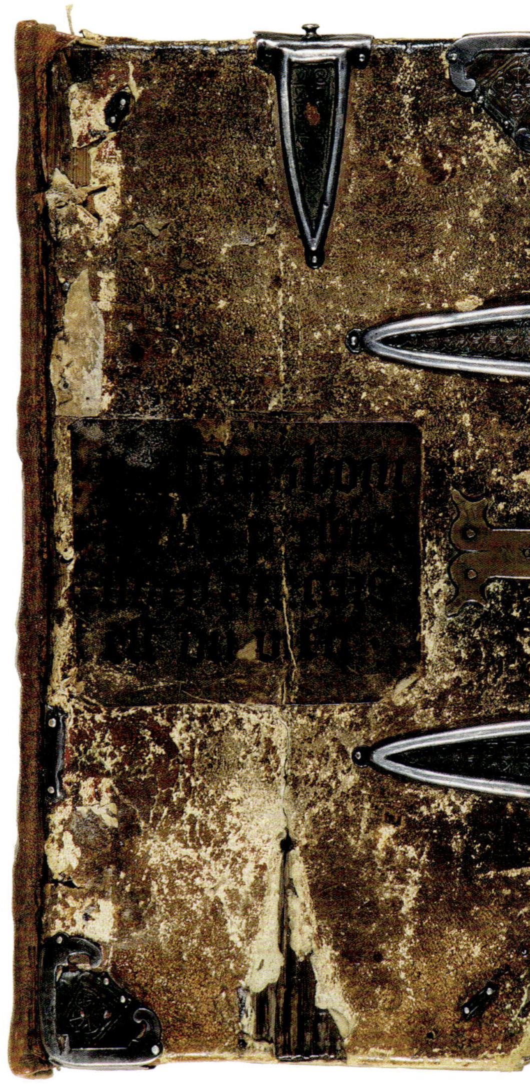

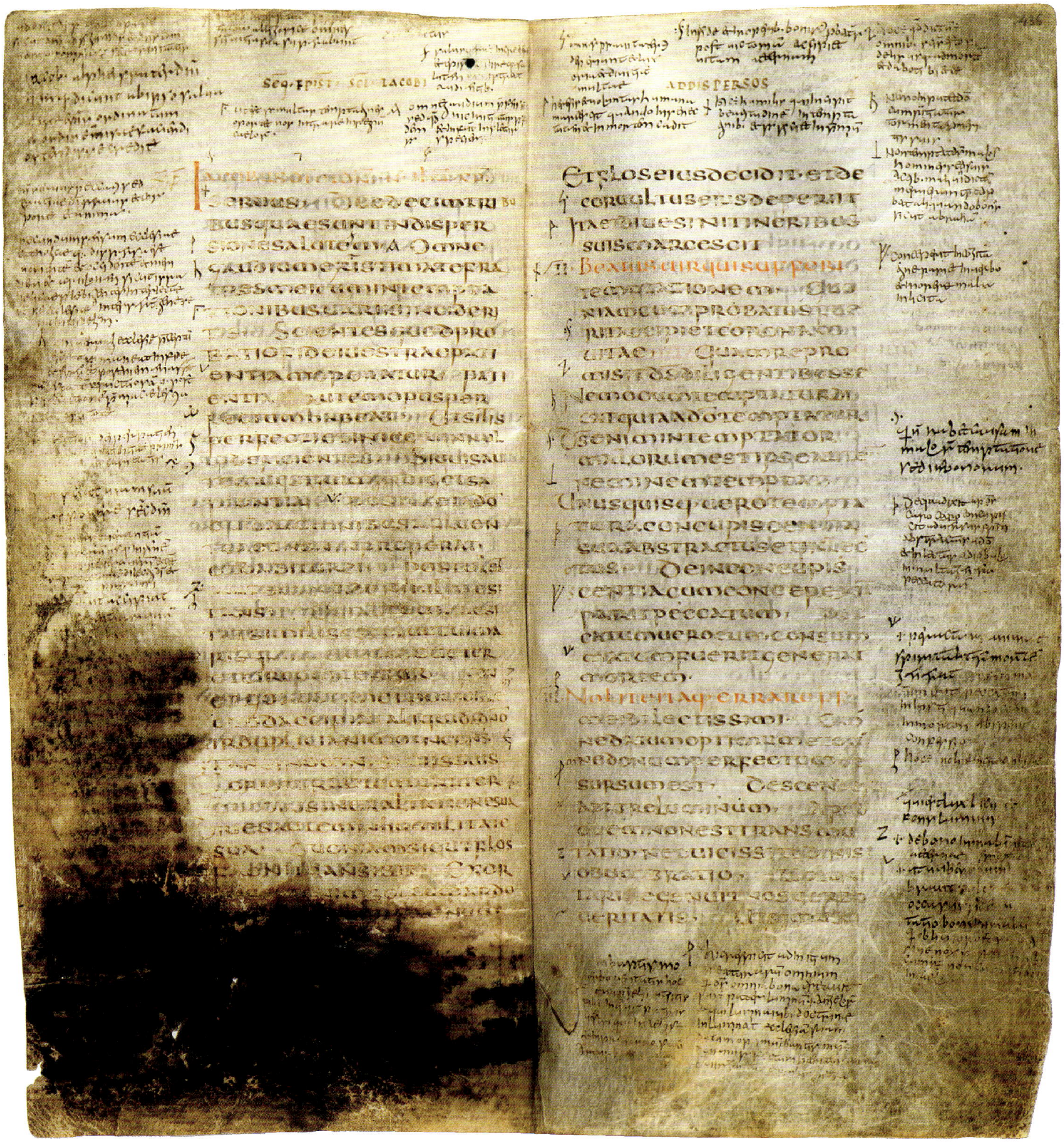

Victor-Codex (Codex Bonifatianus I), 546/47, Pergament, 28,5 x 14 cm; 503 Blätter, Dauerleihgabe des Domkapitels an die Hochschul- und Landesbibliothek, Fulda, fol. 435v/436r.

sen den Unterschied zwischen Gott und Mensch. Die Aussage, dass es bei Gott keine Veränderung gebe (Jak 1,17), versteht er so, dass es keine Veränderung vom Guten zum Bösen gebe, mithin die Unterscheidung von „gut" und „böse" auf Gott nicht angewendet werden könne. Diese treffe nur als Kriterium menschlichen Handelns zu, insofern der Mensch in der Lage ist, sich in einem geistigen Akt vom Guten ab und dem Bösen zuzuwenden, wodurch er sich seiner eigenen Lebensquelle beraubt: id est per actum animae spiritaliter mortem generat. Aus diesem Grund kann er die Veränderung vom Guten zum Bösen mit dem Bild der durch die Wolken verdunkelten oder untergehenden Sonne anschaulich beschreiben: id est ut nubes obumbrant solem vel occasus sic et mutatio boni in malum.

Die Bemerkungen des Glossators zeigen daher im Ganzen nicht nur seine Vertrautheit mit den Gegenständen der Grammatik und der Tradition der irischen Exegese, wie sie für die wissenschaftliche Ausbildung in den Klöstern Englands charakteristisch ist, sie lassen auch Rückschlüsse auf die geschichtlichen Bedingungen zu, in denen die Glossierung des Jakobusbriefs entstanden ist. Die mit der Missionssituation gegebenen Herausforderungen – Verkündigung mit bischöflicher Autorität, Belehrung, Neuanfang durch die Taufe sowie Vermittlung, Einübung und dauernde Aneignung der christlichen Lebensform und schließlich das Leben in einer nicht oder nur oberflächlich christianisierten Gesellschaft – führen zu den Bedürfnissen, die genau das Verständnis des Jakobsubriefs erfordern, das sich eben in der Glossierung niedergeschlagen hat.

Anschaulich sind diese geschichtlichen Bedingungen und die Empfindungen und Bedürfnisse, zu denen sie führen, in den Briefen des Bonifatius dargestellt. Er empfindet sich selbst als einen Verfolgten, sein Leben als gefährdet und bedrängt, freilich nicht nur von solchen, die die christliche Botschaft ausdrücklich bekämpfen, sondern auch von falschen Bischöfen, pseudopresbiteri, pseudosacerdotes und pseudoprophetae, die sich zu Unrecht amtliche Autorität anmaßen, die christliche Verkündigung durch Wort und Tat verfälschen und obendrein in ihrem Irrtum verharren. Die inhaltliche Auseinandersetzung mit diesen Gegnern und die Entwicklung eines geeigneten rechtlichen Instrumentariums, das ihn in Stand setzen könnte, sich gegen diese durchzusetzen, bestimmen einen großen Teil seiner Korrespondenz mit kirchlichen Amtsträgern. In mutiger Korrektur eingreifend und dabei selbst ängstlich bemüht, korrekt zu verfahren, so erscheint Bonifatius in den zahlreichen Anfragen an die päpstliche Autorität. Gemeinsam ist diesen Briefen das Anliegen, eine ausdrücklich christliche Lebensform durch die autoritative Antwort des Papstes abzusichern und gegen eine heidnisch bestimmte Praxis durchzusetzen. Hinter den kirchenrechtlichen Detailfragen steht daher das seelsorgliche Anliegen, wie gefördert werden kann, dass das in der Taufe ausgesprochene christliche Bekenntnis sittlich konkretisiert und praktisch eingeübt werden kann. Aufgrund dieses gedanklichen Zusammenhangs stehen die Belehrung, Anleitung und Festigung der bereits Getauften im Mittelpunkt des seelsorglichen Auftrags des Bonifatius – oder wie es eben die Glosse zum Jakobusbrief sagt: praedicate evangelium omni creaturae bedeutet omni creato in baptismo.

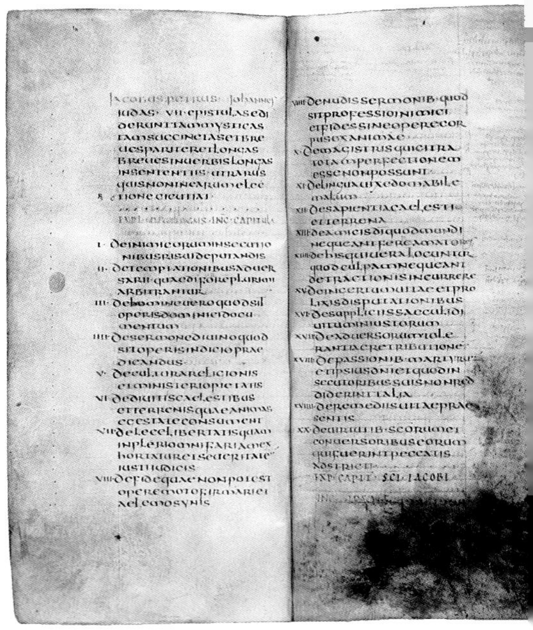

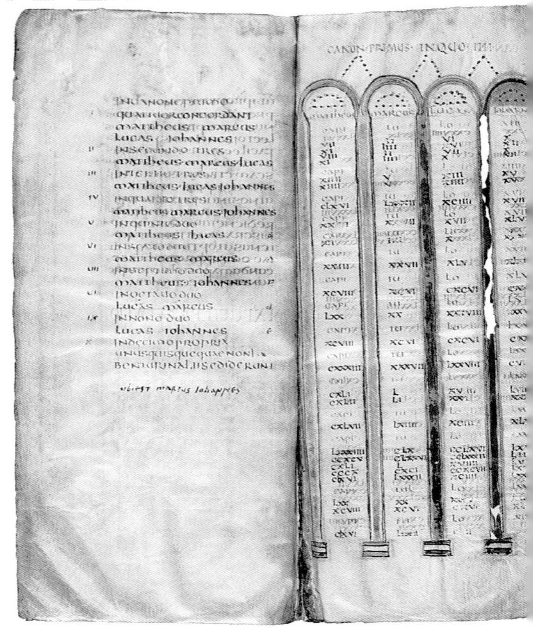

Victor-Codex (Codex Bonifatianus I), 546/47, Pergament, 28,5 x 14 cm; 503 Blätter, Dauerleihgabe des Domkapitels an die Hochschul- und Landesbibliothek, Fulda.
oben: fol 434v/435r.
unten: fol 4v/5r.

Ragyndrudis-Codex

Die nämlichen Interessen, die bei der Glossierung des Jakobusbriefs wirksam sind, bestimmen möglicherweise auch den Erwerb und die Lektüre des dritten Codex, der aufgrund seiner Beschädigungen mit dem Tod des Bonifatius in Verbindung gebracht wird und auf den die schon erwähnte Beschreibung des Mönchs Otloh wenigstens äußerlich zu passen scheint. Die verschiedenen Beschädigungen, die der Codex aufweist, müssen ihm teilweise in geschlossenem, teilweise in geöffnetem Zustand zugefügt worden sein. Ein heftiger Hieb hat die Pergamentseiten und den Holzdeckel von der oberen Kante des geschlossenen Buchs her getroffen; andere Schläge haben den Buchblock im Inneren versehrt, ohne dass der Deckel in Mitleidenschaft gezogen worden wäre und ohne dass alle Seiten gleichmäßig zerstört worden wären.

Trotz dieser Beschädigungen ist die kostbare Ausstattung des Codex weitgehend erhalten geblieben und noch heute gut erkennbar. Mehrfarbig gestaltete Zierleisten heben einzelne Werkanfängeeindrucksvoll hervor. Die verwendeten Auszeichnungsschriften sind gleichfalls häufig farbig gestaltet. Auf den Textseiten setzt sich dieses Gestaltungsprinzip fort. Zierleisten betonen auf den einzelnen Seiten Textanfang und Textschluss. Die Buchstaben der Auszeichnungsschrift sind in roter Farbe hervorgehoben, von einzelnen gelben und braunen Buchstaben abgesehen. Die figürlich gestalteten Initialen zeigen Fische und Kreise, gefüllt mit farbigen Kreuzen und Sternblüten, Ornamente, wie sie aus insularen Handschriften vertraut sind. Der Text ist von einer Hand in einer Minuskelschrift geschrieben, wie sie im Kloster Luxeuil üblich war, eng verschlungen gebaute Buchstabenformen, durch die der Text für den ungeübten Leser schwer zu entziffern ist. Das Zusammenspiel von insular bestimmten Verzierungen und konsequent gehandhabten Luxeuil-Minsukeln deutet darauf hin, dass schon bei der Anfertigung des Ragyndrudis-Codex unterschiedliche Traditionen der Buchgestaltung zusammengeflossen sind. Dieses internationale Zusammenspiel setzt sich in den Benutzerspuren des Codex fort. Einzelne Korrekturen sind von einem Leser eingefügt worden, der eine angelsächsiche Minuskel schreibt. Die zahlreichen schwer lesbaren Einritzungen auf den freien Rändern der Handschrift, in denen althochdeutsche und altenglische Glossen angefügt sind (sog. Griffelglossen), sind gleichfalls in angelsächsischer Minsukel geschrieben. Diese Beobachtungen sowie der Hinweis auf die Auftraggeberin Ragyndrudis haben zur Vermutung geführt, die Handschrift sei, von einem Schreiber aus Luxeuil in einem angelsächsisch bestimmten Zentrum auf dem Festland geschrieben worden, möglicherweise in Mainz, so dass die Verbindung der Handschrift zu

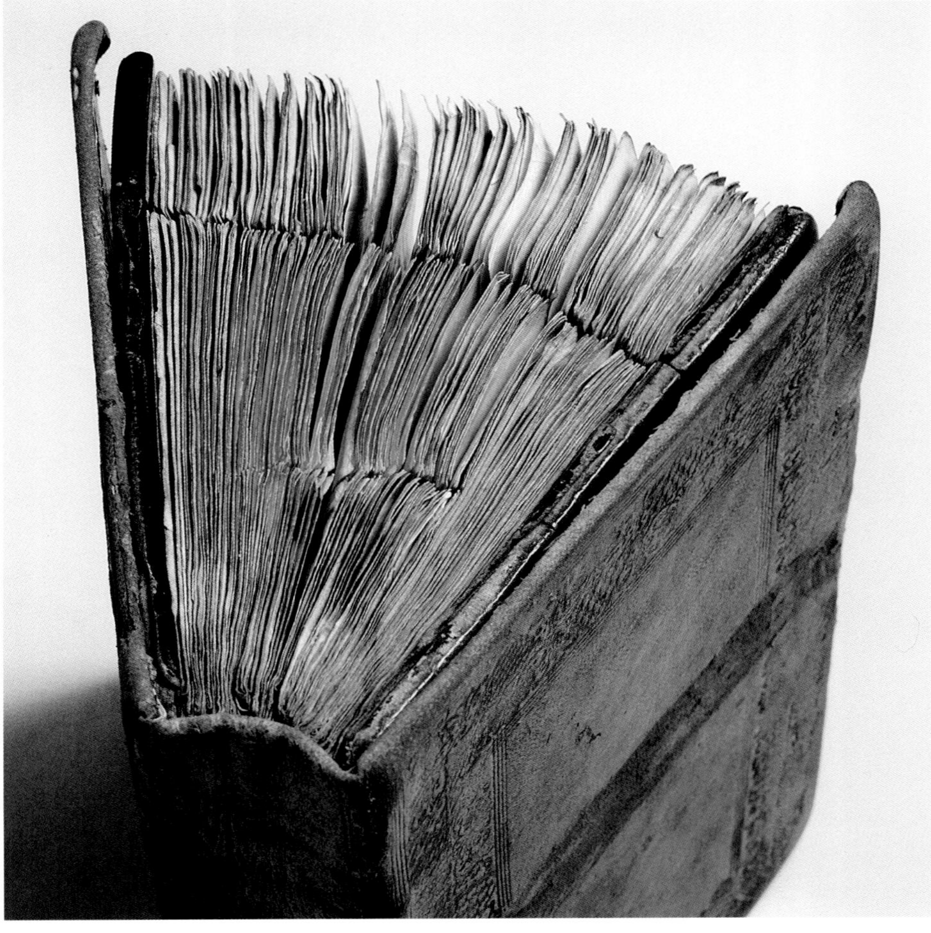

Codex Ragyndrudis (Codex Bonifatianus II), Luxeuil oder Mainz, nach 700, zweischichtiger durchbrochener Ledereinband über Holz (Abb. unterer Buchblock), 28,5 x 19 cm, 143 Blätter, Domkapitel, Fulda.
Die Handschrift entstand in der 1. Hälfte des 8. Jahrhunderts im Kloster Luxeuil oder einem davon abhängigen Skriptorium (Mainz ?). Die Handschrift enthält Korrekturen in angelsächsischer Minuskel des 8. Jahrhunderts. Sie wurde nach dem Eintrag auf dem letzten Blatt im Auftrag einer gewissen Ragyndrudis geschrieben.
Die Einkerbungen am oberen und unteren Rand der Handschrift bringt die Fuldaer Tradition mit dem Martyrium des hl. Bonifatius 754 in Dokkum in Verbindung, der das Buch schützend über sein Haupt gehalten haben soll.

Bonifatius schon für die Entstehung des Codex selbst und nicht erst für seine Zerstörung anzusetzen ist.

Dafür könnte auch die Zusammenstellung der Texte sprechen, die in dem Codex enthalten sind. In ihrem ersten Teil überliefert er eine Zusammenstellung von kürzeren Texten, die alle um die Formulierung und damit Sicherung des christlichen Glaubens kreisen, wie sie in der Auseinandersetzung mit dem Arianismus notwendig geworden waren. Unabhängig von den konkreten geschichtlichen Bedingungen, in denen die Texte entstanden waren, bieten sie auch späteren Benutzern Glaubensregeln und -erklärungen, die zur Präzisie-

Codex Ragyndrudis (Codex Bonifatianus II), nach 700, Pergament mit Deckfarbenmalerei, 143 Blätter, zweischichtiger durchbrochener Ledereinband über Holz, Domkapitel, Fulda.
unten links: rückwärtiger Einbanddeckel.
unten rechts: vorderer Einbanddeckel.
rechts: fol. 103v/104r.

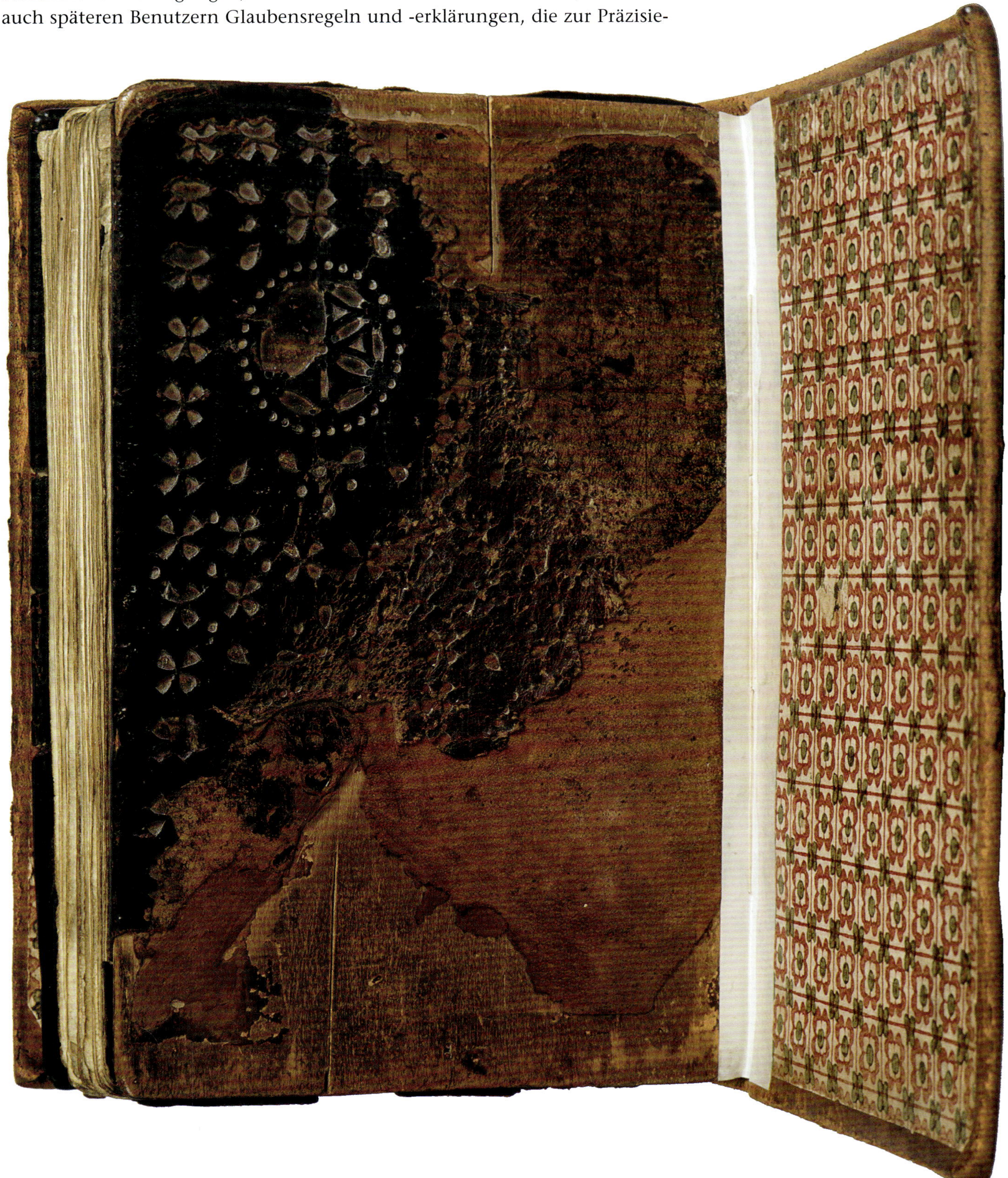

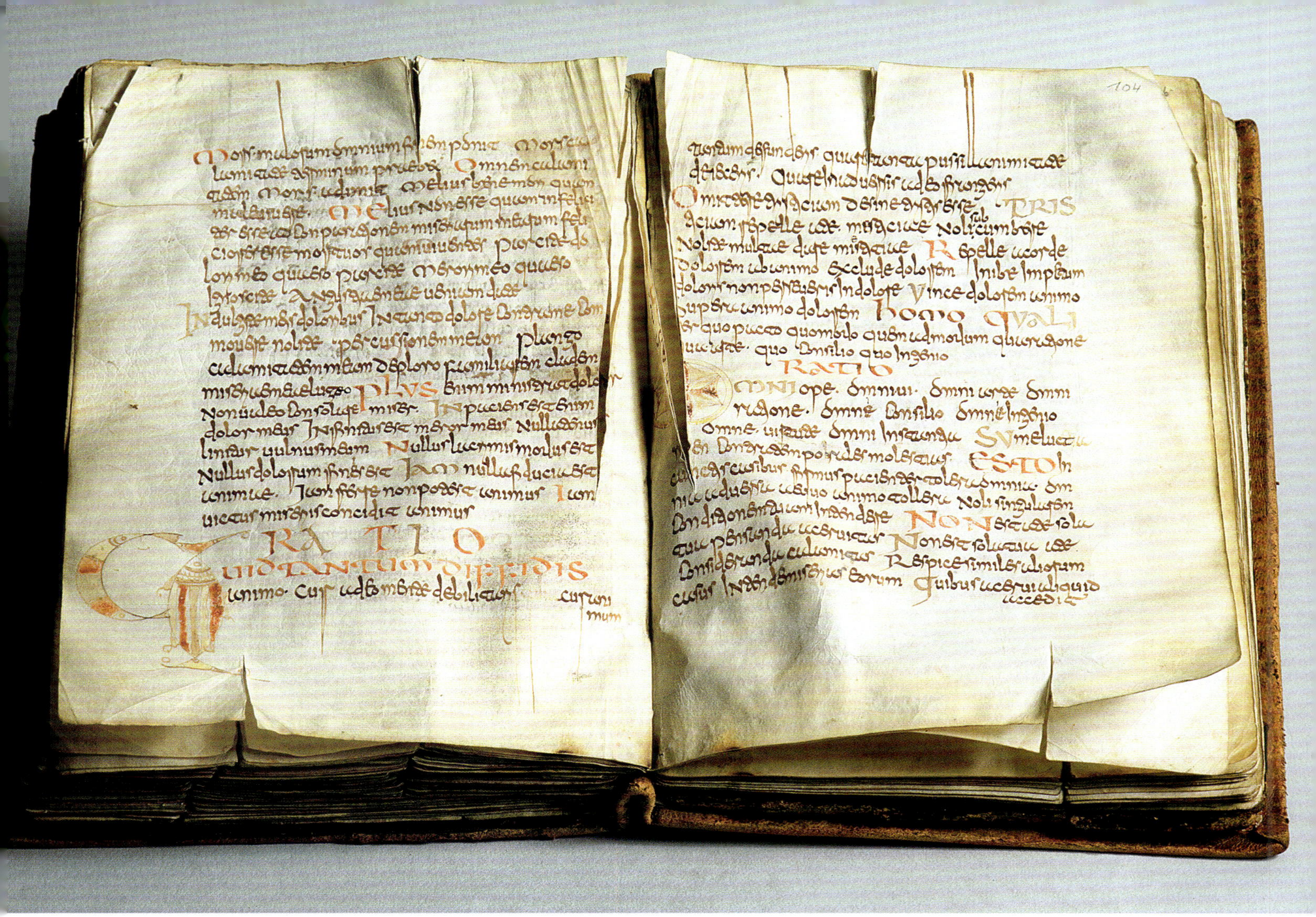

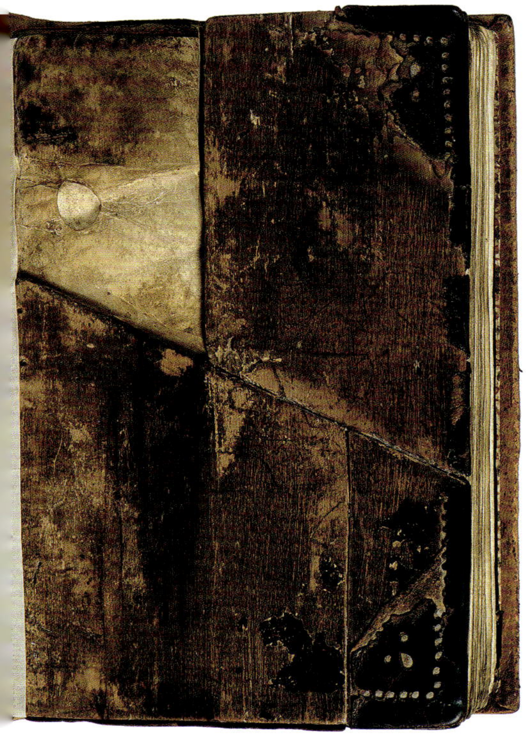

rung vor allem der theologischen Lehre von der heiligen Dreifaltigkeit beitragen können. In einer missionarischen Situation, in der Missverständnisse und Verzerrungen durch Pseudopropheten, wie etwa Bonifatius sie beschreibt, diese Sicherung der Formulierung des christlichen Glaubens erneut erforderlich machten, konnten diese Texte wertvolle Orientierungshilfe bieten, indem sie dogmengeschichtlich erreichte Positionsbestimmungen verfügbar hielten.

Der zweite Teil der Handschrift enthält die Synonyma des Isidor von Sevilla (560–636). Das Werk verfolgt einen doppelten Zweck. Zum einen bietet es eine Schulung der lateinischen Ausdrucksfähigkeit, indem es einen Sachverhalt mehrfach mit jeweils anderen Worten wiedergibt. Zum anderen zielt es durch die Auswahl der beschriebenen Sachverhalte zugleich auf die sittlich-religiöse Bekehrung des jeweiligen Lesers. Dazu wählt Isidor die Form eines Dialogs des Menschen mit der Vernunft: der Mensch beklagt wort- und wendungsreich sein Ungemach, seine Gefährdung zur Sünde und seine sittliche Unvollkommenheit, die Vernunft ermuntert ihn nicht weniger wort- und wendungsreich zur Tugend, zur Selbsterkenntnis und zum rechten Glauben, um so seine Bekehrung, das heißt seine zuverlässige Christianisierung voranzutreiben. Auf dem Hintergrund der seelsorglichen Aufgabe des Bonifatius steht ihm damit ein Werk zur Verfügung, das für den Religionsunterricht besser als für den Lateinunterricht geeignet ist. Es enthält durch die prägnanten Formulierungen paränetischer Texte für den frühmittelalterlichen Leser eine fast unerschöpfliche Quelle für die Formulierung seiner Befindlichkeit zwischen Sünde und Erlösung, sei es zum Zwecke der Selbst- oder Fremdverständigung, sei es zum

Zwecke der Predigt oder Katechese. Mit den differenzierten Ausdrucksmöglichkeiten befähigt es den Leser zugleich, seine eigene Wirklichkeit differenzierter wahrzunehmen. In einer geistigen Kultur, die weniger von der Absicht, individuelle Kreativität zu entfalten, sondern vielmehr vom Wunsch bestimmt ist, sich von der zuverlässig-christlichen Tradition überformen zu lassen, kann die Nützlichkeit dieses Textes gar nicht hoch genug eingeschätzt werden.

Die Anknüpfung an die geschichtliche Entfaltung des Christusglaubens und die Aneignung der rechtgläubigen kirchlichen Tradition war Bonifatius und seinen Zeitgenossen vor allem durch die Texte möglich, die Gewähr für die zutreffende Auslegung des Glaubens an Jesus Christus bieten konnten. Umso wichtiger war es zu wissen, welche Texte unter dieser Rücksicht vorbehaltlos gelesen und verwendet werden durften. Dieses Bedürfnis stillt ein anderer Text, der in der Mitte der Handschrift zwischen den Glaubensregeln und den Synonyma Isidors überliefert ist. Die in den Codex aufgenommene Passage eines umfassenderen Werkes beginnt mit den Worten Incipit explanatio fidei catholicae auf fol. 57 recto unten und leistet genau die Orientierungshilfe, der Bonifatius bei der Durchsetzung nicht nur des christlichen Glaubens, sondern auch einer von Texten bestimmten Kultur bedurfte. Sie ist ein Ausschnitt aus dem sogenannten Decretum Gelasianum de libris recipiendis et non recipiendis, das in dieser Zusammenstellung Ende des 5., Anfang des 6. Jahrhunderts vorliegt und seit dem 6. Jahrhundert unter dem Namen des angesehenen römischen Bischofs Gelasius verbreitet wurde. Der Ragyndrudis-Codex enthält nur einen Ausschnitt aus dem aus fünf Kapiteln bestehenden Werk, der für Bonifatius ganz charakteristisch ist.

Auf fol. 57 verso beginnt mit den Worten Post propheticas et evangelicas et apostolicas scripturas eine Begründung des römischen Primats aufgrund der Vorrangstellung des Apostels Petrus vor allen anderen Aposteln. Daran schließt sich im vierten Kapitel eine Liste von anerkannten Synoden und Schriftstellern an. Das fünfte Kapitel, das eine Liste apokrypher und anderer zu verwerfender Schriften enthält, endet im Ragyndrudis-Codex unmittelbar nach den Einleitungsworten, ohne die Liste selbst zu bieten.

Dass dieser Teil der Handschrift auch tatsächlich benutzt wurde, kann aus zwei Griffelglossen geschlossen werden, die am Rande in das Pergament eingeritzt sind. Auf fol. 60 verso notiert eine angelsächsisch schreibende Hand, wenn im Text auf die Legende Papst Silvesters I. hingewiesen das Synonym episcopus für das ungebräuchlichere praesul. Auf fol. 61 verso findet sich eine nicht zu entziffernde Glosse am Rande des Textes, wenn im Text auf das Carmen paschale des Sedulius hingewiesen wird, das in eben jenen heroicis versibus, das heißt Hexametern, verfasst wurde, auf die schon Bonifatius in seinem Figurengedicht am Eingang der Grammatik hingewiesen hatte als dem Versmaß, das der angemessene Ausdruck für die heilsgeschichtliche Vollendung in Christus sei. Unmittelbar darauf folgt zum Abschluss der Bücherliste der Eintrag, der Juvencus gewidmet ist, jenem Autor, dessen Verse vereinzelt im Cadmug-Evangeliar in den Evangelientext eingestreut worden waren.

Aus den Beobachtungen an den im Ragyndrudis-Codex enthaltenen Texten ergibt sich das Bild einer Handschrift, die, auch wenn sie nicht das Auftragswerk des Bonifatius war, doch wie geschaffen wirkt für seine missionarische Aufgabe und mehr noch für die Überzeugungen, die ihn dabei bestimmten. Sie konnte ihm zuverlässige Orientierungshilfe bieten, wenn es ihm darum ging, in der missionarischen Verkündigung die Einheit der kirchlichen Lehre zu fördern und durchzusetzen, die anfängliche Christanisierung der Neubekehrten durch eine christliche Lebenspraxis zu stabilisieren und die Rückbindung der vorhandenen kirchlichen Strukturen an den römischen Papst zu festigen.

Codex Ragyndrudis (Codex Bonifatianus II), fol. 22v/23r.

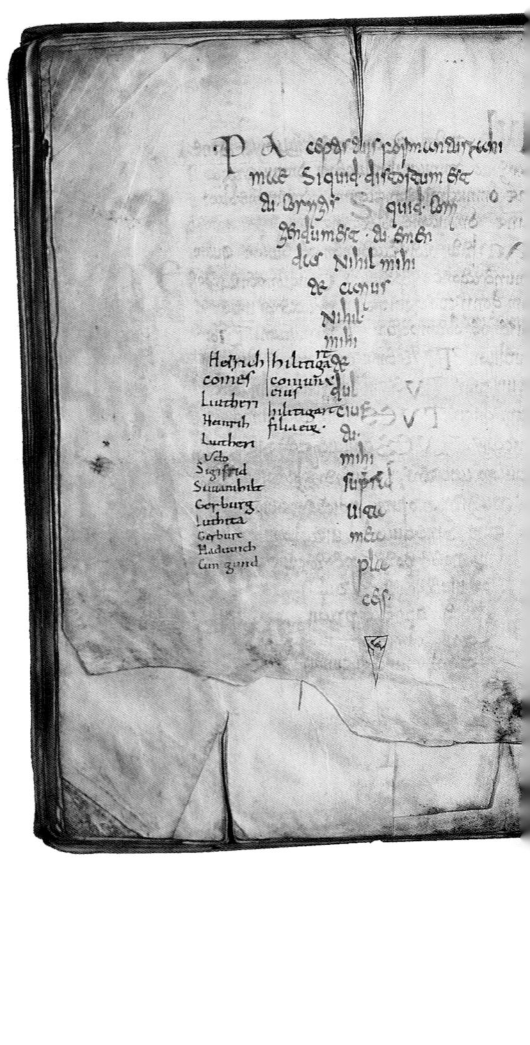

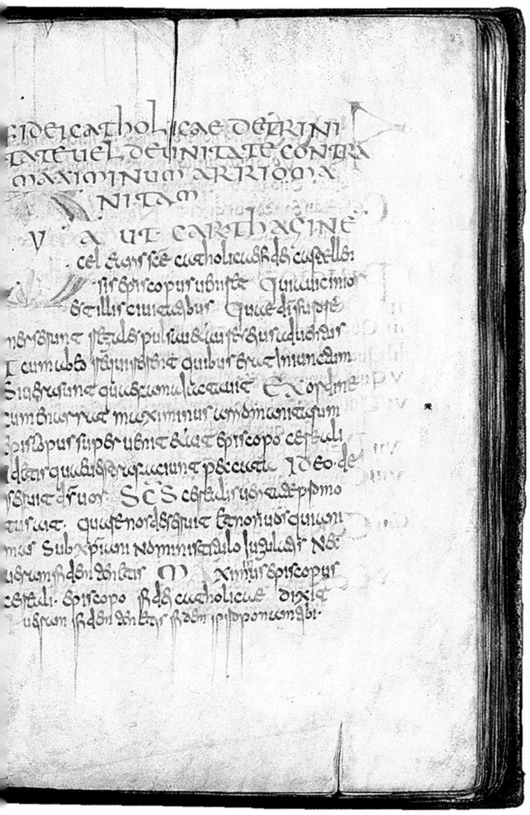

Codex Ragyndrudis (Codex Bonifatianus II), fol. 142v/143r.

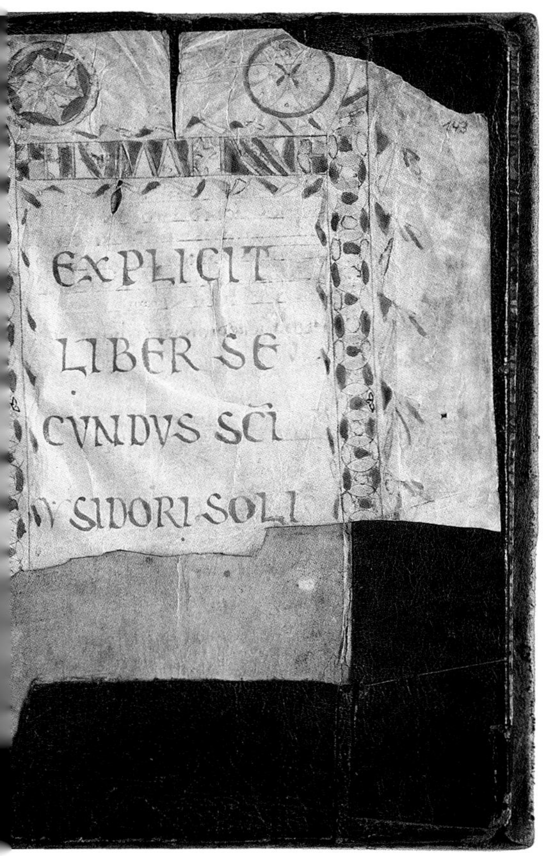

Auch wenn der Codex, ist er einmal aufgeschlagen, überhaupt nicht mehr mit dem Evangelienbuch identifiziert werden kann, das Bonifatius in seinem Tode schützend über sein Haupt gehalten haben soll, auch wenn zudem die Einschnitte im Codex kaum daher rühren können, dass er ihm im Kampf als Schild gedient haben könnte, erfüllt er doch diese Funktion auf eine andere, überraschende Weise. Im Anschluss an das Decretum Gelasianum überliefert er ein Werk des Ambrosius, das „De bono mortis" (Vom Gut des Todes) überschrieben ist. Ambrosius hatte es unmittelbar nach seinem in der Osterzeit 386 verfassten Traktat über den Aufstieg der Seele zu Gott verfasst und stellte dem mystischen Werk nun seine Überlegungen zum Vorzug des leiblichen Todes zur Seite. Wer es liest, mag sich dadurch ermutigt fühlen, sowohl den unausweichlichen Tod anzunehmen als auch, ihn als Vollendung der Sehnsucht nach Gott zu verstehen, die ihn im Leben bestimmt. Der Text schützt also nicht vor dem Tod, sondern gibt ihm einen Sinn. Erst im Tod kann die Seele jene Vereinigung mit Gott erlangen, die sie im Leben ersehnt hat, erst im Tod wird sie der Hindernisse ledig sein, die ihr die Vereinigung mit Gott zum mühsamen Aufstieg hat werden lassen, erst im Tod wird sie der Wohnung gewahr, die Gott ihr bereitet hat, erst im Tod wird sie Gott schauen, wie er ist – von Angesicht zu Angesicht. „Darum", so Ambrosius wörtlich, „lasst uns unerschrocken aufbrechen zu unserem Erlöser Christus, unerschrocken zur Versammlung der Patriarchen, unerschrocken lasst uns ziehen zu Abraham unserem Vater, wenn der Tag gekommen ist. Unerschrocken lasst uns aufbrechen zur Versammlung der Heiligen und zur Gemeinschaft der Gerechten. Wir werden zu unseren Vätern gehen, wir werden zu den Lehrern unseres Glaubens gehen" – eben jenen Lehrern des Glaubens, deren Werke Bonifatius in seinen Büchern besaß und gelesen und sich angeeignet hat.

Der Blick in die drei Bücher des Bonifatius gibt zu erkennen, welche Texte er in handlichem Format und gut lesbar griffbereit haben wollte, und sie offenbaren damit, welche Inhalte sein Leben bestimmten: zuerst und vor allem das Evangelium Christi, dann dessen richtiges Verständnis in der Tradition der Kirche, dessen Annahme in der Taufe und schließlich dessen Umsetzung in einer vom Evangelium bestimmten Lebenspraxis und in einer am Primat des Bischofs von Rom orientierten einheitlichen kirchlichen Verfassung.

Der Blick in die drei Bücher des Bonifatius weist aber zugleich über ihn hinaus. Entstanden durch das Zusammenwirken von Mönchen aus Irland, England, Italien, Frankreich und Deutschland offenbaren die Bücher die fruchtbare Einheit einer religiösen Überzeugung. Sie zeigen diese Überzeugung in einer umfassenden Sprach- und Schriftkultur, an der alle Beteiligten gleichermaßen Anteil haben. Nicht zuletzt durch ihre kostbare Ausstattung bezeugen sie die Anknüpfung an eine bestehende geschichtliche Tradition und den Wunsch, diese Tradition im wahrsten Sinn des Wortes fortzuschreiben.

Literatur

Briefe und Werke des Bonifatius:
– Die Briefe des heiligen Bonifatius und Lullus. Herausgegeben von Michael Tangl. München 1989.
– Briefe des Bonifatius. Willibalds Leben des Bonifatius. Unter Benützung der Übersetzungen von M. Tangl und Ph. H. Külb neu bearbeitet von Reinhold Rau. Darmstadt 1968.
– Bonifatii (Vynfreth) Ars Grammatica. Ediderunt George John Gebauer † – Bengt Löfstedt. Turnhout 1980.
Zu den Codices Bonifatiani:
– Die theologischen Handschriften der Hessischen Landesbibliothek Fulda bis zum Jahr 1600. Codices Bonifatiani. Aa 1–145a. Beschrieben von Regina Hausmann. Wiesbaden 1992, S. 3–13.
– Lutz E. von Padberg – Hans-Walter Stork: Der Ragyndrudis-Codex des Hl. Bonifatius. Paderborn – Fulda 1994.
– Lutz E. von Padberg: Studien zur Bonifatiusverehrung. Zur Geschichte des Codex Ragyndrudis und der Fuldaer Reliquien des Bonifatius. Frankfurt 1996.
– Die Glossen zum Jakobusbrief aus dem Victor-Codex (Bonifatianus 1) in der Hessischen Landesbibliothek zu Fulda. Herausgegeben von Marc-Aeilko Aris und Hartmut Broszinski. Fulda 1996.
Zur Bibliothek des Bonifatius:
– Hermann Schüling: Die Handbibliothek des Bonifatius. Ein Beitrag zur Geistesgeschichte der ersten Hälfte des 8. Jahrhunderts. In: Archiv für Geschichte des Buchwesens 4 (1963), S. 285-348.

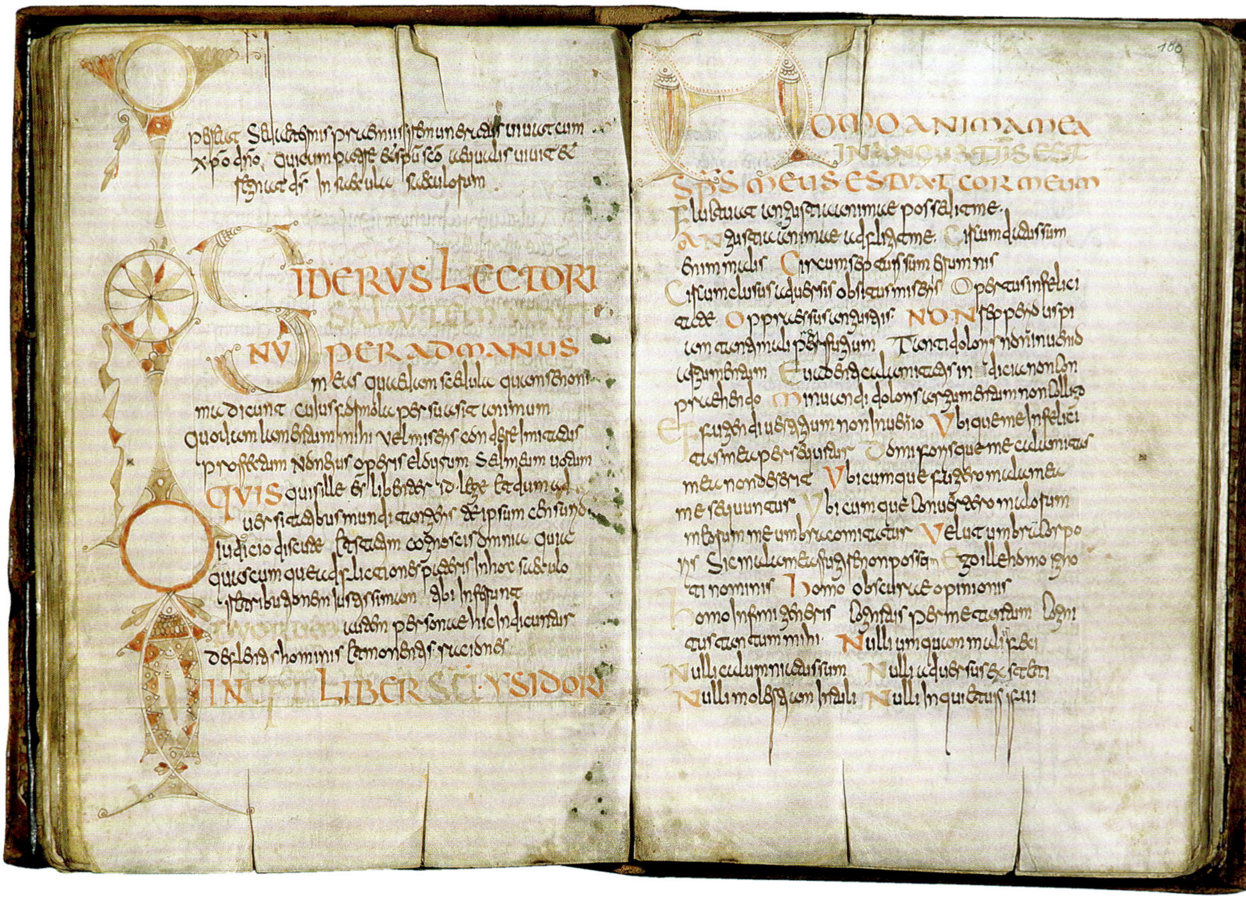

Codex Ragyndrudis (Codex Bonifatianus II), fol. 99v/100r (oben) und fol.1v/2r (unten).

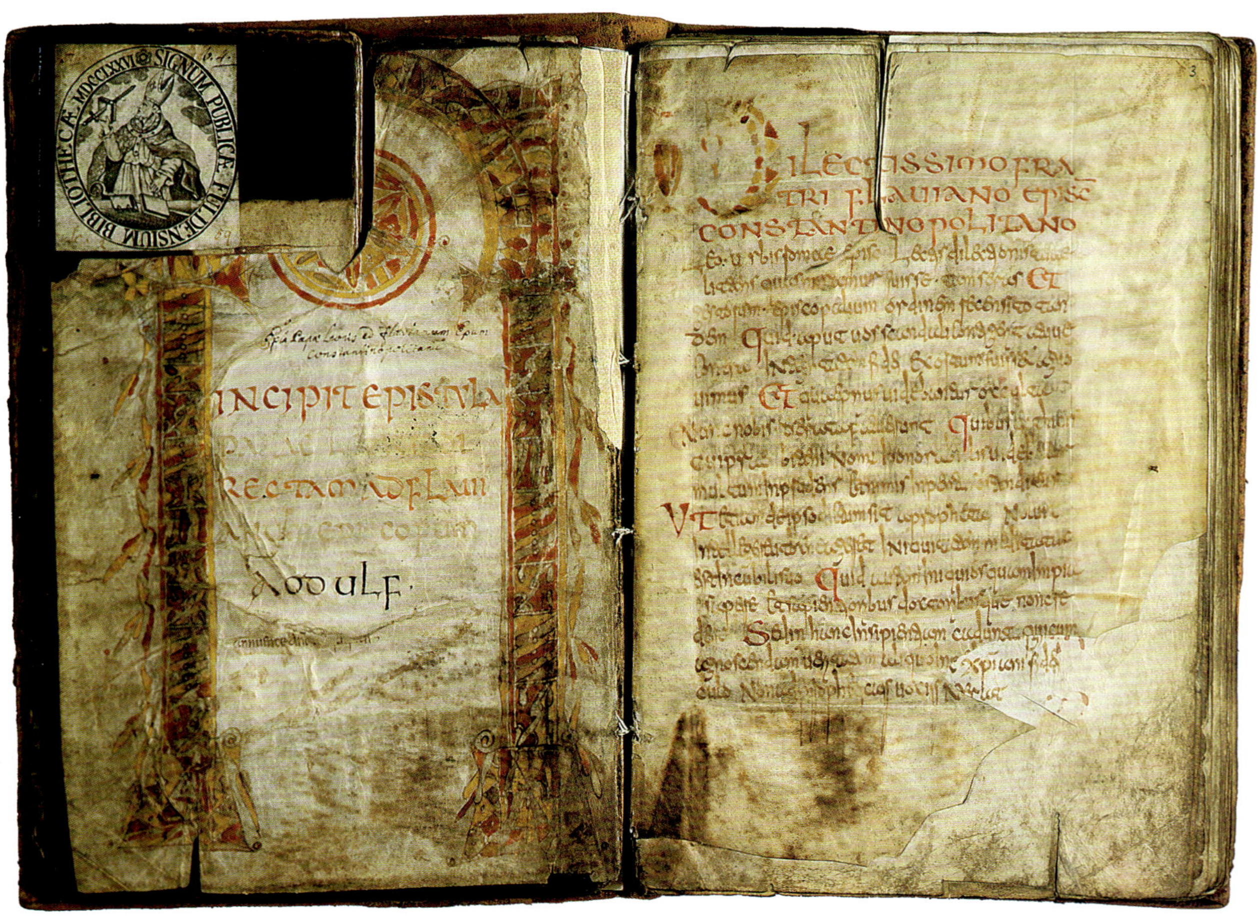

Marc-Aeilko Aris

ERZÄHLTES STERBEN – DER TOD DES BONIFATIUS IM SPIEGEL DER BONIFATIUSVITEN

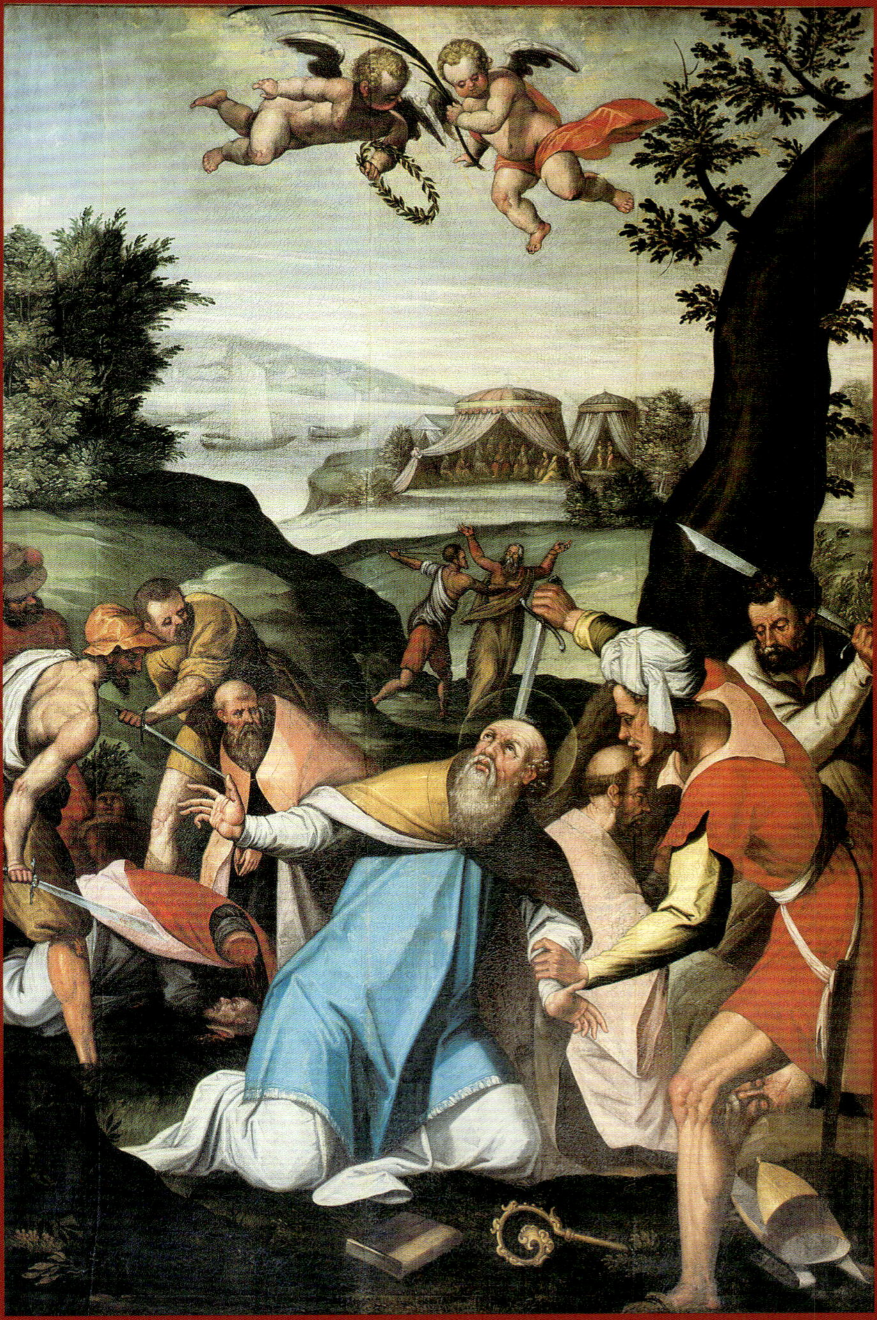

Einleitung

Als im Jahre 1842 die Fuldaer Bürgerschaft in mühselig errungener Einstimmigkeit das seit 1829 geplante Bonifatiusdenkmal enthüllt, sieht sie den Heiligen, vom gewohnten, jüngeren Bildprogramm abweichend, den ältesten Darstellungen dagegen verwandt, statt mit dem durchstochenen, mit einem aufgeschlagenen Buch in der Linken, während die Rechte ein aus Ästen zusammengebundenes Kreuz hocherhoben hält. Wie das Denkmal selbst sollten auch die Einweihungsfeierlichkeiten eher an den Missionar Bonifatius erinnern als an seine bischöfliche Würde und seinen Tod. Die bei dieser Gelegenheit uraufgeführte Kantate „Düster war's in Buchenhainen" nicht anders als die Festreden feierten ihn als Apostel der Deutschen und gestalteten damit die Denkmalenthüllung zum nationalen Ereignis. Abgesehen von den zeitgeschichtlichen Zusammenhängen, in die der Denkmalsplan eingeordnet werden muss und aufgrund derer eine offensive Darstellung des Heiligen den Beteiligten tunlicher schien, war der Tod des Bonifatius an anderen Orten der Stadt, nicht zuletzt in der Bonifatiusgruft hinreichend dargestellt: auch auf diesem Bild entgleitet ein geöffnetes Buch unbeschädigt den Händen des Heiligen, während der Hieb seines Mörders ihn am Haupte trifft.

An zahllosen anderen Stellen in Fulda freilich sah man ihn mit durchstochenem Buch, so wie er seit dem Ende des 15. Jahrhunderts gerne dargestellt wurde. Obendrein hielt man in Fulda den Ragyndrudis-Codex in Ehren, der, durch Schwerthiebe beschädigt, das Buch zu sein schien, das Bonifatius als erstes aller ihm beigegebenen durchstochenen Bücher tatsächlich bei sich hatte, als er in Dokkum zu Tode kam.

Die Ursprünge dieses Bildprogramms sind in den Darstellungen des Bonifatiusmartyriums zu suchen, das seit der bald nach seinem Tod entstandenen *Vita Bonifatii* Willibalds literarisch, seit den Miniaturen in den Fuldaer Prachtsakramentaren (um die Jahrtausendwende) bildlich greifbar ist. Während Bonifatius in den Miniaturen freilich jeweils nur ein unbeschädigtes aufgeschlagenes Buch beigegeben ist, durchläuft das Buchmotiv in den Bonifatius-Viten einen auffälligen Wandel, an dessen Ende der künstlerischen Phantasie genug Material geboten ist, daraus die vertrauten, vor allem im Barock beliebten Darstellungen des Heiligen mit durchstochenem Buch zu gewinnen. Diesem Wandel soll im folgenden in Form einer literaturwissenschaftlich verfahrenden Interpretation nachgegangen werden. Alle Berichte sind, unabhängig von ihrem historischen Quellenwert, Erzählungen, die in der Weise, wie sie zusammengestellt und geschrieben wurden, den literarischen Gesetzen erzählender Texte folgen. Was sie erzählen, wird nicht nur mit bestimmten rhetorischen und stilistischen Mitteln gestaltet, sondern auch mit einer bestimmten Erzählabsicht angeordnet und deshalb mit bestimmten erzählerischen Mitteln konstruiert. In diesen Konstruktionen übernehmen, wie bei modernen Erzählungen auch, Menschen und Situationen eine bestimmte Funktion, etwa um die Erzählung voranzutreiben, um sie der Spannung wegen aufzuhalten oder um einen verdeckten Hinweis auf den Sinn der Erzählung einzufügen. So hat auch das eine Buch des Bonifatius in den Erzählungen von seinem Sterben eine bestimmte Funktion. Es wird also weder versucht, den Tod des Bonifatius zu rekonstruieren, noch wird es darum gehen, den Quellenwert der Bonifatiusviten zu beurteilen. Diese werden vielmehr – als literarische Texte und nur auf dieser Ebene – nach den erzähltechnischen Verfahrensweisen befragt, die für erzählende Texte charakteristisch sind und als narrative Strategien bezeichnet werden können. Dabei geht es nicht in erster Linie darum zu bestimmen, was ein Autor mit Hilfe welcher rhetorischen Mittel in-

S. 111:
Martyrium des hl. Bonifatius, 1625, von Johannes Klemp nach einem Stich von Raphael Stadeler (Abb. rechts), Öl auf Leinwand, Dommuseum Fulda (Leihgabe des Priesterseminars Fulda).
Das Altarbild stammt noch aus der vorbarocken, um 800 erbauten Stiftskirche (Ratgarbasilika).

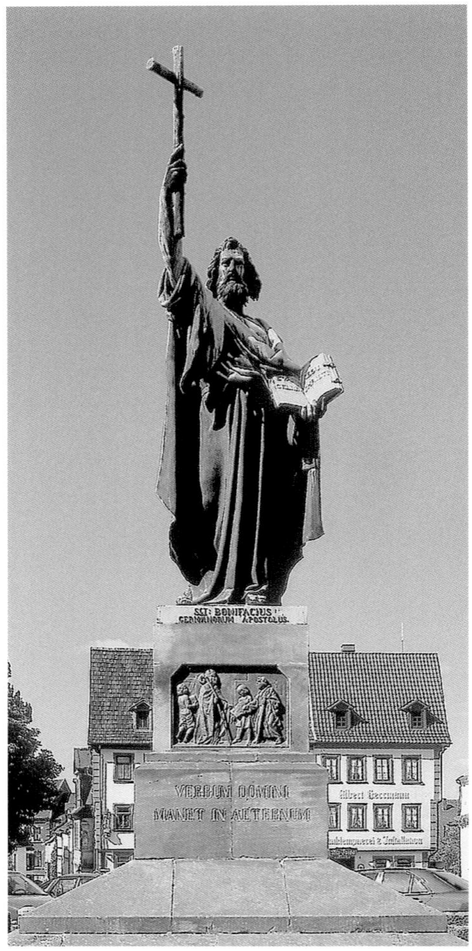

Bonifatiusdenkmal in Fulda.

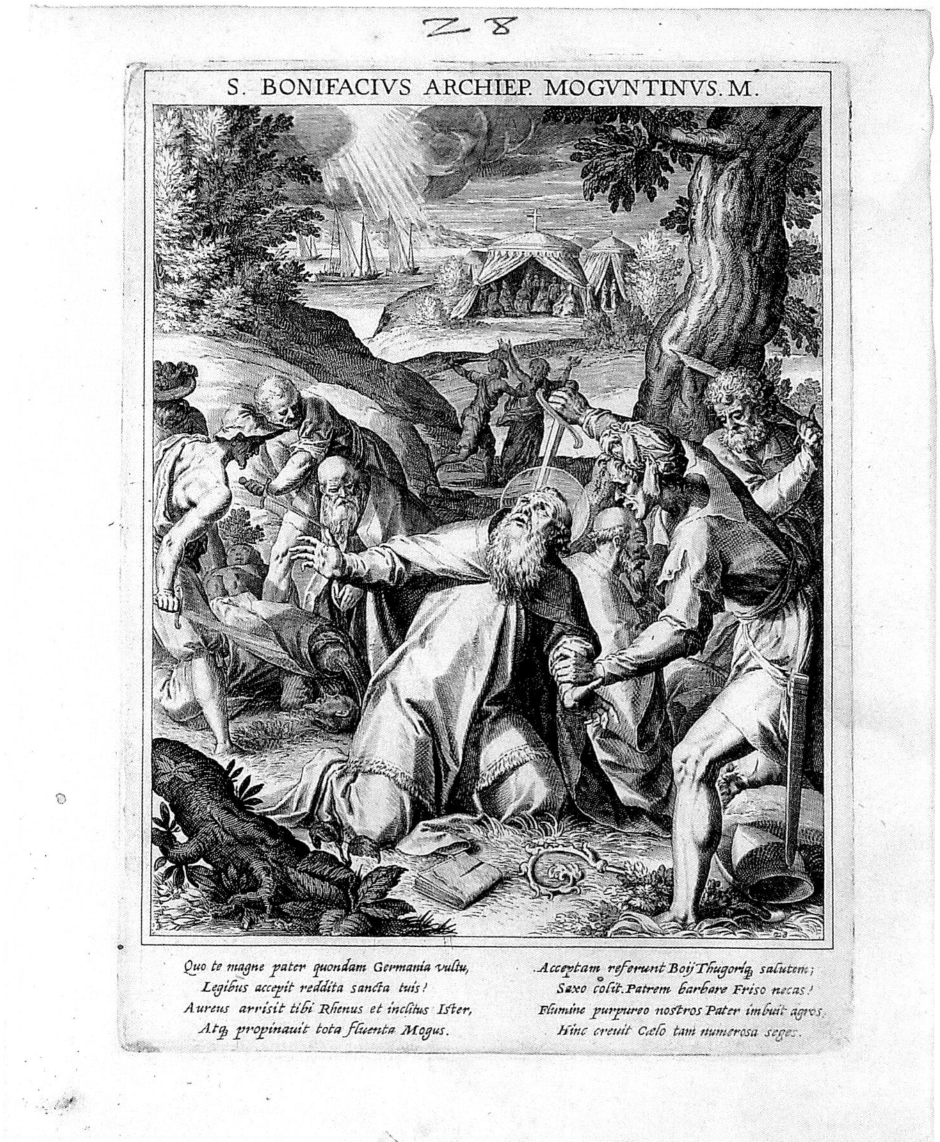
Z 8
S. BONIFACIVS ARCHIEP. MOGVNTINVS. M.
Quo te magne pater quondam Germania vultu,
Legibus accepit reddita sancta tuis!
Aureus arrisit tibi Rhenus et inclitus Ister,
Atq; propinauit tota fluenta Mogus.
Acceptam referunt Boij Thugoriq; salutem;
Saxo colit. Patrem barbare Friso necas!
Flumine purpureo nostros Pater imbuit agros,
Hinc creuit Caelo tam numerosa seges.

Martyrium des hl. Bonifatius, Kupferstich von Raphael Sadeler (1584–1632), aus: Bavaria sacra, 3 Bände, München 1615–32.

tendierte, als vielmehr darum, die jeweilige Erzähllogik eines Text und deren textimmanente Wirkung zu beschreiben. Erst aufgrund dieser detaillierten Beobachtung und Analyse der jeweiligen Texte erscheinen Folgerungen möglich, die sich auf den Autor, seine Lebenszeit und seine Absicht beziehen. Und erst diese Analyse bietet der Spekulation darüber eine zuverlässige Grundlage, wie das Geschehen vorzustellen ist, auf das sich die Bonifatiusviten mit der Beschreibung seines Todes beziehen.

Die Bonifatiusviten

Bald nach dem Tod des Bonifatius entsteht das Bedürfnis, die Erinnerung an sein Leben und Sterben mit Hilfe zuverlässiger Texte zu gewährleisten. In diesem Sinne schreibt der zu dessen Lebenszeit mit Bonifatius bekannte Bischof Milret von Worcester an Lul: „Von ganzem Herzen bitte ich Dich zu veranlassen, dass sein ehrwürdiges Leben und ruhmreiches Ende mir zur Kenntnis gelange“[1] und kann damit, da er Bonifatius ja gekannt hat, nur eine schriftliche Biographie des Heiligen meinen. In demselben Schreiben lädt Milret Lul dazu ein, die von Bonifatius zwischen ihnen gestifteten Verbindung zusammen mit der gemeinsamen Erinnerung an den Heiligen zu bewahren[2], und bezieht

1 Bonifatii et Lullii Epistolae Ep. 112, S. 244 Z. 11–13: [...] *cuius venerabilem vitam et gloriosam fidem ut mihi in notitiam venire facias, totis viribus exopto.*
2 Bonifatii et Lullii Epistolae Ep. 112, S. 244 Z. 14–32.

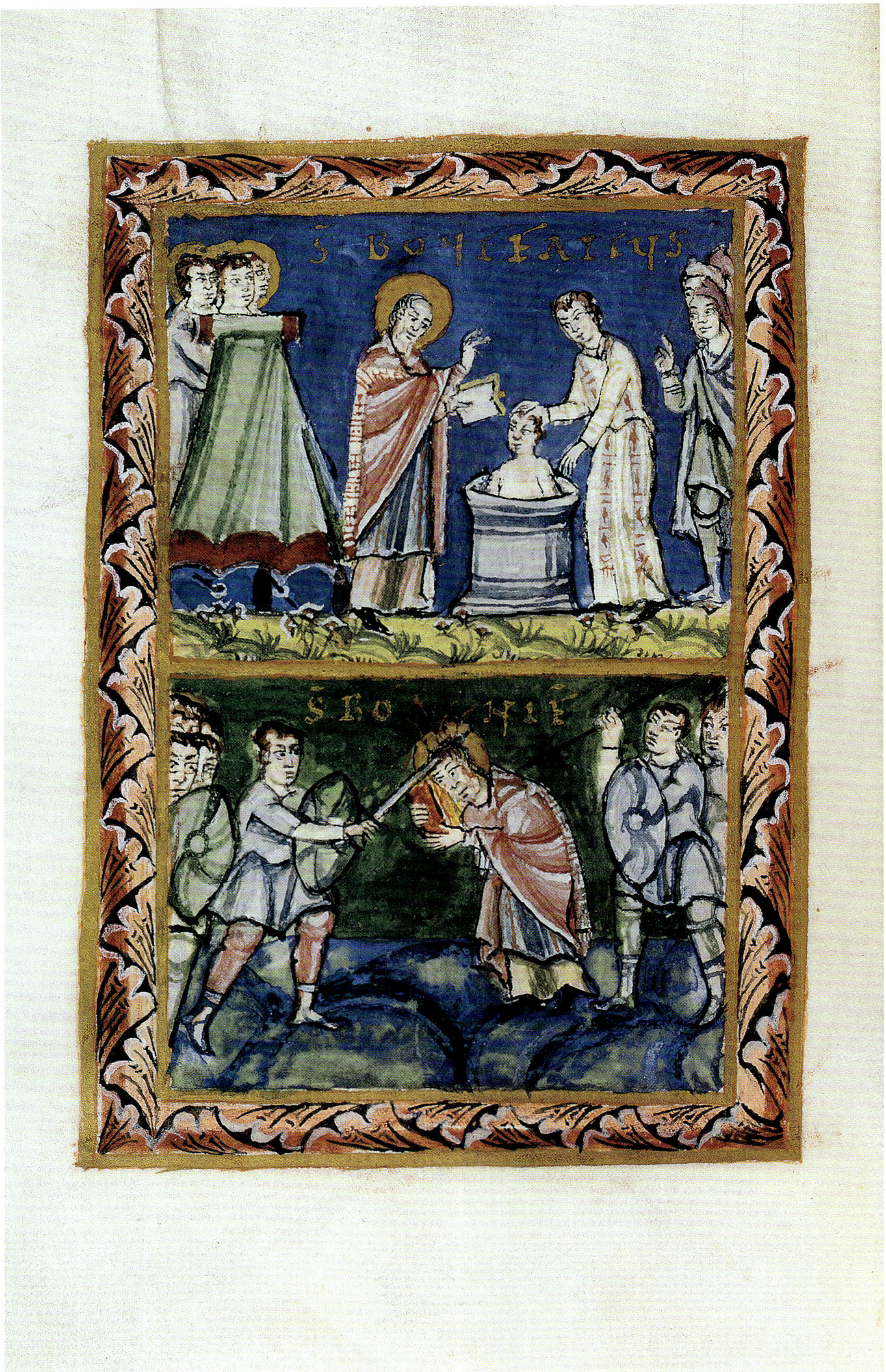

Taufe durch den hl. Bonifatius und Martyrium des Heiligen, Einzelbild 14,5 x 10 cm, aus dem Sakramentar, Fulda, Anfang 11. Jh., Bamberg, Staatsbibliothek, Msc.Lit.1, fol. 126v.
Im unteren Register mit der Martyriumsszene versucht Bonifatius den Schwerthieb des von links heranschreitenden Kriegers mit einem Evangelienbuch abzuwehren. Seine Schädeldecke ist jedoch bereits gespalten. Zudem rammt ihm rechts ein weiterer Krieger einen Speer in den Rücken.

rechts:
Taufspende und Martyrium des hl. Bonifatius, Fulda, um 975, 256 Blätter, 33,5 x 26,5 cm, Göttingen, Niedersächsische Staats- und Universitätsbibliothek, 2° Cod. Ms. theol. 231 Cim., fol. 87r.
Eine gemeinsame Rahmung aus sternbesetztem Doppelband umfängt ein Purpurzierfeld und die zwei Bonifatiusszenen. Auf dem Purpurfeld ist die goldene Rankeninitiale D (für das Wort Ds = „Deus“) aufgebracht und der Beginn der Messe zum Fest des hl. Bonifatius am 5. Juni.
Die linke Szene zeigt Bonifatius mit erzbischöflicher Tracht, wie er die zum Christentum Bekehrten tauft. (Bischofsmitren waren zu dieser Zeit noch nicht üblich.) Das Zelt im Hintergrund symbolisiert Bonifatius' Lager in Friesland, den zukünftigen Platz seines Martyriums. Die zweite Szene zeigt die Ermordung des greisen Erzbischofs, umzingelt von seinen Mördern. Vergeblich hält er das Evangelienbuch vor sich, um den Schwertstreich eines Bewaffneten abzuwehren.
Die Szenen sollten die herausragenden Taten des hl. Bonifatius anschaulich zeigen: sein Bekehrungswerk und sein Blutzeugnis.

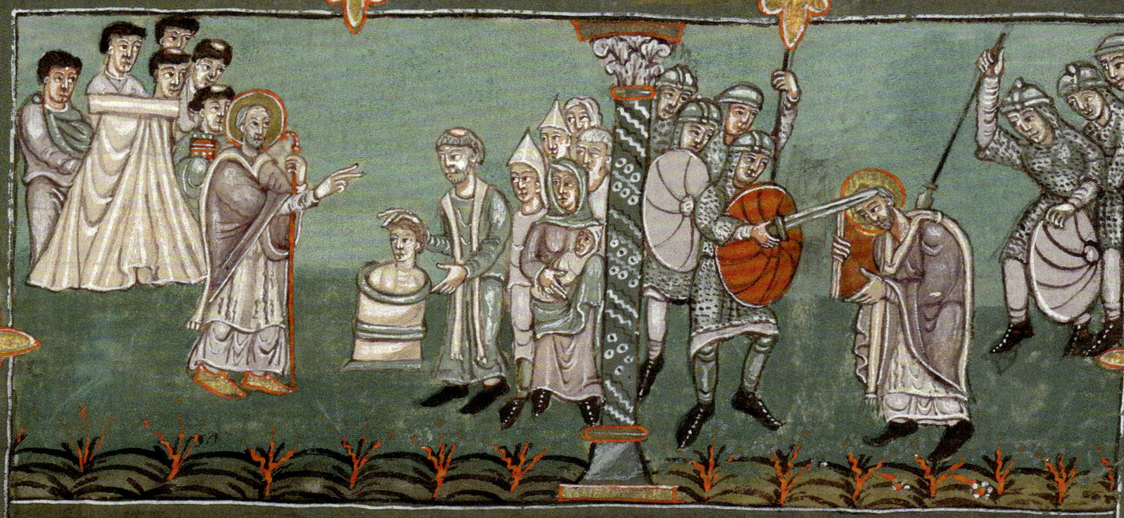

NON· IUN· PASS SCI BONIFATII EPI·
ET SOCIORUM EIUS.

D S QUI
MULTITU
DINEM PO
PULORUM
BONIFATII PONTIFICIS
ATQUE

sich damit – schon kurz nach dem Tod des Bonifatius – unausgesprochen auf eine korporative Identität, die alle die verbindet, die die Erinnerung an Bonifatius pflegen. Auf diesem Hintergrund kommt der erbetenen schriftlichen Biographie mehr als nur eine historiographische oder dokumentierende Funktion zu. Sie sichert zugleich die Grundlagen und die sachliche Übereinstimmung einer gemeinsamen Memorialkultur.

Diesen oder einen vergleichbaren Kontext setzt der *presbyter* Willibald für seine Bonifatiusvita voraus, wenn er im Prolog der Vita den Auftrag der Bischöfe Lul und Megingoz als die Veranlassung dafür bezeichnet, schriftstellerisch tätig zu werden[3]. Auch wenn es sich dabei um einen im Mittelalter weit verbreiteten Topos handelt[4], ist gerade diese topische Verwendung sicheres Anzeichen für die mehrheitlich geteilte Überzeugung, nach der Texte aufgrund bestimmter Bedürfnisse hergestellt werden, mithin zu ihrer Legitimation, in einem bestimmten Kontext notwendig sein müssen. Gleichfalls aufgrund der entsprechenden topischen Bezeugung in zahlreichen Widmungsbriefen können Kriterien für die erforderliche historische Zuverlässigkeit einer Darstellung bestimmt werden. Danach gilt (schon in der Antike) die Augenzeugenschaft als die vornehmste historische Quelle, sei es unmittelbar die des Autors selbst, sei es mittelbar die glaubwürdiger Gewährsleute[5]. Von diversen Widmungsbriefen und Prologen abgesehen, findet sich diese Auffassung prägnant zusammengefasst und frühmittelalterlichen Autoren zugänglich etwa in den Etymologien Isidors von Sevilla[6], reflektiert und angewandt ist sie freilich schon viel früher, bei Thukydides etwa sowie in der Bibel am Ende des Johannesevangeliums (Joh. 21,24). Willibald selbst kann diese Augenzeugenschaft für sich nicht in Anspruch nehmen, so dass er sich – eigenem Bekunden zufolge – auf Äußerungen der Gefährten (*discipuli*) des Bonifatius beziehungsweise seiner Auftraggeber, Megingoz und Lul, verlassen muss[7]. Entsprechend zahlreich sind innerhalb des Textes die Verweise auf die Vertrautheit (*confamiliaritas*) beziehungsweise das tägliche Gespräch (*cottidianum colloquium*), das Willibalds Zeugen mit Bonifatius pflegen konnten. Willibald, der durch den Text der Bonifatiusvita inhaltlich eine Schulung nach angelsächsischem Muster und sprachlich am Stil Aldhelms verrät, gelingt es – durch diese Einschübe – beim Leser den Eindruck einer wenigstens mittelbaren Augenzeugenschaft zu erwecken und so, wenigstens literarisch, die Zuverlässigkeit der von ihm verfassten Vita zu garantieren.

Alle folgenden Bonifatiusviten kennen diese erste Lebensbeschreibung Willibalds und verarbeiten sie. Im Sinne einer quellenkritischen Analyse sind sie von dieser ersten Vita abhängig. Bezogen auf den jeweiligen Vitentext freilich sind sie als eigenständige Stufen und damit Zeugen der Rezeptionsgeschichte zu beurteilen. Mit dem Bonifatiusbild, das sie, Willibalds Vita verwendend und von ihr abweichend, zeichnen, spiegeln sie immer den Autor und sein Selbstverständnis sowie das Publikum, für das die jeweilige Vita entworfen wurde. In diesem Sinne sind sie rücksichtlich der geschichtlichen Bedingungen, unter denen sie entstanden sind, weniger eine historiographische Quelle für Leben und Sterben des Bonifatius als vielmehr eine Quelle für ein bestimmtes Bonifatiusverständnis, wie es sich auf der Grundlage der Vita Willibalds entwickelte.

Eine zweite Bonifatiusvita (Vita altera) ist unter dem Namen Radbods, von 899–917 Bischof von Utrecht, überliefert, enthält aber in der biographischen Darstellung Passagen, die eine frühere Entstehung der Vita nahelegen[8]. Die eigentliche Biographie wird von einem ausführlichen Prolog (c. 1–5) und einem etwa gleich langen Epilog (c. 18–23) eingerahmt. Da es für diese Vita offensichtlich keinen Auftraggeber und damit Widmungsadressaten gibt, überneh-

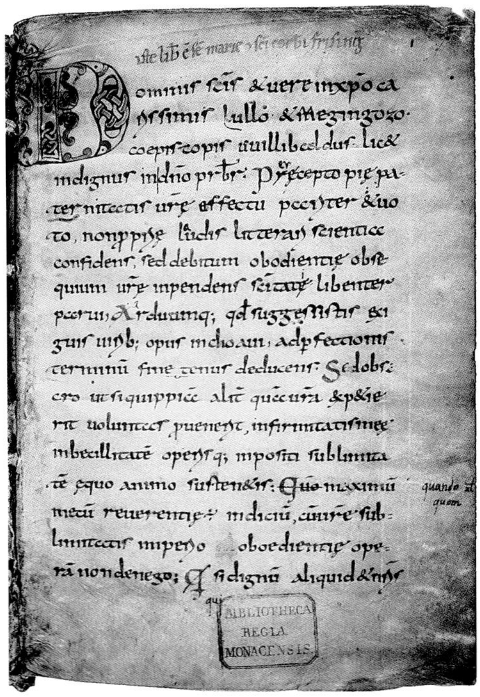

Anfangsseite (fol. 1r) der Vita Bonifatii des Willibald, 1. Viertel 9. Jahrhundert, Pergament mit Tintenmalerei, H. 20,5 x 14 cm, München, Bayerische Staatsbibliothek, Clm 1086.

3 Vgl. allgemein zur Bonifatiusvita Willibalds: Berschin, S. 6–13.

4 Vgl. Simon 4 (1958), S. 59 und 66.

5 Simon 5/6 (1959/60), S. 89–92.

6 Isidor, Etymologiarum libri XX, ed. Lindsay, lib. I c. 41 §1: *Historia est narratio rei gestae, per quam ea, quae in praeterito facta sunt, dinoscuntur. Dicta autem Graece historia, apo tu historein, id est a videre vel cognoscere. Apud veteres enim nemo conscribebat historiam, nisi is qui interfuisset, et ea quae conscribenda essent, vidisset. Melius enim oculis quae fiunt deprehendimus, quam quae auditione colligimus. Quae enim videntur, sine mendacio proferuntur.*

7 Vita S. Bonifacii auctore Willibaldo, ed. Levison, S. 2 Z. 30f: ... *sicut discipulis eius secum diu commorantibus vel vobis ipsis referentibus conperirem.* Im Verlauf der Vita verweist Willibald mehrfach darauf, seine Informationen von zuverlässigen Zeugen erhalten zu haben; vgl. die Zusammenstellung bei Levison S. XI.

8 Altfrid von Münster (839–849) benutzt in seiner Vita Liudgeri einen Text, der der Vita altera entspricht; vgl. Levison S. LIIf., Berschin, S. 14.

men innerhalb der literarischen Komposition des Textes Prolog und Epilog die Aufgabe zu begründen, warum der Vitentext notwendig ist. In dieser Begründung werden zeitgeschichtliche Zusammenhänge erkennbar, die, wie Walter Berschin betont, eine Datierung um 825 wahrscheinlicher machen[9]. Thematisch kreisen die Überlegungen zur Begründung der Vita um Fragen einer angemessenen Memorialkultur. Diese darf sich weder auf der Ebene der liturgischen Kultpraxis noch auf der Ebene der hagiographischen Kulttexte von nur äußerlichen Ausschmückungen (*ornamenta*) bestimmen lassen, wie sie in der aufwändigen Architektur der Kultstätten einerseits und der Darstellung von spektakulären Wundergeschichten andererseits zum Ausdruck kommen. Dagegen wird Bonifatius in zweifacher Weise als Alternative eingeführt: im Anschluss an I Kor 3,10 als *sapientissimus architectus*, der, statt mit Steinen und Zement zu bauen, mit Glaube und Hoffnung ein nicht sichtbares Gebäude errichtet[10], sowie auf dem Hintergrund von Mk 2,17 par. als *spiritualis medicus*, der statt der publikumswirksamen Heilung körperlicher Gebrechen mit geistlichen Medikamenten das innere Leben des Menschen heilt[11]. Diese in Prolog und Epilog erkennbare Tendenz, Bonifatius vor allem als einen geistlichen Menschen vorzustellen, wird in der Darstellung seines Lebens durchgeführt, indem alle bedeutenden Ereignisse seines Lebens als durch Visionen vorbereitet erzählt werden[12]. Die biographische Darstellung erhält so einen paränetisch-hagiographischen Akzent, so dass ein entsprechend aufnahmefähiges Publikum vermutet werden darf.

Die Entstehungsbedingungen der folgenden drei Bonifatiusviten aus dem 11. Jahrhundert sind, da entsprechende Hinweise innerhalb des Textes fehlen, schwer zu rekonstruieren. Alle zeigen sich mit der von Willibald verfassten Vita vertraut[13]; unterscheiden sich aber in den darüber hinausgehenden Quellen, die sie verwenden. Die vermutlich in Utrecht entstandene dritte Bonifatiusvita (Vita tertia) zitiert sowohl die beiden Vorgängerviten als auch die Vita Willibrordi Alkuins und die Vita Gregorii Liudgers[14]. Da Adam von Bremen sie in seiner Kirchengeschichte zitiert, muss sie vor 1075 entstanden sein. Die in Mainz entstandene vierte Bonifatiusvita (Vita quarta) dagegen bezieht sich ausdrücklich auf die Bonifatiusvita Willibalds und ergänzt diese durch anscheinend mündlich überlieferte Mainzer Eigentraditionen, die Bonifatius in Auseinandersetzung mit Häretikern beziehungsweise als Seelsorger zeigen[15]. Sie wird von Otloh von St. Emmeram für seine Bonifatiusvita verwendet, ist also vor 1066 abgeschlossen, und erwähnt den verstorbenen Erzbischof Willigis von Mainz, wurde also nach 1011 begonnen. Die fünfte Vita (Vita quinta) schließlich stellt eine zum Teil wörtliche Zusammenstellung überlieferter Viten dar und verarbeitet vor allem die Bonifatiusvita Willibalds sowie Alkuins Vita Willibrordi, die Vita Pirmini und die Vita tertia Willibalds[16].

Die Umstände, die zur sechsten Bonifatiusvita *(Vitae Bonifatii auctore Otloho libri duo)* geführt haben, sind, insofern sie Gegenstand des ausführlichen Widmunsgbriefes sind, gut dokumentiert. Adressaten der von Otloh von St. Emmeram zwischen 1062 und 1066 verfassten Vita sind die Mönche von Fulda, *fratres Fuldenses*, die ihrerseits um eine Neufassung der Bonifatiusvita gebeten hatten[17]. In Otlohs Prolog wird diese Neufassung vordergründig damit plausibel gemacht, dass der altertümliche Stil Willibalds dem Verständnis des Textes abträglich sei[18]. Dass die Auftraggeber zudem auch von politischen Gründen bestimmt waren, lässt sich aus dem Prolog erschließen: Abweichend von allen anderen Bonifatiusviten verwendet Otloh für seine Darstellung die Briefe des Bonifatius. Sie sind nach seiner Meinung am besten dazu geeignet, seine bischöfliche beziehungsweise apostolische Autorität zu dokumentieren, aus der die fortdauernde Geltung der von ihm erwirkten Privilegien und an-

9 Vgl. Berschin, S. 16 mit Anm. 30.
10 Vita altera 4, ed. Levison S. 64 Z. 26 – S. 65 Z. 14.
11 Vita altera 20, ed. Levison S. 76 Z. 6 – 33.
12 Vgl. Kehl, S. 144.
13 Vgl. Berschin, S. 17; Kehl, S. 130ff.
14 Vgl. Kehl, S. 146–148.
15 Vgl. Kehl, S. 130–133.
16 Vgl. Levison, S. LXII; Kehl, S. 200.
17 Vitae Bonifatii auctore Otloho libri duo, ed. Levison, S. 111 Z. 6–12.
18 Vgl. Vitae Bonifatii auctore Otloho libri duo, ed. Levison, S. 111 Z. 7–12; Kehl, S. 113f.

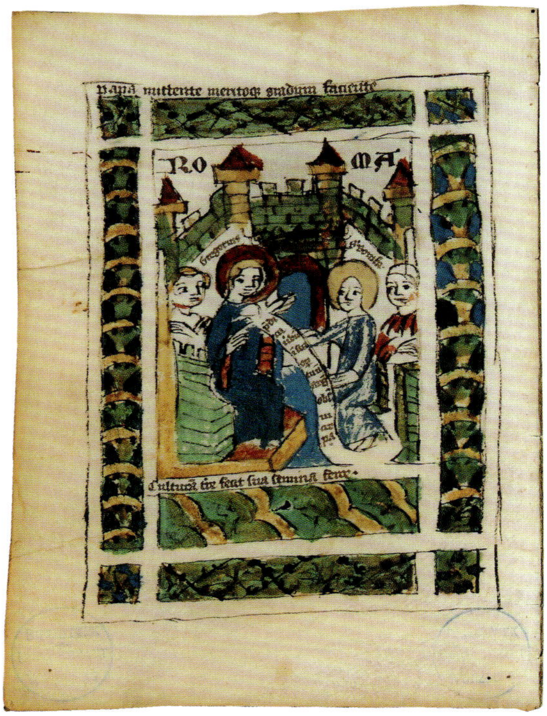

Otloh von St. Emmeram: Vita Bonifatii 11. Jh., Kopie 1417, Universitätsbibliothek Würzburg, M.p.th.q. 13, fol. 1v/2r.
Die Bonifatiusvita des Otloh von St. Emmeram aus der Mitte des 11. Jahrhunderts wurde in zahlreichen mittelalterlichen Abschriften verbreitet. Das vorliegende Exemplar zeigt in der Miniatur eines unbekannten Künstlers Papst Gregor II. vor den Mauern und Türmen Roms bei der Aussendung des Bonifatius.

geordneten Dekrete abgeleitet werden kann[19]. Aus zusätzlichen Andeutungen im Prolog wird erkennbar, dass diese Geltung von Geistlichen ohne Traditionsbewusstsein (*moderni sacerdotes*), Zerstörern (*destructores*) und verkehrten Hirten (*perversi pastores*) bezweifelt wurde[20]. Die im Prolog nur Angedeuteten lassen sich möglicherweise als die Bischöfe Hezilo von Hildesheim und Adalbero von Würzburg beziehungsweise Erzbischof Siegfried von Mainz bestimmen, die – jeder auf seine Art – Vorrangstellung, Exemtion und Steuerhoheit der Abtei Fulda bestritten[21]. Das Bonifatiusbild Otlohs ist von diesem Kontext bestimmt und bietet so mit dem Porträt des Heiligen zugleich eine Verteidigung gegen die Feinde seiner Grablege.

rechts: Alabasterrelief des Bonifatiusaltars mit dem Tod des hl. Bonifatius, von Johannes Neudecker d. Ä., um 1710, Fulda, Dom, Bonifatiusgruft.

Den Texten, die versuchen, mit literarischen Mitteln ein Bild des Bonifatius und seines Todes zu zeichnen, sind die bildlichen Darstellungen hinzuzufügen, die vor allem in der Buchmalerei eine bestimmte Vorstellung von seinem Sterben dokumentieren. Fast alle diese Darstellungen stammen aus Fulda und sind im vierten Viertel des 10. Jahrhunderts oder später entstanden[22].

Der Tod des Bonifatius

Für die Fragestellung, wie der Tod des Bonifatius in den erzählenden Texten dargestellt wird, werden im folgenden die literarischen Zeugnisse stärker gewichtet als die bildlichen Erzählungen. Die vierte, Willibalds Darstellung ergänzende Vita, die das Martyrium ohne Erwähnung des Buchmotivs nur kurz berührt, und die fünfte Bonifatiusvita, die den Tod des Bonifatius mit den Worten der Vita Willibalds darstellt, werden aufgrund der so bestimmten Abhängigkeit vernachlässigt. Irrelevant ist auch der Befund der Einschnitte am Ragyndrudis-Codex, nicht nur, wenn man – mit den Worten von Gereon Becht-Jördens – die Vorstellung vermeiden will, „der greise Bonifacius habe seinen Mördern im Stile eines Kung-Fu-Kämpfers Widerstand geleistet und eine ganze Reihe von Hieben und Stichen mit Ober- und Unterkante des Codex und schließlich sogar mit dem aufgeschlagenen Buch pariert, bevor er endlich tödlich getroffen wurde"[23], sondern vor allem deshalb, weil über die Identität des literarisch dargestellten Buches mit dem in Fulda bewahrten Buch keine sicheren Aussagen möglich sind.

Der Tod des Bonifatius in der Darstellung Willibalds

Der zum Martyrium bestimmte Tag wird im Text der Vita zweifach als Erfüllung einer Ankündigung dargestellt: zum einen, vordergründig der Hand-

19 Vitae Bonifatii auctore Otloho libri duo, ed. Levison, S. 113 Z. 9–11: *Sed mihi consideranti literas omnes, quas de eo habetis, in nullis maior tanti presulis auctoritas quam in epistolis ab ipso vel ad ipsum directis videtur esse.*
20 Vitae Bonifatii auctore Otloho libri duo, ed. Levison, S. 113 Z. 30f.; S. 114 Z. 10.
21 Kehl, S. 115–117.
22 Padberg, Bonifatius S. 22f.; ähnlich wieder abgedruckt in Padberg, Studien S. 31–35.
23 Becht-Jördens, S. 17.

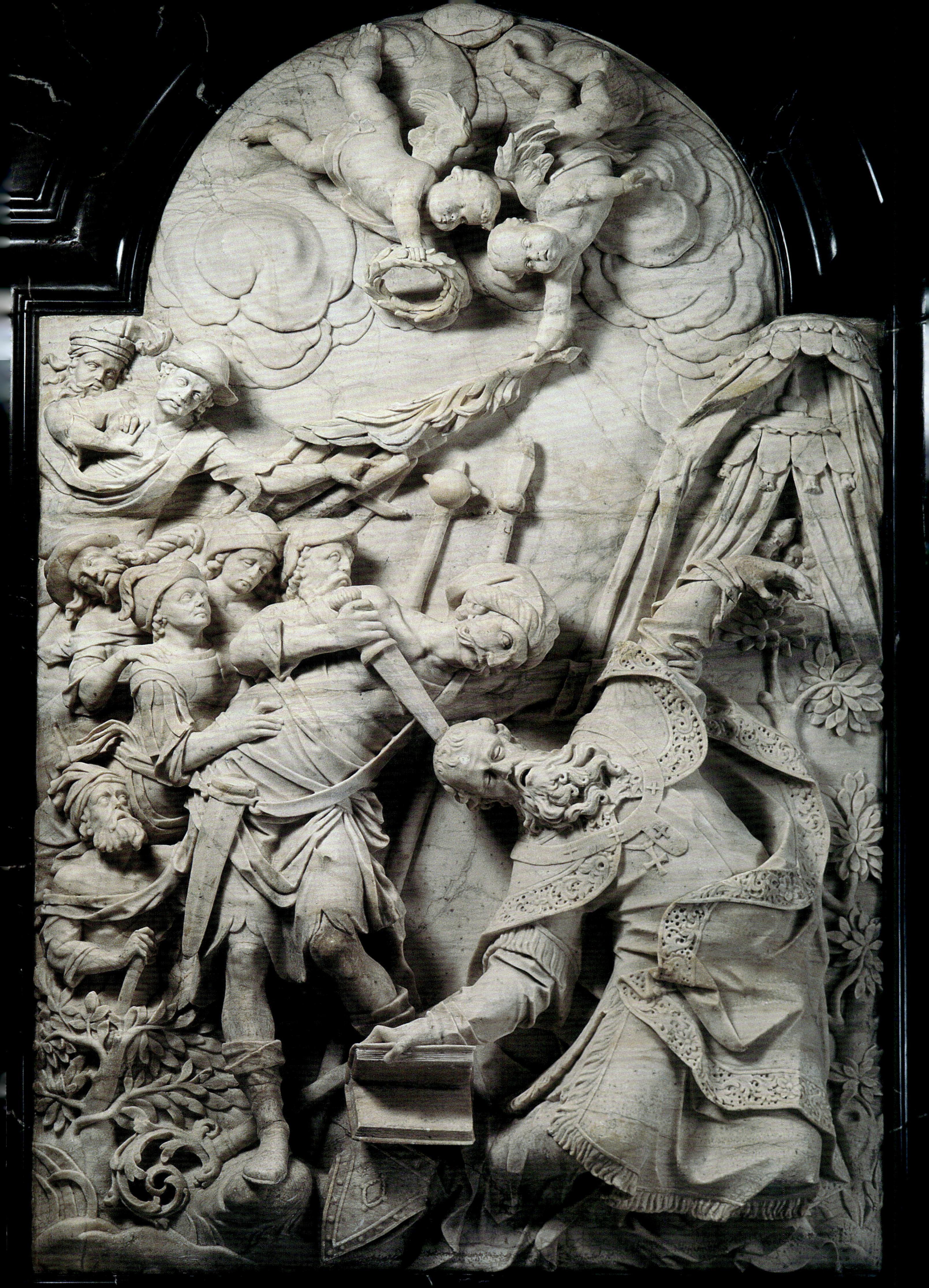

lungslogik folgend, als der zur Firmung vorgesehene und vereinbarte Termin, zum anderen auf der, durch eine prophetische Rede des Bonifatius eingeführten Sinnebene, als der ersehnte Tag seiner Auflösung – so wörtlich mit 2 Tim 4,6. Diesen Tag hatte Bonifatius vor der Abreise nach Friesland in seinen an Lul gerichteten Abschiedsworten angekündigt und stellt nun selbst in einer seinem Jüngerkreis gehaltenen Rede dessen Eintreffen fest[24]. Beide in der Vita enthaltenen Erzählstränge, das äußere Geschehen und dessen hagiographische Deutung, laufen damit in einem Zeitpunkt, dem *praedictus dies*[25], und in der Person des Bonifatius, der zugleich handelt und diese Handlung deutet, zusammen. Diese Konzentration bildet erzähltechnisch den Hintergrund für die eigentliche Sterbeszene. Willibald inszeniert den Tod des Bonifatius in Anlehnung an die Gefangennahme Jesu im Garten Gethsemane[26]. Statt der erwarteten Neubekehrten *(pro noviciis fidei cultoribus)* bricht eine Schar bewaffneter Feinde in das Lager der Missionare ein und stört damit die Intimität des Jüngerkreises. Die spontane Reaktion seiner Gefährten, dem Angriff mit Waffen zu wehren, veranlasst im Gang der Erzählung die letzte Rede des Bonifatius, in der er nach dem Vorbild Jesu seine Jünger zum Frieden mahnt und zugleich den drohenden Tod eschatologisch deutet. Für beide, Mahnung und Deutung, beruft er sich auf das Zeugnis der Heiligen Schrift: „da wir ja durch das Zeugnis der Schrift wahrhaft belehrt werden" *(quoniam scripturae testimonio veraciter erudimur)*[27]. Von einem Buch ist, wenigstens an dieser Stelle, nicht die Rede: Vielmehr läßt Willibald seinen Protagonisten nach den Reliquien der Heiligen greifen, die er immer mit sich zu führen pflegte, und so ausgerüstet – regelrecht im Sinne eines szenischen Auftritts – aus dem Zelt treten. Für Bonifatius symbolisieren die Reliquien die auf Erden wirksame göttliche Kraft, die in den Heiligen so wirkte, wie er sie nun für sich erbittet[28]. Für die Leser der Vita sind sie ein Hinweis darauf, daß der Tod des Bonifatius in die Tradition des frühchristlichen Martyriums eingeordnet wird. Die Bücher des Heiligen dagegen werden erst nach dessen Tod thematisiert, indem sie den plündernden Barbaren zur enttäuschenden Beute, Willibald aber zur Exposition des ersten, die Heiligkeit des Märtyrers Bonifatius beglaubigenden Wunders dienen; welche Beglaubigung angesichts des durch einen Raubmord erlittenen Todes auch erforderlich gewesen sein mag. Statt des erhofften Goldes und Silbers hätte die *turba gentilium* im Gepäck des Bonifatius nur Bücher und Blätter theologischen Inhalts gefunden *(pro auro volumina et pro argento divinae scientiae cartas)*[29], und diese – illiterat wie sie nun mal waren – hätten sie auf den Feldern zerstreut, in den Sümpfen versenkt und in Verstecken verborgen. Durch die Gnade Gottes aber und die Fürsprache des Bischofs und Märtyrers Bonifatius seien sie unverletzt und unversehrt nach langer Zeit wiedergefunden und in das Haus zurückgesandt worden, wo sie noch heute dem Heil der Seelen dienten[30]. Auch wenn gerade diese Passage vielfach auf die *Codices Bonifatiani* und deren kultische Verehrung als Reliquien bezogen wurde, scheint es angemessener, sie auf das von Bonifatius und seinen Gefährten auf den Kontinent übertragene Schul- und Bildungswesen zu beziehen. Der von Bonifatius überlieferte angelsächsische Bildungsbegriff schließt schon früh Schriftlichkeit als Mittel zur Wissenssicherung ein, so daß Bücher in mehr als nur materieller Hinsicht ein kostbarer und gehüteter Besitz waren. Durch das in den Büchern schriftlich gesicherte Wissen wurde deren Benutzer in die Lage versetzt, den Heiligen Schriften beziehungsweise den verbindlichen konziliaren Texten das Glaubensverständnis zu entnehmen, dessen er zu seinem Heil bedurfte. Insofern können gelesene beziehungsweise benutzte Bücher, wie es in der Bonifatiusvita Willibalds heißt, dem Heil der Seelen dienen *(animarum prosunt saluti)*[31]. In diesem Sinn ist Bonifatius in der Darstellung Wil-

24 Vita Bonifatii auctore Willibaldo, ed. Levison S. 46 Z. 6–15; S. 49 Z. 27f.

25 Vita Bonifatii auctore Willibaldo, ed. Levison S. 49 Z. 11 mit Bezug auf S. 46 Z. 7 und S. 49 Z. 5–7.

26 Becht-Jördens, S. 21.

27 Vita Bonifatii auctore Willibaldo, ed. Levison, S. 49 Z. 25.

28 Angenendt, S. 155f.

29 Vita Bonifatii auctore Willibaldo, ed. Levison S. 51 Z. 15f.

30 Vita Bonifatii auctore Willibaldo, ed. Levison S. 51 Z. 16–25.

31 Vita Bonifatii auctore Willibaldo, ed. Levison S. 51 Z. 24.

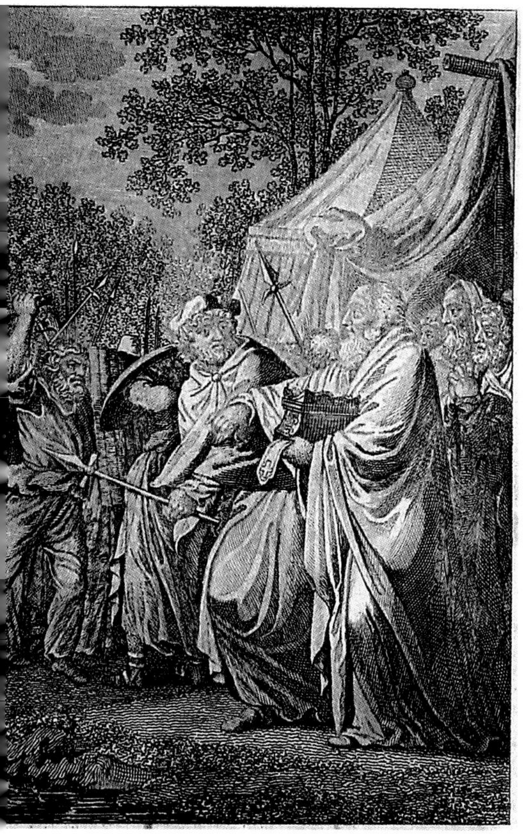

Der Tod des hl. Bonifatius, um 1780, Kupferstich, 19 x 11,2 cm.

libalds noch in seinem Sterben seinen Mördern überlegen. Diese zeigen sich sowohl durch ihren illiteraten, vandalistischen Umgang mit den Büchern als auch durch ihre Trunkenheit und ihre bis zur gegenseitigen Auslöschung sich steigernden Feindschaft als Barbaren, denen gegenüber Autor und Leser der Bonifatiusvita Willibalds sich in ihrer gemeinsamen literarischen Memoria als höherrangig erweisen[32]. Die korporative Identität, in der sich die Gefährten und Schüler des Bonifatius verbunden wissen, wird so durch die Vita Willibalds in zweifacher Hinsicht gefestigt. Inhaltlich legt die Vita ihre gemeinsame Memoria auf eine gemeinsame Deutung des Erinnerten fest. Formal wird diese Wissenssicherung durch einen literarischen Text geleistet, der als literarischer Text Ausdruck des von Bonifatius vermittelten Bildungsbegriffs ist.

Der Tod des Bonifatius in der Darstellung der Vita altera

Wie die Bonifatius-Vita Willibalds ordnet auch die Vita altera den Tod des Bonifatius in die Tradition der frühchristlichen Märtyrer ein, die Vorlage freilich überbietend, indem Paulus als *gentium doctor* und Bonifatius als *Germanorum praedicator* parallellisiert werden. *Habebit itaque cum Paulo felicitatis consortium, ad cuius similitudinem suscepit gladii ictum et dereliquid mundum*[33]. Abweichend von Willibald jedoch, thematisiert der Autor den Tod des Bonifatius in drei jeweils abgeschlossenen Erzählzyklen, dessen erster die Parallelle Bonifatius – Paulus entfaltet (c. 14), dessen zweiter einen liturgischen Hymnus überliefert, der am Festtag des Heiligen gesungen werde, wodurch eine terminlich präzise Bestimmung des Todestags eingefügt werden kann (c. 15), und dessen dritter den Tod des Bonifatius selbst betrifft (c. 16). Dass der Autor der Vita altera, unabhängig davon, ob es sich um Radbod oder einen Anonymus des 9. Jahrhunderts handelt, vom Tod des Bonifatius zeitlich zu weit entfernt ist, als dass er eine Augenzeugenschaft für sich reklamieren könnte, veranlasst ihn – zur Nobilitierung seiner Darstellung – zu einer narrativen Strategie, in der seine Zeugenschaft als Autor mit der Augenzeugenschaft einer Figur seines Textes verschränkt wird: „Mir aber, der ich in demselben Gebiet darüber nachforschte, ob ich etwas schreiben könnte, wurde berichtet, es lebe heute noch eine wenn auch schon sehr alte Frau, die eidesstattlich versichere, sie sei bei der Enthauptung des Soldaten Christi dabei gewesen“[34]. Indem der Autor sich selbst einführt, wie er am Tatort recherchiert, konstruiert er innerhalb des Textes einen Raum, der mit dem Raum identisch ist, der durch den Tod des Bonifatius bestimmt ist. Entsprechend dient die Einführung der alten Frau, die als junges Mädchen den Tod des Heiligen erlebt habe, dazu, die Gleichzeitigkeit zum Tod des Bonifatius herzustellen, derer er bedarf, um seine Darstellung gegen die durch *discipuli* und *confamiliaritas* gesicherte Darstellung Willibalds zur Geltung zu bringen und obendrein seine eigene Autorschaft gegenüber der Willibalds als gleichrangig zu exponieren. Dass es dieses erzählerischen Aufwandes auch bedarf, geht aus dem Detail hervor, das er zur bisher bekannten Darstellung des Sterbens des Bonifatius beitragen will: „Sie sagte, daß er [scil. Bonifatius], als er mit dem Schwert geschlagen werden sollte, ein heiliges Evangelienbuch seinem Haupt aufgelegt habe, damit er unter diesem den Streich des Mörders empfange und dessen Schutz im Tod erfahre, da er doch dessen Lesung im Leben geliebt habe“[35]. Nicht dass Bonifatius sich mit dem über das Haupt gehaltenen Evangelium vor dem Schlag des Angreifers hätte schützen wollen, ist mithin die Darstellung der Vita altera, sondern dass Bonifatius unter dem Evangelium und seinem Schutz, d. h. der durch das Evangelium garantierten Sinnstiftung, den Schlag seines Mörders habe empfangen wollen. Insofern entspricht die Darstellung der Vita altera der Darstel-

32 Dafür spricht nicht zuletzt die in diesem Passus der Vita reichlich angezogene Barbarentopik, auf die zurecht Becht-Jördens, S. 22, verweist.
33 Vita altera Bonifatii, ed. Levison S. 73 Z. 3–5.
34 Vita altera Bonifatii, ed. Levison, S. 73 Z. 17–21: *Michi autem in eadem regione sciscitanti de eo, si quid scribere possem, relatum est adhuc superstitem esse quandam mulierem, sed iam valde decrepitam, que iureiurando asserebat, se decollationi militis Christi fuisse presentem.*
35 Vita altera Bonifatii, ed. Levison S. 73 Z. 21–25: *dicebatque, quod, cum gladio feriendus esset, sacrum ewangelium codicem capiti suo imposuerit, ut sub eo ictum percussoris exciperet eiusque presidium haberet in morte, cuius lectionem dilexerat in vita.*

lung Willibalds, der die Sinnstiftung im Tod selbst erzählstrategisch durch den Griff nach den Reliquien sichert. Der gedankliche Zusammenhang dagegen, aus dem diese Sinnstiftung gewonnen wird, unterscheidet sich von der als *imitatio* des frühchristlichen Martyriums zu verstehenden Darstellung Willibalds.

Der Hinweis auf das über den Kopf gehaltene Evangelienbuch führt vielmehr in den Kontext biblischer Wendungen beziehungsweise liturgischer und personenrechtlicher Rituale, aus deren Symbolik in der Vita altera der Sinn des gewaltsamen Todes gewonnen wird, den Bonifatius erleidet. Die mittelalterlichen Autoren geläufige Metaphorik des geistlichen Kampfes ist biblisch durch Eph 6,14–17 begründet: „Gürtet euch mit Wahrheit, zieht als Panzer die Gerechtigkeit an und als Schuhe die Bereitschaft für das Evangelium des Friedens zu kämpfen. Vor allem greift zum Schild des Glaubens! Mit ihm könnt ihr alle feurigen Geschosse des Bösen auslöschen. Nehmt den Helm des Heils und das Schwert des Geistes, das ist das Wort Gottes". In ihr erscheinen der Schild des Glaubens und das Schwert des Geistes als Bestandteile einer Ausrüstung, die den Gläubigen zur Auseinandersetzung mit dem Bösen befähigt. Dieses offensive Bild wird jedoch schon in der Bibel durch eine alttestamentliche Metapher ergänzt, die den Schild als Ausdruck der bergenden Liebe Gottes versteht. So heißt es etwa in Ps 90,5 „Mit einem Schild wird dich seine Wahrheit umgeben" (*scuto circumdabit te veritas eius*) oder in Ps 5,13 „Denn du wirst dem Gerechten Segen zusprechen, Herr, mit einem Schild des Wohlgefallens hast du uns gekrönt" (*quoniam tu benedices iusto Domine ut scuto bonae voluntatis coronasti nos*). In der Theologie der Väter hat vor allem das offensive Bild des Epheserbriefs Verwendung gefunden, die Vorstellung eines bergenden Schilds wird dagegen nur gelegentlich entfaltet. So etwa in dem vor allem im angelsächsischen Raum verbreiteten Hoheliedkommentar des Apponius. Dort wird der Schild als Teil jener wahren und wirkmächtigen Waffenrüstung verstanden, welche den Soldaten Christi unversehrt bewahren kann, und mit der die Märtyrer gegen Könige und Fürsten der Welt und alle Legionen der Dämonen gesiegt haben. Mit dem Zitat aus Ps 90,5 wird der theologische Sinn dieses Bildes erschlossen: Die Wahrheit, die den Menschen wie mit einem Schild umgibt, ist das Wort Gottes, das den Menschen wie mit einem Schild durch das Kreuz verteidigt und ihm so den Sieg verleiht[36]. Ähnlich hatte schon Hieronymus im Anschluss an Ps 5,13 den Schild, mit dem Gott den Menschen krönt, als einen Ausdruck seiner Barmherzigkeit verstanden: „Gott krönt, nicht wegen deiner Verdienste, sondern wegen seiner Barmherzigkeit". Die Krönung mit einem Schild bezeichnet daher – wie bei Apponius – den Sieg des Gekrönten, nur dass dieser Sieg als Folge des Schutzes und der Verteidigung Gottes verstanden wird[37]. Es liegt nahe, diese oder ähnliche Überlegungen als den biblisch und patristisch bestimmten Hintergrund der Martyriumsdarstellung in der Vita altera zu vermuten. Der Hoheliedkommentar des Apponius war, wie aus den Einträgen in den Fuldaer Bibliothekskatalogen und den erhaltenen fuldischen Fragmenten einer ihm nahestehenden Bearbeitung geschlossen werden kann in Fulda, das heißt in dem vom Schülerkreis des Bonifatius bestimmten Bildungsraum, bekannt.

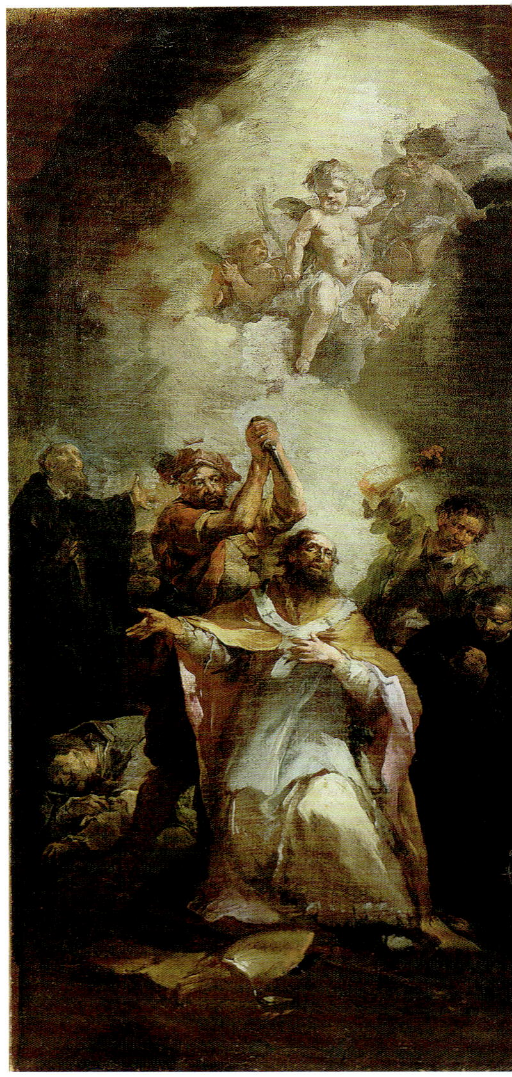

Über die biblischen Anklänge hinaus ist das Bild des über dem Haupte gehaltenen Buches den Lesern der Vita vermutlich auch aus anderen Zusammenhängen geläufig. Seit dem vierten Jahrhundert ist in den Riten der Bischofsweihe der Brauch nachweisbar, dass zwei Bischöfe oder Diakone ein aufgeschlagenes Evangeliar über Haupt und Nacken des Weihekandidaten halten[38]. Der Ritus, unmittelbar vor dem Weihegebet schweigend vollzogen, steht damit ursprünglich im Zusammenhang der Epiklese und versinnbildet die Herabkunft des Heiligen Geistes auf den Weihekandidaten[39]. Entsprechend

36 Apponius, In Canticum canticorum expositio, lib. 6 n. 24, edd. de Vregille – Neyrand, S. 148 Z. 268–279.

37 Hieronymus, Tractatus de Psalmo CII, 4, ed. Morin, S. 181 Z. 46–54.

38 Constitutiones Apostolorum VIII 4, 6, ed. Metzger, Bd. III S. 142 Z. 28–32.

39 Vgl. Crehan.

Martyrium des hl. Bonifatius, von Johann Andreas Herrlein (1723–96).
links: Modello für den südlichen Seitenaltar der Fuldaer Stadtpfarrkirche, Öl/Leinwand, 63 x 32 cm, um 1786, Privatbesitz, Wien.
rechts: Altarbild des südlichen Seitenaltars der Fuldaer Stadtpfarrkirche, Öl/Leinwand, 1786.

Gemäß eines 1786 mit dem Fuldaer Stadtrat abgeschlossenen Vertrags verpflichtete sich das der Stadtpfarrkirche seit 1650 inkorporierte Kollegiatstift St. Bonifatius, einen Seitenaltar für die gerade neu gebaute Kirche zu stiften. An dem ein Jahr später zu Ehren des Heiligen geweihten Altar im südlichen Seitenschiff befindet sich bis heute das 1786 datierte und signierte („Joh. Andreas Herrlein // Pinxit 1786") Altarblatt mit der Szene des Martyriums. Es weicht nur in wenigen Details, vor allem bei der Gruppe der Engel, von der hier vorliegenden Ölskizze ab.

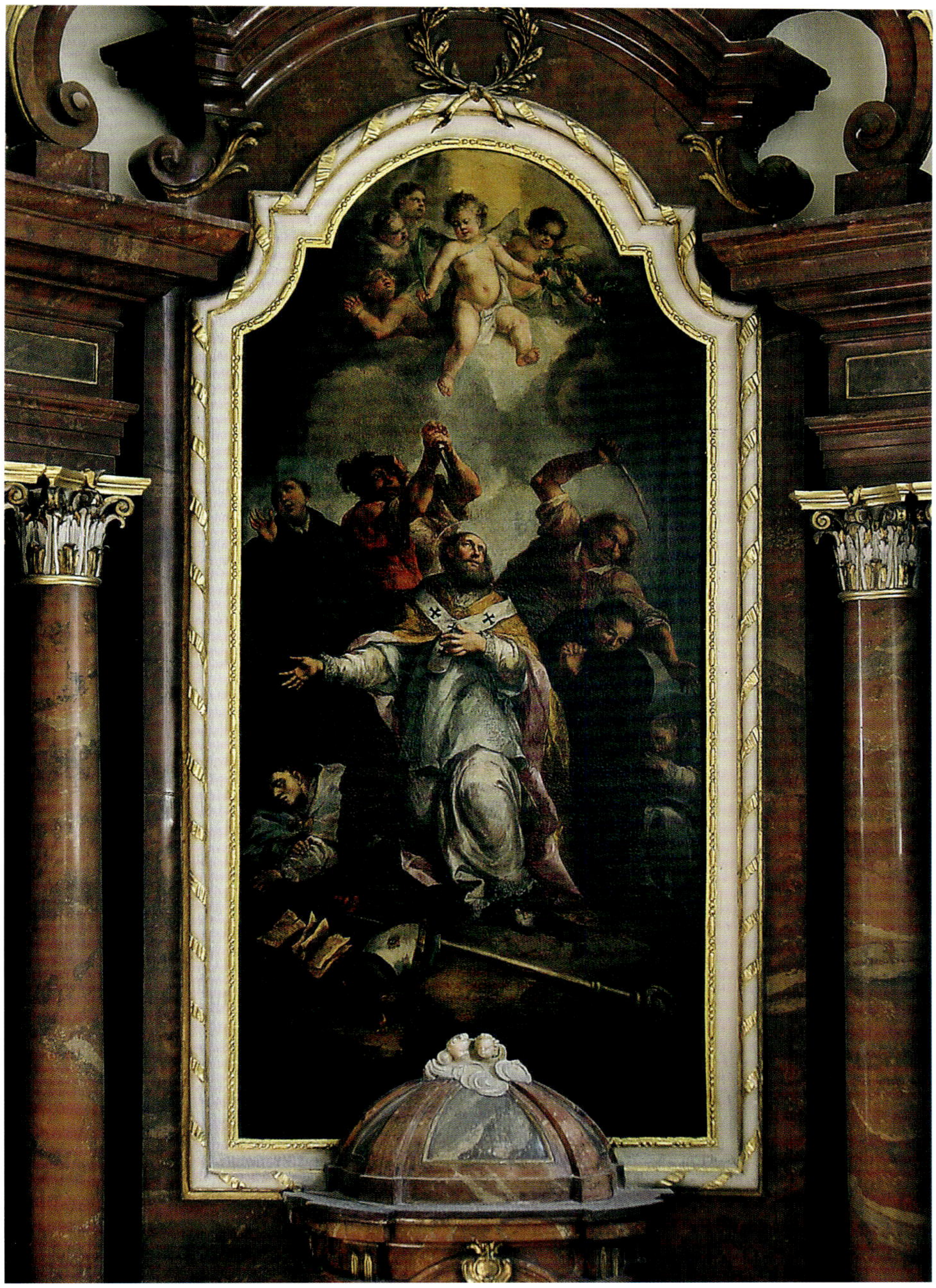

formuliert das Weihegebet in seiner ältesten auf Hippolyt zurückgehenden Fassung: „Jetzt gieße aus die Kraft, welche von dir stammt, Herrschergeist, den du deinem geliebten Sohn Jesus Christus gegeben hast, weil er den heiligen Aposteln, die an den einzelnen Orten die Kirche aufgebaut haben, deine Heiligkeit gegeben hat. Deinem Namen zum Ruhm und zur unaufhörlichen Ehre"[40]. Spätestens seit 480 ist dieser Ritus in Südgallien bekannt, für Rom ist er seit dem 6. Jahrhundert sicher bezeugt. In der aus den entsprechenden Ordines zu ermittelnden liturgischen Umsetzung dieser Tradition wird das Evangeliar so über Haupt und Nacken des Weihekandidaten gehalten, dass das geöffnete Buch seine Schultern berührt. Auf dem skizzierten Hintergrund erscheint es nicht abwegig, die in der *Vita altera* erkennbare Stilisierung der Ermordung des Bonifatius im Kontext der genannten biblischen Vorstellungen sowie der liturgischen Riten und damit als eine interpretative Fortentwicklun der Bonifatius betreffenden hagiographischen Tradition zu verstehen. Sie könnte auf dem Hintergrund der politischen Entwicklung des Klosters Fulda

40 Traditio Apostolica 3, ed. Geerlings, S. 218. *nunc efunde eam virtutem, quae a te est, principalis spiritus, quem dedisti dilecto filio tuo Iesu Christo, quod donavit sanctis apostolis, qui constituerunt ecclesiam per singula loca, sanctificationem tuam, in gloriam et laudem indeficientem nomini tuo.*

verständlich werden, deren liturgisch greifbarer Ausdruck in der Translation des Heiligen und seiner Erhebung zum Nebenpatron der Klosterkirche (819) erkannt werden darf. Damit wäre die Tradition der Vita altera in Fulda – und hier im Zusammenhang der klösterlichen Bedürfnisse – entstanden.

Der Tod des Bonifatius in der dritten Bonifatiusvita

Der dritten Vita lagen bei der Abfassung die Bonifatiusvita Willibalds und die Vita altera vor, so dass dem Autor auch die beiden Darstellungen des Martyriums bekannt gewesen sind. Auf diesem Hintergrund ist überraschend, dass er sich in der Erzählung vom Tod des Bonifatius zwar vor allem nach dem narrativen Modell Willibalds richtet, der Frage nach dem Evangelienbuch in den Händen des Sterbenden aber kaum Aufmerksamkeit schenkt. Der Text der Vita tertia sieht Bonifatius im Kreise seiner namentlich bezeichneten Schüler mit einer wütenden Menge konfrontiert, die sich seiner Predigt widersetzen. Dem Rat und der Ermunterung seiner Gefährten folgend, in der Predigt fortzufahren, greift Bonifatius rasch nach dem Buch, das das Wort Gottes enthält und beginnt dem tobenden Volk Christus zu predigen und den Weg des Heiles zu zeigen[41]. Sei es, dass er dadurch auf seine Hörer provozierend wirkte, sei es, dass diese den Vorsatz zu ihrer Gewalttat schon vorher gefasst hatten: die wütende Menge stürzt auf die Diener Gottes ein, die sich wehrlos und segnend ihrem Angriff aussetzen, und metzelt sie ohne Erbarmen nieder. In der Darstellung der Vita tertia ist Bonifatius ein Märtyrer unter anderen; eine Absicht, seinen Tod literarisch zu inszenieren, ist nicht erkennbar. Eher drängt sich der Eindruck auf, das in den anderen Viten breit erzählte Martyrium würde in eine knappe Szene komprimiert, wie es etwa in den bildlichen Darstellungen greifbar ist, die ungefähr im gleichen Zeitraum wie die Vita tertia geschaffen wurden. Der Vergleich mit den Miniaturen der in Fulda entstandenen Sakramentare zeigt nicht nur eine Übereinstimmung in der Darstellung der beteiligten Personengruppen, er gibt auch einen neuen Hinweis auf das Buch in der Hand des sterbenden Bonifatius. Auf keinem der Bilder hält Bonifatius das Buch so, dass es nach der Vorstellung der Vita altera über seinem Haupt liegend erscheint. Vielmehr scheint er es eher beiläufig just in dem Moment in der Hand gehalten zu haben, als die Schar seiner Mörder über ihn herfiel. Dieses Bildprogramm scheint der Vorstellung zu entsprechen, von der auch die Vita tertia bestimmt ist. Der Anlass nach dem Evangelienbuch zu greifen ist in der Erzähllogik der Vita tertia durch die Aufforderung seiner Gefährten begründet, in der Predigt fortzufahren. Nur auf dieser handlungslogischen Ebene wird das Buch erwähnt; eine damit verbundene Deutung wird nicht gegeben. Die interpretierende Funktion des Buches, wie sie in der dem Autor ja bekannten Vita altera erscheint, wird nicht erneuert.

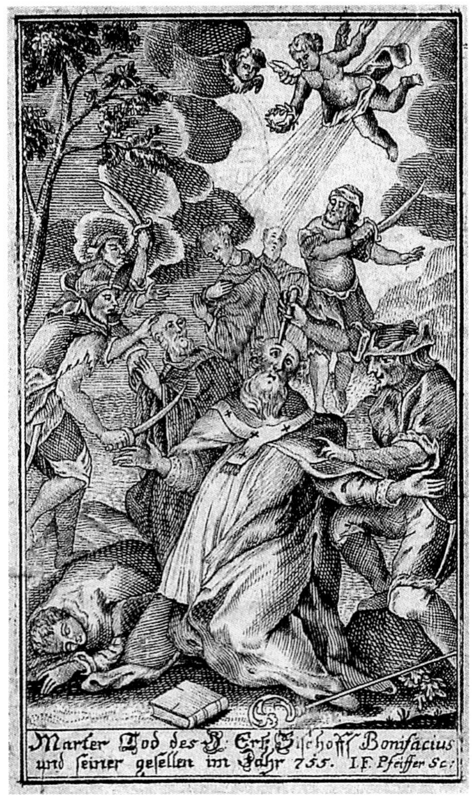
Marter Tod des H: Ertz Bischoff Bonifacius
und seiner gesellen im Jahr 755. I.F. Pfeiffer Sc:

Martyrium des hl. Bonifatius, Kupferstich, 12,7 x 7,5 cm, aus: Calendarium parvum Capituli Fuldensis von Joseph Franz Pfeiffer (1719–85), Fulda 1771.

Der Tod des Bonifatius in der Darstellung des Otloh von St. Emmeram

Die spezifisch fuldischen Bedürfnisse berücksichtigt ausdrücklich Otloh von St. Emmeram mit seiner zwischen 1062 und 1066 entstandenen *Vita Bonifatii*. Das ist nicht nur an den fuldischen Eigentraditionen erkennbar, die er in seine Darstellung aufnimmt, das erhellt ebenso aus den Passagen seiner Vita, die dem Tod des Bonifatius gewidmet sind. In der Anlage des Textes zeigt sich Otloh von der *Vita Bonifatii* Willibalds abhängig, dessen Bericht er allerdings erheblich ausweitet. Wie Willibald lässt auch Otloh das Geschehen erzähllogisch auf den zur Firmung vereinbarten Tag zulaufen. Dass dieser Tag mit 2 Tim 4,6 zugleich der ersehnte Tag der Vollendung ist und damit auch auf

41 Vita tertia Bonifatii, ed. Levison, S. 87 Z. 16–18: *quantocius codicem verba Domini habentem suscipiens, cepit populo tumultuanti Christum predicare viamque salutis ostendere.*

42 Padberg, Studien S. 27.

einer tieferen Ebene Ziel der Handlung, erklärt allerdings nicht Otloh als Autor, sondern Bonifatius selbst in der an seine Gefährten gerichtete Rede. Wie bei Willibald ermahnt auch der Bonifatius Otlohs seine Gefährten zur Wehrlosigkeit und bezieht sich dabei auf die Lehre der Heiligen Schrift. Vor dieser Rede nimmt er Zuflucht zu den Reliquien, die er immer bei sich zu tragen pflegte. Dieser Griff nach den Reliquien freilich dient innerhalb der Erzählung ausdrücklich seinem persönlichen Trost und wird nicht mehr als Deutungsvorschlag im Bezug auf sein Sterben verstanden. An den knapp erzählten Tod des Bonifatius und seiner Gefährten schließt sich der Raub der Kisten und die Entdeckung der Bücher durch die betrunkenen Mörder an. Otloh nutzt jedoch, von Willibald deutlich abweichend, diese Gelegenheit, eine ausführliche Kultaitiologie einzufügen, die sich auf das Evangeliar bezieht, das, aus dem Besitz des Bonifatius errettet, im Kloster Fulda verehrt werde. Es sei jenes Buch, das Bonifatius einem Schilde gleich über sein Haupt gehalten habe, sei es im pragmatischen Sinne, um sich körperlich zu schützen (*pro tutela capitis*), sei es als geistliches Schild (*pro clipeo spiritali*), will sagen in apotropäischer Absicht. So oder so wird das Buch in die Handlungslogik integriert und aus seiner in der Vita altera interpretierenden Funktion gelöst. In diesem Sinn dient das von Otloh eingefügte Wunder, dass nämlich trotz des Hiebes, den das Buch empfangen habe, kein Buchstabe beschädigt sei, innerhalb der narrativen Strategie Otlohs zur Beglaubigung und Firmierung der neuen Funktion der Buchreliquie. Die in Fulda verehrte Reliquie ist es nun, die eine Augenzeugenschaft gegenüber den Wundern des über seinen Tod hinaus fortwirkenden Bonifatius ermöglicht. Dabei besteht das Wunder dieses Buches – in der Darstellung Otlohs – vor allem darin, dass trotz des Hiebes der Mörder der Text selbst unversehrt geblieben ist. Erst auf dieser Ebene gewinnt bei Otloh das aus Dokkum errettete Buch seine interpretierende Funktion zurück. Im Vergleich zu der Rolle, die es in der Vita altera eingenommen hatte, wird deutlich: Der unversehrte Text des in Fulda verehrten Buches kann als eine Variante der Sinnbehauptung gelesen werden, mit der eine in Fulda entstandene und entfaltete hagiographische Tradition die Erzählung vom Tod des Bonifatius tradierte und gestaltete.

St. Bonifacius und seine Gefährten werden bei Dockum von den heidnischen Friesen erschlagen, aus dem Lithographie-Zyklus nach Fresken in der Bonifatiuskirche in München, Lithographie von J. Burger, 33 x 54,1 cm.

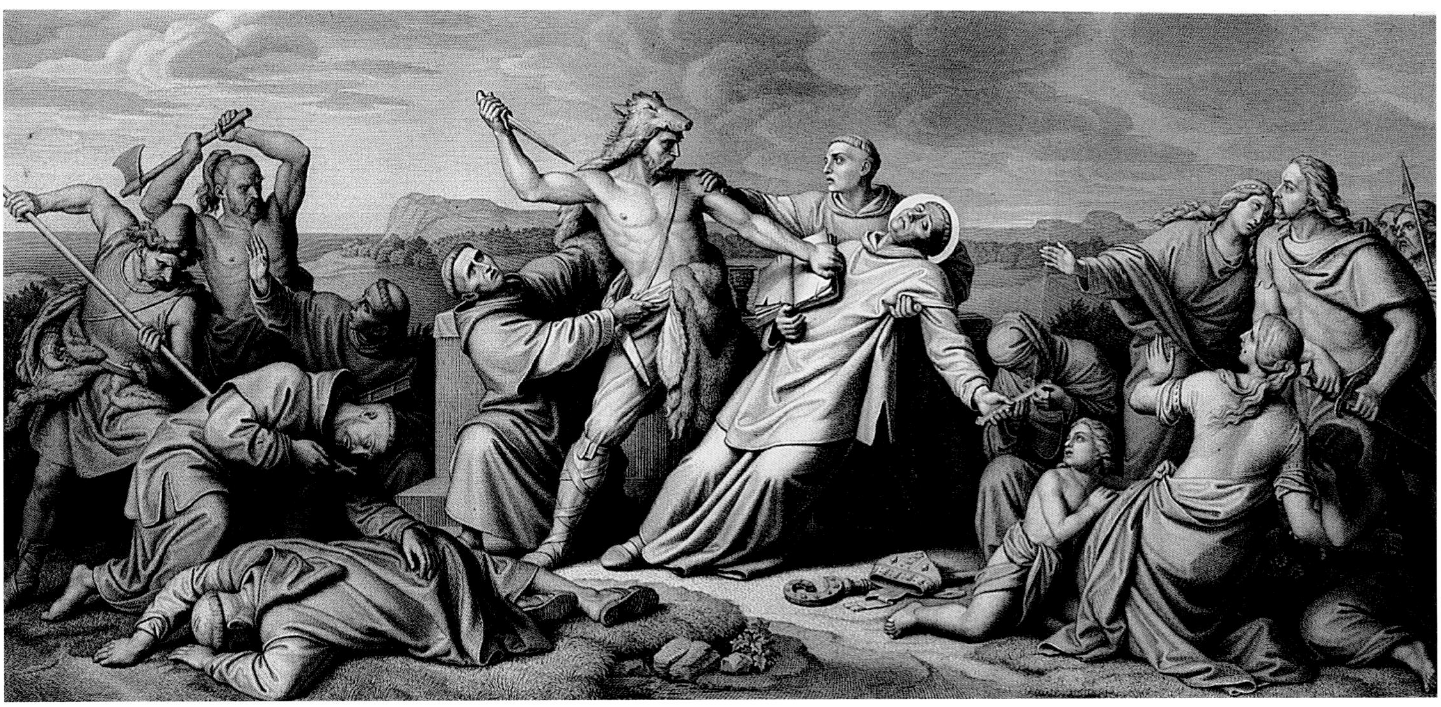

Schluss

Der Tod des Bonifatius und der bald danach einsetzende sich auf seinen Leichnam beziehende Kult ließen in Fulda, Mainz und Utrecht als den Zentren der Bonifatiusverehrung das Bedürfnis aufkommen, die sich in diesem Kult ausdrückende Memoria auf eine gemeinsame Grundlage festzulegen und damit diesen Kult zu legitimieren. Die erzählenden Texte, die in diesem Zusammenhang entstanden sind, dienen also einem bestimmten Bonifatiusverständnis zur gemeinsamen textlichen Grundlage. Der Inhalt der Viten wurde im vorliegenden Zusammenhang daher konsequent nicht als historische Quelle für den Tod des Bonifatius verstanden. Die Quelle ist vielmehr der Text als Text und nicht der Text durch seinen Inhalt. Als Texte geben die Bonifatiusviten Auskunft darüber, wie zu unterschiedlichen Zeiten versucht wurde, den Tod des Bonifatius als sinnvolles, möglicherweise heilbringendes Sterben zu verstehen. Aus diesem Grund wurde in den Texten mit erzählerischen Mitteln eine Sinnbehauptung erhoben, die im Buchmotiv ihren anschaulichen Ausdruck gefunden hat. Mit dieser erzählerischen Inszenierung seines Todes folgten seine Verehrer im Grunde nur Bonifatius selbst. Die Briefe des Bonifatius geben ihn als einen Autor zu erkennen, der sich zum Vater des rechten Glaubens stilisiert und zu diesem Behufe etwa Aldebert und Clemens als Häretiker entlarvt, ohne dass ihre Vergehen sich aus anderen Quellen klar nachweisen ließen oder in den Briefen deutlich bestimmt würden.

Die vorgelegten Überlegungen zum Tod des Bonifatius im Spiegel der Bonifatiusviten wurden angeregt durch eine Bemerkung von Lutz E. von Padberg: „Andererseits kann man natürlich fragen, warum der Utrechter Presbyter eine solche Geschichte hätte erfinden sollen“[42]. Es gibt Gründe dafür, warum der Utrechter Presbyter die Geschichte vom Buch beim Tod des Bonifatius erfunden hat.

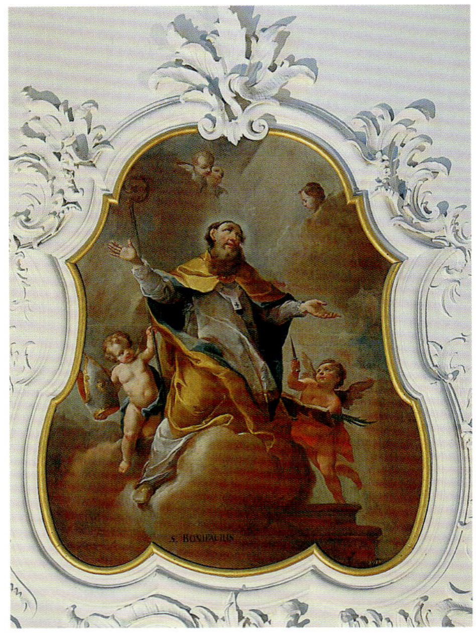

Apotheose des hl. Bonifatius, Gemälde von Johann Andreas Herrlein (1723–96), 1756, Öl/Leinwand (signiert und datiert), 157 x 128 cm, ehem. Marienoratorium der Universität, Supraporte, Fulda. Das Gemälde wurde zusammen mit der Darstellung des hl. Blasius (Patrozinium der zuständigen Stadtpfarrkirche) als Supraporte für die seitlich des Altars befindlichen Türen des 1733/34 errichteten Marienoratoriums geschaffen. Es zeigt die Apotheose des Heiligen, der im Pontifikalgewand mit Pallium auf einer Wolke kniend entschwebt. Die seitlich angeordneten Engel tragen die Insignien seiner bischöflichen Gewalt und das leicht veränderte Attribut mit einem Palmzweig.

Literatur

Quellen:

Apponius, In Canticum Canticorum Expositio. Edd. B. de Vregille – L. Neyrand (= CCSL 19). Turnhout 1986

Die Briefe des heiligen Bonifatius und Lullus. Ed. Michael Tangl (= MGH Epistolae Selectae 1). Berlin 1916 [S. Bonifatii et Lullii Epistolae]

Vitae Sancti Bonifatii Archiepiscopi Moguntini. Ed. W. Levison (= MGH Scriptores Rerum Germanicarum in usum scholarum 57). Hannover – Leipzig 1905 [Vitae S. Bonifatii, ed. Levison]

Les Constitutions Apostoliques [Constitutiones Apostolorum], 3 Bände. Ed. M. Metzger (= Sources Chrétiennes 320, 329, 336). Paris 1985–1987

Hieronymus, Tractatus in Librum Psalmorum. Ed. G. Morin (= CCSL 78). Turnhout 1958

Isidor, Etymologiarum Libri XX. Ed. W.M. Lindsay. Oxford 1911

Traditio Apostolica Apostolische Überlieferung. Übers. und eingel. v. W. Geerlings (= Fontes Christiani 1). Freiburg u.a. 1991

Forschungsliteratur

A. Angenendt, Heilige und Reliquien. Die Geschichte ihres Kulte vom frühen Christentum bis zur Gegenwart. München 1994 [Angenendt]

G. Becht-Jördens, Heiliger und Buch. Überlegungen zur Tradition des Bonifacius-Martyriums anläßlich der Teilfaksimilierung des Ragyndrudis-Codex. In: Hessisches Jahrbuch für Landesgeschichte 46 (1996), S. 1–30 [Becht-Jördens]

W. Berschin, Biographie und Epochenstil im lateinischen Mittelalter. Band 3: Karolingische Biographie 750–920 n.Chr. Stuttgart 1991 [Berschin]

J. Crehan, The Typology of Episcopal Consecration. In: Theological Studies 21 (1960), 250–255 [Crehan]

P. Kehl, Kult und Nachleben des heiligen Bonifatius im Mittelalter (754–1200), Fulda 1993 [Kehl]

L. E. von Padberg, Bonifatius und die Bücher. In: Ders. und Hans Walter Stork, Der Ragyndrudis-Codex des hl. Bonifatius. Kommentar. Paderborn, Fulda 1994, S. 7–75 [Padberg, Bonifatius]

L. E. von Padberg, Studien zur Bonifatiusverehrung. Zur Geschichte des Codex Ragyndrudis und der Fuldaer Reliquien des Bonifatius. Frankfurt am Main 1996. [Padberg, Studien]

G. Simon, Untersuchungen zur Topik der Widmungsbriefe mittelalterlicher Geschichsschreiber bis zum Ende des 12. Jahrhunderts. In: Archiv für Diplomatik 4 (1958), S. 52–119; 5/6 (1959/60), S. 73–158 [Simon]

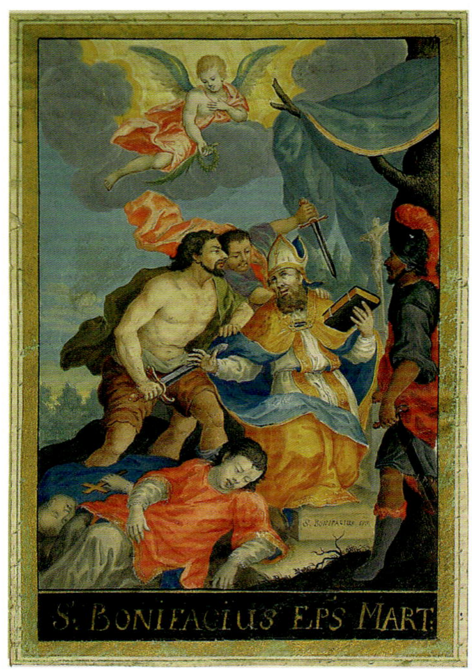

Martyrium des hl. Bonifatius, Miniatur aus einer Handschrift, Flandern, Ende 17. Jh., Tempera/Pergament, 18,5 x 13 cm, Vonderau Museum Fulda.

rechts: Bonifatiusschrein, Brügge (vgl. S. 144.

Petra Kehl

Entstehung und Verbreitung des Bonifatiuskultes

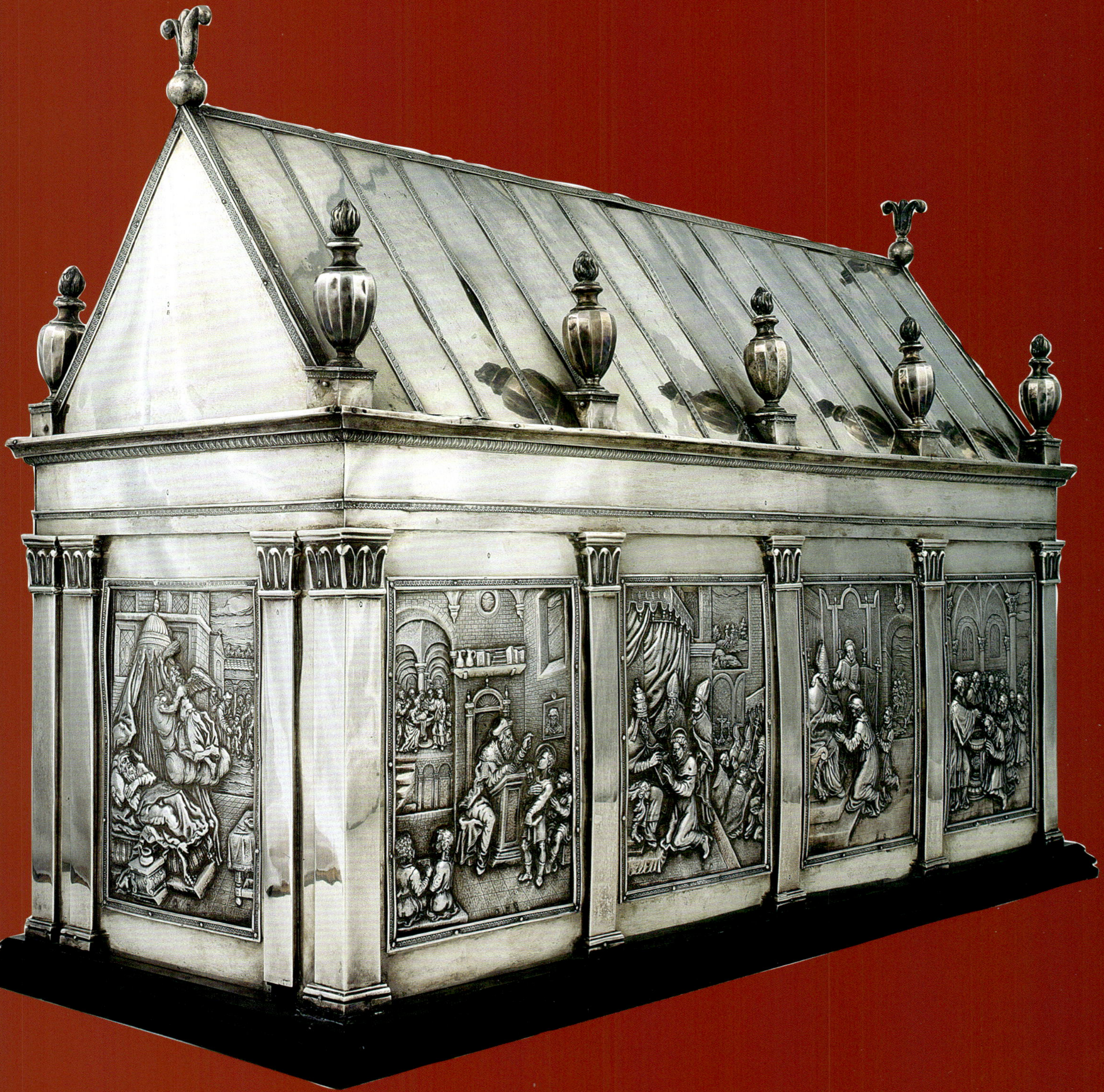

Fulda

Vollende auch die von mir an der Fulda bereits begonnene Kirche und führe dorthin meinen durch vieler Jahre Lauf gealterten Leib. So lautete, wie Willibald, der Biograf des Heiligen, berichtet, des Bonifatius Auftrag an seinen Schüler und Nachfolger Lul beim Abschied, bevor er zu seiner letzten Reise nach Friesland aufbrach. Der etwa 80-jährige Greis konnte zu diesem Zeitpunkt nicht ahnen, dass er bald darauf bei Dokkum in der Nähe von Utrecht das Opfer heidnischer Friesen wird, die sich von einem Überfall auf die Missionare reiche Beute versprachen.

Der Tod durch Heidenhand machte den Angelsachsen zum Märtyrer. Sein Leichnam wurde zu einer kostbaren Reliquie. So verwundert es nicht, dass die Utrechter sich beeilten, die sterblichen Überreste des bedeutenden Missionars – und nun auch Märtyrers – in ihrer Kirche zu bestatten, glücklich, einen solchen Schutzpatron und Fürsprecher zu haben. Doch ihre Freude währte nur kurz. Bischof Lul von Mainz hatte nämlich, sobald er vom Tod seines Lehrers erfuhr, eine Gesandtschaft nach Utrecht geschickt, mit dem Auftrag, die Leiche zunächst nach Mainz zu überführen. Die Utrechter leisteten zwar Widerstand, denn sie wollten den Leib des Heiligen behalten, doch schließlich mussten sie sich dem Ansinnen der Mainzer beugen. Der Leichnam des Bonifatius wurde zu Schiff rheinaufwärts transportiert.

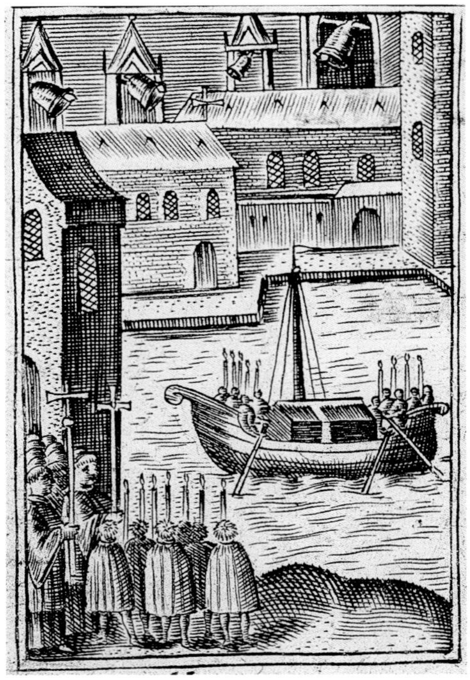

Transport des Bonifaitusleichnams auf dem Rhein von Utrecht nach Mainz, aus: Titelblatt der „Moguntiacarum rerum", Kupferstich von Nikolaus Serarius, Mainz 1605.

Dort wiederholten sich nun die Ereignisse von Utrecht, denn auch in Mainz wollte die Bevölkerung die Reliquien behalten, wobei sie zur Begründung anführte, Bonifatius sei schließlich zu seinen Lebzeiten Bischof von Mainz gewesen und müsse daher auch in seiner Bischofsstadt bestattet werden. Lul wollte diesem Wunsch gern nachgeben, doch dann traf Abt Sturmi mit den Mönchen des Klosters Fulda ein und verwies auf den Willen des Verstorbenen, in seiner Lieblingsgründung begraben zu werden. Lul musste ihnen den Leichnam überlassen, wenn auch ungern. So wurde der Verstorbene schließlich ins Kloster an der Fulda überführt.

Dort bestatteten die Mönche Bonifatius im Westen der Kirche, an dem Ort, den er selbst ihnen gezeigt hatte, in einem Bodengrab und schmückten es etwa zehn Jahre später mit einer Prunktumba. Die Grabstätte mit den Reliquien entwickelte sich rasch zum Zentrum der Bonifatiusverehrung und zum Mittelpunkt des Klosters. Hier versammelten sich die Fuldaer Mönche, die Bonifatius als besonderen Fürsprecher ihrer Gemeinschaft verehrten, um für den neugewählten Abt zu beten, bevor sie ihn als ihren Vater begrüßten. Auch gedachten sie an diesem Ort jeden Montag ihrer Wohltäter, indem sie, auf dem Boden hingestreckt, den 50. Psalm zusammen mit dem „Vater unser" und Psalmen beteten.

Der Leichnam des hl. Bonifatius wird von seinem Schüler und Mainzer Erzbischof Lul in der Fuldaer Klosterkirche begraben, Kupferstich, 40,9 x 24,1 cm, nach einem Entwurf von H. Heß und gestochen von P. Barfus.

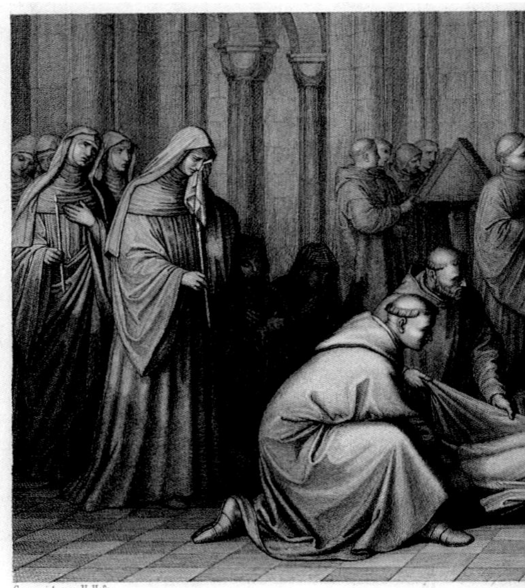

Componirt von H. Heß

Die kultische Bedeutung des Bonifatiusgrabes blieb nicht ohne Auswirkung auf die Architektur der neuen Kirche, der so genannten Ratgerbasilika, deren Errichtung die Mönche im Jahr 791 zu Ehren des Märtyrers in Angriff nahmen. Die Brüder standen bei dem geplanten Neubau ihrer Klosterkirche nämlich vor einem Problem: Durch die Verehrung, welche die Mönche den Reliquien entgegenbrachten, kam es nun zu einer Spannung zwischen der auf den Hauptaltar hin ausgerichteten Liturgie und der an das Märtyrergrab im Westen der Kirche gebundenen Heiligenverehrung. Nun hätten sie dieses Problem leicht lösen können, indem sie die Gebeine des Bonifatius aus seinem ursprünglichen Grab in den Ostchor hinter den Hauptaltar verlegten. Doch zwei Gründe sprachen dagegen: Bonifatius hatte einst den Hauptaltar selbst dem Erlöser geweiht. Dieses Patrozinium ging also auf den Gründer zurück, weshalb es die Mönche beibehalten wollten. Andererseits hatte Bonifatius selbst

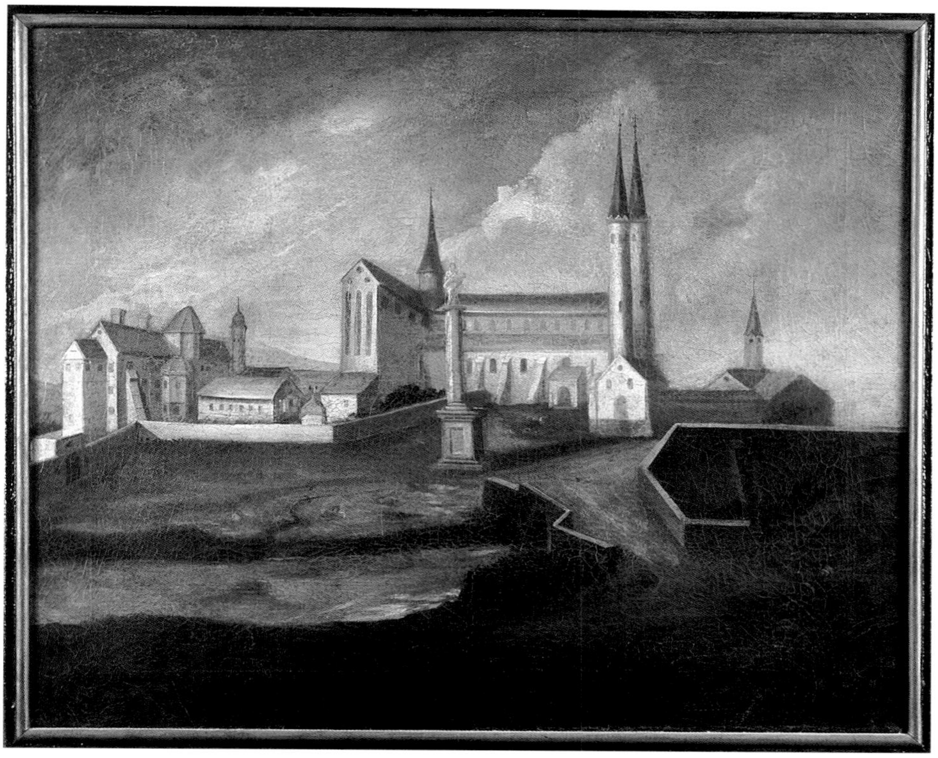

Vorbarockes Kloster Fulda mit der alten Stiftskirche, Ölgemälde, zwischen 1647 und 1651.

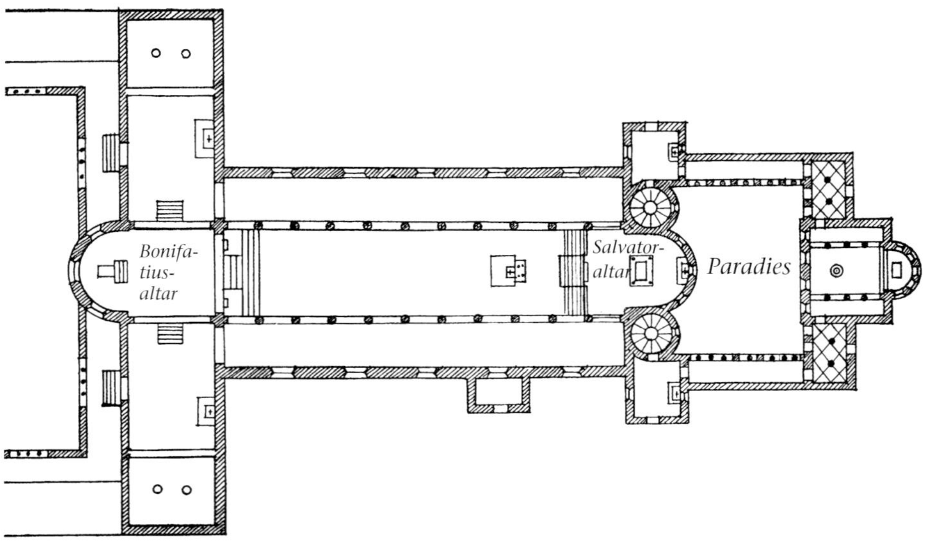

Grundriss der karolingischen Fuldaer Ratgerbasilika, Konstruktion G. Richter, 1905

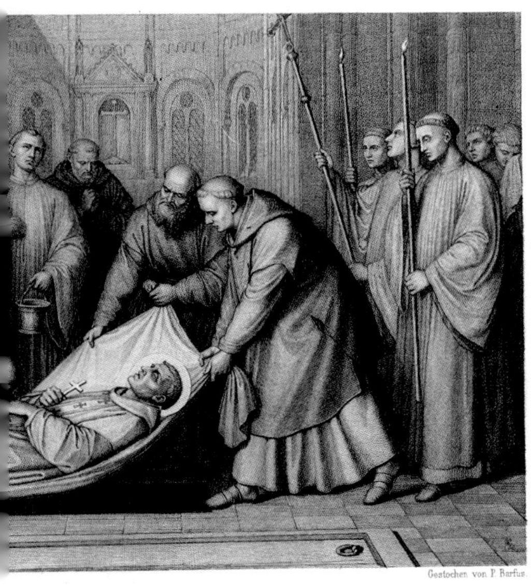

im Westen der Kirche begraben werden wollen. Diese Himmelsrichtung symbolisierte den Ort der Finsternis und des Todes. Dort wollte Bonifatius das Jüngste Gericht und die Auferstehung der Toten erwarten, zu dem der Erlöser vom Osten her erscheinen wird. Die Brüder fühlten sich an den Wunsch des Verstorbenen gebunden und fanden eine Lösung: Sie wichen beim Neubau der Kirche von der bisher gültigen Norm ab und schufen gegenüber dem Ostchor einen zweiten Chor im Westen, der ausschließlich der Verehrung des Bonifatius gewidmet war. Auf diese Weise behielten die Mönche das vom Gründer gewünschte Patrozinium bei und bereiteten gleichzeitig ihrem Fürsprecher einen eigenen Kultort.

Im Jahr 819 weihte Erzbischof Haistulf von Mainz die Klosterkirche, die damals das größte Gotteshaus diesseits der Alpen war. Im Verlauf dieser Feier wurden die Reliquien des Heiligen aus dem ursprünglichen Grab, das sich in der vergrößerten Klosterkirche in der Mitte befand, erhoben und unter dem Jubel der anwesenden Menschenmenge in die Westapsis überführt, wo Eigil und seine Mönche dem Märtyrer ein steinernes Grab im Altar errichtet hatten. Mit dieser Zeremonie, der so genannten Translation, die nach damaligem Brauch einer Heiligsprechung gleichkam, wurde Bonifatius unter die Zahl der Heiligen aufgenommen. Zugleich erhielt ihn die Klosterkirche als Mitpatron.

In der Folge nahm Bonifatius in Fulda die Stellung des Patrons ein, die sowohl seine Fürsprache für das ewige Heil der Mönche umfasste, als auch die rechtliche Vertretung der Mönchsgemeinschaft. Der Patron galt nämlich als der eigentliche Eigentümer des Klosters. Ihm gehörten seine Güter, und auch die Mönche standen zu ihm in einer rechtlichen Abhängigkeit. Daher erschien sein Name nicht nur in allen Schenkungen, die das Kloster erhielt, sondern auch auf den Siegeln des Konventes und auf zahlreichen Münzprägungen, die der Abt von Fulda seit dem 11. Jahrhundert herauszugeben das Recht hatte.

Innerhalb der Liturgie genoss das Fest des Patrons einen besonderen Rang. Die Fuldaer Mönche begingen mit Sicherheit bereits im 8. Jahrhundert den 5. Juni als Festtag, wie das älteste Fuldaer Kalendar bezeugt. Es stammt zwar erst aus der ersten Hälfte des 9. Jahrhunderts, gibt aber den liturgischen Kalender aus der Zeit vor 819 wieder. Seit dem Jahr 802 besaß man in Fulda auch einen eigenen Messtext zum Fest. Alkuin, der angelsächsische Gelehrte am Hof Karls des Großen – selbst ein Verehrer des Bonifatius – hatte ihn verfasst und den Mönchen zugesandt.

An diesem Feiertag weilte der Abt selbstverständlich im Kloster, wenn er nicht durch dringende Notwendigkeit verhindert war, und hielt die Festpredigt. Eine solche Predigt ist erhalten geblieben. Sie stammt aus der Feder des für seine Gelehrsamkeit berühmten Rabanus Maurus, der persönlich ein

rechts: Hauptreliquiar mit der Schädelkalotte des hl. Bonifatius, neobarock neu gefasst durch den Fuldaer Goldschmied Johann Baptist Fösser 1854 und bekrönt mit einer zum Buseckschen Samtornat gehörenden Mitra, Bestandteil des Silberaltars im Dommuseum Fulda. Spätestens seit dem 13. Jahrhundert (aber eher sehr viel früher) existierte das Reliquiar mit dem Haupt des Bonifatius, da man es in Fulda zum Festtag des Heiligen in einer Prozession zeigte (vgl. Fuldaer Reliquien- und Ablassverzeichnis, Abb. S. 134).

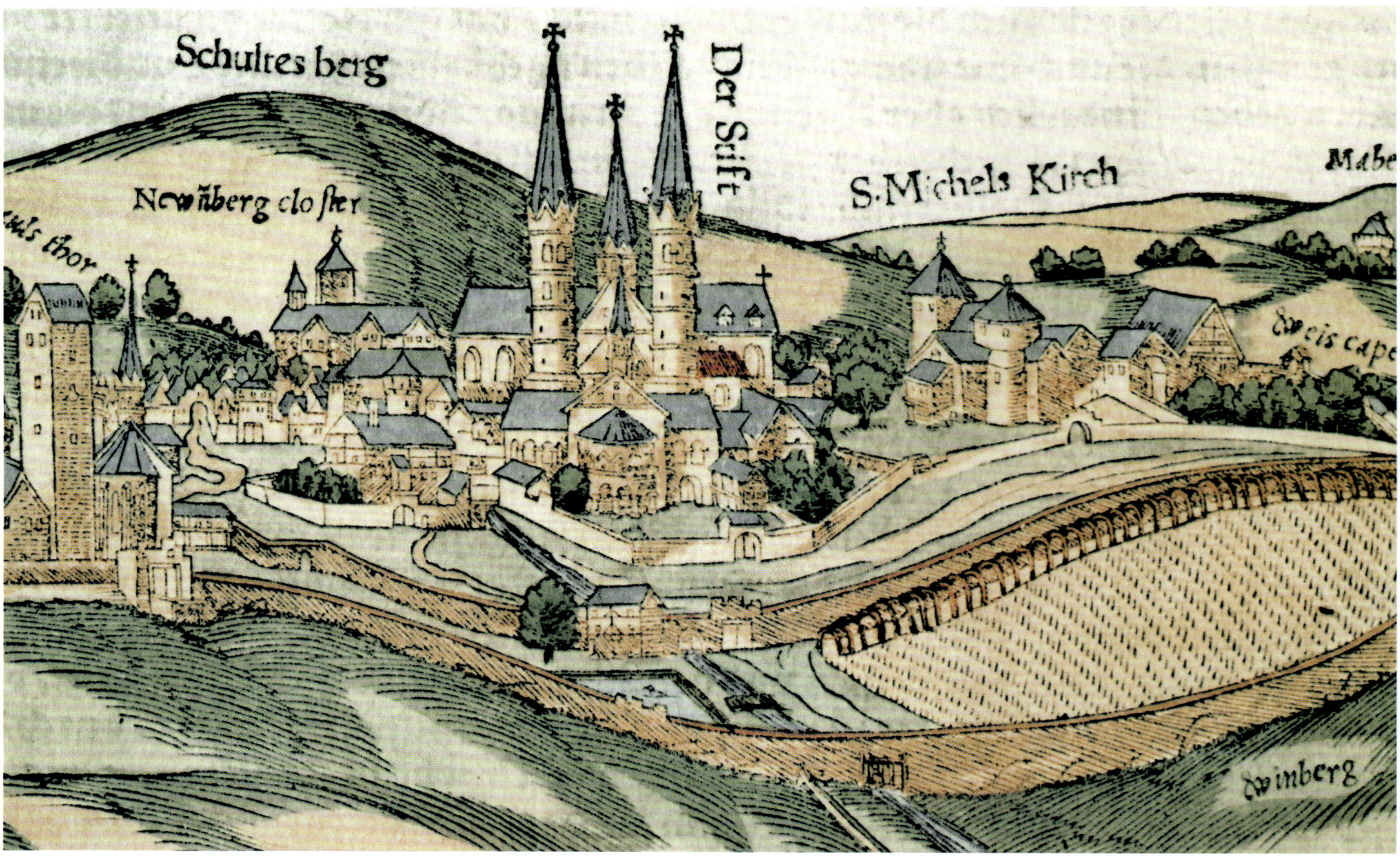

Kolorierter Holzschnitt (Ausschnitt) mit der Ansicht Fuldas (hier St. Andreas, Stiftskirche und St. Michael) nach Hans Brosamer, aus: Sebastian Münster, Cosmographiae univeralis, Basel 1550, S. 710.

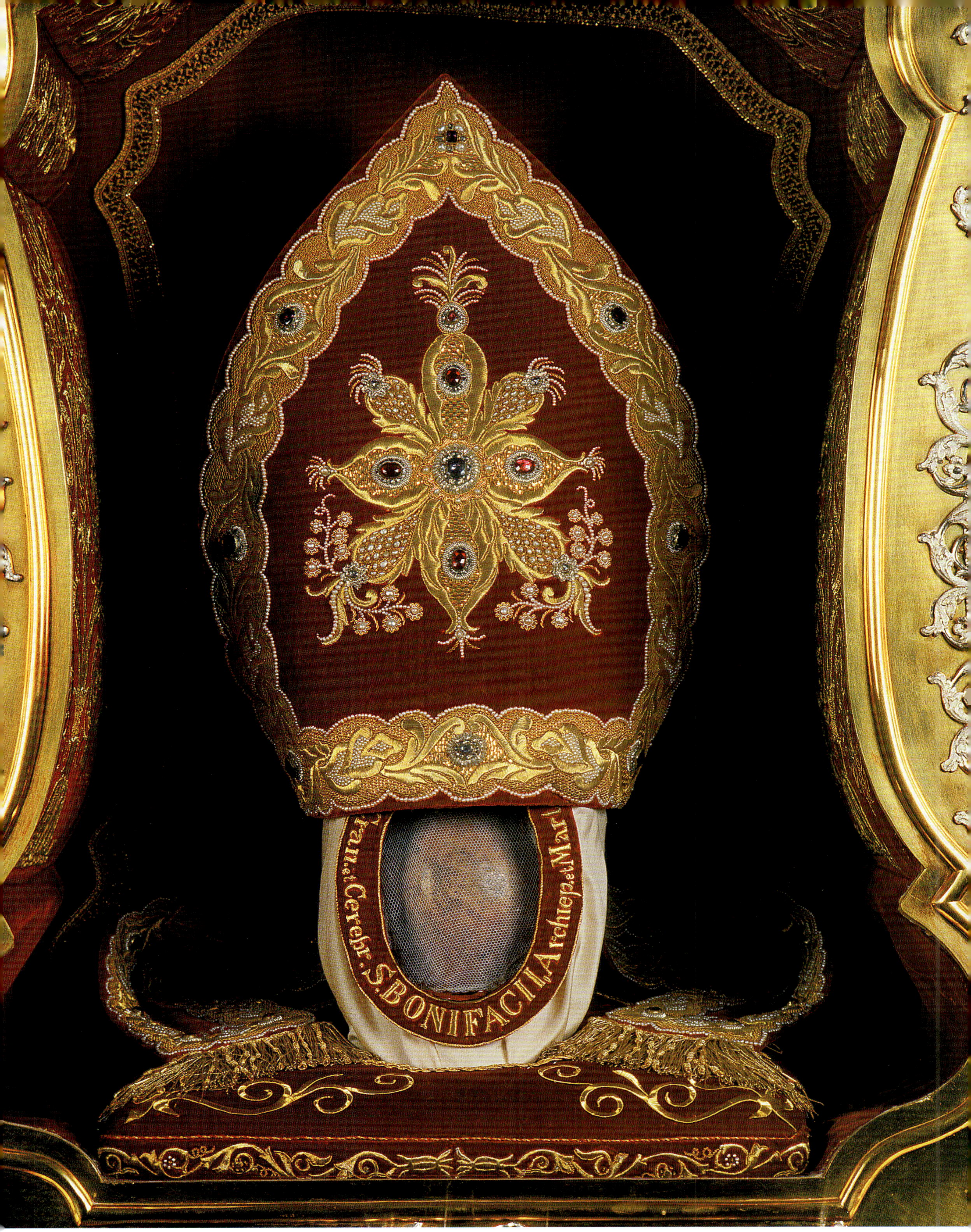
Cran. et Cerebr. S.BONIFACII Archiep. et Mart.

großer Verehrer des Heiligen war. Der Abt bezieht darin die acht Seligpreisungen der Bergpredigt auf das Leben des hl. Bonifatius, trägt jedoch keine Einzelheiten aus dessen Biografie vor, denn das Wissen um „den trefflichsten Wettkampf und bekanntesten Sieg des heiligen Mannes" glaubte er bei den Brüdern des Klosters voraussetzen zu können. Darüber hinaus fanden sich zu diesem Festtag zahlreiche auswärtige Gäste ein, die von den Mönchen gastfreundlich verpflegt wurden.

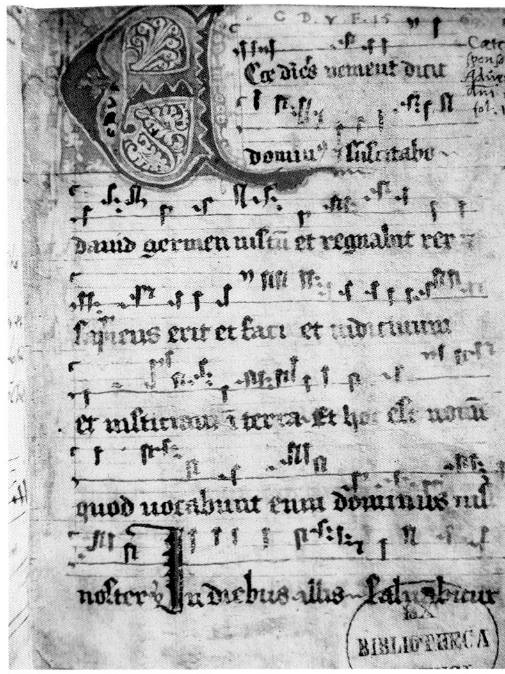
Prozessionale mit Gradualteilen, Gesänge zum Fest des hl. Bonifatius, Fulda, 14. Jahrhundert, Pergament; 106 Blätter; 14 x 10 cm, Hochschul- und Landesbibliothek Fulda (Aa 83).

Spätestens seit Ende des 10. Jahrhunderts wurde das Bonifatiusfest liturgisch besonders feierlich mit Vigil und Oktav gefeiert. Aus dieser Zeit jedenfalls sind Fuldaer Sakramentare – mittelalterliche Messbücher – mit entsprechenden Messtexten erhalten. Um die Wende vom 10. zum 11. Jahrhundert entstand sogar ein eigenes Messformular für das Fest der Bischofsweihe des Heiligen, das am 1. Dezember begangen wurde. Außerdem gab es ein Messformular für eine *Missa in veneratione sancti Bonifatii martyris*, die Messe zur Verehrung des hl. Märtyrers Bonifatius.

Mit der verstärkten kultischen Verehrung ging eine Aufwertung des Bonifatiusaltares einher, der sich spätestens seit der Translation über dem Grab des Heiligen erhob. Abt Rohing ließ für ihn um die Mitte des 11. Jahrhunderts eine *tabula* – wohl ein Antependium – mit Gold und Edelsteinen anfertigen. Bereits im Jahr 1020 hatte Papst Benedikt VII. bei seinem Besuch in Fulda am Bonifatiusaltar die feierliche Messe gelesen und bei dieser Gelegenheit die Privilegien bestätigt, die das Kloster von seinen Vorgängern erhalten hatte.

Die Verehrung des Bonifatius beschränkte sich jedoch nicht auf Gebetsleben und Liturgie des Klosters, sie prägte ganz entscheidend das Selbstverständnis der Mönche. Noch bevor der Heilige im Jahr 819 zum Mitpatron des Klosters erhoben wurde, hatte er sich bereits für die junge Mönchsgemeinschaft zum Integrationsfaktor entwickelt. Die Brüder wurden nicht nur von außen als *congregatio sancti Bonifacii*, als Gemeinschaft des heiligen Bonifatius, angesehen und bezeichnet, sie fühlten sich auch selbst als solche.

Dies kommt sehr deutlich zum Ausdruck in der Lebensbeschreibung Sturmi', des ersten Abtes von Fulda, die der Fuldaer Mönch und spätere Abt Eigil um das Jahr 818 verfasste. Er stellte darin den entscheidenden Anteil des Bonifatius an der Klostergründung heraus, indem er betonte, dass Sturmi der richtige Ort für das Kloster durch die Verdienste und Gebete des hl. Bonifatius von Gott geoffenbart wurde. Und schließlich war nach Eigils Darstellung allein dieses Kloster würdig, die Grabstätte des Heiligen zu sein. Ja, es war Bonifatius sogar als Begräbnisort von Gott selbst vorherbestimmt. Seine Reliquien waren es, die das Kloster – so sah es Eigil aus der Rückschau – aufblühen ließen.

Hier zeigt sich, dass die Fuldaer Mönche zu Beginn des 9. Jahrhunderts die Bedeutung des Bonifatius weder in seiner Missionstätigkeit noch in seinem Martyrium sahen. Sie verehrten ihn in erster Linie als den Gründer ihres Klosters und vorbildlichen Mönch.

Die Missionstätigkeit des Bonifatius fand in Fulda erst Jahrzehnte später die gebührende Aufmerksamkeit. Rabanus Maurus schrieb einen Hymnus zu Ehren des Bonifatius, worin er den Angelsachsen als apostelgleichen Missionar darstellte, der Franken, Friesen und Sachsen durch seine Predigt zum ewigen Leben verhalf. Darüber hinaus hob der Fuldaer Gelehrte Bonifatius erstmals als Fürsprecher aus seiner engen Bindung an Fulda heraus und ordnete ihn dem Vaterland, das heißt Germanien, zu. Germanien wird drei-, vierfach glücklich gepriesen, eines solchen Patrons würdig zu sein.

Diese Darstellung des Bonifatius gerade bei Rabanus kam nicht von ungefähr. Der gelehrte Abt war nämlich einst Schüler des Angelsachsen Alkuin ge-

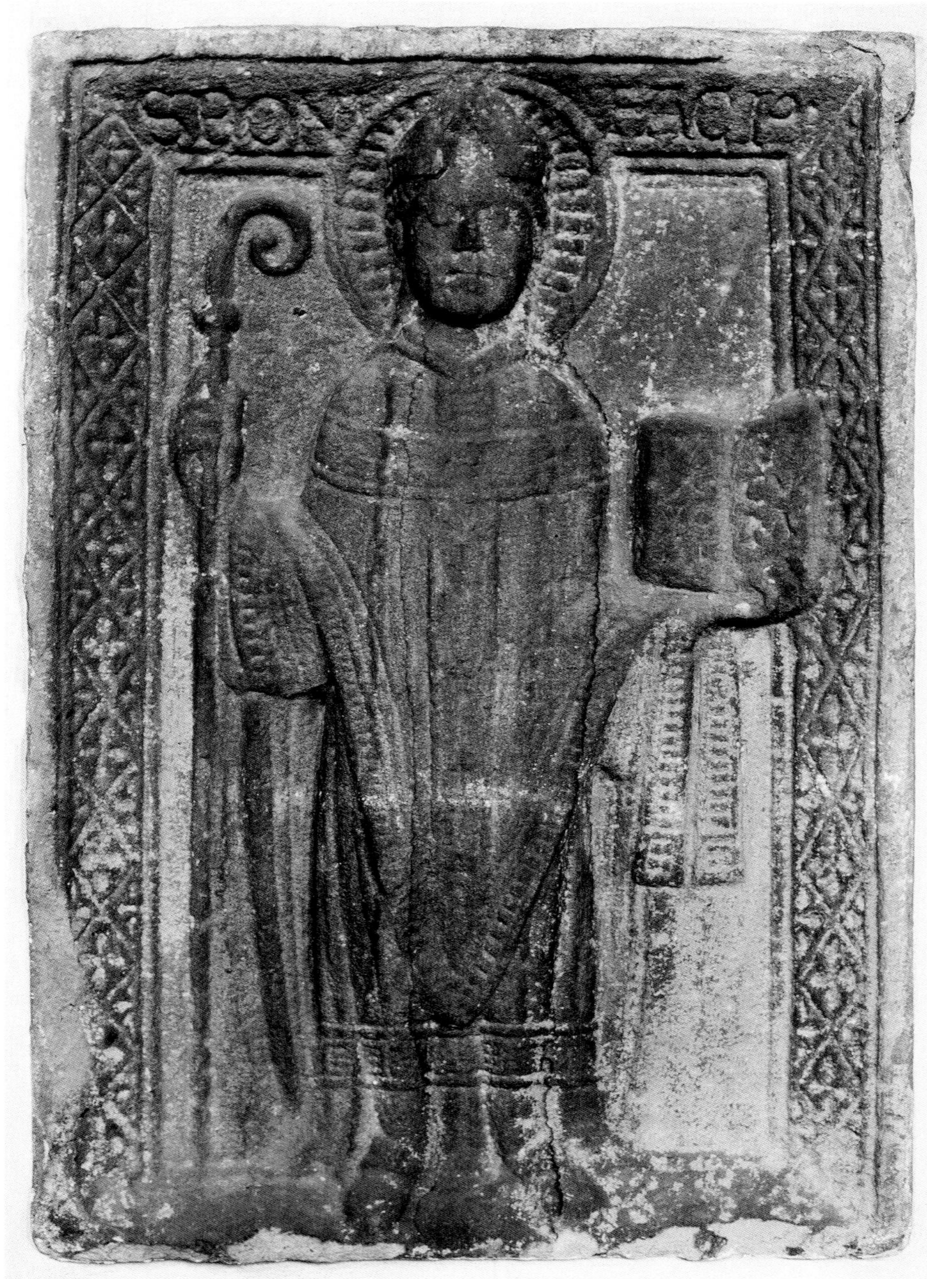

Hl. Bonifatius, Reliefplatte um 1170 in der St.-Peters-Kirche in Petersberg bei Fulda.

wesen, bei dem er zweifellos die Bonifatiustradition der Angelsachsen kennen gelernt hatte. Für Alkuin war der Vergleich des Bonifatius mit den Aposteln nichts Neues, denn in England hatte man den Heiligen bereits zu seinen Lebzeiten wegen seiner Missionstätigkeit mit den Aposteln verglichen. Der angelsächsische Gelehrte griff dies auf in einer Inschrift, die er für die Kirche in Dokkum verfasste. In diesem Gedicht stellte Alkuin Bonifatius an die Seite des Völkerapostels Paulus.

In der Folge wurde das Bild von Bonifatius als dem apostelgleichen Missionar in Fulda heimisch und tauchte ausschließlich in Texten auf, die entweder dort entstanden oder von Autoren verfasst wurden, die dem Kloster nahe standen. Beispiele hierfür sind die Lebensbeschreibung des hl. Sola, deren Autor Ermenrich von Ellwangen zur Zeit Rabans Schüler der Fuldaer Klosterschule gewesen war, sowie ein Brief des Sedulius Scottus, den dieser im 9. Jahrhundert an Abt Hatto I. von Fulda richtete. Ähnlich verhält es sich mit der

Passio sancti Albani martyris, die etwa um 1062 von dem Domscholaster Gozwin in Mainz verfasst wurde. Gozwin hatte zuvor einige Zeit in Fulda zugebracht und schrieb außerdem im Auftrag des Abtes Bardo vom St. Albankloster zu Mainz, der seinerseits ursprünglich Mönch in Fulda gewesen war. Gewidmet hat der Domscholaster sein Werk darüber hinaus Erzbischof Siegfried I. von Mainz, einem ehemaligen Fuldaer Abt.

Im 11. Jahrhundert rückte man in Fulda Bonifatius ganz betont und in höchst weltlicher Absicht in die Nähe der Apostel. Das Kloster steckte in zahlreichen äußeren und inneren Schwierigkeiten. Zunächst hatte Bischof Adalbero von Würzburg versucht, Fulda ungeachtet seines Exemtionsprivilegs, welches das Kloster unmittelbar dem Papst unterstellte, unter seine Jurisdiktion zu bringen. Den Mönchen gelang es, diesen Angriff auf ihre Freiheit abzuwehren. Dennoch schien es Abt Egbert geraten, eine neue Vita des Bonifatius verfassen zu lassen, um die Verdienste des Heiligen erneut in den Blickpunkt der „Öffentlichkeit" zu stellen und damit zugleich das Ansehen des eigenen Klosters zu erhöhen. Er trug diese Aufgabe Papst Leo IX. an, der aus dem Elsass stammte und dessen große Verehrung für die Heiligen bekannt

rechts: Einband des Codex Aureus Epternacensis mit der Darstellung des hl. Bonifatius (rechte Seite, 2. Personendarstellung von oben), um 985/91, Nürnberg, Germanisches Nationalmuseum (nähere Ausführungen siehe S. 137).

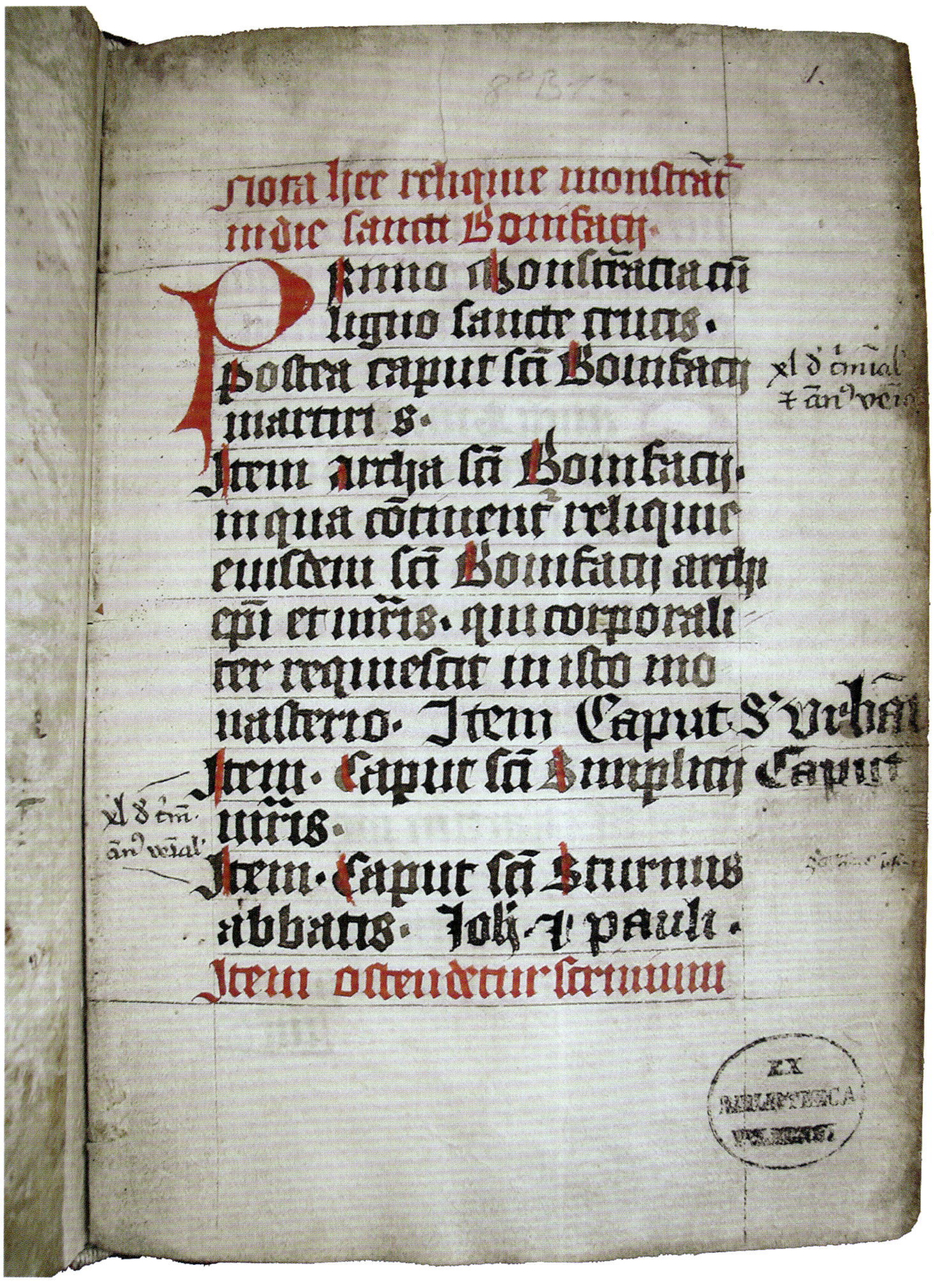

Fuldaer Reliquien- und Ablassverzeichnis, vor 1478, 24 x 15 cm, Hochschul- und Landesbibliothek Fulda, Hs. B. 13, fol. 1. „Nota hee reliquie monstrantur in die sancti Bonifacij: Primo Monstrancia cum ligno sancte crucis. Postea caput sancti Bonifacij martiris ..." („Merke: Diese Reliquien werden am St. Bonifatiustag gezeigt: Zuerst die Monstranz mit dem Holz des heiligen Kreuzes. Danach das Haupt des heiligen Märtyrers St. Bonifatius ...", zitiert nach Hartmut Broszinski und Sirka Heyne: Fuldische Handschriften aus Hessen, Fulda 1994, S. 140).
Das Verzeichnis, das der Fuldaer Stiftskustos Johann Knöttel († 1505) vor 1478 anlegte, erklärt den Pilgern die Fuldaer Reliquien und Ablässe. Knöttel machte sich sehr um die ihm wohl gegen 1476 anvertraute Stiftsbibliothek mit dem Kloster- und Stiftsarchiv sowie der Reliquien- und Kleinodiensammlung verdient.

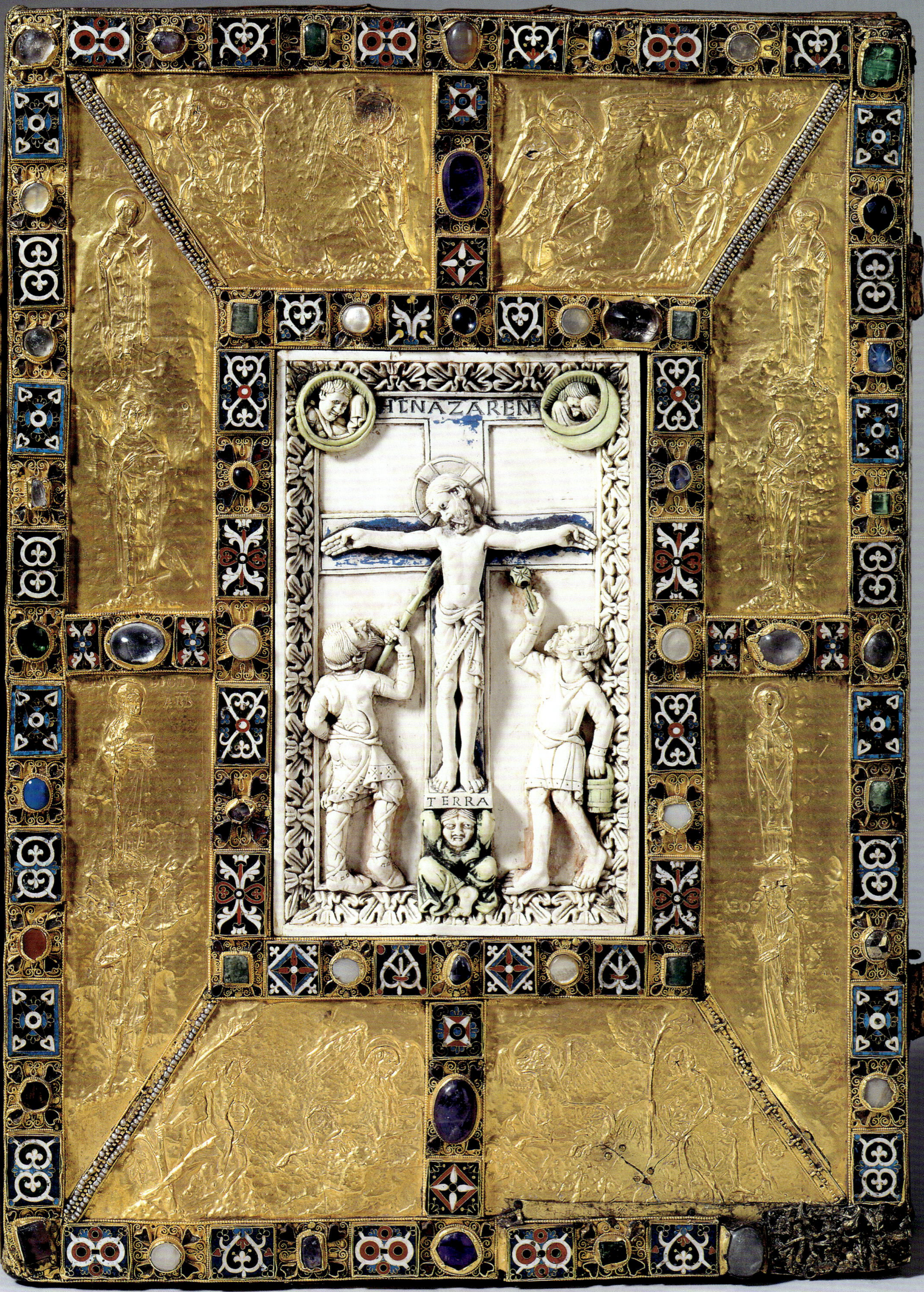

IHS NAZAREN
TERRA

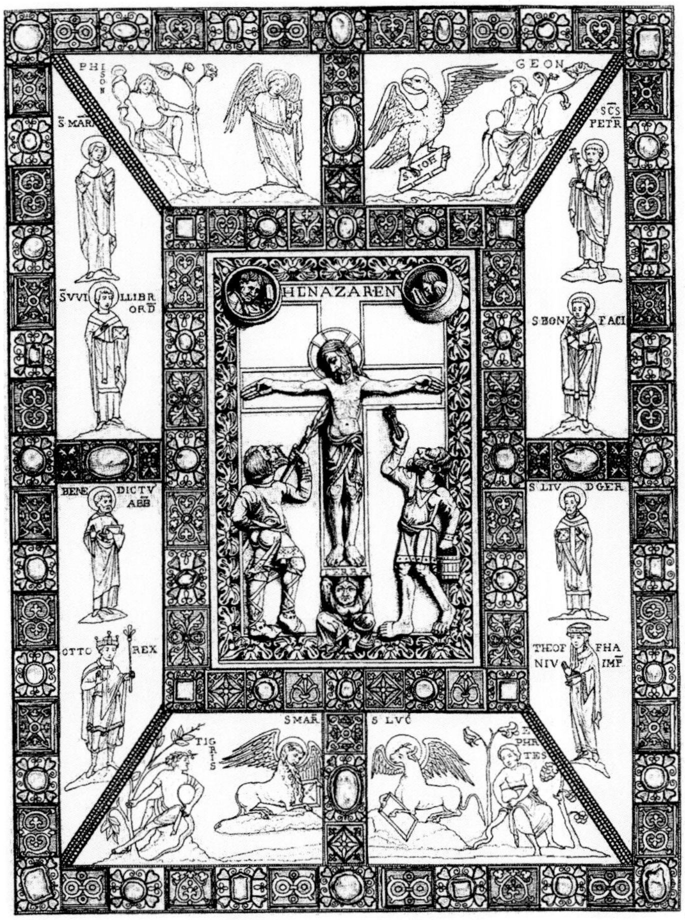

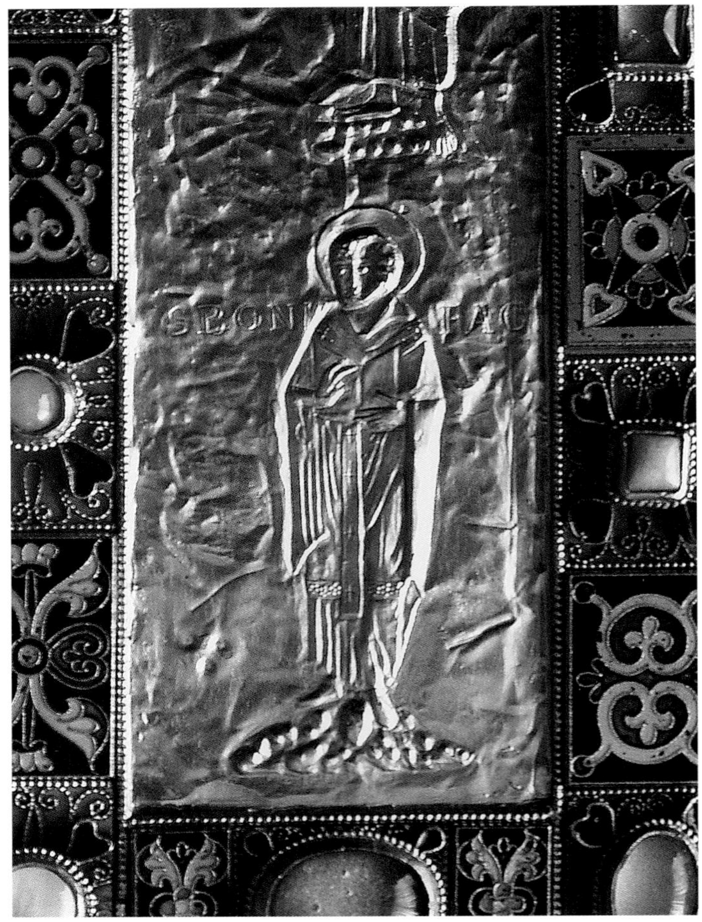

war. Leo IX. erhielt aus Fulda umfangreiches Material zugesandt, verstarb jedoch 1054, noch bevor er mit der Arbeit an der Vita beginnen konnte.

Erst zehn Jahre später bot sich erneut die Gelegenheit, eine Biografie des Heiligen in Auftrag zu geben. Im Jahre 1062 kam der als Autor bereits berühmte Otloh von St. Emmeram nach Fulda. Ein Zwist seines Klosters mit Bischof Otto von Regensburg hatte ihn veranlasst, sein Heimatkloster zu verlassen. Als Dank für die Gastfreundschaft der Fuldaer Mönche war er gern bereit, der Bitte der Brüder nach einer neuen Lebensbeschreibung ihres Patrons nachzukommen.

Die Lage des Klosters Fulda hatte sich inzwischen weiter verschlechtert. Abt Widerad war nach seinem Streit mit Bischof Hezilo von Hildesheim um den Ehrenplatz auf einer Provinzialsynode in den Jahren 1062/63 beim König in Ungnade gefallen und hatte sich nur durch hohe Geldzahlungen vor der Absetzung retten können. Das Geld hatte er durch Verkauf von Klostergut aufgebracht, was wiederum Unruhen unter den Mönchen ausgelöst hatte. Unter all diesen Ereignissen hatte der Ruf des Klosters verständlicherweise stark gelitten. Hinzu kamen Auseinandersetzungen mit Erzbischof Siegfried von Mainz um den Zehnten von fuldischen Lehen und Eigenkirchen in Thüringen und ein erneuter Versuch des Bischofs Adalbero von Würzburg, die Exemtion Fuldas anzufechten.

Diese aktuellen Probleme fanden ihren Niederschlag in der Lebensbeschreibung, die Otloh gerade in diesen turbulenten Jahren verfasste. Die Biografie sollte also nicht allein den Heiligen verherrlichen, sondern zugleich der „Sache“ des Klosters nützen, weshalb Otloh eine Charakterisierung des Boni-

links: Buchdeckel des Goldenen Evangelienbuchs von Echternach, um 985/91, Codex Aureus Epternacensis Hs 156142, Nürnberg, Germanisches Nationalmuseum, 43,6 x 31 cm, Umzeichnung und Detail mit der Darstellung des hl. Bonifatius (Foto nach dem Faksimile).
Die Handschrift, die Buchmalerei entstand um 1030, besaß wahrscheinlich von Beginn an einen Einband aus zwei dicken Eichenholzplatten. Während der Rückdeckel mit rötlicher byzantinischer Seide bezogen ist, schmücken den Vorderdeckel getriebene ältere Goldreliefs, Edelsteine, Perlen, kleine rechteckige Emailplättchen und eine große mittlere Elfenbeintafel. Das 19,2 cm hohe und 11,8 cm breite Relief aus Elfenbein wurde vermutlich um 985–87 vom so genannten Deutschen Meister aus Trier geschaffen und stellt die Kreuzigung Christi dar. Farbreste am Kreuz und am Gewand der Personifikation der Erde deuten darauf hin, dass das Relief ursprünglich zumindest in Teilen farbig gefasst und vergoldet war. Umgeben wird das Elfenbein von getriebenen Goldreliefs aus der Goldschmiedewerkstatt des Erzbischofs Egbert, enstanden vermutlich ebenfalls in Trier um 985–87, die von emailplättchen- und edelsteinbesetzten Rahmenleisten gehalten werden. Auf den insgesamt acht Bildfeldern sind rechts und links der Mitteltafel Heilige und die Stifter des Buchdeckels – Otto III. und Kaiserin Theophanu – dargestellt, ober- und unterhalb des Elfenbeins die Paradiesflüsse zusammen mit den Evangelistensymbolen. Bei der Darstellung des hl. Bonifatius (rechte Seite, 2. Personendarstellung von oben) handelt es sich vermutlich um die früheste erhaltene Einzeldarstellung mit generellen Attributen wie Kasel, Pallium und Buch. Das Buch ist ein Beleg für die überregionale Verehrung des hl. Bonifatius im 10. Jahrhundert.

fatius bot, die den Bedürfnissen des Augenblicks angepasst war. Er rief den Bewohnern ganz Germaniens in Erinnerung, dass sie dem Heiligen zu Dank verpflichtet seien, weil Bonifatius ihr geistlicher Vater sei. Ohne es offen auszusprechen, legte der Regensburger Mönch ihnen nahe, diesen Dank durch materielle Zuwendungen an das Kloster des Heiligen abzustatten. Ob es daraufhin tatsächlich zu Schenkungen kam, ist ungewiss.

Etwa hundert Jahre später, um die Mitte des 12. Jahrhunderts, nahmen die Fuldaer Mönche wiederum in einer Krisensituation Zuflucht zu Bonifatius. Die materielle Grundlage des Klosters hatte in den Jahrzehnten zuvor großen Schaden erlitten. Deshalb erteilte Abt Markward (1155–1162) dem Mönch Eberhard den Auftrag, ein Kopialbuch anzufertigen. Darin sollten sämtliche Güter und Einkünfte des Klosters verzeichnet werden, um die Verwaltung zu verbessern. Dieses Werk widmete Eberhard Bonifatius, dem Patron und damit Eigentümer des Klosters und dessen Besitzungen, wie aus dem Vorwort und dem Widmungsbild der Handschrift hervorgeht. Sein besonderes Augenmerk bei der Sicherung der Einkünfte galt dem Zehnten von den Gütern des Klosters in Thüringen, weil Fulda hier immer wieder gezwungen war, Mainzer Ansprüche abzuwehren. Eberhard führte diese Zehntrechte auf Bonifatius zurück, der die Thüringer vom Heidentum zum Christentum bekehrt hatte. Die Fuldaer Zehntrechte gründeten sich also auf die Missionstätigkeit des Bonifatius. Doch damit allein ließ es Eberhard nicht bewenden. Er fälschte eine Urkunde über eine Schenkung von vier Bischöfen und des hl. Willibald, die vermutlich auf eine echte Vorlage zurückgeht. Mit Hilfe dieses Dokumentes wollte er nachweisen, dass ganz Germanien gegenüber dem Kloster Fulda zinspflichtig sei, denn Bonifatius sei der „Apostel Germaniens“. Wiederum wird also aus des Bonifatius Missionswirken eine materielle Forderung abgeleitet, die das Kloster Fulda nun im Namen des Heiligen für sich selbst beanspruchte.

Aus Eberhards „Apostel Germaniens“ wurde schließlich der Beiname „Apostel der Deutschen“, unter dem Bonifatius bis heute nicht nur in Fulda, sondern in ganz Deutschland verehrt wird – ohne dass damit materielle Ansprüche verknüpft sind.

England

Die Verehrung des Bonifatius konzentrierte sich zwar im Mittelalter auf das Kloster Fulda, wo sein Leib dem Tag der Auferstehung entgegenruht, doch wurde der Heilige auch an seinen übrigen Wirkungsorten nicht vergessen.

Aus seiner Heimat England, mit der Bonifatius zeitlebens eng verbunden blieb, stammt das früheste Zeugnis für die Verehrung des Missionars, das wir überhaupt besitzen. Nicht lange nachdem die Nachricht von seinem Martyrium auf die britische Insel gelangt war, teilte Erzbischof Cuthberht von Canterbury seinem Landsmann Lul mit, in England habe eine allgemeine Synode beschlossen, den Todestag des Bonifatius und seiner Gefährten alljährlich mit einem Fest feierlich zu begehen. Diese Anordnung der Kirchenversammlung bedeutete eine offizielle Anerkennung und Bestätigung der Verehrung des neuen Heiligen. Somit kam sie nach dem damaligen englischen Brauch einer Heiligsprechung gleich. Doch damit nicht genug. Bonifatius wurde auf derselben Synode sogar zum besonderen Schutzpatron Englands erhoben – neben Gregor dem Großen und Augustinus von Canterbury, jenen beiden Heiligen, denen die Angelsachsen ihre Bekehrung zum Christentum verdanken.

Ebenfalls aus England erreichte Lul nur wenig später der Brief des Bischofs Milret von Worcester mit der Bitte, er möge ihm doch nähere Nachrichten vom Leben und Sterben des Bonifatius zukommen lassen. Tatsächlich erteilte Lul um das Jahr 760 dem angelsächsischen Mönch Willibald, einem Kleriker der Mainzer Kirche, den Auftrag, eine Vita – eine Lebensbeschreibung – des bedeutenden Missionars und Märtyrers zu verfassen.

Trotz dieser anfänglichen Begeisterung für den neuen Heiligen wurde die Bonifatiusverehrung in England nie wirklich heimisch. Sie blieb auf die Geistlichkeit beschränkt, die, wie die Kalendarien angelsächsischer Klöster bis ins 11. Jahrhundert zeigen, am 5. Juni das Bonifatiusfest beging. Als jedoch nach der Eroberung Englands durch den Normannenherzog Wilhelm die führenden Stellen in der englischen Kirche von Normannen besetzt wurden, die sich für angelsächsische Heilige nicht interessierten, geriet der Festtag des Heiligen weit gehend in Vergessenheit, bis die Heiligenverehrung durch die Reformation im 16. Jahrhundert ganz verschwand.

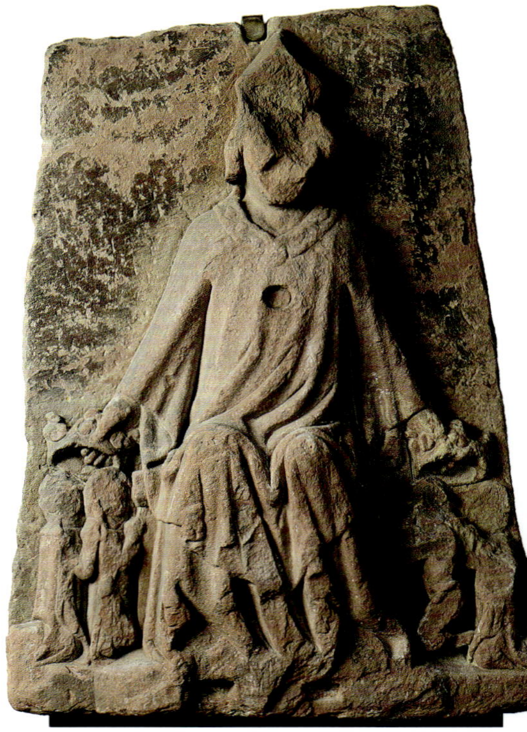

Mainz

Auch aus Mainz besitzen wir einen frühen Beleg für die Feier des Bonifatiusfestes. Bereits im ältesten erhaltenen Kalendar, das noch zu Beginn des 9. Jahrhunderts entstanden sein dürfte, ist das Fest verzeichnet. Wahrscheinlich wurde es in Mainz ebenso wie in England und Fulda schon bald nach dem Tode des Bonifatius begangen, zumal Lul die diesbezüglichen Beschlüsse einer englischen Synode von Erzbischof Cuthberht von Canterbury ja mitgeteilt worden waren.

Lul hat das Andenken seines Lehrers gepflegt und dessen Briefe in einer Briefsammlung vereinigen lassen. Außerdem gab er – unter anderem auf Anregung des Bischofs Milret von Worcester – eine Lebensbeschreibung des Bonifatius in Auftrag. Sie wurde zwar nicht speziell für liturgische Zwecke verfasst – dafür ist sie zu umfangreich –, fand aber trotzdem später im Rahmen der klösterlichen Liturgie Verwendung.

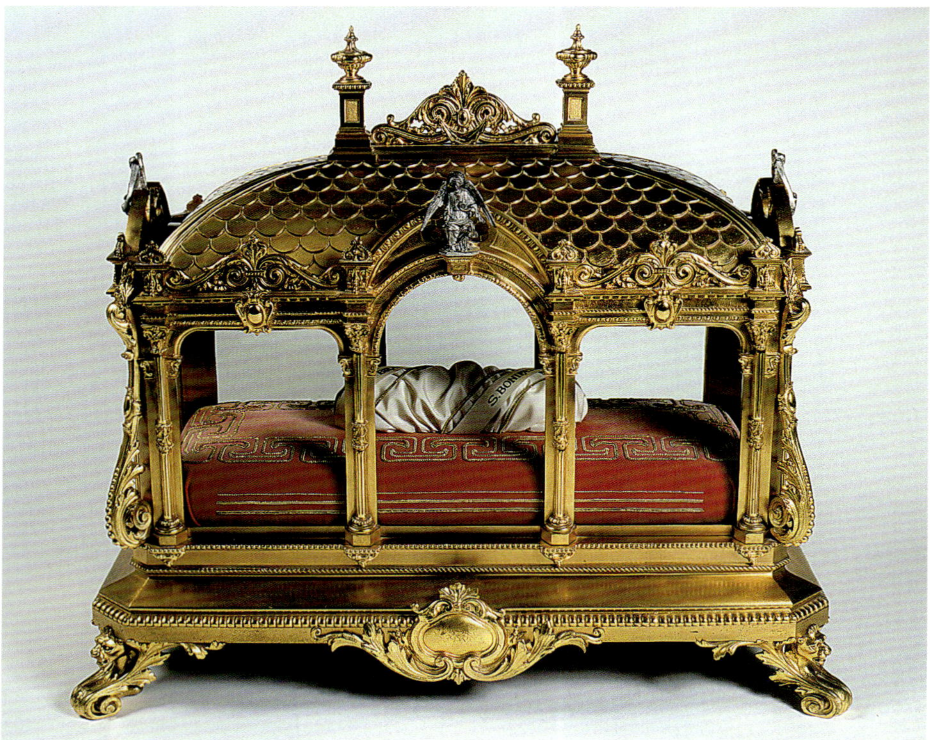

Unterarmknochen-Reliquie des hl. Bonifatius im neubarocken Schrein. Die Reliquie befand sich im Mittelalter in Mainz und gelangte 1905 wieder nach Fulda.

links: Der hl. Bonifatius krönt zwei kniende Paare, Mainz, um 1320/30, Sandstein, 98 x 77 x 13 cm, Mainz, Bischöfliches Dom- und Diözesanmuseum (PS 125).

Das Relief, möglicherweise Teil des Bonifatiusaltars im Mainzer Dom, zeigt den thronenden Erzbischof, zu dessen Füßen zwei in verkleinertem Maßstab dargestellte Paare knien, über die der Erzbischof je eine Krone hält. Die Darstellung nimmt auf das Salbungsrecht Bezug und damit das Recht, den König zu „machen". Dieses Recht beanspruchte der Mainzer Stuhl unter Hinweis darauf, dass Bonifatius bereits den Franken Pippin zum König gesalbt hatte.

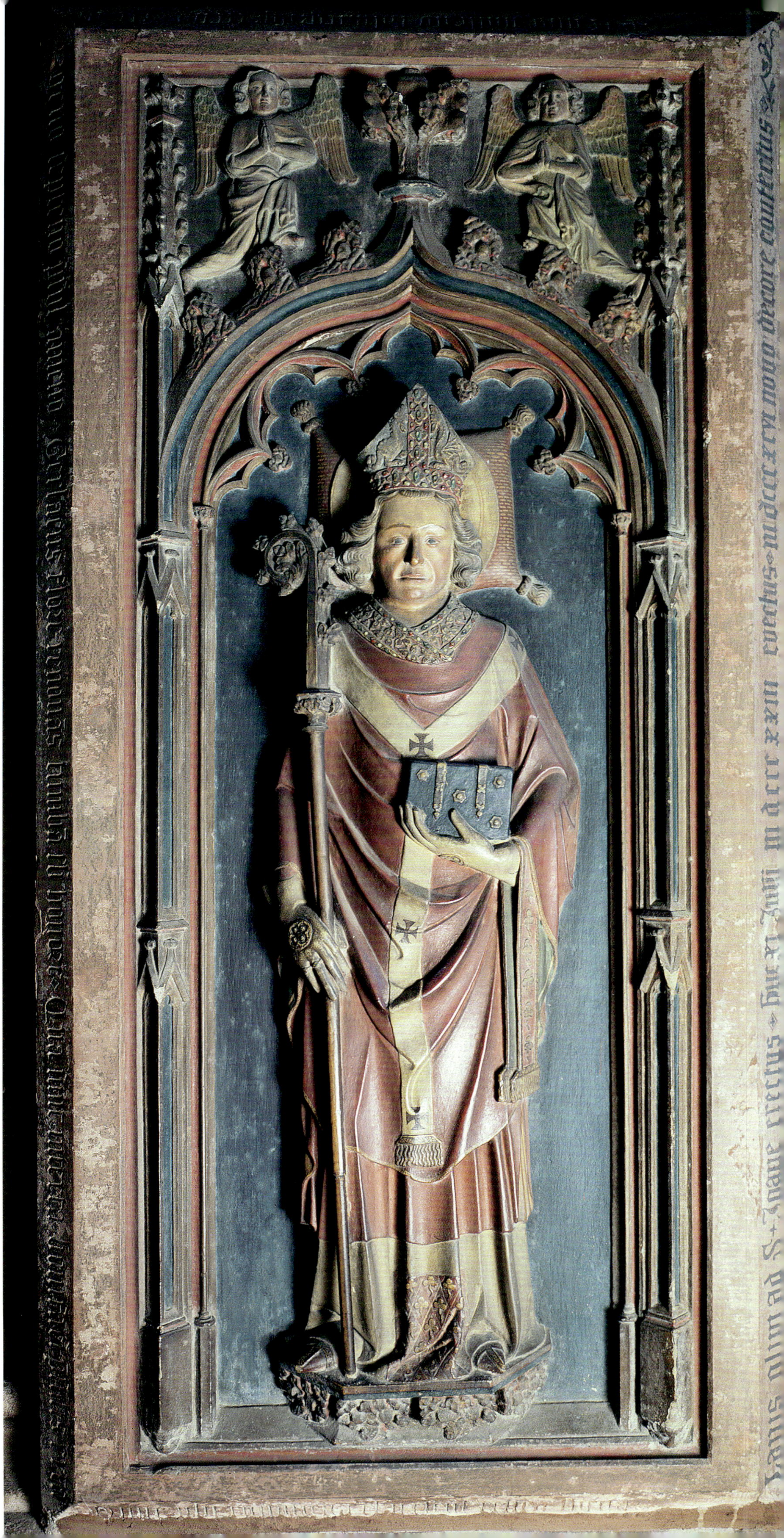

Bonifatius-Epitaph im Mainzer Dom, 1357, ehem. in der Seitenkapelle der St. Johanniskirche über dem Grab der Eingeweide des Bonifatius, seit 1823 im Mainzer Dom.

Obwohl die Mainzer den Leib des hl. Bonifatius Abt Sturmi zur Überführung ins Kloster Fulda überließen, scheinen sie doch nicht ganz ohne Reliquien geblieben zu sein. Von Rabanus Maurus ist eine Inschrift überliefert, die dieser als Erzbischof von Mainz zwischen 847 und 856 für einen Tumulus verfasste, den er in der St.-Marien-Kirche über dem Blut des hl. Bonifatius zu errichten befahl. Von diesem Blut berichtete später im 11. Jahrhundert der anonyme Mainzer Autor der vierten Lebensbeschreibung des Bonifatius, es sei aus den Wunden des Toten geflossen, als die Leiche nach ihrer Ankunft in Mainz gewaschen wurde. Dieses Blut-Wasser-Gemisch, in der Vita *lotium* genannt, habe Lul in einem Gefäß gesammelt, das er anschließend vergraben habe. Neben diesem *lotium* sollen sich nach Mitteilung des gleichen Autors noch Kleidungsstücke des Toten in Mainz befunden haben, die als Berührungsreliquien ebenfalls wertvoll waren. Darüber hinaus besaß man angeblich die Eingeweide des Heiligen, wie aus einer Inschrift hervorgeht, die Erzbischof Gerlach von Mainz an der Tumba anbringen ließ, durch welche auf sein Geheiß im Jahr 1356 der beschädigte Tumulus des Rabanus ersetzt wurde. Die Glaubwürdigkeit dieser Mitteilung ist allerdings umstritten.

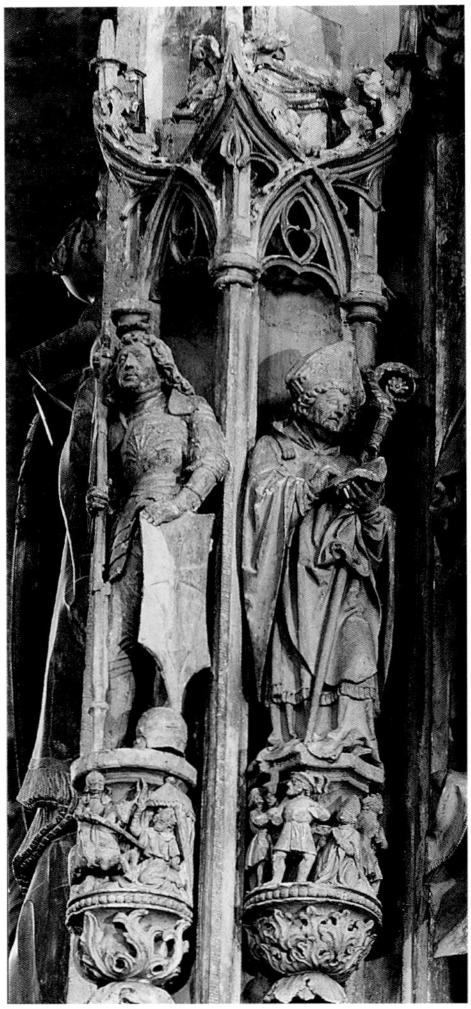

Wie es den Anschein hat, waren die in Mainz zurückgebliebenen Reliquien – wenn sie überhaupt echt waren – zu bescheiden, um Mittelpunkt einer blühenden Bonifatiusverehrung zu werden. Selbst Rabanus' Bemühungen reichten nicht aus, ihr neue Impulse zu geben. Man verehrte den Heiligen zwar an seinem Fest mit einer eigenen Messe, wie an den Kalendaren und Sakramentaren aus Mainz zu ersehen ist, zählte Bonifatius aber nicht zu den bevorzugt zu verehrenden Heiligen. So wird in den Pallienprivilegien des 10. und 11. Jahrhunderts sein Fest nicht unter denjenigen aufgeführt, an denen der Erzbischof von Mainz berechtigt war, das vom Papst verliehene Ehrenzeichen zu tragen.

Dennoch entstand am ehemaligen Bischofssitz des Heiligen im 11. Jahrhundert die bereits erwähnte vierte Lebensbeschreibung des Angelsachsen, in der hauptsächlich das Wirken des Bonifatius als Bischof von Mainz geschildert wird. Der unbekannte Verfasser der Biografie war möglicherweise Kanoniker des St. Viktorstiftes in Mainz, den zu seiner Arbeit wohl der Umstand inspirierte, dass der Weihetag des Stiftes mit dem Tag des Bonifatiusfestes zusammenfiel.

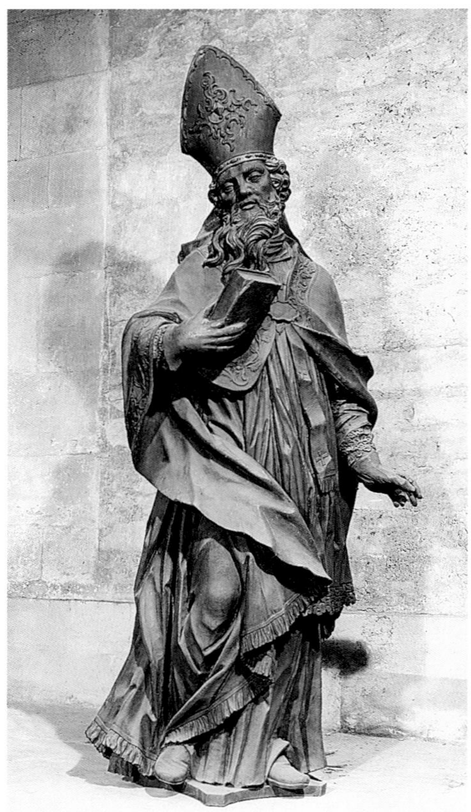

Im 12. Jahrhundert wurde in Mainz auch eine bildliche Darstellung des Bonifatius angefertigt. Der Domkantor Konrad stiftete in den Jahren 1189–1200 ein Gemälde für die Apsis des Ostchores des Mainzer Domes, das neben Christus, dem Kirchenpatron Martin und einigen anderen Heiligen auch den hl. Bonifatius zeigte. Offensichtlich hat sich die Bonifatiusverehrung nach zögernden Anfängen seit dem 12. Jahrhundert in Mainz gesteigert und allmählich einen höheren Stellenwert eingenommen, auch wenn sie, wie noch das gesamte Spätmittelalter hindurch, weiterhin weit gehend auf den Klerus beschränkt blieb.

Wesentlich größere Bedeutung erlangte Bonifatius für Mainz, wenn es darum ging, kirchenpolitische Ansprüche durchzusetzen. Bereits Lul hatte die Briefe des Bonifatius nicht nur zur Erinnerung an seinen Lehrer gesammelt, sondern dabei einen höchst weltlichen Zweck verfolgt. Ein Brief der Sammlung war für ihn von entscheidender Bedeutung: Es war der Brief des Papstes Zacharias von 745, worin dieser Bonifatius die Gründung eines Erzbistums in Köln gestattete. Diesen Brief verfälschte Lul, indem er Mainz gegen Köln austauschte und das Datum veränderte, um dadurch zu versuchen, für sich als Bischof von Mainz die Metropolitenstellung zu sichern, die Bonifatius als persönlicher Erzbischof und päpstlicher Legat einst eingenommen hatte, die aber seinem Nachfolger nicht gewährt worden war.

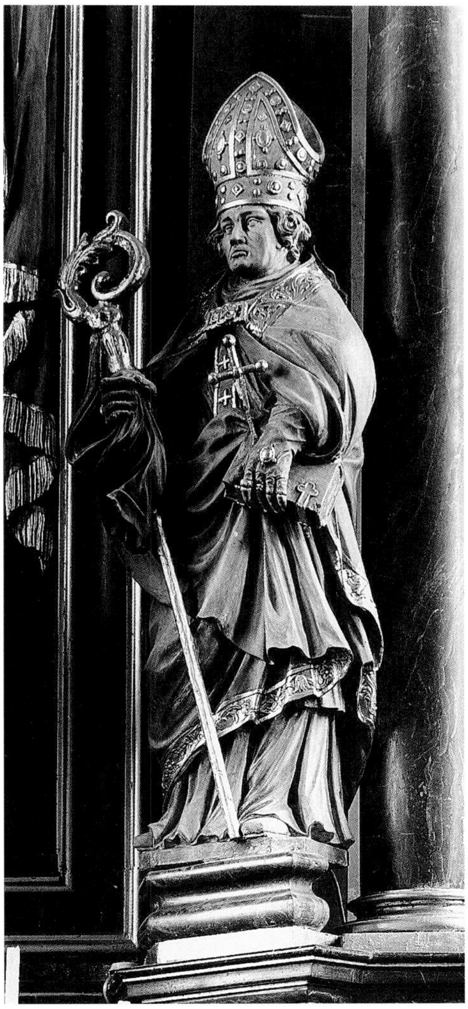

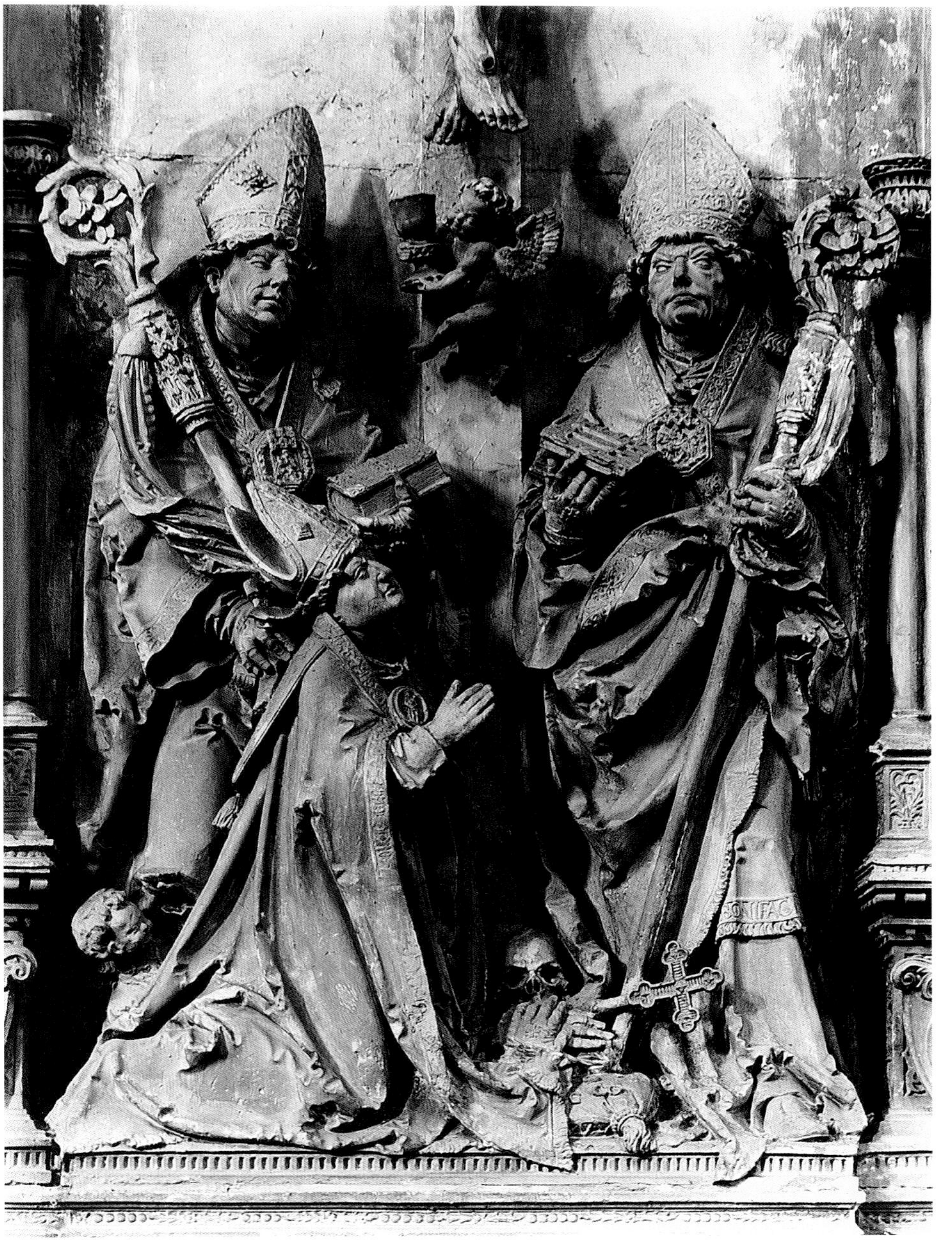

oben links: Bonifatius-Statuette (als Erzbischof von Mainz) auf dem Grabmal des Erzbischofs Jakob von Liebenstein († 1508), um 1520, Mainz, Dom.

oben rechts: Bonifatiusdarstellung (als Erzbischof von Mainz) auf dem Grabmal des Erzbischofs Uriel von Gemmingen († 1514). Die Bistumspatrone Martin und Bonifatius empfehlen den Verstorbenen, Mainz, Dom.

oben Mitte: Bonifatiusfigur, Holz, 1697. Die Figur gehörte ursprünglich zu einem Altar im Ostchor des Mainzer Domes und steht jetzt in Nackenheim.

links: Bonifatiusfigur des Chorgestühls, Mainz, Dom.
Die zum Chorgestühl gehörende Figur wurde 1760–65 vom Hofschreiner Franz Anton Hermann geschaffen.

Etwa zwei Jahrhunderte später, im Jahr 937, berief sich Erzbischof Friedrich von Mainz mit seinem Wunsch, der Papst möge ihm die Stellung eines päpstlichen Vikars und Legaten verleihen, auf seinen Amtsvorgänger Bonifatius, der dieses Amt bereits bekleidet habe. Die Bitte wurde gewährt. Die neue Würde galt aber, wie im Falle des Bonifatius, nur für die Person Friedrichs, nicht etwa für die Mainzer Kirche. Dennoch wurde sie später auch dessen Nachfolger Wilhelm zugestanden.

Als im 11. Jahrhundert die Vorrangstellung der Mainzer Kirche in Gefahr geriet, versuchte Erzbischof Siegfried I., ein ehemaliger Fuldaer Abt, ihre Rechte mit dem Hinweis auf die Autorität des Bonifatius zu verteidigen. So verfasste während seiner Amtszeit der Mainzer Domscholaster Gozwin die *Passio sancti Albani martyris*, eine Schilderung des Martyriums des Mainzer Märtyrers Alban. Diese Passio enthält eine ausführliche Darstellung der Mainzer Geschichte, in der natürlich Bonifatius nicht fehlen durfte. Von dem Missionar wird berichtet, dass durch ihn der Glaube von Mainz aus Gallien und Germanien erleuchtet habe, weshalb der Heilige und sein Bischofssitz Mainz von den

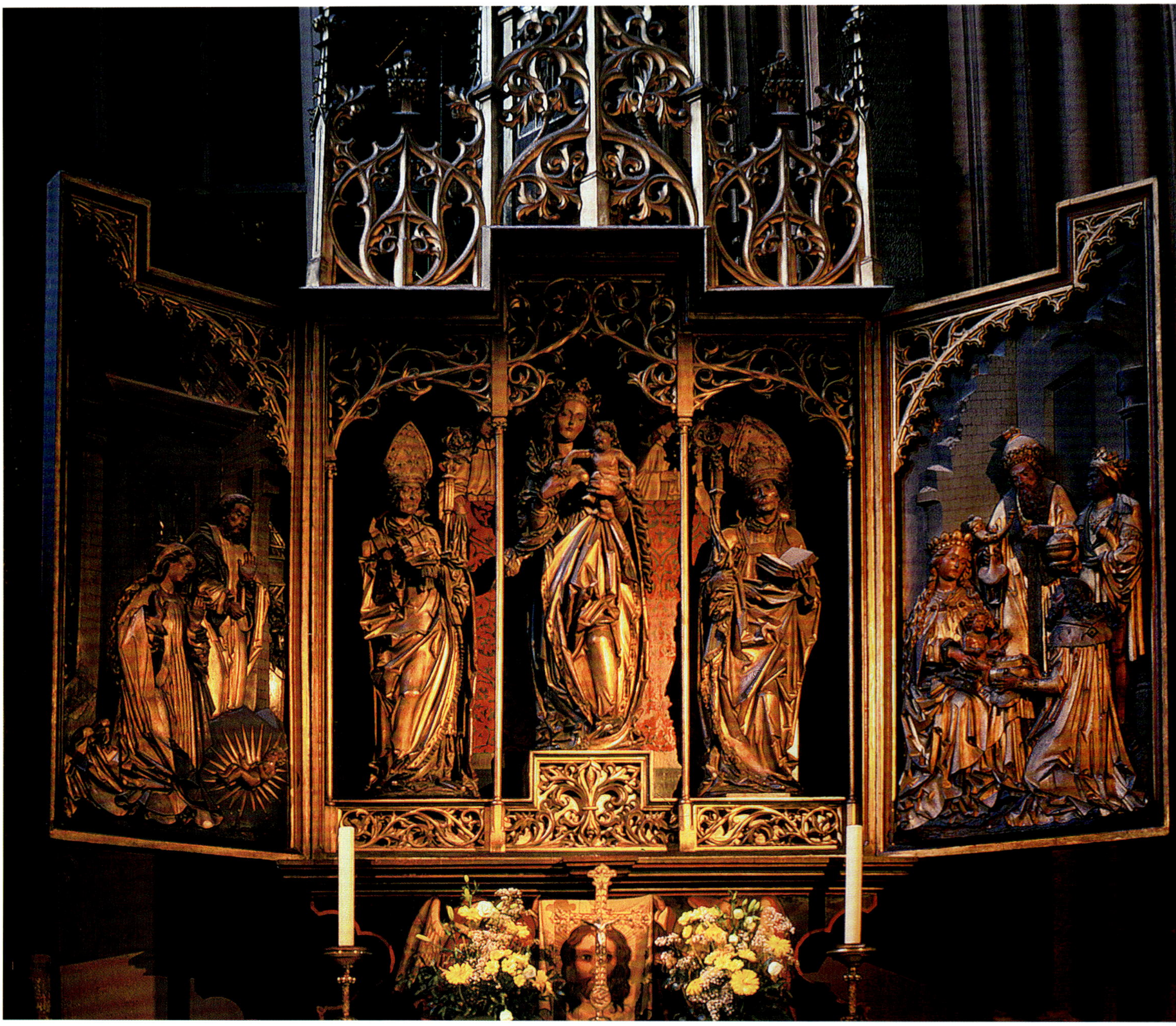

Päpsten den Primat erhalten habe, den die Mainzer Kirche in Wirklichkeit nie besessen hat.

Mit dem Primat wird in der *Passio sancti Albani* das Recht des Mainzer Erzbischofs, den König zu krönen, verbunden und der Eindruck erweckt, als habe schon Bonifatius diese Weihe kraft seiner Würde als Primas vorgenommen. Damit wird deutlich, dass für Gozwin der Primat auch das Recht der Königssalbung umfasst, das den Mainzer Erzbischöfen von ihren Kölner Amtsbrüdern bestritten wurde, seit Erzbischof Aribo (1021–31) sich geweigert hatte, die Kaiserin Gisela zu krönen. Auch in dem *Chronicon*, das der Ire Marianus Scottus zur Zeit des Erzbischofs Siegfried I. in Mainz verfasste, wird das Mainzer Krönungsrecht auf Bonifatius zurückgeführt, der Pippin zum König gesalbt habe.

Bedeutsam ist, dass sowohl der Primat als auch das Krönungsrecht mit dem Hinweis auf Bonifatius für Mainz in Anspruch genommen wurden. Die ehrwürdige Gestalt des Bonifatius diente zur Legitimierung der Mainzer Ansprüche.

Marienaltar, Maria zwischen den hll. Bonifatius (vom Betrachter links) und Martin (vom Betrachter rechts), Holzfiguren ca. 1510/20, Mainz, Dom. Der Schrein mit neugotischen Seitenflügeln (Weihnachten und Anbetung der Hirten) wurde 1875 von Bischof von Ketteler gestiftet.

Dokkum und Utrecht

In Dokkum und Utrecht wurde die Verehrung des Heiligen von Anfang an sehr intensiv gepflegt. Die Friesen hatten die kostbaren Reliquien zwar der Mainzer Gesandtschaft übergeben müssen, fanden jedoch für sie rasch Ersatz, indem sie denjenigen Ort zum Mittelpunkt ihrer Bonifatiusverehrung machten, an dem der Heilige, sein Blut vergießend, die Krone des Martyriums errang, und wo ein Teil seiner Gefährten begraben worden war, deren Reliquien als geeigneter Ausgleich für den erlittenen Verlust angesehen werden konnten. Nach einer Nachricht aus dem 16. Jahrhundert soll es in der Prämonstratenserabtei St. Bonifatius in Dokkum sogar noch weitere Reliquien gegeben haben, nämlich Gegenstände, die angeblich aus dem Besitz des Bonifatius stammten. Es handelte sich dabei um einen Kelch aus Gold, einen Hirtenstab aus Elfenbein, ein Messgewand, seine Casula, Alba, Manipel, Stola, seinen Kelch und seinen Bischofsring, einen silbernen Becher sowie ein Evangeliar, das vom Heiligen selbst geschrieben worden sein soll. Darüber hinaus besaß die Prämonstratenserabtei eine Partikel vom Schädel des Bonifatius sowie die Leiber von 30 seiner Martergefährten.

Bereits wenige Jahre nach dem Tod des Bonifatius ging man daran, in Dokkum eine Kirche mit Wohnungen für die Kleriker, die sie versorgen sollten, zu errichten. Für diese Kirche verfasste Alkuin auf Wunsch seines Schülers Ludger, der später Bischof von Münster wurde und als Junge dem bedeutenden Missionar noch begegnet war, eine Inschrift, worin er Bonifatius und dessen Gefährten feierte, die diesen Boden mit ihrem Blut tränkten.

Pilgerringe mit Inschriften „S: BONEVASIUS“, Bronze, 15./16. Jahrhundert, Streekmuseum Het Admiraliteitshuis, Dokkum (Niederlande).

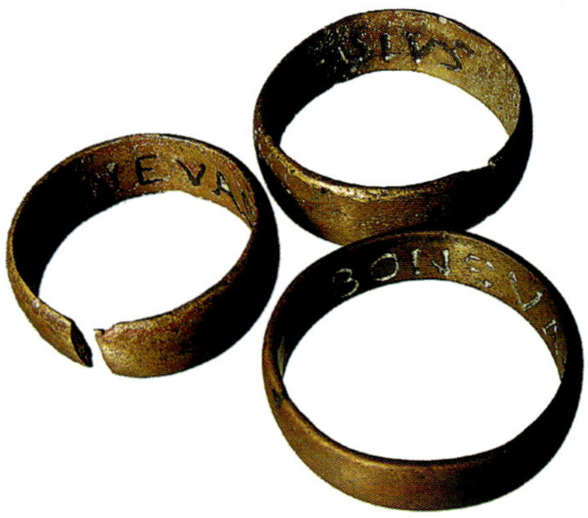

Schon früh wurde in Dokkum und Utrecht das Bonifatiusfest jährlich am 5. Juni begangen, woran die Bevölkerung regen Anteil nahm. Die Gläubigen sangen bei dieser Gelegenheit ein Lied zu Ehren des Heiligen. Aus dem 13. Jahrhundert berichteten Chronisten, dass sich zum Fest viele Menschen in Dokkum versammelten, und aus dem 14. Jahrhundert sind sogar so genannte Bonifatiusringe erhalten, Bronzeringe mit der Inschrift BONEVASIUS. Sie sind wohl als Devotionalien zu sehen, die in Dokkum an die Pilger verkauft wurden. Gefunden hat man die Ringe an verschiedenen Orten in Friesland, was darauf schließen lässt, dass sich Dokkum zumindest im Spätmittelalter zu einem Wallfahrtsort entwickelt hat, den die Menschen aus der ganzen Region besuchten.

In Utrecht besaß man als Reliquien die Leiber von einigen der Gefährten des hl. Bonifatius, die mit diesem zusammen von Dokkum nach Utrecht

rechts: Utrecht, Dombezirk, Grabungsbefunde.
Die Ursprünge die Stadt Utrecht liegen in einem römischen Kastell (rote Markierung). Der Kastellbereich blieb auch nach der Eroberung durch die Germanen von Bedeutung, da sich hier seit dem frühen 7. Jahrhundert durch die Franken das neue christliche Zentrum entwickelte. Als Mitte des 7. Jahrhunderts Utrecht zwischenzeitlich durch die heidnischen Friesen eingenommen wurde, brannte man die erste Holzkirche nieder. Ab etwa 695/700 fiel Utrecht wieder an die Franken und wurde unter dem angelsächsischen Mönch Willibrord, der durch den Papst zum Bischof der Friesen ernannt worden war, Ausgangsort für die Friesenmission.
Willibrord errichtete eine neue Martinskirche als Domkirche und daneben eine Salvatorkirche, vielleicht auch schon die Heilig-Kreuz-Kapelle.

rot = Römerkastell
grün = Reste des romanischen Doms (11. Jh.)
gelb = Heilig-Kreuz-Kapelle
blau = St. Salvatorkirche
schwarz = gotischer Dom vor 1674
orange = Fläche des heutigen Doms

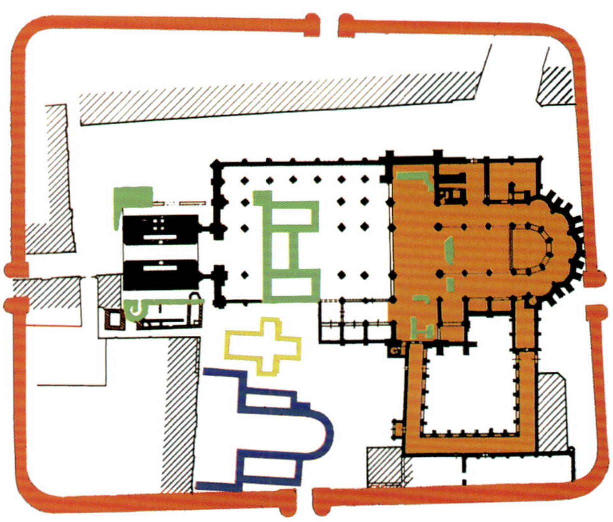

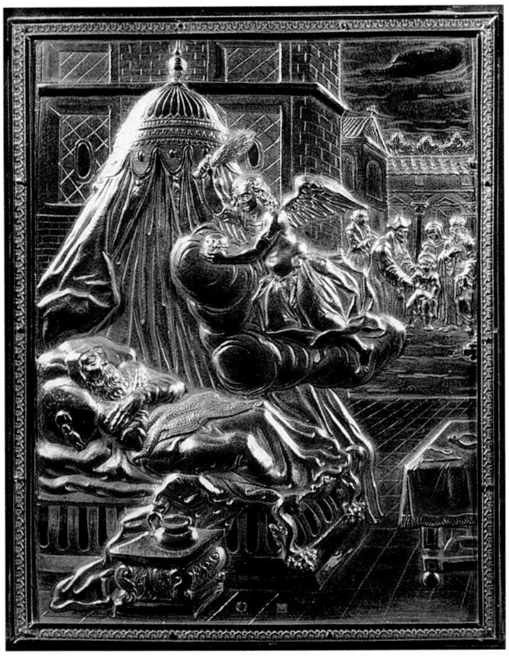

Bonifatiusschrein, von Melchior Blootacker, 1624, Holz, Silber getrieben, Brüggemuseum, Liebfrauenkirche, Brügge Belgien.
Nachdem die St.-Marien-Stiftskirche in Brügge um das Jahr 1100 vollendet war, bemühte man sich um Reliquien für das neue Gotteshaus. Unter ihrem zweiten Propst Reifried erhielt die Kirche von Bischof Godebald von Utrecht (1112–27) um 1120 Reliquien des hl. Bonifatius und seiner Gefährten Hilarius und Cyrobaldus, darunter eine Rippe des Bonifatius. 1471 nahm der Weihbischof von Tournay, Wilhelm Bischof von Sarepta, eine Translation der Reliquien vor. Diese Kapsel wurde später durch eine aus Zinn ersetzt, aus der 1624 die Reliquien durch Bischof Dionysius Christophori von Brügge in den silbernen Schrein kamen.

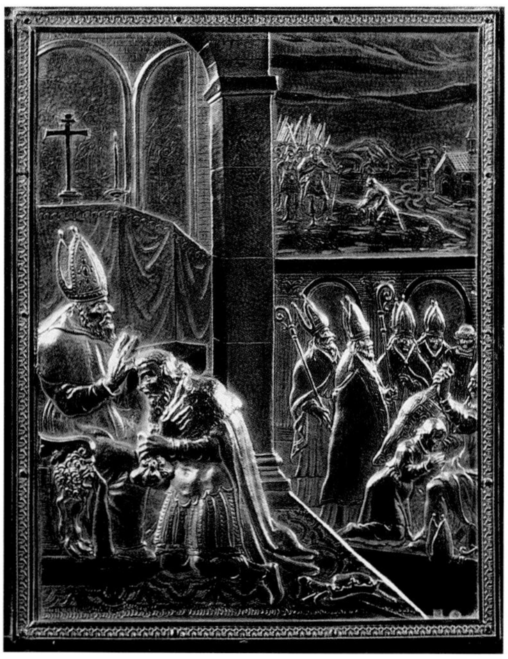

oben links:
1. Schwere Krankheit des Vaters und seine Genesung infolge des Gebets von Winfrid; Übergabe des jungen Winfrid an das Kloster Exeter
(Quelle: Willibalds Vita 463, 23–35)

oben rechts (von links nach rechts):
2. Winfrids Geburt (um 672/675) – (Taufe); Unterricht des jungen Winfrid
3. Bonifatius übergibt Papst Gregor II. sein Glaubensbekenntnis (zweite Romreise 722); Weihe des Bonifatius zum Missionsbischof in Rom (30. November 722); Rückreise nach Hessen (723)
(Quelle: Willibalds Vita 491, 17–32; 493, 15–28 und 495, 2–3)
4. Winfrid wird zum Priester geweiht (702–705); Gesandtschaft nach Canterbury im Auftrag des Königs Ine von Wessex (705)
(Quelle: Willibalds Vita 473, 23–37 bis 475, 1–19)
5. Bonifatius missioniert in Hessen und tauft viele tausend Menschen (722); Aufbruch zur zweiten Romreise auf Einladung Gregors II. (722)
(Quelle: Willibalds Vita 489, 24–39; 491, 5–10q)

unten links:
6. Bonifatius erwirkt von Hausmeier Karlmann die Rückgabe des geraubten Kirchenguts; Belehrung des jungen Prinzen und nachmaligen Kaisers Karl (des Großen) durch Bonifatius; Absetzung des Bischofs Gewilip von Mainz durch Erzbischof Bonifatius
(Quelle: Willibalds Vita 503, 27–40 bis 505, 1–10)

unten rechts (von links nach rechts):
7. Bonifatius predigt den Friesen (753/54) und salbt im Auftrag des Papstes Pippin zum König der Franken (751); Bonifatius weiht Gregor zum Bischof von Utrecht (754)
(Quelle: Willibalds Vita 511, 35–37)
8. Erzbischof Bonifatius weiht Bischöfe (738–742) und hält in Mainz eine Synode ab (754)
(Quelle: Willibalds Vita 503, 14–26)
9. Bonifatius wird bei Dokkum ermordet (754); Quellwunder bei Dokkum (754)
(Quelle: Willibalds Vita 513, 27–32 bis 515, 1–27; Cornelius Kemp, De origine et rebus a Frisis gestis, 1588)
10. Der Leichnam des Bonifatius wird über Utrecht und Mainz nach Fulda überführt (754)
(Quelle: Willibalds Vita 519, 15–24)

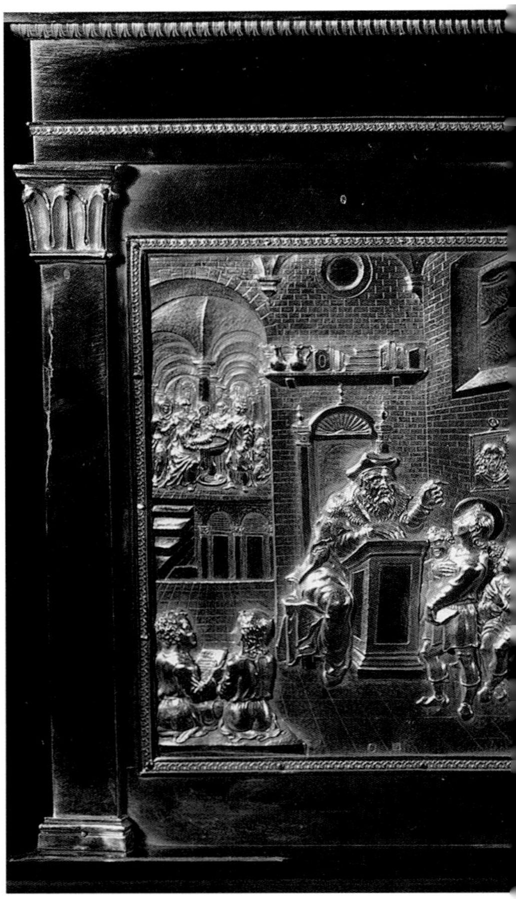

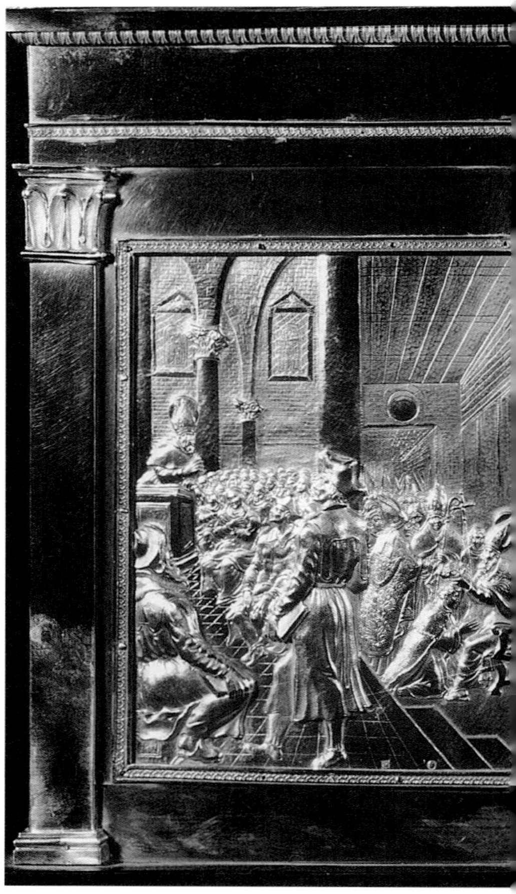

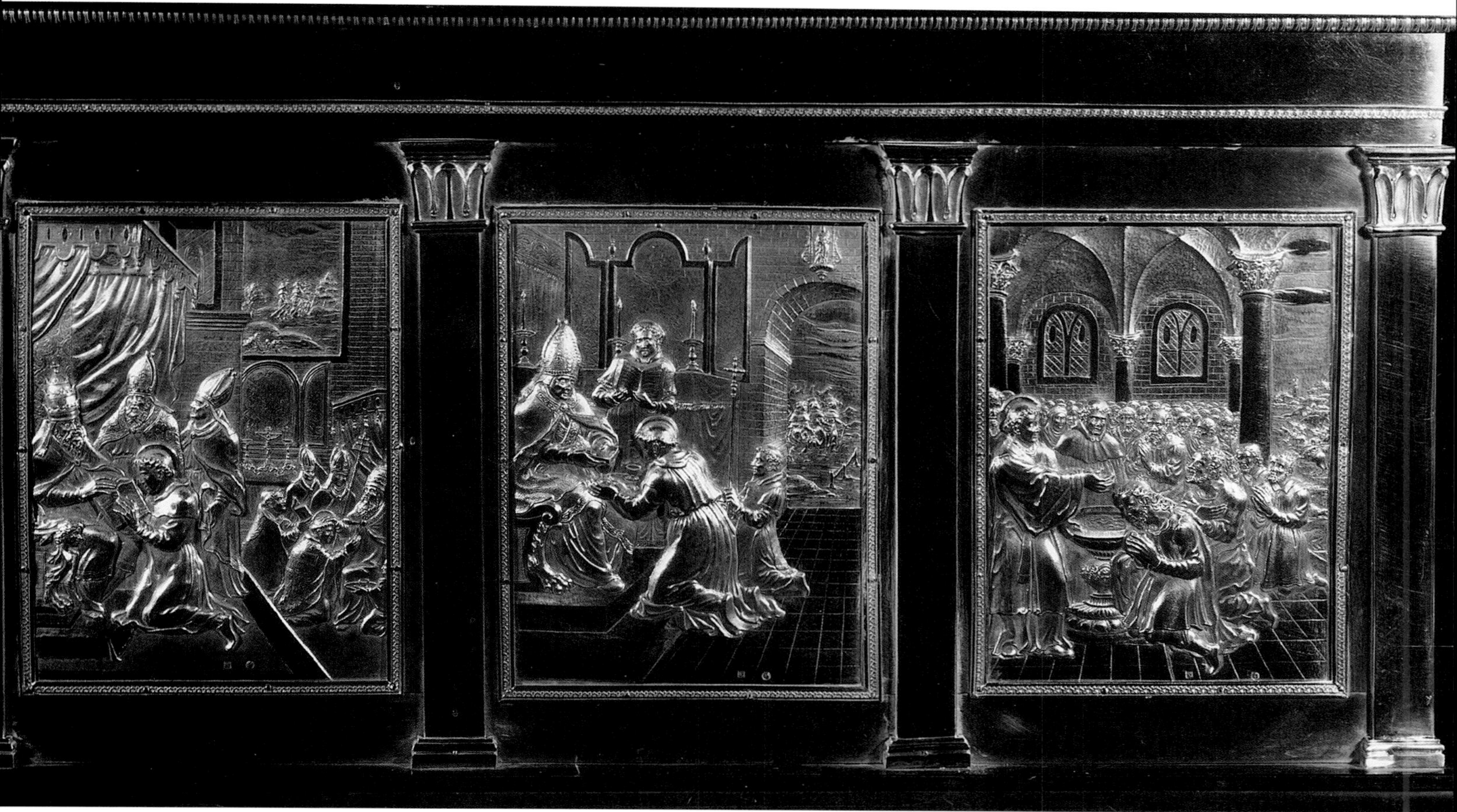

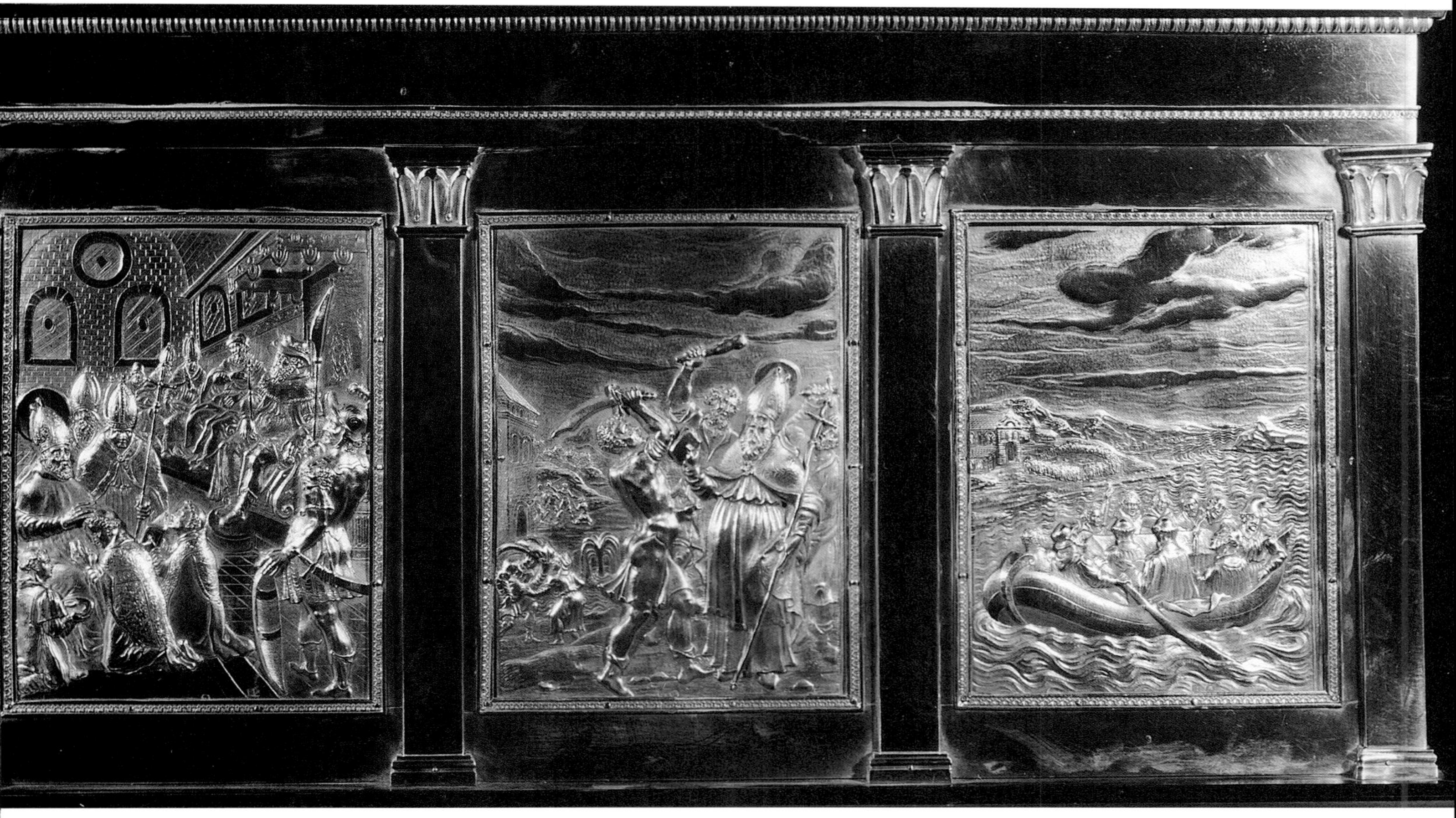

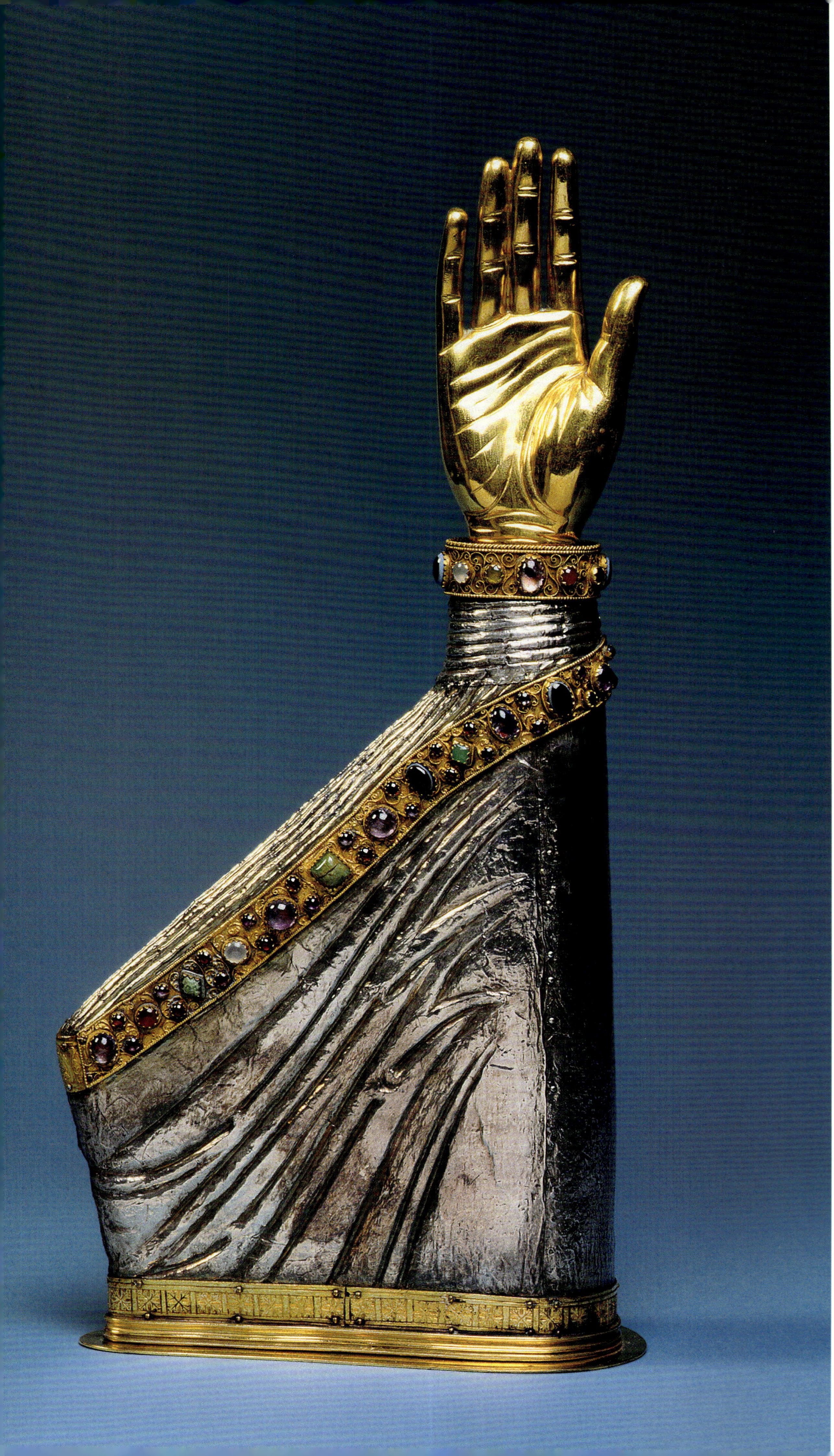

links: Armreliquiar des hl. Bonifatius, Anfang 13. Jahrhunder, Schatzkammer, Fritzlarer Dom. Der hl. Bonifatius gründete 724 in Fritzlar das Kloster St. Peter. Das Armreliquiar mit dem Armknochen des hl. Bonifatius befand sich ursprünglich im Choraltar des sog. Doms.

rechts: Reliquienbüste mit der Darstellung des hl. Bonifatius, Silberblech getrieben, ziseliert, punziert und graviert, Arbeit des Goldschmieds Michael Bueren II. aus Münster, 1692, Freckenhorst, St. Bonifatius, heute Stiftskammer.

Die Bonifatiusdarstellung ist eine der wenigen großen Silberplastiken Westfalens. Der Sockel aus Holz entstand vermutlich zeitgleich, der Anhänger mit Reliquien, den Bonifatius um den Hals trägt, ist dagegen älter. Das St.-Bonifatius-Kloster Fleckenhorst, das um 856 von dem sächsisch-fränkischen Edelherr Eburwart gegründet wurde, erhielt 860/861 von Bischof Liutbert von Münster (852–870) Reliquien der hll. Bonifatius, Maximus, Eonius und Antonius. Diese wurden in der Krypta des Gründungsbaus der heutigen Pfarrkirche St. Bonifatius (ehem. Stiftskirche) aufbewahrt.

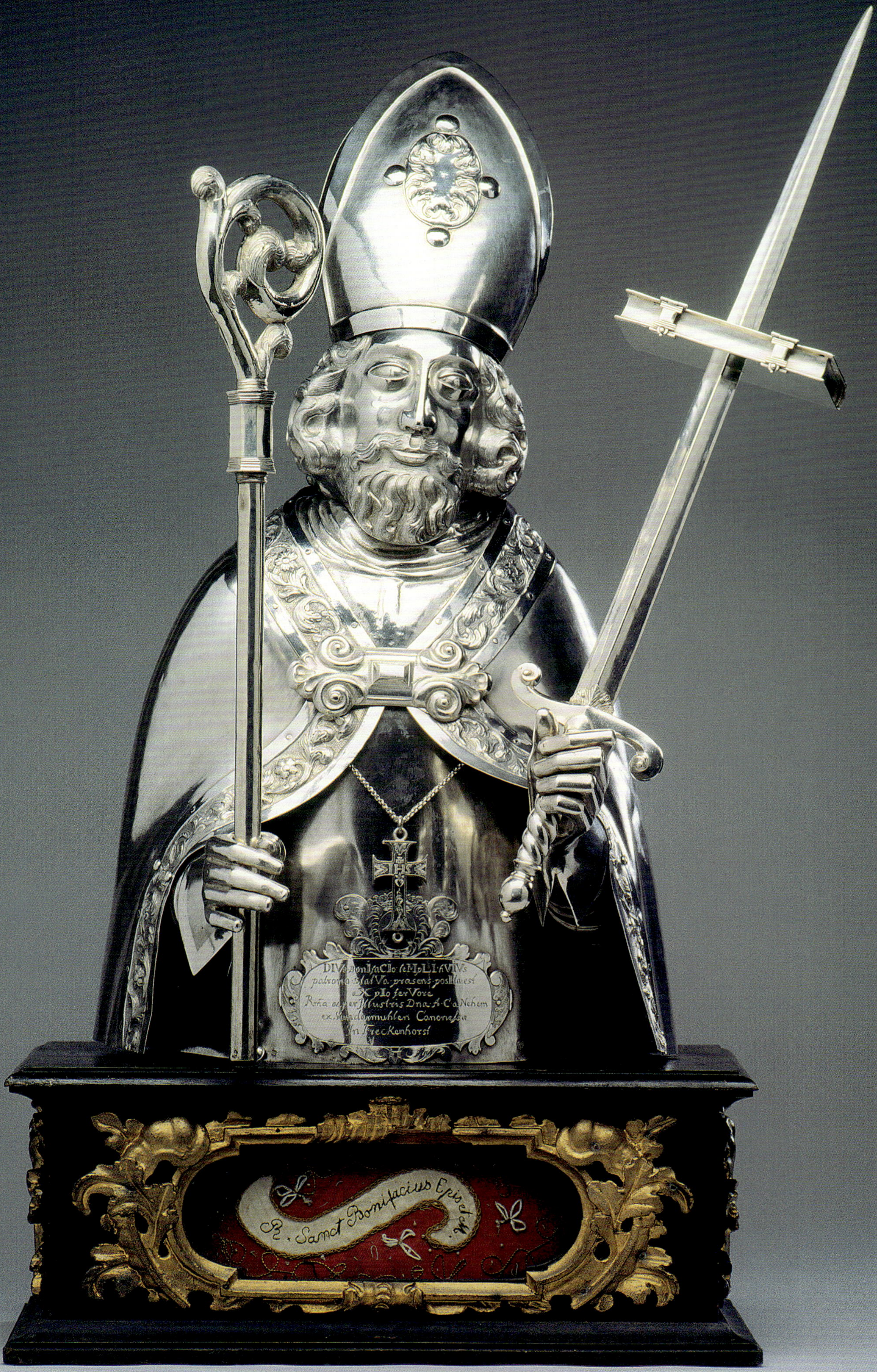
eX pIo ferVore
In Freckenhorst
R. Sanct Bonifacius Epis et M.

transportiert worden waren. Später gelangten Reliquien der hll. Eoban und Adalhar, der herausragendsten unter den Gefährten des Märtyrers, zwischen 899 und 915 über Utrecht an Abt Huoggi von Fulda, um zu unbekannter Zeit schließlich von dort nach Erfurt zu gelangen, wo sie 1154 bei Errichtung des neuen Domes aufgefunden wurden. Offenbar besaß man in Utrecht darüber hinaus auch Reliquien des hl. Bonifatius selbst, denn um 1120 schenkte Bischof Godebald von Utrecht Reliquien des Heiligen an die Kirche Notre-Dame zu Brügge, die ihn daraufhin seit dem 12. Jahrhundert als Nebenpatron führte. Die verschenkte Reliquie stammte mit Sicherheit ursprünglich nicht aus Utrecht, denn es handelte sich um eine Rippe des Heiligen. Sie muss also aus Fulda nach Utrecht gelangt sein.

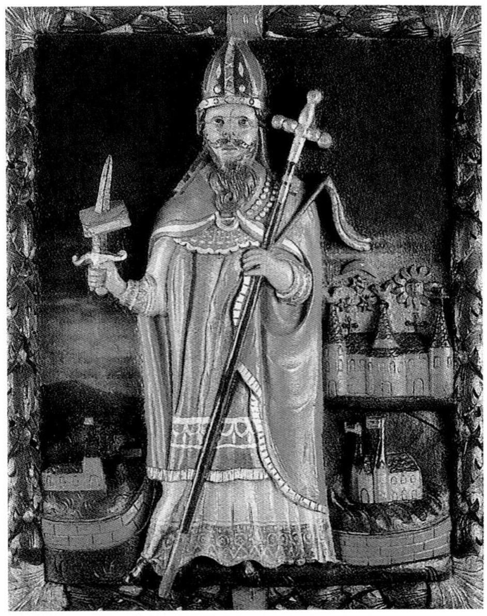

Hl. Bonifatius, Relief, 18 Jh., Holz; 73 x 58 x 6 cm, Streekmuseum Het Admiraliteitshuis, Dokkum (Niederlande).

Unter diesen Umständen überrascht es keineswegs, das Bonifatiusfest unter den ältesten Heiligenfesten der Diözese Utrecht zu finden. Ein Messformular findet sich in einem Sakramentar aus der Zeit des Bischofs Balderich von Utrecht (918–976) eingetragen. Auch das Kalendar des Liber Ordinarius von St. Martin zu Utrecht, das als der älteste liturgische Kalender in Holland gelten kann und nur die im Chor zu feiernden Feste angibt, enthält das Bonifatiusfest. Die erhaltene Handschrift stammt zwar erst aus der Mitte des 14. Jahrhunderts, das Kalendar geht aber auf die Zeit um 1200 zurück. Das Bonifatiusfest war also zweifellos eines der wichtigen Feste in der Diözese Utrecht und blieb es bis zur Reformation.

Die Salvatorkirche zu Utrecht, in der Bonifatius nach seiner Übertragung von Dokkum vorläufig begraben worden war, erhielt den Heiligen von 1108–1247 zum Mitpatron. Selbst auf die Namensgebung in Utrecht nahm die Bonifatiusverehrung Einfluss. In zwei Urkunden aus den Jahren 1161 und 1196 ist unter den Zeugen ein Kanoniker namens Bonifacius aufgeführt.

In Utrecht entstand schon recht früh eine Lebensbeschreibung des Heiligen, die in engem Zusammenhang mit dem dort gepflegten Bonifatiuskult zu sehen ist, denn Bonifatius wird hierin vor allem als Missionar in Friesland und als Märtyrer geschildert. Verfasst wurde diese zweite von insgesamt fünf Viten des Bonifatius vermutlich in der ersten Hälfte des 9. Jahrhunderts von einem unbekannten Autor, dann aber wohl zu Beginn des 10. Jahrhunderts von Bischof Radbod von Utrecht unter Beibehaltung des ursprünglichen Inhalts überarbeitet, bevor er sie Abt Huoggi von Fulda übersandte.

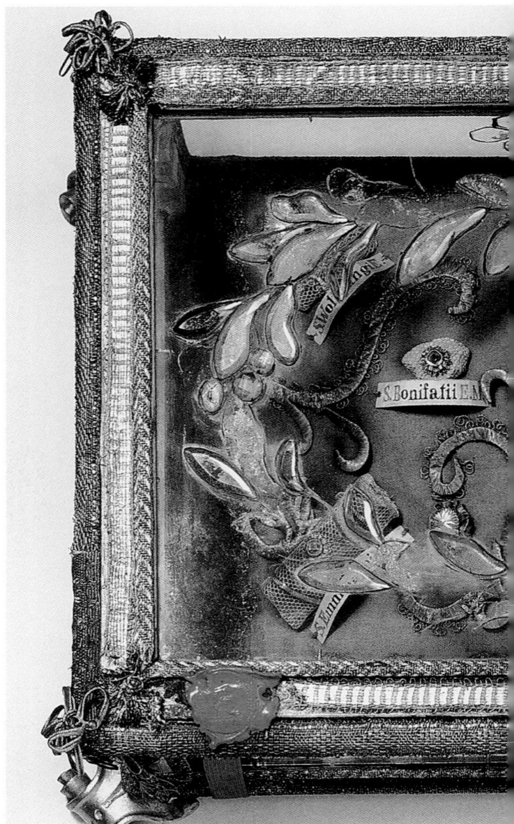

Ebenfalls in Utrecht wurde vermutlich die dritte Lebensbeschreibung des Bonifatius verfasst. Zu ihrer Entstehungszeit lässt sich nur sicher sagen, dass sie vor dem Jahr 1075 geschrieben worden sein muss.

Daneben gibt es einige wenige Belege, die zeigen oder doch zumindest nahelegen, dass Bonifatius von einzelnen Bischöfen Utrechts persönlich verehrt wurde. Bischof Radbod (900–917) bemühte sich, wie es in seiner Lebensbeschreibung heißt, das Leben der Väter nachzuahmen, und wählte dabei besonders diejenigen Väter, welche die Fundamente des Glaubens in seiner Diözese legten, nämlich Willibrord und Bonifatius, als Vorbilder. Die Verehrung Radbods für Bonifatius veranlasste ihn mit großer Wahrscheinlichkeit sogar, eine ältere Lebensbeschreibung des Bonifatius umzuarbeiten.

Von besonderer Qualität scheint dagegen die Beziehung des Bischofs Godebald zu Bonifatius gewesen zu sein. Er nutzte die Bonifatiusverehrung und -reliquien zur Sicherung des Rechtes des Utrechter Kapitels an der Kirche Notre-Dame zu Brügge.

Dokkum und Utrecht können neben Fulda bis zur Reformationszeit als Zentren der Bonifatiusverehrung gelten, in denen der Kult des angelsächsischen Missionars sehr intensiv gepflegt wurde.

Weitere Ortschaften

Die Ausbreitung der Bonifatiusverehrung über die eigentlichen Kultzentren hinaus begann bereits gegen Ende des 8. Jahrhunderts, wie das Kalendar des so genannten Godescalc-Evangelistar aus diesem Zeitraum beweist. Diese liturgische Handschrift wurde auf Wunsch Karls des Großen und seiner Gemahlin Hildegard aus Anlass des Romzuges des Königs in den Jahren 781/783 im Scriptorium des königlichen Hofes angefertigt. Es ist als bedeutsam festzuhalten, dass Bonifatius hier zum ersten Mal in einem Kalendar auftaucht, dessen Entstehungsort nicht in einem der Zentren des Bonifatiuskultes zu suchen ist. Ja, es ist das erste kontinentale, nicht angelsächsisch geprägte Kalendar überhaupt, das seinen Namen enthält und uns überliefert ist. In einer weiteren liturgischen Handschrift des 8. Jahrhunderts, in dem so genannten Psalter Karls des Großen, wird der Name des hl. Bonifatius in einer Litanei erwähnt.

Desweiteren erfasste die Bonifatiusverehrung im 8. Jahrhundert zunächst neben Würzburg, wo der Bonifatiusschüler Megingoz Bischof war, die beiden Klöster Lorsch und Hersfeld, die beide sowohl mit Lul von Mainz als auch mit dem Kultzentrum Fulda in enger Verbindung standen. Für die frühe Feier des Festes in Münster und Werden (ab dem 9. Jahrhundert) sorgte wahrscheinlich Bischof Ludger, der in seiner Jugendzeit Bonifatius noch gesehen und in Dokkum gewirkt hatte. Die Verbreitung des Kultes erfolgte also zunächst durch Männer, die Bonifatius selbst gekannt hatten. Vom 9. Jahrhundert an ging die Initiative vom Kloster Fulda aus, das zu dieser Zeit den Höhepunkt seines Ansehens erreicht hatte und in dessen Klosterschule Mönche aus allen Teilen des mittelalterlichen Reiches bei dem berühmten Gelehrten Rabanus ihre Ausbildung erhielten. In dieser Zeit übernahmen die Klöster St. Gallen, Reichenau und wahrscheinlich auch Ellwangen und Prüm das Fest in ihren Heiligenkalender. Bei den Klöstern Einsiedeln, Kempten, Murbach, Disentis, Pfäfers und Muri sowie im Stift Essen ist das Bonifatiusfest erst seit dem 10. Jahrhundert nachweisbar. Spätestens seit dem 11./12. Jahrhundert war das Fest dann im römisch-deutschen Reich allgemein verbreitet, wie Kalendare aus jener Zeit belegen.

Auch Reliquien des Bonifatius wurden während des Mittelalters in verschiedenen Kirchen und Klöstern aufbewahrt. Im 9. Jahrhundert sind Reliquien in folgenden Klöstern oder Kirchen nachzuweisen: Holzkirchen, Hersfeld, Höchst am Main, Dreisen, Zell bei Kirchheimbolanden und Freckenhorst. Aus dem 10. Jahrhundert sind Reliquien in St. Maximin (Trier), St. Emmeram (Regensburg), Aschaffenburg und Halberstadt bekannt. Im darauf folgenden Jahrhundert erreichte die Vergabe der Reliquien eindeutig ihren Höhepunkt. So sind Bonifatiusreliquien bezeugt in Prüm, Bamberg, Echternach, Benediktbeuern, Hildesheim, Schaffhausen, Osnabrück, St. Michael in Lüneburg, Hirsau und Margaretenhaun. Im 12. Jahrhundert gab es Reliquien in Erfurt, Zwiefalten, Tegernsee, Springiersbach, St. Eucharius zu Trier, Weissenau und Kerspleben. Von diesen Reliquien ist in der Regel heute nichts mehr erhalten.

Glasschrein mit Reliquienpartikeln bayerischer Bistumspatrone darunter einer Reliquie des hl. Bonifatius, 18./19. Jahrhundert, 14 x 39 cm, Diözesanmuseum Freising, Museum für Christliche Kunst des Erzbistums München und Freising.
Zu den Bistümern, die Bonifatius um das Jahr 739 in Bayern errichtete bzw. organisierte, gehörte auch Freising.

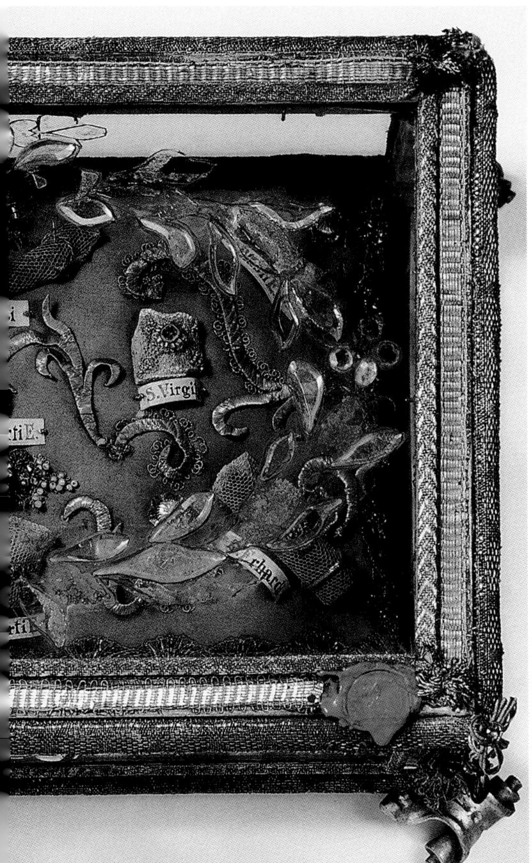

Literatur

Kehl, Petra: Kult und Nachleben des hl. Bonifatius im Mittelalter (754–1200) (Quellen und Abhandlungen zur Geschichte der Abtei und Diözese Fulda 26), Fulda 1993
Rudolf, H. U.: Apostoli Gentium. Studien zum Apostelepitheton unter besonderer Berücksichtigung des Winfried-Bonifatius und seiner Apostelbeinamen (Göppinger Akademische Beiträge), Göppingen 1971

Morrison, K. F.: The Structure of Holiness in Otloh's Vita Bonifatii and Ebo's Vita Ottonis, in: Law, Church and Society. Essays in Honor of Stephan Kuttner, hg. K. Pennington/R. Somerville (The Middle Age Series, University of Pennsylvania, Pennsylvania 1977), S. 131–156.
Staab, Franz: Die Mainzer Kirche. Konzeption und Verwirklichung in der Bonifatius- und Theonesttradition, in: Die Salier und das Reich, hg. Stefan Weinfurter, Bd. 2: Die Reichskirche in der Salierzeit, Sigmaringen 1991, S. 31–77
Brück, Anton Ph.: Zur Bonifatiusverehrung in Mainz, in: Sankt Bonifatius. Gedenkgabe zum 1200. Todestag, Fulda 1954, S. 506–513
Padberg, Lutz E.: Studien zur Bonifatiusverehrung. Zur Geschichte des Codex Ragyndrudis und der Fuldaer Reliquien des Bonifatius, Frankfurt am Main 1996

unten links: Hl. Bonifatius, Sitzfigur, um 1360–80, Holz mit Resten einer nicht ursprünglichen (?) Fassung, 97 x 49,5 x 32 cm, ehemals Münsterkirche St. Bonifatius in Hameln, heute Museum Hameln.
In der Brust sitzt eine runde Reliquienöffnung, die mit Bergkristall verschlossen ist und die ein Pergamentblättchen mit dem Verzeichnis der Reliquien enthält: einen Holzspan vom Kreuz Christi und Reliquien der hll. Mauritius, Cordula, Hypoforus, Pancratius und Magareta sowie der Apostel Simon und Juda.

unten rechts: Armreliquiar des hl. Bonifatius, um 1670, Holz, Hand abgebrochen, 43 x 16,5 x 11,5 cm, Kloster Hülfensberg.
Auf dem Hilfensberg im Eichsfeld soll Bonifatius eine Kapelle erbaut haben, die später Karl der Große nach seinem Sieg über die Sachsen zu einer Kirche erweiterte. Die Kirche erhielt 1670 durch den Fuldaer Fürstabt Joachim von Gravenegg (1644–71) einen Armknochen des Bonifatius. Deshalb konnte hier ein Bonifatius-Wallfahrtsort entstehen.

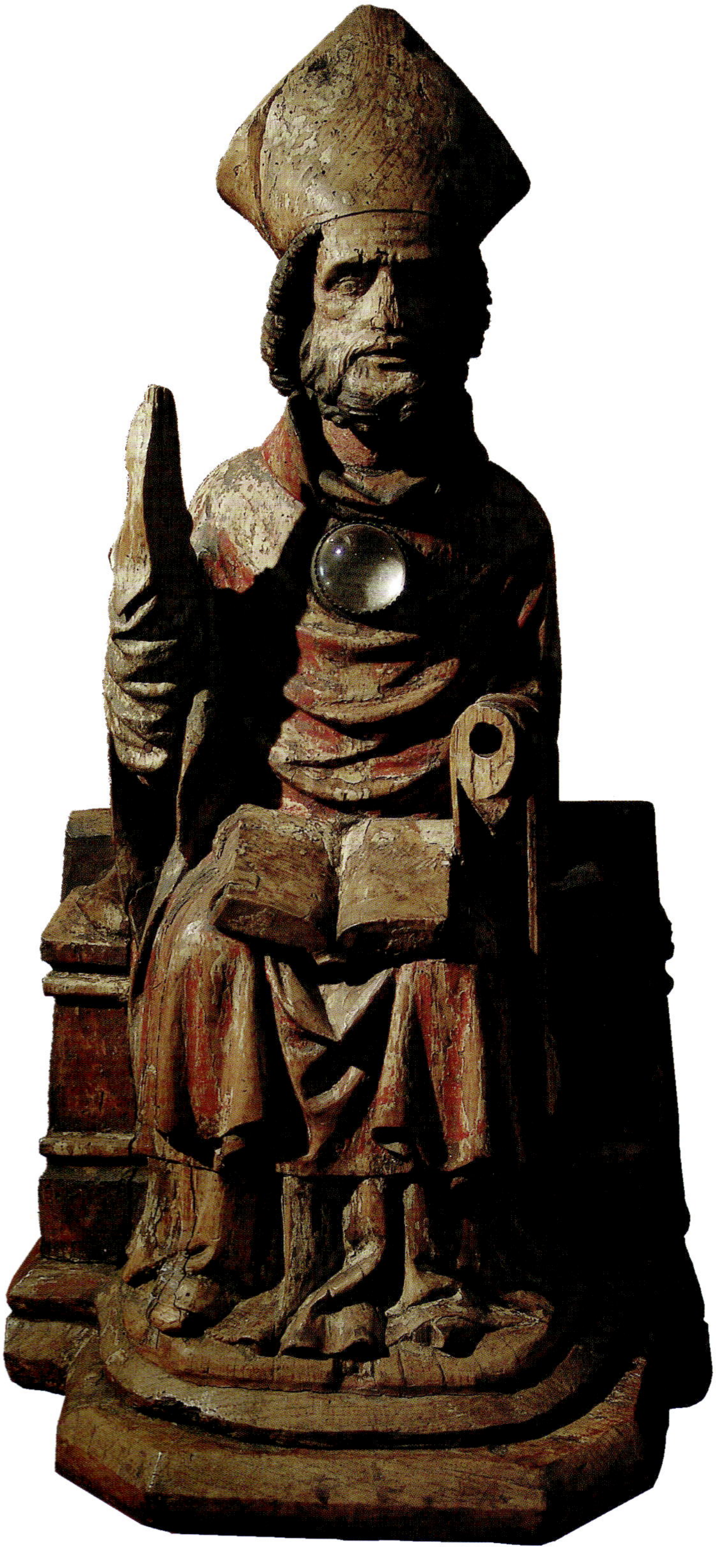

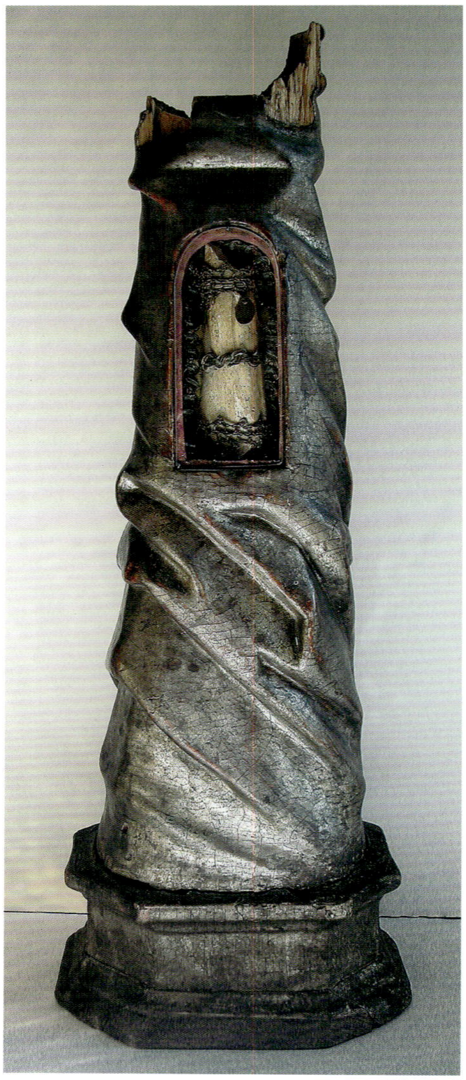

Gregor K. Stasch

Der Fuldaer Dom als Grabstätte des heiligen Bonifatius

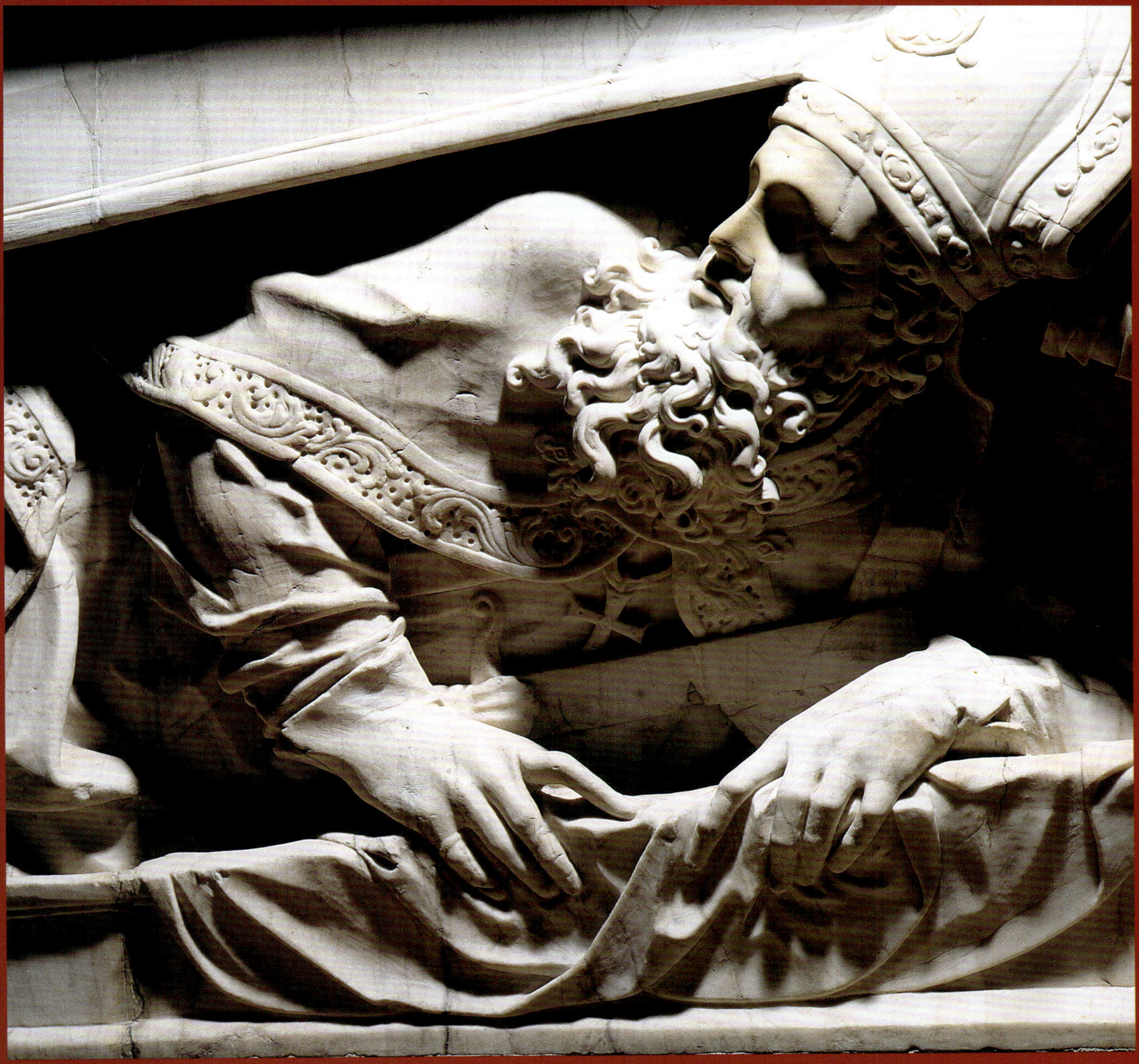

Hier habe ich mir vorgenommen, für einige Zeit
oder auch nur für ein paar Tage
den vom Alter matt gewordenen Leib in der Stille sich erholen
und nach meinem Tod ruhen zu lassen.
(Bonifatius an Papst Zacharias, Sommer 751, Brief 86)

S. 151: Bonifatiusrelief (Detail) am Altar der Bonifatiusgruft im Dom zu Fulda (s. S. 175).

Die Grablegen von 754 bis 1704

In dem Eihloha genannten Gebiet – inmitten der Völker seines Missionsgebiets (*in medio nationum predicationis nostrae*) – ließ Bonifatius am 12. März 744 durch seinen Schüler Sturmi ein neues Kloster gründen. Die großzügige, mit einem Radius von vier Meilen (etwa neun Kilometern) umschriebene Grundausstattung hatte sich der päpstliche Legat und Erzbischof ein Jahr zuvor von dem Hausmeier Karlmann übertragen lassen.

In der wohl noch nicht vollendeten ersten Klosterkirche weihte Bonifatius 751 persönlich den Hauptaltar zu Ehren des Erlösers. Drei Jahre später wurde er – seinem ausdrücklichen Wunsch gemäß – in dieser Kirche bestattet. Eine im Felsen abgearbeitete Vertiefung vor der vermuteten Westwand in der Mittelachse dieser sog. Sturmikirche wurde 1931 ausgegraben. Sie gilt seitdem als die erste Grabstätte des Heiligen, obwohl weder der Grundriss noch die genaue Lage der möglicherweise als geostete, dreischiffige Basilika (?) anzunehmenden Anlage zuverlässig rekonstruiert werden können. Die Vollendung des ersten Kirchenbaus, vor allem aber auch die Umgestaltung des Bonifatiusgrabes, mit einer Erhebung der in einen neuen Sarkophag (arca) gebetteten Gebeine, erfolgten erst nach 765, nach der Rückkehr des Abtes Sturmi aus der Verbannung, wie Eigils Vita berichtet. Analog zu Beispielen aus dem gallikanischen Bereich haben wir uns den Altar mit einem östlich in der Längsachse der Kirche liegenden Sarkophag vorzustellen.

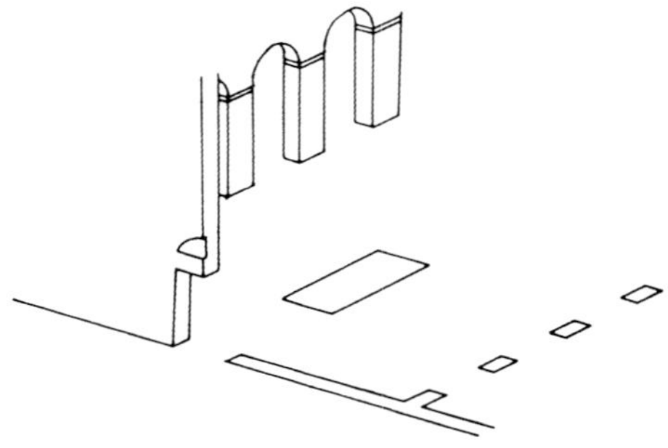

Fulda, Sturmikirche, Rekonstruktion des Bonifatiusgrabes vor der Westwand, nach 754, Isometrie (aus: Jacobsen, 1996).

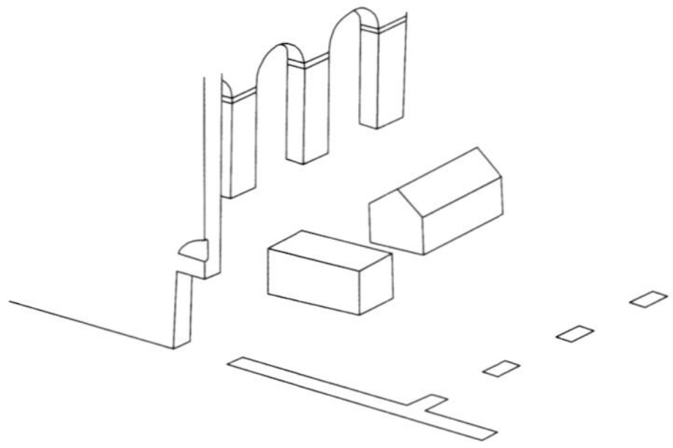

Fulda, Sturmikirche, Rekonstruktion des Bonifatiusgrabes vor der Westwand, nach 765, Isometrie.

Erst im Zusammenhang mit dem Neubau der zweiten Klosterkirche, der sog. Ratgerbasilika, und der 819 vorgenommenen Translation der Gebeine des Heiligen in den neuen Westchor wird die Lage seiner letzten Grabstätte *in medio templo* – bezogen wohl auf das Langhaus der Baugulfbasilika – angesprochen. Eine Präzisierung erfährt die Ortsbezeichnung noch einmal in den von Rabanus Maurus im gleichen Jahr verfassten Altartituli, die den Kreuzaltar als in der Nähe des ursprünglichen Grabes des Märtyrers Bonifatius stehend bezeichnen (*ad crucem, ubi martyr Bonifatius primum fuerat tumulatus*).

Vorausgegangen war ein Neubau der Klosterkirche. Wahrscheinlich, ohne zunächst die Sturmikirche abzubrechen, ließ Abt Baugulf (779–802) durch seinen Architekten und Mönch Ratger von 791 an die neue Klosterkirche bauen. Nach seiner Absetzung und der Wahl Ratgers zum Abt (802–817) wurde die nun als Ostkirche (*orientale templum*) bezeichnete, bis dahin wohl weitgehend fertig gestellte Anlage im Westen um ein weitausladendes Querhaus mit Apsis (*occidentale templum*) erweitert. Nachdem auch Ratger abgesetzt wurde und im Jahr 817/818 eine Bauunterbrechung folgte, vollendete sein Nachfolger Eigil (818–822) den Bau und ließ noch zwei Krypten einbauen. Es entstand eine gewaltige, doppelchörige Basilika mit einem westlichen Querhaus und Krypten unter den beiden Chören, deren 14 Altäre 819 feierlich geweiht wurden. Dem bisherigen kultischen Zentrum der Anlage mit dem Salvatoraltar im Ostchor wurde nun ein Gegenpol im Westchor geschaffen, in den die Fuldaer Mönche hier in den zu Ehren der Muttergottes und des Bonifatius geweihten Westchoraltar die Gebeine ihres verehrten Märtyrers transferierten.

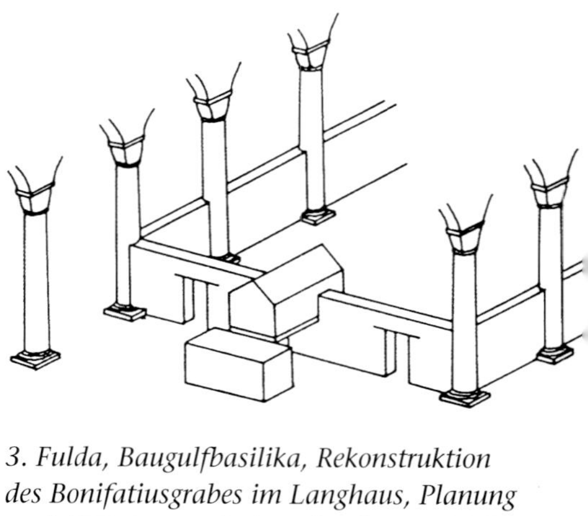

3. Fulda, Baugulfbasilika, Rekonstruktion des Bonifatiusgrabes im Langhaus, Planung nach 791, Isometrie (aus: Jacobsen, 1996).

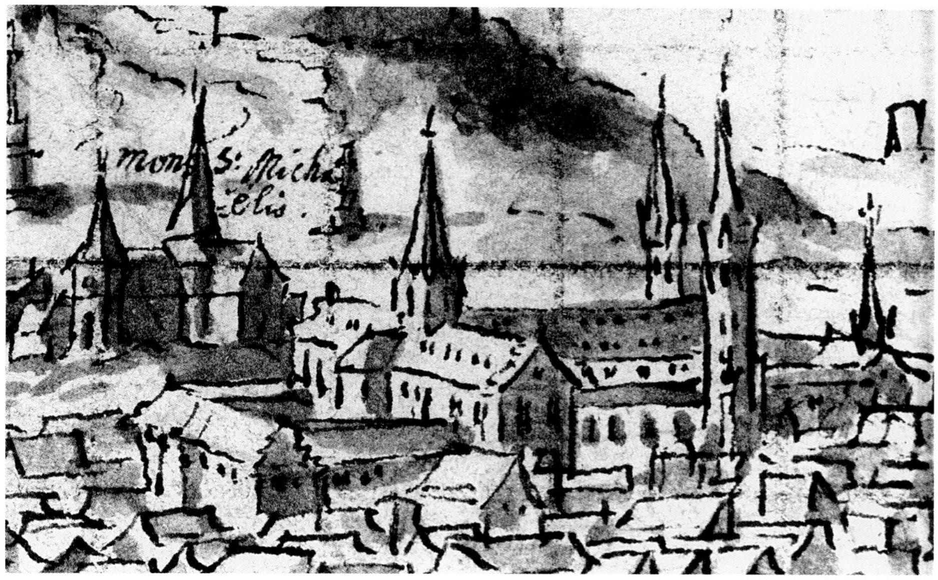

Ratgerbasilika, Zustand um 1669, Ansicht von Südwesten, Detail aus: Entwurf zum Thesenblatt des Jesuitenkollegs, Federzeichnung, 1669, Dommuseum Fulda.

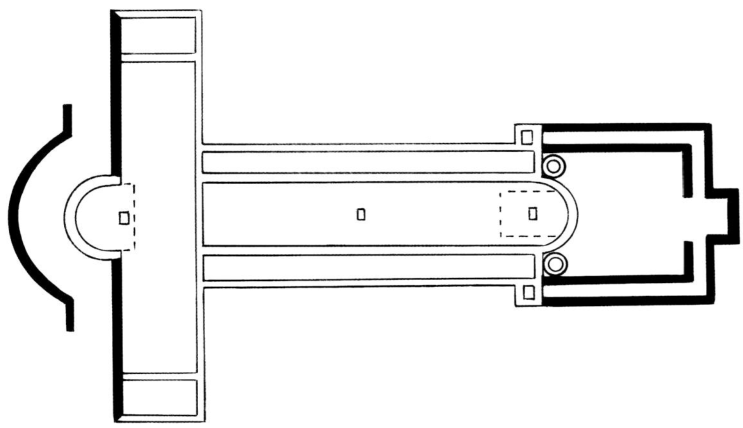

Fulda, Ratgerbasilika, Grundrissrekonstruktion, 819.

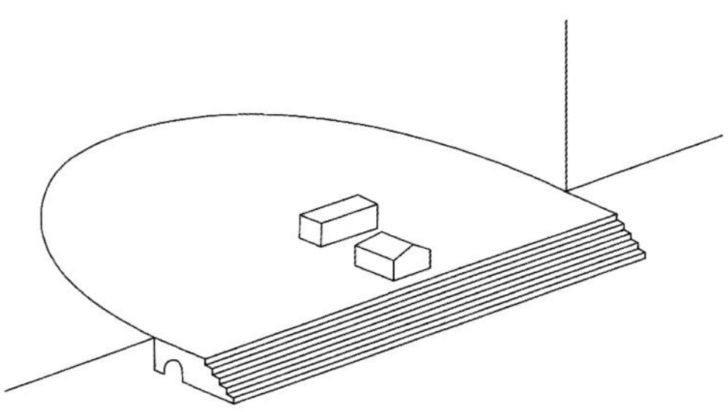

Fulda, Ratgerbasilika, Altar und Grab im Westchor, 819, hypothetische Rekonstruktion.

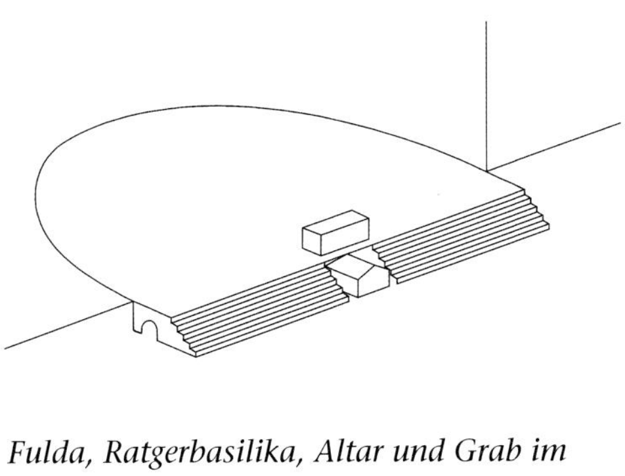

Fulda, Ratgerbasilika, Altar und Grab im Westchor – Confessio, nach 819 und vor 1358, hypothetische Rekonstruktion (nach Leinweber, 1985 und Jacobsen, 1996; modifiziert nach Krause, 2002)

Der genaue Aufstellungsort des Sarkophags, sein Verhältnis zum Altar sowie dessen Lage innerhalb der Westchoranlage, lassen sich aufgrund sich stellenweise widersprechender Quellen nicht mehr eindeutig präzisieren. Seine Aufstellung auf dem über der Krypta erhöhten Chorpodest in unmittelbarer Nähe zum Hauptaltar scheint aber unter den möglichen Annahmen am wahrscheinlichsten.

Da das Grab damit innerhalb der Klausur gelegen haben dürfte und sowohl dem unmittelbaren Zugang als auch nur dem Sichtkontakt der Pilger entzogen war, muss zu einem unbekannten Zeitpunkt, der zwar relativ früh nach der Translation angenommen werden dürfte, aber spätestens seit 1358 (*altare S. Benedicti in crypta iuxta S. Bonifacii sepulcrum* nach Leinweber) belegt zu sein scheint, eine Veränderung seiner Lage erfolgt sein. Auf einem zwischen dem Chor- und Kryptaniveau errichteten Podest, einer Art Confessio-Anlage, wurde der Sarkophag so aufgestellt, dass er wahrscheinlich sowohl vom Chor als auch von der Krypta, die auch dem Volk zugänglich sein konnte, wahrgenommen und unmittelbar angebetet werden konnte .

Vermutlich erst 1420, als die Neuweihe einer nicht näher bezeichneten Schatzkammer des hl. Bonifatius vorgenommen wurde, könnte die Grabstätte in die seit 819 bestehende, dem hl. Benedikt geweihte Krypta verlegt und nach Öffnung des Grabes und Entnahme des Hauptes aber auch gravierend verändert worden sein. Während die Hauptreliquie in ein auf silberner Säule aufgestelltes Brustreliquiar kam, wurden die restlichen Gebeine in einer Tumba (Sarkophag) in die Krypta verlegt. Christoph Brower, der diesen Vorgang 1612 überliefert, erwähnt und bildet auch eine damals noch vorhandene, gotische Lade (arca) ab, in der ehemals der Leib des Märtyrers ruhte (Fig. 8). Alle späteren Erwähnungen seit der zweiten Hälfte des 15. Jahrhunderts sprechen schon von dem Bonifatiusgrab in der St. Benediktkrypta. Von einer Aufstellung im Zusammenhang mit dem Benediktusaltar, der erst im Laufe des 17. Jahrhunderts auf den Titel Bonifatius umgewidmet sein dürfte und sich höchst wahrscheinlich im östlichen Bereich der Krypta befand, ist auszugehen. Im Prinzip wurde im 15. Jahrhundert die auch heute noch vorhandene Lösung geschaffen, auch wenn die im Grundriss nicht zuverlässig zu rekonstruierende, karolingische Krypta zumindest niedriger und bedeutend kürzer als die heutige Anlage gewesen sein dürfte. In einem Vertragsentwurf anlässlich des barocken Neubaus vom Januar 1701 heißt es nämlich: Die S. Bonifacycapellen verlängern und erhöhen, und mit einem starken Gewölb wohl versehen.

Zwar wurde die ehemalige Benediktkrypta wohl noch vor der Umwidmung des Altars im 17. Jahrhundert nach Bonifatius benannt, doch scheint seit dem

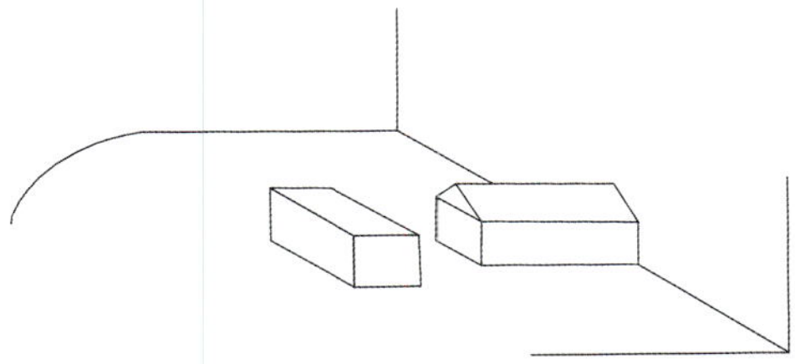

Fulda, Ratgerbasilika, Krypta St. Benedikt mit Bonifatiustumba, wohl nach 1420, hypothetische Rekonstruktion (nach Krause, 2002)

Modell der Ratgerbasilika um 1000, Innenansicht, Gips 1944, Vonderau Museum Fulda.

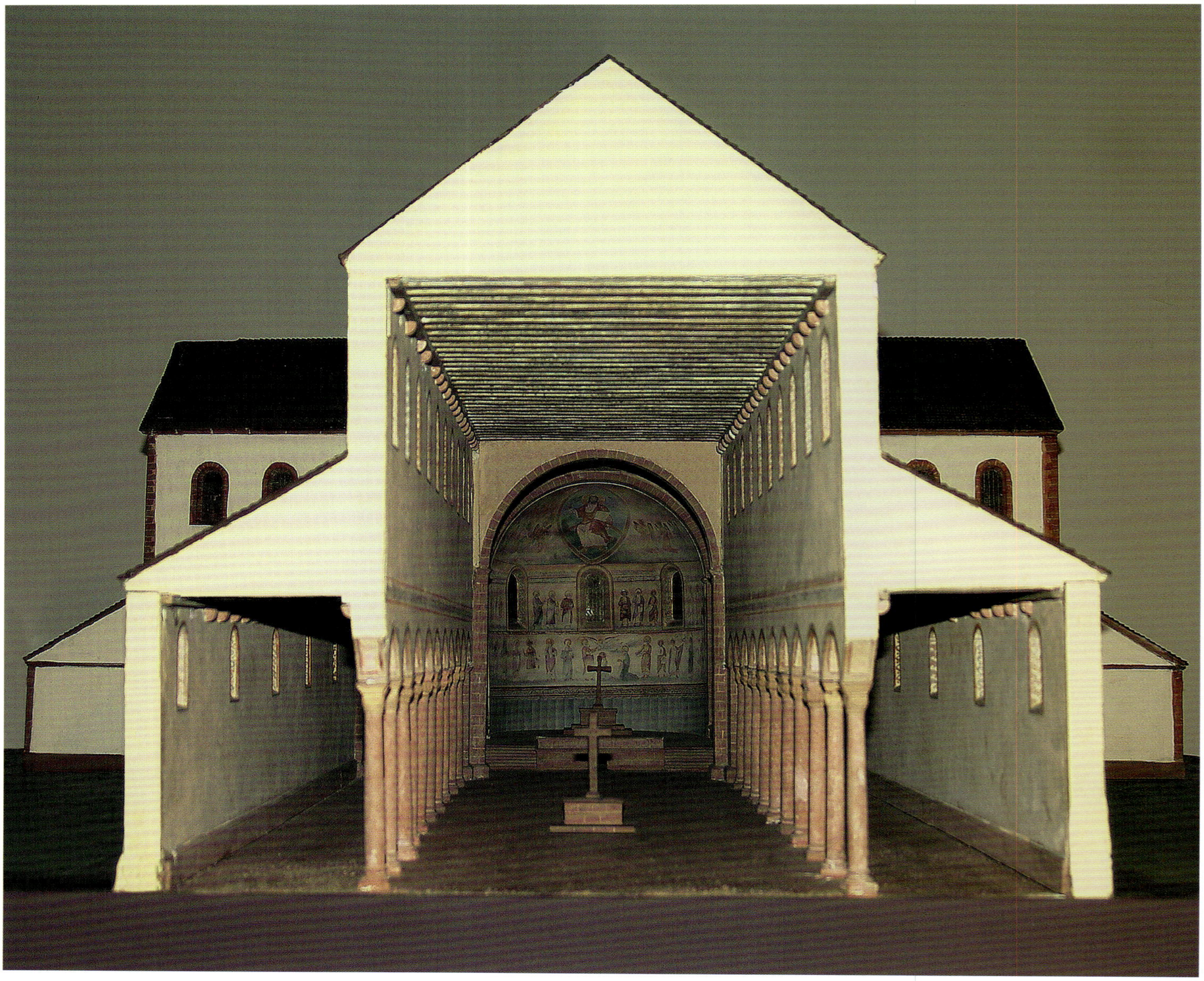

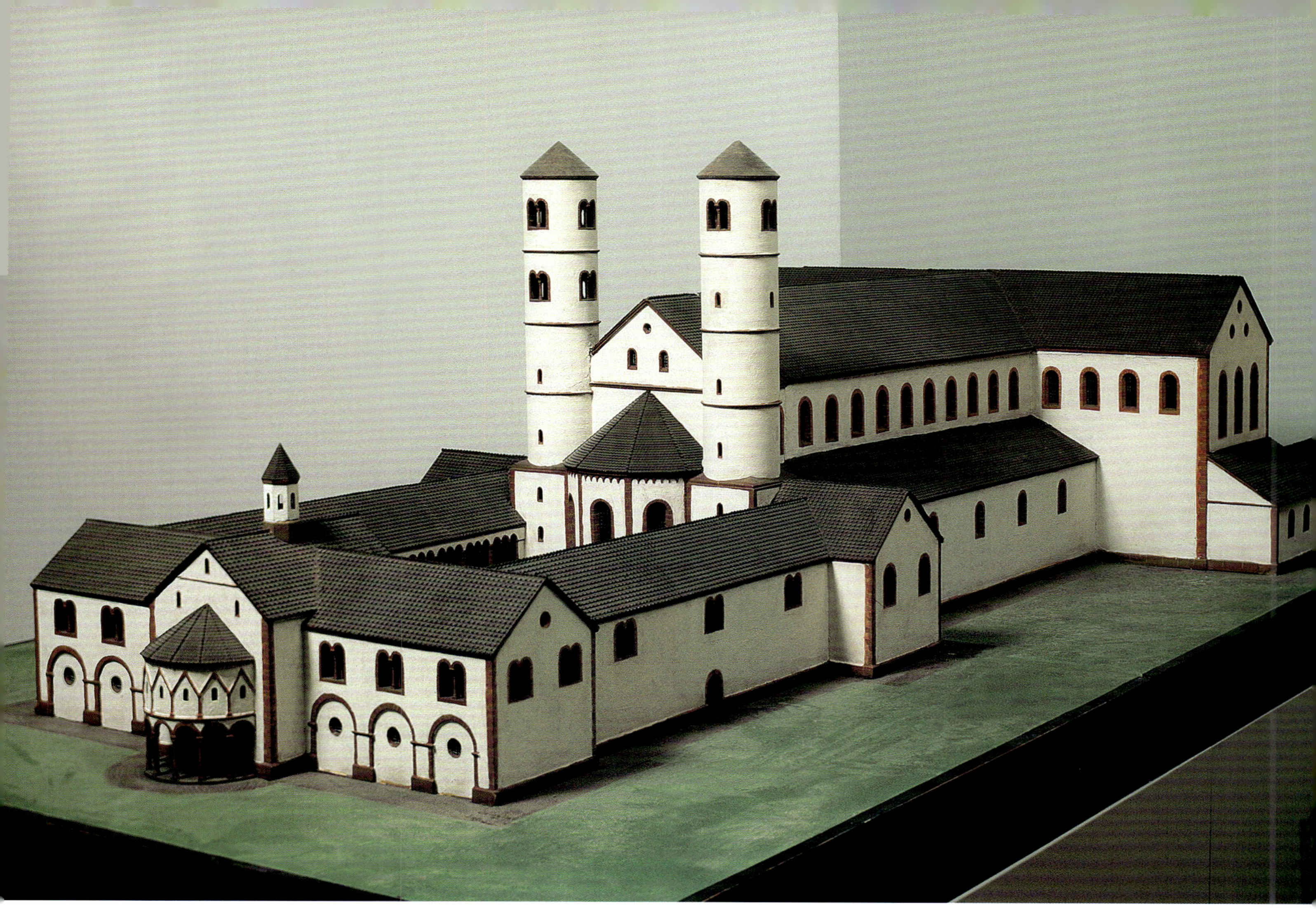

Modell der Ratgerbasilika um 1000, Außenansicht, 1944, Vonderau Museum Fulda.

unten: Antikisierundes Kompositkapitell aus der Ratgerbasilika, um 800, Dommuseum Fulda.

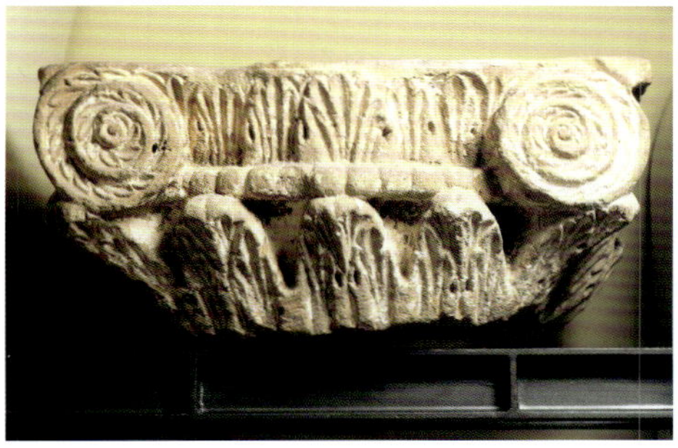

Ende des Spätmittelalters der Kult – vielleicht mit Ausnahme der Bonifatiuswoche, in der die Wallfahrten zu erwarten waren – kaum noch eine besondere Rolle gespielt zu haben, da der Altar während des übrigen Jahres weitgehend vernachlässigt wurde: *der Altar S. Bonifatii in der Gruft hatte gar nichts sondern* [...] *außer dem Fest St. Bonifatii das gantze Jahr durch bloß* (nach 1691).

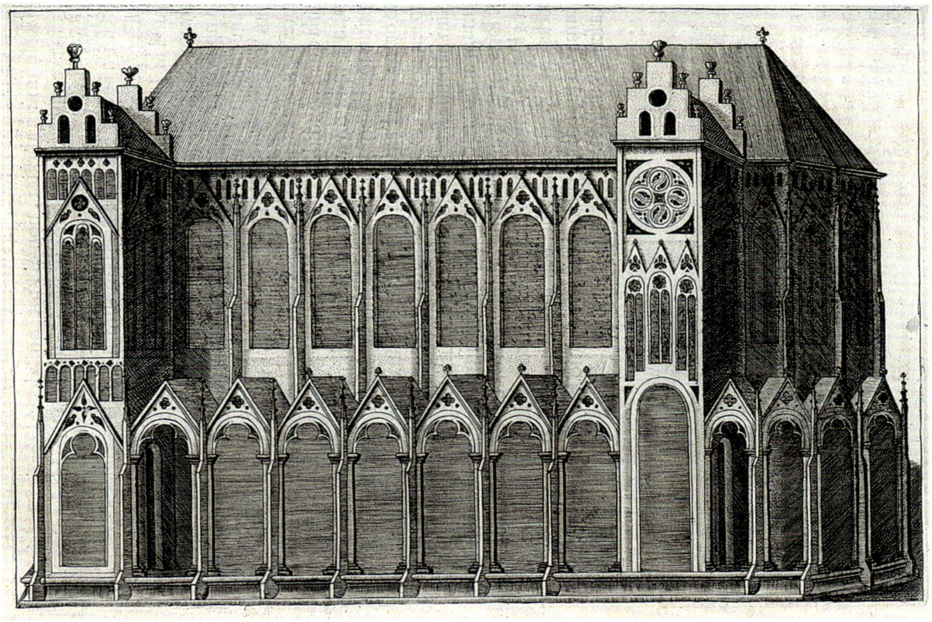

rechts: Fulda, Ratgerbasilika, gotische Bonifatiusarca, 14./15. Jahrhundert, aus: Brower, 1612, S. 107.

Die barocke Stiftskirche

Voraussetzungen

Diese Situation scheint sich im ausgehenden 17. Jahrhundert entscheidend zu ändern. Es ist vor allem die Planung zum Umbau der Stiftskirche, die damals in ihrem Kernbestand noch auf die 791–819 errichtete Ratgerbasilika zurückging, die ein auf die Traditionen des Klosters bezogenes Bewusstsein der Entscheidungsträger in Fulda erahnen lässt. In einer Epoche der vom *Bauwurm* besessenen weltlichen und geistlichen Fürsten, die immerhin auch auf dem Gebiet der Klosterarchitektur modernste Lösungen (Weingarten, Göttweig oder Melk) zu realisieren vermochte, versuchte der Fuldaer Abt Adalbert von Schleifras (1700–14), einen anderen Weg einzuschlagen. Sein bei den überlieferten Verhandlungen mit dem Baumeister offenkundiger Wille zielt von Anfang an nicht etwa auf einen prächtigen Neubau, sondern ist gekennzeichnet von einem vielfachen Bemühen, an der Tradition festzuhalten und eine Baumaßnahme im Sinne der Renovatio durchzusetzen. Mit solcher Haltung steht der Fuldaer Abt in seiner Zeit nicht allein. So ließ schon Papst Innocenz X. (1644–55) für das Heilige Jahr 1650 die ehrwürdige konstantinische Lateran-Basilika durch Francesco Borromini in diesem Sinne umbauen. Auch unter den Neubauten der zeitgenössischen Klosterkirchen im Alten Reich lassen sich einige Denkmale mit verwandten, auf Traditionsbewusstsein der Bauherren aufbauenden Lösungen nennen, wie z. B. die Benediktinerabteikirche von Kladrau (Kladruby) in Böhmen, die in den Jahren 1712–26 anstelle einer romanischen Basilika von dem genialen Architekten Johann Santini Eichel in historisierenden gotischen Formen errichtet wurde. Auch wenn über die Motivationen des Fuldaer Abtes nur spekuliert werden kann – immerhin dürfte auch seine sonst offenkundige Neigung zur Sparsamkeit ins Spiel gebracht werden – zeigt gerade die gesamte Planungsgeschichte der Stiftskirche, welche zentrale Bedeutung bei allen Überlegungen zum Neubau der überkommenen Vorgängeranlage, der Ratger-Basilika beigemessen wurde.

Planungsgeschichte

Planungsphase I: Nach einem ersten Kostenvoranschlag des neu beauftragten Baumeisters Johann Dientzenhofer vom 2. September 1700 wurde in Fulda zunächst beabsichtigt, lediglich die alten Pfeiler des Langhauses durch neue nach der Ordnung *ionica* mit *guter Kunst und Fleiß* zu ersetzen. Die zu übernehmenden Außenwände des Langhauses sollten nur innen mit Wandvorlagen verstärkt werden, um das gesamte Langhaus einschließlich der Seitenschiffe wölben zu können. Die beiden Choranlagen mit ihren Krypten sollten, wie die gesamte Kirche, neu verputzt und gekalkt werden, in die Wände neue Fenster gebrochen und im Osten seitlich der Apsis zwei Portale der dorischen Ordnung mit jeweils drei Skulpturen errichtet werden.

Die ersten Verhandlungen des Fürstabts mit dem Baumeister zeigen offensichtlich den Ausgangspunkt der Planungen aus der Sicht des Auftraggebers, der anscheinend die feste Absicht hatte, an der alten Ratgerbasilika festzuhalten und beabsichtigte, anlässlich der Beseitigung der baufälligen Mittelschiffwände, das Langhaus zu wölben. Es war beabsichtigt, das kultische Zentrum der Anlage mit dem Bonifatiusgrab, das Westquerhaus, die beiden Apsiden im Osten und Westen, aber anscheinend auch die ionische Ordnung der Mittelschiffsäulen – wie die damals noch in situ vorhandenen Großkapitelle der Ratgerbasilika interpretiert wurden – beizubehalten. Die Vorstellung einer behutsamen Renovierung der ehrwürdigen Basilika war aber nicht von langer Dauer.

Planungsphase II: Nach einem Protokollvermerk vom 10. Januar 1701, dem auch zwei bzw. drei ausführliche Kostenvoranschläge zugeordnet werden dürften, wurde infolge der weiteren Planungen ein neues Konzept ausgearbeitet. Dieses sah nun den weitgehenden Abbruch der Ratgerbasilika vor. Geplant waren die Errichtung einer neuen Fassade mit Seitenkapellen im Osten, der Bau des Langhauses mit einer steinernen Kuppel, die Erweiterung der Bonifatiusgruft mit darüber liegendem Mönchschor und der Bau zweier westlicher Annexbauten, die als Sakristei und Kapitelhaus bezeichnet wurden und offensichtlich die Stelle des weitausladenden karolingischen Querhauses einnehmen sollten. Beizubehalten waren lediglich die Osttürme, wobei nicht eindeutig wird, ob auch der dazwischen eingespannte Ostchor erhalten bleiben sollte. Johann Dientzenhofer scheint der Urheber dieses zweiten Projekts gewesen zu sein; ein entsprechender Vertrag kam dennoch nicht zustande. Immerhin stand Dientzenhofer hier vor seiner ersten selbständig zu bewältigenden Bauaufgabe, ebenso wie der Fuldaer Abt, sein Bauherr. Die Planungen wandelten sich in kürzester Zeit von einer partiellen Renovatio der karolingischen Basilika zu einem zeitgemäßen, repräsentativen Prachtbau, der gewaltigsten Baumaßnahme des Abtes Adalbert von Schleifras.

Planungsphase III: In dieser Situation ließ der Abt zwar mit der Bearbeitung des Baumaterials fortfahren, doch begann er, sich gleichzeitig nach weiteren Architekten zwecks Beratung umzusehen. Genannt wurden dabei der dem Abt bereits bekannte Franziskanerbruder Antonius Peyer und der sachsen-weimarische Landbaumeister Johann Mützel, der sich sogar zeitweise neben Dientzenhofer an Entwürfen beteiligte. Trotz des Baubeginns im April 1701 und der Fortsetzung von Bauarbeiten im Jahr 1702 – wohl nach dem gemeinsamen Projekt von Dientzenhofer und Mützel – kamen diese 1703 weitgehend zum Stillstand.

Planungsphase IV: Eine neue Denkpause war notwendig, die dieses Mal Johann Dientzenhofer wohl sehr gelegen kam, da er Anfang des folgenden Jahres mit neuen Projekten beauftragt wurde und die bisherigen Konkurrenten wohl ausgeschieden waren. Am 10. März 1704 legte er einen neuen Kostenvoranschlag vor. Dieser ging vom Abbruch des Langhauses bis an den Kreuzbau gegen das Konvent (westliches Querhaus der Ratgerbasilika) aus und beabsichtigte die Aufführung der neuen Mauern des Langhauses einschließlich der Pfeiler und zweier Nebenkapellen, wobei *die angesetzte Peiler und Maurn an Kreutzbaw müß wohl verbunden mit den alten Mauren, das sich dieselbigen nicht scheiden*. Das Langhaus, die Bonifatiusgruft, Sakristei und Kapitelhaus sollten gewölbt und die zwei Nebenkapellen mit tambourlosen Kuppeln versehen werden. Außer dem Westquerhaus sollte allerdings auch der aus staufischer Zeit stammende Ostchor – einschließlich der beiden Türme – in ihrer ursprünglichen Form in den Neubau integriert werden. Wenige Tage später, am 18. März, wurde der entsprechende, heute noch erhaltene Vertrag abgeschlossen, und nach dem erfolgten Abbruch des Langhauses am 23. August der Grundstein zum Neubau gelegt. Da Johann Dientzenhofer im Laufe dieses Jahres eine größere Summe auf seinen Akkord von der Rentkammer erhalten hatte und sich darüber hinaus verpflichtete, den Bau in fünf Jahren zu vollenden, müssen die Bauarbeiten ernsthaft in Angriff genommen worden sein.

folgende Seiten:
Fulda, barocke Stiftskirche/Dom, Außenansichten.

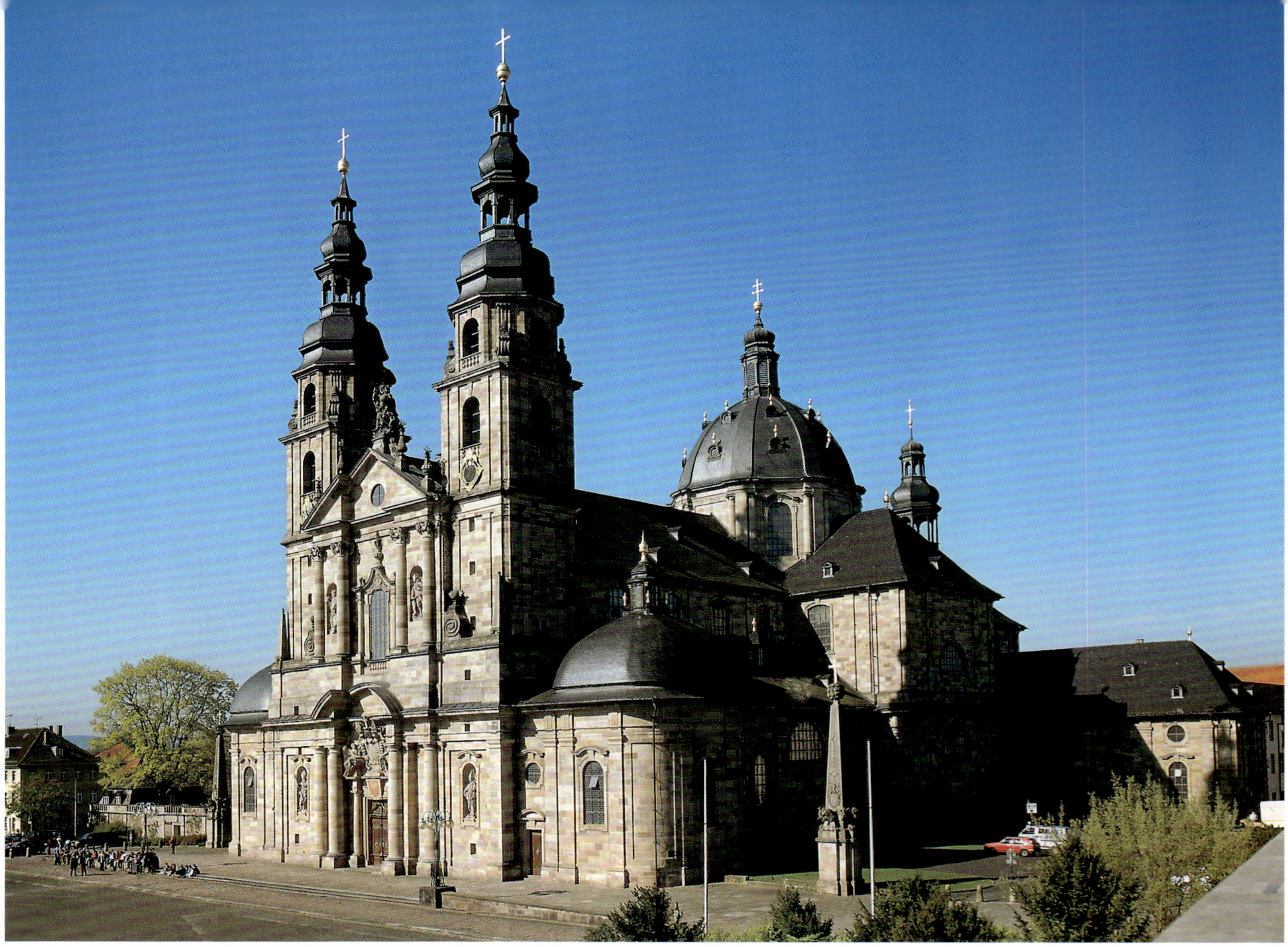

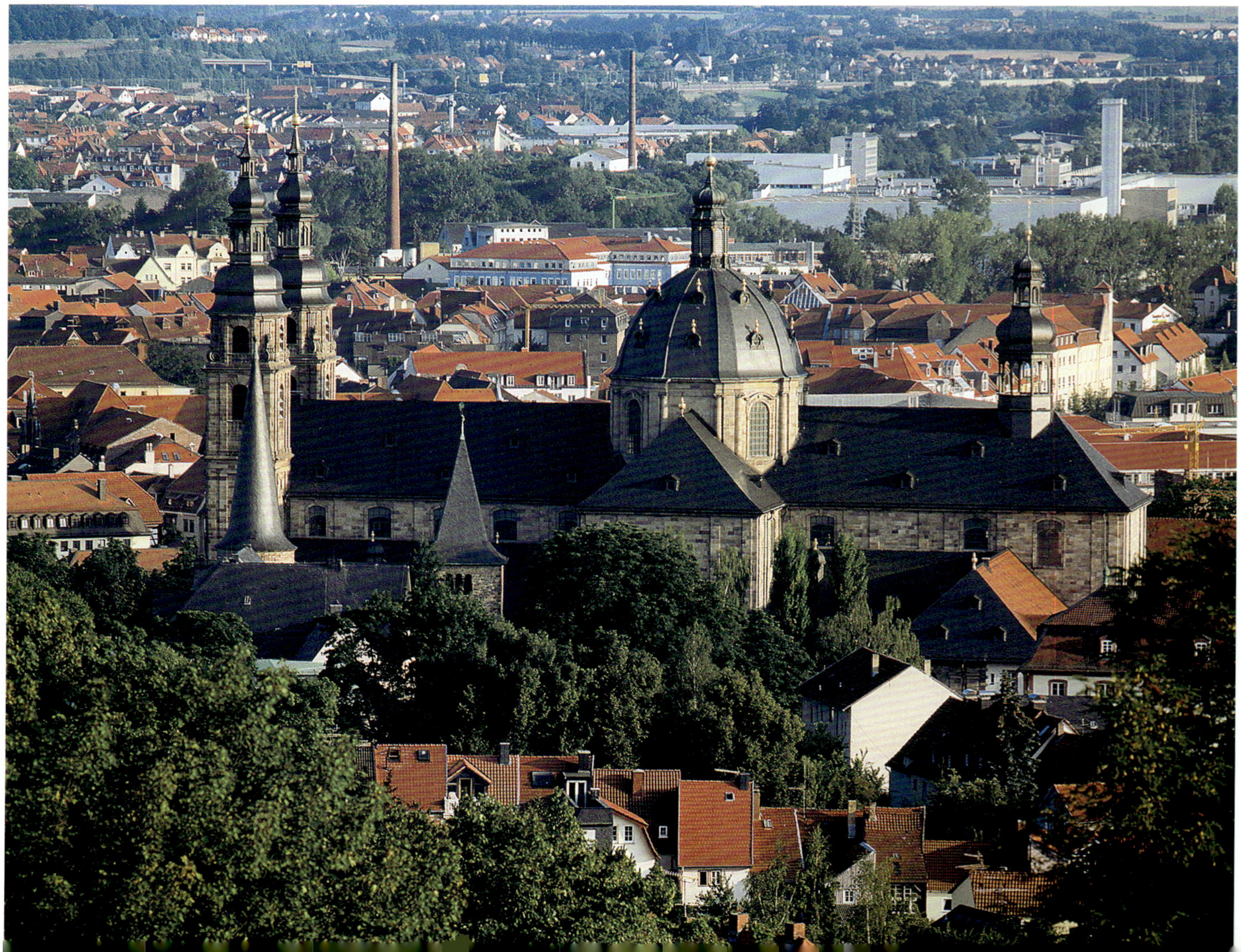

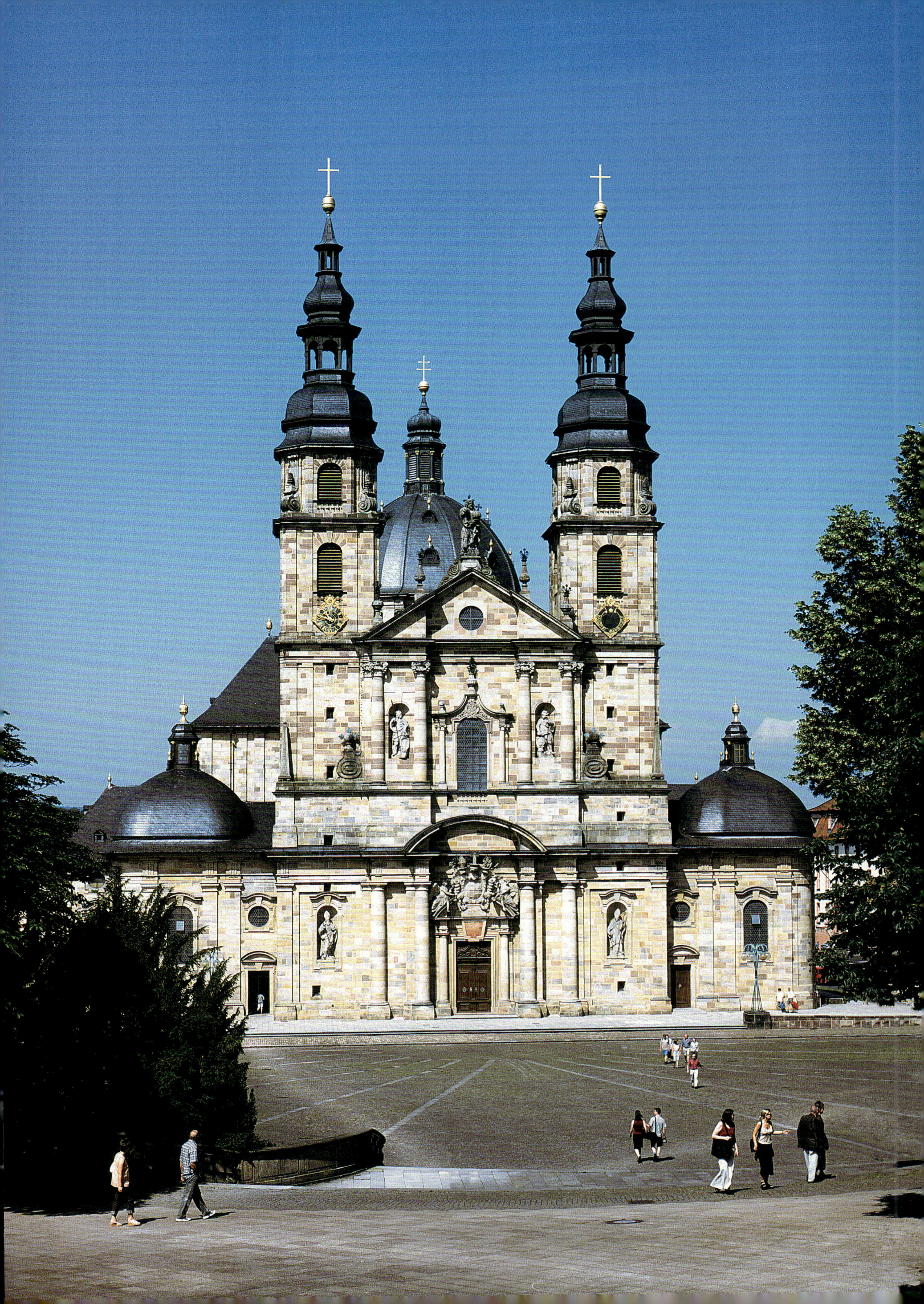

Planungsphase V: Es stellt sich die Frage, ob es eine Forderung des Fürstabtes war, einen erneuten Versuch zu unternehmen, die altehrwürdige Basilika durch eine behutsame Renovatio zu retten, und ob Dientzenhofer versucht hat, den ihm vielleicht aufgezwungenen Entwurf des Johann Mützel in Frage zu stellen, um die beschlossene Realisierung dieser Entwürfe zu verhindern. Sicher ist nur, dass die folgenden Planungen Dientzenhofers wiederum den Gesamtneubau ins Auge fassen. So legte er am 3. Februar 1705 gleich vier Entwurfsvarianten vor, die erneut den Abbruch des Querhauses und die Kuppellösung über einer Vierung vorsahen. Das sogenannte *rot schattierte Konzept, welchige etwas weiter und höher ist, auch in allem mehr Mayestät an sich hat als die zwei oben*, scheint der späteren Ausführung wohl am nähesten zu stehen.

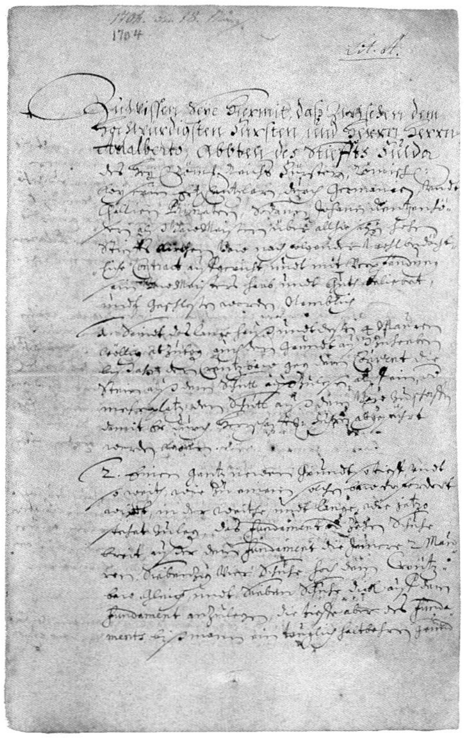

Schon am folgenden Tag übergab Dientzenhofer eine Aufstellung der einzelnen Positionen der neuen Entwürfe, die einen Mehraufwand erforderten. Daraus lässt sich entnehmen, welche Bauteile von Änderungen betroffen waren. Es handelt sich im Einzelnen um folgende Baumaßnahmen:

(1) Abbruch des westlichen Querhauses, womit der Neubau der Sakristei im Süden und des Kapitelhauses, der späteren Marienkapelle im Norden, die Erweiterung des Mönchschors nach Westen und der Bonifatiusgruft erforderlich wurden.

(2) Erweiterung des Mittelschiffs und die Einfügung der Kuppeln über den Kapellen der Seitenschiffe. Die Verstärkung an der Fassade, die wegen des nun notwendigen Abbruchs der Apsis im Osten notwendig geworden war.

(3) Schließlich sollte im Bereich des zuvor durchgehend geplanten Langhauses das Querhaus mit einer Kuppel über der neuen Vierung eingeschoben werden.

Es bleibt fraglich, inwieweit das am 17. Juni 1706 quittierte, aus Rom von Carlo oder Francesco Fontana gelieferte Stiftsbaumodell, das in der Literatur oft erwähnt wird, Auswirkung auf die Planung gehabt hat. In diesem Fall würde der letzte, für die Ausführung maßgebliche Entwurf nicht von Dientzenhofer, sondern von einem der römischen Architekten stammen. Mit Sicherheit kann angenommen werden, dass die Grunddisposition, wie sie letztlich zur Ausführung kam, bereits im zweiten Entwurf Dientzenhofers vom Ende des Jahres 1700 vorgeprägt war. Darüber hinaus hätte der Fuldaer Stiftsbaumeister – selbst nach dem Eintreffen der römischen Redaktion seines ursprünglichen Projektes – immer noch die Möglichkeit besessen, durch weitergehende Vorschläge auf die angelieferten Entwürfe starken Einfluss zu nehmen.

Baugeschichte

Die nachfolgende Baugeschichte ist allgemein bekannt und unumstritten. Nach einer vier- bis fünfjährigen Bauzeit erhielt am 11. Oktober 1709 der Polier 9 Gulden Gratifikation beim Schluss der Kuppel. Mit Ausnahme der Ostfassade, die vom Akkordabschluss über die Arbeiten an der Verkleidung der beiden Türme vom 20. April 1709 an mehr als zwei Jahre in Anspruch nehmen sollte und selbst Anfang 1712 noch eingerüstet war, wurden die Rohbauarbeiten damit abgeschlossen. Die Vollendung der Fassade ging aber zeitgleich mit der Innenausstattung der Kirche einher. Bis zum 14. August 1712, als der Fürstabt mit päpstlicher Dispens die Weihe der Kirche selbst vornehmen durfte, scheinen alle Bauarbeiten abgeschlossen und die Gerüste abgebaut gewesen zu sein; auch die Ausstattung der Kirche war zu diesem Zeitpunkt im Wesentlichen abgeschlossen.

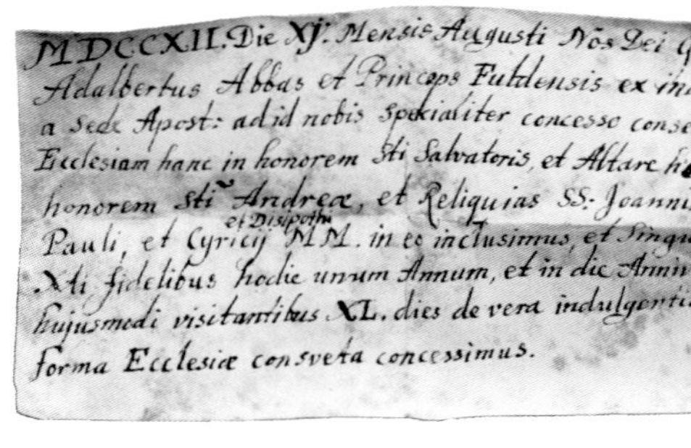
MDCCXII. Die XIV. Mensis Augusti Nos Dei Gra
Adalbertus Abbas et Princeps Fuldensis ex indu
a Sede Apost: ad id nobis specialiter concesso consecra
Ecclesiam hanc in honorem Sti Salvatoris, et Altare hoc
honorem Sti Andreae, et Reliquias SS. Joannis et
Pauli, et Cyriaci MM. in eo inclusimus, et singulis
Xti fidelibus hodie unum Annum, et in die Anniv
hujusmodi visitantibus XL. dies de vera indulgentia i
forma Ecclesiae consueta concessimus.

Urkunde über die Weihe des Andreasaltars in der Fuldaer Stiftskirche, dem heutigen Dom, vom 14. August 1712, Dommuseum Fulda.

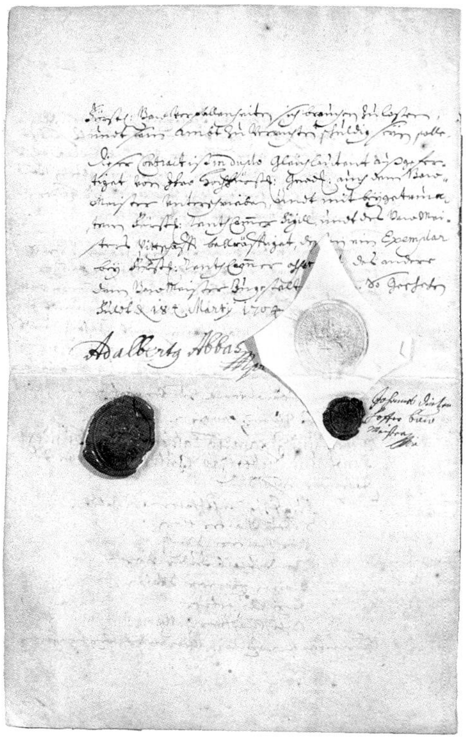

oben links und rechts:
Bauvertrag vom 18. März 1704 zwischen Fürstabt Adalbert von Schleiffras und Johann Dientzenhofer zum Neubau der Stiftskirche, dem heutigen Dom, Dommuseum Fulda.
Der Vertrag sah zunächst nur den Teilneubau der Stiftskirche vor. Die heutige Gestalt, der einem fast vollständigen Neubau gleich kommt, ergab erst eine Planänderung vom 9. Februar 1705.

Die Planungs- und Baugeschichte der Fuldaer Stiftskirche stellt keine kontinuierliche Folge von Entscheidungen dar. Das Hin und Her zwischen dem Festhalten an Bestandteilen der überkommenen Substanz und einem Neubau, in den Teile der alten Basilika – in welcher Form auch immer – integriert werden sollten, zeichnet sich in den überlieferten Verträgen deutlich ab. Dabei hatte, trotz aller Härte der Verhandlungen im Hinblick auf finanzielle Aspekte der Baumaßnahme, die Frage einer Kostenersparnis bei einem partiellen Umbau in Anbetracht der später nachfolgenden, zahlreichen Bauvorhaben des Fürstabts und seiner finanziellen Rücklagen aus der Schatulle des Vorgängers, des Abtes Placidus von Droste (1678–1700), wohl kaum ausschlaggebende Bedeutung besessen.

Die eigentlichen Gründe für die endgültig getroffene Entscheidung können sehr wohl in einer auf historisierendes Bewusstsein zurückgehenden Haltung gegenüber der altehrwürdigen Basilika mit ihrer fast schon tausendjährigen Geschichte gelegen haben. Besonders deutlich trat dies bei der Festlegung von Planungskonstanten hervor, die die alte Substanz betrafen. Fester Bestandteil aller Planungen war die Doppelturmanlage im Osten, deren Apsis erst nach dem letzten Entwurf von 1705 beseitigt wurde. Auch am westlichen Querhaus mit der unmittelbar anschließenden Apsis wurde in den verschiedenen Entwürfen – den letzten ausgenommen – am ursprünglichen Bestand festgehalten. Aufgrund der konstanten Vorgaben des Auftraggebers sollte vor allem die Bonifatiusgruft unverändert bleiben. Sie war von Anbeginn der Planung ihr fester Bestandteil, wie dies ein undatierter, wahrscheinlich noch im Jahre 1700 von Dientzenhofer verfasster Bericht belegt: *Es greift auch in den Kreuzgang die S. Bonifatigruft und dessen Sarg, welcher soll unverrückt bleiben.* Fester Bestandteil aller Planungen – wenn auch nicht von einer solch großen kultischen Bedeutung wie die Bonifatiusgruft – waren die beiden östlichen Seitenkapellen, die zunächst erhalten und nur gewölbt werden sollten, schließlich aber einem völligen Neubau weichen mussten, dennoch ihre Funktion und weitgehend auch die Lage innerhalb des Gesamtbaues behielten. Sie blieben wie beim Vorgängerbau nach außen selbständige Bauwerke, die lediglich in die innere Gesamtdisposition integriert wurden.

Das offensichtliche Festhalten des Auftraggebers an der überkommenen Architektur, das an der Planung, aber auch an dem letztlich entstandenen Bauwerk abzulesen ist, bewirkte vor allem die Gestaltung des Langhauses, das doch von Anbeginn der Planungen als einziges Element wegen Baufälligkeit abgebrochen und ersetzt werden musste. Das Langhaus scheint daher im besonderen geeignet, den Sinn der Fuldaer Renovatioidee aufzuzeigen, weil hier bereits in der ersten Planung von 1700 die prägende Kraft der überkommenen Anlage sehr deutlich wird. Sowohl an der basilikalen Disposition als auch an Details wie beispielsweise der ionischen Ordnung der Pfeiler bzw. Säulen der Mittelschiffsarkaden sollte festgehalten werden, so dass leicht der Eindruck entsteht, dass der wegen beabsichtigter Wölbung des Langhauses bautechnisch notwendige Abbruch der Langhauswände, die nicht als tragfähig betrachtet wurden, nur eine behutsame Modernisierungsmaßnahme darstellte.

Erst mit der letzten Planungsphase wird eine formale Abwendung von der substantiellen Erhaltung von wesentlichen Bestandteilen der Ratgerbasilika fassbar. Dientzenhofer spricht dies deutlich an, wenn seinem letzten Kostenvergleich zu entnehmen ist, dass das neue Mittelschiff *schöner nach Proportion geziert, durch die gantze Kirchen, als in alten verdingten, so nach ihrer Anlage ganz simpel und schlecht geziert* ist. Die Änderungen betrafen weiterhin auch die Seitenschiffe und vor allem das Mittelschiff, das durch Einschaltung des neuen

Querhauses deutlich verkürzt wurde, so dass der Neubau in der Gesamtdisposition nun eine überraschende Wandlung erfahren hatte.

Baugestalt der barocken Stiftskirche

Der Neubau des frühen 18. Jahrhunderts, bei dem zunächst versucht wurde, in größerem Umfang an der überkommenen Bausubstanz der Ratgerbasilika festzuhalten und später nach ihrer fast völligen Aufgabe eine formale Lösung im Sinne des Architekturzitats auszuarbeiten, brachte schließlich eine Umorientierung und völlig neue Baugestalt der Kirche. Die ehemals doppelchörige Anlage mit dem Salvatoraltar im Osten sowie dem Maria und Bonifatius geweihten Altar in der Westapsis, bekam nun mit dem monumentalen, allen drei Patronen gewidmeten Hauptaltar vor dem westlichen Mönchschor eine besondere Akzentuierung, zumal der Ostchor auf Kosten der monumentalen Fassade mit Eingangsportalen aufgegeben wurde.

Außenbau

Die neue Stiftskirche wurde nach einem traditionellen Typus als eine gewestete, kreuzförmige Anlage von basilikalem Grundriss gebaut. Während ihre steinsichtigen und in Quadertechnik errichteten Seitenfronten äußerst schlicht durch Gesimse, einfache Pilaster, Lisenen und Fensteröffnungen gegliedert sind, wird die über der Vierung angeordnete Tambourkuppel und vor allem die ehemals ziegelrot geschlemmte Ostfassade wirkungsvoll in Szene gesetzt. Im Prinzip handelt es sich um den Typus der römischen Querschnittfassade, die seitlich – bedingt durch die bewusste Übernahme der mittelalterlichen Substanz – durch zwei barock ummantelte und mit Glockengeschoss sowie Haubenlaternen besetzten Türme flankiert wird. Die dadurch bedingte starke vertikale Betonung der Fassade wird vor allem durch die auf ihre Breitenwirkung ausgelegten gekuppelten Seitenkapellen wirkungsvoll ausgeglichen, die in die Gliederung des Untergeschosses integriert sind. Die etwas weiter entfernt seitlich der Kapellen platzierten Obelisken tragen im gewissen Sinn zu einer optischen Betonung der Horizontalen bei. Der dem Mittelschiff des Langhauses zugeordnete Risalit der Fassade springt aus der Flucht hervor, ist stark plastisch gegliedert und mit der Würdeformel der Säule versehen. In den in dorischer (toskanischer) Ordnung gehaltenen und bis hin zu den Obelisken stufenweise zurücktretenden Fronten des Untergeschosses dominiert ein durch den Segmetbogengiebel die Gesimshöhe sprengender Portikus, der das eigentliche reich ausgebildete Portal einrahmt. Im Obergeschoss beherrscht die in komposíter Ordnung gegliederte, mit Dreiecksgiebel bekrönte Tempelfront, die in ihrem zurücktretenden, überproportional breiten Mitteljoch eine Benediktionsloggia aufnimmt. Dem Grundgedanken einer Querschnittfassade ist auch die Anordnung der fünf Figuren verpflichtet, die zunächst geschossweise die Hauptmotive der Fassade flankieren – die Heiligen Bonifatius und sein erster Abt Sturmi (unten) sowie die heiligen Stadtpatrone Simplizius und Faustinus (oben) – um über dem Dreiecksgiebel eine Bekrönung durch die monumentale Figur des Kirchenpatrons, des Erlösers, zu erfahren.

Während die beiden Türme erst über dem Untergeschoss, die Tempelfront flankierend, selbständig und gleich sehr massiv in Erscheinung treten, wirken die Flankierungskapellen, die durch schmale Joche mit kleinen Seitenportalen an die insgesamt blockhaft erscheinende Fassade anschließen, leicht und selbständig. In einer gewissen Weise treten sie damit in ein Wechselspiel zu den

Fulda, Stiftskirche/Dom, Innenraum, Ansicht gegen Westen.

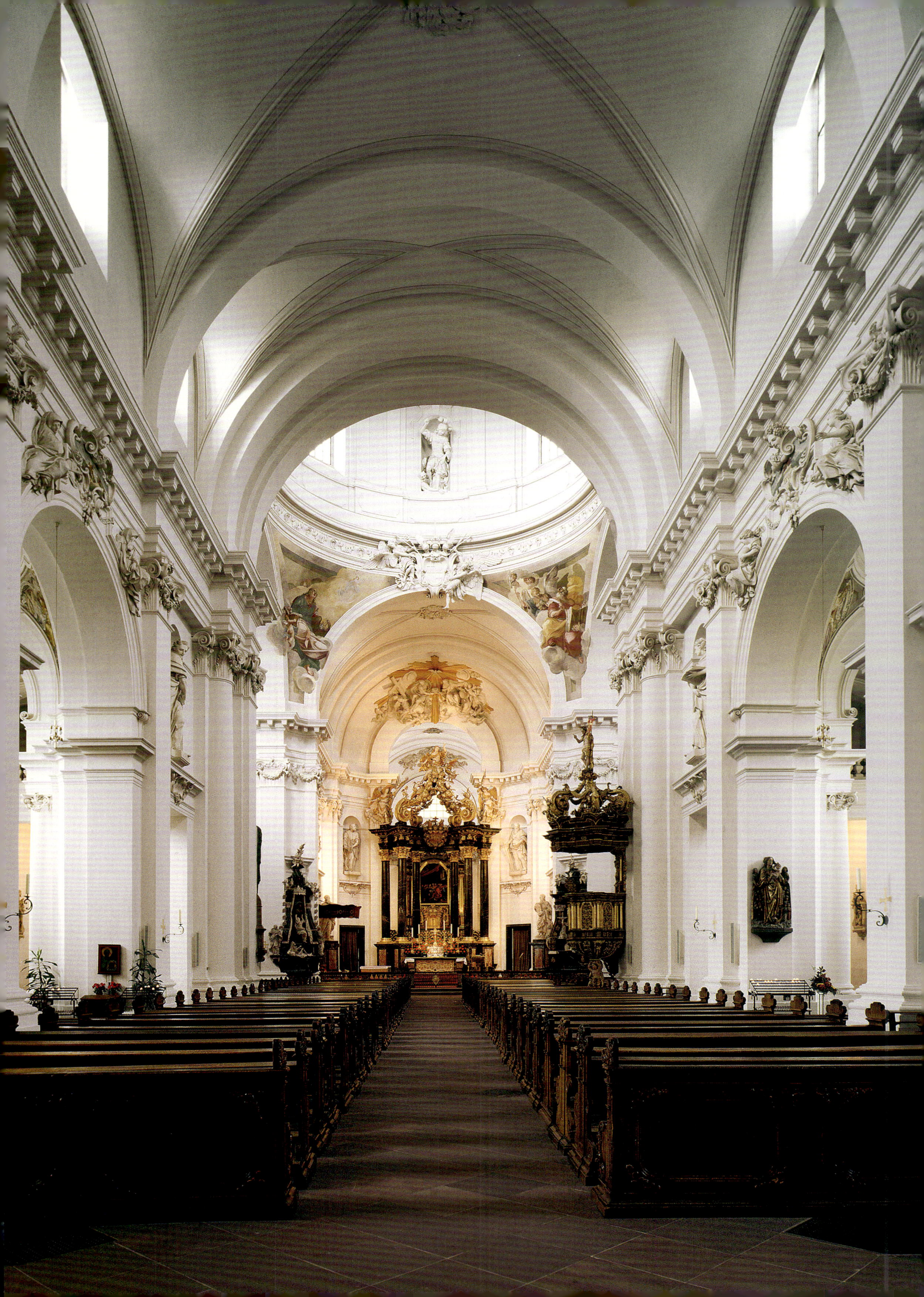

zwei freistehenden Obergeschossen der Türme, die von einer ähnlichen Erscheinung gekennzeichnet sind. Vor allem für die Fernwirkung ist die mächtige, wenn auch teilweise durch die steilen Walmdächer kaschierte Tambourkuppel über der Vierung bestimmend. Der am Außenbau achtseitig gebildete Tambour ist durch Doppelsäulen der ionischen Ordnung gegliedert und besitzt in den Diagonalen große Rundbogenfenster. Das ebenfalls achtseitige Kuppeldach ist über den Säulenstellungen durch starke Gurte gegliedert und mit einer hohen Laterne bekrönt. Von gewisser Bedeutung für die Außenwirkung des Baus sind die westlichen Annexräume – Sakristei und Kapitelsaal (heute Marienkapelle) – die insbesondere der überkommenen Bausubstanz des westlichen Querhauses der Ratgerbasilika – damit auch dem daran errichteten Konventsbau des 17. Jahrhunderts – Rechnung tragen und letzten Endes mit der Breitenwirkung der Ostfassade mit ihren Obelisken korrespondieren.

Innenarchitektur

Die im Außenbau wirksame und konsequent durchgesetzte traditionell betonte Leitform der kuppelbekrönten kreuzförmigen Basilika mit einer Doppelturmfassade wird im Inneren der Stiftskirche auf den ersten Blick stark verkompliziert und weitgehend negiert. Der Innenbau teilt sich zunächst in zwei fast selbständig erscheinende Raumformen auf: den kuppelbekrönten Zentralbau mit Vierung, Chorhaupt und den beiden Querhausarmen sowie das von Kapellen begleitete Langhaus. Über diese zwei Bauteile wird aber eine Reihe sekundärer Raumeinheiten angegliedert, die den komplizierten Organismus formal und funktional wieder einer zusammenhängenden formalen Einheit zuführen.

Vierung mit Chor und Querhausarmen: Einen besonderen Akzent im Gesamtinnenraum bildet der mächtige, sehr steil wirkende und lichtdurchflutete Zentralbau. Dem Typus eines Trikonchos verpflichtet, setzt er sich aus dem nur sehr kurzen Chorhaupt und den zwei ebenfalls kaum ausladenden Querhausarmen zusammen. Alle drei Räume bestehen im Prinzip aus einem mit Stichkappentonne gewölbten, schmalen Joch und einem dreiteiligen Schluss. Die kräftige Wandgliederung mit dem stark ausladenden, reich profilierten Gesims über Kolossalpilaster kompositer (?) Ordnung ist nur an den drei Stirnseiten durch steile Rundbogenarkaden unterbrochen. Während in den Arkaden der Querhausarme sich die großen, aber flachen Altarretabel gegen die stark durchfensterten Wandblenden abheben, lässt der raumbeherrschende, die Raumtiefe betonende Baldachin des Hauptaltars den Blick durch die offene Arkade auf das an der Stirnseite des westlich angegliederten tiefen Mönchschors im Retabel platzierte Altarblatt frei. Das beherrschende Motiv der Stirnwandarkade nimmt in einer abgewandelten Form der Wandaufriss der Vorjoche auf, indem die ähnlich proportionierten, aber kleineren Arkaden mit eingestellten Emporen (Coretti) versehen werden. Der Wandaufriss wird darüber hinaus derart rhythmisiert, dass zwischen diesen breiten Wandeinheiten der Vorjoche und den Stirnwänden mit ihren großen Arkaden jeweils schmale, schräg gestellte Wandabschnitte mit Figurennischen vermitteln. Jeweils in voller Höhe öffnet sich der Trikonchos der über einen quadratischen Grundriss errichteten Vierung. Über mächtigen Vierungspfeilern tragen die weiten Rundbögen und die dazwischen eingespannten Pendentifs den Tambour der Kuppel. Während die achsialen Abschnitte seiner achtteilig durch Doppelpilaster korinthischer Ordnung gegliederten Wand durch Figurennischen betont werden, finden sich in den Diagonalen jeweils große Rundbogenfenster vor. Erst darüber setzt das steile Kuppelgewölbe mit einem Laternenschluss an.

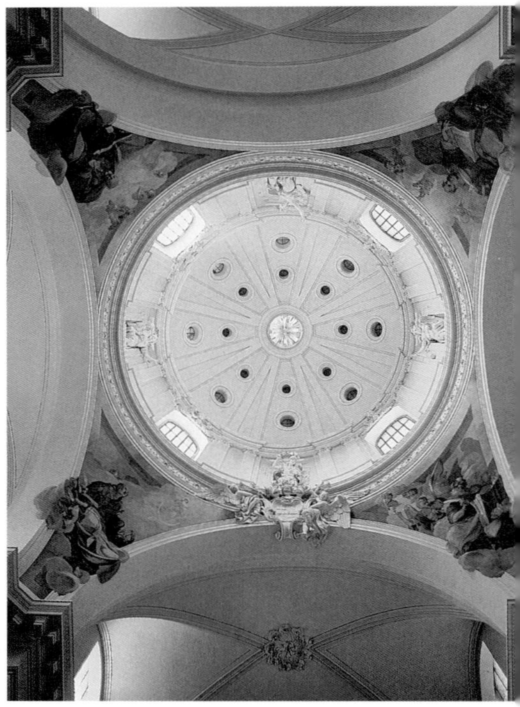

Fulda, Stiftskirche/Dom, Vierungskuppel.

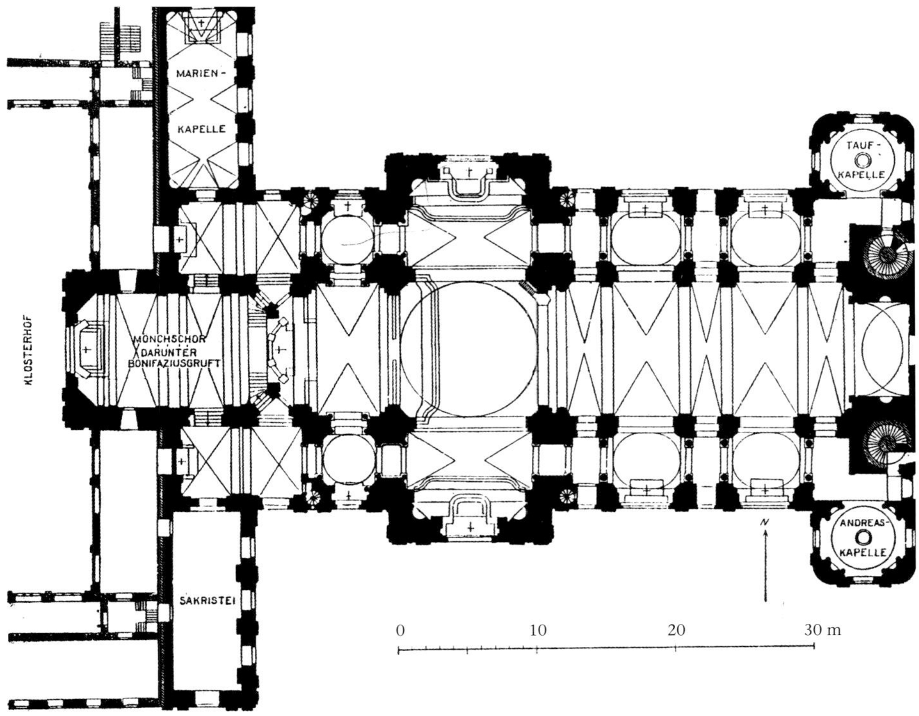

Fulda, Stiftskirche/Dom, Grundriss.

Das in den Innenraum vom Langhaus und den Querhausarmen herangeführte Licht erhält gerade hier durch die Kuppel eine enorme Steigerung, die dem in die Gesamtanlage quasi eingeschobenen Zentralbau eine Dominanz verleiht und diesen von dem im Osten direkt anschließenden Langhaus deutlich trennt.

Langhaus: Zwar ist das Langhaus in das Gesamtsystem der Innenraumgliederung durch die Grundformen der Gewölbe, die umlaufenden Gesimse und die Kolossalpilasterordnung deutlich eingebunden, dennoch scheint es um selbständige Akzente bemüht zu sein. Hierzu gehören sowohl die vier in seine Ecken eingestellten Halbsäulen, die das Langhaus gerade gegen die Vierung deutlich absetzen als auch insbesondere der nach dem System der rhythmischen Travée (Wechsel von bereiten und schmalen Jochen) gestaltete Wandaufriss. Dieser besteht aus zwei Hauptjochen mit breiten, bis an das Gebälk reichenden Arkaden und den sie begleitenden drei schmalen Nebenjochen mit Figurennischen über niedrigen Rechtecköffnungen. Die den Hauptjochen des Mittelschiffs weitgeöffneten und damit zum Mittelschiff vermittelnden, großen kapellenartigen Räume mit längsovalen Laternenkuppeln sind gleichzeitig Bestandteile der Seitenschiffe. Den Nebenjochen des Mittelschiffs entsprechen hier kleinere querrechteckige, kreuzgewölbte Zwischenräume, wobei die östlichen von ihnen – im Winkel auf die Seitenportale der Ostfassade verlaufend – aus dem Gliederungssystem herausbrechen und lediglich als ungegliederte funktionale Verbindungsräume definiert werden. Jenseits des westlichen Zwischenraums, die Stärke der Vierungspfeiler einnehmend, vermittelt zum Querhaus jeweils ein weiterer niedriger und annähernd quadratischer Zwischenraum. Die Seitenschiffe enden aber nicht an dieser Stelle, vielmehr scheint sich die Raumfolge auch über das Querhaus hinaus in westlicher Richtung fortzusetzen. Denn den niedrigen Zwischenräumen der Vierungspfeiler, die den östlichen Pendants ähnlich gestaltet sind, folgen jeweils noch größere Kapellenräume mit kreisrunden Laternenkuppeln. Am westlichen Ende der Raumfolge steht noch ein sehr schmaler, rudimentärer Zwischenraum, der das Seitenschiff in einen unterschiedlich definierten Großraum auslaufen lässt.

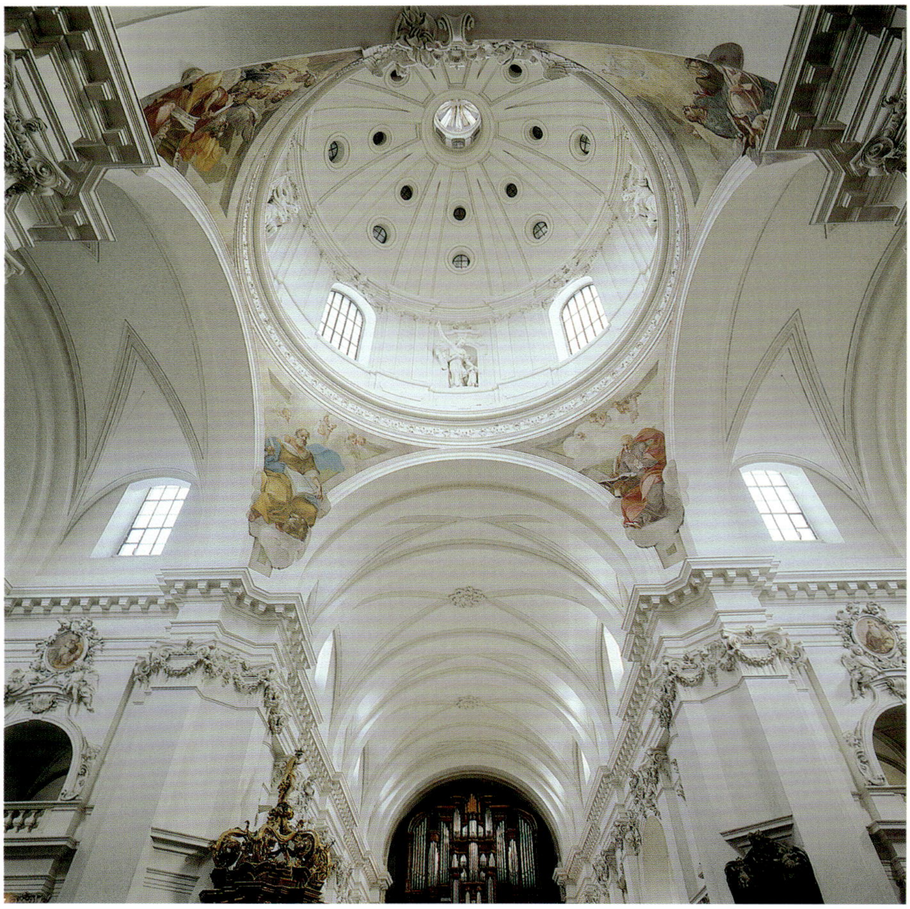

Fulda, barocke Stiftskirche/Dom, Vierungskuppel und Langhaus (links), nördliche Langhauswand (unten links), nördliches Seitenschiff von Osten (unten rechts) und Sturmialtar (rechts).

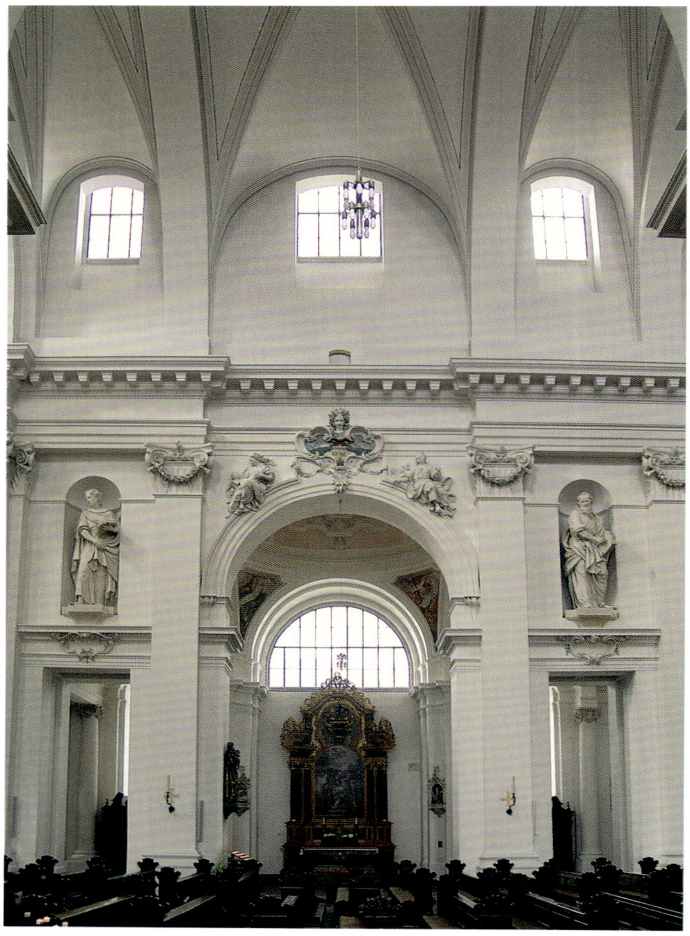

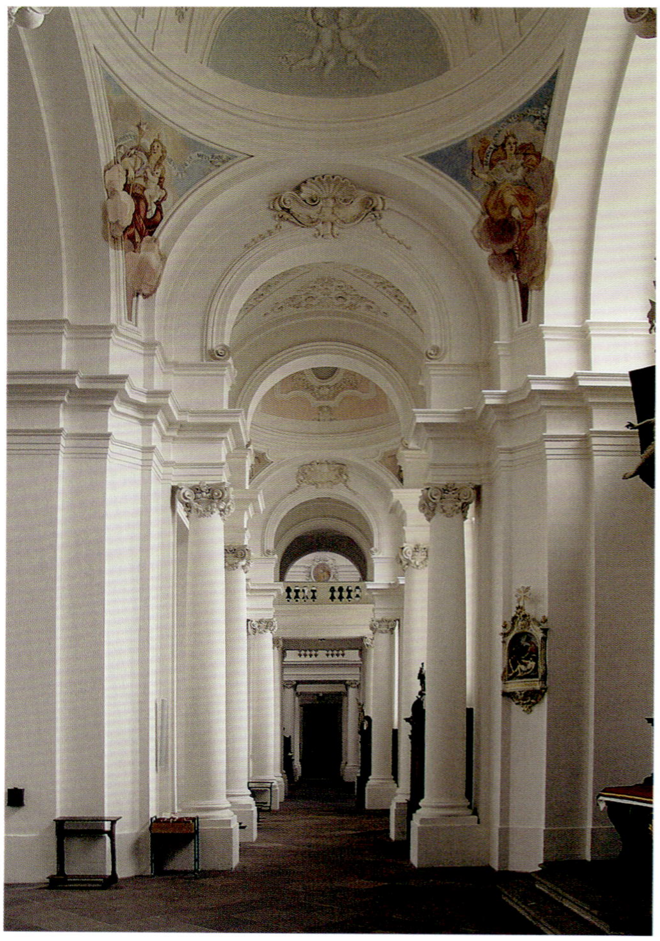

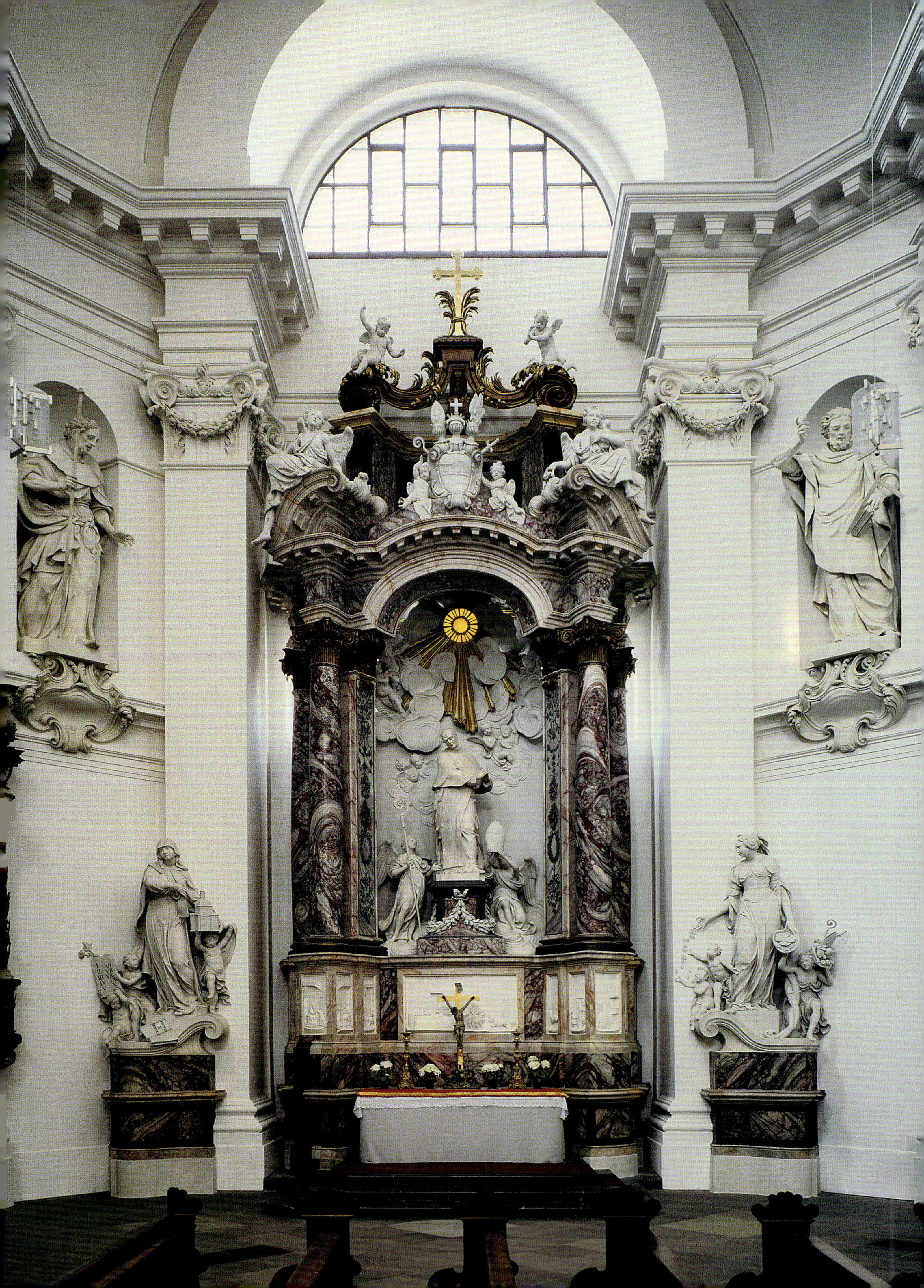

Die doch aus so unterschiedlichen Raumeinheiten zusammengesetzten Seitenschiffe werden vor allem durch das stark bewegte Motiv der gestelzten, auf zwei freistehenden Säulen ionischer Ordnung ruhenden Arkaden (gleichzeitig Wandaufrisssystem des Zentralbaus) zusammengefasst, die zwar konsequent die jeweiligen Raumgrenzen betonen, sich aber gleichzeitig in längsachsialer Ordnung sich zur Vorstellung eines Kirchenschiffs verselbständigen, auch über das eingeschobene Querhaus hinaus.

Diese Seitenschiffe münden, wie schon erwähnt, im Westen abrupt in die geräumigen, zweijöchigen, kreuzgratgewölbten und zurückhaltend gegliederten Resträume des ehemaligen westlichen Querhauses der Ratgerbasilika. Sie weisen zwar auf den westlichen Stirnseiten jeweils einen Nebenaltar auf, doch übernehmen sie im Prinzip nur die Funktion eines Vor- oder Verteilungsraums. Sie sind sowohl von außen durch die Seitenportale als auch direkt von den Seitenschiffen und der Bonifatiusgruft aus erreichbar. Sie bieten auch einen direkten Zugang zu den seitlich ausladenden Annexbauten – Sakristei im Süden und Kapitelsaal (heute Marienkapelle) im Norden – und darüber hinaus noch zum Hauptchorraum und dem westlich anschließenden Mönchschor.

Mönchschor: Oberhalb der Bonifatiusgruft und ohne räumliche Verbindung zu den übrigen Innenräumen – mit Ausnahme des längsachsialen Durchblicks über die Baldachinarchitektur des Hauptchores – ist der Mönchschor angeordnet. Es ist ein zweijöchiger, kreuzgratgewölbter Raum, der im Westen und Osten einen dreiseitigen Chorschluss besitzt. Im Prinzip waltet auch hier die für den gesamten Kirchenraum verbindliche Ordnung der Kolossalpilaster, wobei die Abschlüsse das System der Stirnseiten der Querhausarme (Westschluss) oder des Hauptchors (Ostschluss als rückwärtige Front des Hauptaltars) übernehmen. Die hier von Doppelpilastern gerahmten Wandfelder sind im oberen Bereich durch große Rundbogenöffnungen (Blendfenster) gegliedert.

Zum Bauprogramm der Fuldaer Stiftskirche

Der aus einem gekuppelten, kreuzförmigen Zentralbau und einem tonnengewölbten, durch Travéen gegliederten und von Abseiten begleiteten Langhaus zusammengesetzte Innenraum folgt weitgehend dem durch die römische Jesuitenkirche Il Gesù geprägten Idealtypus des barocken Kirchenraums. Nach Rom verweisen auch zahlreiche weitere Einzelmotive, wie die auf St. Peter zurück gehende allgemeine Form der Kuppel, die Verwendung von Obelisken im Zusammenhang der Fassadengestaltung oder auch der typische Zahnschnitt am umlaufenden Hauptgesims. Doch scheint diese formale Abhängigkeit der Fuldaer Architektur Johann Dientzenhofers von römischen Vorbildern auch inhaltlich begründet zu sein. In Abweichung vom Il Gesù-Typus mit seiner das Langhaus gliedernden Reihung gleichförmiger Travéen bedient sich die Fuldaer Architektur im Wandaufriss eines Systems der sog. rhythmischen Travée. Damit verweist sie auf die zwei vornehmsten Kirchen Roms: den Zentralbau von Bramantes St. Peter und die zweite päpstliche Hauptkirche, S. Giovanni in Laterano nach einem Umbau von Francesco Borromini. Die bewusste Orientierung gerade an diese römischen Architekturen trägt der damaligen kirchenpolitischen Situation Fuldas Rechnung. Auf eine 751 noch von Bonifatius beim Papst Zacharias erwirkten Unterschutzstellung des Klosters aufbauend, suchten die längst auch zu Landesfürsten erhobenen Äbte die vom Diözesanbischof unabhängige Stellung des Klosters im Sinne quasiepiskopaler Rechte für ihr gesamtes Territorium auszubauen. Ziel dieser auf die direkte Abhängigkeit Fuldas von Rom aufbauenden Bemühungen war eine Bistumsgründung, die allerdings erst 1752 glückte. Ein dreißigjähriger Rechtsstreit vor der römischen Rota und wichtige Verträge mit Würzburg 1662, 1717 und 1751 standen u. a. auf dem Weg, der schließlich formal und inhaltlich an der bedeutendsten Baumaßnahme des Landes, dem Neubau der Stiftskirche, nicht spurlos vorbei führen konnte.

Unter diesen Voraussetzungen betrachtet ist der Fuldaer Stiftsbau keine Klosterkirche mehr. Die Würdeformeln der ehrwürdigsten Bischofskirchen (Kuppel, rhythmisches Travée), aber vor allem die räumliche Lösung des monumentalen Zentralbaus mit gekuppelter Vierung, Chor und Querhausarmen belegen die bewusste Vorwegnahme der in geschichtlicher Entwicklung angelegten Bistumsgründung durch Verwirklichung eines Kathedralentypus. Der hinter dem Hauptaltar abgeschränkte Mönchschor bildet einen weitgehend selbständigen Innenraum und ist nur optisch im Hinblick auf das Altarblatt mit dem Hauptchor verbunden. Auch diese formale Situation trägt der geschichtlichen Entwicklung des Stifts Rechnung, da der Mönchschor dem an das adelige Stift angegliederten, mit keinem Wahlrecht ausgestatteten bürgerlichen Konvent zum Chorgebet dient.

Eine weitere, selbständig wirkende Raumform scheint vor allem das Langhaus der Stiftskirche, die Gemeindekirche, zu sein, bei der die ehrwürdige Ratgerbasilika im Sinne der Renovatio-Idee zitiert wird, ohne dass an der überkommenen Bausubstanz festgehalten zu werden brauchte.

Ist auf den ersten Blick für die Erscheinung des Mittelschiffs der monumental wirkende römisch beeinflusste Aufriss des rhythmischen Travée – das Triumphbogenmotiv im Sinne der Umgestaltung der Lateran-Basilika Borrominis – vorherrschend, so fällt jedem Betrachter bald das unvermittelt im oberen Register ansetzende, von den mächtigen Gurten abgeteilte, durch Stichkappen zerschnittene und dadurch antiquiert wirkende Tonnengewölbe auf. Durch starke rippenähnliche Stuckierung der Gewölbegrate in Bestandteile zerlegt, mutet die Tonne als Aneinanderreihung von kreuzrippengewölbten Jochen einer mittelalterlichen Kirche an. Es fällt nun schwer, sich des Eindrucks zu erwehren, dass hier das Mittelschiff einer alten Kirche im Sinne des römischen Barocks lediglich modernisiert wurde, zumal der räumlichen Zergliederung im Gewölbe in der Wandzone die tektonische Geschlossenheit des Raumes entgegensteht. Das Mittelschiffgewölbe ist auch nicht ein Torso geblieben, wie in der Vergangenheit mehrfach vermutet wurde, sondern bleibt ein Verweis auf die Fuldaer Renovatio-Idee. Wie virtuos letzten Endes Johann Dientzenhofer diesen Gedanken in die moderne Architektur einbrachte, scheinen aber auch zwei weitere Detaillösungen seiner Raumschöpfung zu verdeutlichen.

Die am Anfang der Planungen in Fulda bestehende Absicht, bei dem Umbau der Stiftskirche an der Idealvorstellung des Langhauses der Basilika – wohl im Sinne der an S. Giovanni in Laterano verwirklichten Lösung – festzuhalten, wurde durch die letzte Umplanung von 1705 entscheidend beeinträchtigt. Zwischen das erst jetzt deutlich verkürzte Langhaus und den im Westen gelegenen Mönchschor wurde der gewaltige, von einer Tambourkuppel beherrschte Raumkörper mit Chor und zwei Querhausarmen eingeschoben. Diese als Zentralbau konzipierte Raumeinheit wurde aber bewusst in ein Spannungsverhältnis zum Langhaus gesetzt. Der weitgehenden Angliederung der Querarme an den Chorraum entgegnet das Mittelschiff mit einem eigenständigen Aufriss, den zwischen der Kuppel und dem Mittelschiffgewölbe kontrapunktisch geführten Dialog fortsetzend. Das herausgestellte Gegeneinander beider Baukörper wirkt im Dienst der Renovatio-Idee und setzt so den neu eingefügten Zentralbau gegen das als Zitat der alten Ratger-Basilika wirkende Langhaus ab, das in der Längsbetonung durch die Lösung des Mönchschores nur noch leise anklingt.

Der Zitatcharakter der gesamten Langhauslösung wird in Bezug auf die beiden Seitenschiffe noch deutlicher. Blickt man von einem der westlichen zweijochigen, hohen Rechteckräume, die zwischen den Annexbauten der Kirche (Sakristei und Marienkapelle), der Bonifatiusgruft und dem Mönchschor vermitteln, in die langgestreckte, säulengerahmte Raumfolge, so entsteht leicht der Eindruck, die Seitenschiffe begännen annähernd dort, wo ursprünglich das Westquerhaus der Ratgerbasilika aufhörte und ihre Seitenschiffe ansetzten. Der Übergang ist in der heutigen Kirche in einer für Johann Dientzenhofer ungewöhnlich scharf gestalteten Kante der Eckpfeiler deutlich markiert. In östlicher Richtung setzt sich aber ein scheinbares Raumkontinuum des Seitenschiffs durch, dessen Einheitlichkeit durch die raumbegrenzend wirkenden Gesimse und Säulen der ionischen Ordnung sowie auch durch die herausgestellten, gestelzten Scheidbögen der einzelnen Joche erzeugt wird. So fallen die unterschiedlich rhythmisierten Jochbreiten kaum ins Gewicht. Erst im Durchschreiten der Raumfolge verschwindet die Illusion des einheitlichen Seitenschiffs, das sich als Raumfolge von höchst unterschiedlichen Gebilden zu erkennen gibt: von der Chorkapelle über die Querhausarme bis zu den einzelnen Jochen des Langhauses, die aus schmalen, glatt geschnittenen kubischen Räumen und weiten, prächtig ausgestatteten, gekuppelten Kapellen bestehen.

Das Festhalten des Bauherrn an der überkommenen Basilika im Sinne der Renovatio begrenzte sich somit nicht auf die Beibehaltung der Bausubstanz oder des Bauprogramms der Vorgängeranlage, sondern griff in die Gestalt des Neubaus ein, überformte diesen scheinbar mit Architekturzitaten, die Absichten des Auftraggebers offenlegen. Es ist nicht allein der kirchenpolitisch begründete Verweis auf Rom, der für die Architektur der neuen Stiftskirche des Fürstabtes Adalbert von Schleiffras – ähnlich wie dies bei dem Neubau der karolingischen Basilika der Fall war – bestimmend wird. Gleichzeitig ist es ein Zeichen für einen auf Traditionsbewusstsein gründenden Formwillen ihrer Urheber, des Bauherren und des Architekten.

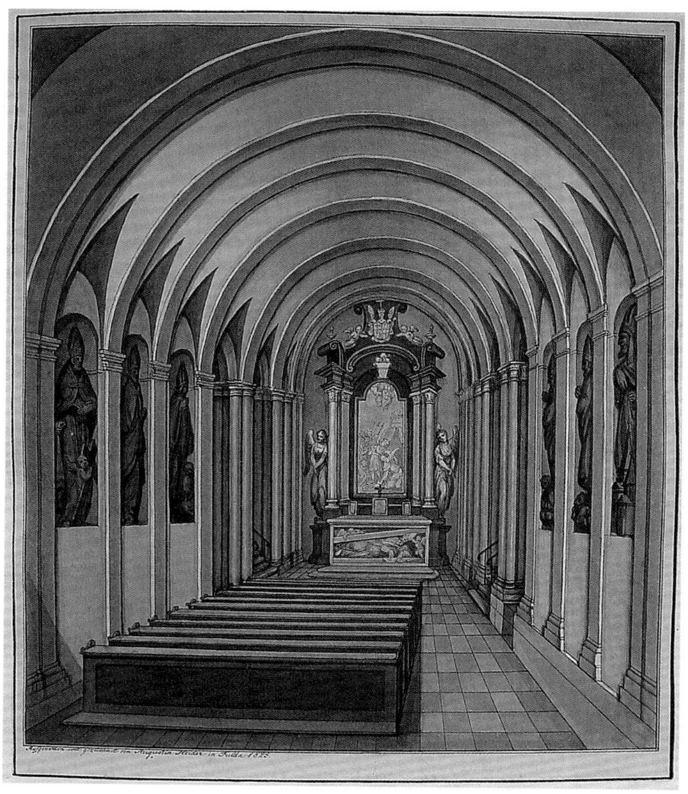

Augustin Heider (1776–1836), Bonifatiusgruft im Dom zu Fulda, Federzeichnung, signiert l. u.: Aufgenommen und gezeichnet von Augustin Heider in Fulda 1825, aus: Schlereth F. C., Der Dom und die vorigen Hauptkirchen in Fulda, Handschrift, Hochschul- und Landesbibliothek Fulda.

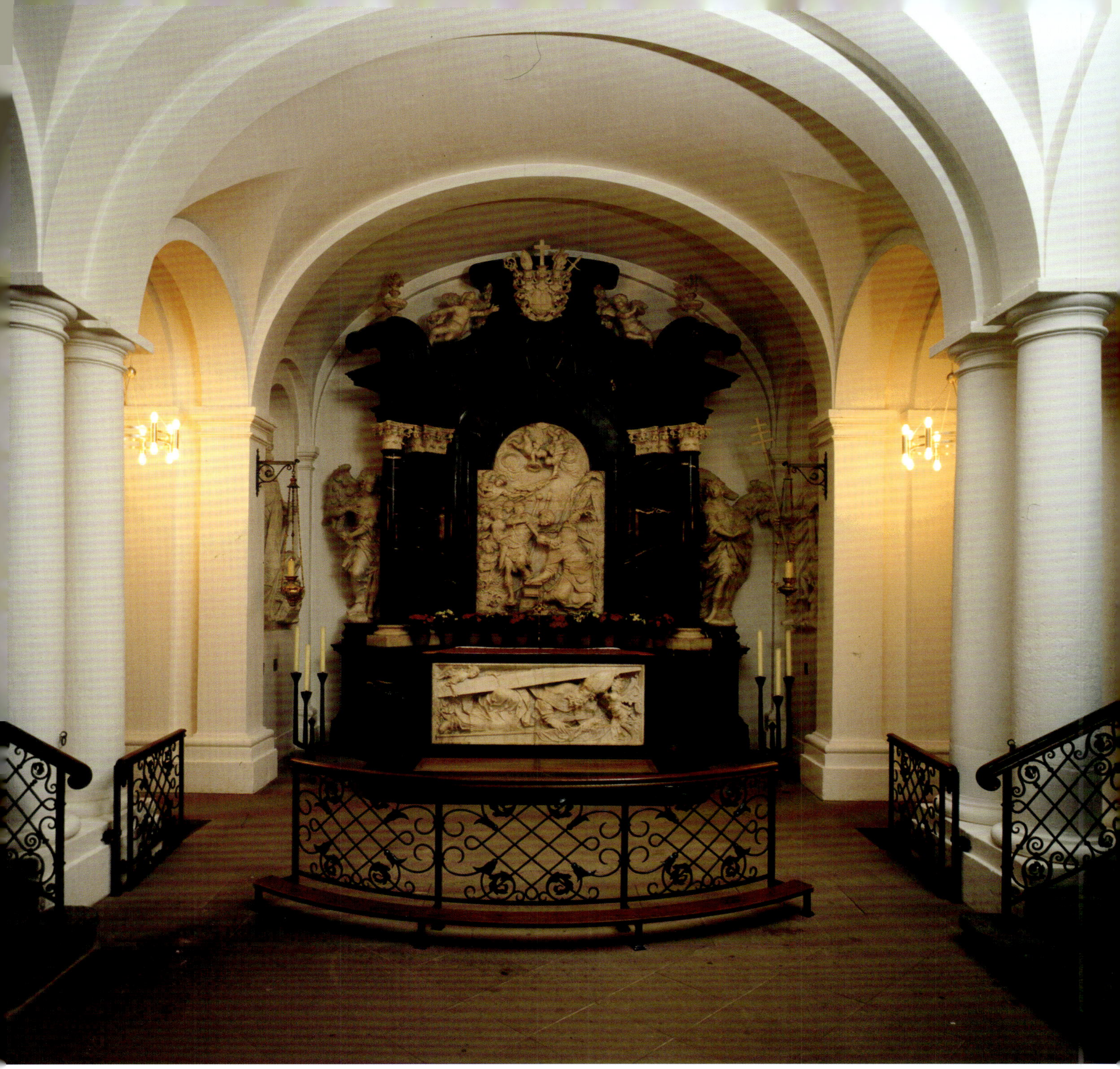

Fulda, Dom, Bonifatiusgruft, Altar von Johann Neudecker d. Ä., um 1710.

Bonifatiusgruft

Eine weitere, neben der Dom-, Mönchs- und Gemeindekirche in den Gesamtbau formal und inhaltlich integrierte Raumeinheit stellt die Grabeskirche des hl. Bonifatius dar. Ihre ersten Planungen – vermutlich sogar bis zum letzten Projekt von 1705 – haben die ehemalige St. Benedikt-Krypta mit dem Bonifatiusgrab sowohl in ihrer Disposition als auch teilweise in ihrer Substanz zu erhalten gesucht. Sie sollte zunächst nur mit einem erhöhten Gewölbe und größeren Fenstern versehen werden. Der letztlich nach Westen erweiterte Neubau hat diese karolingische Krypta mit dem Grab des hl. Bonifatius zu einer geosteten, kreuzförmigen Unterkirche erweitert und umfunktioniert. Dabei erhielt sie einerseits als eine für große Wallfahrten zugängliche Andachtsstätte durch ihre Erschließung mittels großer Treppenläufe eine Querorientierung, andererseits blieb aber die durch den entscheidenden Lichteinfall vom großen Westfenster bis zum Chorraum mit dem prunkvollen Altar, an dem nach erlittenem Martyrium die Auferstehung des Fuldaer Heiligen gefeiert wird, betonte Ost-West-Achse für den innerhalb der Gesamtanlage selbständigen Kirchenraum bestimmend.

Unterhalb des Mönchschors und anstelle der ehemaligen Westkrypta errichtet, bildet die heutige Bonifatiusgruft dennoch einen besonderen und weitgehend selbständigen Innenraum. Die von den westlichen Vorräumen durch eine breite, hinabführende Treppe erreichbare Unterkirche ist eine geostete, kreuzförmige Anlage mit einem erweiterten Vierungsbereich. Einfache Pilaster und die dazwischen angeordneten Figurennischen gliedern die umlaufenden Wände; entsprechend dem Wandaufriss wird die Wölbung mit Stichkappentonne durch Gurtbögen in Jocheinheiten geteilt. Das einschiffige und dreijöchige Langhaus wird von einem dreischiffigen und dreijöchigen Querhaus geschnitten, wobei das breitere Mittelschiff durch die mächtigen Treppenläufe – heute noch weiter als ursprünglich in den Innenraum hineinragend – in seiner Raumwirkung beeinträchtigt wird. Im Osten folgt noch ein wenig tiefer Rechteckchor mit dem Altarretabel und dem Grab des heiligen Märtyrers.

Diese seit dem Spätmittelalter nicht gerade häufig auftretende Bauaufgabe einer Krypta steht hier bezeichnenderweise in einer Reihe mit den in der ersten Hälfte des 17. Jahrhunderts in Rom neu errichteten unterirdischen Anlagen, die in der Regel eben mit einem Märtyrer-Grab zusammenhängen. Sie können in folgende vier Gruppen unterteilt werden:

- barocke Umformung einer spätantiken oder mittelalterlichen Confessio
- unterirdische Kapellen am Märtyrer-Grab
- einfache gewölbte Krypten
- Unterkirchen.

Von ihrem Typus her dürfte die Fuldaer Anlage den letzteren angehören, wie z. B. die nach Plänen von Pietro da Cortona in SS. Martina e Luca errichtete Unterkirche, auch wenn sich kaum formale Abhängigkeiten zu einem dieser Architekturen aufzeigen lassen. Inhaltlich und funktional ist die Bonifatiusgruft schon eher mit den barocken Umformungen der römischen Confessio zu vergleichen, wie jene berühmte unter dem Baldachin-Altar von St. Peter im Vatikan. Fulda verbindet mit diesen römischen Anlagen die allgemeine Bestrebung, durch eine moderne Neufassung der Architektur der Grabstätte auch den Kult zu erneuern und funktionale Bauelemente (z. B. die fast obligatorischen, zweiflügeligen Treppen) zu fördern. Während aber die Confessio in St. Peter sich dem über sie erhobenen Hauptaltar öffnet, bleiben in Fulda der Grab- und Hauptaltar räumlich streng voneinander getrennt.

Der Raum ist trotz seiner die Querachse stark betonenden, wuchtigen, für den Kult aber notwendigen Treppenläufe längsachsial nach Osten orientiert. Der starke Lichteinfall durch die einzige, aber gleichzeitig monumentale Fensteröffnung im Westen durchdringt den Raum bis zu den Alabasterreliefs des Altars. Die Gruft ist vor allem durch diesen die Ostwand dominierenden Bonifatiusaltar als selbständer Kirchenraum betont. Er ist ein Hauptwerk des Hadamarer Bildhauers Johann Neudecker d. Ä. (um 1710), der von seiner Erscheinung, nicht aber vom Stil her, eine unmittelbare Nähe zum römischen Hochbarock spüren lässt. Seine Umorientierung – im Gegensatz zur gewesteten Hauptkirche steht der Altar im Osten der Unterkirche – und räumliche Trennung zum Hauptaltar der Domkirche verleiht dem aus schwarzem Marmor gefertigten und mit Alabasterreliefs versehenen Altar eine besondere Feierlichkeit. Während am Retabel die obligatorische Geburt des Heiligen im

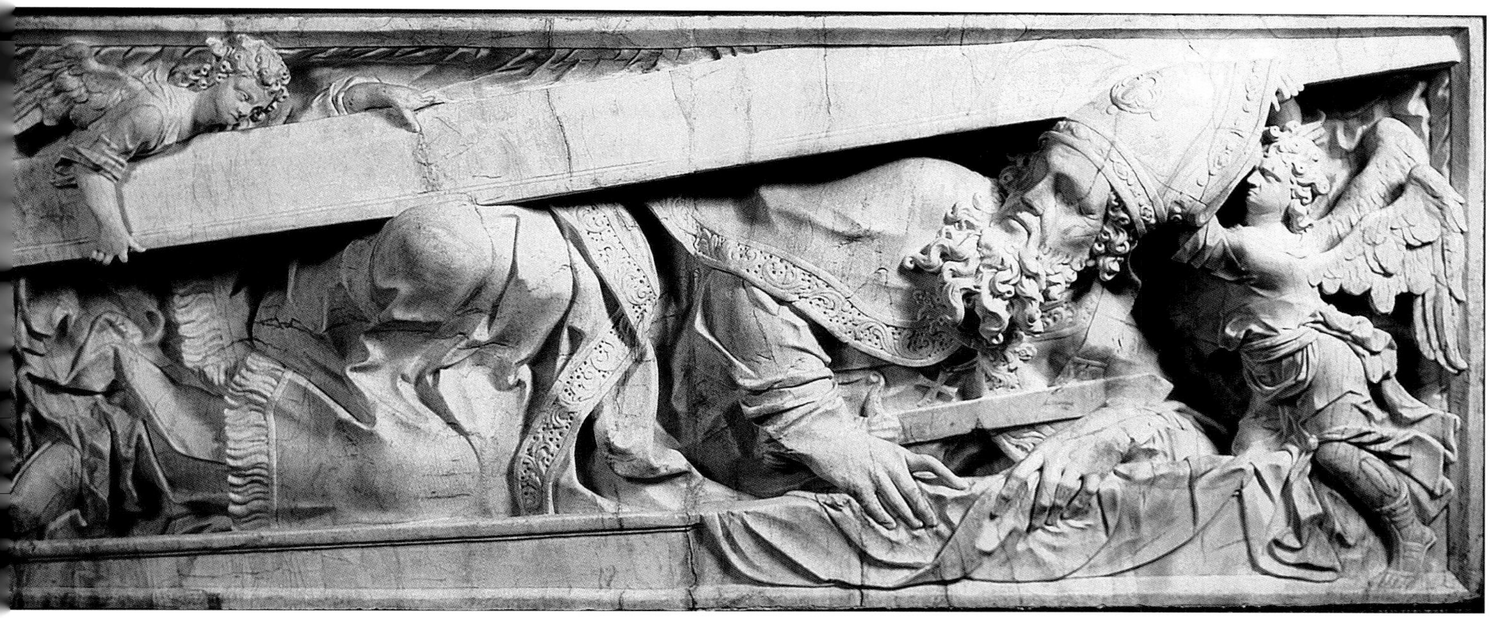

Fulda, Dom, Bonifatiusgruft, Bonifatiusaltar, Antependium, um 1710.
Zwei Engel heben den Sargdeckel, während der hl. Bonifatius mit dem Schwert des Martyriums sich aus dem Grab erhebt.

Martyrium dargestellt ist, beherrscht die dramatische Szene der Graböffnung und die darin agierende, lebensgroße Gestalt des Bonifatius das Antependium, aber auch den gesamten Innenraum im Sinne der zweiten Geburt. Sinnfällig wird hier die frühchristliche Verbindung zwischen Märtyrer-Grab und dem darüber errichteten Altar veranschaulicht. Den schon mittelalterlichen Brauch, an einem Altar gleich ganze Gemeinschaften von Heiligen zu vereinigen, veranschaulicht wiederum die Zusammenstellung von 16 lebensgroßen Sandsteinfiguren der heiligen Päpste und Bischöfe, die die Wände der Gruft säumen, um dem Apostel der Deutschen die höchste Ehre zu erweisen.

Unmittelbar am Altar und in den östlichen Figurennischen des Querhauses sind die als Märtyrer verehrten Päpste aufgestellt, in den vier westlichen Nischen gegenüber und in den sechs weiteren im Langhaus heilige Bischöfe als Märtyrer und Bekenner der Kirche. Die Figuren scheinen paarweise, jeweils zur Rechten und zur Linken des Altars sich gegenüber stehend, quasi in einer Prozession zum Bonifatiusaltar anzutreten.

Diese wird eröffnet von den am Westende des Langhauses in einer dynamischen Hinwendung zum entfernten Altar erfassten Figuren der zwei aus Fulda stammenden Mainzer Erzbischöfe: Rabanus Maurus († 856, 4. Februar), dem berühmten Lehrer und Abt von Fulda (822–842), und Bardo († 1051, 10. Juni), der zwischen 1020 und 1029 der erste Propst des fuldischen Reformklosters St. Andreas auf dem Neuenberg bei Fulda war. Ihnen folgen in der Mitte des Langhauses zwei heilige Bischöfe von Augsburg, Ulrich († 973, 4. Juli) und Simpert († 807, 12. Oktober). Sie sind neben der hl. Afra die Hauptpatrone des Bistums Augsburg; vor allem der hl. Ulrich, dessen Kult im Fuldaer Land eine lange Tradition besitzt. Bischof Ulrich war auch ein Verwandter des Fuldaer Abtes Werner (968–982) und weihte um 970 die mit der Umgestaltung des Ostatriums errichtete Königskapelle.

Am Ostende des Langhauses folgen die heiligen Bischöfe Venantius (?) und Gauderich von Cambrai († um 625, 11. August). Von beiden befinden sich noch heute die Hauptreliquien im Domschatz, wobei die erstere schon 836 unter Rabanus aus Rimini nach Fulda kam. Bei dieser Reliquie könnte es sich um die des Bischofs und Märtyrers Venantius von Salona († um 270, 1. April) handeln, dessen Gebeine im 7. Jahrhundert aus Dalmatien nach Lateran über-

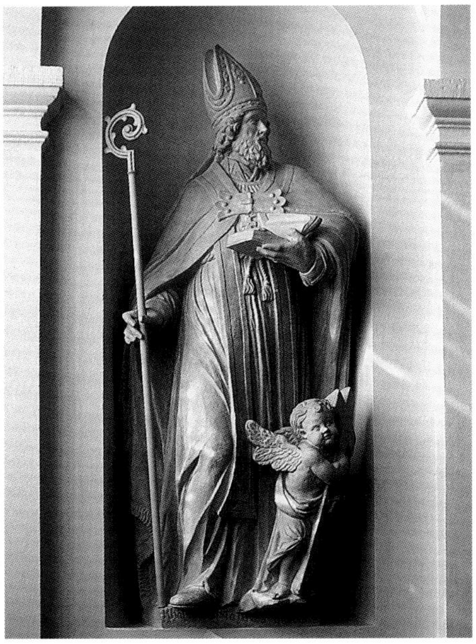

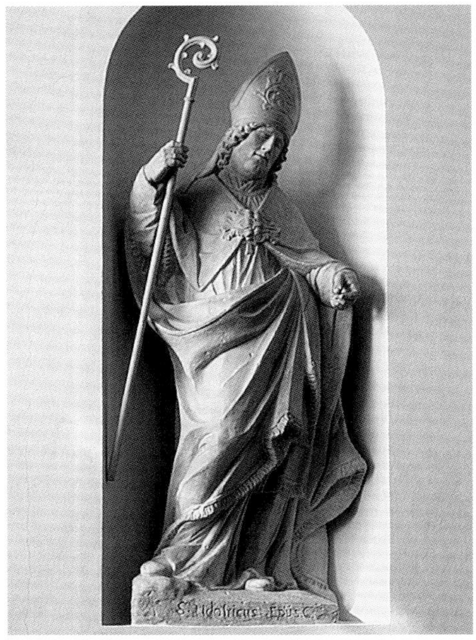

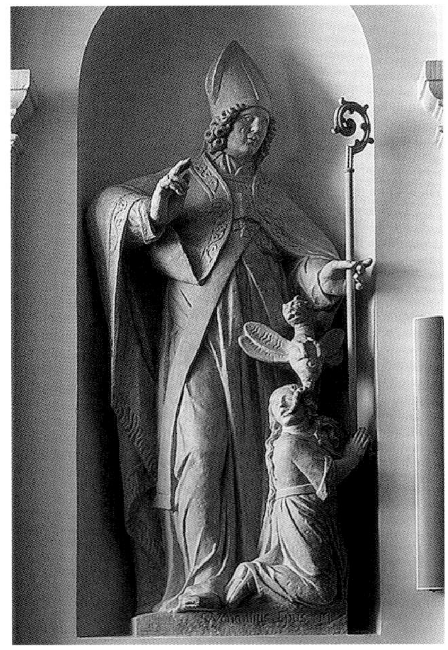

Fulda, Dom, Bonifatiusgruft, 16 Sandsteinskulpturen der hl. Päpste und Bischöfe, von Andreas Balthasar Weber, 1705–10.

oben: Erzbischof Rabanus Maurus.

Fulda, Dom, Bonifatiusgruft, Bischof Ulrich von Augsburg (oben), Bischof Venantius von Salona (?) (rechts oben), Bischof Adalbert von Prag (rechts), Bischof Quirinus von Siscia (rechts unten).

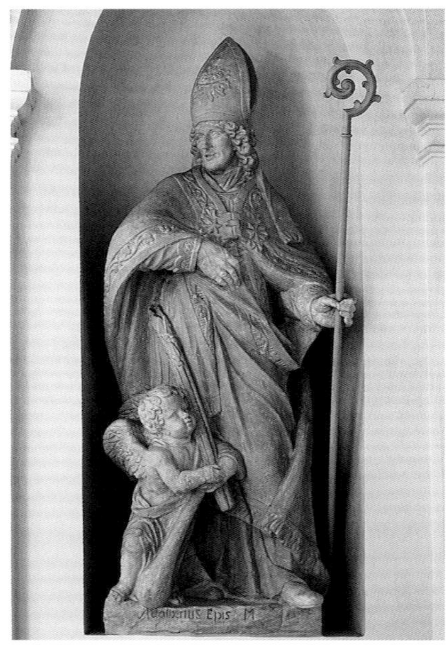

führt wurden oder auch um die des Märtyrers Venantius von Damerino († 253, 18. Mai), der aber kein Bischof war. Während die am Sockel der Figur eingemeiselte Inschrift S. Venantius Epus M. auf eine Identifizierung mit dem ersteren hindeutet, spricht das Attribut des Dargestellten – eine Dämonenaustreibung – einen hl. Venantius von Tour († um 400, 11. Oktober) an, der aber kein Bischof, sondern Abt war. In diesem Fall ließen sich auch die beiden Heiligen dem gallischen Bereich zuordnen, wohl als Ergänzung zu den alemannischen Augsburger Bischöfen.

Links und rechts am Eintritt in das Querhaus, noch einmal im bewegten Gestus auf die Mitte bezogen, treten zwei Bonifatius besonders verwandte Märtyrer zur Seite, die wie jener in der Mission ihr Leben für die Nachfolge Christi hingaben: der vom böhmischen Hochadel stammende Adalbert von Prag (von Gnesen) (997, 23. April), der während seiner Missionsreise nach Preußen das Martyrium erlitt und der Angelsachse Eoban von Utrecht († 754, 5. Juni), der als Begleiter von Bonifatius in der Friesenmission ermordet wurde. Ihnen zur Seite – jeweils an der Stirnwand des Querhauses angeordnet – finden sich zwei weitere Märtyrer und Bischöfe: Quirinus von Siscia († Anfang 4. Jh., 4. Juni), der in Kroatien und Ungarn missionierte und unter Diokletian gemartert wurde, sowie der Franke Leodegar von Autun († 678, 2. Oktober). Reliquien aller vier Märtyrer (Adalbert und Quirinus, diese durch Rabanus 838 erworben und in der Propsteikirche des fuldischen Nebenklosters Johannesberg bestattet) befinden bzw. befanden sich noch im 15. Jahrhundert in Fulda. Die Viten dieser vier Märtyrer weisen auf die aufeinanderfolgenden Phasen der aufopferungsvollen Ausbreitung des Christentums in einem weiten Umkreis – von Südosten, über Westen, Nordwesten und Nordosten – der Kerngebiete der bonifatianischen Mission, als deren Zentrum Fulda angesehen wurde.

Der Gedanke erfährt im Chorbereich, der den vornehmsten Heiligen, den Märtyrern und Bischöfen von Rom vorbehalten ist, eine letzte Steigerung. Rom als eigentlicher Ursprung des Christentums hat gerade für Bonifatius einen un-

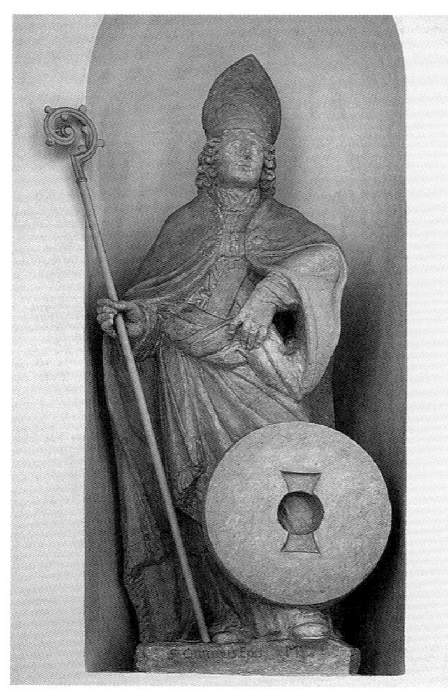

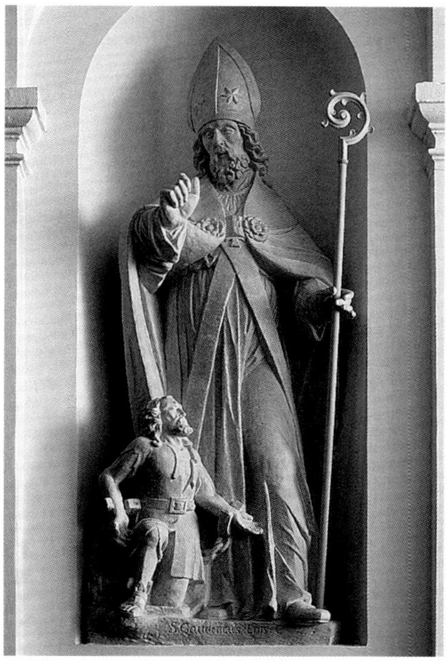

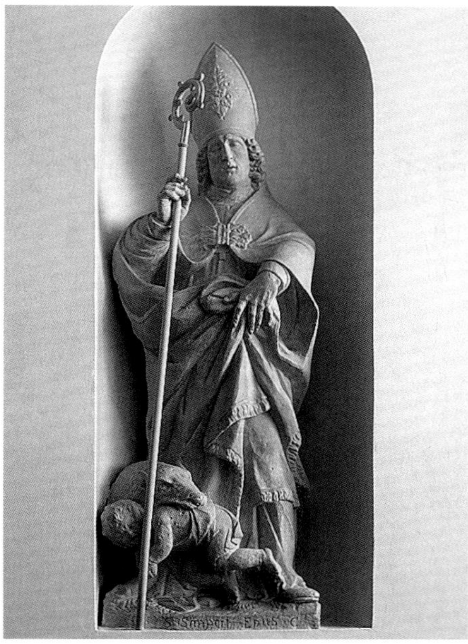

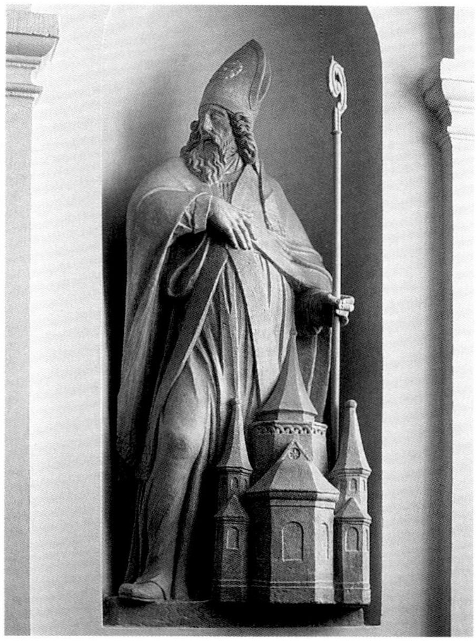

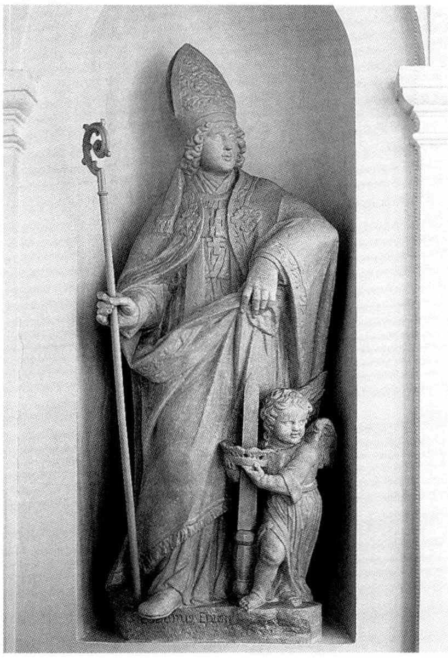

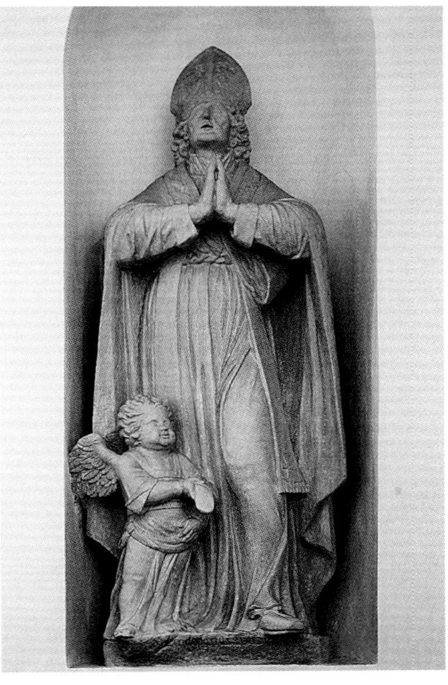

Fulda, Dom, Bonifatiusgruft,
Bischof Gauderich von Cambrai (links oben),
Bischof Simpert von Augsburg (oben),
Bischof Eoban von Utrecht (links),
Bischof Leodegar von Autun (links unten).

Fulda, Dom, Bonifatiusgruft,
Erzbischof Bardo von Mainz (oben).

verzichtbaren Bezug zu seiner Missionstätigkeit besessen. Sixtus II. († 258) und Fabian († 250) (an den seitlichen Chorwänden) sowie die an der anschließenden Ostwand des Querhauses stehenden Alexander I. († 116?) und Urban I. († 230) sind die in der frühchristlichen Zeit durch das römische Kaisertum gemarterten, als Hauptheilige der Kirche verehrten Päpste, deren Reliquien durch den Fuldaer Abt Rabanus Maurus (835 und 838) aus Rom beschafft wurden. Die noch im Altarraum, aber schon an den Stirnwänden des Querhauses postierten Päpste Martin I. († 655) und Marcellus I. († 309) gehören zu den Heiligen der zweiten Stunde; sie werden zwar als Märtyrer wegen ihrer Verfolgung durch die römischen bzw. oströmischen Kaiser verehrt, starben aber eines natürlichen Todes in der Verbannung. Auch ihre Reliquien – vom hl. Martin sogar die Hauptreliquie – befinden sich seit unbekannter Zeit im Fuldaer Reliquienschatz.

Die als kreuzförmige Unterkirche konzipierte barocke Gruft des hl. Bonifatius stellt damit im Sinne des mittelalterlichen Heiligenkults einen Reliquienschrein dar, Heiltum der Stiftskirche, der einer ausgesuchten Gemeinschaft der vornehmsten Märtyrer und Bekenner Christi zugehört. Sie stehen alle als Amtsbrüder in einem bestimmten Verhältnis zum Fuldaer Heiligen und zeigen dem Pilger gemeinsam die Wurzeln und die Macht des Christentums.

Möglicherweise erfuhr das Bildprogramm noch eine weitere Steigerung, denn nach einer glaubwürdigen Überlieferung aus der Mitte des 19. Jahrhunderts (K. Pfaff, 1855) stand im Innenhof des Konventsbaus vor dem großen Fenster der Gruft eine große Skulptur des Erlösers, der gleichzeitig als ursprünglicher Hauptpatron der Kirche und des Klosters dem hl. Bonifatius und der Gemeinschaft seiner Heiligen und Märtyrer die endzeitliche Dimension zu verleihen vermag. Das eschatologische Licht, das durch das die gesamte Westwand einnehmende Fenster in die Gruft einfällt, den gesamten Innenraum entlang der Reihen der Heiligen erfüllt, um letztlich die entlegendsten, aus dem Dunkel des schwarzen Marmors hervorscheinenden, alabasterfarbenen Szenen mit dem Martyrium und der Auferstehung im Jüngsten Gericht – der letzte Tag der irdischen und der erste der endzeitlichen, zeitlosen Existenz – kommt vom auferstandenen Christus.

Die Figuren der Gruft sind von dem in Fulda ansässigen Bildhauer Andreas Balthasar Weber in den Jahren 1705–10 geschaffen worden. Der Erfinder des Programms ist unbekannt, dürfte aber unter den damaligen Gelehrten des Jesuitenkollegs zu suchen sein, da er über einschlägige kirchenhistorische Kenntnisse verfügte und scheinbar nur ungenügend die aus dem Benediktinertum stammenden Päpste und Bischöfe berücksichtigte. Interessant ist aber die Tatsache, dass das Programm durch die Aufnahme bestimmter Namensheiliger nicht allein die Reverenz dem regierenden Fürstabt Adalbert von Schleifras (1700–14) erweist, sondern auch dessen Bruder, den Oberjägermeister J. Martin Ludwig von Schleifras berücksichtigt.

Zusammenfassung

Kann der Chor als Haupt der gesamten Kirche bezeichnet werden, so ist diese Unterkirche, die Gruft des Hl. Bonifatius, gleichsam Heiligenschrein der um das Grab des Gründers und Märtyrers versammelten kostbarsten Reliquien, das Herzstück der Anlage. Exakt darüber erhebt sich die als Architektur sehr nüchtern wirkende, aber prachtvoll mit mächtigem Abendmahls-Altar, Orgel und Chorgestühl ausgestattete Mönchskirche – der Mönchschor des bürgerlichen Benediktiner Konvents. Optisch, aber nicht räumlich mit ihr am Hauptchor verbunden, entfaltet sich in Nachfolge von St. Peter (Hauptaltar über dem Altar des Apostels) die Kathedrale als ein monumentales Gesamtkunstwerk mit Baldachinaltar am Chor, den großen römischen Seitenaltären St. Benedikt und St. Sturmi in den Querhausarmen, bekrönt durch eine hochemporstrebende, lichtdurchflutete Kuppel. Von der Bonifatiusgruft als heimliches Zentrum der Gesamtanlage ausgehend, findet diese grandiose Architektur im Langhaus und in den beiden quasi-Steitenschiffen einen formalen, aber auch inhaltlichen und räumlichen Ausklang. Diese im Sinne der Renovatio-Idee auf die alte Ratger-Basilika als Architekturzitat anspielenden Raumeinheiten – die Seitenschiffe nur als Raumillusion – definieren die im Gegensatz zur vertikal aufstrebenden Kathedrale die horizontal betonte Gemeindekirche (Langhaus der Basilika) und umklammern gleichzeitig das Ganze.

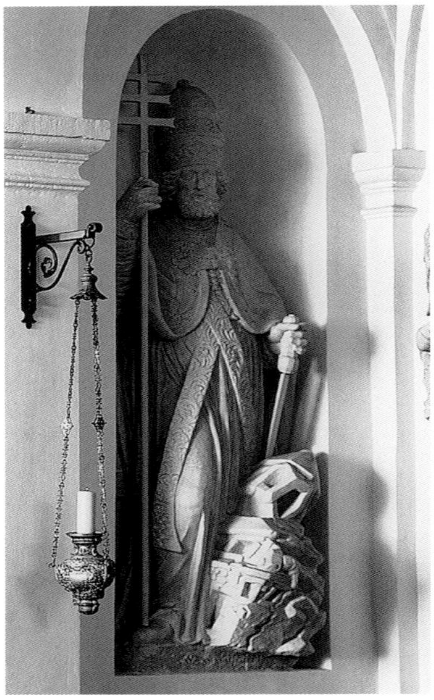

Fulda, Dom, Bonifatiusgruft, Papst Sixtus II.

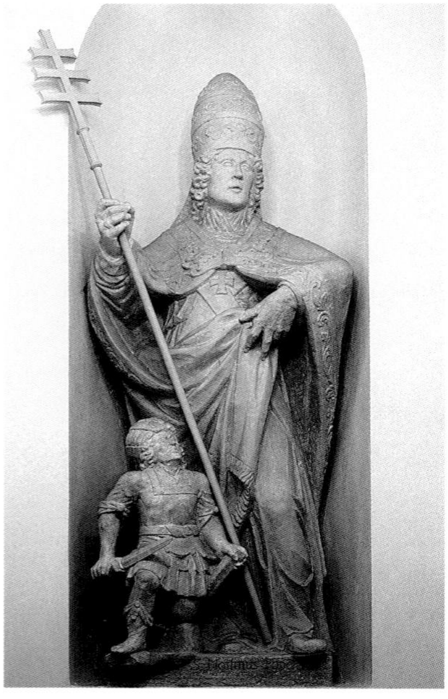

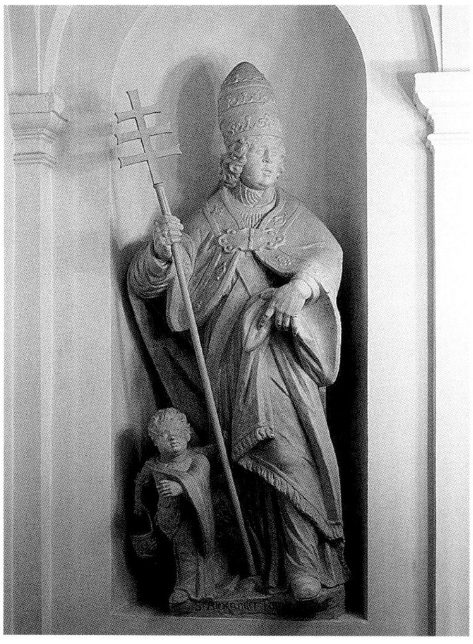

Fulda, Dom, Bonifatiusgruft, Papst Martin I. (links außen) und Papst Alexander I. (links).

Literatur

Brower Ch., Fuldensium antiquitatum libri IIII, Antwerpen 1612
Harding W., Herrlichkeit des wunder, groß und kostbahren Tempels S. Salvatoris, welchen der hochwürdigste Fürst und Herr, Herr Adalbertus [...] aus dem Grundt neu erbaut und selbst eingeweihet (Fulda 1712), Bibliothek des Priesterseminars Fulda, FU 410/738
Schannat J. F., Corpus Traditionum Fuldensium, Leipzig 1724
Schannat J. F., Dioecesis Fuldensis cum annexa sua Hierarchia, Francofurti 1727
Schannat J. F., Historia Fuldensis in tres partes divisa, Francofurti 1729
Schlereth F. C., Der Dom und die vorigen Hauptkirchen in Fulda (Buchonia, eine Zeitschrift für vaterländische Geschichte, Alterthumskunde, Geographie, Statistik und Topographie, hg. v. J. Schneider 1–4, Fulda 1826–29), 1/2, 85–151 u. 2/1, 148–208
Pfaff K, Der Dom zu Fulda, Fulda 1855
Schmerber H., Beiträge zur Geschichte der Dintzenhofer (Forschungen zur Kunstgeschichte Böhmens 4), Prag 1900
Weigmann O. A., Eine Bamberger Baumeisterfamilie um die Wende des 17. Jahrhunderts. Ein Beitrag zur Geschichte der Dientzenhofer (Studien zur deutschen Kunstgeschichte 34), Straßburg 1902
Richter G., Beiträge zur Geschichte der Grabeskirche des hl. Bonifatius in Fulda, Fulda 1905
Lutsch H., Der Dom zu Fulda (Deutsche Bauzeitung 55, 1921, 173–183)
Freckmann K., Fuldaer Barock in Werksteinprofilen (Zeitschrift für Bauwesen 73, 1923, 87–105)
Vonderau J., Die Ausgrabungen am Dome zu Fulda in den Jahren 1919–1924 (Veröffentlichungen des Fuldaer Geschichtsvereins 17), Fulda 1924
Dettweiler F., Johann Neudecker der Ältere (Fuldaer Geschichtsblätter 22, 1929, 17–31, 45–48, 56–61 u. 65–78)
Vonderau J., Zum Grundriß der karolingischen Krypten in der Stiftskirche zu Fulda (Fuldaer Geschichtsblätter 24, 1931, 49–61)
Jestaedt A., Kataster der Stadt Fulda im XVIII. und XIX. Jahrhundert 1–3 (Veröffentlichungen des Fuldaer Geschichtsvereins 23–25), Fulda 1937–48
Foris I. von, Johann Dientzenhofer, Diss. phil. Berlin 1945 (masch.)
Vonderau J., Die Ausgrabungen auf dem Domplatz zu Fulda im Jahre 1941 (Veröffentlichungen des Fuldaer Geschichtsvereins 26), Fulda 1946
Gilly W., Johann Dientzenhofer. Literatur- und stilkritische Untersuchungen, Diss. Münster 1952 (masch.)
Hahn H., Die Ausgrabungen am Domplatz 1953 (Sankt Bonifatius. Gedenkgabe zum zwölfhundertsten Todestag, hg. von der Stadt Fulda in Verbindung mit den Diözesen Fulda und Mainz, Fulda 1954, 641–686)
Meyer-Barkhausen W., Die Ausgrabungen auf dem Fuldaer Domplatz 1953 in neuer Sicht (HessZGL, 67, 1956, 23–38)
Meyer-Barkhausen W., Die Versinschriften des Hrabanus Maurus als bau- und kunstgeschichtliche Quelle (HJLG 7, 1957, 57–89)
Grossmann D., Kloster Fulda und seine Bedeutung für den frühen deutschen Kirchenbau (Das erste Jahrtausend. Kultur und Kunst im werdenden Abendland an Rhein und Ruhr 1, red. von V.H. Elbern, Düsseldorf 1962, 344–370)
Vorromanische Kirchenbauten. Katalog der Denkmäler bis zum Ausgang der Ottonen, bearb. v. F. Oswald, L. Schaefer u. H. R. Sennhauser, München 1966–71; Nachtragsband, bearb. v. W. Jacobsen, München 1990
Fischer M. F. u. F. Oswald, Zur Baugeschichte der Fuldaer Klosterkirchen. Literatur und Ausgrabungen in kritischer Sicht (Rheinische Ausgrabungen I) (BoJ.B 28), Bonn 196
Schmid K (Hg.), Die Klostergemeinschaft von Fulda im frühen Mittelalter 2/1 (MMAS 8/2.1), München 1978
Hahn H., Eihloha – Sturm und das Kloster Fulda (Fuldaer Geschichtsblätter 56, 1980, 50–82)
Heinemeyer K., Die Gründung des Klosters Fulda im Rahmen der bonifatianischen Kirchenorganisation (HJLG 30, 1980, 1–45)
Sturm, E., Die Sandsteinfiguren der Bonifatiusgruft des Fuldaer Doms (Fuldaer Geschichtsblätter 57, 1981, 14–23)
Hahn H., Die Ostkrypta in der Fuldaer Stiftskirche (Fuldaer Geschichtsblätter 58, 1982, 42–90)
Hahn H., Von der Benediktuskrypta zur Bonifatiusgruft (Fuldaer Geschichtsblätter 60, 1984, 49–117)
Sturm E., Die Bau- und Kunstdenkmale der Stadt Fulda (Die Bau- und Kunstdenkmale des Fuldaer Landes 3), Fulda 1984
Hahn H., Die drei Vorgängerbauten des Fuldaer Domes (Fuldaer Geschichtsblätter 61, 1985, 180–202)
Hussong U., Studien zur Geschichte der Reichsabtei Fulda bis zur Jahrtausendwende (ADipl 31, 1985, 1–225

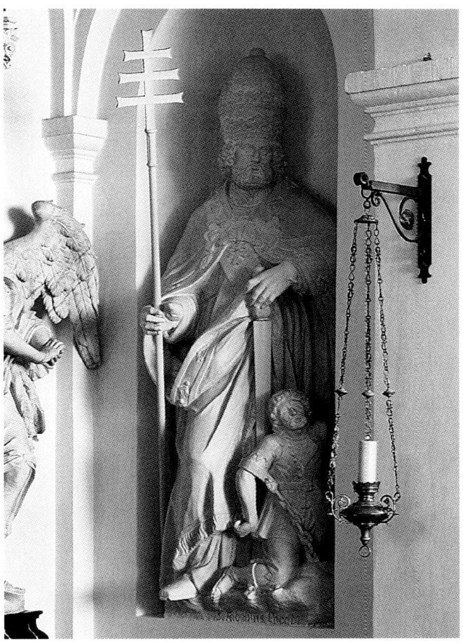

Fulda, Dom, Bonifatiusgruft, Papst Fabian.

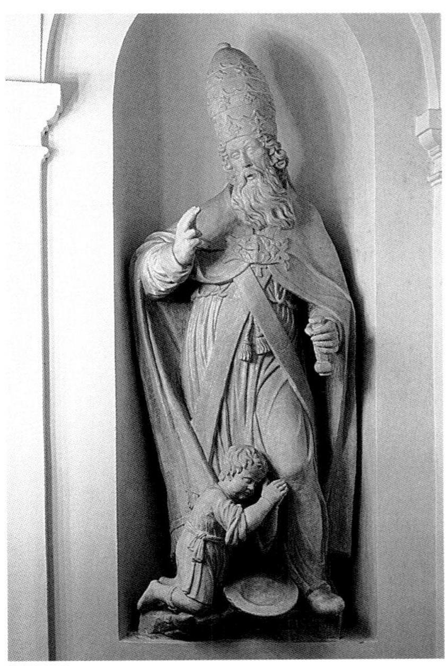

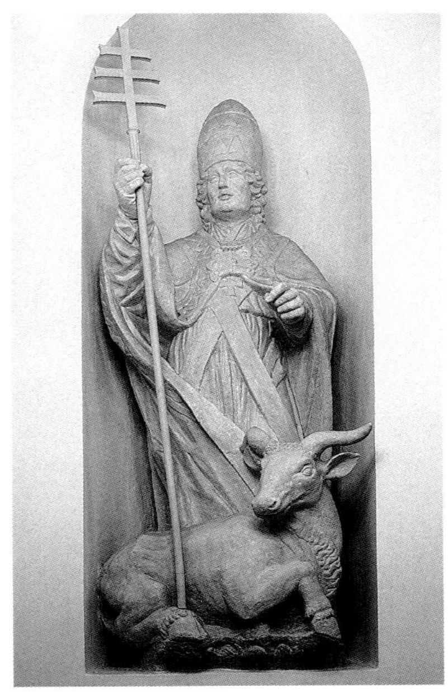

Fulda, Dom, Bonifatiusgruft, Papst Urban I. (rechts) und Marcellus I. (rechts außen).

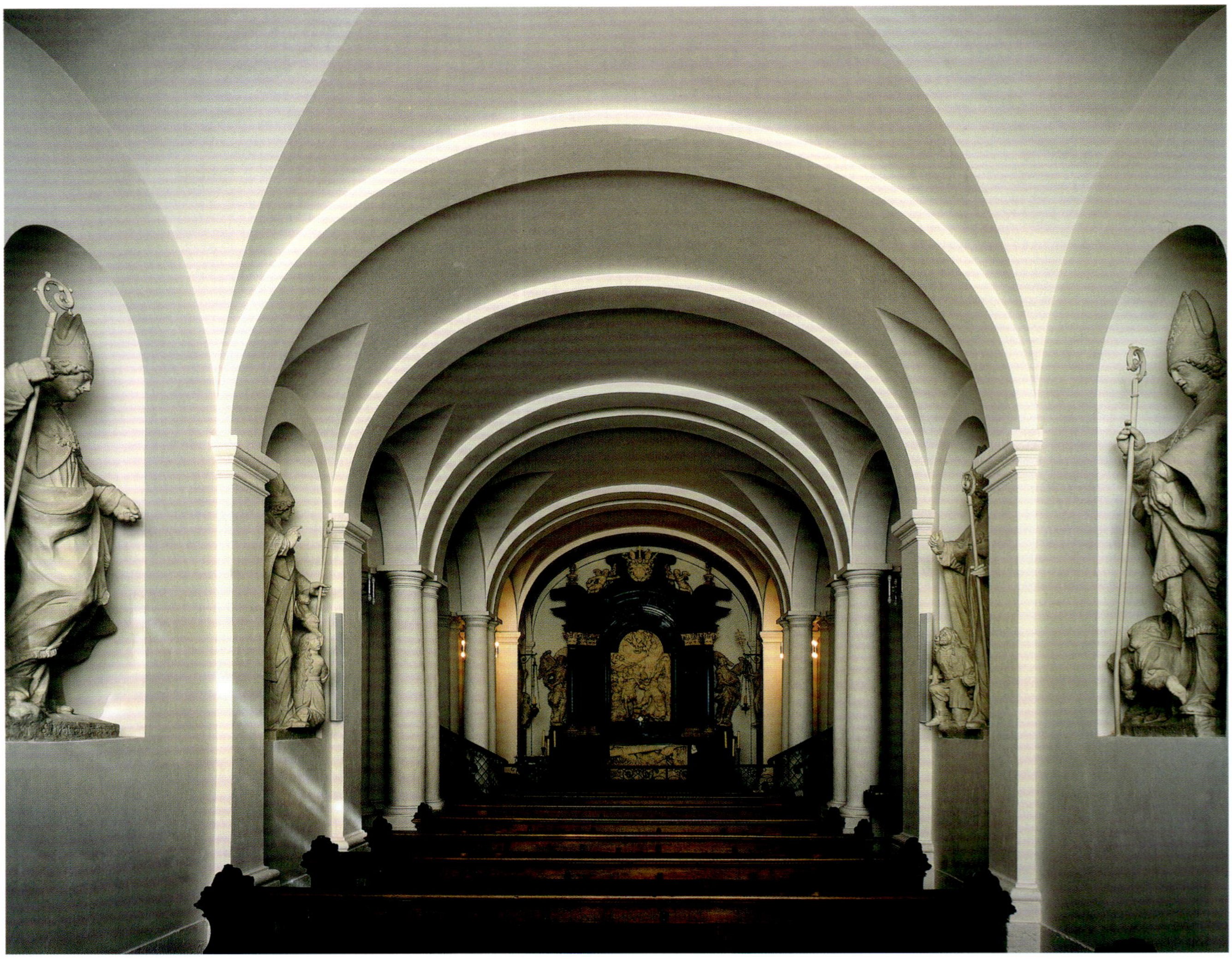

u. 32, 1986, 129–304)
Lobbedey U., Zu eingetieften Räumen in früh- und hochmittelalterlichen Kirchen (FMSt 20, 1986, 390–413)
Stahl A., Der Dom zu Fulda. Gestalt und Anspruch des Barockbaues, Magisterarbeit Universität München 1986 (masch.)
Hager H., Johann Dientzenhofer's Cathedral in Fulda and the Question of its Roman Origins (Light on the Eternal City. Observations and Discoveries in the Art and Architecture of Rome, hg. v. H. Hager u. S.S. Munshower [Papers in art History from the Pennsylvania State University 2], o.O. 1987, 189–230)
Jacobsen W., Frühe Kapitellkunst im Umkreis der Abtei Fulda (Baukunst des Mittelalters in Europa, Festschrift Hans Erich Kubach, Stuttgart 1988, 257–322)
Stasch G. K., Die Residenz der Fuldaer Fürstäbte. Studien zur barocken Gartenanlage (Veröffentlichungen des Fuldaer Geschichtsvereins 54), Fulda 1989
Ellger O., Die Michaelskirche zu Fulda als Zeugnis der Totensorge (Veröffentlichungen des Fuldaer Geschichtsvereins 55), Fulda 1989
Sutthoff L. J., Gotik in Barock. Zur Frage der Kontinuität des Stiles außerhalb seiner Epoche. Möglichkeiten der Motivation bei der Stilwahl (Kunstgeschichte: Form und Interesse 31, 1990)
Griesbach-Maisant D., Kulturdenkmäler in Hessen. Stadt Fulda, Braunschweig, Wiesbaden 1992
Jacobsen W., Der Klosterplan von St. Gallen und die karolingische Architektur. Entwicklung und Wandel von Form und Bedeutung im fränkischen Kirchenbau zwischen 751 und 840, Berlin 1992
Happel K., Studien zur Rezeption des italienischen Barocks in der Sakralbaukunst Johann Dienzenhofers, Magisterarbeit Universität Bamberg 1995
Stasch G. K., Der Fuldaer Dom zwischen Tradition und Neuem Bauen (Fulda in seiner Geschichte. Landschaft, Reichsabtei, Stadt, hg. v. W. Heinemeyer und B. Jäger [VHKH 57], Fulda, Marburg 1995, 227–257)
Jacobsen W., Die Abteikirche in Fulda von Sturmius bis Eigil – Kunstpolitische Positionen und deren Veränderungen (Kloster Fulda in der Welt der Karolinger und Ottonen, hg. v. G. Schrimpf, Frankfurt/Main 1996 [Fuldaer Studien 7], 105–127)
Padberg Lutz E. von, Studien zur Bonifatiusverehrung. Zur Geschichte des Codes Ragyndrudis und der Fuldaer Reliquien des Bonifatius, Frankfurt/Main 1996 (Fuldaer Hochschulschriften 25)
Angenendt A., Heilige und Reliquien. Die Geschichte ihres Kultes vom frühen Christentum bis zur Gegenwart, München 1997
Happel K., Die Fassaden der ehemaligen Benediktinerabteikirchen St. Michael in Bamberg und St. Bonifatius in Fulda. Eine vergleichende Studie zum Frühwerk Johann Dientzenhofers (Beiträge zur Fränkischen Kunstgeschichte 3, hg. v. M. Hörsch u. P. Ruderich, Bamberg 1998, 241–255)
Krause E., Die Ratgerbasilika in Fulda. Eine forschungsgeschichtliche Untersuchung (QAGAF 27), Fulda 2002
Kind Th., Keine Pfahlbauten im Fuldathale – Aus den Anfängen von Kloster Fulda (hessenArchäologie 2002, Wiesbaden 2003, 140–144)
Bartsch W., Die Fassade der Hohen Stiftskirche zu Fulda (AmrhKG 56, 2004, im Druck).

Fulda, Dom, Bonifatiusgruft.

Thomas Heiler

Bonifatius – Malefatius

Der Apostel der Deutschen im Licht der mittelalterlichen und frühneuzeitlichen Geschichtsschreibung

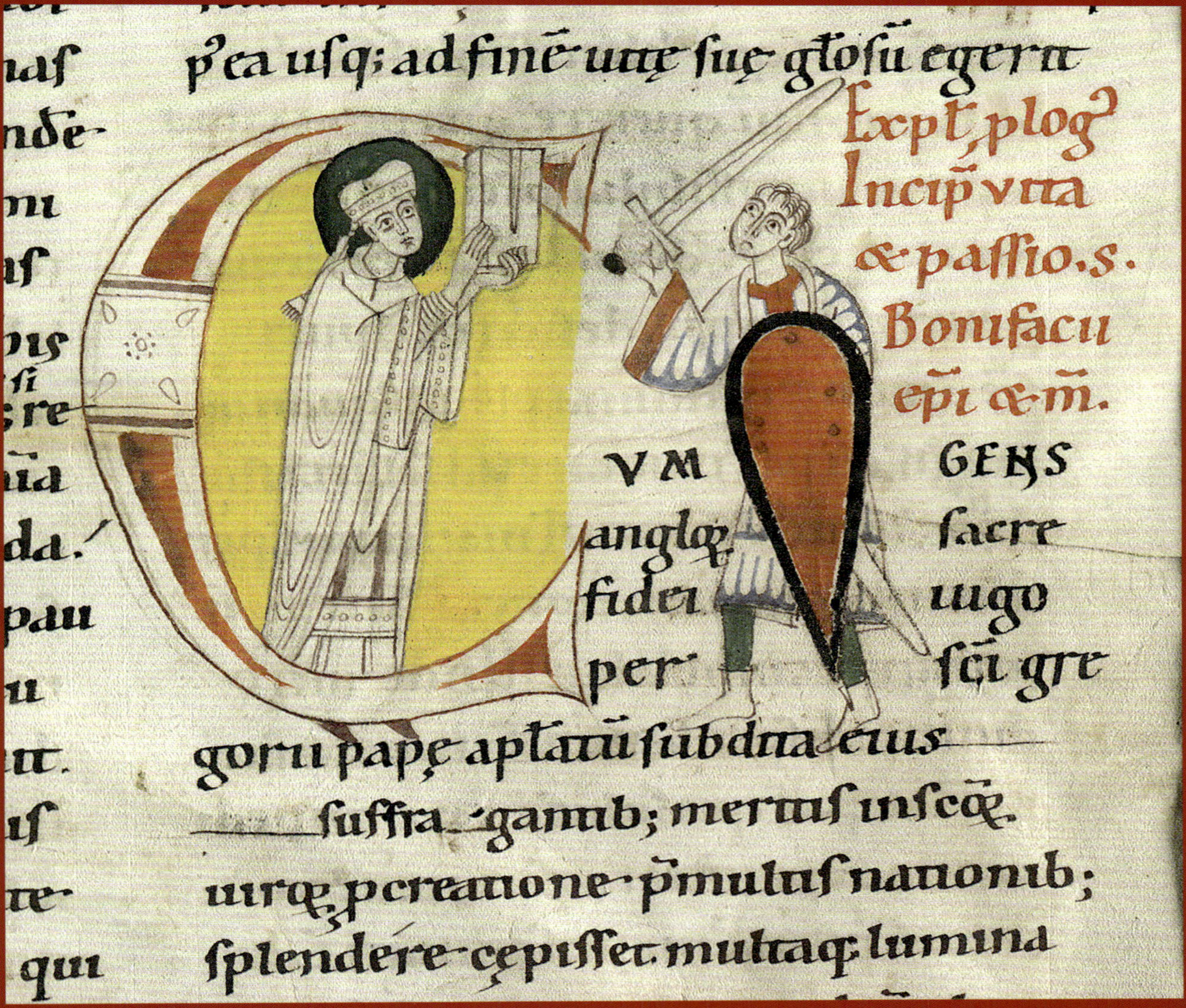

Keine andere Persönlichkeit der mittelalterlichen deutschen Kirchenhistorie hat auf die Geschichtsschreiber eine solch polarisierende Wirkung ausgeübt wie Winfried-Bonifatius. An der Haltung nicht nur der Chronisten, sondern auch der mit wissenschaftlicher Methode arbeitenden Historiker des 19. und 20. Jahrhunderts zum Missionswerk des Angelsachsen lassen sich wie an einem Seismographen die politischen und religiösen Erschütterungen im jeweiligen zeitgenössischen Untergrund ablesen. Die bereits von Tacitus an die Geschichtsschreibung gestellte Aufgabe, ohne Zorn und Eifer die Vergangenheit zu erzählen, wurde im Falle des Bonifatius bis fast in die Gegenwart hinein völlig missachtet. Dieser war offensichtlich seit der Reformation über Jahrhunderte hinweg geeignet, den Konfessionen als Projektionsfläche für aktuelle Streitfragen zu dienen. Galt er den Katholiken stets als Verkünder des Glaubens in einer weitgehend noch paganen Umgebung und damit als Begründer eines christlichen (Mittel)europas, so sahen ihn die Protestanten in dem emotional aufgeladenen Jahrhundert zwischen Luthers Thesenanschlag und dem Beginn des Dreißigjährigen Kriegs wie auch seit den 40er Jahren des 19. Jahrhunderts, gipfelnd in den heftigen Auseinandersetzungen des „Kulturkampfes", als den Urheber der deutschen Abhängigkeit von Rom. Seine schärfsten Kritiker, wie etwa der reformierte Erlanger Theologe August Ebrard (1818–88), warfen ihm gar vor, er habe ein bereits bestehendes, von iroschottischen Mönchen gegründetes Christentum, das in keinerlei Abhängigkeit zum Papsttum stand, zerstört. Die mit diesen Thesen einhergehende Propagierung des Ideals einer romfreien deutschen Kirche auf germanisch sittlicher Grundlage wurde in der Zeit des Nationalsozialismus begierig von einigen Autoren aufgegriffen. So verteidigte etwa Werner Preisinger im Jahre 1939 die Tötung des Bonifatius und seiner Begleiter als gerechtfertigtes Aufbäumen der Germanen gegen *„die Zerstörer ihres völkischen Lebens"*.

Auch wenn man diese Äußerungen als vereinzelte Verirrungen in der Geschichte der Bonifatiusrezeption abtun mag, so stellt sich dennoch die Frage nach den Wurzeln der seit der zweiten Hälfte des 16. Jahrhunderts zu beobachtenden kontroversen Deutung der angelsächsischen Mission im Allgemeinen und der bonifatianischen im Besonderen. Die Beantwortung dieser Frage wird noch dadurch erschwert, dass die beiden Phasen der Polarisierung durch eine lange Periode vom Beginn des 18. Jahrhunderts bis in die 1840er Jahre unterbrochen wurde, in der es im Gefolge des religiösen Ausgleichs im Reich durch die Bestimmungen des Westfälischen Friedens relativ ruhig um den „Apostel der Deutschen" geworden war. Sein Werk schien zu Beginn des 19. Jahrhunderts bis hin zur Einweihung des ihm in Fulda gewidmeten Denkmals (1842) vorübergehend sogar geeignet, die Konfessionen miteinander zu versöhnen. Die Bonifatius-Renaissance des 19. Jahrhunderts (Ludwig Lenhart) konnte somit nicht nahtlos an eine breite und lebendige Tradition anschließen, sondern mußte einen neuen Anknüpfungspunkt finden, den es erst noch zu bestimmen gilt.

Nimmt man die historische Person Bonifatius in den Blick – soweit diese durch die vergleichsweise gute Quellenlage, die in Form seiner Briefe einen seltenen Einblick in die Gefühlslage eines frühmittelalterlichen Menschen erlaubt, überhaupt erfasst werden kann – so findet man darin die in der späteren Rezeptionsgeschichte aufgegriffenen Elemente durchaus bestätigt, so etwa die enge Bindung an das Papsttum, das unerschütterliche Sendungsbewußtsein, die konsequente und kompromisslose Haltung des Missionars bei der Glaubensverkündung, die weder die Gesundheit der eigenen Person noch andere schonte, die sich ihm aus den verschiedensten Gründen nicht anschlossen oder sich sogar widersetzten.

S. 179:
Martyrium des hl. Bonifatius
Initiale aus dem Passionale,
pars hiemalis, fol 59ʳ
Zwiefalten, um 1120–1125,
Württembergische Landesbibliothek
Stuttgart (Cod. bibl. 2° 57).

Hinter den genannten Merkmalen, die in späteren Zeiten immer wieder mit Bonifatius in Verbindung gebracht wurden, steht letztlich die eminent politische Dimension des Missionswerkes, das zwar einen tief religiösen Ausgangspunkt hatte, in seiner Umsetzung aber auf die Unterstützung weltlicher Mächte angewiesen war. Das Wechselspiel zwischen christlicher Verkündigung bei gleichzeitiger Ausbildung kirchlicher Strukturen einerseits und der von den fränkischen Herrschern betriebenen Raumerschließung sowie Durchsetzung weltlicher Herrschaft andererseits führte in dem politisch noch labilen, sich gerade erst formierenden östlichen Teil des Frankenreiches zunächst zu einer Interessengemeinschaft des Bonifatius mit den Hausmeiern, der allerdings spätestens seit der Abdankung Karlmanns im Jahre 747 und der 751 erfolgten Krönung seines Bruders Pippin zum fränkischen König die Geschäftsgrundlage entzogen war. Die welthistorisch bedeutsame Verbindung zwischen dem Frankenreich und dem Papsttum war zwar von Bonifatius vorbereitet worden, doch als sie vollzogen war, bedurfte es eines Mittlers zwischen beiden nicht mehr. Die Entscheidung, sich auf die eigenen Wurzeln zu besinnen und im hohen Alter noch einmal eine Missions- und Pastoralreise anzutreten, war daher nur folgerichtig.

Die Wertschätzung, die man für Bonifatius empfand, zeigte sich unmittelbar nach seinem Tod im Streit zwischen Mainz und Fulda um den Bestattungsort, eine Auseinandersetzung, die letztlich um die legitime Nachlass- und Erinnerungsverwaltung geführt wurde. Die Viten, die uns aus zeitgenössischer bzw. kurz danach liegender Sicht Aufschluss über die Vorgänge geben, sind ihrerseits selbst Teil der Konfrontation. Der wie Bonifatius aus Wessex stammende Lul (um 710–786, Mainzer Bischof seit 754, Erzbischof seit 780/82) gab eine Vita seines Lehrers und Mentors in Auftrag, die um 760 oder kurz danach von einem Mainzer Kleriker namens Willibald gefertigt wurde, den jüngste Forschungen (Heinrich Wagner) wieder mit dem ersten Eichstätter Bischof identifizieren wollen. Naturgemäß vertrat der Biograph weitgehend die Position seines Auftraggebers und erwähnte Fulda nur am Rande. Wichtig und die späteren Mainzer Ansprüche auf die Vorrangstellung innerhalb des Reichsepiskopats begründend ist die Feststellung Willibalds, wonach Bonifatius seinen Nachfolger auf dem Mainzer Stuhl durch die von ihm selbst vorgenommene Bischofsweihe als Erben eingesetzt und hierbei ermahnt habe, die begonnenen Werke wie den Bau der Kirchen in Thüringen und in Fulda sowie den weiteren Kampf gegen die Ungläubigen in seinem Sinne fortzusetzen. Die Translation des *„heiligen Leichnams"* nach Fulda konnte Willibald zwar nicht leugnen, führte sie allerdings auf eine Initiative von Lul zurück. Auch damit erwies sich dieser, folgt man der Mainzer Version, als würdiger Testamentsvollstrecker, der dem Wunsch des Bonifatius, in Fulda bestattet zu werden, nachkam, indem er eine Delegation nach Utrecht schickte, um die dort bereits bestatteten Gebeine zurückzuholen.

Die Fuldaer Sicht der Dinge finden wir in der gegen Ende des 8. Jahrhunderts entstandenen Vita des ersten Fuldaer Abtes Sturmi (ca. 700–779, Abt 744–763, 765–779) aus der Feder seines späteren Nachfolgers Eigil (ca. 750–822, Abt 818–822). Demnach widersetzte sich Lul einem Weitertransport der Gebeine von Mainz nach Fulda. Er konnte erst durch Bonifatius selbst umgestimmt werden, der einem Diakon im Traum erschienen war und diesem seinen bereits zu Lebzeiten geäußerten Wunsch, in Fulda bestattet zu werden, ausdrücklich wiederholte. Dass den Bonifatiusreliquien nicht nur eine religiöse Bedeutung zukam, sondern deren Besitz auch materielle Auswirkungen hatte, beweist die unmittelbar nach der Translation erfolgten Gütertraditionen an das Kloster in der Buchonia. Knapp 7 Wochen nach dem Tod des als

Heiligen verehrten Märtyrers und wenige Tage nach der Ankunft der Reliquien in Fulda übergab in Mainz am 22. Juli 754 ein gewisser Rantulf einen Weingarten an das Kloster, *„in dem der heilige Körper des heiligen Märtyrers ruht“*. Der Aufstieg Fuldas in der zweiten Hälfte des 8. Jahrhunderts zu einem der größten Grundbesitzer im Frankenreich wäre ohne Bonifatius mit Sicherheit nicht möglich gewesen. Bereits auf dieser ersten Stufe der Bonifatiusrezeption in Form der Viten tritt jene Tendenz zur Vereinnahmung des Heiligen deutlich hervor, die in der nachreformatorischen Epoche wie im 19. Jahrhundert unter ganz anderen Vorzeichen wieder erscheint.

Auf historiographischem Gebiet blieb während des Mittelalters die Erinnerung an Bonifatius weitgehend auf seine Wirkungsstätten Mainz und Fulda beschränkt. Aus dem Rahmen fallen hier lediglich zwei mutmaßlich in Utrecht entstandene Viten des 9. oder 10. Jahrhunderts, die naturgemäß vor allem das Martyrium thematisieren. Die in der ersten Hälfte des 11. Jahrhunderts von einem Anonymus verfasste Lebensbeschreibung (von der Forschung als „Vita quarta“ oder „Passio sancti Bonifatii“ bezeichnet) ist wiederum Mainz zuzuweisen. Sie proklamierte unter Betonung der missionarischen Leistung des

rechts: Widmungsbild mit Bonifatius und Sturmi, zu Füßen der Schreiber Eberhard, Codex Eberhardi, um 1160, Hessisches Staatsarchiv Marburg K 426, fol. 6r. Abt Markward (1155–62) hatte dem Mönch Eberhard den Auftrag erteilt, ein Kopialbuch anzufertigen, das sämtliche Güter und Einkünfte des Klosters verzeichnet. Dieses Werk widmete Eberhard Bonifatius, dem Patron und damit Eigentümer des Klosters und dessen Besitzungen, wie aus dem Vorwort und dem Widmungsbild der Handschrift hervorgeht. In dem Werk findet sich zum ersten Mal die Bezeichnung des Bonifatius als „Apostel des gesamten Galliens und Germaniens“ („... totius Gallie atque Germanie apostolus ...“).

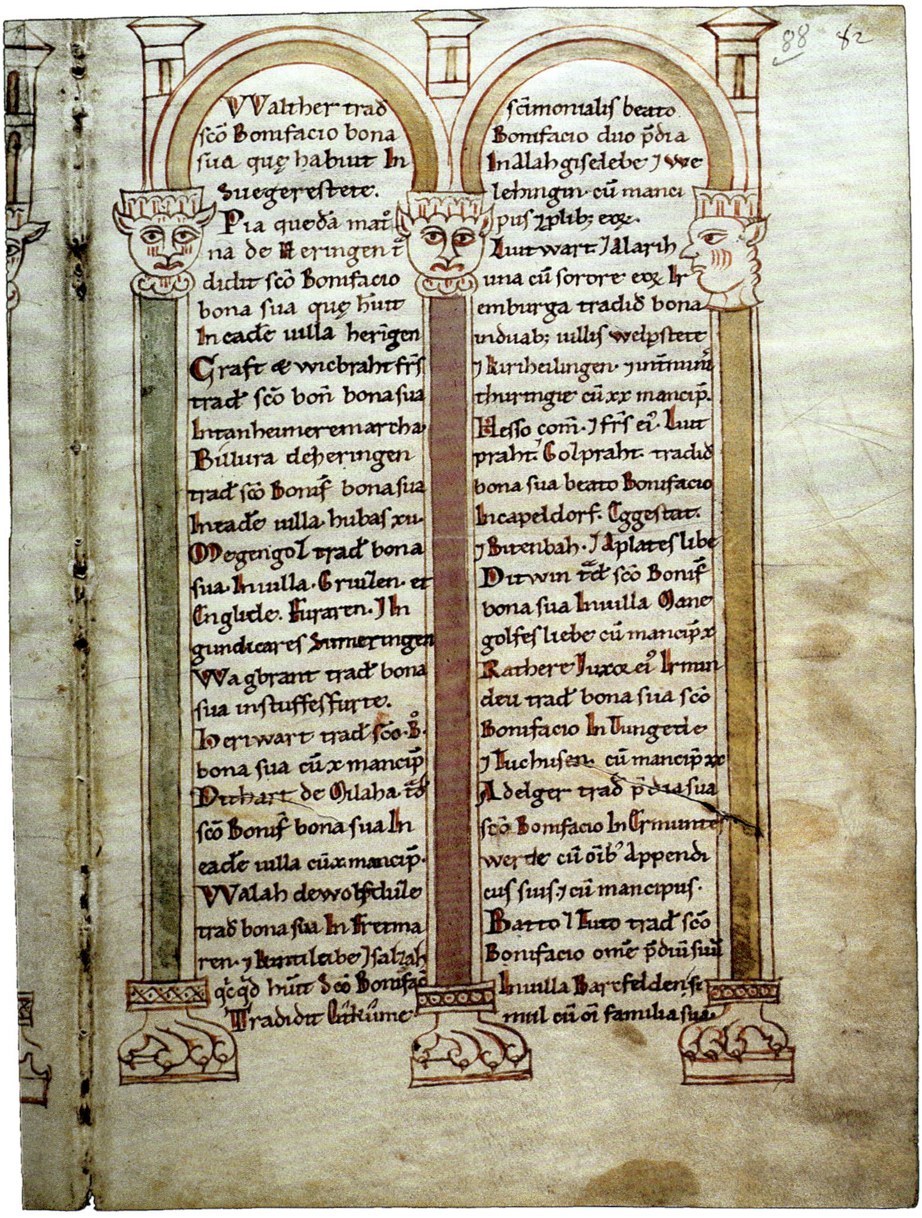

Codex Eberhardi des Klosters Fulda, Bd. 2, fol. 88r, um 1160, Hessisches Staatsarchiv Marburg, K 426, fol. 88r. Verzeichnet sind Schenkungen von Gütern (u. a. in Kapellendorf bei Jena) an Bonifatius.

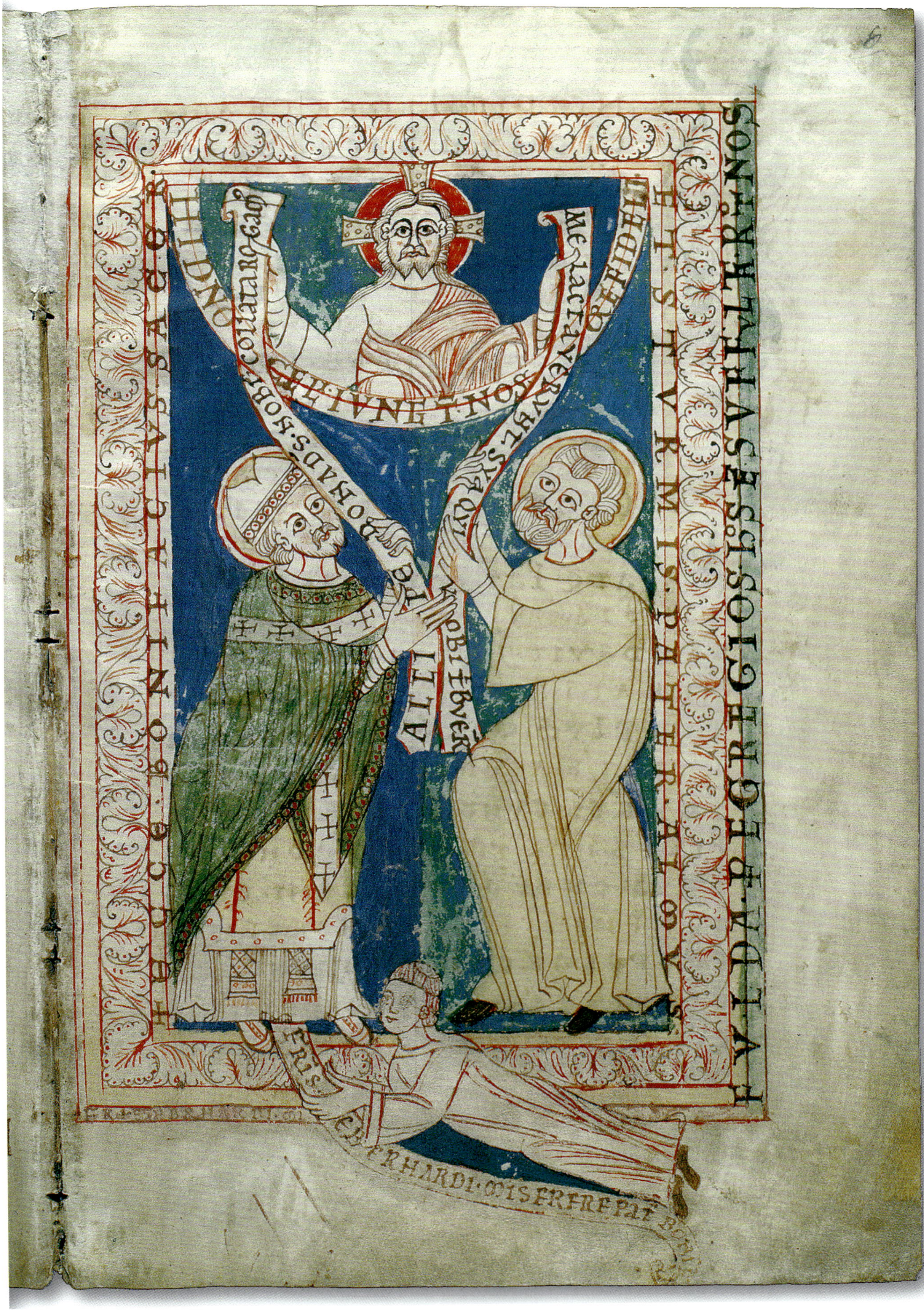

von Klerus und Volk zum Bischof gewählten Bonifatius eine Vorrangstellung des Mainzer Erzbistums innerhalb der Reichskirche. Wie schon etwa 250 Jahre zuvor blieb Fulda die literarische Antwort nicht schuldig. In einer Zeit der Krise und des Niedergangs des Klosters betrauten Anfang der 60er Jahre des 11. Jahrhunderts die dortigen Mönche ihren Mitbruder Otloh von Sankt Emmeram (ca. 1010 – ca. 1079) mit der Abfassung einer Lebensbeschreibung des Heiligen, in der auf das innige Verhältnis, das Bonifatius mit seiner Gründung Fulda verband, hingewiesen wird. Der Fuldaer Abt, der sich gerade in jenen Tagen mit dem Bischof von Hildesheim handgreiflich um das Vorrecht stritt, bei Versammlungen den Ehrenplatz neben dem Mainzer Erzbischof einnehmen zu dürfen, sollte offensichtlich unter Hinweis auf die Tradition des Klosters gegenüber jüngeren Gründungen gestärkt werden.

Dieses Ansinnen erreichte in der Tätigkeit des Fuldaer Mönchs Eberhard ein Jahrhundert später seinen Höhepunkt. Eberhard stellte nicht nur die im Kloster vorhandene reichhaltige Urkundenüberlieferung in zwei Bänden abschriftlich neu zusammen, indem er die ältere Original- und Kopialüberlieferung redigierte und verkürzte, sondern er schreckte auch vor Verfälschungen nicht zurück, die für die weitere Bonifatiusrezeption Folgen hatten. In einer von ihm wiedergegebenen, zwar gefälschten, aber möglicherweise auf einer echten Vorlage beruhenden Urkunde, in der die von Bonifatius eingesetzten Bischöfe von Salzburg, Passau, Regensburg und Freising Besitzungen in Reichenhall an Fulda schenken, erscheint erstmals die Bezeichnung des Angelsachsen als Apostel Galliens und Deutschlands (*„... totius Gallie atque Germaniae apostolus ...“*). Die Hereinnahme Galliens dürfte auf den 969 den Fuldaer Äbten verliehenen Primastitel unter den Benediktineräbten zurückgehen, der sich räumlich ebenfalls auf *„Gallia et Germania“* erstreckte, wobei ersteres nicht für Frankreich, sondern die linksrheinischen Gebiete des Reiches stand. Die Eberhardsche Wortschöpfung setzte sich nicht durch. An ihre Stelle trat seit dem 16. Jahrhundert der „Apostel der Deutschen“.

Außerhalb des Mainzer und Fuldaer Umkreises, zu dem auch die von ehemaligen Fuldaer Klosterschülern verfassten Viten der Heiligen Lioba (Rudolf von Fulda), Wigbert (Lupus von Ferrières) und Sola (Ermenrich von Ellwangen) zählen, bleibt Bonifatius in den bedeutenden mittelalterlichen Chroniken merkwürdig blass. Gerade in der fränkischen Reichsannalistik im Umfeld Karls des Großen hätte man eine ausführlichere Würdigung des bonifatianischen Wirkens erwartet. Einzig Adam von Bremen (gest. um 1018) unternimmt in seiner Hamburgischen Kirchengeschichte den Versuch einer Beurteilung. Er tritt jenen schon um die Jahrtausendwende zu hörenden Stimmen entgegen, die darauf verweisen, dass die eigentliche Missionsleistung andere bereits vor Bonifatius vollbracht hätten, nämlich Gallus in Alemannien, Emmeram in Bayern, Kilian in Franken und Willibrord bei den Friesen. Ihnen entgegnet Adam, Bonifatius sei allen anderen wie der Apostel Paulus durch Eifer und Anstrengung im Predigtamte zuvorgekommen: *„Denn er unternahm, wie in seiner Geschichte zu lesen ist, gestützt auf das Ansehen des päpstlichen Stuhles, selbst das Sendamt bei den Heiden und erleuchtete die Stämme der Deutschen* [...] *durch Kirchen, Lehre und Tugend. Indem er dann auch die Lande derselben zu Bistümern abteilte, verband er in so getrennten Bezirken die Franken diesseits des Rheins, die Hessen und Thüringer, welche Grenznachbarn der Sachsen sind, als erste Frucht seiner Arbeit, mit Christus und der Kirche.“*

Einen Sonderfall stellt die vom Hersfelder Mönch Lampert (gest. ca. 1081/82) um 1070/73 verfasste Vita des heiligen Lul dar. Ähnlich wie wenige Jahre zuvor Otloh mit seiner Bonifatiusbiographie vor dem Hintergrund aktueller Streitfragen die einstige Bedeutung des Klosters Fulda in Erinnerung

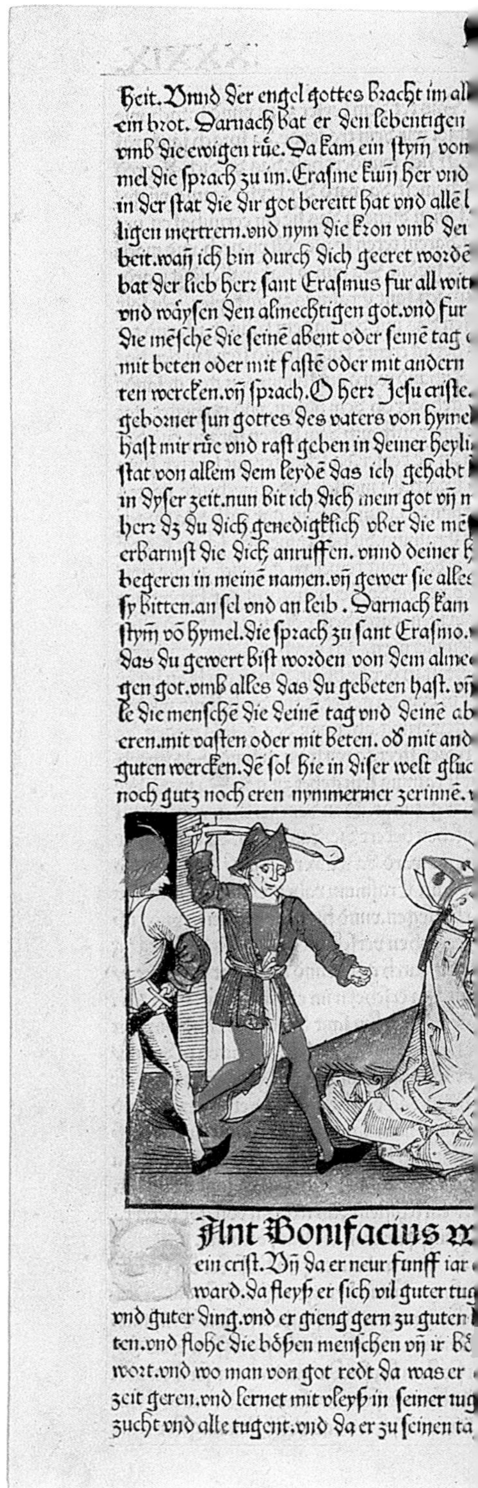
heit. Vnnd der engel gottes bracht im al
ein brot. Darnach bat er den lebentigen
vmb die ewigen rue. Da kam ein stym von
mel die sprach zu im. Erasine kum her vnd
in der stat die dir got bereitt hat vnd allē
ligen mertrern. vnd nym die kron vmb dei
beit. wañ ich bin durch dich geeret wordē
bat der lieb herr sant Erasmus fur all wit
vnd waysen den almechtigen got. vnd fur
die mēschē die seinē abent oder seinē tag
mit beten oder mit fastē oder mit andern
ten wercken. vñ sprach. O herr Jesu criste.
geborner sun gottes des vaters von hymel
hast mir rue vnd rast geben in deiner heyli
stat von allem dem leydē das ich gehabt
in dyser zeit. nun bit ich dich mein got vñ n
herr dz du dich genedigklich vber die mē
erbarmst die dich anruffen. vnnd deiner
begeren in meinē namen. vñ gewer sie alles
sy bitten. an sel vnd an leib. Darnach kam
stym vō hymel. die sprach zu sant Erasmo.
das du gewert bist worden von dem almec
gen got. vmb alles das du gebeten hast. vñ
le die menschē die deinē tag vnd deinē ab
eren. mit vasten oder mit beten. od mit and
guten wercken. dē sol hie in diser welt gluc
noch gutz noch eren nymmermer zerinnē.

Ant Bonifacius w
ein crist. Vñ da er neur funff iar
ward. da fleyß er sich vil guter tug
vnd guter ding. vnd er gieng gern zu guten
ten. vnd flohe die bößen menschen vñ ir bö
wort. vnd wo man von got redt da was er
zeit geren. vnd lernet mit vleyß in seiner tug
zucht vnd alle tugent. vnd da er zu seinen ta

Das Martyrium des hl. Bonifatius, kolorierter Holzschnitt, aus: Das ist der Heyligen Leben, Nürnberg 1488, gedruckt bei Anton Koberger, 36,8 x 25,7 cm, Dommuseum Fulda.

Die Sammlung von Heiligenleben verzeichnet für jeden Tag eine Legende. Sie erfreute sich einer großen Beliebt-

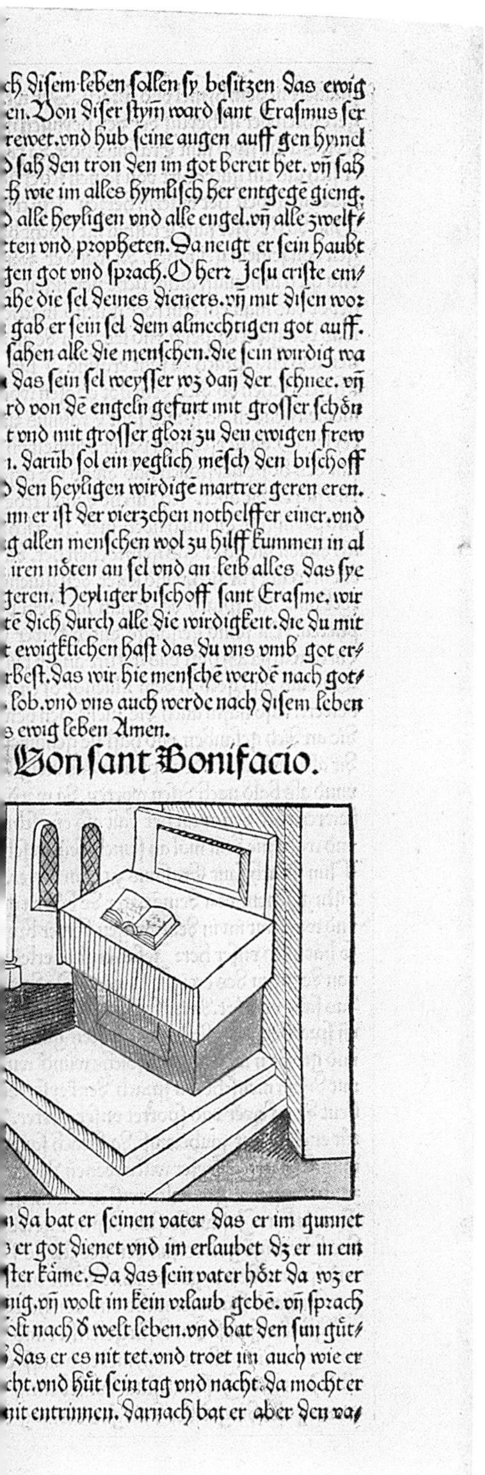

ch disem leben sollen sy besitzen das ewig
en. Von diser stym ward sant Erasmus ser
rewet. vnd hub seine augen auff gen hymel
d sah den tron den im got bereit het. vn sah
h wie im alles hymlisch her entgege gieng.
d alle heyligen vnd alle engel. vn alle zwelf
ten vnd propheten. Da neigt er sein haubt
gen got vnd sprach. O herr Jesu criste em
ahe die sel deines dieners. vn mit disen wor
gab er sein sel dem almechtigen got auff.
sahen alle die menschen. die sein wirdig wa
das sein sel weysser wz dan der schnee. vn
rd von de engeln gefurt mit grosser schön
t vnd mit grosser glori zu den ewigen frew
. darüb sol ein yeglich mesch den bischoff
d den heyligen wirdige martrer geren eren.
nn er ist der vierzehen nothelffer einer. vnd
g allen menschen wol zu hilff kummen in al
iren nöten an sel vnd an leib alles das sye
geren. Heyliger bischoff sant Erasme. wir
te dich durch alle die wirdigkeit. die du mit
ewigklichen hast das du vns vmb got er
rbest. das wir hie mensche werde nach got
lob. vnd vns auch werde nach disem leben
s ewig leben Amen.

Von sant Bonifacio.

n da bat er seinen vater das er im gunnet
er got dienet vnd im erlaubet dz er in ein
ster käme. Da das sein vater hört da wz er
ig. vn wolt im kein vrlaub gebe. vn sprach
lt nach d welt leben. vnd bat den sun gut
das er es nit tet. vnd troet im auch wie er
cht. vnd hüt sein tag vnd nacht. da mocht er
nit entrinnen. darnach bat er aber den va

heit und erschien daher in mehreren Auflagen seit 1471 im Druck. Dadurch fanden die Heiligenlegenden weite Verbreitung. Der Druckstock des Bildes mit dem Tod des Bonifatius fand auch für andere Martyriumsdarstellungen Verwendung. Insofern findet die Ermordung hier mit einer Keule in einem Kirchenraum statt.

rief, so versuchte dies Lampert, der das Werk von Otloh kannte und das ihm möglicherweise als Vorbild diente, im Falle Hersfelds. Der wie Fulda von Sturmi besiedelte Ort, an dem der Mainzer Erzbischof Lul ein Kloster errichtet hatte, das er im Gegenzug zur Verleihung der Immunität im Jahre 775 dem Schutz Karls des Großen unterstellte, musste im 11. Jahrhundert zahlreiche Beeinträchtigungen seiner alten Rechte hinnehmen, so etwa die Beschneidung seiner Zehntrechte in den Diözesen Mainz und Halberstadt. Mit Hilfe des Dreigestirns Bonifatius, Lul und Karl der Große zeigt Lampert die ruhmreiche Vergangenheit Hersfelds auf. Der glänzende Stil des Werkes geht freilich auf Kosten der Wahrheit, denn Lampert schmückte die ihm zur Verfügung stehenden Quellen fröhlich aus, indem er den Protagonisten Reden in den Mund legt, die frei zugunsten seines Klosters erfunden waren. Im Bestreben, Lul ins rechte Licht zu rücken und die Bedeutung des Nachbarn Fulda zu relativieren, greift Lampert bei der Darstellung der Translation auf die Mainzer Überlieferung zurück. Der Mainzer Erzbischof wird von Bonifatius, den Lampert als Mann von unerschütterlichem Glauben und hoher christlicher Tugendhaftigkeit schildert, vor dessen letzter Reise mit der Heimholung seines Leichnams beauftragt: *„Was ich an Kräften besaß, habe ich im Kampf für des Herrn Sache aufgebraucht. Mag mir nun auch die Gebrechlichkeit des Alters den weiteren Kampf versagen, so bin ich doch weit davon entfernt, Entlassung aus dem Dienst des Herrn zu erbitten und mich für den kurzen Rest meines Lebens untätiger Muße zu überlassen. Nein, vielmehr ziehe ich es vor, selbst noch den Tod, dem ich nach allgemeinem Los verfallen bin, in den Dienst meines sittlichen Strebens zu stellen, um dann, wenn ich nach Beendigung meiner Dienstzeit die Bitternis des irdischen Lebens hinter mir gelassen habe, mit noch größerer Zuversicht meinem Feldherrn, dessen Fahne ich bis in den Tod gefolgt bin, entgegenzutreten. Dich [Lul] aber beschwöre ich jetzt im Angesicht des alles sehenden Gottes bei dem Wohlwollen, das ich dir mehr als jedem anderen entgegengebracht habe: Wo auch immer ich den Opfertod für Christus erleiden möge, forsche dort nach meinem Leichnam und bringe ihn in das Kloster, das ich mir im Buchonia-Wald am Fulda-Fluss errichtet habe. Dort soll man mir die letzte Ehre erweisen."*

Lul kommt in der Version Lamperts diesem Auftrag selbstverständlich nach und rettet heldenhaft die Gebeine des Märtyrers aus der Hand der räuberischen Utrechter. Die offensichtlich noch im 11. Jahrhundert vorhandenen Animositäten zwischen Hersfeld und Fulda greift Lampert am Ende der Vita Luls noch einmal auf. Bei der Erzählung der Wundertaten des Hersfelder Klostergründers berichtet er von einem Fuldaer Mönch namens Biso, der eines Tages nach Asbach bei Hersfeld gekommen sei, wo Hartwin, ein frommer Mann, gerade eine Kirche errichtet habe. Bei einem Gespräch der beiden sei auch der Name Lul gefallen. Biso habe sofort angefangen, schlecht über den Heiligen zu reden, sich gefragt, wie jemand wie dieser zu solchen Ehren kommen konnte, der so schrecklich gegen die Fuldaer Mönche gewütet und nichts unversucht gelassen habe, um den Namen Fulda ganz zu unterdrücken. Nachdem Biso noch weitere böse Scherze über den Heiligen gemacht habe, sei er Richtung Heimat geritten. Dabei sei jedoch sein scheuendes Pferd samt dem Reiter in die über die Ufer getretene Fulda gestürzt. Lamperts Moral der Geschichte: *„Das war die Strafe Gottes für die Frechheit des zügellosen Schwätzers"*. Das Hersfelder Beispiel zeigt die Instrumentalisierung des Bonifatius von einer besonderen Seite. Dieses Mal steht nicht er, sondern sein Schüler Lul im Mittelpunkt. Die Schilderung des bonifatianischen Lebens und seiner Tugenden ist aus Hersfelder Sicht einzig dadurch motiviert, dass hierbei der Lieblingsschüler Lul umso mehr emporgehoben wird.

Das mangelnde Interesse der mittelalterlichen sächsischen Geschichtsschreiber an Bonifatius, wie etwa Widukind von Corvey (gest. 973) und Thietmar von Merseburg (gest. 1018), zeigt deutlich, dass in jenen Gegenden des Reichs, die nicht von der bonifatianischen Mission erfasst waren, ein Anknüpfungspunkt fehlte, der es gerechtfertigt hätte, den Heiligen, sei es aus aktuellem Anlass oder aber aus allgemeinem Interesse an der eigenen Vergangenheit, in Erinnerung zu rufen.

Im mutmaßlich noch zur Karolingerzeit von Fulda aus begründeten Bonifatiusstift Hameln an der mittleren Weser und dem 799 ins Leben gerufenen Bistum Minden, dessen erster Bischof Erkanbert wohl zuvor Mönch in Fulda war, konnte sich hingegen im außerbonifatianischen Raum eine Tradition entwickeln, die das Leben des Missionars historiographisch verarbeitete. In seiner „Cronica ecclesie Hamelensis" läßt der Hamelner Stiftskanoniker Johann von Pohle (gest. 1395) Bonifatius im Jahre 712 in Hameln an der Stelle eines früheren Jupiterheiligtums eine Kirche errichten, die noch im 8. Jahrhundert Teil eines Kollegiatstifts geworden sei, das man mit Fuldaer Mönchen besetzt habe. Die völlig unhistorische Nachricht Pohles – 712 lebte Bonifatius bekanntlich noch in Wessex – gründet ebenfalls auf dem Versuch, aktuelle Auseinandersetzungen, in diesem Fall den Zugriff des Mindener Domkapitels auf die exemte Sonderstellung des Bonifatiusstiftes, mit dem historischen Argument, nämlich der Betonung des höheren Alters der eigenen Institution, zu bekämpfen. Bonifatius wird hier zum Kronzeugen in einem Rechtsstreit des späten 14. Jahrhunderts.

Wohl eher der Unterhaltung diente eine im 15. Jahrhundert entstandene Bearbeitung der Bonifatiusviten in niederdeutscher Sprache im fuldischen Nebenkloster Freckenhorst, das bereits im 9. Jahrhundert Reliquien des heiligen Bonifatius aus Fulda erhalten hatte.

Keinen direkten Bezug zu Fulda und Bonifatius weist hingegen das um 800 ins Leben gerufene Nonnenkloster Herford auf. In der aus einer Handschrift Mitte des 13. Jahrhunderts überlieferten Vita seines Begründers Waltger wird ein solcher allerdings hergestellt. Darin wird nämlich behauptet, Bonifatius habe in Sachsen missioniert und viele Adelige zu Kirchen- und Klostergründungen veranlasst. Ein fiktiver Brief Papst Gregors III. an Bonifatius, in dem davon die Rede ist, dass dieser unter weiteren sächsischen Adeligen einen gewissen Dedda bekehrt habe, der in anderem Zusammenhang als Vater des Waltger bereits in der Vita genannt wurde, bringt die Geschichte des Klosters in die bonifatianische Tradition: *„Die Klostergründung als mittelbare Folge der vermeintlichen Sachsenmission des Bonifatius und die Heiligennähe der Stifterfamilie sollten allem Anschein nach die angestrebte Exemtion gegenüber der Bischofskirche begründen helfen"* [Klaus Naß].

Mit dem Niedergang des Genres der Bischofs- und Heiligenviten im Spätmittelalter trat die Bistums- und Landesgeschichtsschreibung an deren Stelle. Diese konzentrierte sich nicht mehr auf das vorbildliche Leben einer einzelnen Person, sondern hatte die Geschichte eines ganzen Landes oder einer geistlichen Institution im Blick. Leben und Werk des Bonifatius wurden in dieser Umgebung erheblich relativiert. In der frühneuzeitlichen Geschichtsschreibung der süddeutschen Bistümer wird zwar seine Missionsleistung anerkannt, doch treten wie etwa in Würzburg mit Kilian die Märtyrer und Glaubensboten der ersten Generation als lokale Identifikationsfiguren gegenüber dem überregional wirkenden Bonifatius in den Vordergrund. Exemplarisch lässt sich dieser Wechsel an der Würzburger Bischofschronik des Lorenz Fries (gest. 1550) ablesen. Die eigentliche missionarische Leistung wird hier dem Iren Kilian zugeschrieben, der in Würzburg im Jahre 689 auf Betreiben der ein-

König Pippin (Vater Karls des Großen), Ölgemälde, Anfang 17. Jahrhundert, Dommuseum Fulda.

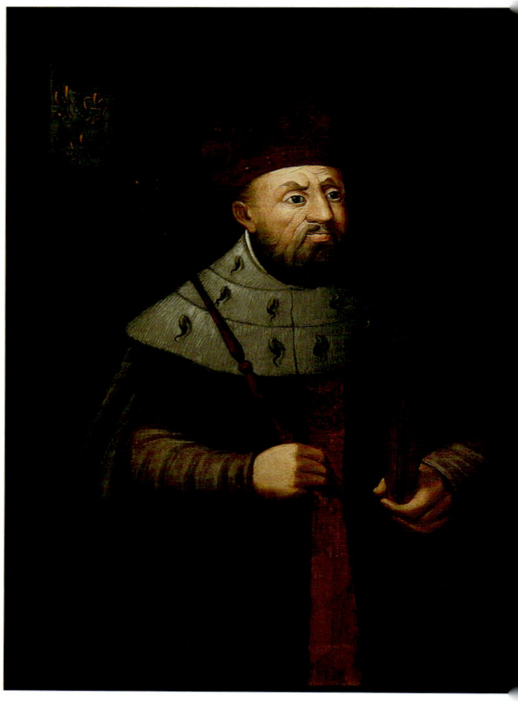

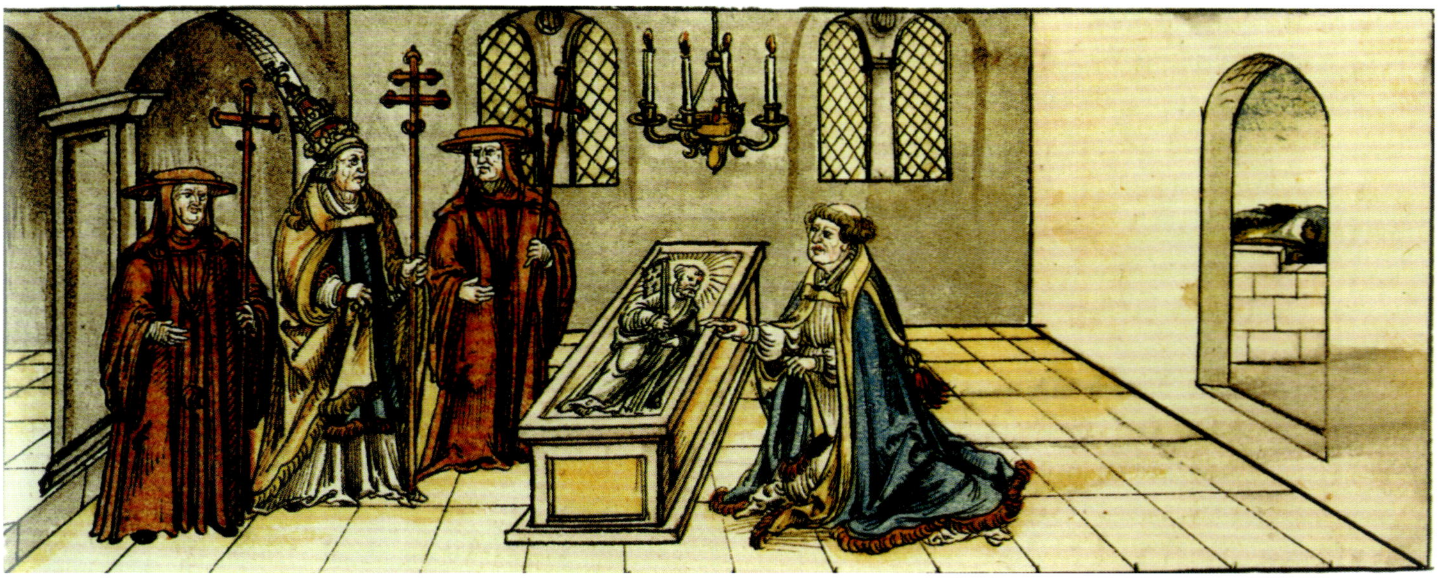

Schwur des Bonifatius am Grab des heiligen Petrus (Fries-Chronik, Stadtarchiv Würzburg, Ratsbuch 412).

heimischen Herzogsfamilie der Hedene zusammen mit seinen Gefährten Kolonat und Totnan das Martyrium erlitten hatte. Fries rechnet Kilian daher bereits in die Reihe der Bischöfe, die freilich erst mit dem Angelsachsen Burkard beginnt, den Bonifatius im Jahre 741/42 in das von ihm begründete Bistum einsetzte. Der Chronist schildert hierbei ausführlich, dass nach dem Wirken Kilians die ausgestreute Saat des Glaubens wieder verdorrt sei und daher Bonifatius versucht habe, die Pflanzung des heiligen Kilian durch *„begiessung des worte gottes und mitwirckung des hailigen geists wider in grünung und zu fruchten bringen"*. Er habe deshalb mit Zustimmung des Papstes in Würzburg ein Bistum errichtet und mit seinem Schüler Burkard besetzt. Über diesen soll Bonifatius gleich beim ersten Zusammentreffen zu den Umstehenden gesagt haben: *„Da kombt ainer, den got darumb here gesendt hat, das er mir in seinem weingarten beistendig sei und dem christen volck zu und umb Wirtzburg zu einem hirten und selsorger furgesetzt werde."*

Dass Bonifatius in der Bischofschronik so ausführlich gewürdigt wird, indem etwa sein Treueschwur bei der ersten Romreise am Grabe des heiligen Petrus in einer Miniatur (Abb. oben) festgehalten wurde, hängt nicht mit dem Bestreben zusammen, eine Renaissance der Heiligenvita einzuläuten. Die Schilderung des Missionswerks hat sich vielmehr in die Dramaturgie einer Chronik einzufügen, die vor allem eines bezweckt, nämlich das Alter, die Bedeutung und die Vorrangstellung des Bistums Würzburg in Franken zu betonen. Hierbei wird dessen Gründung in ein Umfeld eingebettet, das die moralische Legitimierung mit einem historischen Auftrag verknüpft. Das durch den Mord an Kilian diskreditierte Herzogshaus der Hedene weicht dem neuen Herzogtum der Würzburger Bischöfe, die mit Hilfe von Bonifatius ein entchristlichtes Land zum rechten Glauben führen und für ihre weitergehende Aufgabe der Sachsen- und Slawenmission vom neuen Königtum der Karolinger mit weitgehenden Privilegien ausgestattet werden. Der Schulterschluss zwischen dem Missionsbischof und dem neuen Königtum Pippins bei der Bistumserrichtung war für den Chronisten Fries von zentraler Bedeutung im Bauplan seines Werkes. Er konnte sich daher die Meldung der im späten 8. Jahrhundert entstandenen Reichsannalen, wonach Bonifatius im Jahre 750 nach der Absetzung des letzten Merowingers Pippin zum König gesalbt habe, nicht entgehen lassen. Diesem „Staatsstreich" war nämlich eine historisch tatsächlich verbürgte Mission im Auftrag Pippins an den Papst vorausgegangen, welche von diesem die Zustimmung zum Machtwechsel einholen sollte. Als Gesandte waren der Abt Fulrad von Saint Denis und Bischof Burkard von Würzburg geschickt worden, die aus Rom schließlich die Erlaubnis von weltgeschichtlicher Bedeutung mitbrachten. Durch eine Verkehrung der Chronologie lässt Fries das Würzburger Bistum, das im Jahre 750 schon knapp zehn Jahre bestand, erst als Belohnung für die erfolgreichen Dienste Burkards aus der Taufe heben. Mit den beiden Paten Pippin und Bonifatius an der Seite besaß man eine geistliche und politische Legitimierung ersten Ranges, die der noch im 16. Jahrhundert betriebenen Propagierung der Würzburger Bischöfe als Herzögen von Franken die historische Grundlage lieferte.

Im frühneuzeitlichen Bayern wurde die Erinnerung an Bonifatius vor allem über die Werke des Johannes Turmair aus Abensberg (1477–1534), genannt Aventinus, wach gehalten. Dessen 1554 bzw. 1566 im Druck erschienenen lateinischen „Annnales ducum Boiariae" sowie die deutsche „Bayerische Chronik" erreichten eine große Breitenwirkung im gesamten deutschen Sprachraum. Auch hierin ist das gezeichnete Bonifatiusbild von den Interessen des Autors bestimmt, der sich mit seinen Angriffen auf Kirche und Klerus bei den bayerischen Herzögen so unbeliebt gemacht hatte, dass seine Werke erst posthum gedruckt wurden und danach immer noch zeitweise auf dem Index der verbotenen Bücher standen. Aus dem historischen Bonifatius, der die bayerische Kirche neu geordnet hatte, wird bei Aventin ein Reformator, der die eingerissenen Mißstände unter der Geistlichkeit bekämpfte. Vor der Ankunft des Angelsachsen *„warn die geistlichen in teutschen landen gar aus der ordnung komen mit unzucht und unkeuscheit, auch mit laufen und ziehen in den krieg wider die unglaubigen, warn geitig* [gierig, geizig], *giengen nit recht umb mit den geistlichen güetern, hielten im taufen den alten brauch nit und anders mer"*. Bonifatius habe die Dinge wieder in Ordnung gebracht, obwohl ihm die Geistlichen große Widerstände entgegengesetzt hätten. Schließlich sei es aber doch gelungen, *„das Baierland von den ungotsforchtigen bösen geistlichen* [zu säubern]". Da Aventin die aus dem 9. Jahrhundert handschriftlich überlieferten Bonifatiusbriefe entweder im Original oder aber durch Otlohs Biographie bekannt waren, verwundert es nicht, dass er die darin geschilderten Auseinandersetzungen zwischen Bonifatius und dem Klerus genüßlich zitiert. Er berichtet unter anderem über den Streit mit dem Salzburger Bischof Virgil wegen der Rechtmäßigkeit falsch ausgesprochener Taufformeln: Es war auch eben *„diser zeit in Baiern ein ungelerter pfaf, kunnet nit vil latein. Der taufet also im latein, sprach: ‚baptisto te in nomine patria et filia et spiritus sancti'; solt nach der art der römischen sprach ‚patris et filii' gesprochen haben. Sant Bonifacius hielt, es wären solche nit tauft, wolts wider taufen. Sidonius, der ertzbischof von Larch* [Lorch] *und Passau, sant Virgilius wolten, si wärn recht tauft, woltens nit taufen lassen. Die schriben die sach gen Rom dem heiligen vatter, pabst Zacharias. Der schrib wider heraus, si wärn recht tauft, dörfts nit wider taufen, wo anders der ungelert pfaff sölchs nit mit list oder andrer mainung dan allain aus unwissen der lateinischen sprach tan het."*

Zeigen die Beispiele aus den bonifatianischen Wirkungsgebieten Franken und Bayern noch eine historiographische Auseinandersetzung mit dem Missionar, welche dessen Leistung uneingeschränkt anerkennt, von dieser aber nur bestimmte Aspekte herausgreift und sie in einen anderen Zusammenhang einpasst, so ändert sich dies in der zweiten Hälfte des 16. Jahrhunderts. Vor dem Hintergrund zunehmender Spannungen zwischen den Konfessionen wird das bisher ausschließlich positiv besetzte, für die jeweiligen Zwecke instrumentalisierte Bonifatiusbild von protestantischer und reformierter Seite einer je nach Autor vorsichtigen bis radikalen Kritik unterzogen. In Luthers

Schriften spielt der Angelsachse noch keine Rolle, ebensowenig bei den Reaktionen seiner Gegner. Die schwelende Kritik wird an ganz anderer Stelle sichtbar, nämlich in der 1529 in erster Auflage erschienenen Sprichwörtersammlung des Johannes Agricola (gest. 1566), eines Pfarrers in Eisleben. Bei der Deutung der im Volk kursierenden Redewendungen, wie etwa *„Was einem Gott bescheret, das nimpt yhm S. Peter nicht"*, erhebt Agricola gleich an mehreren Stellen den Vorwurf, Bonifatius, Karl der Große und Kilian hätten Deutschland mit dem Schwert zum Glauben gebracht. Das bei der späteren protestantischen Bonifatiusrezeption immer wieder zu beobachtende zwiespältige Verhältnis zum Glaubensboten, dessen Bekehrungstat durchaus positiv gesehen, seine Anbindung an die römische Kirche aber verurteilt wird, ist bereits bei Agricola angelegt. Denn auch dieser bekennt, dass er Bonifatius und Kilian eigentlich für fromme Männer halte, die den *„christlichen glauben reyn gepredigt haben. Allerdings als bald die römische bischoffe in Deutschland kommen seind, da ist der christlich glaub auß gewesen."*

Das erste große protestantische Geschichtswerk, die von 1559 bis 1574 veröffentlichten Magdeburger Centurien, eine nach Jahrhunderten (Centurien) gegliederte Gemeinschaftsarbeit mehrerer lutherischer Theologen, zeigt die ambivalente Haltung bei den neugläubigen Gelehrten auf. Bonifatius wird wegen seines Glaubens und seines Einsatzes gegen die Irrtümer der Zeit gelobt. *„Man merkt deutlich das Bestreben der Zenturiatoren, alles hervorzukehren, was nur an Günstigem geltend gemacht werden konnte. Daneben aber steht für sie unübersehbar das andere: Bonifatius war es, der die deutschen Stämme unter das Joch des Papstes gebracht hat; er verbot die Priesterehe; er lehrte Wallfahrten und Totenmessen, er förderte den Bilder- und Reliquiendienst; er richtete Klöster ein, er ließ – auch das war anstößig – weibliche Predigt zu (Lioba); er hat – Unabdingbarkeit der lutherischen Staatslehre! – geholfen, den rechten König, den letzten Merowinger ab- und den Verräter Pippin einzusetzen"* [Hermann Dörries].

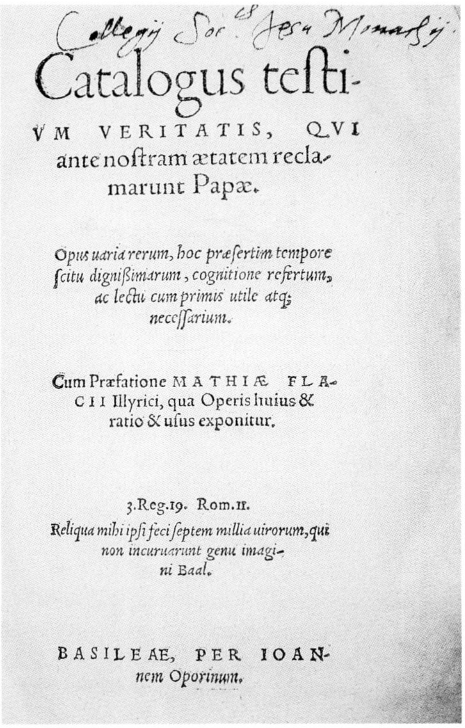

Catalogus teſti-
VM VERITATIS, QVI
ante noſtram ætatem recla-
marunt Papæ.

Opus uaria rerum, hoc præſertim tempore
ſcitu dignißimarum, cognitione refertum,
ac lectu cum primis utile atq;
neceſſarium.

Cum Præfatione MATHIÆ FLA-
CII Illyrici, qua Operis huius &
ratio & uſus exponitur.

3.Reg.19. Rom.11.
Reliqua mihi ipſi feci ſeptem millia uirorum, qui
non incurvarunt genu imagi-
ni Baal.

BASILEAE, PER IOAN-
nem Oporinum.

Flacius, Matthias: Catalogus testium veritatis, qui ante nostram aetatem reclamarunt Papae, Basel 1556.
In seine Zusammenstellung von etwa 400 „Wahrheitszeugen" nahm der Humanist Matthias Flacius Illyricus (1520–75) jene Persönlichkeiten auf, die aus seiner Sicht bereits in früheren Jahrhunderten den wahren Glauben im Sinne der protestantischen Lehre verkündeten, vom Apostel Petrus bis hin zu Dante Alighieri. Ein eigener Abschnitt ist hierin Bonifatius gewidmet, den Illyricus wegen seiner Romverbundenheit nicht zu dieser Gruppe rechnet und ihn dagegen als „Papisten" bezeichnet. Flacius Illyricus prägte sowohl mit diesem Büchlein als auch mit einer von ihm konzipierten Kirchengeschichte, die zwischen 1559 und 1574 in 13 Bänden im Druck erschien, die protestantische Meinung über den angelsächsischen Missionar.

Der Humanist und Theologe Matthias Flacius Illyricus (1520–75), Initiator der Centurien und intimer Kenner und Nutzer der Bonifatiusbriefe, von denen er eine Abschrift anfertigen ließ, hatte bereits 1556 Bonifatius in seine Zusammenstellung von etwa 400 Wahrheitszeugen aufgenommen, ohne ihm selbst diesen Rang zuzuerkennen. Der „Catalogus testium veritatis" vereinigte jene Persönlichkeiten, die aus Sicht des Illyricus bereits in früheren Jahrhunderten den wahren Glauben im Sinne der protestantischen Lehre verkündeten, vom Apostel Petrus bis hin zu Dante Alighieri. Wie die späteren Centuriatoren, so stellt Illyricus dem Missionar wegen seiner romorientierten Kirchenpolitik ein schlechtes Zeugnis aus. Seine Ablehnung kleidete er in die Umbenennung des Namens Bonifatius (Wohltäter) in Malefatius (Übeltäter), eine Spottbezeichnung, die bereits Papst Bonifaz VII. (974–985) von dessen Zeitgenossen beigelegt worden war.

Neben der protestantischen Kirchengeschichtsschreibung befasste sich auch die frühneuzeitliche hessische und thüringische Landeshistoriographie mit Bonifatius, der in beiden Gebieten den Anfang der Überlieferung verkörpert. Noch vor der Reformation schrieb Wigand Gerstenberg von Frankenberg (1457–1522) eine Landeschronik von Thüringen und Hessen, die unter dem Herzogshaus der Ludowinger von 1130 bis 1247 herrschaftlich vereinigt waren. Auch hier gehorcht die ausführlich geschilderte Christianisierung des Landes durch Bonifatius einem höheren Zweck. Stand letzterer im Falle Würzburgs zusammen mit Pippin an der Wiege des Bistums, so ist es bei Gerstenberg Karl Martell, der im Zusammenwirken mit dem Angelsachsen die Landgrafschaft der Ludowinger aus der Taufe hebt, indem er das missionierte Gebiet dem Landgrafen Ludwig mit dem Bart als Lehen übergibt. Die Projektion der erstmals im 11. Jahrhundert bezeugten Ludowinger um über 300 Jahre zurück in die Zeit des Bonifatius ermöglicht die Schaffung einer aus Karl Martell, Ludwig mit dem Bart und Bonifatius bestehenden Trias der Erinnerungsstiftung, „[die] *von zentraler Bedeutung für die Stiftung eines hessisch-thüringischen Herrschaftsraumes* [ist]. *Vorher ist dieses ein mehr oder weniger charakterloses Gebiet. Erst mit der Christianisierung durch Bonifatius werden Hessen und Thüringen zum Subjekt der Erinnerung. Christianisierung und die Stiftung einer Herrschaftsverfassung machen die Region zu etwas Erinnerungswürdigem*" [Thomas Fuchs, 2002].

Einen neuen Aspekt bringt die nur zum Teil gedruckte Arbeit des landgräflich-hessischen Kanzleibediensteten und Spitalverwalters Wigand Lauze (gest. ca.1564/69) über das „*Herkomen ... der Konige vnd Fursten zu Hessen*". Lauze geht von einer germanisch-lutherischen Urreligion aus, die von Bonifatius wiederhergestellt worden sei. Insofern gebührt ihm die Wertschätzung des Chronisten, der allerdings unter Rückgriff auf bereits bekannte Vorwürfe bemerkt: „*Ob auch Bonifatius hieran christlich recht und billich gehandelt hab, das er die leute zum glauben mit dem schwerd hat understanden zu zwingen, weis ich nicht.*" Die bei Lauze, besonders aber in protestantischen Geschichts- und Heiligenkalendern des 16. Jahrhunderts vorgenommene Umdeutung des Bonifatius vom Missionar zum Reformator, der in Deutschland die reine evangelische Lehre eingeführt habe, ist erst jüngst als protestantische Heiligen-memoria interpretiert worden [Thomas Fuchs, 1998], welche die eigene Historie über Luther hinaus bis in die Frühzeit der Kirche verlängert und durch die Vereinnahmung von Heiligen eine Gegengeschichte zur herrschenden Lehre konstruiert.

Mit der von Nikolaus Serarius besorgten Druckausgabe der Bonifatiusbriefe (Mainz 1605) und der ersten protestantischen Bonifatiusbiographie (Hildesheim 1602/Erfurt 1603) aus der Feder des niedersächsischen Pfarrers und Chronisten Johannes Letzner (1531–1613) schien sich die Beschäftigung mit dem Missionar wieder mehr auf die tatsächliche historische Persönlichkeit zu verlagern und nicht auf die Funktion, die man ihr aktuell zudachte. Im Vorwort schreibt Letzner, der insgesamt 34 Autoren als Quelle zitiert, dass er in historischer und nicht disputierlicher Weise schreiben wolle. Allerdings bleibt er diesem Grundsatz nicht treu, denn auch er sieht in seinem Helden den ersten Reformator, der die „*faulen, müßigen, unnützen, hoffertigen und aufgeblasene Pfaffen*" heftig gestraft und den verweltlichten Klerus in den Stiften und Klöstern einer harten Disziplin unterzogen habe.

Nahezu zeitgleich mit Letzner schreibt der lutherische Theologe Cyriakus Spangenberg (1528–1604) unter dem Titel „Bonifacius oder Kirchen-Historia" (Leipzig/ Schmalkalden 1603) eine Biographie, die sich von der protestantisch-hessischen Überlieferung, welche die Missionsleistung bei aller sonstigen Kritik positiv herausstellt, grundlegend abhebt. Nach Spangenberg hat Bonifatius ein bereits bestehendes Christentum in Thüringen ausgerottet. Den dort bereits vorhandenen Predigern, die das Evangelium „*einfältig, recht und schlecht* [= schlicht, einfach]" verkündet hätten, habe er hart zugesetzt, da sie sich seinen unnötigen Neuerungen wie dem Zölibat, der Opfermesse, der heiligen Anrufung sowie der Feier von Taufe und Abendmahl in der unverständlichen lateinischen Sprache widersetzt hätten.

Achtzig Jahre später nahm der Lüneburger Pastorensohn Caspar Sagittarius (1643–94), seit 1674 Professor für Geschichte in Jena, die Thesen Spangenbergs wieder auf und suchte in seinen „Antiquitates gentilismi et christinismi Thuringici" den Beweis zu erbringen, „*dass schon längst vor den Zeiten Bonifacii gute Christen in Thüringen gewesen und dieser also mitnichten der Thüringer Apostel sey*". Im Werk des Sagittarius erlebte die protestantische Kritik ihren polemischen Höhepunkt, an den nur noch der radikale Pietist Gottfried

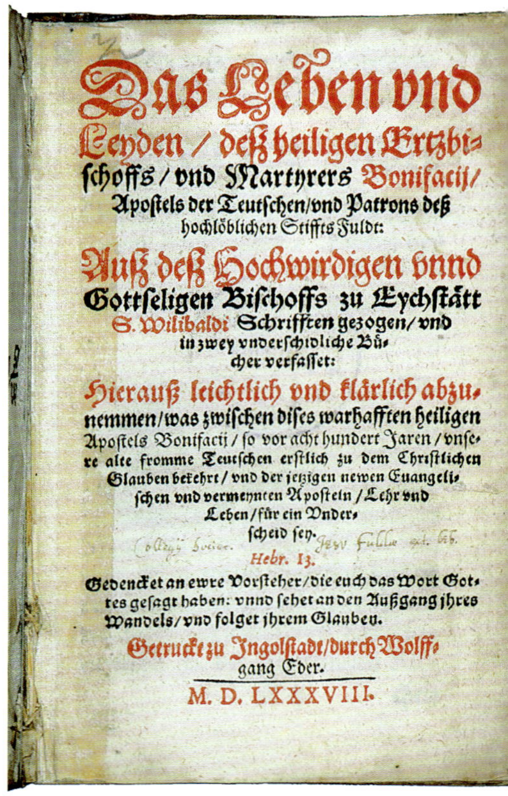
Das Leben vnd Leyden / deß heiligen Ertzbischoffs / vnd Martyrers Bonifacij / Apostels der Teutschen / vnd Patrons deß hochlöblichen Stiffts Fuldt:
Auß deß Hochwirdigen vnnd Gottseligen Bischoffs zu Eychstätt S. Wilibaldi Schrifften gezogen / vnd in zwey vnderschidliche Bücher verfasset:
Hierauß leichtlich vnd klärlich abzunemmen / was zwischen dises warhafften heiligen Apostels Bonifacij / so vor acht hundert Jaren / vnsere alte fromme Teutschen erstlich zu dem Christlichen Glauben bekehrt / vnd der jetzigen newen Euangelischen vnd vermeynten Apostlen / Lehr vnd Leben / für ein Vnderscheid sey.
Hebr. 13.
Gedencket an ewre Vorsteher / die euch das Wort Gottes gesagt haben: vnnd sehet an den Außgang jhres Wandels / vnd folget jhrem Glauben.
Getruckt zu Ingolstadt / durch Wolffgang Eder.
M. D. LXXXVIII.

Eder, Wolfgang: Das Leben und Leyden deß heiligen Ertzbischoffs vnd Martyrers Bonifacii, Apostels der Teutschen und Patrons deß hochlöblichen Stiffts Fuldt, Ingolstadt 1588.
Der Ingolstädter Buchdrucker Wolfgang Eder stellte aus den bekannten mittelalterlichen Lebensbeschreibungen des Bonifatius ein Werk zusammen. Die antiprotestantische Stoßrichtung wird durch die Widmung des Bandes an den im Exil befindlichen Fuldaer Abt Balthasar von Dernbach verstärkt. Dieser habe sich durch die Gründung eines Jesuitenseminars in Fulda und die Besetzung der Pfarreien mit katholischen Priestern unsterblichen Ruhm erworben.

rechts: Letzner, Johannes: Historiae S. Bonifacii, der Deudtschen Apostel genandt, 2 Teile, Erfurt 1603.
Der Niedersachse Johannes Letzner (1531–1613), evangelischer Theologe, Pfarrer und Historiker, verfasste die umfangreichste Bonifatiusbiographie der Frühen Neuzeit. Im Gegensatz zu anderen protestantischen Historikern seiner Zeit ist Letzner voll des Lobes über Bonifatius, der die Deutschen nicht nur zum Christentum bekehrt, sondern auch gegen „aufgeblasene Pfaffen" vorgegangen sei. Der Missionar wird hier zu einem Reformator umgedeutet.

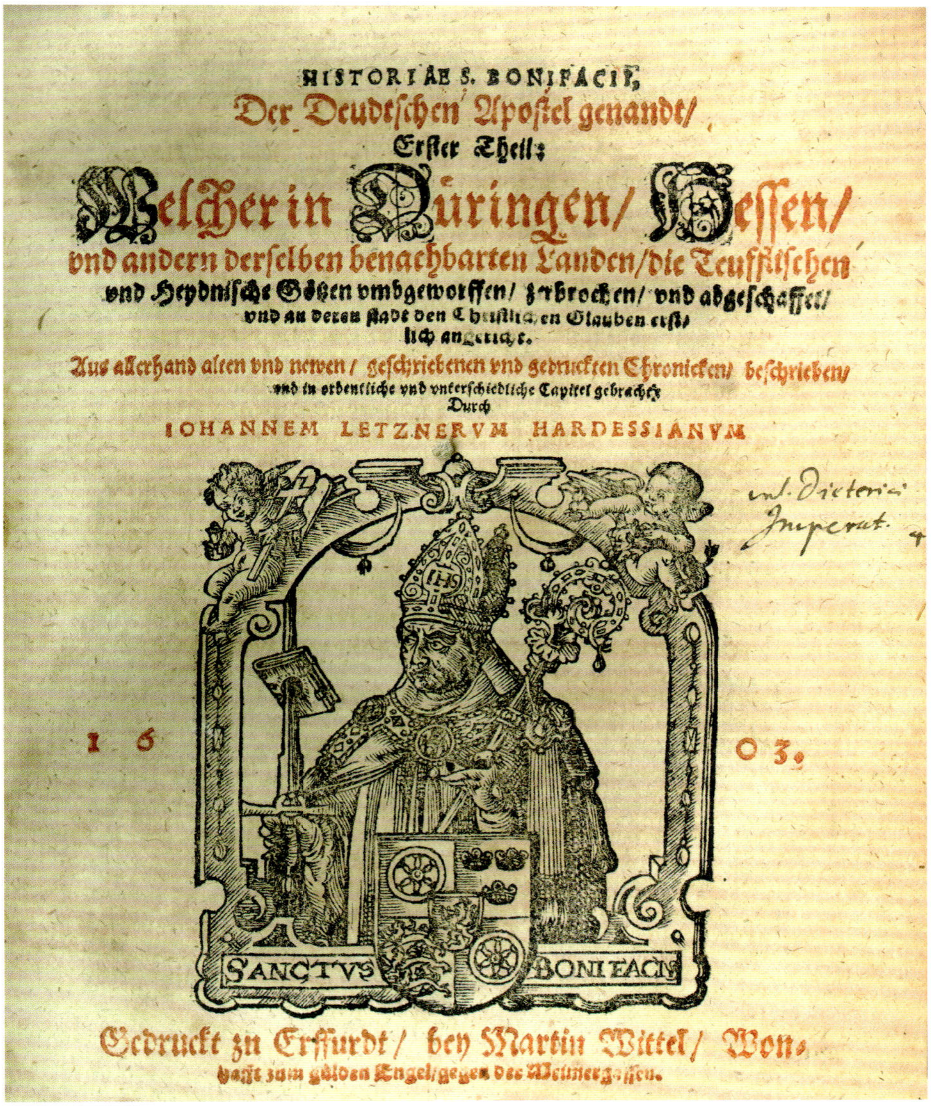
HISTORIAE S. BONIFACII,
Der Deudtschen Apostel genandt/
Erster Theil:
Welcher in Düringen/ Hessen/
und andern derselben benachbarten Landen/ die Teuffelschen und Heydnische Götzen umbgeworffen/ zerbrochen/ und abgeschaffet/ und an deren stadt den Christlichen Glauben erstlich angerichtet.
Aus allerhand alten und newen/ geschriebenen und gedruckten Chronicken/ beschrieben/ und in ordentliche und unterschiedliche Capitel gebracht/
Durch
IOHANNEM LETZNERUM HARDESSIANUM
16 03.
SANCTVS BONIFACIVS
Gedruckt zu Erffurdt/ bey Martin Wittel/ Wonhafft zum gülden Engel/ gegen der Weinergassen.

unten: Tausendjähriges Denckmal des glorreichen Marter-Todes ... Bonifacii, ersten Stiffters und Land-Patronens ..., Fulda 1755.
Kurz nach der Erhebung Fuldas zum Fürstbistum im Jahre 1752 wurde die Tausendjahrfeier des Märtyrertodes von Bonifatius mit einer Festoktav begangen, die allerdings über Fulda hinaus kaum Aufmerksamkeit erregte. Die Gedenkschrift zum Jubiläum enthält acht Predigten, die in erster Linie Bonifatius als den Verkünder des Christentums und Wohltäter des fuldischen Landes rühmen. Vom eher religiösen Charakter der Erinnerung weicht die Predigt des Jesuiten Joseph Ledergerw ab, der polemisch auf die von protestantischer Seite durchgeführten Feierlichkeiten zum 200. Jahrestag des Augsburger Religionsfriedens, die kurz zuvor stattfanden, Bezug nimmt.

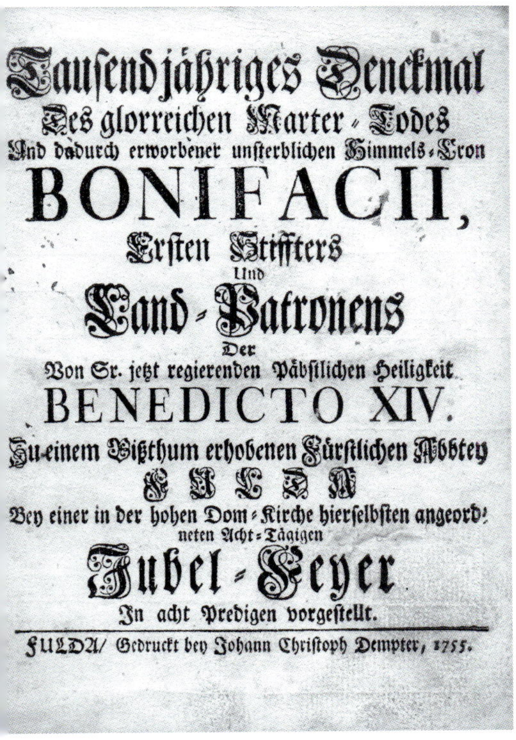
Tausendjähriges Denckmal
Des glorreichen Marter-Todes
Und dadurch erworbener unsterblichen Himmels-Cron
BONIFACII,
Ersten Stiffters
Und
Land-Patronens
Der
Von Sr. jetzt regierenden Päbstlichen Heiligkeit
BENEDICTO XIV.
Zu einem Bißthum erhobenen Fürstlichen Abbtey
FULDA
Bey einer in der hohen Dom-Kirche hierselbsten angeordneten Acht-Tägigen
Jubel-Feyer
In acht Predigen vorgestellt.
FULDA/ Gedruckt bey Johann Christoph Dempter, 1755.

Arnold (1666–1714) heranreicht. In seiner „Unparteyischen Kirchen- und Ketzer-Historie" (Frankfurt/Main 1700) finden sich sämtliche bis dahin geäußerten Vorwürfe versammelt, von der Zerstörung des bereits vorhandenen Christentums über die Anbindung der deutschen Kirche an Rom bis hin zur Nutzung des weltlichen Arms für egoistische Ziele und der mit Gewalt verbreiteten falschen Lehre. Bonifatius habe den Kirchendienern die Ehe verboten, Wallfahrten, Klostergelübde, den Bilderdienst, die Reliquien, Meßopfer und tausend andere schändliche Dinge in Deutschland eingeführt. Die reiche Abtei zu Fulda habe er nur gegründet, um dort seine und des Papsts *„Creaturen"* hineinzusetzen.

Gegenüber solch heftiger Polemik und Anfeindung fiel die katholische Reaktion des 16. und 17. Jahrhunderts eher verhalten aus. Am schärfsten äußerte sich der Theologe Petrus Canisius SJ (1521–97), von Papst Leo XIII. 1897 in einem Schreiben an die deutschen Bischöfe als „Zweiter Apostel Deutschlands nach Bonifatius" bezeichnet. Canisius, der von Papst Pius V. mit der Widerlegung der Magdeburger Centurien beauftragt worden war, ereiferte sich heftig über die Centuriatoren, die sich vom alten und wahren Apostel der Deutschen abkehrten und stattdessen den Propheten Luther, der nicht der Vater, sondern die *„Pest des Vaterlands"* sei, an seine Stelle setzten.

Der Ingolstädter Buchdrucker Wolfgang Eder stellte aus den bekannten mittelalterlichen Lebensbeschreibungen „Das Leben und Leyden des heiligen Ertzbischoffs und Martyrers Bonifacii" (Ingolstadt 1588) zusammen. Er verfolgte damit das Ziel, das *„bey disen unsern letzten armseligen betrübten Zeiten (da leyder allerley Ketzerey und Secten eingerissen und im Schwung gehen) ein aufferbaulicher Nutz so wol bey Geistlichen als Weltlichen erfolgen unnd ersprießlich seyn"* sollte. Die antiprotestantische Stoßrichtung wurde durch die Widmung des Bandes an den im Exil befindlichen Fuldaer Abt Balthasar von Dernbach verstärkt. Dieser habe sich durch die Gründung eines Jesuitenseminars in Fulda und die Besetzung der Pfarreien mit katholischen Priestern unsterblichen Ruhm erworben. Die fuldische Geschichtsschreibung, fachlich herausragend vertreten durch Christoph Brower (1559–1617) und Johann Friedrich Schannat (1683–1739), nahm zu den Angriffen auf Bonifatius nicht Stellung. Sie kümmerte sich auf beachtlich hohem Niveau um die Sammlung und Edition der fuldischen Geschichtsquellen und hielt sich von der Tagespolemik fern. Hinzu kam, dass es im Laufe des 18. Jahrhunderts merklich stiller um Bonifatius in der literarisch-historiographischen Diskussion wurde. Das Bonifatiusjubiläum des Jahres 1755 in Fulda, drei Jahre nach Erhebung der Fürstabtei zum Bischofssitz, war nur noch ein innerfuldisches Ereignis, das zwar eine aus acht Predigten bestehende Festschrift hervorbrachte, aber überregional keine neue Bonifatiusdiskussion mehr auslöste.

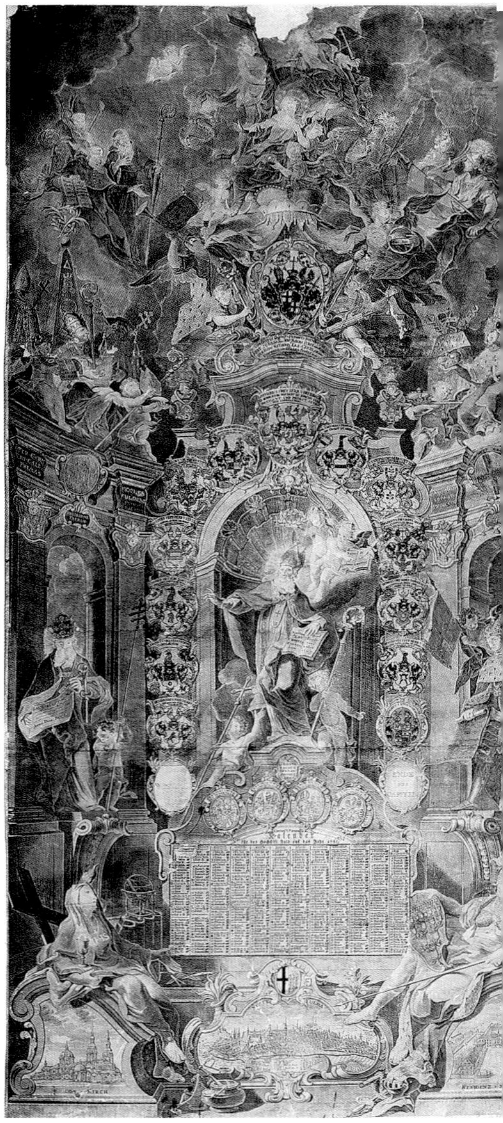

Wappenkalender des Fuldaer Stiftskapitels mit Bonifatiusdarstellung, Vedute der Stadt Fulda sowie Ansichten der Stiftskirche und des Residenzschlosses, Kupferstich von drei Platten, 148,5 x 74,5 cm, gezeichnet von J. G. Bergmüller, gestochen von J H. Störcklin, Veränderungen von J. H. Pfeiffer, vor 1737.

Die in jüngster Zeit gut erforschte sogenannte Bonifatiusrezeption des 19. Jahrhunderts ist bisher noch eine schlüssige Antwort auf die Frage nach deren Quellen schuldig geblieben. Die Initiativen Ludwigs I. in Bayern zur Förderung des Bonifatiusgedenkens wie auch der Spendenaufruf der Fuldaer Bürgerschaft zur Errichtung eines Denkmals setzen ein im öffentlichen Bewusstsein verankertes Bonifatiusbild voraus, das seine Konturen mit Sicherheit nicht direkt aus der frühmittelalterlichen Überlieferung erhielt. Ebenso bedurfte die seit der Mitte des 19. Jahrhunderts einsetzende Transformation des „Apostels der Deutschen" vom „Tugendlehrer" hin zum Bollwerk des Glaubens bzw. zum Zerstörer einer urgermanischen romfreien Kirche eines bereits vorhandenen Reservoirs an Interpretationsmustern, das sich ebenfalls nicht den Viten und der Briefsammlung entnehmen ließ.

Die hier für das Mittelalter und die Frühe Neuzeit präsentierte Auswahl an Bonifatiusdeutungen zeigt zum einen, dass die Vereinnahmung des angelsächsischen Missionars eine lange Tradition hat und bereits unmittelbar nach seinem Tod einsetzte. Im Streit zwischen Mainz und Fulda ging es letztlich um den legitimen Sitz des Erinnerungsortes. In Franken und Hessen stand Bonifatius hingegen als Vertreter der Kirche zusammen mit dem Königtum am Beginn der Landesherrschaft und repräsentiert damit die erfolgreiche Verbindung von geistlicher und weltlicher Gewalt. Zum anderen hat die politische Dimension, die das bonifatianische Werk zwangsläufig begleitete, dazu geführt, dass es im konfessionellen Zeitalter, in dem religiöse und politische Fragen untrennbar miteinander verknüpft waren, zwischen die Fronten geriet. In der Auseinandersetzung zwischen Katholiken, Protestanten und Reformierten suchte jede Seite einen historischen Referenzpunkt, der naturgemäß von dem jeweiligen Gegner in Frage gestellt wurde. Beriefen sich die Katholiken auf die Tradition, so kamen sie unweigerlich auf Bonifatius, der entweder von den Protestanten für sich selbst reklamiert oder aber heftig bekämpft wurde. Die hierbei entstandene reichhaltige Literatur diente dem 19. Jahrhundert als Fundgrube für alte Munition im neuen Streit. Es bleibt eine noch zu leistende Aufgabe, die Bonifatiusrezeption des 19. Jahrhunderts in die größeren Zusammenhänge des mittelalterlichen und frühneuzeitlichen Bonifatiusbildes zu stellen.

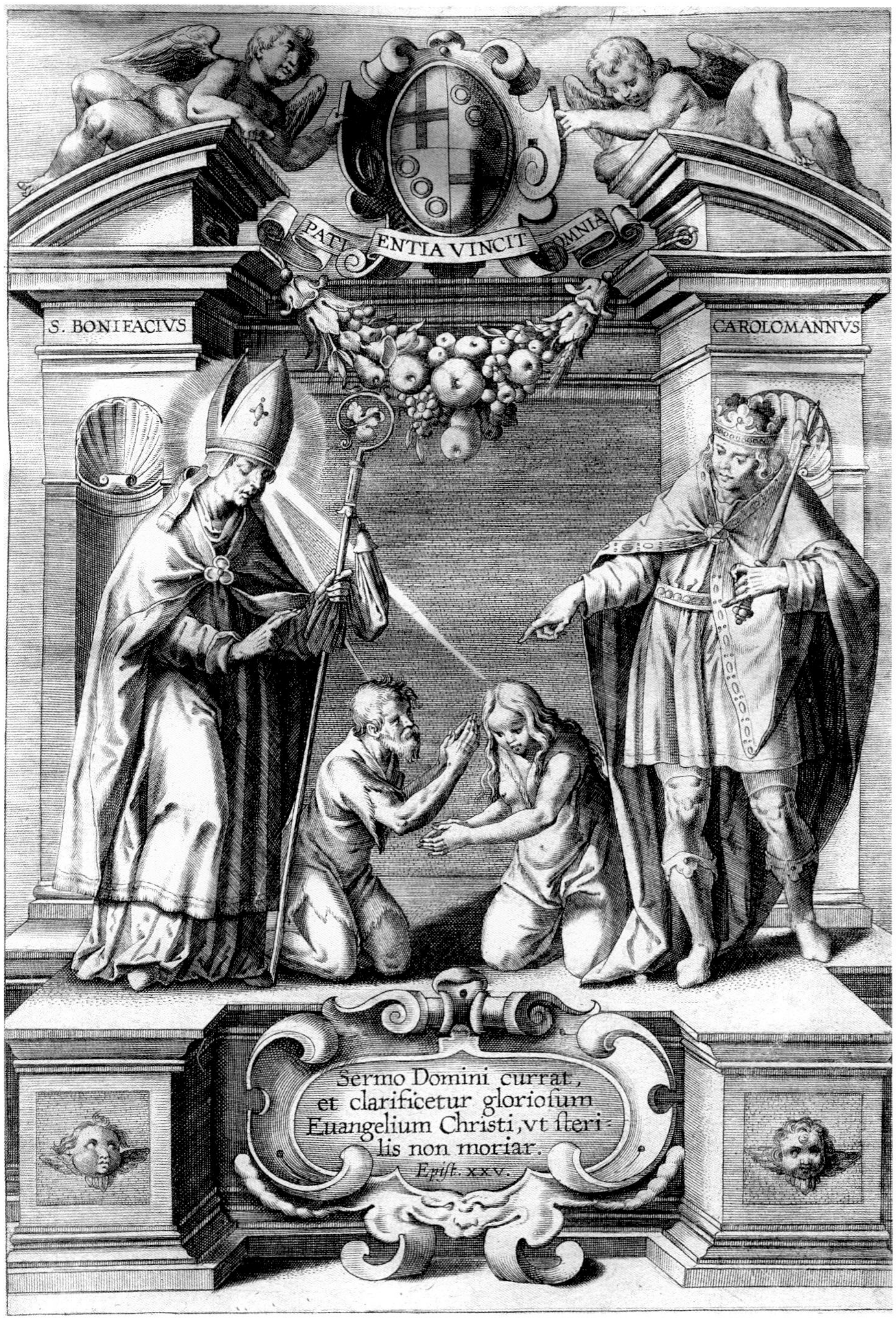
PATI ENTIA VINCIT OMNIA
S. BONIFACIVS
CAROLOMANNVS
Sermo Domini currat, et clarificetur gloriosum Euangelium Christi, vt steri lis non moriar.
Epist. XXV.

Brower, Christoph: Fuldensium antiquitatem libri IIII, Antwerpen 1612, Druck, Stadtarchiv Fulda.
Christoph Brower (1559–1617), von 1601 bis 1603 Rektor des Jesuitenkollegs in Fulda, gab als erster eine Geschichte der Fürstabtei Fulda im Druck heraus, die bis heute unentbehrlich ist. Die Abbildung zu Beginn des Werkes zeigt unter dem Wappen des regierenden Fürstabtes Johann Friedrich von Schwalbach (reg. 1606–22) Bonifatius und den fränkischen Hausmeier Karlmann (gest. 754) als Begründer des Klosters Fulda. Karlmann hatte mit einer Landschenkung an Bonifatius die Ansiedlung einer Mönchsgemeinschaft erst möglich gemacht.

Quellen

Annales regni Francorum inde ab a. 741 usque ad a. 829, bearb. von Friedrich Kurze, Hannover 1895 (Monumenta Germaniae Historica. Scriptores rerum Germanicarum in usum scholarum).
Arnold, Gottfried: Unparteyische Kirchen- und Ketzer-Historie : Vom Anfang des Neuen Testaments Biß auff das Jahr Christi 1688, Frankfurt am Main1700.
Aventin (Johannes Turmair genannt Aventinus) Sämmtliche Werke, 6 Bde., München 1880–1908.
Brower, Christoph: Fuldensium antiquitatem libri IIII, Antwerpen 1612.
Buchner, Rudolf (Bearb.): Quellen des 9. und 11. Jahrhunderts zur Geschichte der hamburgischen Kirche und des Reiches, 7. Aufl., Darmstadt 2000 (Freiherr vom Stein-Gedächtnisausgabe 11).
Diemar, Hermann (Bearb.): Die Chroniken des Wigand Gerstenberg von Frankenberg, Marburg 1909 (Veröffentlichungen der Historischen Kommission für Hessen und Waldeck, Reihe VII, Bd. 1).
Ecclesiastica historia ... secundum singulas Centurias ... per aliquot studiosos et pios viros in urbe Magdeburgica, Cent. I – XIII. Basel 1559–74.
Eder, Wolfgang: Das Leben und Leyden des hl. Ertzbischoffs und Martyrers Bonifatius, Ingolstadt 1588.
Engelbert, Pius: Die Vita Sturmi des Eigil von Fulda. Literarkritisch-historische Untersuchung und Edition, Marburg 1968 (Veröffentlichungen der Historischen Kommission für Hessen und Waldeck 29).
Flacius Illyricus, Matthias: Catalogus testium veritatis, qui ante nostram aetatem reclamarunt Papae, Basel 1556.
Gilman, Sander L. (Hrsg.): Johannes Agricola. Die Sprichwörtersammlungen, 2 Bde., Berlin u.a. 1971 (Ausgaben deutscher Literatur des XV. bis XVIII. Jahrhunderts).

Lamperti monachi Hersfeldensis opera, hrsg. von Oswald Holder-Egger, Hannover 1894 (Monumenta Germaniae Historica. Scriptores rerum Germanicarum in usum scholarum). Die Übersetzung der Zitate nach: Lampert von Hersfeld. Das Leben des heiligen Lullus, bearb. von Michael Fleck, Bad Hersfeld 1986.
Letzner, Johannes: Historia S. Bonifacij. Der Teutschen Apostel genandt. Welcher in Düringen, Hessen und andern derselben benachbarten Landen die teufflischen und heidnische goetzen umbgeworffen, zerbrochen und abgeschaffet und an deren stadt den christlichen glauben erstlich angericht..., Hildesheim 1602.
Levison, Wilhelm (Bearb.): Vitae sancti Bonifatii archiepiscopi Moguntini, Hannover/ Leipzig 1905 (Monumenta Germaniae Historica, Scriptores rerum Germanicarum in usum scholarum).
Lorenz Fries. Chronik der Bischöfe von Würzburg 742–1495, hrsg. von Ulrich Wagner/ Walter Ziegler, Bd. I: Von den Anfängen bis Rugger 1125, bearb. von Thomas Heiler u.a., Würzburg 1992 (Fontes Herbipolenses I).
Meyer zu Ermgassen, Heinrich (Hrsg.): Der Codex Eberhardi des Klosters Fulda, 2 Bde., Marburg 1995–96 (Veröffentlichungen der Historischen Kommission für Hessen 58).
Rau, Reinhold (Hrsg.): Briefe des Bonifatius. Willibalds Leben des Bonifatius, 3. Aufl., Darmstadt 1994 (Freiherr vom Stein-Gedächtnisausgabe 4b).
Sagittarius, Caspar: Antiquitates gentilismi et christianismi Thuringici, das ist gründlicher und ausführlicher Bericht von dem Heiden- und Christenthum der alten Thüringer ..., Jena 1685.
Schannat, Johann Friedrich: Historia Fuldensis, Frankfurt 1729.
Serarius, Nikolaus: Epistolae S. Bonifacii martyris, primi Moguntini archiepiscopi, Germanorum apostoli ..., Mainz 1605.
Spangenberg, Cyriakus: Bonifacius oder Kirchen-Historia. Warhafftiger, ordentlicher Bericht, wie es umb die Religion in Thüringen, Hessen, Francken und Beiern, vom 714. Jhar biß auffs 755. gestanden ; darinnen das Leben und gantze Historia S. Bonifacii mit eingeführet und begrieffen wird, Schmalkalden 1603.
Stengel, Edmund (Bearb.): Urkundenbuch des Klosters Fulda, Bd. 1, Marburg 1956 (Veröffentlichungen der Historischen Kommission für Hessen und Waldeck X,1).
Tangl, Michael (Hrsg.): Die Briefe des heiligen Bonifatius und Lullus, Berlin 1916 (Epistolae Selectae in usum scholarum 1).
Tausendjähriges Denckmal des glorreichen Marter-Todes ... Bonifacii, ersten Stiffters und Land-Patronens ..., Fulda 1755.

Literatur

Angenendt, Arnold: Geschichte der Religiosität im Mittelalter, Darmstadt 1997.
Breul-Kunkel, Wolfgang: Herrschaftskrise und Reformation. Die Reichsabteien Fulda und Hersfeld ca. 1500-1525, Heidelberg 2000 (Quellen und Forschungen zur Reformationsgeschichte 71).
Dörries, Hermann: Von Bonifatius zu Luther, in: ders., Wort und Stunde. Aufsätze zur Geschichte der Kirche im Mittelalter, Bd. 2, Göttingen 1969, S. 25–75.
Ebrard, August: Bonifatius, der Zerstörer des columbanischen Kirchentums auf dem Festlande, Gütersloh 1882, Nachdruck Hildesheim/ New York 1973.
Flaskamp, Franz: Der hl. Bonifatius im Blickfelde Luthers, in: Archiv für Kulturgeschichte 46 (1964), S. 219–226.
Fuchs, Thomas: Protestantische Heiligen-memoria im 16. Jahrhundert, in: Historische Zeitschrift 267 (1998), S. 587–614.
Fuchs, Thomas: Traditionsstiftung und Erinnerungspolitik. Geschichtsschreibung in Hessen in der Frühen Neuzeit, Kassel 2002 (Hessische Forschungen zur geschichtlichen Landes- und Volkskunde 40).
Hartmann, Martina: Humanismus und Kirchenkritik. Matthias Flacius Illyricus als Erforscher des Mittelalters, Stuttgart 2001 (Beiträge zur Geschichte und Quellenkunde des Mittelalters 19).
Heikkilä, Tuomas: Das Kloster Fulda und der Goslarer Rangstreit, Helsinki 1998 (Humaniora 298).
Heiler, Thomas: Die Würzburger Bischofschronik des Lorenz Fries (gest. 1550). Studien zum historiographischen Werk eines fürstbischöflichen Sekretärs und Archivars, Würzburg 2001 (Veröffentlichungen des Stadtarchivs Würzburg 9).
Herrmann, Winfried: Geschichte der Bonifatiusforschung. Verlauf und Methode, Diss. masch. Jena 1960.
Jürgensmeier, Friedhelm: Das Bistum Mainz. Von der Römerzeit bis zum II. Vatikanischen Konzil, Frankfurt am Main 1988 (Beiträge zur Mainzer Kirchengeschichte 2).
Kehl, Petra: Kult und Nachleben des heiligen Bonifatius im Mittelalter (754–1200), Fulda 1993 (Quellen und Abhandlungen zur Geschichte der Abtei und der Diözese Fulda 26).
Lenhart, Ludwig: Die Bonifatius-Renaissance des 19. Jahrhunderts, in: Sankt Bonifatius. Gedenkgabe zum zwölfhundertsten Todestag, hrsg. von der Stadt Fulda, Fulda 1954, S. 533–585.
Löwe, Heinz: Vom Bild des Bonifatius in der neueren deutschen Geschichtsschreibung, in: Geschichte in Wissenschaft und Unterricht 6 (1955), S. 539–555.
Lübeck, Konrad: Der Primat der Fuldaer Äbte im Mittelalter, in: Zeitschrift für Rechtsgeschichte, Kanonistische Abteilung 33 (1944), S. 277–301.
Machens, R.J.: Das Freckenhorster niederdeutsche Leben des heiligen Bonifatius, in: Fuldaer Geschichtsblätter 23 (1930), S. 49–56, 77–80.
Müller, Markus: Die spätmittelalterliche Bistumsgeschichtsschreibung. Überlieferung und Entwicklung, Köln u.a. 1998 (Beihefte zum Archiv für Kulturgeschichte 44).
Nass, Klaus: Untersuchungen zur Geschichte des Bonifatiusstifts Hameln. Von den monastischen Anfängen bis zum Hochmittelalter, Göttingen 1986 (Veröffentlichungen des Max-Planck-Instituts für Geschichte 83).
Oswald, Julius/ Rummel, Peter (Hrsg.): Petrus Canisius – Reformer der Kirche. Festschrift zum 400. Todestag des zweiten Apostels Deutschlands, Augsburg 1996 (Jahrbuch des Vereins für Augsburger Bistumsgeschichte 30).
Padberg, Lutz E. von: Studien zur Bonifatiusverehrung. Zur Geschichte des Codex Ragyndrudis und der Fuldaer Reliquien des Bonifatius, Frankfurt am Main 1996 (Fuldaer Hochschulschriften 25).
Preisinger, Werner: Die Weltanschauung des Bonifatius, Stuttgart/ Berlin 1939 (Forschungen zur deutschen Weltanschauungskunde und Glaubensgeschichte 4).
Römmelt, Stefan W.: Kaiser, Papst und Vaterland. Jubiläen und die Memorialkultur in der Germania sacra. Die Jahrtausendfeiern in Fulda und Kempten, in: Historisches Jahrbuch 121 (2001), S. 115–154.
Schmid, Alois: Die historische Methode des Johannes Aventinus, in: Blätter für deutsche Landesgeschichte 113 (1977), S. 338–395.
Wagner, Heinrich: Bonifatiusstudien, Würzburg 2003 (Quellen und Forschungen zur Geschichte des Bistums und Hochstifts Würzburg 60).
Werner, Matthias: Iren und Angelsachsen in Mitteldeutschland. Zur vorbonifatianischen Mission in Hessen und Thüringen, in: Die Iren und Europa im frühen Mittelalter, hrsg. von Heinz Löwe, Bd. 1, Stuttgart 1982, S. 239–318.

Michael Mott

Der Name „Bonifatius“ in den Flurbezeichnungen

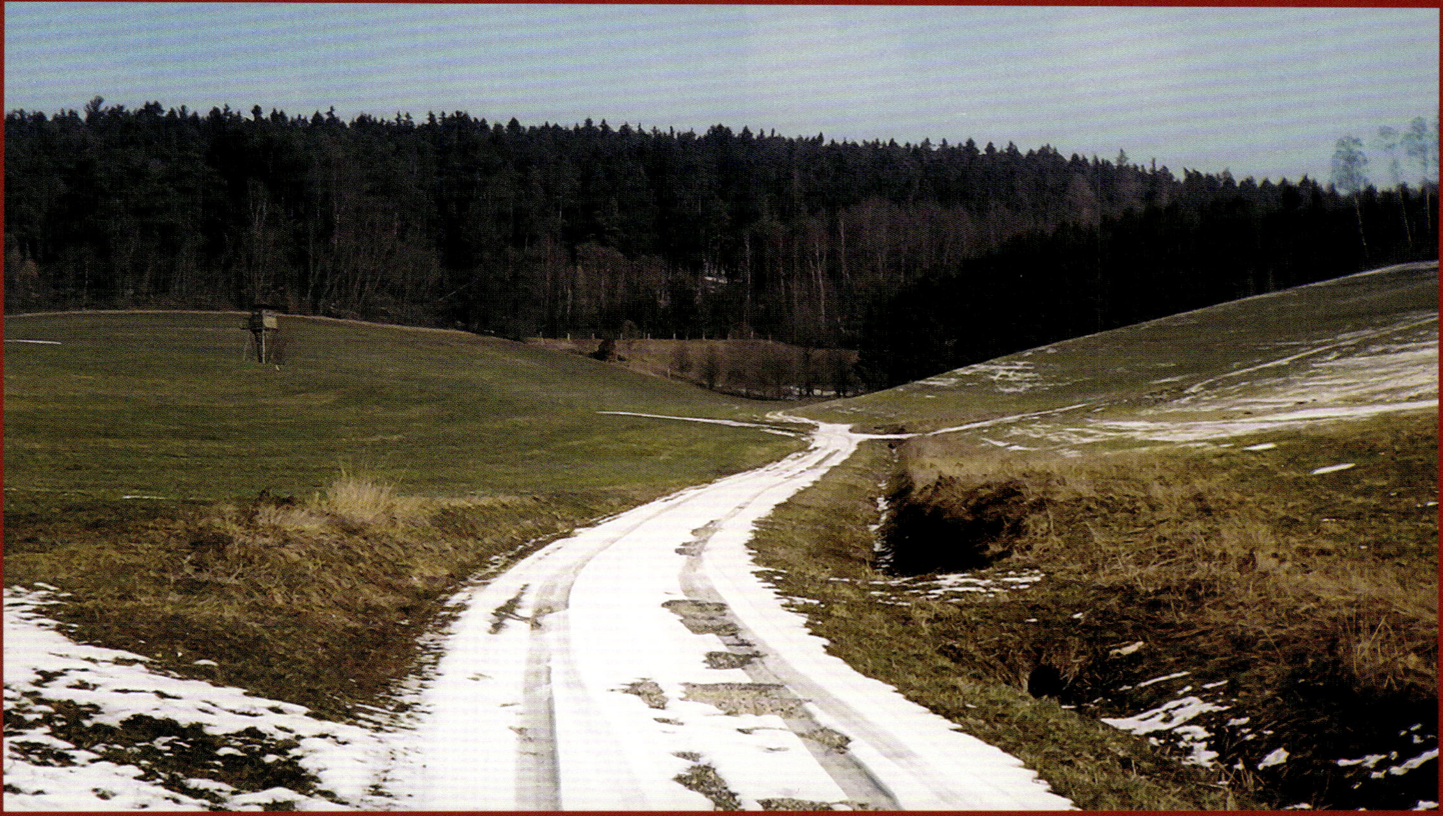

Im Fuldaer Land und darüber hinaus gibt es eine Reihe von Flurbezeichnungen, die als Grundwort den Namen des Missionars Bonifatius tragen und auf diesen bzw. auf sein nachhaltiges Wirken oder auf älteren Klosterbesitz zurückgehen. Mundartlich Farz/Faze/Foarz oder so ähnlich bezeichnet oder schriftlich vermerkt sind Wege, Gräben, Hügel, Äcker, Kreuze, Bildstöcke, Felsformationen, Bäume, Brunnen und Quellen sowie weitere Objekte als eine von mehreren Deutungen möglicherweise nach dem Apostel der Deutschen benannt. Die Bezeichnungen sind vielmals nur noch älteren Ortsbewohnern bekannt, wozu auch die heute noch weitgehend ungebremste Ausweitung der Bauflächen beigetragen hat, oder sie sind in Archivalien zu finden. Besonders den Flurnamensammlungen kann man interessante Namen entnehmen.*

Die Fragestellung, ob nun all diese Bezeichnungen auf den Heiligen Bonifatius zurückzuführen sind, auf einen ehemaligen Grundstückseigentümer mit diesem Namen oder es andere Ursachen gibt, kann heute in der Regel nicht mehr geklärt, sondern höchstens vermutet werden. Anders ist es, wenn es sich – wie vielmals – bei der Örtlichkeit um ehemaliges Besitztum des Klosters Fulda handelt oder um alte Hausgrundstücke, bei denen der Hausname auf den Besitzervornamen Bonifatius zurückgeht. Letztere haben naturgemäß wenig mit dem heiligen Martyrer direkt zu tun und finden in diesem Aufsatz keine Berücksichtigung.

S. 195:
Blick von Süden aus dem Tal der Schmalen, Unteren, Kleinen oder auch Hinteren genannten Sinn in die versteckte Senke des „Foarzegrobes“ Richtung des Höhenzuges zwischen Großer Haube und des Ehrenberges in der Gemarkung der ehemals fuldischen Ortschaft Kothen (heute Ortsteil von Motten, Landkreis Bad Kissingen).
Haben hier die Fuldaer Klostermönche anno 778 ihr dreitägiges Zeltlager mit den Gebeinen des Bonifatius aufgeschlagen?

Flucht in Richtung Hammelburg

Von Fulda in südlicher Richtung ausgehend, gibt es nun eine bemerkenswerte Aneinanderreihung von Brunnen und Quellen, deren Bezeichnungen eine Übereinstimmung mit dem Namen Bonifatius aufweisen. Der kirchengeschichtliche Hintergrund zu dieser Namensgebung ist – nach der Theorie des Verfassers – möglicherweise im Jahre 778 begründet. Seinerzeit durchzogen die aufständischen Sachsen unter Herzog Widukind das Rheinland und den Lahngau, und ein Überfall auf das Kloster Fulda, von dem aus Sturmi seine Sachsenmission betrieb, war zu befürchten. Auf den Rat des Abtes Sturmi, der selbst in die Wetterau zog, flüchteten die Fuldaer Benediktinermönche unter Mitnahme der kostbaren Gebeine des heiligen Märtyrers nach Süden in Richtung Hammelburg, das mit seiner Mark ein Jahr zuvor (777) durch Schenkung König Karls des Großen an das Fuldaer Kloster gekommen war, über die Wasserscheide Rhein/Weser hinweg bis an die Untere Sinn. Dort verblieben sie, bis sie hörten, dass die Sachsen bei Laisa (778 = *„Lihesi“*), heute Stadtteil von Battenberg/Eder, von einem fränkischen Heer geschlagen und nach Sachsen zurückgeflohen waren.

Entsprechende Passagen in der Vita Sturmi (cap. 24.), die in den Jahren 794 bis 800 von seinem Verwandten Eigil, dem dritten Nachfolger des Fuldaer Gründerabtes niedergeschrieben wurde (Übersetzung nach Pius Engelbert, 1980) mögen das belegen: *„... Die erste Nacht blieben wir in der nächstliegenden Zelle, wo sich das Wasser der Fledena in den Fuldafluß ergießt (Bronzell). Von da brachen wir morgens auf und kamen an die untere Sinna (Sinn, Nebenfluss des Main), wo wir ein Zelt aufschlugen, in das wir den hochheiligen Leib des Märtyrers Christi stellten; in dessen Umkreis schlugen die Krieger Christi ihr Lager auf. Nach dem wir dort drei Nächte in den Zelten zugebracht hatten, kamen bereits am vierten Tag unsere Boten, die meldeten, dass sich auf unserer Seite und von unserem Volk einige zusammengetan hätten und gegen die Sachsen zu Felde gezogen, diese dann besiegt in ihr eigenes Land geflohen seien. Als wir das hörten, erhoben wir die heili-*

* Diesem Bericht liegen auch die Sammlungen des Verbandes für Orts- und Flurnamenforschung in Bayern e. V. in München (für das heute zu Bayern gehörige Gebiet des südlichen Hochstifts Fulda), die Flurnamensammlung der Justus-Liebig-Universität Gießen (Fachbereich 09 Germanistik), die 1987 als Hessischer Flurnamenatlas herausgegeben wurde, und von der Flurnamenstelle beim Hessischen Landesamt für geschichtliche Landeskunde in Marburg (für den hessischen Teil des Hochstifts Fulda) zugrunde.

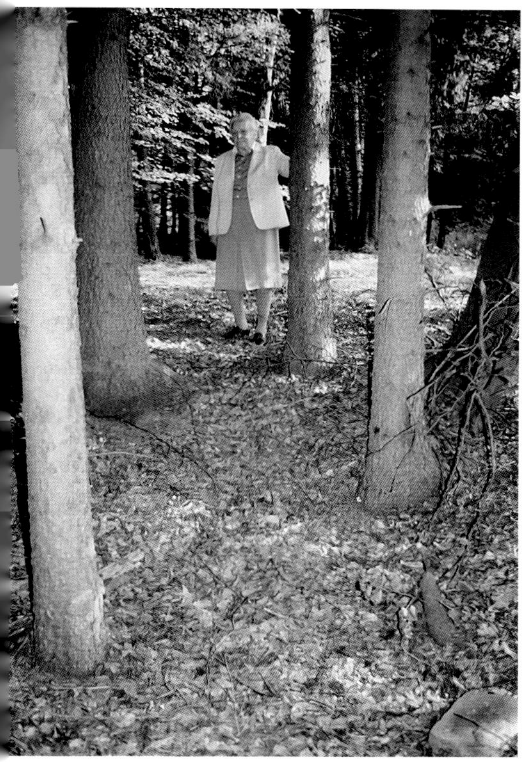

Die für die Heimatgeschichte aufgeschlossene Bürgermeisterstochter Auguste Müller aus Niederkalbach im Herbst 1988 mit dem Verfasser auf der Suche nach dem „Foazebörne" unterhalb der „Antoniuseiche".

Auszug aus dem Grund- und Situationsriss vom Oberamt Schwarzenfels, 1732. Südwestlich der Ortschaft Heubach ist – umgeben von den Fluren „im roth", „sonnen feld", die „weis äcker" und die „born wiesen" – der „fartz bron" als Hauptwasserlieferant des Schmidtwassers eingezeichnet.

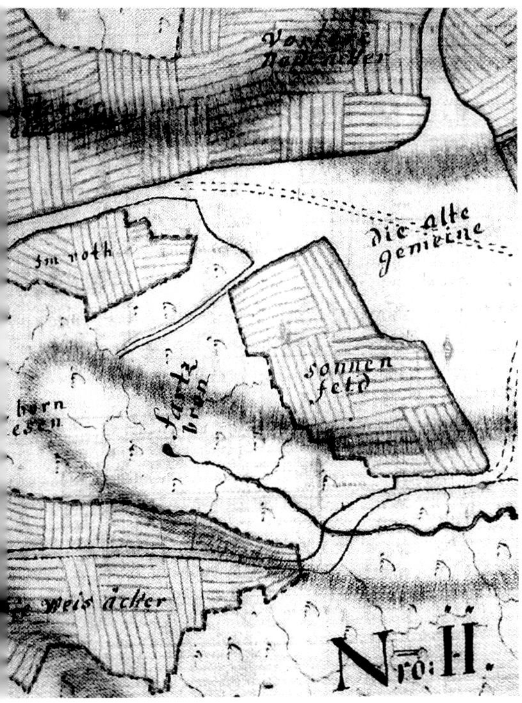

gen Gebeine des seligen Märtyrers, kehrten freudig zum Kloster, aus dem wir ausgezogen waren, zurück und begruben die heiligen Gebeine des Märtyrers Gottes in dem Grab, in dem sie vorher gelegen hatten ..."

Interessanterweise finden sich auf der möglichen Wegstrecke von Fulda aus mehrere Bonifatiusbrunnen – die Bezeichnungen als „Quellen" sind jüngeren Ursprungs –, deren Kette wie auch der von anderen Bonifatiusflurnamen aber abrupt an der Kleinen oder Schmalen Sinn endet. Dort in nicht allzu weiter Entfernung der letzten so genannten Quelle gibt es einen schlecht einsehbaren versteckten Geländeeinschnitt, den *„Foarzegrobe"* („Bonifatiusgraben"). Haben an diesem „idealen" Platz mit Zugang zum Wasser der am Ruckberg (870 Meter) südöstlich vom Dammersfeld entspringenden Schmalen Sinn mit seinem reichen Fischbestand an „Forellen, Aalen, Köttlingen, Krebsen und Weißfischen" (Buchonia, 1813) und einer nicht allzu weit entfernten Quelle die Klostermönche anno 778 ihr dreitägiges Lager mit den Gebeinen des angelsächsischen Glaubensboten *„Wynfreth"* aufgeschlagen? Man sollte dieser hier erstmals publizierten Theorie des Verfassers unter Berücksichtigung weiterer Aspekte, wie die der Wegeführung, einmal wissenschaftlich nachgehen. Sie ist zumindest so gut abgesichert wie die These, dass es sich bei den Bonifatiusbrunnen um ein altes Wort für Weidebrunnen handelt (Atzeborn, von ahd. Azzan = äsen, fressen, weiden).

Das *„Foats Bernje"* in der Johannisstraße

Von Fulda nach Süden ausgehend, befand sich in der heutigen Johannisstraße zwischen der Ziegelmühle und der Hornungsmühle linker Hand und in unmittelbarer Nachbarschaft des 1387 angelegten und 1978 eingeebneten künstlichen Fuldakanals ein *„Pfortsbronn/Pfortsbrünnchen"*. Dessen wohlschmeckendes Wasser am Weg zur Bleiche und zu den Viehhuten war bis zum ersten Versiegen durch den Bau der Kanalisation im Juni 1907 bei der Bevölkerung sehr gefragt. Mundartlich wurde es *„Foats-Bernje"* genannt, ein Hinweis auf Bonifatius bzw. Klosterbesitz? Eine andere Deutung ist die Namensgebung von den anliegenden *„Pfortners-Wiesen"* (1452), die wiederum vom Pförtner des 1748 bzw. 1777 abgebrochenen Johannestores am Abzweig der Johannesstraße von der Löbersgasse ihre Bezeichnung gehabt haben soll. Auch die Ableitung von der Wegebezeichnung „die Fahrt" wird verschiedentlich angeführt.

Nun machen wir einen Sprung über den ersten Rastplatz in Bronzell und folgen der Fliede. Dann erreichen wir östlich von Neuhof die uralte *„Weinweg/Weinstraße"* (Nord-Süd-Straße) und auf dieser in Richtung Landrücken bald einen Rastplatz. Hier steht die 1912 gepflanzte sogenannte *„Antoniuseiche"*. Besser ist heute der Platz auf dem alten *„Hardtbergweg"* östlich von Niederkalbach hinauf zu erreichen, wo man auf die alte Weinstraße stößt. Der Vorläufer dieser *„Antoniuseiche"* soll eine uralte Eiche gewesen sein, in deren hohlen Stamm seit Menschengedenken eine Darstellung des Volksheiligen Antonius von Padua angebracht gewesen sein soll. Ein kleines Stück westlich davon im Gelände, wieder hangabwärts, befindet sich etwas versteckt das *„Foazebörne"*. Heute weitestgehend trocken, floss das Wasser einst hinunter in die Kalbach.

Das Naturdenkmal *„Fartzborn"* bei Heubach

Wenn man nun nach einem Abzweig von der Weinstraße weiter einer in östlicher Richtung verlaufenden alten Wegeverbindung, der so genannten „Ochsenstraße" folgt, erreicht man Heubach. Etwa ein Kilometer südwestlich der Ortschaft in einer Talsenke links der Straße nach Oberzell befindet sich in der Flur *„Brunnenwiesen"* unweit der Wüstung Hubertsdorf und fast an der südlichen Fuldaer Kreisgrenze eine schöne Brunnenanlage. Sie wurde im Herbst 1991 vom Naturpark Rhön nach alten Vorbildern neu gestaltet und mit einem Brunnenhäuschen versehen.

Dieser sehr tiefe Born, bei dem einmal erfolglos der Versuch unternommen wurde, mit einem langen „Heubaum" den Untergrund zu erreichen, ist einer der Hauptversorger des Schmidtwassers, das in der Mottener Au in die Döllau mündet. Ob die Quelle identisch mit jenem „Ammenbrunnen" ist, also einem Brunnen, aus dem die „Kinder kommen", der in einer im Original erhaltenen und am 14. Juni 1011 angefertigten Grenzbeschreibung der Fuldaer Klostervogtei aufgeführt ist, weiß man nicht genau – es könnte sich auch um den heute verrohrten *„Wehnersborn"* in Heubach handeln. Vor über tausend Jahren hatte der Mainzer Erzbischof Erkanbald – zuvor Abt des Klosters Fulda – unter seiner persönlichen Teilnahme den Vogteibezirk abreiten lassen, den er Graf Lando zuvor verliehen hatte. Dieser Lando war ein Sohn des Erzbischofs aus einer vor seinem Eintritt in den Orden geführten Ehe und hatte als Vogt auch die Aufgabe, den Blutbann auszuüben, was den Kirchenmännern ja verboten war. In einem farbigen *„GRUND UND SITUATIONS RISS VOM OBER AMBT SCHWARTZENFELS"* aus dem Jahre 1732 erscheint die Quelle als *„fartz bron"*. Auch dieser Name bedeutet nichts anderes als Bonifatiusbrunnen, der von manchen Einheimischen früher auch als Fuldaquelle angesehen wurde.

Dass aus verschiedenen Brunnen die Kinder kämen, sozusagen aus dem mütterlichen Schoß der Erde (Ammenbrunnen), war allgemeiner Glaube, auch wurden den Brunnengeistern heilende Kräfte zugeschrieben, ihnen daher auch Opfer gebracht.

Papst Gregor III. verbot im Jahre 731 in einem Erlass an die germanische Provinz die Brunnen-Weissagungen. Auch über die Entstehung der Brunnen gingen heidnische Mären um. Sie sollten durch den Blitz des Donnergottes entstanden sein. Die Boten des Christentums bekämpften solche Vorstellungen dadurch, dass man Heilige der neuen Lehre mit den Brunnen in Verbin-

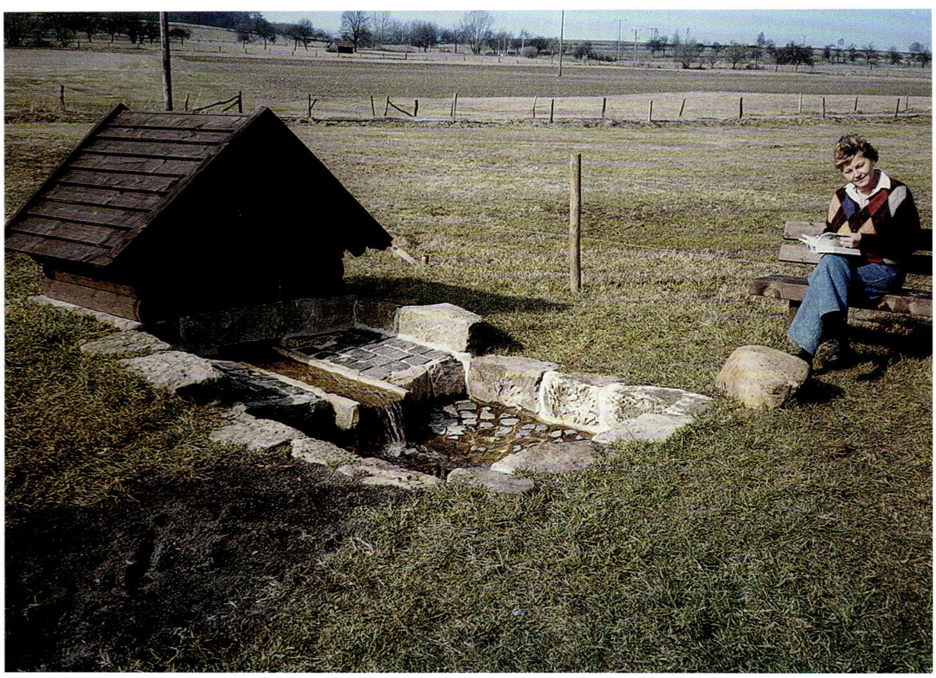

Die im Jahre 1991 unter Mitwirkung des Naturparks Hessische Rhön neu gestaltete Anlage des Naturdenkmals „Fazeborn" südlich von Heubach erinnert auch heute noch an den „Heidenapostel" Bonifatius und lädt mit seinen zwei Bänken zum Verweilen ein. Fassbare Natur und Kultur, hier kann man sie noch erleben.

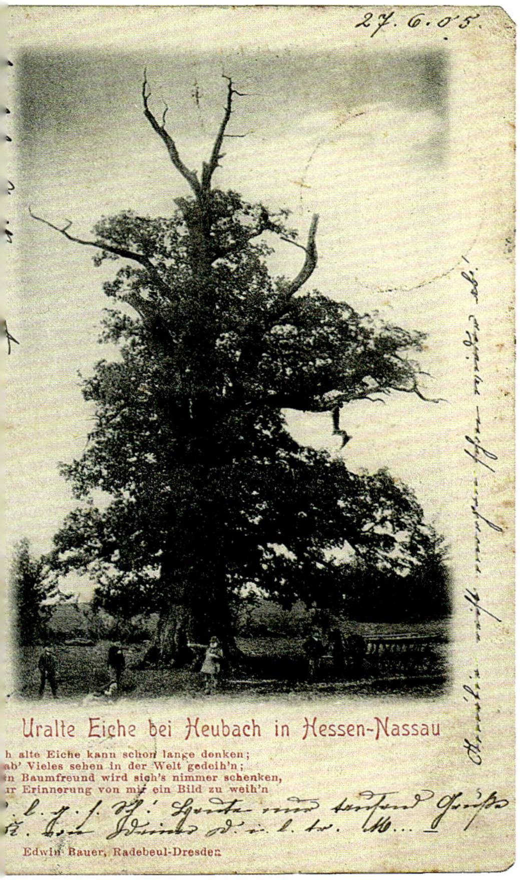
Uralte Eiche bei Heubach in Hessen-Nassau
Edwin Bauer, Radebeul-Dresden

Die sogenannte „Bonifatiuseiche“ unweit des „Fazeborns“ bei Heubach – hier auf einer Ansichtskarte um 1900 – soll aufgrund ihres Umfanges von 14 Metern ein Alter von weit über eintausend Jahren gehabt haben und brach 1923 zusammen. Sie wurde 1925 durch eine Nachpflanzung ersetzt, die heute auch schon etwas „zerzaust“ aussieht.

dung brachte, und so sollen auch die Bonifatiusbrunnen entstanden sein. Hier bei Heubach ist auf einem Sandsteinfindling eine Hinweistafel mit nachfolgendem Text angebracht: *„Bonifatiusbrunnen „Foazbürn“; Tiefbrunnen, an dem der Überlieferung zufolge der hl. Bonifatius auf dem Weg von Mainz nach Fulda mit seinem Gefolge Rast machte. Der Rastplatz befand sich an einem leichten Hang, etwa 150 m südlich der Quelle unter einer mächtigen Eiche, der Bonifatiuseiche, welche etwa 1000 Jahre alt wurde, bis sie 1923 umbrach. Am gleichen Standort wurde eine neue Eiche gepflanzt. Der Brunnen wurde 1989 durch den Naturpark Hessische Rhön gefasst und für Besucher zugänglich gemacht. 1997 Heimatverein Heubach e.V.“*

Eine über tausendjährige *„Bonifatiuseiche“*

In der Nähe des Heubacher *„Fazeborns“* stand einst in Sichtweite, etwa 1,5 Kilometer entfernt, in südlicher Richtung auf halber Anhöhe des Steigers in der Flur *„Gröllbachsrasen“* eine mächtige „tausendjährige“ sogenannte Bonifatiuseiche. Der Stamm des im protestantischen Heubach auch *„Dicke Eiche“* genannten Baumriesen mit seinem Umfang von 14 Metern war hohl und bot etwa 20 Personen Platz, die Lehrer nahmen bei Schulausflügen mit 30 Schulkindern darin Aufstellung. Im Herbst 1921 zündeten nun Hütejungen in der Nähe des Baumes ein Feuer an, dessen Glut sich bis zum Stamm des Baumes durchfraß und große Zerstörungen an dem immer noch grünen Baumriesen anrichtete, so dass dieser 1923 zusammenbrach. Allein von einem Seitenast konnten zwei Kubikmeter als Werkholz verkauft werden. Heubacher Männer pflanzten 1925 eine junge Eiche an seiner Stelle, die heute noch steht und unter der eine Sitzbank aufgestellt wurde.

Der breiten alten „Ochsenstraße“, die direkt nördlich von Heubach heute noch gut im Gelände erkennbar ist, weiter in Richtung Mottener Haube folgend, erreicht man über die Wasserscheide hinter der Mottener Haube (658 Meter) auf der Gemarkung von Kothen in der Flur „Mottnerberg“ (rechts der Straße (B 27), den Abhang etwas hinauf) einen weiteren „Foarzbörn“. Drei kleine Zuflüsse gelangen unweit eines eingelassenen „Krautsteins“ (großer runder Sandsteintrog) in eine gefasste Brunnenkammer (Eisenkasten). Den Erzählungen nach war von hier früher eine Holzröhrenleitung verlegt, die den oberen südlichen Teil von Motten mit Wasser versorgt hat.

Der *„Foarzegrobe“* bei Kothen

Auf der anderen Straßenseite der B 27 zweigt kurz vor der Ortschaft Kothen eine Teerstraße, im herrlichen Tal der Schmalen Sinn verlaufend, zur Wüstung Schmelzhof ab, über die man das Westtor des Truppenübungsplatzes Wildflecken erreicht, und geht dann in eine Panzerstraße über, auf der man auch zur Wallfahrtstätte Maria-Ehrenberg gelangt. 500 Meter nach dem Straßenabzweig liegt linker Hand bei einem leeren Nischenbildstock (wo der alte Fußweg zur Wallfahrtskirche Maria-Ehrenberg abzweigt) schräg gegenüber der aufragenden pittoresken Gesteinsformation des „Pilstersteins“ aus Phonolithgestein (1732 = *„bülster stein“*) auf ca. 406 Höhenmetern ein rund 700 Meter langer sackartiger Geländeeinschnitt, der am Ende von einem Waldstück (die *„Horscht“*) begrenzt wird. Der Flur- oder Gewannname lautet heute noch *„Foarzegrobe“*, der früher einmal ganz im Besitz der Eigentümer des Bauernwesens mit dem Hausnamen *„Foarze“* in Kothen war. Der Sockel des Bildstockes, dessen Aufstellungsjahr nicht ersichtlich ist, trägt u. a. die Inschrift: *„ALHIR IN DISEM WEIDFELD HAD MICH ... MARIA ZV EHREN ...“* Von diesem „Bonifatiusgraben“ wiederum sind es nur etwa 700 Meter Luftlinie bis hinauf zum passartigen Übergang, der auf dem Rücken zwischen der Großer Haube (658 Meter) und dem Basaltkegel des Ehrenbergs (674 Meter), den man sowohl von Motten als auch von Kothen auf kurvenreicher Strecke der B 27 erreicht und zugleich die Wasserscheide zwischen Weser und Rhein bildet. – Motten ist die einzige Gemeide Bayerns, deren Wasser in die Weser fließt.

Diese so genannte Mottener Höhe als ein markanter Punkt in der Gemarkung wird von einem barocken Hochkreuz aus dem Jahre 1752, als die Fürstabtei Fulda zum Fürstbistum erhoben wurde, inmitten einer Grünanlage geziert. Die Inschrift am Postament lautet: *„Der Gerechte Kommt umb, und Niemand ist, der Es Zu seinem Hertzen Bedencket = Jsaiae 57 V 1 Anno 1752“*. Und just hier am Knotenpunkt alter Straßen findet sich in der überlieferten Sagenwelt die Aufzeichnung, dass hier die Fuldaer Mönche anno 778 mit ihrer kostbaren Last umgekehrt seien, um Gott dankend in ihren klösterlichen Frieden nach Fulda zurückzukehren. Ist dieses Zusammentreffen zweier Spuren nun rein zufällig, oder steckt doch ein „Körnchen“ Wahrheit dahinter?

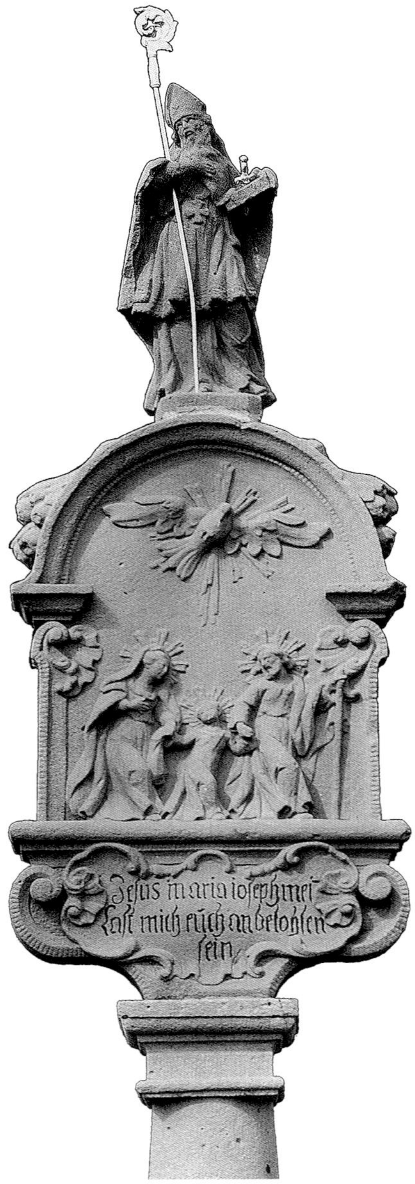

Hl. Bonifatius, Bekrönung des Bildstocks in Ziegel bei Fulda-Bronnzell, 1754, roter Sandstein.

Weitere Bonifatiusnamen

Es folgt eine Liste weiterer „Bonifatiusobjekte“, die keinen Anspruch auf Vollständigkeit besitzt, aber geeignet ist, als Grundlage für weitere Forschungen zu dienen.

ÄCKER/WIESEN:
Bonifatiusacker an der *„Bonifatiusruhe“* vor Heldenbergen (Nidderau); Bonifatiusacker auf dem Ohlenberg über Windecken (Nidderau); *„Bonifaciusacker“* Mundartform *„Bonifacius-Oagger“* in Lauterbach; *„Fartswiese“* nördlich von Motten (östlich der Flur *„Kriegersgraben“*); Nach Auskunft des Pfarrers Ferdinand Dallwig (1909 bis 1993) gab es in seinem Geburtsort Wickers einen Bonifatiusflurnamen; *„Fazenwiese“* Schletzenhausen; *„Auf´m Bonifacius“* Reiskirchen; *„das Bonifatius Triesch“* Wickerode; *„das Bonifatius Stück“* Adelshausen; *„das Bonifatius Landt“* Heina; *„der Bonifatiusacker“* Malsfeld; *„Bonifatiusecke“* Obermelsungen; *„das Bonifaciusroth“* und die *„Bonifatius Wiese /Fazewiss“* Ottrau; *„Bonifaciusgewend/Bonifazius Gewann“* Weissenborn; *„Bonifatiusäcker“* Wildungen; Bonifatiusplatz in Ohrdruf.

BÄUME:
Bonifatius-Linde am Friedhof zu Oberrod bei Alsfeld; Bonifatiuseiche am Ortsrand von Weidenau (Richtung Reichlos); Bonifatiuseiche zu Ottrau.

BILDSTÖCKE:
Bonifatiusstein bei Schönau im Tal der Leine (von 1726, ehemals Ostteil des Bistums); Im Kreis Fulda gibt es etwa 800 Bildstöcke (Norbert Bub, 1991), bei 70 davon sind Darstellungen des heiligen Bonifatius zu finden. Eine Auswahl: Kämmerzell (1704, Vollplastik als Bekrönung), Niesig (1706), Ziegel (1754), Döngesmühle (1765), Elters (1789/1833), Florenberg (1795), Fulda, in den Frauenberganlagen am alten Horaser Kirchweg unweit der Marienstraße (1803), Remmerz (1825), Kerzell (1829), Künzell (1831), Kleinlüder (1832), Neuenberg (1885) und Buchenrod (1991); Leonhard Fessel gibt 1952 die Anzahl der Bildstöcke im ganzen ehemaligen Hochstift Fulda mit 1050 an, davon 72 mit Darstellung des Heiligen.

rechts:
In der alten Rhöner Streusiedlung Remmerz zwischen Poppenhausen und Weyhers enthält der Sockerl eines Bildstocks aus dem Jahre 1825 auch dieses Bild von „Sanct Bonifacius“.

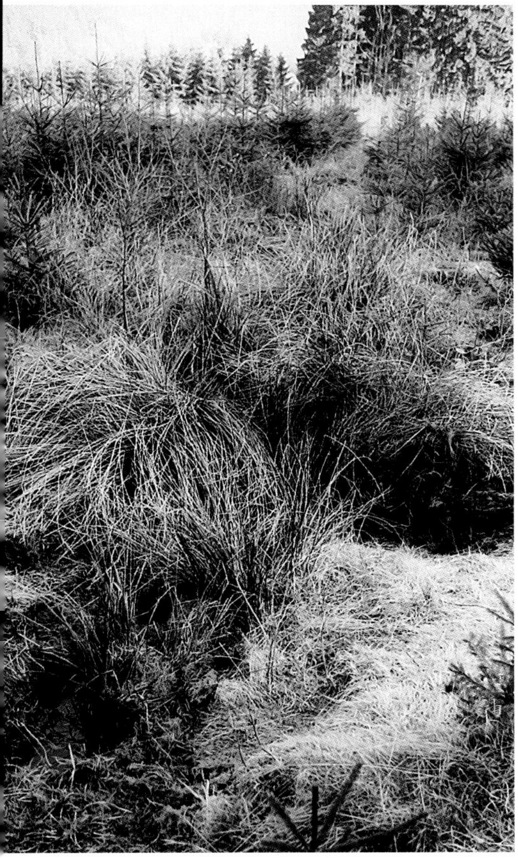

In der Kothener Gemarkung westlich oberhalb der B 27 findet sich in der Flurlage „Mottnerberg" unter hohen Grasbüscheln versteckt ein weiterer „Foarzbörn".

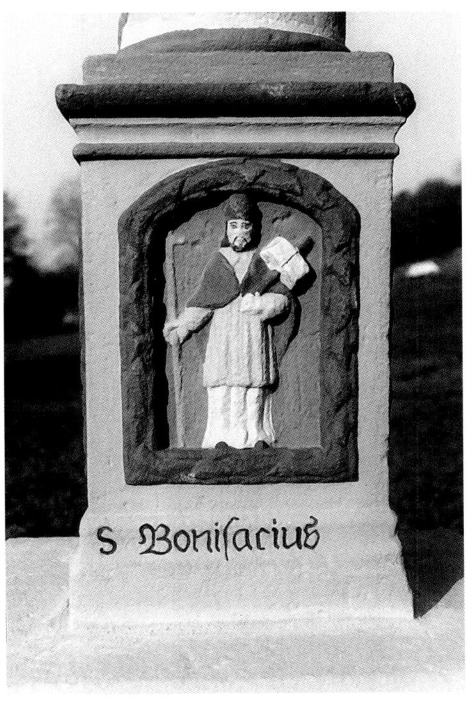

SKULPTUREN:
Bonifatiusskulpturen sind anzutreffen in Weyhers, auf der Kohlhäuser Brücke über die Fulda in Kohlhaus, in Fulda am Bonifatiusplatz, am Borgiasplatz, im Domänenweg (Brustbildrelief / ehem. Hofgut Ziehers), eine 4,15 Meter hohe Statue vor dem St.-Bonifatius-Gotteshaus in Kassel-Wesertor aus dem Jahre 1962, eine Bonifatiusstatue am Mainzer Dom; „Saint-Boniface"-Denkmal im englischen Crediton.

BRUNNEN/QELLEN:
Die bekannten Bonifatiusbrunnen (*„Bonifatiusboerne"*) in Horas (versiegt, Wasser aus der städtischen Wasserleitung, historische Abbildung im Beitrag von Werner Kirchhoff auf S. 237) und im niederländischen Dokkum, dem heilkräftige Wirkung zugeschrieben wird, so auch 1990 bei der Gesundung eines Kleinkindes; Bonifatiusbrunnen in Fritzlar; Bonifatiusbrunnen in Münchhausen (Hessen); Bonifatiusbrunnen bei Oberaula; Bonifatiusbrunnen in Wendehausen bei Treffurt (Eichsfeld); zwei *„Fazborn"* in der Gemarkung von Hemmen; *„Bonifaciusbrunnen"* östlich von Pfordt; *„Bonifaciusbrunnen"* östlich von Queck; *„Foazinsbaennche"* Breitenbach am Herzberg; *„Bonnifazinsboen"* Oberaula; *„der Fatsborn"* Büdingen; Bonifatiusbrunnen in Münchhausen am Christenberg in der Nähe von Laisa; Der *„Bischofsteich"* in Catterfeld bei Altenbergen wird auf Bonifatius zurückgeführt, wie auch der *„Heilbronn"* in Heilsberg (Thüringen), hier jedoch auf das Pferd des Heiligen, der auch als Patron der Bierbrauer und Schneider verehrt wird.
Nicht zu vergessen sind auch Brunnen in den benachbarten Badeorten, die zu Ehren Bonifatius' dessen Namen erhalten haben, so der *„Bonifaziusbrunnen"* in Bad Salzschlirf und eine der vier Heilquellen in Bad Neustadt an der Saale, der 1853 gefasste *„Bonifatiusbrunnen"*.
Hingewiesen werden soll im Rahmen des neuen Pilgerwegs „Bonifatius-Route" (Überführungsweg der Leiche des hl. Bonifatius von Mainz nach Fulda anno 754) auch auf die Bonifatiusquelle (1310 = *„sancti Bonifacien borne"*) im Neubaugebiet Riedberg bei Kalbach mit den 1983–85 ausgegrabenen (und wieder zugeschütteten) Resten einer frühromanischen Krutzenkirche im Norden Frankfurts, die von einem irischen Kreuz markiert und derzeit neu gestaltet wird, die *„Fontem S. Bonifatii"* so um 1020 in der westlichen Gemarkung von Windecken (*„Bonifatiusquelle"*), der verschwundene Bonifatiusbrunnen bei Heldenbergen und der Bonifatiusbrunnen auf der höchsten Erhebung des Vogelsberges, dem Taufstein, nur wenige Meter vom Bismarckturm entfernt.

GRABEN:
„Farzgrobe" in Ober-Wegfurth.

KREUZE:
Bonifatiuskreuz in Kriftel; Bonifatiuskreuz bei Eschborn (ursprünglich zwischen Sossenheim und Eschborn mit den Buchstaben *„HBQ"* (mit einer Gruppe 1339 genannt), heute Museum, Kopie im Fuldaer Dommuseum); Bonifatiuskreuz bei Heldenbergen (von 1909).
Zwei Bonifatiuskreuze am Ortsrand von Schmerbach bei Winterstein (Thüringer Wald); Bonifatiuskreuz bei Geismar-Bebendorf (Thüringen); Bonifatiuskreuz (Radkreuz) Münden bei Göttingen (11. Jahrhundert?); Bonifatiusstein (Radkreuz) Varmissen (Dransfeld – V.) bei Göttingen; Bonifatiuskreuz (Kreuzstein) Herstelle bei Höxter (von 797?).

STEINE/BERGE:
Bonifatiussteine (Zehntsteine = Äcker, die der Heilige überschritten haben soll, seien Zehntfrei geworden so die Legende, und dies obwohl erst 779 von Karl dem Großen das Zehntgesetz erlassen worden ist, Bonifatiussteine u. ä. gibt es auch im Werratal); *„Bonifaziusfelsen“* auf dem Altenstein bei Schweina. Naturdenkmal *„Bonifatiuskanzel“* auf der Herchenhainer Höhe (733 Meter) im Vogelsberg, ca. fünf Meter hohe Felsgruppe; *„Bonifatiuskanzel“* nördlich der Naxburg am Horst bei Gunzenau; *„Bonifazius Stein“* („Zehntstein“) Schwebda bei Eschwege; Bonifatiusberg in Amöneburg; „Bonifatius-Brink“ ein Berg in Burgwalde, Pfarrei Schachtebich (Thüringen) dort auch eine Kapelle und Felsquelle, an der Bonifatius getauft haben soll; „Bonifatiustrappe“ (Steinplatte) in Münchhausen (in der Nähe von Laisa) auf dem Christenberg mit Abdrücken.

Alte WEGE:
Bonifatiusweg in Horas; *„der Knechts Acker am Bonifatiusweg“* Kleinseelheim; *„Bonifatiusweg“* von Kassel-Niederzwehren zum Fuldaübergang bei der Neuen Mühle; *„Fatzbornweg“* Wächtersbach.

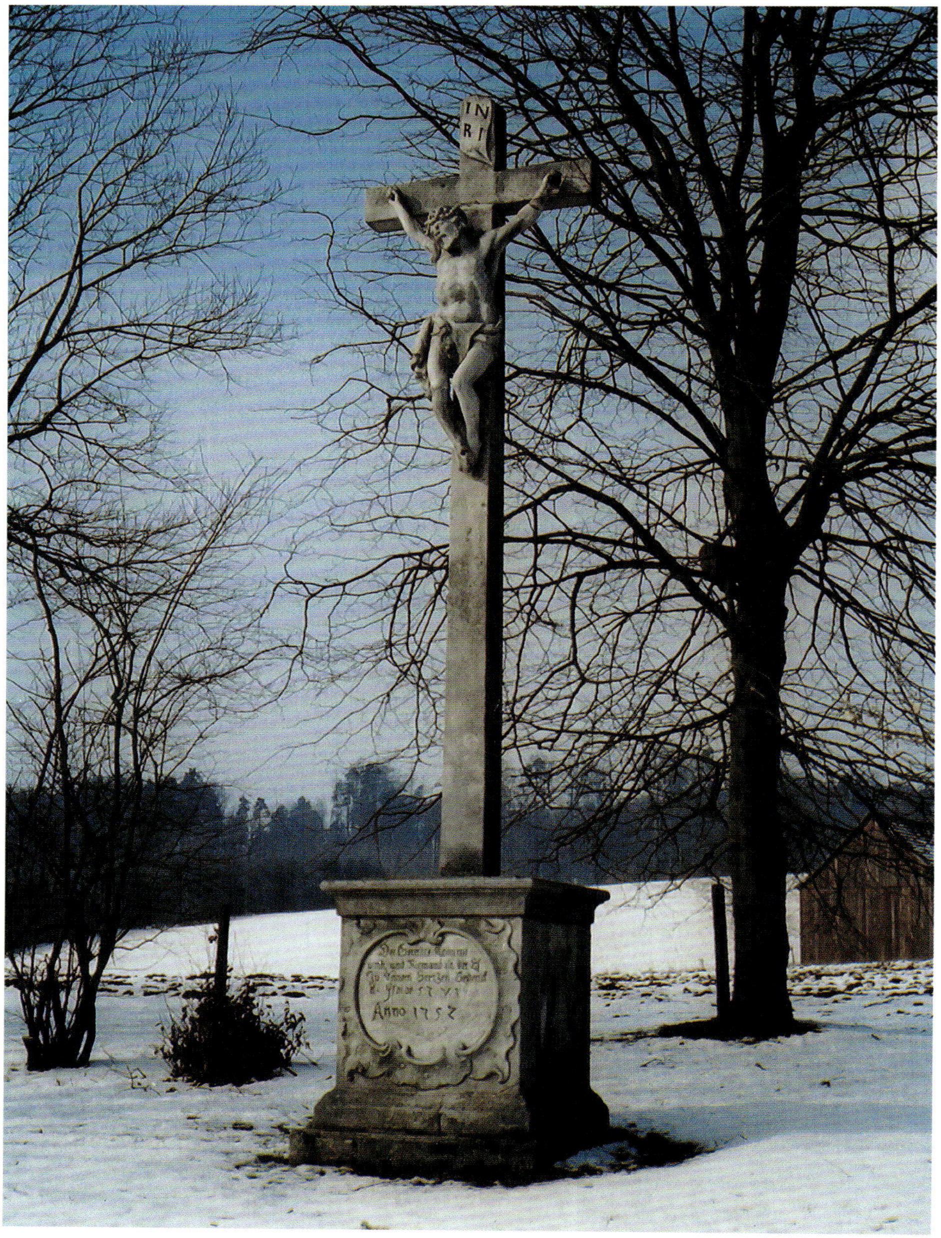

Die Sage berichtet, dass auf der Mottener Höh (498 Meter), Wasserscheide zwischen Rhein und Weser, die Fuldaer Klostermönche mit den Gebeinen des Bonifatius, die sie 778 vor den Sachsen in Sicherheit bringen wollten, umgekehrt seien. Heute findet man hier am Kreuzungspunkt alter Wege dieses barocke Hochkreuz aus dem Jahre 1752.

Olga Kotková

WILLIBRORD UND BONIFATIUS IN DER DARSTELLUNG VON BLOEMAERT UND COLAERT

Die Polarität ihrer Abbildung in der nordniederländischen Kunst des 17. Jahrhunderts

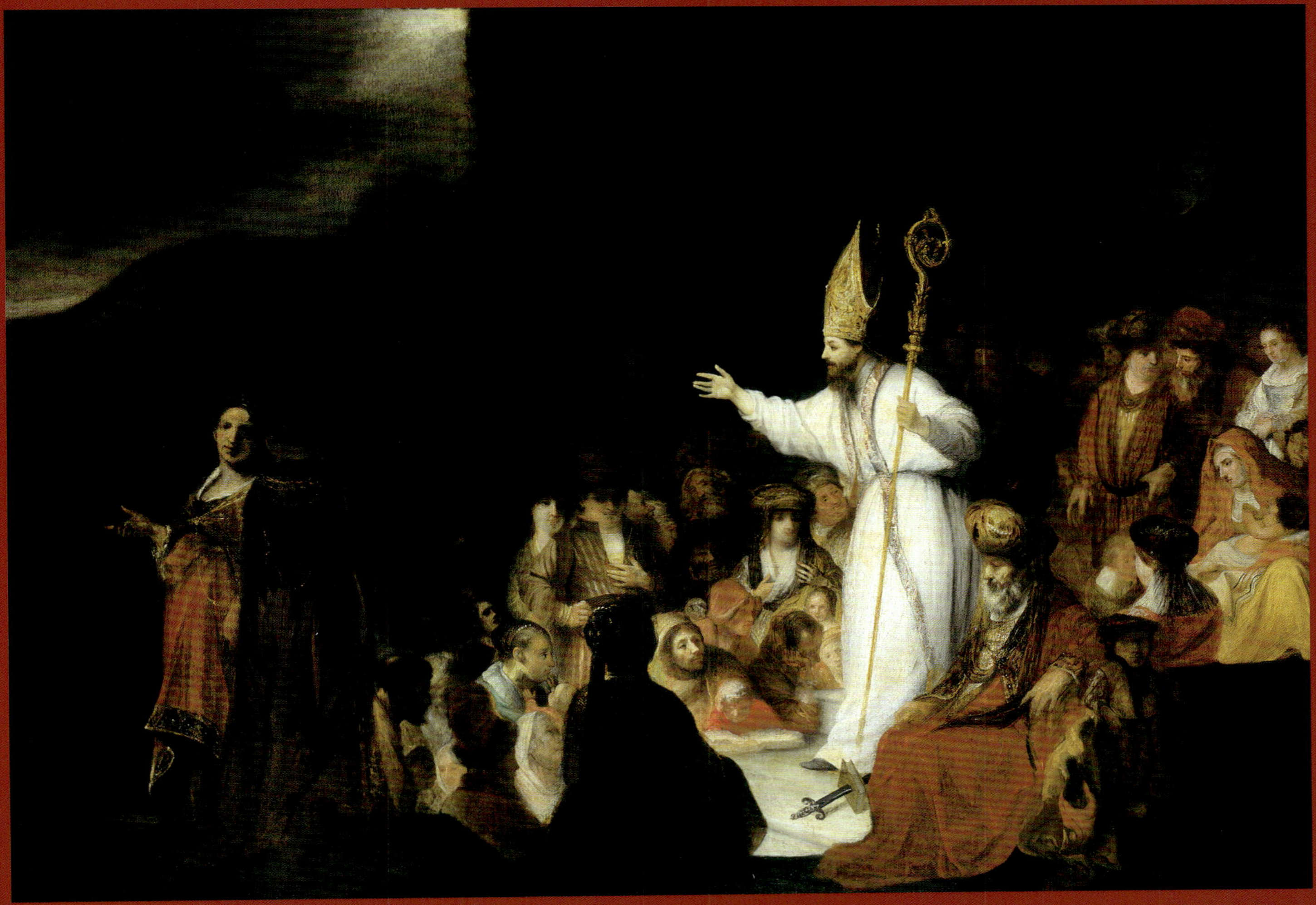

Historische Zusammenhänge

Für Hana Seifertová zum 70. Geburtstag

Der Kult der beiden Nationalheiligen Willibrord und Bonifatius erfreute sich unter den Katholiken in den Generalstaaten, das heißt auf dem Gebiet, das in etwa den heutigen Niederlanden entspricht, einer beträchtlichen Verbreitung. Zwar war der katholische Glaube offiziell seitens der calvinistischen Regierung ab Ende des 16. Jahrhundert im Land verboten (und diese Situation hielt de iure bis 1795 an), doch beweist die Existenz von klandestinen Kirchen, dass katholische Gottesdienste vielerorts heimlich mit dem Wissen der Regierung abgehalten wurden.

Die Gebäude, in denen die Gottesdienste stattfanden, sahen nicht wie Kirchen aus, sondern wirkten eher unscheinbar wie gewöhnliche Wohnhäuser. Nur die inneren Räumlichkeiten waren für liturgische Zwecke umgebaut. Durch das Herausreißen von Decken und Innenwänden entstand vielfach ein verblüffend großer Raum, der vielen Gläubigen Platz bot. Die traditionelle Bastion der katholischen Kirche war Utrecht, der einstige Bischofs- und Erzbischofssitz (bis 1583). Auch in anderen Städten, wie zum Beispiel in Amsterdam, Haarlem, Gouda oder Rotterdam, bekannte sich bis zu einem Drittel der Bevölkerung zum katholischen Glauben (oder sympathisierte zumindest mehr oder weniger offen mit dem Katholizismus). Begründer der Utrechter Diözese und ihr erster Bischof war Willibrord, um 658 in Northumberland (England) geboren, im Jahre 739 in Echternach (Luxemburg) gestorben. Er erwartete, dass nach seinem Tod Bonifatius sein Nachfolger werden sollte. Bonifatius hatte jedoch andere Pläne, er wollte die Missionstätigkeit in Hessen fortzusetzen. Dennoch ist sein Schicksal eng mit Utrecht verbunden, so waren seine Gebeine nach seinem Märtyrertod 754 im friesischen Dokkum für kurze Zeit in der Utrechter St. Martinskirche aufgebahrt, ehe sie nach Mainz überführt wurden. Darüber hinaus spielt Utrecht eine Schlüsselrolle beim Wiederaufleben des Willibrord- und Bonifatiuskults in der Zeit der Wende vom 16. zum 17. Jahrhundert.

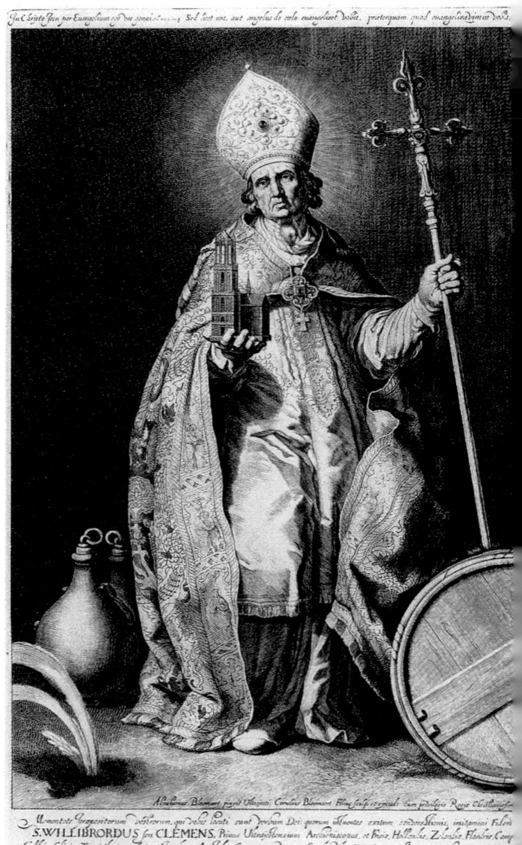

Cornelis Bloemaert nach Abraham Bloemaert, Hl. Willibrord, Kupferstich, um 1630, Leiden, Prentenkabinet Univerisiteit.

Der „zweite Bonifatius“: der apostolische Vikar Sasbout Vosmeer

Bonifatius wurde in der nordniederländischen Kunst des 17. Jahrhunderts vorwiegend gemeinsam mit Willibrord, seinem Lehrer und Vorgänger in der Friesenmission, abgebildet. Willibrord erfreute sich als Apostel, der das Christentum ins Land gebracht hatte, einer größeren Wertschätzung. Die jüngsten Forschungen zu diesem Thema (hauptsächlich Xander van Eck, 2003) legen dar, dass die Hauptrolle bei der Wiederentdeckung und Verbreitung des Bonifatius- und Willibrordkults Sasbout Vosmeer zufiel, dem damaligen geistlichen Führer der katholischen Kirche in den Generalstaaten. Der Delfter Priester war 1592 vom Vatikan zum ersten apostolischen Vikar ernannt worden und wurde somit das Oberhaupt der katholischen Geistlichkeit im 1583 aufgelösten Erzbistum Utrecht.

An der Verbreitung des Kultes der beiden Nationalheiligen hatten nach dem Tod Sasbout Vosmeers 1614 auch seine Nachfolger im Vikarsamt Anteil, vor allem Philippus Rovenius, der das Amt in den Jahren 1614–51 inne hatte und vergeblich danach strebte, zum Erzbischof von Utrecht ernannt zu werden. Die Erneuerung der Erzdiözese war jedoch für die damaligen Päpste im Hinblick auf die politische und konfessionelle Lage in den Generalstaaten von keiner aktuellen Relevanz. Die beiden Heiligen wurden so in den Niederlanden des 17. Jahrhunderts zum sichtbaren Zeugnis für die Wurzeln des katholischen Glaubens, der als die rechte, ursprüngliche Religion und als Christen-

S. 203:
Johannes Colaert, Die Predigt des hl. Bonifatius (s. S. 212).
S. 206:
Abraham Bloemaert-Nachfolger, Hl. Willibrord, Öl auf Leinwand, Fulda, Priesterseminar.
S. 207:
Abraham Bloemaert-Nachfolger, Hl. Bonifatius, Öl auf Leinwand, Fulda, Priesterseminar.

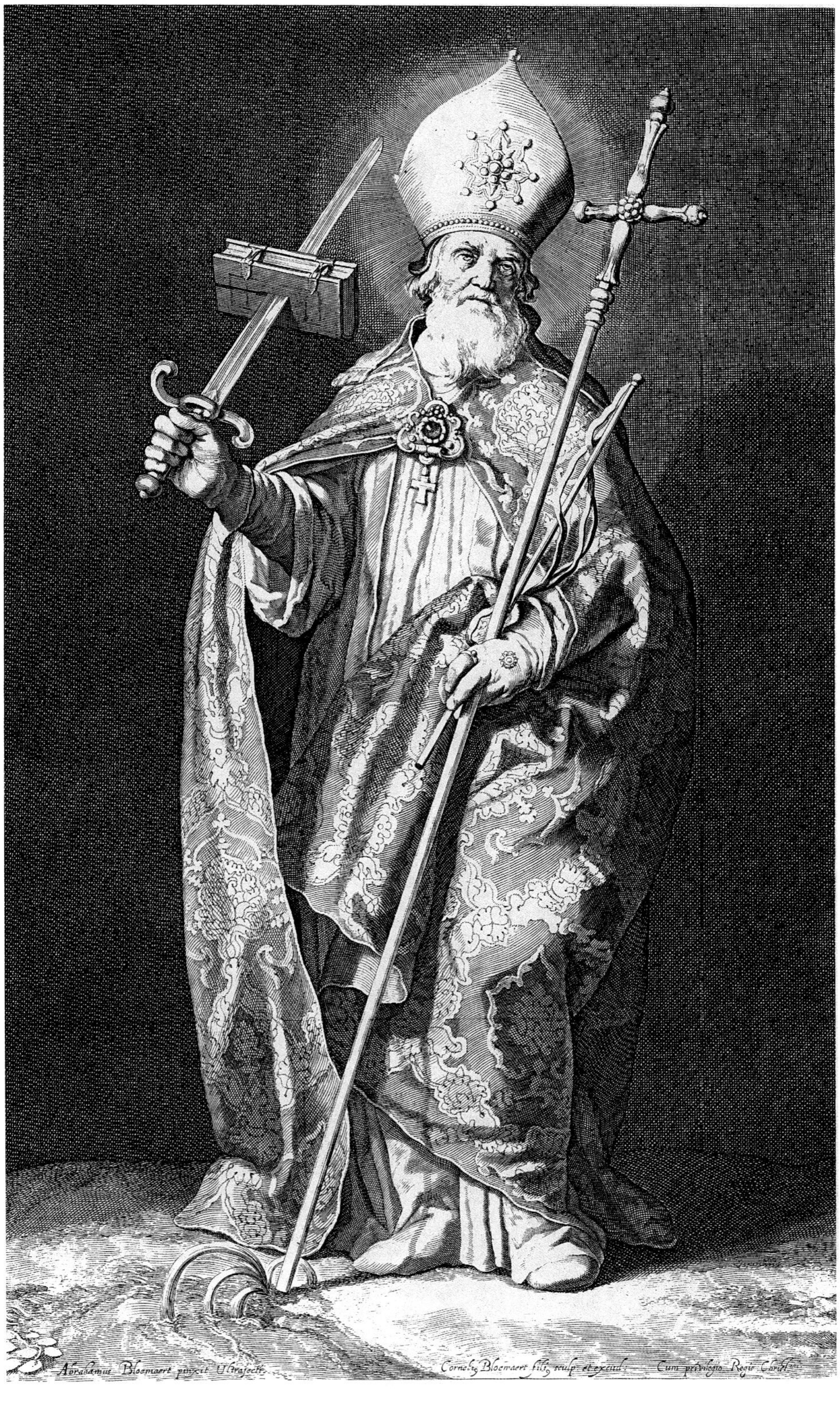

Cornelis Bloemaert nach Abraham Bloemaert, Hl. Bonifatius, Kupferstich, um 1630. Fulda, Vonderau Museum.

tum überhaupt verstanden werden wollte. Als Missionaren, die das Evangelium ins Land brachten, galt ihnen eine besondere Verehrung.

Aus der bekannten Überlieferung geht hervor, dass Sasbout Vosmeer zur Gestalt des hl. Bonifatius eine sehr enge persönliche Beziehung empfand. In einigen Briefen wird deutlich, dass er verglichen mit seiner eigenen Situation und in seiner Funktion als Oberhaupt einer nicht anerkannten Kirche im Land der „Häretiker" Parallelen zum Schicksal des hl. Bonifatius sah. Seine Briefe verschickte er sogar unter dem Namen des Heiligen, was davon zeugt,

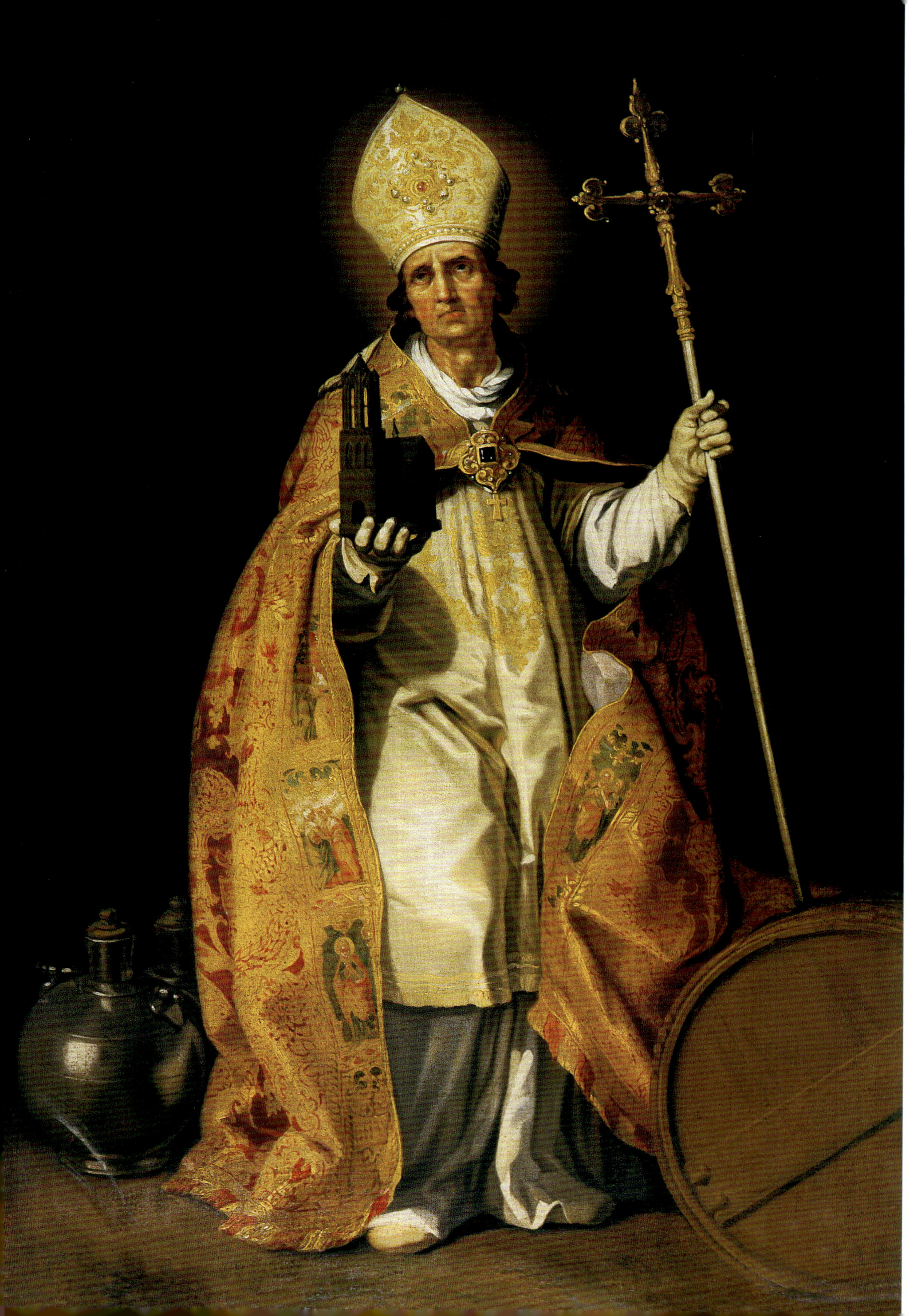

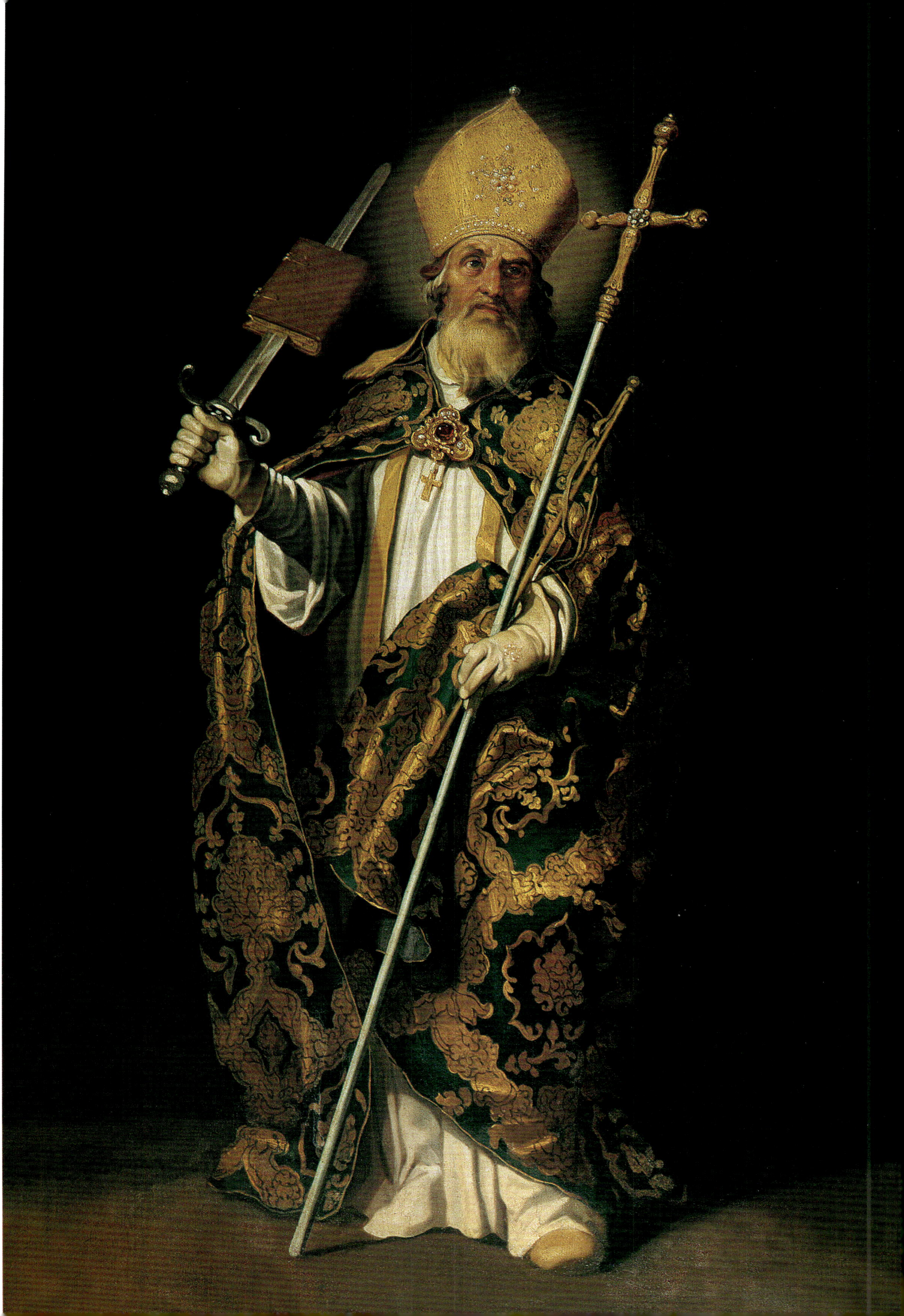

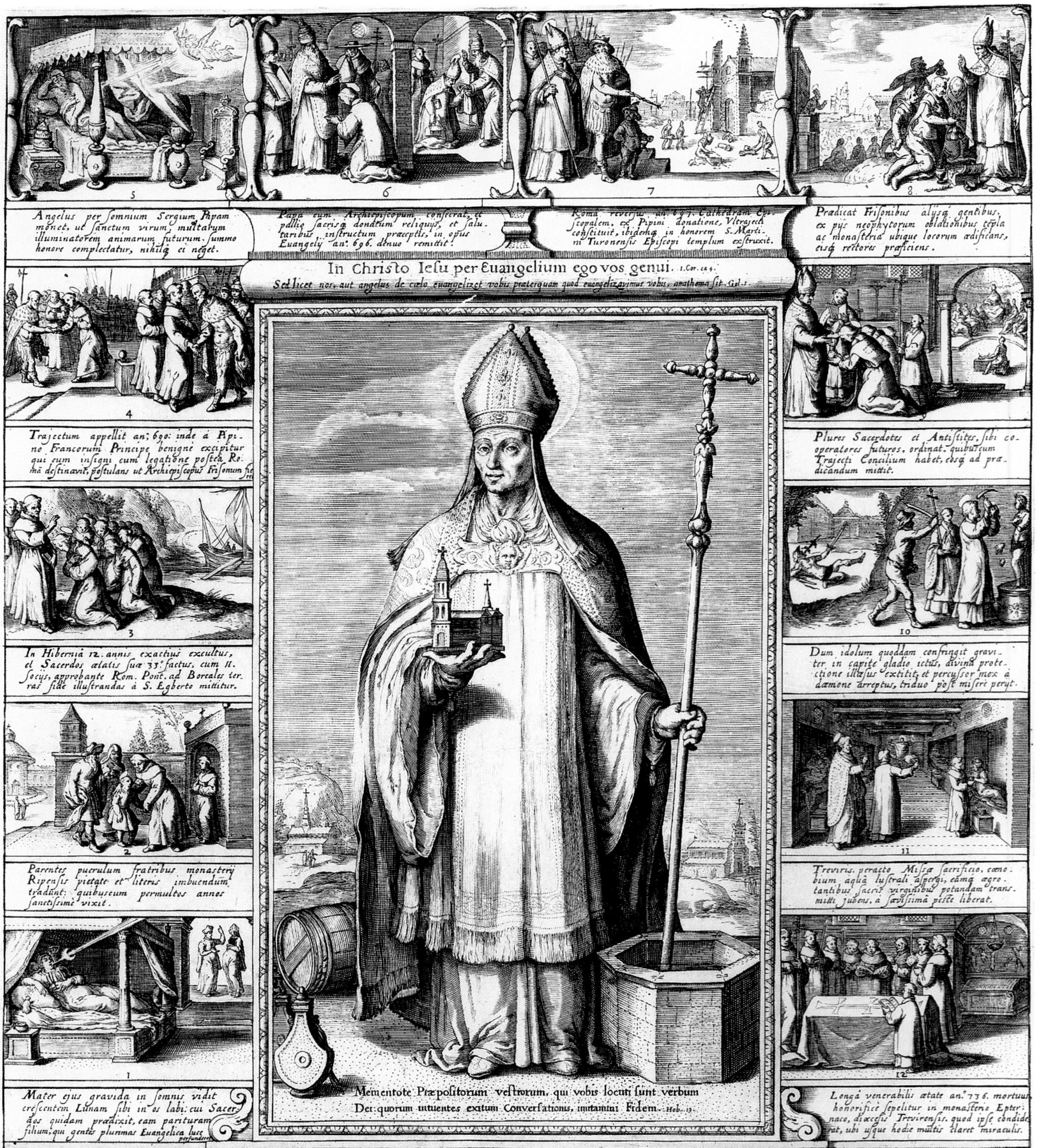
In Christo Iesu per Euangelium ego vos genui. 1. Cor. c. 4.
Sed licet nos, aut angelus de cælo euangelizet vobis præterquam quod euangelizavimus vobis, anathema sit. Gal. 1.
Angelus per somnium Sergium Papam monet, ut sanctum virum, multarum illuminatorem animarum futurum, summo honore complectatur, nihilq ei neget.
Prædicat Frisonibus aliisq gentibus, ex piis neophytorum oblationibus tepla ac monasteria ubique locorum ædificans, eisq rectores præficiens.
Trajectum appellit an: 690: inde à Pipino Francorum Principe benigne excipitur
Plures Sacerdotes et Antistites sibi cooperatores futuros, ordinat: quibuscum Trajecti Concilium habet, eosq ad prædicandum mittit.
In Hibernia 12. annis exactius excultus, et Sacerdos ætatis suæ 33.° factus, cum 11. Sociis, approbante Rom. Pont. ad Boreales terras fide illustrandas à S. Egberto mittitur.
Dum idolum quoddam confringit graviter in capite gladio ictus, divina protectione illæsus extitit, et percussor mox à dæmone arreptus, triduo post miserè peryt.
Parentes puerulum fratribus monasterij Ripensis pietate et literis imbuendum tradunt: quibuscum permultos annos sanctissime vixit.
Treviris, peracto Missæ sacrificio, cœnobium aquâ lustrali aspergi, eamq ægrotantibus sacris virginibus potandam transmitti jubens, à sævissimâ peste liberat.
Mater ejus gravida in somnis vidit crescentem Lunam sibi in os labi: cui Sacerdos quidam prædixit, eam parituram filium, qui gentes plurimas Evangelica luce perfunderet.
Longâ venerabili ætate an.° 736. mortuus, honorificè sepelitur in monasterio Epternaco, diœcesis Trevirensis, quod ipse condiderat, ubi usque hodie multis claret miraculis.
Mementote Præpositorum vestrorum, qui vobis locuti sunt verbum Dei: quorum intuentes exitum Conversationis, imitamini Fidem. Heb. 13.
Modicum vinum, et fere exhaustum ejus oratione et benedictione sæpe abundavit.
Aqua inopia laborantibus fontem excitavit, qui in hujus formæ puteum mutatus in Heilloo adhuc visitur.
Cum privil.
Sa. Cæ. M.
S. WILLIBRORDVS seu CLEMENS, Anglo-Saxo, Wilgisi sanctissimi viri, filius, primus Vltrajectensium Archiepiscopus, et Frisiæ, Hollandiæ, Zelandiæ, Flandriæ, Campaniæ Brabanticæ, Geldriæ, Cliviæ, Transiselaniæ, cōfiniumque populorum Apostolus. Natalis ejus celebris est per diœceses Trevirensem et Vltrajectinam, atque ab hac derivatas, VII. Novembris.
Jacobus Matham fecit.

Jacob Matham, Hl. Willibrord, Kupferstich, 1608, Brüssel, Kupferstichkabinett der Bibliothèque royale.

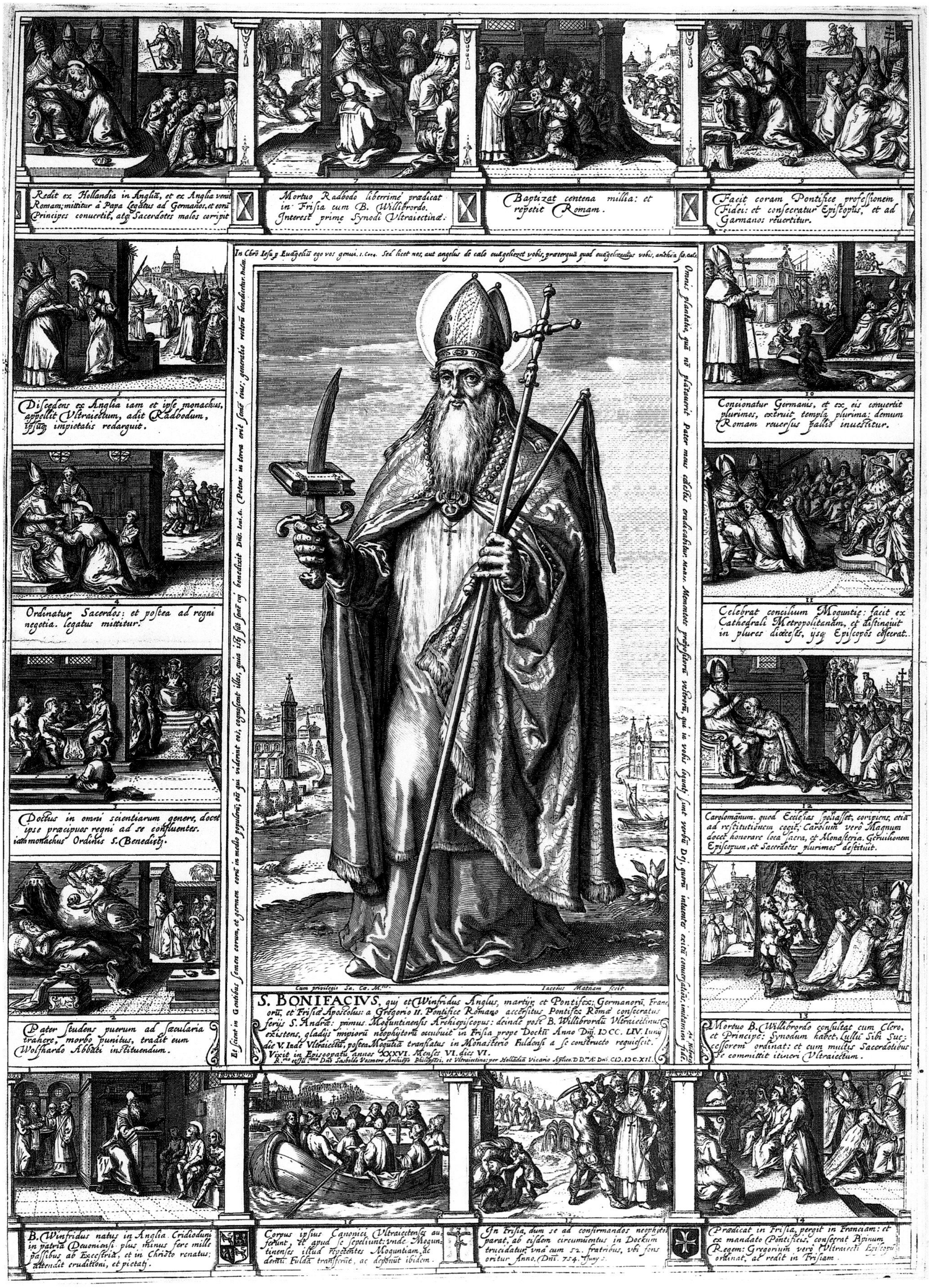
Redit ex Hollandia in Angliā, et ex Anglia venit Romam; mittitur à Papa Legatus ad Germanos, et eorū Principes conuertit, atq. Sacerdotes malos corripit
Mortuo Radbodo liberrimè prædicat in Frisia cum B. Willibrordo. Interest primæ Synodi Vltraiectinæ.
Baptizat centena millia: et repetit Romam.
Facit coram Pontifice professionem Fidei: et consecratur Episcopus, et ad Garmanos reuertitur.
In Chrō Iesu p Euāgeliū ego vos genui. 1. Cor. 4. Sed licet nos, aut angelus de cœlo euāgelizet vobis, præterquā quod euāgelizauimus vobis, anathēa sit. Gal.
Discedens ex Anglia iam et ipse monachus, appellit Vltraiectum, adit Radbodum, ipsumq. impietatis redarguit.
Concionatur Germanis, et ex eis conuertit plurimos, extruit templa plurima: demum Romam reuersus pallio inuestitur.
Ordinatur Sacerdos: et postea ad regni negotia. legatus mittitur.
Celebrat concilium Moguntiæ: facit ex Cathedrali Metropolitanam, et distinguit in plures diœceses, ijsq. Episcopos cōsecrat.
Doctus in omni scientiarum genere, docet ipse præcipuos regni ad se confluentes. iam monachus Ordinis S. Benedicti.
Carolomānum. quod Ecclesias spoliasset, corripiens, etiā ad restitutionem cogit; Carolum verò Magnum docet honorare loca sacra, et Monasteria. Geruilionem Episcopum, et Sacerdotes plurimos destituit.
Cum privilegii Sa. Cæ. M.tis
Iacobus Matham fecit.
S. BONIFACIVS, qui et Winfridus Anglus, martyr, et Pontifex; Germanorū, Francorū, et Frisiæ Apostolus: a Gregorio II. Pontifice Romano accersitus Pontifex Romæ consecratus ferijs S. Andreæ: primus Moguntinensis Archiepiscopus: deinde post B. Willibrordū Vltraiectinus existens, gladijs impiorū neophytorū occubuit in Frisia prope Dockū Anno Dnj. IↃCC. LIV. Iunij die V. Inde Vltraiectū, postea Mogūtiā translatus in Monasterio Fuldonsi a se constructo requiescit. Vixit in Episcopatu annos XXXVI. Menses VI. dies VI.
R.mo et Ill.mo Dno Sasboldo Vosmero Archiepo Philippen. et Vltraiectino: per Holladiā Vicario Aplico. D.D.t A. Dni. CIↃ.IↃC.XII.
Pater studens puerum ad sæcularia trahere, morbo punitus, tradit eum Wolfhardo Abbati instituendum.
Mortuo B. Willibrordo consultat cum Clero, et Principe: Synodum habet, Lullū Sibi Successorem ordinat: et cum multis Sacerdotibus se committit itineri Vltraiectum.
B. Winfridus natus in Anglia Cridioduni in patria Deuoniensi plus minus fere mille passibus ab Execstria, et in Christo renatus; attendit eruditioni, et pietati.
Corpus ipsius Canonici Vltraiectenses auferunt, et apud se sepeliunt: vnde Moguntinenses illud repetentes Moguntiam, ac demū Fuldā transferūt, ac deponūt ibidem.
In Frisia, dum se ad confirmandos neophytos parat, ab eisdem circumuentus in Dockum trucidatur, vnà cum 52. fratribus, vbi fons oritur Anno. Dni. 754. Iunij 5.
Prædicat in Frisia, pergit in Franciam: et ex mandato Pontificis, consecrat Pipinum Regem: Gregorium verò Vltraiecti Episcopū ordinat, ac redit in Frisiam.

Jacob Matham, Hl. Bonifatius, Kupferstich, 1612, Brüssel, Kupferstichkabinett der Bibliothèque royale.

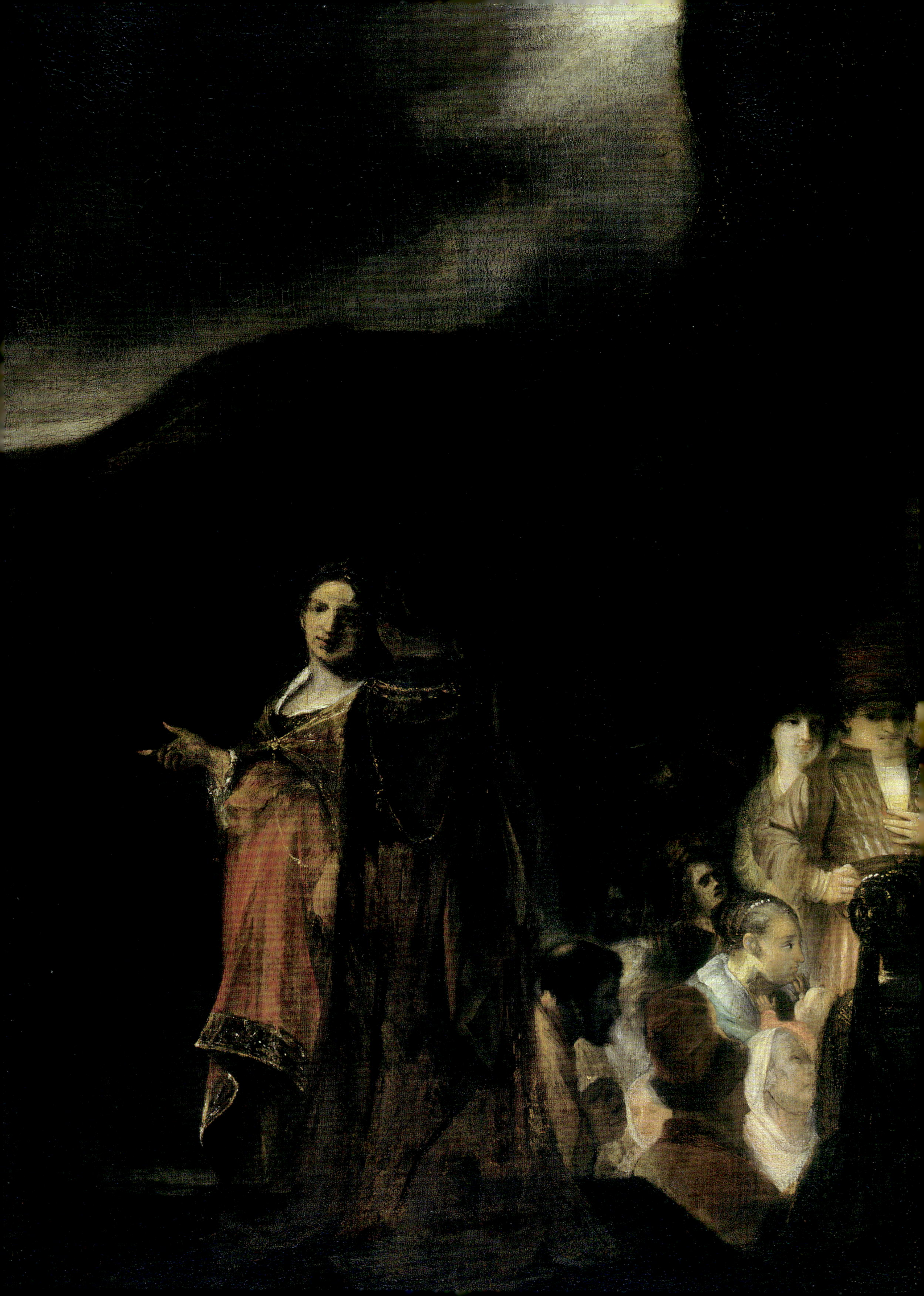

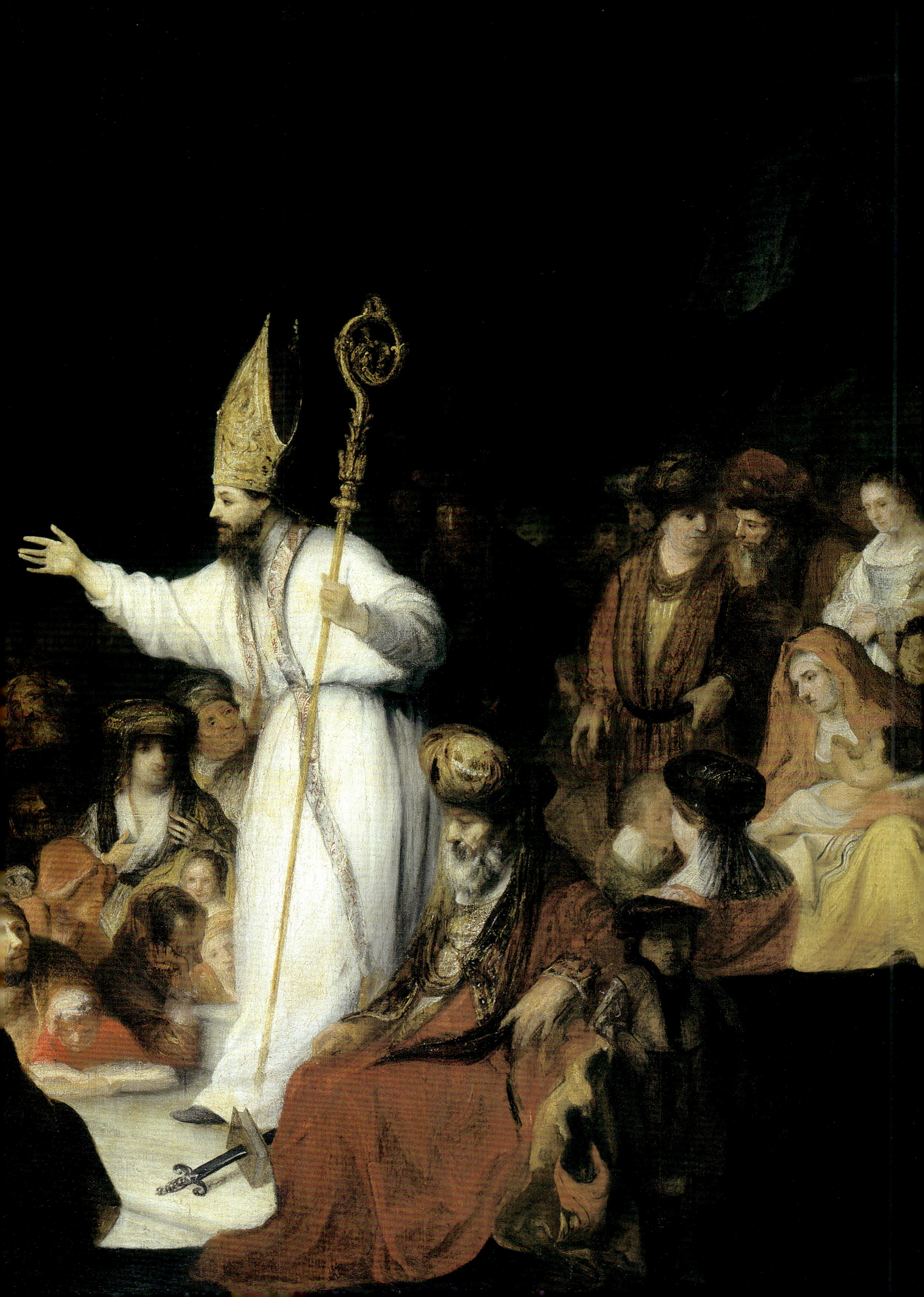

dass Vosmeer sich selbst für einen „zweiten Bonifatius" hielt. Ein weiterer Umstand zeugt von seiner innigen Beziehung zum Heiligen: So versuchte der Vikar beispielsweise auf der Rückseite seiner Schrift „Quomodo pingantur effigies sanctorum Batavorum" („Wie sollen die batavischen Heiligen dargestellt werden") laienhaft die Attribute des Bonifatius zu zeichnen. Auf der erhaltenen Skizze sind trotz vieler Streichungen und Korrekturen ein vom Schwert durchbohrtes Buch, eine Geißel und das Kreuz vom Erzbischofsstab zu erkennen (Xander van Eck, 2003). Diese Schrift Vosmeers diente als Anleitung, wie der Heilige konkret auszusehen hatte. Darüber hinaus wird man unterrichtet, dass Bonifatius als Bischof darzustellen sei, der eine Geißel und ein von einem Schwert durchbohrtes Evangelienbuch in den Händen hält.

Seine Überlegungen über das Leben und Aussehen der Heiligen, die natürlich auch Willibrord und Bonifatius betrafen, suchte er in der Schrift „Officia sanctorum" zusammenzufassen, die allerdings erst nach Vosmeers Tod (1614) erschien. Vosmeer stützt sich bei seiner Arbeit auf die Schrift „Compendium sanctorum Belgicorum", die der Leuwener Theologe Johannes Molanus im Jahre 1595 verfasst hatte. Laut dem Kompendium sollten die Heiligenviten so weit wie möglich von den historischen Fakten ausgehen. Mit Nachdruck sollte vor allem auf das vorbildliche Leben der Heiligen im Dienst der Kirche eingegangen werden. Diese Meinung spiegelt sich auch in der Ikonographie der hll. Willibrord und Bonifatius in der nordniederländischen Kunst des 17. Jahrhunderts wider, denn auch die von der Kirche beauftragten bildenden Künstler haben sich daran gehalten.

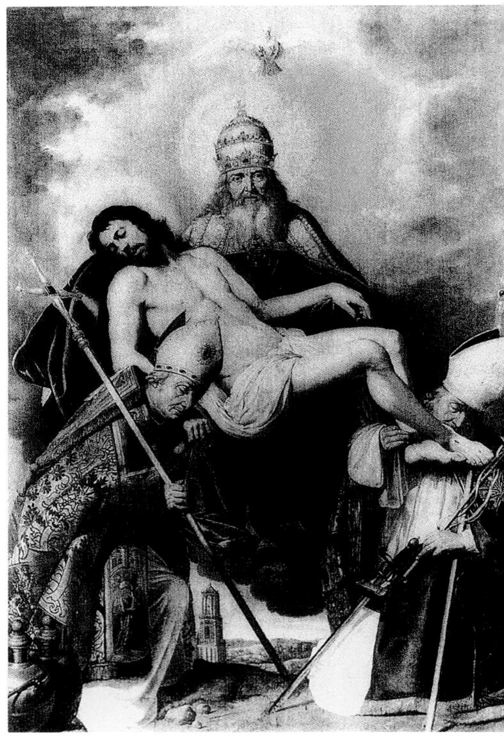

Jan van Bijlert, Die hll. Willibrord und Bonifatius in Anbetung der Dreifaltigkeit, Öl auf Leinwand, um 1626–30, ehemals Huissen, Onze Lieve Vrouwe Kerk, kriegszerstört.

Die heiligen Willibrord und Bonifatius in Grafik, Zeichnung und Malerei

Auf Anregung Sasbout Vosmeers orderte der Haarlemer Geistliche Cornelis Uyttenhage (Hagius) zwei Pendant-Stiche mit einer Darstellung der hll. Bonifatius (1612) und Willibrord (1608) bei dem Künstler Jacob Matham (1571–1631) (Brüssel, Kupferstichkabinett der Bibliothèque royale, 45,8 x 32,9 cm). Die Mittelpartie der beiden Stiche nimmt die Heiligengestalt ein, ringsum sind Szenen aus ihrem Leben festgehalten, begleitet von einer weitschweifigen Beschreibung in lateinischer Sprache. Bonifatius ist hier genau nach Vosmeers Vorstellungen als ein betagter Bischof mit Vollbart dargestellt, ein Schwert mit durchbohrtem Evangelienbuch in der Rechten, Geißel und Krummstab in der Linken. Bischöfliche Insignien zieren auch den hl. Willibrord. Dieser trägt als Begründer der Utrechter Diözese ein Modell der Kirche in der Rechten, in der Linken den Kreuzstab, der in eine Wasser verströmende Quelle gespießt ist. Die Flasche und das nie leer werdende Weinfass verweisen auf weitere mit dem Namen des Heiligen verbundene Wunder.

Der Darstellung der beiden Heiligen hat sich auch der Hauptvertreter der katholischen Malerei in den Generalstaaten, Abraham Bloemaert (1566–1651), mehrmals gewidmet. Der bedeutende Utrechter Künstler bekannte sich selbst zum katholischen Glauben, was ihn dafür prädestinierte, zu einem der bedeutendsten Bildlieferanten für die katholische Kirche zu werden. Sein Frühstil war von den Manieristen beeinflusst, zeitweilig näherte er sich den so genannten Utrechter Caravaggisten an. Eine vielfache Inspiration für Bloemaerts Arbeiten war das Werk von Peter Paul Rubens (1577–1640), des bekanntesten Vertreters des flämischen Barocks, der zum großen Teil für einen katholischen Kundenkreis arbeitete. Außer Werken mit religiöser Thematik hat sich Abraham Bloemaert auch anderen Gattungen der Malerei gewidmet

S. 210/211:
Johannes Colaert, Die Predigt des hl. Bonifatius, Öl auf Leinwand, um 1653, Amsterdam, Privatsammlung.

S. 214/215:
Johannes Colaert, Hl. Willibrord vernichtet ein Götzenbild, Öl auf Leinwand, 1653, Amsterdam, Privatsammlung.

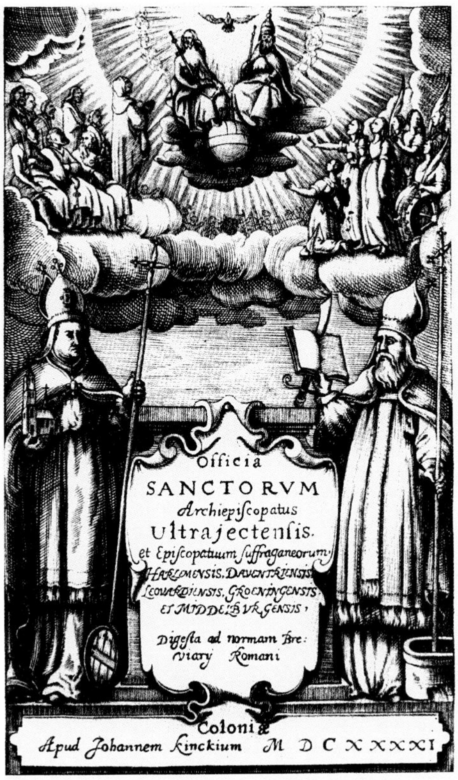

Officia sanctorum Archiepiscopatus Ultrajectensis. Titelseite mit hll. Willibrord und Bonifatius. Köln 1641.

(z. B. Landschaft, Porträt, aber auch Genre mit moralisierendem Inhalten). Zur Verbreitung seines Werks haben die Söhne Adriaen, Cornelis, Frederick und Hendrick wesentlich beigetragen.

Den hl. Bonifatius hielt Bloemaert in einer Zeichnung fest, die im Jahr 2000 in der Kunsthandlung Colnaghi, London auftauchte (schwarze Kreide, Stift und Feder braun, weiß gehöht, 21,7 x 16,3 cm). Ein jugendlicher Bonifatius in Pontifikalgewand mit Mitra sitzt am Sockel einer links dargestellten Säule; in der Rechten das geöffnete Buch und die Geißel, in der Linken Schwert und Kreuzstab. Zu seinen Füßen liegen mehrere Bücher. Stilistisch als auch ikonographisch kommt die Zeichnung einer in den Sammlungen des Centraal Museums in Utrecht aufbewahrten sehr nahe (Inv. Nr. 18744, schwarze Kreide, Stift und Feder braun, weiß gehöht; 24,2 x 14,7 cm). Hier umklammert ein bartloser junger Heiliger mit der Rechten ein Schwert, an dem das obligatorische Buch fehlt, in der anderen Hand hält er Geißel und Krummstab. Er ist im Pontifikalgewand dargestellt, dessen reich geschmücktes Pluviale ins Auge fällt.

Einen ähnlichen Ornamentschmuck auf dem Pluviale verwendete Bloemaert auch bei einer weiteren, diesmal lebensgroßen Bonifatiusdarstellung. Es handelt sich um ein Gemälde von 1626, das sich heute im Erzbischöflichen Palais von Utrecht befindet (Öl, Leinwand, 200 x 138 cm, links unten signiert und datiert: A. Bloemaert fec./1626). Die Darstellung des Heiligen entspricht der traditionellen Ikonographie: Bonifatius hält in seinen Händen die gewöhnlichen individuellen Attribute, zu seinen Füßen erkennt man die auf wunderbare Weise aus dem Boden entsprungene Quelle. Als Gegenstück zu Bonifatius gab es auch ein Ölgemälde von Willibrord, doch ist dieses leider nicht erhalten. Von seiner Existenz legen zum einen ein Stich von Cornelis Bloemaert, zum anderen eine Reihe von Gemäldekopien ein Zeugnis ab, die von dem von Abraham geschaffenen Prototyp ausgehen. Die Kupferstiche mit Bonifatius und Willibrord (42,5 x 29 cm) waren Bestandteile des Zyklus' von zwölf Utrechter Bischöfen und Prälaten. Ihre Entstehung in den dreißiger Jahren des 17. Jahrhunderts wird in der Literatur allgemein angenommen. Diese Datierung wird hauptsächlich auf die offensichtliche Beziehung zum gemalten Vorbild von 1626 gestützt. Der Inschrift auf der Darstellung des hl. Willibrord ist zu entnehmen, dass Abraham Bloemaert diesen Stich Johannes Wachterlaar (1581–1653) gewidmet hat, der unter Vosmeer und Rovenius das Amt des Provikars bekleidete. Wachterlaar selbst hat die klandestiner Kirche von St. Gertruden gegründet. Die persönliche Beziehung zu Bloemaert intensivierte sich durch den Umstand, dass sie Nachbarn waren.

Den Stich mit der Darstellung des hl. Bonifatius hat Abraham Bloemaert einem weiteren bedeutenden Vertreter des Utrechter katholischen Klerus gewidmet, Jacob van Gouda (1587–1643), einem Jesuiten und Kanoniker des Domkapitels von St. Petrus. Die monumentalen, aussagekräftigen Gestalten der beiden Heiligen, so, wie sie Abraham Bloemaert und sein Sohn Cornelis dargestellt haben, erfreuten sich großer Beliebtheit. Davon zeugt eine Reihe erhaltener Kopien, die sich vielfach durch eine sehr gute malerische Qualität auszeichnen. Ihre Malweise spricht für die Entstehung im 17.–18. Jahrhundert.

Ein ausgezeichnetes Beispiel dieser Produktion ist das Gemäldepaar mit Darstellungen der hll. Bonifatius und Willibrord, die sich heute im Priesterseminar in Fulda befindetn (Öl, Leinwand, doubliert, 102,5 x 70 cm). Beide Leinwandgemälde, deren ursprüngliche Provenienz sich nicht belegen lässt (für das Fuldaer Priesterseminar wurden sie aus einer ausländischen Sammlung in den 60er Jahren des 20. Jahrhunderts angekauft), knüpfen augenfällig an Bloemaerts Prototypen an. In der Ausführung überragt die Bonifatius-Figur den Willibrord. Dieser Unterschied ist vermutlich auf die Mitwirkung

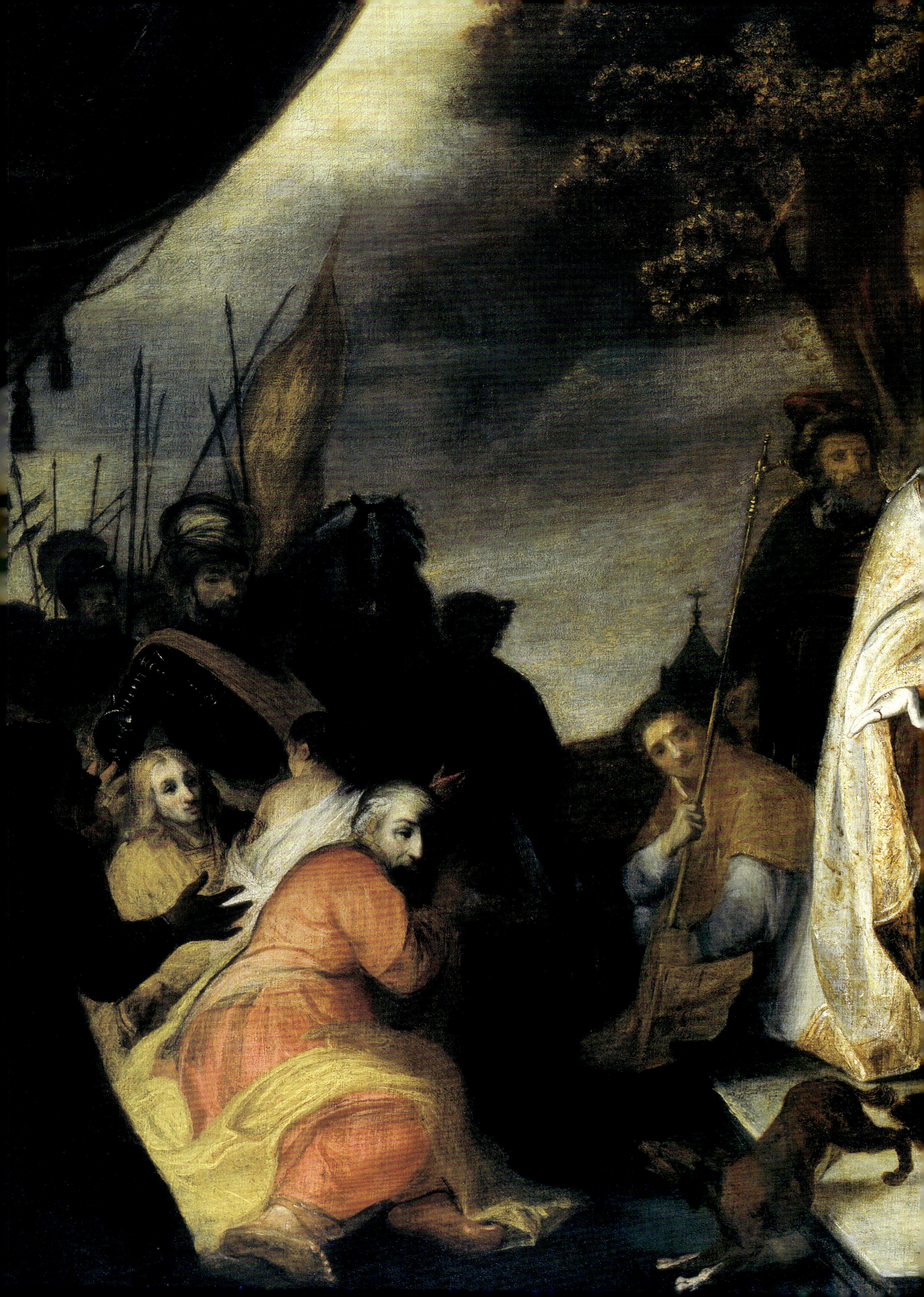

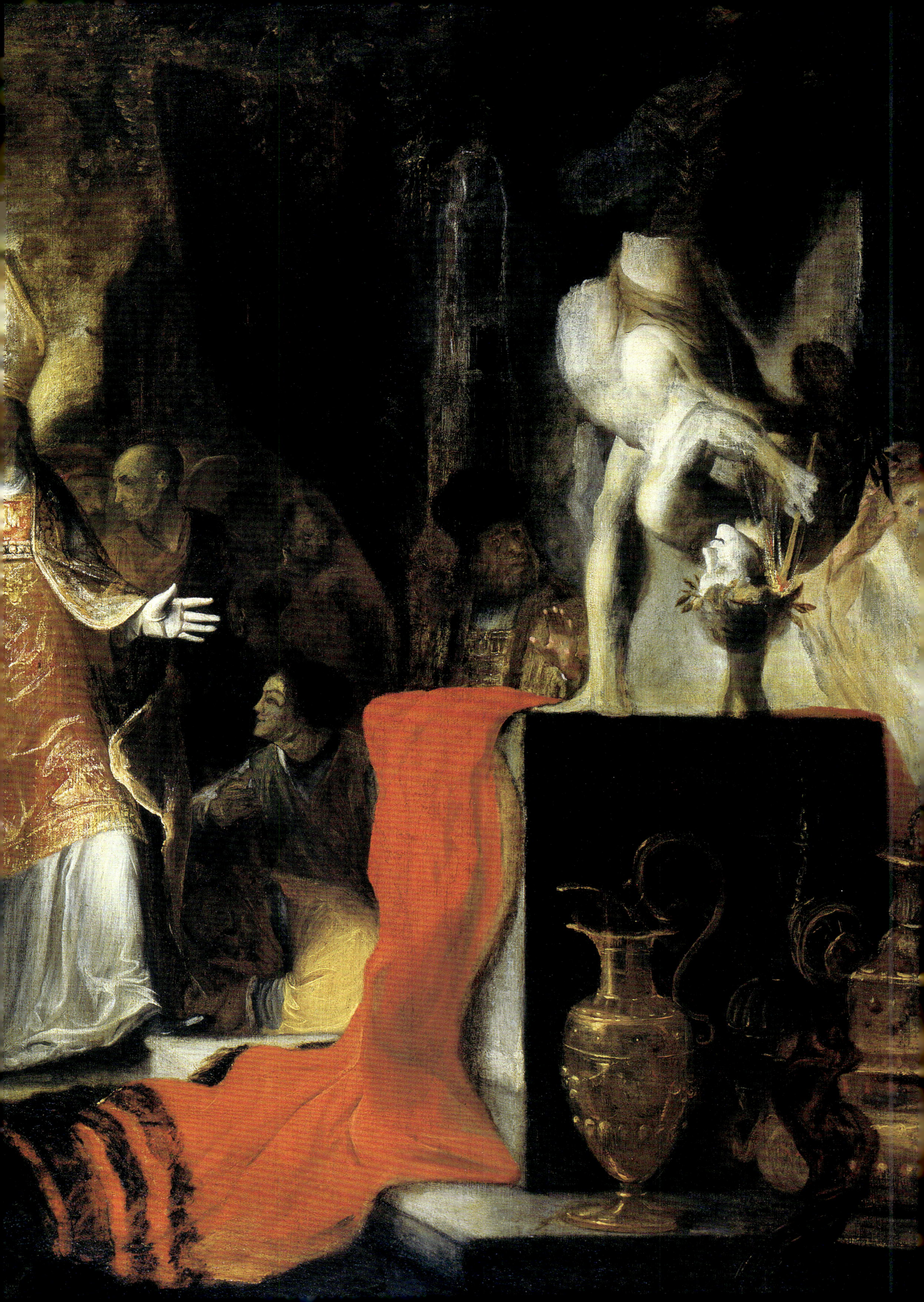

mehrerer Maler zurückzuführen. Es besteht aber auch die Möglichkeit, dass das Fuldaer Willibrord-Bild später entstanden ist und erst zusätzlich als Gegenstück zum Gemälde des heiligen Bonifatius geschaffen wurde.

Bei der Darstellung des Bonifatius fallen einige kleine Abweichungen vom Prototyp aus dem Jahr 1626 auf: Das Antlitz des Heiligen ist andersartig gestaltet (es hatte allerdings auf dem Werk von 1626 Schaden genommen, wie M. Roethlisberger 1992 anmerkte und ist später übermalt worden), die Quelle fehlt, und vor allem das Evangelienbuch des Bonifatius ist auf eine einmalige Art und Weise auf das Schwert gespießt. Sowohl bei Abraham und Cornelis Bloemaert als auch bei der großen Mehrheit der übrigen bekannten Darstellungen dieses Märtyrers wurde das Buch, mit dem sich Bonifatius vor den tödlichen Schwertstichen seiner Mörder zu schützen suchte, senkrecht durch den Buchdeckel durchstoßen. Auf der Version aus Fulda sieht es so aus, als wäre das Buch gleichsam vertikal auf das Schwert „geschoben". Diese Art der Darstellung kann man der Interpretation des Kopisten zuschreiben, seinem Verständnis (oder Missverständnis) für die Handhabung des Buches im Sinne der Abwehr des Angriffs auf den Heiligen oder seinen Überlegungen zur (Un)möglichkeit, ein Buch und die zwei Holzdeckel mit dem Schwert zu durchstoßen. Die Funktion der Bloemaertschen Originale und der danach ausgearbeiteten Gemälde liegt auf der Hand – sie gehörten zum Inventar der klandestinen katholischen Kirchen, entweder in Utrecht selbst oder auch an anderen Orten in den Generalstaaten.

Als Altarblatt für eine Utrechter klandestine Kirche diente sicher ursprünglich auch ein Bild von beträchtlichen Maßen (296 x 201 cm) mit dem Titel „Die heiligen Willibrord und Bonifatius in Anbetung der Dreifaltigkeit" (um 1626–30, früher St. Marienkirche in Huissen), das von Jan Bijlert gemalt wurde. Dieses monumentale Leinwandgemälde ist zwar 1943 im Zuge der Kriegswirren vernichtet worden (sein Aussehen überliefern aber ältere Fotografien), ihre einstige Existenz spricht jedoch für die Intensität und Verbreitung des Kultes dieser beiden Heiligen.

Darstellungen der beiden Heiligen sind auch in anderen Zentren der Generalstaaten erhalten geblieben. An Bloemaerts Einzeldarstellung hat Jan Fransz Verzijl angeknüpft, dessen Pendants mit Darstellungen der beiden heiligen Willibrord und Bonifatius (1639) für die klandestine St. Willibrordkirche in Gouda gemalt worden sind (heute Gouda, Museum Het Catharinagasthuis).

Weitere Pendant-Gemälde der beiden Heiligen gehörten ehemals zum Inventar nordniederländischer katholischer Kirchen: „Der heilige Willibrord vernichtet ein Götzenbild" (Öl, Leinwand, 113 x 156 cm, signiert und datiert: J. Colaert. A° 1653) und „Die Predigt des heiligen Bonifatius" (Öl, Leinwand, 113 x 156 cm, signiert J. Colae[...]). Beide Gemälde befinden sich heute in einer Amsterdamer Privatsammlung. Bis 1891 wurden sie in der Kirche des hl. Franz Xaver, genannt „Krijtberg", einer Gründung Jesuitischer Missionare, aufbewahrt. In diesem Fall dürfte sich der Jesuiten-Pater Petrus Laurensz für ihre Beschaffung eingesetzt haben. Es ist aber nicht auszuschließen, dass beide Leinwände ursprünglich für den Schmuck des sogenannten „De Papagaai" vorgesehen waren, einem Haus, in dem der bedeutende Jesuit und Verfechter des St. Willibrord- und Bonifatiuskults Augustinus van Teylingen (1587–1669) katholische Gottesdienste abhielt und erst nach der Schließung von „De Papagaai" in die St. Franz-Xaver-Kirche gelangten (Xander van Eck 1993/94). Mit großer Wahrscheinlichkeit standen hinter dem Auftrag die Jesuiten, für die der hl. Willibrord gleichsam den ersten Apostel der christlichen, genauer gesagt der katholischen Glaubenslehre im Land darstellte. Vereinfacht gesagt, die Rolle des Heiligen im 17. Jahrhundert unterscheidet sich nicht von seiner

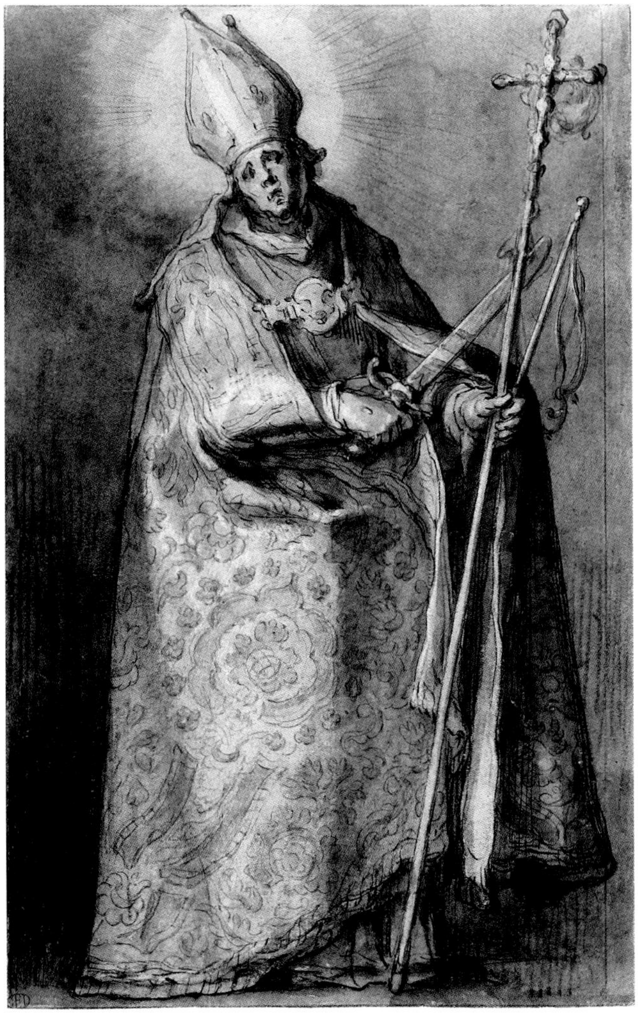

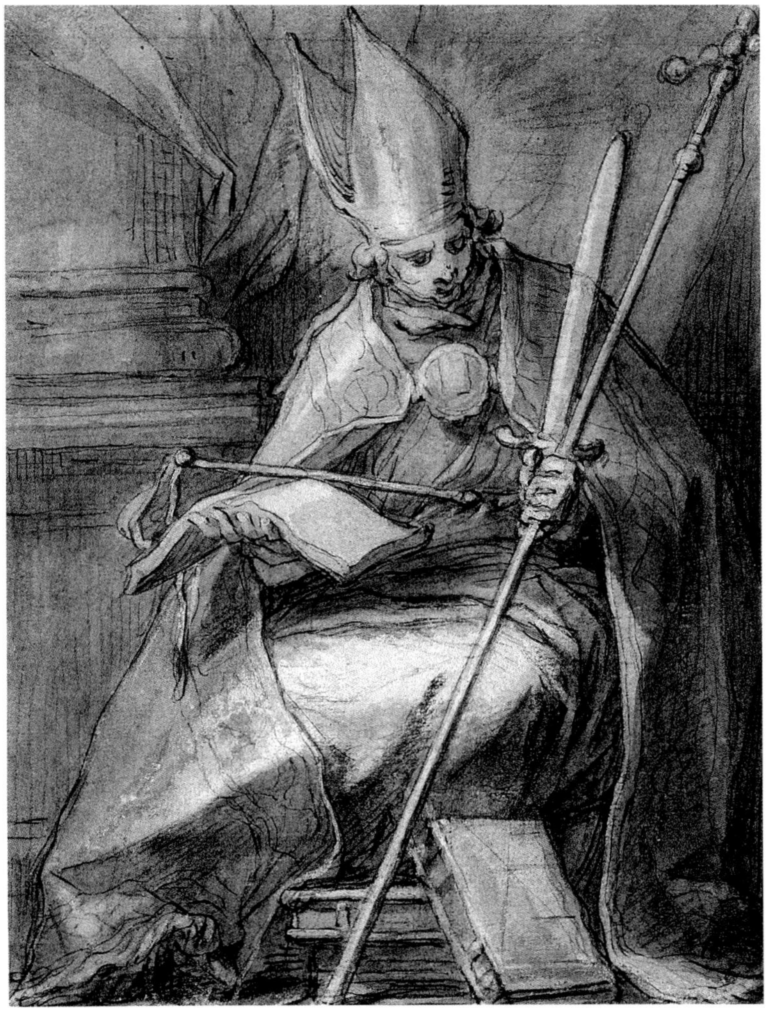

oben links: Abraham Bloemaert, Hl. Bonifatius, Zeichnung. Utrecht, Centraal Museum

oben rechts: Abraham Bloemaert, Hl. Bonifatius, Zeichnung. London, Kunsthandlung Colnaghi

einstigen Rolle vor über einem Jahrtausend: Er sollte Heiden und Häretiker auf den rechten Weg bringen. In diesem Sinne hat auch der erwähnte Augustinus van Teylingen in seinen Schriften Willibrords Sendungsfunktion beschrieben.

Das Bilderpaar schuf der Amsterdamer Maler Johannes Colaert (1620/22–78), der höchstwahrscheinlich in den vierziger Jahren des 17. Jahrhunderts beim bekanntesten Vertreter der holländischen Historienmalerei des goldenen Zeitalters, Rembrandt Harmensz van Rijn (1606–69), in die Lehre gegangen war. Gegenüber der Einzeldarstellung, die wir bei Bloemaert und dessen Nachfolgern kennen gelernt haben, handelt es sich hier um eine epische Darstellung, in deren Mittelpunkt die Beschreibung und Wirkung des Geschehens steht. Diese Präsentationsweise entspricht der Tradition der Amsterdamer Historienmalerei, so wie sie vor allem von Rembrandt und den Malern aus seinem Umkreis gepflegt wurde. Der hl. Willibrord, bekleidet mit dem Pontifikalgewand, vernichtet einen Heidengötzen, während die teilnehmenden Friesen, durch ihre Kleidung als Orientale ausgewiesen, mit Entsetzen oder Erstaunen das Geschehen betrachten. Auf dem zweiten Bild wird sein Schüler Bonifatius bei der Predigt unter freiem Himmel dargestellt. Einige der hier Versammelten lauschen ihm, andere diskutieren (offenbar über seine Worte) und die Frau links, der sich Bonifatius mit einer entschiedenen Geste zuneigt, wendet sich von ihm ab. Krummstab und Mitra weisen ihn als Bischof aus, doch ist er, anders als sein Lehrer, nicht in ein Pontifikalgewand gehüllt, sondern trägt Alba und Stola. Aus malerischer Sicht hat Colaert einen größtmöglichen Lichteffekt durch den Kontrast zwischen dem strahlend weißgoldenen Gewand des Heiligen und dem dunklen Hintergrund erzielt. Auch in dieser effektvollen Hell-Dunkel-Malerei wird der Einfluss Rembrandts und der seines Umkreises sichtbar. Erwähnenswert sind in diesem Zusammenhang die berühmte „Nachtwache" Rembrandts (1642, Rijskmuseum Amsterdam) und das Gemälde „Die Lazarusweckung" von Carel Fabritius (1642/1643, Nationalmuseum in Warschau). Die vielfigurige Komposition erinnert an ein weiteres Rembrandtwerk, an das sogenannte „Hundertguldenblatt" (vollendet vor 1649). Formal ähnelt die Szene mit der Predigt des hl. Bonifatius dem Gemälde „Die Predigt Johannes des Täufers", das heißt einem Thema, das traditionell den Calvinisten sehr nah steht. Es veranschaulicht ihre Versammlungen unter freiem Himmel in der Zeit ihrer Verfolgung in der 2. Hälfte des 16. Jahrhunderts. Diese Bedeutung wird oft auch mit dem Gemälde „Die Predigt Johannes des Täufers" von Pieter Bruegel d. Ä. (1566, Museum der Bildenden Künste Budapest) in Verbindung gebracht, auch wenn hier die Meinungen der Forscher weit auseinander gehen, sowie den zahlreichen von dem Bruegelschen Meisterstück beeinflussten Werken. Auf Colaerts Darstellung fiel die Rolle des Verfolgten dem im damaligen heidnischen Friesland wirkenden Bonifatius und seinen Anhängern zu.

Ergebnis

Die genannten Beispiele aus der nordniederländischen Malerei des 17. Jahrhunderts stehen für die Polarität in der Darstellung der beiden Heiligen – von der absichtlich vereinfachten, charakteristischen Einzeldarstellung bis hin zu der als Historienbild aufzufassende Szene. Anscheinend waren beide Darstellungstypen dieser Heiligen in den Generalstaaten gefragt und die Abbildungen von Willibrord und Bonifatius gehörten zur „obligatorischen" Ausstattung der katholischen Gotteshäuser. Das Vermächtnis der beiden Heiligen blieb im Lande im Verlauf des 17. Jahrhunderts immer noch lebendig, die schwierigen Bedingungen der katholischen Konfession verliehen ihm noch größere Aktualität, Intensität und Eindringlichkeit. Schließlich war ungeachtet der sprichwörtlichen holländischen Toleranz der Calvinismus offizielle Staatskonfession.

Literatur

B. Bruder, Die Verehrung des heiligen Bonifatius und seiner Martergefährten in Holland. In: Pastor bonus 17, 1904/1905, S. 385–395.
B. Knipping, De ikonografie van de contra-reformatie in de Nederlanden. Bd. I–II. Hilversum 1939/40.
R. R. Post, Kerkgeschiedenis van Nederland in de Middeleeuwen. Bd I. Utrecht – Antwerpen 1957.
G. Kiesel, Der heilige Willibrord im Zeugnis der bildenden Kunst. Luxembourg 1969.
B. Haak, 17e-eeuwse schilderijen uit de verzameling Willem Russel (Ausstellungskatalog, Amsterdams Historisch Museum). Amsterdam 1970.
A. Blankert et al., Gods, Saints and Heroes. Dutch Paiting in the Age of Rembrandt (Ausstellungskatalog, National Gallery of Art Washington – The Detroit Institute of Arts – Rijksmuseum, Amsterdam). Washington 1980.
W. Sumowski, Gemälde der Rembrandt-Schüler. I.Bd, Landau 1983.
R. Grosse, Das Bistum Utrecht und seine Bischöfe im 10. und frühen 11. Jahrhundert. Köln – Wien 1987.
M. G. Roethlinberger, Bloemaert´s altar-pieces and related paintings. In: The Burlington Magazine 134, 1992, S. 156–164.
M. G. Roethlinberger und M. J. Bok, Abraham Bloemaert and his sons. Paintings and Prints. II Bd., Doornspijk 1993.
X. van Eck, From doubt to conviction: clandestine Catholic churches as patrons of Dutch Caravaggesque painting. In Simiolus 22, 1993/1994, S. 217–234.
G. van den Hout – R. Schillemans (hrsg.), Putti en Cherubijntjes. Het religieuze werk van Jacob de Wit. 1695–1754 (Ausstellungskatalog, Stichting Museum Amstelkring, Amsterdam). Haarlem – Amsterdam 1995.
J. A. Spicer – L. F. Orr (hrsg.), Masters of Light. Dutch Painters in Utrecht during the Golden Age (Ausstellungskatalog, Fine Arts Museum of San Fransisco – The Walters Art Gallery, Baltimore – The National Gallery, London). New Haven 1997.
G. Seeling, Abraham Bloemaert (1566–1651). Studien zur Utrechter Malerei um 1620. Berlin 1997.
X. van Eck, The artist´s religion: paintings commissioned for clandestine Catholic churches in the northern Netherlands, 1600–1800. In: Simiolus 27, 1999, S. 70–94.
Colnaghi. An Exhibition of Master Drawings. New York – London 2000.
X. van Eck, Dreaming of an eternally Catholic Utrecht during Protestant rule: Jan van Bijlert´s Holy Trinity with Sts Willibrord and Boniface. In Simiolus 30, 2003, S. 19–33.

Siegfried Weichlein

Bonifatius als politischer Heiliger im 19. und 20. Jahrhundert

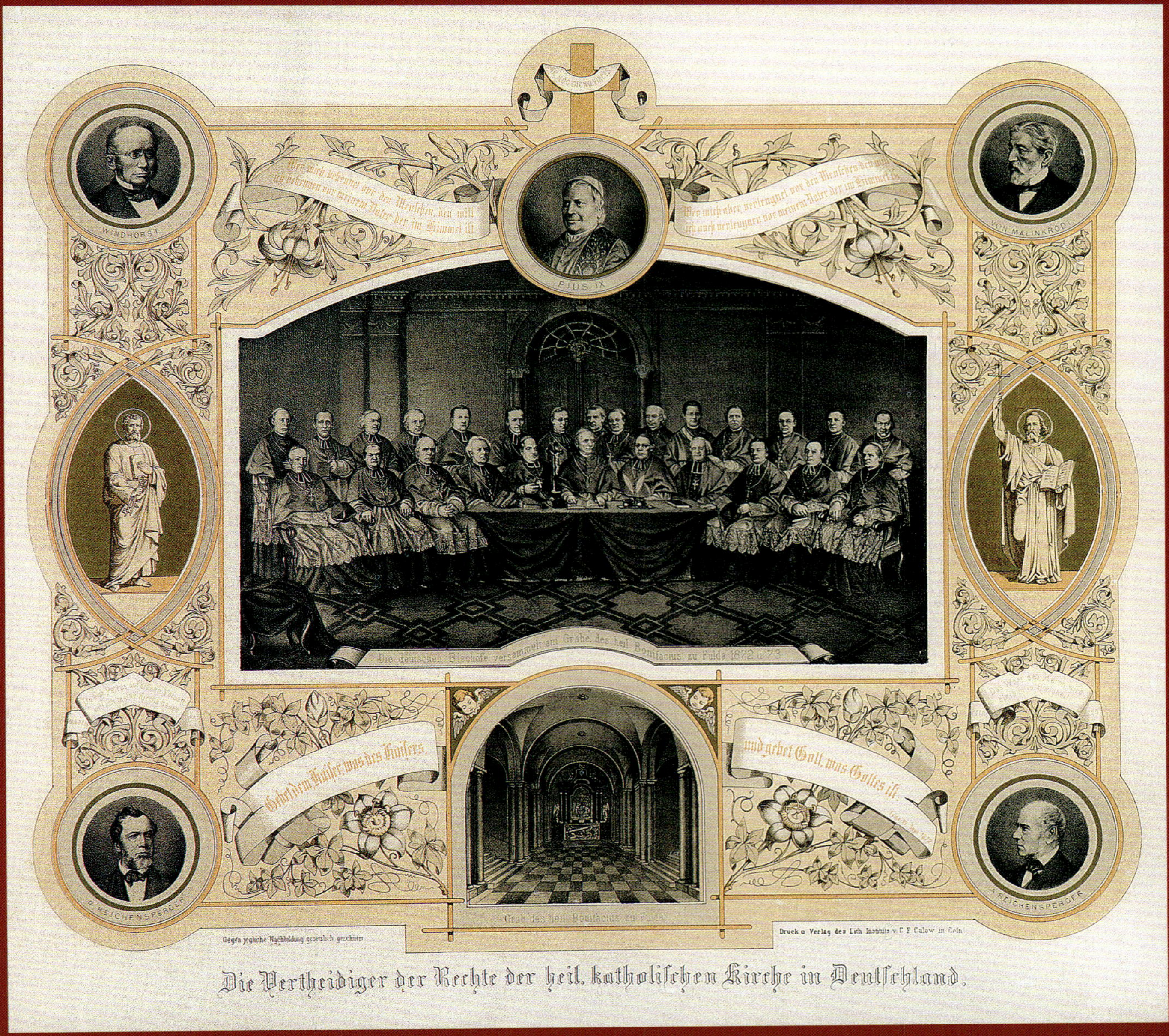

Im 19. und 20. Jahrhundert war Bonifatius ein politischer Heiliger. Seine Verehrung war politisch, und sie war öffentlich. 1806 ging das Alte Reich unter dem Druck Napoleons zu Ende. Bereits 1803 waren die geistlichen Territorien und mit ihnen das tausendjährige Reichskirchensystem aufgelöst worden, das die Verbindung von geistlicher und weltlicher Macht sichergestellt hatte. So waren die drei Erzbischöfe von Mainz, Köln und Trier zugleich Kurfürsten gewesen und hatten den deutschen König mitgewählt. Das hatte dem Katholizismus eine feste und sichere Stellung im Alten Reich verbürgt. Nach dem Ende der Reichskirche verfügte er nicht mehr über diese selbstverständliche Vorrangstellung mit der Schutzmacht eines katholischen Kaisers in Wien. Wollte der Katholizismus im 19. Jahrhundert politisch eine Rolle spielen, musste er öffentlich werden und die Öffentlichkeit für sich gewinnen. Der Gestaltwandel des Katholizismus wird deutlich in den verschiedenen Phasen und den Neuakzentuierungen der Bonifatiustradition während des 19. und 20. Jahrhunderts. Die Bonifatiustradition unterlag zu dieser Zeit einem tiefen Wandel. Sie reagierte auf die Veränderungen in ihrer Umwelt. Im sich ändernden Bild des Bonifatius drückte sich der politische und soziale Wandel der deutschen Öffentlichkeit aus. In dieses Bild gingen die Aufklärung, die Französische Revolution, die Industrialisierung, die Nationalstaatsbildung und die deutsche Katastrophe genauso ein wie die europäische Einigung.

Was als heilig empfunden wurde, änderte sich in Deutschland und in Europa von Epoche zu Epoche. Der Historiker sieht das Heilige mit anderen Augen als der Theologe. Das Heilige unterliegt dem historischen Wandel. Das belegt besonders eindrücklich die Figur und die Tradition des Bonifatius, die sich im 19. und 20. Jahrhundert tiefgreifend veränderte und mehrere Bedeutungsverschiebungen durchmachte. Wenig davon war neu. Die meisten Bestandteile – bis auf den „Apostel Europas" – waren in der Frühen Neuzeit bereits vorhanden. Im 19. und 20. Jahrhundert wurden aus der Vielfalt der Motive der Überlieferung immer neue Aspekte in den Vordergrund geschoben. Der Bonifatius des Jahres 1800 war ein anderer als der des Jahres 1900 oder des Jahres 2000. Jedes Jahrhundert hatte seinen eigenen Bonifatius. Mit seinen Gegnern wandelte sich auch das Bild des Bonifatius.

Als politischer Heiliger gab Bonifatius Antwort auf die großen Zeitfragen des 19. und 20. Jahrhunderts: Was ist Deutschland, was ist deutsch? Was gehört zu Deutschland und was nicht? Wann ist Deutschland entstanden? Was hält Deutschland, was hält Europa zusammen? Und: Welche Rolle kommt den Katholiken in Deutschland, welche in Europa zu? Die Antworten auf diese Fragen änderten sich zwischen den Jahren 1800 und 2000 gründlich.

In der Tradition des Bonifatius artikulierte der deutsche Katholizismus seine Sicht auf zentrale Begriffe der deutschen Geschichte des 19. und 20. Jahrhunderts, vor allem auf die Begriffe ‚Deutschland', ‚Nation' und ‚Europa'. In der Verehrung des Bonifatius drückten maßgebliche Vertreter des deutschen Katholizismus ihre Haltung zum Liberalismus und zum Protestantismus aus. Die Argumentation mit der historischen Figur des Bonifatius bot dabei den Vorteil, in grauer historischer Vorzeit Dinge zu artikulieren, die eigentlich die Gegenwart betrafen. Die Botschaft des Bonifatius wurde damit gleichsam natürlich und selbstverständlich; gleichzeitig wurde sie der gegenwärtigen Kritik entzogen. Seine geschichtliche Entfernung und seine Heiligkeit gaben der Figur des Bonifatius eine Autorität, wie sie in der katholischen Kirche nur noch wenige andere Personen besaßen. Die Bonifatiustradition und die noch ältere Papsttradition konnten sich so gegenseitig verstärken.

S. 219:
Deutsche Bischofskonferenz von 1872, Lithographie mit Tonplatten, 1873, 43 x 49 cm, Vonderau Museum Fulda.

Die Bonifatiusfrömmigkeit im 19. und 20. Jahrhundert

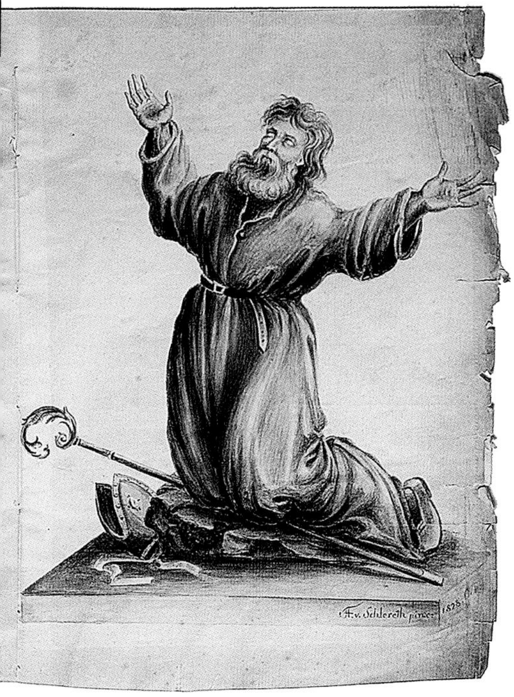

Bonifatius, Franz Karl Aloys von Schlereth, 1828, Feder/Papier, 32 x 23,5 cm, Vonderau Museum Fulda.

Im Alltag der Katholiken begegneten seit dem frühen 19. Jahrhundert immer häufiger Bonifatiuskirchen. Kirchenneubauten trugen oft seinen Namen, vor allem in den Diözesen zwischen Fulda und Hildesheim mit ihren großen Diasporagebieten. In den rheinischen Diözesen Köln, Trier und auch Mainz waren Bonifatiuskirchen dagegen seltener. Diese Gebiete waren nämlich bereits unter römischer Herrschaft christianisiert worden.

Der Patron Bonifatius stand für die enge Verbindung des deutschen Katholizismus mit dem römischen Papst, eine für den deutschen Katholizismus vergleichsweise neue Erscheinung. Die Rombindung war zwar bereits während der gesamten Frühen Neuzeit ein zentraler Bestandteil des Katholizismus in Deutschland gewesen. Allerdings blieb diese allgemeine Rombindung eingebettet in das deutsche Reichskirchensystem, das in der Praxis den begüterten Erzbischöfen und geistlichen Herren wichtige Vorrechte gab. Die Beschlüsse des Tridentinums aus dem 16. Jahrhundert (1545–1563) etwa waren in Deutschland nicht überall publiziert und in Kraft gesetzt worden. Noch in der Ehegesetzgebung beziehungsweise der Frage der Annullierung von katholisch geschlossenen Ehen wurde während des 19. Jahrhunderts zwischen solchen Gebieten, in denen das Tridentinum verkündet worden war, und solchen, in denen es mangels Publikation keine Gültigkeit besaß, unterschieden. Die Bonifatiustradition in Gestalt von Bonifatiuskirchen, Bonifatiusfeiern, Bonifatiusfesten, Bonifatiuswallfahrten etc. drückte demgegenüber den überall gültigen Vorrang der römischen Kirchenleitung vor allen örtlichen geistlichen Herren aus.

Seit dem späten 18. Jahrhundert hatte es auch in Deutschland – vergleichbar dem französischen Gallikanismus – nationalkirchliche Bestrebungen gegeben, den so genannten Febronianismus. Er ging auf den Trierer Weihbischof Graf Johannes Nikolaus von Hontheim zurück, der für eine deutsche Nationalkirche eingetreten war. Seine Nachfolger im 19. Jahrhundert waren der Regensburger Erzbischof und „Primas von Deutschland“, der Reichsfreiherr Karl Theodor Dalberg, und der letzte Generalvikar der Diözese Konstanz, Ignaz von Wessenberg. Für eine stärkere Betonung der Selbständigkeit der deutschen katholischen Kirche trat auch der aufgeklärte Katholizismus ein, der an den Fakultäten von Tübingen, Bonn und Breslau einen gewissen Rückhalt besaß. Dessen Kirchenideal bemaß sich jedoch an der Vernünftigkeit der Kirchenorganisation im Vergleich zu den modernen Sozialfiguren der deutschen Geschichte: dem Beamtentum, dem Staat und der Wissenschaft. Eine vermittelnde Position nahm die sogenannte irenische Theologie um den Regensburger Bischof Johann Michael Sailer ein. Sie alle wurden Zug um Zug um die Mitte des 19. Jahrhunderts von einem Kirchenbild ersetzt, das sich engstens an die römische Kirchenleitung band. Ein wichtiges Mittel, diese Rombindung im Alltag herzustellen, war die Bonifatiustradition.

Die bonifatianische Frömmigkeit stärkte im Alltag diejenigen katholischen Kräfte, die sich gegen den aufgeklärten Reformkatholizismus wandten. Ihren Rückhalt besaß sie in der innerkirchlichen Partei der sogenannten „Ultramontanen“, also bei denjenigen, deren Loyalität „jenseits der Berge“ (ultra montes) in Rom lag. Die Bonifatiusfrömmigkeit wurde zu einem innerkatholischen Argument gegen die katholische Aufklärung und gegen die aufgeklärten Ideale des 18. Jahrhunderts. Die Berufung auf das frühe Mittelalter vermittelte ein anderes Kirchenbild. Sie stellte das Christentum gegen das Heidentum. Dieser Gegensatz ließ sich leicht in das 19. Jahrhundert übersetzen. Die innerkirchlichen Gegner der Ultramontanen werden jetzt zu Ungläubigen stilisiert, die nicht mehr der eigenen Kirche angehörten. Der Missionsgedanke und die Rechtgläubigkeit gehörten dagegen zusammen.

Aber auch auf der lokalen und regionalen Ebene war die Bonifatiusfrömmigkeit von Bedeutung für den inneren Ausbau der neuen Diözese Fulda, die 1821 gegründet worden war. Das Gebiet und die Bevölkerung der neuen Diözese waren sehr heterogen. Staatskirchlich war das neue Bistum das Landesbistum des Kurfürstentums Kurhessen. Das alleine bedeutete schon, dass Nordhessen und das Hanauer Gebiet jetzt kirchlich zum Bistum Fulda gehörten. Hinzu kamen noch Gebiete in Thüringen um Erfurt und in Sachsen-Weimar. Diese disparat zusammengesetzte Diözese besaß kein natürliches Zentrum. Wollte die Bistumsspitze Autorität besitzen, dann musste sie diese erst aufbauen. Die Bonifatiusfrömmigkeit half den Fuldaer Bischöfen, ihr Bistum zu leiten. Bonifatiuskirchen und -wallfahrten richteten noch entlegene Gebiete auf die Bischofsstadt Fulda aus. Wenn Hanauer, Marburger oder Kasselaner nach Fulda wallfahrten, dann stärkte das die Beziehung der Diözesanen zu ihrer Bistumsspitze.

Frömmigkeitsgeschichtlich kam noch ein weiteres Moment hinzu: Die Bonifatiuswallfahrten unter der Leitung eines Klerikers lösten seit den 1830er Jahren die verbreiteten örtlichen Flurprozessionen ab. Laien wallten oft ohne Priester durch Flur und Hain. Diese Prozessionen trugen einen stark naturfrommen Charakter, weil in ihm Elemente eines Naturglaubens mitschwangen. Für die lokale Aneignung des Bonifatius durch wohlhabende Landwirte standen etwa die auf eigene Kosten errichteten Bildstöcke mit dem Abbild des Bonifatius in den Rhöngemeinden.

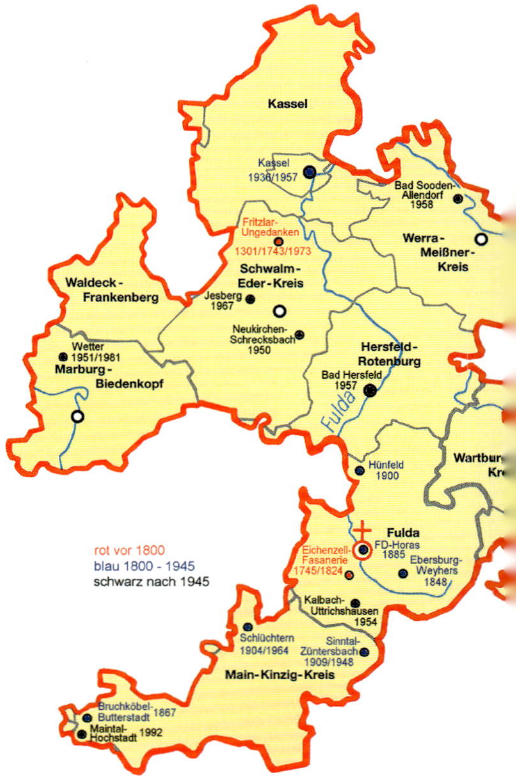

Bonifatiuspatrozinien im Bistum Fulda.

Die von der Bistumsleitung propagierten Bonifatiuswallfahrten zielten damit auf zweierlei: Sie wollten das Prozessionswesen verkirchlichen und weg von der freien Naturfrömmigkeit der Laien holen. Und sie wollten die verstreuten Katholiken auf die Bistumszentrale hin ausrichten. Damit leiteten die Wallfahrten aber auch einen Bruch mit der aufgeklärten Religionspolitik ein, die Wallfahrten ungern gesehen und wiederholt Verbote von mehrtägigen Wallfahrten erlassen hatte. Den kirchlichen und staatlichen Autoritäten waren die Wallfahrten ein Dorn im Auge, weil sie die Katholiken mehrere Tage von der Arbeit abhielten und angeblich zur Unsittlichkeit ermunterten. Der Kurfürst in Kassel erließ deshalb noch 1822 ein Wallfahrtsverbot.

Auf den alljährlichen Bonifatiuswallfahrten und bei den Bonifatiusfeiern wurden Bonifatiuslieder gesungen. Wie kaum eine andere Frömmigkeitsform brachten sie die Figur des Bonifatius in den Alltag der Bistumskatholiken. Die Gesangbücher erhielten eigene Abteilungen mit Bonifatiusliedern. Sie waren eingängig und leicht zu singen und ähnelten mit ihren zahlreichen Refrains der Litanei, einer anderen Frömmigkeitsform, die im Aufstieg begriffen war.

Bonifatius, der Tugendlehrer – Die Bonifatiustradition im 18. und frühen 19. Jahrhundert

Mit der veränderten kirchlichen Bedeutung des Bonifatius geriet ein Bild des Bonifatius unter Druck, das seit der Aufklärung vor allem den Tugendlehrer und den monotheistischen Prediger stark gemacht ausgestellt hatte, weniger dagegen den römischen Gesandten und den Kirchenreformator. In den zahlreichen Bonifatiusbiographien zu Beginn des 19. Jahrhunderts trat Bonifatius gegen das Heidentum auf. Er bekehrte die Ungläubigen. Diese Sicht auf Bonifatius erlaubte eine überkonfessionelle Verehrung des Bonifatius. Im Zeitalter der Aufklärung war Bonifatius von Bedeutung für Katholiken und Protes-

Fuldaer Dom, Ansicht von Nordosten, Lithographie, 36,5 x 39,7 cm, von Joseph Ignaz Johannis (1790–1852), um 1823.

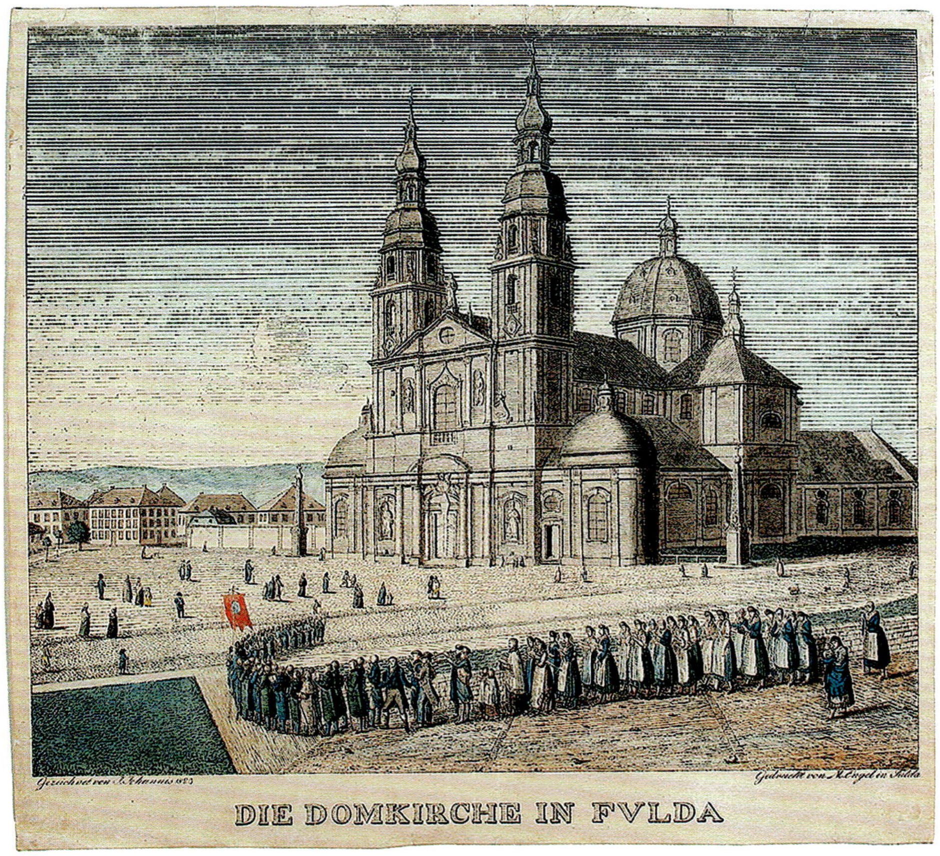

tanten. Gerade konservative und erweckliche Lutheraner betonten mit Bonifatius ihre Gegnerschaft zu allen Formen des alten und neuen Heidentums. In der Malerei schlug sich diese Sicht in dem bevorzugten Motiv der Fällung der Donareiche nieder. Zahlreiche Darstellungen dieser Szene zeigten einen Bonifatius, der unerschrocken Hand an die als heilig verehrte Eiche des Gottes Donar bei Geismar anlegte.

Fällung der Donareiche durch den hl. Bonifatius, Seitenflügel des Hochaltars von 1884, St. Bonifatius in Lorchhausen am Rhein.

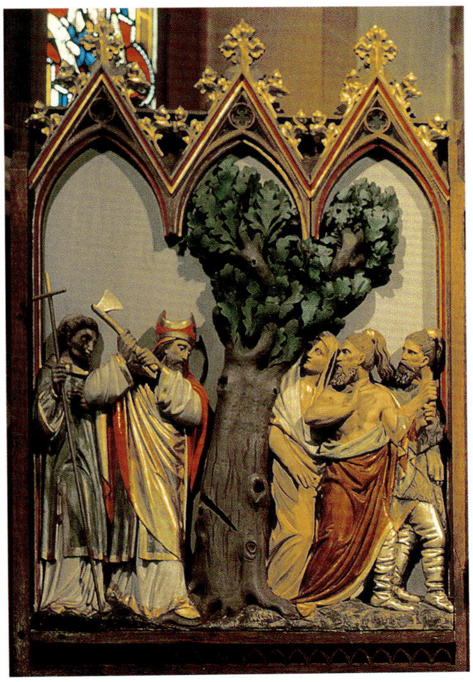

Dieses Motiv wurde auch zeitgenössisch interpretiert. Es konnte gegen das vermeintliche Heidentum der Französischen Revolution und ihren Glauben an *liberté*, *egalité* und *fraternité* gerichtet werden. Bonifatius fällte dann die Freiheitsbäume der Französischen Revolution. Die Verehrung des Bonifatius sollte eine neue sittliche Ordnung begründen, die sich gegen die Französische Revolution richtete. Dieses konservative und revolutionskritische Bild des Bonifatius war kein katholisches Eigentum. Es verband um 1800 katholische und evangelische Gläubige.

Seinen markantesten Ausdruck fand diese frühe Sicht der Bonifatiustradition im Fuldaer Bonifatiusdenkmal, das 1842 eingeweiht wurde. Es stellte Bonifatius im Predigermantel, nicht im Bischofsornat dar. Er wurde damit als christlicher Prediger, nicht als katholischer Bischof präsentiert. Die Inschrift auf dem Denkmal unterstrich diese Sicht: „Verbum Domini manet in aeternum" („Das Wort des Herrn bleibt in Ewigkeit") war einerseits ein Bibelzitat aus dem ersten Petrusbrief (1 Petr 1,25: „verbum autem Domini manet in aeternum") und erinnerte an den Vulgatatext von Jes 40,8b („verbum autem nostri stabit in aeternum") und von Ps 119,89 („in aeternum Domine verbum tuum perstat in caelo"). Vor allem aber war es ein lutherischer Wahlspruch und diente der evangelischen Worttheologie als Beleg.

Bonifatius, der Apostel der Deutschen – Die Bonifatiustradition im Zeitalter deutscher Nationalstaatlichkeit

Bonifatius galt seit der Frühen Neuzeit als „Apostel der Deutschen". Belegt ist dieser Titel bereits seit 1160. Deutsch an diesem Apostel waren Kultur und Wissenschaft, die der englische Mönch in die germanische Wildnis gebracht hatte. Bonifatius hatte aus dieser Sicht die germanischen Stämme zu Deutschen gemacht, indem er ihnen Bildung und Zivilisation nahe gebracht hatte. Im 19. Jahrhundert wurde diese Eigenschaft in den Bonifatiusbiographien breit herausgestrichen. Die Lebensbeschreibungen des Bonifatius erzählten, wie er im englischen Benediktinerkloster alle Bildung seiner Zeit in sich aufgenommen und sie während seiner Mission an die Bevölkerung Germaniens weitergegeben hatte. Deutsch am „Apostel der Deutschen" war seine kulturelle Wirkung. Deutsch hatte hier noch nichts mit Staatlichkeit oder gar mit Nationalstaatlichkeit zu tun. Es lag noch ganz im Bereich des Kulturellen und war noch keine staatliche Raumgröße. Der „Apostel der Deutschen" stand damit in einer Reihe mit anderen Aposteln, die eine ähnliche Bedeutung hatten: Ansgar, dem Apostel des Nordens, Adalbert, dem Apostel Preußens, Franz Xaver SJ, dem „Apostel Japans" oder Patrick, dem Apostel Irlands.

Bonifatius und der Ultramontanismus

Die Gemeinschaft mit Rom in der Verehrung des „Apostels der Deutschen" trat zur Mitte des 19. Jahrhunderts hin mächtig in den Vordergrund. Bonifatius richtete sich seit den 1840er Jahren nicht mehr nur gegen das Heidentum, sondern auch gegen liberale und protestantische Entwürfe, die die Entstehung Deutschlands an die Trennung von Rom banden. In der Mitte des 19. Jahrhunderts waren dies vor allem Hermann, der Cherusker, und Martin Luther. Diese politischen Heiligen des Liberalismus standen für die Befreiung der Kirche wie auch Deutschlands vom „römischen Joche", wie es Zeitgenossen ausdrückten. Deutschland und überhaupt die Deutschen waren für die liberale Nationalbewegung überhaupt nur in Absetzung, Trennung und Losreißung von Rom entstanden. Die deutschen Katholiken standen aus dieser Sicht unter dem Einfluss von Pfaffentrug und mussten von deren Fremdherrschaft befreit werden, sollte jemals ein einiges Deutschland entstehen. Die Bonifatiustradition behauptete dagegen, dass Deutschland im Bund mit Rom entstanden war, weil der römische Gesandte Bonifatius alle Kultur und Bildung nach Germanien gebracht hatte. Deutschland war aus dieser Sicht nur durch die Verbindung mit dem römischen Papsttum entstanden.

Denkmäler dieser politischen Heiligen sollten ihre öffentliche Bedeutung unterstreichen. Sie entstanden für Bonifatius 1842 in Fulda, für Hermann, den Cherusker, bei Detmold. Zahlreiche Denkmäler erinnerten an Martin Luther. Am bekanntesten war das Lutherdenkmal in Wittenberg. Die katholische Publizistik begleitete die Pläne für ein Hermannsdenkmal mit einer gewissen Skepsis, ahnte sie doch dahinter Pläne, das deutsche Nationalbewusstsein gegen Rom auszurichten. In den „Evangelischen Lichtfreunden" vom 9. Dezember 1839 stand denn auch zu lesen:

„Die Errichtung eines Denkmals kann erst dann eine Zierde und ein Ruhm für Deutschland werden, wenn Deutschland in der Sache des Glaubens, der Wahrheit und des Rechts die Fesseln geistiger Blindheit und höllischen Pfaffentrugs abgeworfen hat, mit denen noch immer Tausende seiner Bewohner von Rom aus umstrickt sind; sie kann erst dann eine Wahrheit werden, wenn

unten rechts und links: Bonifatiusbote, 1. Jg., 1. Ausgabe, vom 15. Juni 1884.

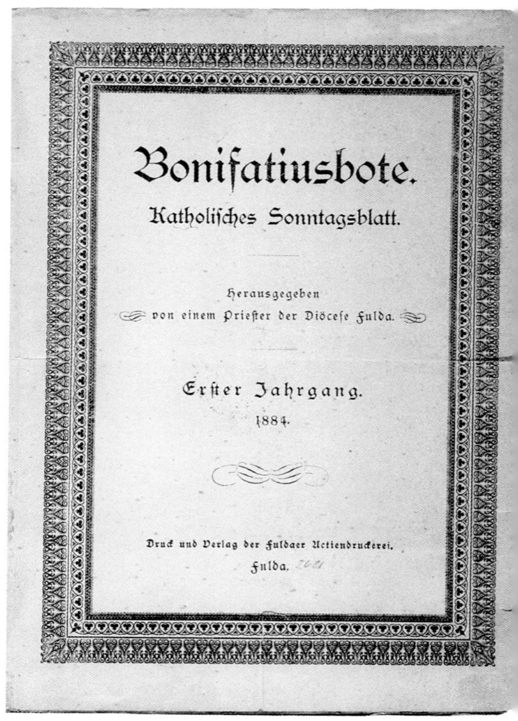

nicht mehr römische Finsternis Deutschlands Kirchen erfüllt, nicht mehr römisches Kerzenlicht auf Deutschlands Altären brennt, nicht mehr römischer Tyrannengeist den Geist deutscher Jugend einschüchtert, nicht mehr römisches Wort in deutschen Herzen dem Wort Gottes den Weg erschweret, ihm den Raum und den Rang streitig macht."

Ein katholischer Autor wies dieses Ansinnen 1839 in den „Historisch-Politischen Blättern" empört zurück:

„Wenn also dem Armin [d. h. dem Hermann] ein Denkmal gesetzt werden soll, so kann dies zunächst nicht in dem feindlichen Sinne gemeint sein, in welchem von so vielen die Sache aufgefasst wird, denn da müsste freilich das katholische Deutschland sich davon frei halten; dann aber darf über jenem edlen Befreier nicht vergessen werden der große Mann, welcher Deutschland zwar in die Knechtschaft Jesu Christi gebracht, dafür aber von den Fesseln des Heidentums befreit hat. ... Wollte Gott, diese Fesseln wären nie und nirgend gesprengt worden, wollte Gott, daß unserem theuren deutschen Vaterlande die Einheit des Bandes des Glaubens und der Kirche zurückkehrte, wollte Gott, daß so wie wir uns in dem Helden Armin großer Thaten *gegen* Rom erinnern, und in ihm das Sinnbild deutscher Gemeinschaft gegen Fremdherrschaft erblicken dürfen, daß wir gleich dem Glaubenshelden und Martyrer Bonifacius uns großer Thaten *für* Rom erinnern könnten, und in ihm Deutschlands Gemeinschaft gegen Irrglauben und Unglauben verwirklicht sähen!"

1849 und der Bonifatiusverein

Das neue katholische Selbstbewusstsein wurde in der Revolution von 1848/49 öffentlich sichtbar. Auf dem dritten Katholikentag in Regensburg im Oktober 1849 gründeten strengkirchliche Katholiken der ersten Stunde wie Ignaz Döllinger und Joseph Graf zu Stolberg-Westheim den Bonifatiusverein zur „kirchlichen Mission in Deutschland". Ein geeintes Deutschland war in der Revolution von 1848/49 nicht zustande gekommen. Graf Stolberg, Ignaz Döllinger und die strengkirchliche Publizistik sahen die Ursache dafür in der kirchlichen Spaltung Deutschlands. Die politische Einheit setzte für sie die Einheit im Glauben und in der kirchlichen Organisation voraus. Deutschland galt ihnen als „unglückliches zerrissenes Vaterland". Für die Bonifatiustradition war dieser Zustand nur zu überwinden, wenn Deutschland wieder katholisch werden würde. Dann konnte auch die politische Einheit folgen. Die Satzungen des *Bonifacius Vereins* von 1849 meinten:

„Nur die katholische, weil aus Gott stammende Liebe ist es, die ausreicht zur Füllung der furchtbaren Kluft, die unser Vaterland in zwei feindliche Heerlager theilt; mögen sie es begreifen, daß wie zu allen Zeiten, so auch heute noch nur die auf dem Felsen *Petri* gegründete Kirche Christi das hohe Privilegium hat, den Wogen des tobenden Meeres zu gebieten, und die drohenden Gräuel hereinbrechender Barbarei zurückzuweisen." (Verhandlungen der dritten Generalversammlung des katholischen Vereins Deutschlands am 2., 3., 4. und 5. October 1849 zu Regensburg, Regensburg 1849, 217)

Auf den protestantischen Topos des Pfaffentrugs und der Romhörigkeit antwortete die katholische Bonifatiustradition immer wieder mit der Vorstellung des „beklagenswerten Risses", der erst durch die Reformation in Deutschland entstanden sei. Der Bonifatius-Verein stilisierte sich selbst zum zweiten Apostel Deutschlands. Neben der Förderung katholischer Schulen in den Diasporagebieten Nord- und Ostdeutschlands entwickelte der Bonifatiusverein eine weit verbreitete Schriftenmission. Das „Bonifazius-Blatt" wurde in der Bonifatius-Druckerei in Paderborn in einer Auflagenhöhe von 17.000 Stück

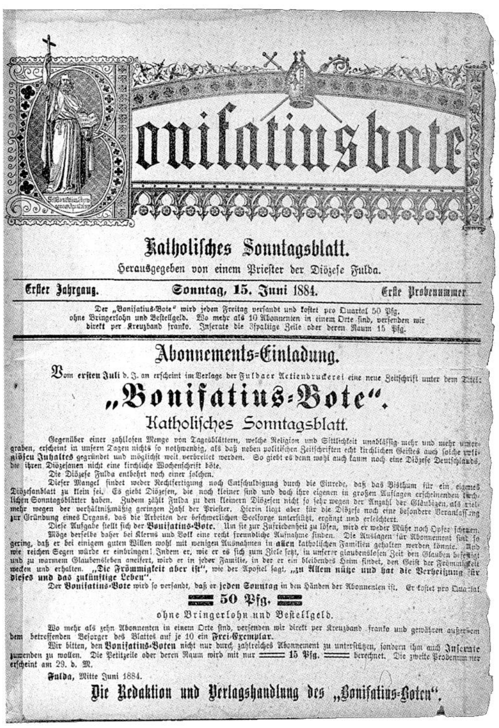
Bonifatiusbote

Katholisches Sonntagsblatt.

Herausgegeben von einem Priester der Diözese Fulda.

Erster Jahrgang. Sonntag, 15. Juni 1884. Erste Probenummer.

Der „Bonifatius-Bote" wird jeden Freitag versandt und kostet pro Quartal 50 Pfg. ohne Bringerlohn und Bestellgeld. Wo mehr als 10 Abonnenten in einem Orte sind, versenden wir direkt per Kreuzband franko. Inserate die 3spaltige Zeile oder deren Raum 15 Pfg.

Abonnements-Einladung.

Vom ersten Juli d. J. an erscheint im Verlage der Fuldaer Actiendruckerei eine neue Zeitschrift unter dem Titel:

„Bonifatius-Bote".

Katholisches Sonntagsblatt.

Gegenüber einer zahllosen Menge von Tagesblättern, welche Religion und Sittlichkeit unablässig mehr und mehr untergraben, erscheint in unsern Tagen nichts so nothwendig, als daß neben politischen Zeitschriften echt kirchlichen Geistes auch solche religiösen Inhaltes gegründet und möglichst weit verbreitet werden. So giebt es denn wohl auch kaum noch eine Diözese Deutschlands, die ihren Diözesanen nicht eine kirchliche Wochenschrift böte.

Die Diözese Fulda entbehrt noch einer solchen.

Dieser Mangel findet weder Rechtfertigung noch Entschuldigung durch die Einrede, daß das Bisthum für ein eigenes Diözesanblatt zu klein sei. Es giebt Diözesen, die noch kleiner sind und doch ihre eigenen in großen Auflagen erscheinenden kirchlichen Sonntagsblätter haben. Zudem zählt Fulda zu den kleinern Diözesen nicht so sehr wegen der Anzahl der Gläubigen, als vielmehr wegen der verhältnißmäßig geringen Zahl der Priester. Hierin liegt aber für die Diözese noch eine besondere Veranlassung zur Gründung eines Organs, das die Arbeiten der beschwerlichen Seelsorge unterstützt, ergänzt und erleichtert.

Diese Aufgabe stellt sich der Bonifatius-Bote. Um sie zur Zufriedenheit zu lösen, wird er weder Mühe noch Opfer scheuen.

Möge derselbe daher bei Klerus und Volk eine recht freundliche Aufnahme finden. Die Auslagen für Abonnement sind so gering, daß er bei einigem guten Willen wohl mit wenigen Ausnahmen in allen katholischen Familien gehalten werden könnte. Und wie reichen Segen würde er einbringen! Indem er, wie er es sich zum Ziele setzt, in unserer glaubenslosen Zeit den Glauben befestigt und zu warmem Glaubensleben aneifert, wird er in jeder Familie, in der er ein bleibendes Heim findet, den Geist der Frömmigkeit wecken und erhalten. „Die Frömmigkeit aber ist", wie der Apostel sagt, „zu Allem nütze und hat die Verheißung für dieses und das zukünftige Leben".

Der Bonifatius-Bote wird so versandt, daß er jeden Sonntag in den Händen der Abonnenten ist. Er kostet pro Quartal

50 Pfg.

ohne Bringerlohn und Bestellgeld.

Wo mehr als zehn Abonnenten in einem Orte sind, versenden wir direkt per Kreuzband franko und gewähren außerdem dem betreffenden Besorger des Blattes auf je 10 ein Frei-Exemplar.

Wir bitten, den Bonifatius-Boten nicht nur durch zahlreiches Abonnement zu unterstützen, sondern ihm auch Inserate zuwenden zu wollen. Die Petitzeile oder deren Raum wird mit nur 15 Pfg. berechnet. Die zweite Probenummer erscheint am 29. d. M.

Fulda, Mitte Juni 1884.

Die Redaktion und Verlagshandlung des „Bonifatius-Boten".

gedruckt, eine zeitgenössisch erstaunlich hohe Zahl. Der Bonifatiusverein unternahm die ersten Schritte, um eine vom Rest der Gesellschaft unabhängige katholische Erziehung in eigenen Volksschulen und Gymnasien aufzubauen.

Die Diasporamission des Bonifatiusvereins unterschied sich gründlich von der allgemeinen Mission, die bis dahin vorgeherrscht hatte. Sie war nicht mehr überkonfessionell und wurde nicht mehr von den beiden Großkirchen mitgetragen. Im Alltag richtete sie sich vielmehr gegen den dominierenden Einfluss der Protestanten in Deutschland. Das galt auch umgekehrt für den deutschen Protestantismus und das Anfang der 1840er Jahre entstandene Gustav-Adolf Werk, eines der Vorbilder für den Bonifatiusverein. Das „katholische Deutschland“, seine Milieubildung und Abschottung gegenüber dem Rest der Gesellschaft hatte seine Ursprünge in der Mischung aus protestantischem Antikatholizismus und katholischer Selbstausschließung.

Die Bonifatiusfeiern von 1855

Dies unterstrichen die 1100-Jahrfeiern des Bonifatius von 1855 in Mainz und Fulda. Sie stellten eine Kampfansage an die liberale Vorstellung eines durch Liberalismus und Staatsbürgergesellschaft geprägten Deutschland dar. Der Mainzer Bischof Emmanuel Ketteler (1811–1877), unbestrittener politischer Kopf im deutschen Episkopat, verstärkte das neu erwachte Selbstbewusstsein der deutschen Katholiken und löste damit scharfe Gegenreaktionen unter national gesonnenen Protestanten aus.

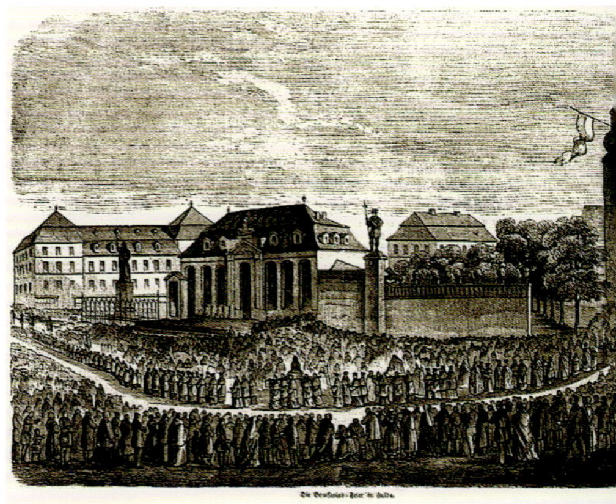

Bonifatiusfeier in Fulda 1855: Prozession mit den Reliquien des hl. Bonifatius, aus: Leipziger Jllustrierte Zeitung vom 30. Juni 1855, Nr. 27, S. 313, Holzstich, 39,1 x 28 cm.

Die Bonifatiusfeiern von 1855 waren eine Großveranstaltung und fügten sich in eine Kette von spektakulären Großereignissen ultramontaner Massenreligiosität seit der Trierer Rockwallfahrt von 1844 ein. Allein über die Rheinbrücke in Mainz strömten am Sonntag in der Festwoche 1855, dem Höhepunkt der Mainzer Feiern, 13.000 Gläubige, die das Brückengeld bezahlten. Am Höhepunkt der Bonifatiusfeiern nahmen nach einer Schätzung der Mainzer katholischen Zeitschrift ‚Der Katholik‘ ungefähr 40.000 bis 50.000 auswärtige Besucher teil. Am Tag darauf trafen weitere 20.000 bis 24.000 Wallfahrer in Mainz ein. Ähnlich groß war der Pilgerstrom nach Fulda. Bonifatius Gams, der Chronist der Bonifatiusfeiern, schätzte die Zahl der Pilger zum Grab des Bonifatius in Fulda in den acht Tagen nach dem Bonifatiusfest am 5. Juni 1855 auf mehr als 100.000.

Die Feiern in Mainz verehrten Bonifatius als einen antirevolutionären Heiligen. Gerade die Stadt Mainz hatte eine lange revolutionäre Tradition seit den Tagen der Mainzer Republik 1792/93. Bonifatius stand gegen diese revolutionäre Tradition der Mainzer Republik und gegen die „Tollheiten der Revolutionsjahre“, die sich in Mainz besonders gegen die katholische Kirche gerichtet hatten. Die Feiern wurden von bonifatianischen Volksmissionen begleitet. In den Predigten und Vorträgen war die Revolution bald schon kein konkretes Geschehen mehr, gegen das sich die Kirche richtete, sondern sie wurde zu einem welthistorischen Prinzip. Im Geschichtsbild dieser Feiern standen sich die weltgeschichtlichen Kräfte Revolution und Katholizismus gegenüber. Alle Revolutionen hatten aus der Sicht der Organisatoren der Mainzer Feiern denselben revolutionären Geist und unterschieden sich nur in den Anlässen. Dagegen aber stand Bonifatius. Die revolutionäre Unordnung traf auf die in Bonifatius verkörperte kirchliche Ordnung. Der Volksmissionar Joseph von Lamezan zog daraus in seinen Fuldaer Bonifatiuspredigten eine eindeutige antirevolutionäre Konsequenz. Bonifatius stand gegen die drei revolutionären Grundübel des 19. Jahrhunderts: „gegen den Unglauben“, „gegen die Gleich-

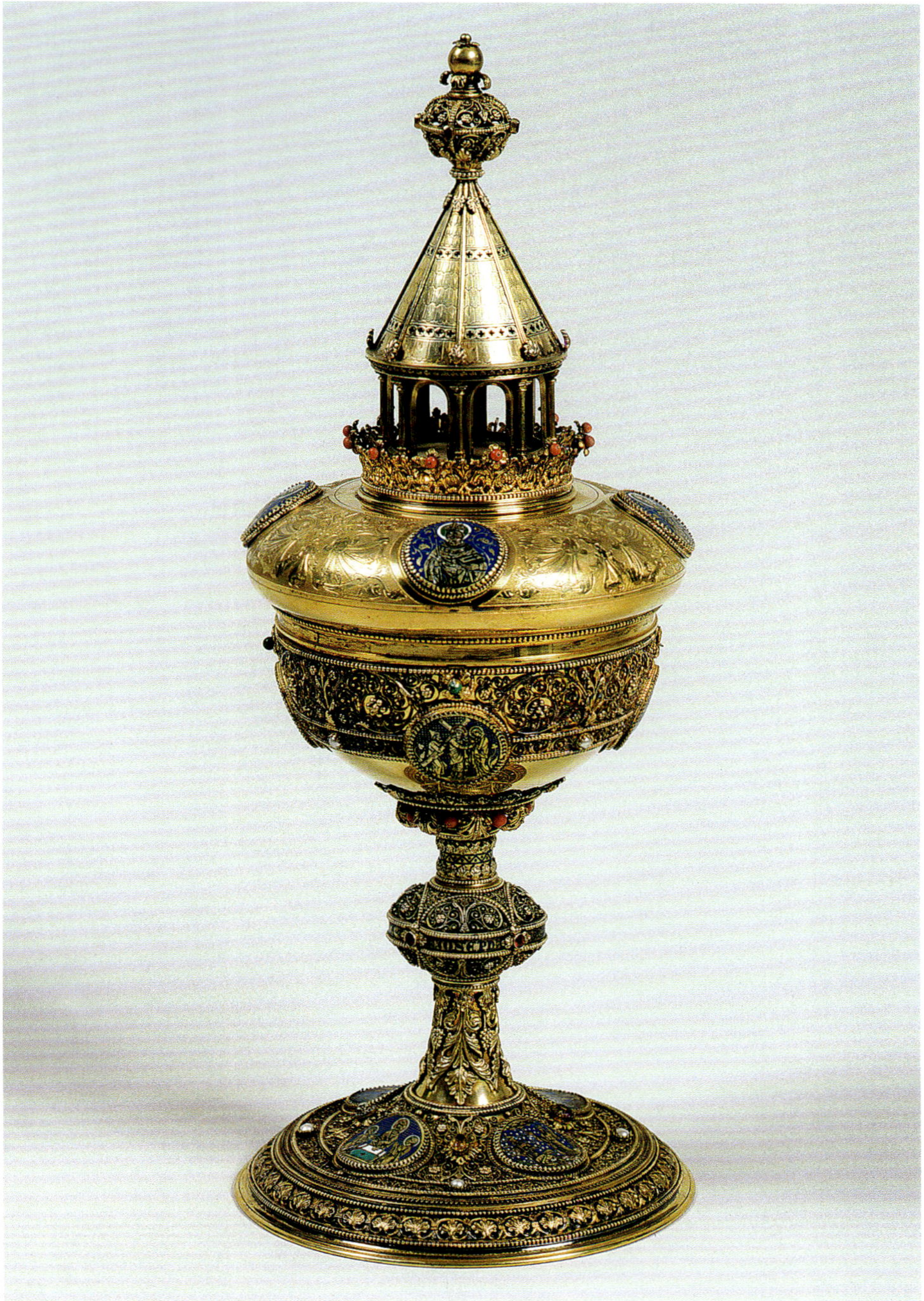

Ziborium mit Bonifatiusdarstellung, Ende 19. Jahrhundert, von Dionysius Reuss, Dommuseum Fulda.

gültigkeit oder Feindschaft gegen die Kirche" und „gegen die Feigheit und den Sinnendienst unserer Zeit".

Gleichzeitig sagten die Mainzer und die Fuldaer Feiern dem liberalen Nationalgedanken den Kampf an. Die katholischen Ultramontanen reklamierten die Entstehung Deutschlands für sich. Der katholische Münchener Paulskirchenabgeordnete und Kirchenhistoriker Johann Nepomuk Sepp beschied die liberale Nationalbewegung auf dem ersten Katholikentag am 4. Oktober 1848 knapp: „Erst von Mainz [dem Bischofssitz des Bonifatius] aus ist unserer Nation ihr Name gegeben worden." Der Mainzer Bischof Emmanuel Ketteler formulierte diese Position in seinem Bonifatiushirtenbrief von 1855 noch schärfer:

„Durch dieses Werk der Einigung der deutschen Völker in einem Glauben und einer Kirche ist der heilige Bonifatius aber nicht nur unser geistiger Vater, sondern er ist auch zugleich der wahre Begründer der Größe des deutschen Volkes als einer einigen mächtigen Nation. Er hat nicht nur zahlreiche Volksstämme dem Christentum gewonnen, er hat auch in diese Völker die geistigen Fundamente ihrer bürgerlichen Einigung, ihrer christlichen Staatsordnung, ihrer Größe in der Weltgeschichte gelegt. [...] Als daher später diese geistige Grundlage wieder gestört und das geistige Band zerrissen wurde, durch welches der heilige Bonifatius die deutschen Völker verbunden hatte, da war es auch aus mit der deutschen Einheit und der Größe des deutschen Volkes."

Der leitende Darmstädter Minister Carl Friedrich Reinhard Dalwigk wollte seine Teilnahme bei den Feierlichkeiten in Mainz „als eine dem Principe der Religion, dem einzig erhaltenden und völkerbeglückenden, in den Trägern der kirchlichen Autorität gebrachte Huldigung" verstanden wissen. Für das strengkirchliche Mainzer Organ ‚Der Katholik' bestätigte er damit die Führungsrolle, die der Kirche bei der Verhinderung von Revolution zukam, war die Teilnahme des Ministers doch „ein Zeichen, wie die ewig wahren Principien unaufhaltsam mehr und mehr in das öffentliche Bewusstsein eindringen". Dennoch blieb Dalwigks Teilnahme eine Höflichkeitsgeste ohne tiefere Bedeutung. In Fulda kam es sogar zu staatlichem Widerstand gegen die Feiern. Die Fuldaer Feiern wurden von den staatlichen Stellen in Kassel und Sachsen-Weimar administrativ behindert und jegliche Teilnahme der Behörden untersagt. Den Zorn der Behörden erregten besonders die jesuitischen Volksmissionen. Die scharfe staatliche Beobachtung und Reglementierung ließen die Fuldaer Feiern quasi unter Ausnahmezustand stattfinden, wobei sich die Kasseler Stellen weitere Schritte jederzeit vorbehielten.

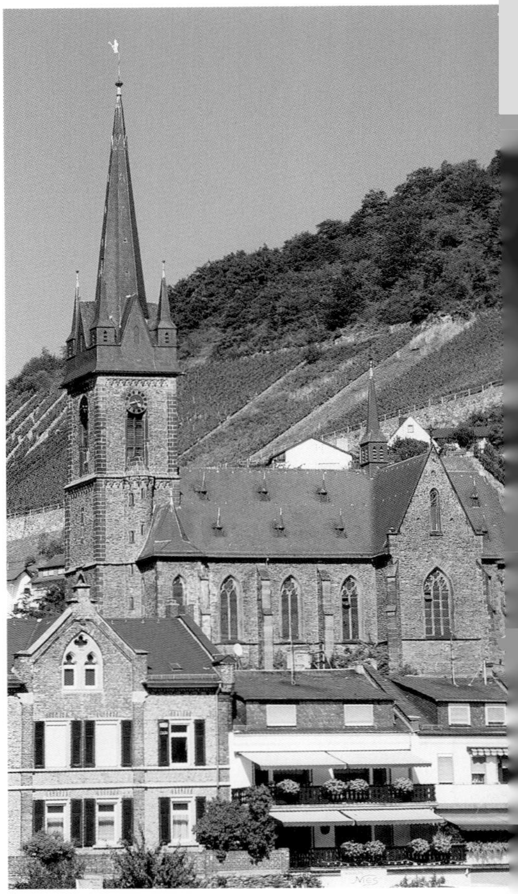

Bonifatiuskirche in Lorchhausen, 1877–79, von Max Meckel im neugotischen Stil mit typischer Einturmfassade und malerischen Dachaufbauten erbaut.

Die liberale und die protestantische Kritik

In der liberalen Presse stießen die Mainzer und Fuldaer Feiern, vor allem aber Kettelers Hirtenbrief auf scharfe Kritik. Der ehemalige preußische Gesandte an den Vatikan Karl Josias von Bunsen erblickte in Kettelers Pointe, die Reformation als Zerstörung der nationalen Einheit darzustellen, eine gezielte Provokation. In seiner Schrift „Die Zeichen der Zeit" hielt er Ketteler im Jahr darauf vor: „Das deutsche Volk wird angeklagt, seinen Beruf für das Reich Gottes verscherzt zu haben durch die Reformation, wie das jüdische seinen Beruf als Volk Gottes verlor, als es den Messias kreuzigte."

Für den Protestanten Bunsen wollte der katholische Bischof Ketteler mit seinem Hirtenbrief den Augsburger Religionsfrieden von 1555 aufkündigen. Kettelers Bild des Bonifatius laufe nichts weniger als die Gegenreformation hinaus. Bonifatius war für Bunsen denn auch kein Missionar, der das Christentum nach Deutschland gebracht habe, sondern vielmehr ein Sendbote Roms, kein Prediger des Evangeliums, sondern des Kirchentums. Der ehemalige preußische Chefunterhändler bei der Kurie in Rom witterte hinter den Bonifatiusfeiern von 1855 fortgesetzte römische Machtansprüche. Wer an Bonifatius erinnere, versuche eine Geschichte der Unterdrückung Andersdenkender fortzusetzen, ein Übel, dem erst die Reformatoren ein Ende gesetzt hätten.

In der Ablehnung der Bonifatiusfeiern waren sich ausnahmsweise alle protestantischen Richtungen einmal einig. Der konservative Berliner Divisionsprediger und spätere schlesische Generalsuperintendent David Erdmann bekundete vor dem evangelischen Verein in Berlin am 30. Mai 1855, was er in Bonifatius sah, nämlich einen „entschiedene[n] Verfechter der römisch-katholischen Kirche mit ihren längst ausgebildeten Irrtümern, ein[en] in allen Stücken gehorsame[n] Diener ihres sichtbaren Oberhauptes, des Papstes, dessen Autorität sein ganzes Wirken beherrschte."

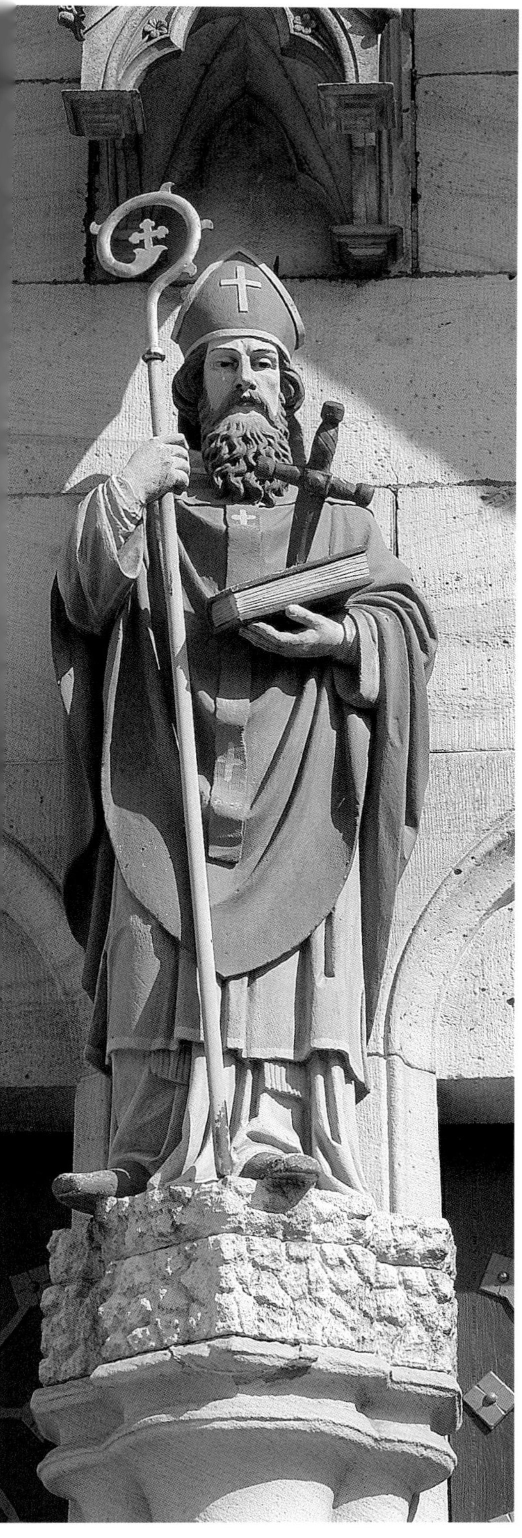

Hl. Bonifatius am Hauptportal der Bonifatiuskirche in Fulda-Horas, um 1885.

Zu Ende geführt habe die Missionierung Deutschlands daher nicht Bonifatius, sondern erst Luther. Luther und nicht Bonifatius verdiene daher den Ehrentitel „Apostel der Deutschen". Friedrich Hermann Hesse, evangelischer Universitätsprediger in Gießen spitzte diesen Gedanken in seiner Bonifatiuspredigt vom 10. Juni 1855 weiter zu: Bonifatius „hat die Kirchen an Rom gekettet, als ein geschworener Vasall des römischen Priesters ist er ins Land gekommen, um die römischen Satzungen und Ordnungen des frommen Lebens an die Stelle der schon einheimisch gewordenen zu setzen, als ein herber Zuchtmeister hat er gewaltet, um unsere Väter zu gewöhnen, Gesetz und Entscheid in kirchlichen Dingen aus Rom zu holen. [...] Aber wie steht es mit uns, m[eine] Fr[eunde], die wir doch den Gedanken nicht abweisen können, daß jener Fremdling alle die Irrtümer *mit*gepflanzt, alle die Übelstände und Mißbräuche *mit*begründet hat, welche später unsers *Luthers* große That, die Reformation, nothwendig gemacht haben, eine Reformation, welche unsere Väter haben mit ihrem Blut vertheidigen, unser Vaterland hat mit dem Verlust seiner Einheit, seines Friedens, seiner Größe hat bezahlen müssen? Da fühlen wir uns zwiespältig in unserem Innern: den Apostel der *Deutschen* möchten wir wohl ehren, den *römischen* Sendboten aber nicht."

Hesses Gedanke der durch Bonifatius entrechteten älteren deutschen Kirche wurde zwei Jahrzehnte später von dem Erlanger Kirchenhistoriker Johann Heinrich August Ebrard aufgenommen, der von einer romfreien, „culdeischen" Kirche durch die ältere iro-schottische Mission ausging, die dann von Bonifatius unter die Herrschaft Roms gebracht und damit entrechtet wurde. Die Vorstellung einer älteren, romfreien Kirche in Germanien hielt sich in der evangelischen Kirchengeschichte bis zum Ende der Weimarer Republik, als der Kirchenhistoriker Otto Wissig eine Neuauflage dieser Gedanken bot. Wissenschaftlich widerlegt verschwand sie danach allmählich.

Der „Apostel der Deutschen" und das Deutsche Reich

Seit 1867 gab es die Institution der Fuldaer Bischofskonferenz. Die deutschen katholischen Bischöfe trafen sich unter Einschluss der österreichischen Bischöfe zuerst alle zwei Jahre, dann seit 1884 jährlich in Fulda am Grab des „Apostels der Deutschen". Im Kulturkampf nach 1871 erreichte die enge Anbindung der deutschen Bonifatiustradition an die römische Kirchenleitung ihre Spitze. Auf dem Höhepunkt der Auseinandersetzungen zwischen dem preußischen Staat und den liberalen Parteien einerseits und der katholischen Kirche andererseits wurde 1874 das Bonifatiusfest, das bisher nur in Deutschland gefeiert wurde, für die Gesamtkirche übernommen und mit einem eigenen Meßtext versehen. Seit 1874 bildet das Bonifatiusfest einen gesamtkirchlichen Feiertag mit eigenen Gebets- und Meßtexten (festum duplex mit officium und missa propria). Als einzigem Tagesheiligem ist ihm heute noch ein eigenes Gebet während der Messfeier gewidmet. An Bonifatius knüpfte auch die lokale Kirchenpresse, der Fuldaer „Bonifatius-Bote" an.

Beides verfehlte seine Wirkung auf die breite Öffentlichkeit nicht. Fulda galt in der Öffentlichkeit als die „Metropole der katholischen Bewegung in Deutschland". Die Fuldaer Katholiken taten alles, um sich diesen Namen zu verdienen. Nach der Einnahme Roms durch italienische Truppen während des deutsch-französischen Krieges versammelten sich am 12. und 13. Oktober 1870 in Fulda „gegen 1.500 auswärtige Besucher aus Deutschland, selbst aus den Niederlanden, aus Polen und der Schweiz, darunter die Notabilitäten des katholischen Deutschlands [...], um eine Kundgebung gegen die Vergewaltigung des Hl. Vaters in Szene zu setzen". Die Berliner ‚Vossische Zeitung' sprach daraufhin 1874 von Fulda als dem „vom Vatican selbst anerkannte[n] Zentrum der ultramontanen und reichsfeindlichen Agitation in Deutschland".

Nach dem Abflauen des Kulturkampfes veränderte sich die Bonifatiustradition wieder. Die Verbindungen zum Rest der Gesellschaft nahmen jetzt wieder zu. Besonders das katholische Bürgertum suchte sich die Reputation als gute Deutsche zu erhalten. Für die Verbindung von Bildung und Katholizismus stand der „Academische Bonifatiusverein". Einerseits unterstrich er den Stellenwert von Bildung und Universitäten im katholischen Leben. Andererseits war die Universität für ihn eine katholische Diaspora, die es zu missionieren galt. 1908 hieß es in seiner „Correspondenz" zu Österreich: „Die Universitäten sind und bleiben auf absehbare Zeit so ziemlich unbestritten in den Händen des Unglaubens." Die universitäre Diaspora sollte dagegen für die Katholiken wieder stärker geöffnet und ein Betätigungsfeld werden. Der akademische Bonifatiusverein wollte die Katholiken für das Leben an den Universitäten stärker interessieren. Zwischen Wissenschaft und Katholizismus konnte es nach der Vorstellung von Georg Freiherr von Hertling eigentlich gar keinen Widerspruch geben:

„Unter katholischer Wissenschaft verstehen wir die Wissenschaft katholischer Gelehrter, welche in allen rein wissenschaftlichen Fragen keine anderen Regeln kennen als die des allgemeinen wissenschaftlichen Verfahrens, welche aber überall da, wo unbeschadet diesen Regeln der Standpunkt des Forschers seinen Ausdruck finden darf oder finden muss, ungescheut die Fahne ihrer aus übernatürlichem Grunde stammenden Glaubensüberzeugungen aufpflanzen, fest durchdrungen von dem Satze, dass zwischen Glauben und Wissen kein Widerspruch möglich ist, solange der Glaube wirklicher, auf göttlicher Offenbarung ruhender Glaube, und das Wissen wirkliches, von keiner kritischen Prüfung zurückschreckendes, aber auch keiner grundlosen Behauptung Raum verstattendes Wissen ist."

Katholiken im „Akademischen Bonifatiusverein" trennten also zwischen der kritischen Instanz der Wissenschaft und dem kirchlichen Bekenntnis und schieden die Sphären der Geltung beider. Diese Trennung der Geltungsansprüche erlaubte nach 1900 eine weitgehende Integration der katholischen Bevölkerung in die kaiserliche Gesellschaft. Die deutschen Katholiken sollten sich an „Kulturgütern aller Art" beteiligen. Der Akademische Bonifatiusvereins wollte die katholische „Unterbilanz auf dem Gebiete der höheren Studien, der Wissenschaft und der Bildung überhaupt" beenden.

Neben dem Bildungshunger und der Integrationswilligkeit des katholischen Bürgertums tat der gemeinsame Antisozialismus das Seinige zur Abschwächung der katholischen Isolation im Deutschen Reich. Nach 1890 zählte der Sozialismus für den Katholizismus verstärkt zu denjenigen heidnischen Elementen, gegen die Bonifatius zeitlos und immer predigte. Gleichzeitig kämpften die Zentrumspartei und die Sozialdemokratie um die Stimmen der katholischen Arbeiter. Das war Grund genug, bei den katholischen Arbeitern mit dem Atheismus der SPD zu argumentieren. Der Fabrikant Wiese aus Werden führte während der Kundgebung anlässlich der Bonifatiuswallfahrt 1892 aus: „Das Christentum hat das Angesicht der Erde erneuert zur Zeit des Heidentums, zur Zeit der furchtbarsten Versumpfung und Erniedrigung aller Völker durch die heidnische Kultur, zur Zeit des schrecklichen, unwürdigen Zustandes der Sklaverei, das Christentum wird auch jetzt noch das Angesicht der Erde erneuern. Bleiben wir deshalb mutig im Kampfe. *Wir tragen das Banner des Christentums; wir werde auch mit dem Christentum die Sozialdemokratie überwinden, aber auch nur mit dem Christentum.*"

Gedenkblatt aus Anlass der Bischofskonferenz im Jubiläumsjahr des hl. Bonifatius mit Unterschriften aller teilnehmenden deutschen Bischöfe, von Dominikus Böhm (1880–1955), 1905, Deckfarben auf Pergament, Vonderau Museum Fulda.

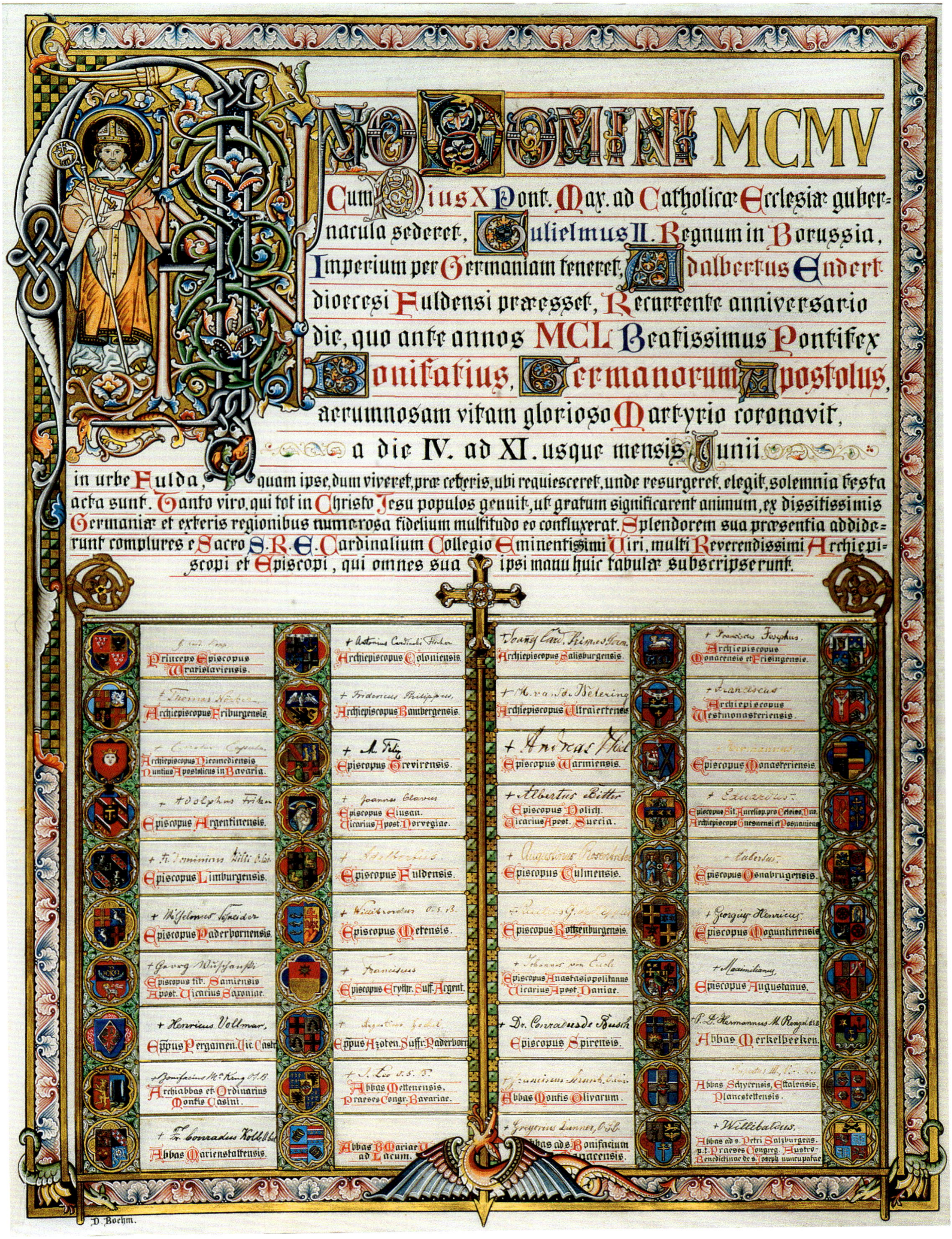

Anno Domini MCMV

Cum Pius X Pont. Max. ad Catholicæ Ecclesiæ gubernacula sederet, Gulielmus II. Regnum in Borussia, Imperium per Germaniam teneret, Adalbertus Endert dioecesi Fuldensi præesset, Recurrente anniversario die, quo ante annos MCL Beatissimus Pontifex Bonifatius, Germanorum Apostolus, aerumnosam vitam glorioso Martyrio coronavit, a die IV. ad XI. usque mensis Junii in urbe Fulda, quam ipse, dum viveret, præ ceteris, ubi requiesceret, unde resurgeret, elegit, solemnia festa acta sunt. Tanto viro, qui tot in Christo Jesu populos genuit, ut gratum significarent animum, ex dissitissimis Germaniæ et exteris regionibus numerosa fidelium multitudo eo confluxerat. Splendorem sua præsentia addiderunt complures e Sacro S.R.E. Cardinalium Collegio Eminentissimi Viri, multi Reverendissimi Archiepiscopi et Episcopi, qui omnes sua ipsi manu huic tabulæ subscripserunt.

Princeps Episcopus Wratislaviensis.

+ Thomas Nörber. Archiepiscopus Friburgensis.

Archiepiscopus Nicomediensis Nuntius Apostolicus in Bavaria.

+ Adolphus Fritzen. Episcopus Argentinensis.

+ Fr. Dominicus Willi O. Cist. Episcopus Limburgensis.

+ Wilhelmus Schneider. Episcopus Paderbornensis.

+ Georg Wuschanski. Episcopus tit. Samiensis Apost. Vicarius Saxoniae.

+ Henricus Vollmar. Epus Pergamen. Vic. Castr.

+ Bonifacius M. Krug O.S.B. Archiabbas et Ordinarius Montis Casini.

+ Fr. Conradus Kolb O. Cist. Abbas Marienstattensis.

+ Antonius Cardinalis Fischer. Archiepiscopus Coloniensis.

+ Fridericus Philippus. Archiepiscopus Bambergensis.

+ M. Felix. Episcopus Trevirensis.

+ Joannes Olavus. Episcopus Elusan. Vicarius Apost. Norvegiae.

+ Adalbertus. Episcopus Fuldensis.

+ Willibrordus O.S.B. Episcopus Metensis.

+ Franciscus. Episcopus Erythr. Suff. Argent.

Epus Azoten. Suffr. Paderborn.

+ J. Leo O.S.B. Abbas Mettenensis, Praeses Congr. Bavariae.

Abbas B. Mariae V. ad Lacum.

+ Joannes Card. Primas Germ. Archiepiscopus Salisburgensis.

+ H. van de Wetering. Archiepiscopus Ultraiectensis.

+ Andreas Thiel. Episcopus Warmiensis.

+ Albertus Bitter. Episcopus Dolich. Vicarius Apost. Suecia.

+ Augustinus Rosentreter. Episcopus Culmensis.

Episcopus Rottenburgensis.

+ Johannes von Euch. Episcopus Anastasiopolitanus Vicarius Apost. Daniae.

+ Dr. Conradus de Busch. Episcopus Spirensis.

+ Franciscus O.S.B. Abbas Montis Olivarum.

+ Gregorius Zunner, O.S.B. Abbas ad S. Bonifacium Monacensis.

+ Franciscus Josephus. Archiepiscopus Monacensis et Frisingensis.

+ Franciscus. Archiepiscopus Westmonasteriensis.

Episcopus Monasteriensis.

+ Eduardus. Episcopus tit. Aureliop. pro Celsiss. Dno. Archiepiscopo Gnesnensi et Posnaniensi.

Hubertus. Episcopus Osnabrugensis.

+ Georgius Henricus. Episcopus Moguntinensis.

+ Maximilianus. Episcopus Augustanus.

+ P. L. Hermannus M. Renzel O.S.B. Abbas Merkelbeeken.

Abbas Schyrensis, Ettalensis, Planestettensis.

+ Willibaldus. Abbas ad s. Petri Salzburgens. p.t. Praeses Congreg. Austro-Benedictinae de s. Joseph nuncupatae.

D. Boehm.

Die Sozialdemokraten wurden als neue Heiden stilisiert, denen gegenüber eine erneute Mission im Stile des Bonifatius nötig sei. Damit aber rückte der katholische an die Seite des liberal-bürgerlichen Antisozialismus und erleichterte die Integration des katholischen Bürgertums in die deutsche Gesellschaft.

Niemand stand mehr für den Willen zur Abgrenzung gegen die SPD und für die Festigung des eigenen Milieus als die katholischen Multifunktionäre. Unter ihnen ragte in Fulda besonders der Chefredakteur des Bonifatius-Boten, der geistliche Präses zahlreicher Vereine und Organisator der Bonifatiusfeiern von 1905, Emil Atzert, hervor. In seiner Person verband er den Zentrumskatholizismus mit dem Vereinskatholizismus und dem kirchlichen Leben. Die Fuldaer Bonifatiusfeiern von 1905 gerieten unter Atzerts Leitung zu einer Art Heerschau des Katholizismus. Sie verdeutlichten das Selbstbewusstsein des Katholizismus im Deutschen Reich. Das „Fuldaer Kreisblatt" meinte in seiner Besprechung: „Es ist das Bewußtsein, daß das strahlende Vorbild, welches der hl. Bonifatius, der größte Wohltäter Deutschlands, gegeben hat, fortleuchtet in dem religiösen Gefühle des Volkes und daß dieses Gefühl allein unseren Gästen vom Kardinal herab bis zum Tagelöhner, die Marschroute nach Fulda gegeben hat."

Die Bonifatiustradition nach 1918

Nach dem Ersten Weltkrieg war es wiederum die Bonifatiustradition, die es den katholischen Bischöfen erlaubte, sich lautlos von der Hohenzollernmonarchie zu distanzieren und für den eigenen Nationalgedanken zu werben. Das Bewusstsein, schon immer einen anderen, „wahren" Nationalgedanken vertreten zu haben, erleichterte auch nach 1918 für katholische Eliten die Mitarbeit in den Verfassungsorganen der Weimarer Republik. Das Ende des „Heiligen Evangelischen Reiches Deutscher Nation" 1918 lasen die katholischen Bischöfe und Publizisten als eine Bestätigung ihrer Vorbehalte gegen die protestantischen Gründungsmythen des Reiches. Nicht die politischen Ideologien, nicht Martin Luther, die Reformation oder die Befreiungskriege, sondern vielmehr Bonifatius war für die katholischen Bischöfe der Stifter der „wahren Einheit" der deutschen Nation.

In ihrem Bonifatiushirtenbrief von Ostern 1919 hielten die deutschen katholischen Bischöfe an ihrer Vorstellung einer geschlossenen katholischen Teilgesellschaft fest. Sie hatten 75.000 Seelen, darunter 40.000 Kinder, errechnet, die der katholischen Kirche jährlich in der Diaspora „verloren" gingen. Der Bonifatiusverein sollte dem entgegenwirken. Die Reaktion der Bischöfe auf den Zusammenbruch des Kaiserreiches war der Aufruf zur katholischen Geschlossenheit gegenüber allen anderen Gruppen in der deutschen Gesellschaft. Diesen Anspruch stellten sie in die Tradition des Missionars Bonifatius.

Die Bonifatiustradition im Nationalsozialismus

Bonifatius machte Aussagen über die frühmittelalterlichen Germanen, die der Sicht der Nationalsozialisten gründlich widersprachen. Entweder waren die Germanen durch Bonifatius zu Christen geworden und Deutschland besaß christlich-kulturelle Wurzeln; oder die Germanen waren durch ihre Rasse gekennzeichnet und Deutschland beruhte auf der arischen Rassebiologie. Die Bonifatiustradition beschritt nicht den Weg der Vermittlung einer deutschrassischen Theologie der „Deutschen Christen“. Die Auseinandersetzung zwischen diesen beiden Konzeptionen wurde nach 1933 auch öffentlich geführt. Einerseits drangen germanische und frühmittelalterliche Themen in den theologischen Raum vor. Davon zeugen Titel wie „Die Vermählung von Christentum und Germanentum“. Dies durfte aber andererseits nicht darüber hinwegtäuschen, dass katholische Autoren auch noch mit dieser Terminologie den christlichen Deutungsanspruch für das Germanentum gegen Alfred Rosenberg und den „Mythus des XX. Jahrhunderts“ aufrecht erhielt.

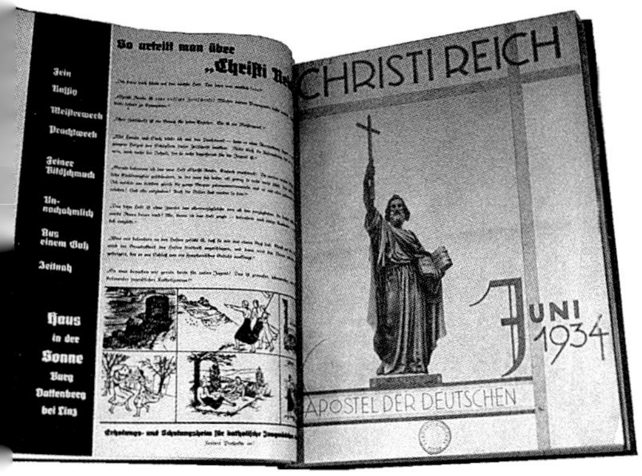

Christi Reich, Ausgabe Juni 1934.

Die katholisch-konservative Einigung „Christi Reich“ beschäftigte sich in ihrer gleichnamigen Zeitschrift mit dem Verhältnis von Germanentum und Christentum. Dabei erhielt sie die Position aufrecht, die Germanen seien durch die Missionierung des Bonifatius in ein neues Zeitalter geführt worden, das eben nicht mehr durch rassisches Herkommen, sonder durch die katholische Kirche geprägt worden sei. Der politische Anspruch, der noch gegen den Nationalliberalismus aufrecht erhalten worden war, fand jetzt keine Erwähnung mehr. Das Wirken des Bonifatius war jetzt ganz auf das Seelenheil und die Kirchenorganisation hin ausgerichtet.

Die widersprüchliche Mischung aus Anziehung und Abstoßung zwischen dem deutschen Katholizismus und dem Nationalsozialismus macht etwa Bischof Wilhelm Berning aus Osnabrück deutlich. Einerseits bekannte sich Berning aus dem gemeinsamen Antimarxismus und Antiliberalismus heraus 1933 zum NS-Staat. In seiner Sylvesterpredigt 1933 meinte Berning „Das neue Reich ist entstanden. [...] Wir Katholiken erkennen das Führerprinzip freudig an.“ Andererseits zog er 1934 in seiner Predigt während der Bonifatius-Oktav im Dom zu Fulda eine deutliche Trennlinie zwischen allen rassebiologischen und allen christlichen Positionen: „Religion ist nicht eine Offenbarung des Blutes oder der Rasse, sondern gegründet auf die Offenbarung des ewigen Gottes. [...] Es ist eine Verirrung, wenn man das Alte Testament ablehnt und das Neue nur insoweit annehmen will, als es der Ausdruck des germanischen Blutes zu sein scheint.“

Die Vertreter der Bonifatiustradition wehrten sich immer dann mit großer Schärfe, sobald der Nationalsozialismus das Christentum rassisch interpretieren wollte, aber nur selten, wenn andere dem Rassenwahn zum Opfer fielen.

Bonifatiusstandbild (20. Jahrhundert) in Dokkum/Friesland nahe der Bonifatiuskapelle.

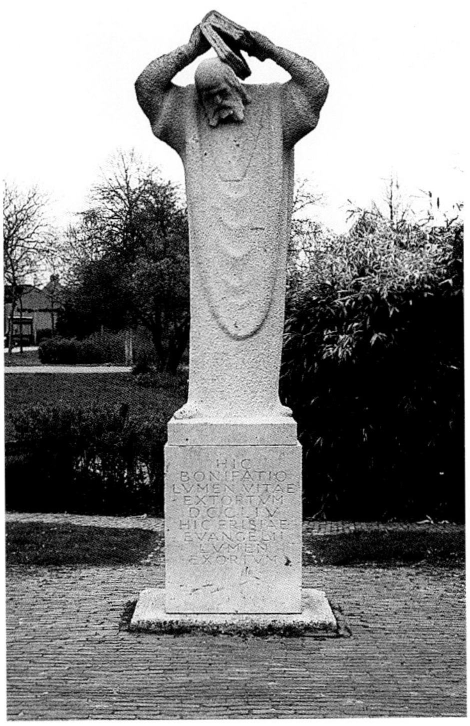

Bonifatius, der Apostel Europas. Die Bonifatiustradition nach 1945

Bereits 1909 hatte der Herausgeber des katholischen „Historischen Jahrbuches“ Gustav Schnürer Bonifatius auf den Abendlandgedanken hin interpretiert: „Am Grabe des Heiligen in Fulda sollte deshalb nicht allein das katholische Deutschland, sondern das christliche Abendland beten, daß die Grundsteine, die er gelegt, nicht erschüttert werden.“

Nach 1949 wurde aus dem „Apostel der Deutschen“ der „Apostel Europas“ und der Garant des „christlichen Abendlandes“. Seine Gegenfiguren waren jetzt nicht mehr der Liberalismus, der preußische Protestantismus oder der Nationalsozialismus, sondern der Kommunismus in Osteuropa. Das stellte keinen Bruch mit der Bonifatiustradition dar, sondern griff vielmehr auf die lange Tradition des katholischen Antikommunismus zurück, der nach 1933 eine Loyalitätsfalle für Katholiken im Nationalsozialismus dargestellt hatte.

Die Bonifatiustradition verband sich nach 1945 eng mit dem Raumbild des Karolingerreiches. Sowohl das Reich Karls des Großen als auch das Westeuropa von 1950 waren christlich geprägt. Bonifatiustradition und Abendland hatten einen gemeinsamen Gegner: den Sowjetkommunismus in Osteuropa. Bonifatius eignete sich deswegen so sehr für den Abendlandgedanken, weil er eine 1200jährige Dauer des „christlichen Abendlandes" gegen das jüngst erhobene kommunistische Vormachtstreben aufbot. Gleichzeitig erlaubte diese Tradition einen raschen Wechsel der Koalitionen. Stand Deutschland vor 1945 noch scharf gegen alles Westliche, so wurde es unter dem Vorzeichen des Abendlandgedankens wenige Jahre später zu einem Partner der westeuropäischen Staaten im Kampf gegen den Kommunismus.

Deutlichster Ausdruck dieser Verschiebung waren die 1200-Jahrfeiern des Bonifatius 1954 in Fulda, an denen europäische Prominenz aus dem In- und Ausland teilnahm. Bundeskanzler Konrad Adenauer hielt am 13. Juni 1954 eine Rede auf dem Fuldaer Domplatz, in der er Bonifatius als Apostel Europas pries. „Aber Bonifatius ist nicht nur der Apostel der Deutschen. Er ist ein Europäer. Das beweisen die Ehrengäste und Repräsentanten der Nachbarländer Deutschlands. [...] Sie zeigen uns, daß sie den europäischen Herzschlag des Werkes des heiligen Bonifatius erkannt haben und es auch verspüren, daß dieser Herzschlag auch heute noch lebendig ist. Darum dürfen wir mit Recht von einem europäischen Familienfest in Fulda sprechen. [...] (Bonifatius) war nicht nur Begründer und Gestalter eines Gefüges neuer Bistümer, er erweckte neben seiner kirchlichen Arbeit durch seine Reisen nach Frankreich und Italien das Gefühl der Zusammengehörigkeit in den Völkern Westeuropas. Diese Idee, dass hier ein gemeinsames Erbe vorliegt, blieb auch 12 Jahrhunderte am Leben. Zuletzt entfaltete sie sich nach furchtbaren und grausamen Erlebnissen in zwei Weltkriegen in unseren Tagen von neuem. Mit ihr, also mit dem Lebenswerk des Heiligen Bonifatius, ist das Wirken und das Streben der europäischen Politiker von heute aufs engste verbunden."

Bonifatius verband jetzt die deutsche und die europäische Geschichte miteinander. Er legte nach Adenauer in „diese deutschen Länder die großen christlich-abendländischen Ideen und half hier die gemeinsame Substanz Europas schaffen".

Spätestens am 1. Mai 2004 geht diese enge Verbindung von Karolingerreich, Abendland und Europa zu Ende. Mit dem Beitritt von zehn osteuropäischen Staaten zur Europäischen Union am 1. Mai erweitert sich das „bonifatianische Europa" um das „Europa der Slawenmission". Die Bonifatiustradition muß ihren Anspruch damit aufgeben, die christliche Prägung Europas zu begründen. Europa erweitert sich um das Missionsgebiet von Kyrill und Method, die jüngst zu „Aposteln Europas" erklärt wurden. Europa an Bonifatius zu binden, ist damit selbst zu einem Teil der Geschichte geworden.

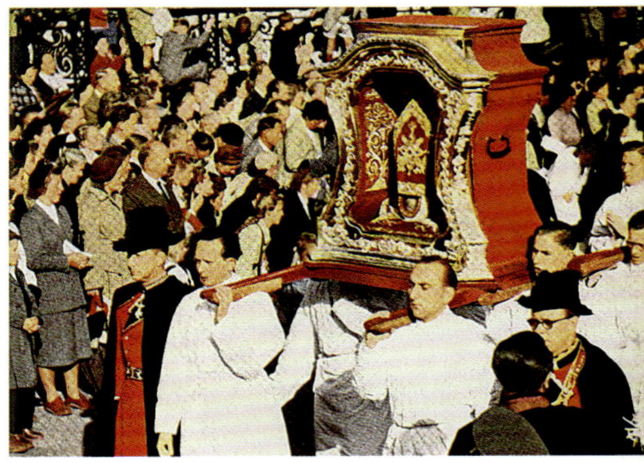

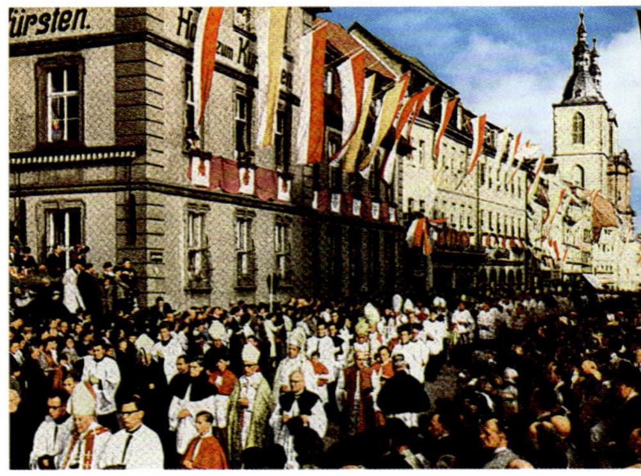

Bonifatiusfest 1954 in Fulda, anlässlich des 1200-jährigen Todestags von Bonifatius.

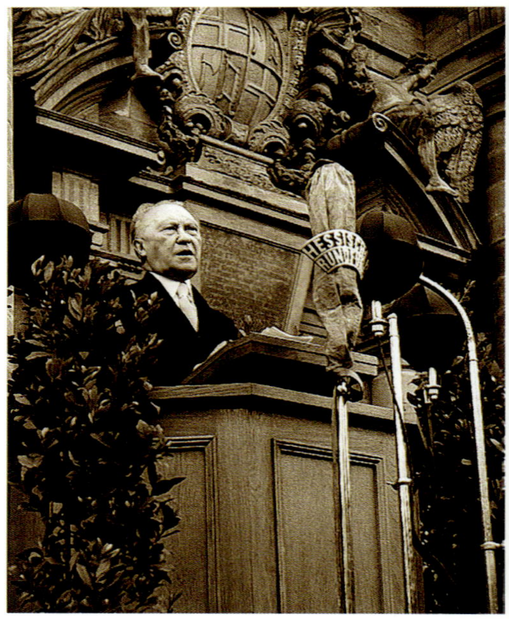

Bundeskanzer Dr. Konrad Adenauer bei seiner Ansprache vor dem Fuldaer Dom im Rhamen der Bonifatiusfeiern am 13. Juni 1954.

Weiterführende Literatur

Bruder, Peter, Kirchen, Kapellen, Altäre, Stifte und sonstige Einrichtungen zu Ehren und unter dem Namen und Schutz des hl. Bonifatius, in: Katholischer Seelsorger 18. 1906, 114–121, 222–227, 279–283, 324–328, 371–376, 410–415.

Ders., Die Aufnahme des St. Bonifatiusfestes in das römische Messbuch und Brevier durch Papst Pius IX. im Jahre 1874, in: Der Katholische Seelsorger 19. 1907, 320–25, 353–57.

Hilpisch, Stephan, Die erste Fuldaer Bischofskonferenz im Jahre 1867, in: Fuldaer Geschichtsblätter 43. 1967, 139–44.

Lenhart, Ludwig, Die Bonifatius-Renaissance des 19. Jahrhunderts, in: Sankt Bonifatius. Gedenkgabe zum zwölfhundertsten Todestag, Fulda 1954, 533–585.

Löwe, Heinz, Vom Bild des Bonifatius in der neueren deutschen Geschichtsschreibung, in: Geschichte in Wissenschaft und Unterricht 6. 1955, 539–555.

Weichlein, Siegfried, Der Apostel der Deutschen. Die konfessionspolitische Konstruktion des Bonifatius im 19. Jahrhundert, in: Olaf Blaschke (Hg.), Konfessionen im Konflikt. Deutschland zwischen 1800 und 1970: ein zweites konfessionelles Zeitalter, Göttingen 2002, 155–179.

Allgemein

Nowak, Kurt, Geschichte des Christentums in Deutschland. Religion, Politik und Gesellschaft vom Ende der Aufklärung bis zur Mitte des 20. Jahrhunderts, München 1995.

rechts: Bonifatiusdenkmal vor dem Stadtschloss in Fulda.

Werner Kirchhoff

Das Bonifatiusdenkmal in Fulda

Ein verkanntes Nationaldenkmal?

und ein Exkurs
zur Restaurierung von Katharina Fiebig-Krönung

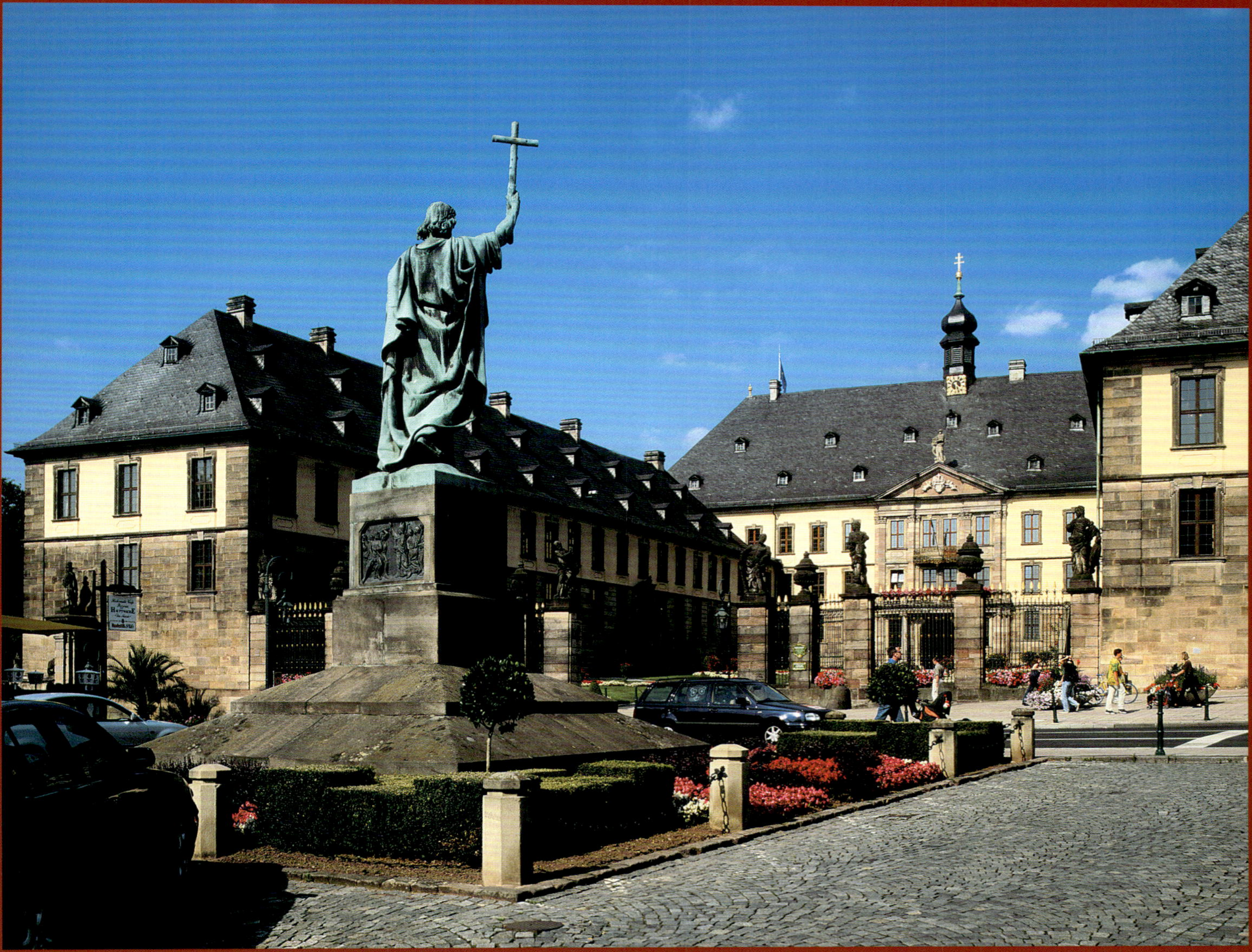

Die Entstehung des Bonifatiusdenkmals in Fulda zwischen 1828 und 1842 ist durch Otto Berge auf der Grundlage der im Stadtarchiv Fulda liegenden Archivalien nachgezeichnet worden; eine historische Einordnung des Denkmalprojekts lag nicht in der Absicht des Verfassers und steht daher, von einigen Hinweisen abgesehen, noch aus. Obwohl reiche Literatur zur Ideen- und Formgeschichte der Denkmäler des 18. und 19. Jahrhunderts Anlass dazu geboten hätte, das Fuldaer Denkmal zu berücksichtigen, findet es dort keine Erwähnung. Die zunächst auf die Rezeptionsgeschichte der Gestalt des Bonifatius ausgerichtete Konzeption der Ausstellung aus Anlass seines 1250. Todestages bietet die Gelegenheit zu einigen Anmerkungen, die den historischen Ort des Denkmals zu bestimmen verhelfen können.

Die Initiative zur Errichtung des Denkmals hatten am 30.3.1828 drei Bürger der Stadt als Vorstände eines „Vereins zur Errichtung des Denkmals des Hl. Bonifatius" ergriffen. Es waren der als Stadtvorstand amtierende Rat Franz Joseph Kepler (1774–1833), der Stadtsekretär Daniel Mackenrodt (1790–1859) und der Kreisphysikus Medizinalrat Dr. Joseph Schneider (1777–1854). Kepler und Mackenrodt trugen Verantwortung für die Verwaltung der Provinzhauptstadt Fulda im Kurfürstentum Hessen. Wie Kepler und Mackenrodt war auch der Medizinalrat Schneider als Kreisphysikus Bediensteter der kurfürstlichen Landesverwaltung. Obwohl die erst 1816 an das Kurfürstentum Hessen gefallene Stadt Fulda und ihr bis zur Säkularisation auf eine mehr als 1000-jährige Geschichte als geistlicher Staat zurückblickendes Umland mit dem hl. Bonifatius ihren Landespatron verehrte, findet sich unter den Wortführern des Denkmalprojektes kein Kleriker. Fulda war zwar seit 1821 wieder der Sitz eines das Kurfürstentum Hessen umfassenden Bistums. Der erste, 1823 designierte Bischof, Johann Adam Rieger wurde jedoch erst im Juni 1828 durch den Papst ernannt und am 21. September 1829 geweiht. Als apostolischer Vikar für das Bistum Fulda amtierte aber seit 1823 Friedrich von Kempf, der im Jahr 1800 Kapitular des Benediktiner Konvents geworden war und deshalb für eine Kontinuität zu dem untergegangenen geistlichen Staat und seiner Verehrungstradition hätte eintreten können. Aus der fehlenden Mitwirkung der führenden Geistlichkeit Fuldas kann aber sicher auch nicht auf eine grundsätzliche Distanz zu dem Denkmalprojekt geschlossen werden, da aus der Feder des bischöflichen Nachfolgers von Johann Adam Rieger, Johann Leonhard Pfaff (1832–48), im Jahr 1828 noch Geistlicher Rat und Studien Commissarius am Kurfürstlichen Lyzeum in Fulda, ein langes, geradezu hymnisches Poem überliefert ist, das dieser wenige Monate nach dem Denkmalaufruf drucken ließ und das gegen Ende die Verse enthielt:

„Selbst des Künstlers Hand, geleitet
von dem hohen Ideal,
hat der Meinung Kraft verbreitet
über das Erinn'rungsmal,"
„Möchte – wenn an jenem Tage
Gottes Hand den Staub belebt,
und vor seines Donners Sprache
rettungslos der Frevler bebt –
unsrer Treue froher Zeuge
der Apostel Deutschlands seyn!
Möchten wir im ew'gen Reiche
zu dem seligsten Verein
mit den Helden übergehen,
den nur dann ein Denkmal ehrt,
wenn wir fest im Glauben stehen,
der durch Tugend sich bewährt!"

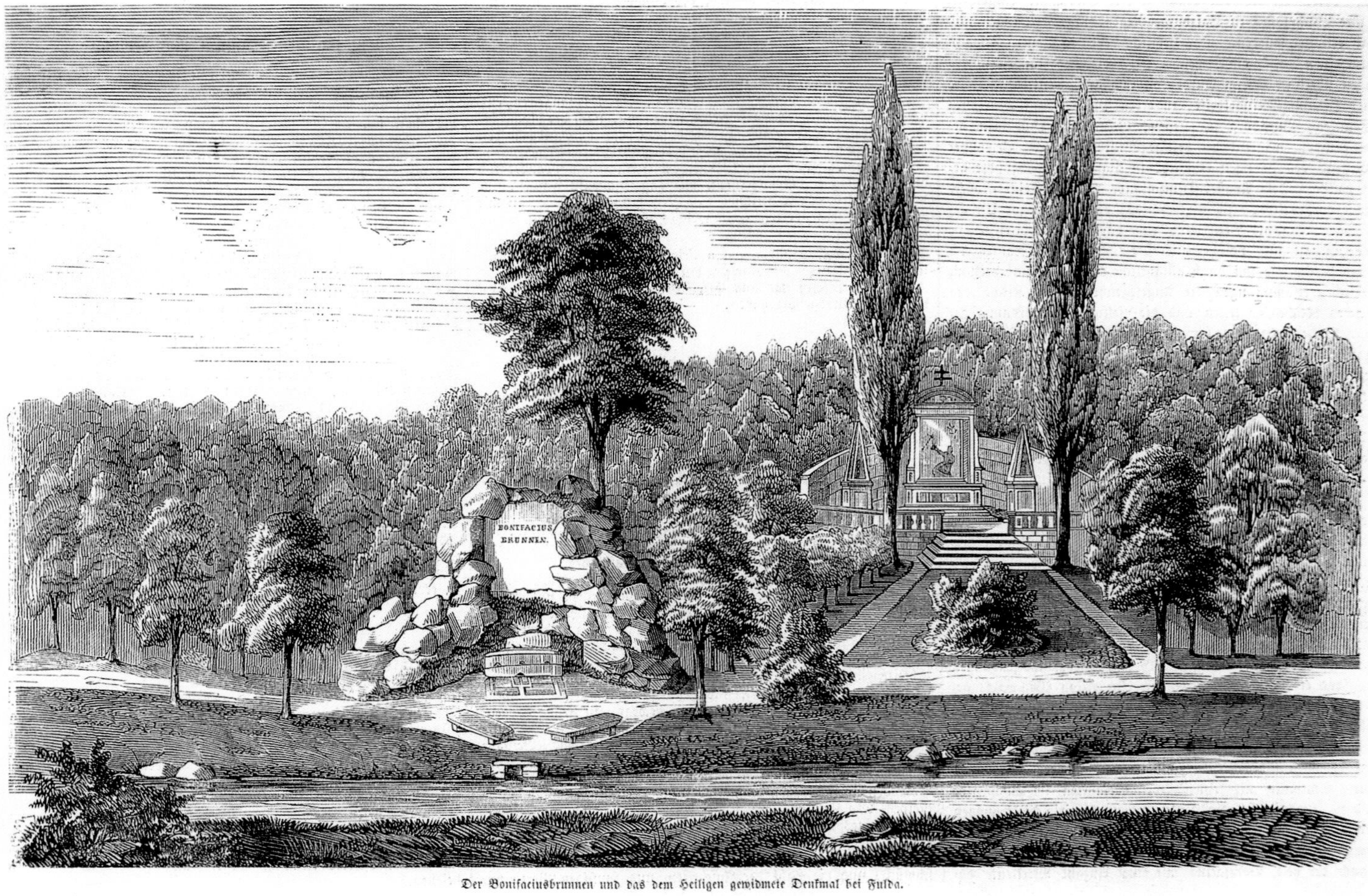
BONIFACIUS BRUNNEN.
Der Bonifaciusbrunnen und das dem Heiligen gewidmete Denkmal bei Fulda.

Bonifatiusbrunnen von Horas (bei Fulda). aus: Jllustrierte Zeitung für das katholische Deutschland, Nr. 25, 16. Juni 1855, S. 292, Holzstich, 17 x 27 cm.

Die Unabhängigkeit des Denkmalprojekts von der katholischen Kirchenorganisation zeigt neben dem Kreis der Initiatoren vor allem der Aufruf, mit dem diese zu Geldspenden aufriefen, um das ambitionierte Denkmalprojekt verwirklichen zu können. Vorgesehen war ein „Bildnis in Lebensgröße von massivem Gusseisen oder Erz durch eine berühmte Künstlerhand gefertigt, in gut gewähltem Anzuge und Stellung, umgeben von einem heiligen Haine, aus Buchen, Eichen und Linden ..." Der Aufruf wandte sich „an die Bewohner Buchenlands (das ist die Umgebung Fuldas in den Grenzen des alten Stiftsgebietes) an alle Hessen, Thüringer, Sachsen und sämtliche Deutsche". Der Aufruf differenziert hier zwischen dem alten Stiftsgebiet, das Bonifatius jahrhundertelang als Landespatron verehrt hatte, den historischen Missionsgebieten des Bonifatius in Hessen, Thüringen und Sachsen und dem Gebiet aller Deutschen. Die mit dem Denkmal verfolgte Absicht wird in dem Aufruf so beschrieben: „In allen Zeiten wurden verdienstvollen Männern und großen Helden Denkmäler für die Nachwelt errichtet. Hat solches je ein Mann verdient, so ist es der größte Apostel Deutschlands, Winfried Bonifatius. Von ihm ging das erste Licht des Glaubens, die erste Kultur der Seele und des Leibes in Deutschland aus. Ihm verdanken alle christlichen Glaubensgenossen ihr Heil, und auch ihm gebühret ein öffentliches Denkmal." Der Aufruf wurde in zahlreichen Zeitungen publiziert, um ihn unter deutschsprachigen Lesern möglichst weit bekannt zu machen. Als Ort der Aufstellung des geplanten Denkmals wurde ein Brunnen am nördlichen Hang des Kalvarienberges bei Fulda genannt, an dem der Heilige zu seinen Lebzeiten gebetet haben soll. Der Ort war bereits 1741 durch einen Bildstock in architektonischer Rahmung bezeichnet worden und diente während des 18. Jahrhunderts als ein Ort der Andacht für die Bewohner.

Die Formulierung des Aufrufs zeigt, dass mit der Ansprache „sämtlicher Deutscher" und mit dem Hinweis auf die dem hl. Bonifatius geschuldete Dankbarkeit „aller christlichen Glaubensgenossen" mit einer Wirksamkeit des Aufrufs über konfessionelle Grenzen hinaus gerechnet wurde. Durch die unmittelbare Mitwirkung des katholischen Klerus in Fulda wäre der damit unmissverständlich herausgestellte überkonfessionelle und nationale Aspekt des Heiligen sicher nicht begünstigt worden. Sicher ist es für diesen Zusammenhang bezeichnend, dass der Vorsitz des Ausschusses, der 1902 zu Zeiten eines wesentlich veränderten, konfessionell gebundenen Bonifatiusbildes, die Vervollständigung des Denkmals durch vier Reliefplatten nach dem Entwurf Henschels veranlasste, durch den Fuldaer Bischof übernommen wurde. Der Aufruf muss sich schnell verbreitet haben und so verständlich und überzeugend gewesen sein, dass es bereits im Jahr 1829 ein Ertrag der Spendensammlung von 5.000 Gulden ermöglichte, künstlerische Entwürfe fertigen zu lassen, deren Vorlage weitere Spendenbereitschaft bewirken sollte. Welche Bedeutung der bereits nach so kurzer Zeit eingegangene Spendenbetrag in den finanziellen Dimensionen der Stadt hatte, belegt die Tatsache, dass das Spendenaufkommen des Jahres 1829 bereits den Betrag überschritt, den die Stadt Fulda nach der Stadtrechnung des Jahres 1830 für eine ihrer größten Ausgaben, das Kirchen-, Schul- und Sozialwesen aufwenden konnte. Der weitreichende Einfluss des Spendenaufrufs kann daran ermessen werden, dass von dessen Gesamtertrag, der sich bis zum Jahr 1842 auf 12.600 Gulden erhöht hatte, nur 500 Gulden aus der Stadt Fulda selbst eingenommen wurden.

Als Mittel der Finanzierung des Denkmals hatten sich die Fuldaer Initiatoren entschlossen, die 1827 gedruckte Lebensbeschreibung „Bonifatius, der Heilige, Apostel der Teutschen. Nach seinem Charakter und seinem Wirken dargestellt" – „dem teutschen Volke aus warmer Liebe und treuer Anhänglichkeit gewidmet" von Moritz Schmerbauch in einer „2. – zum Besten des in

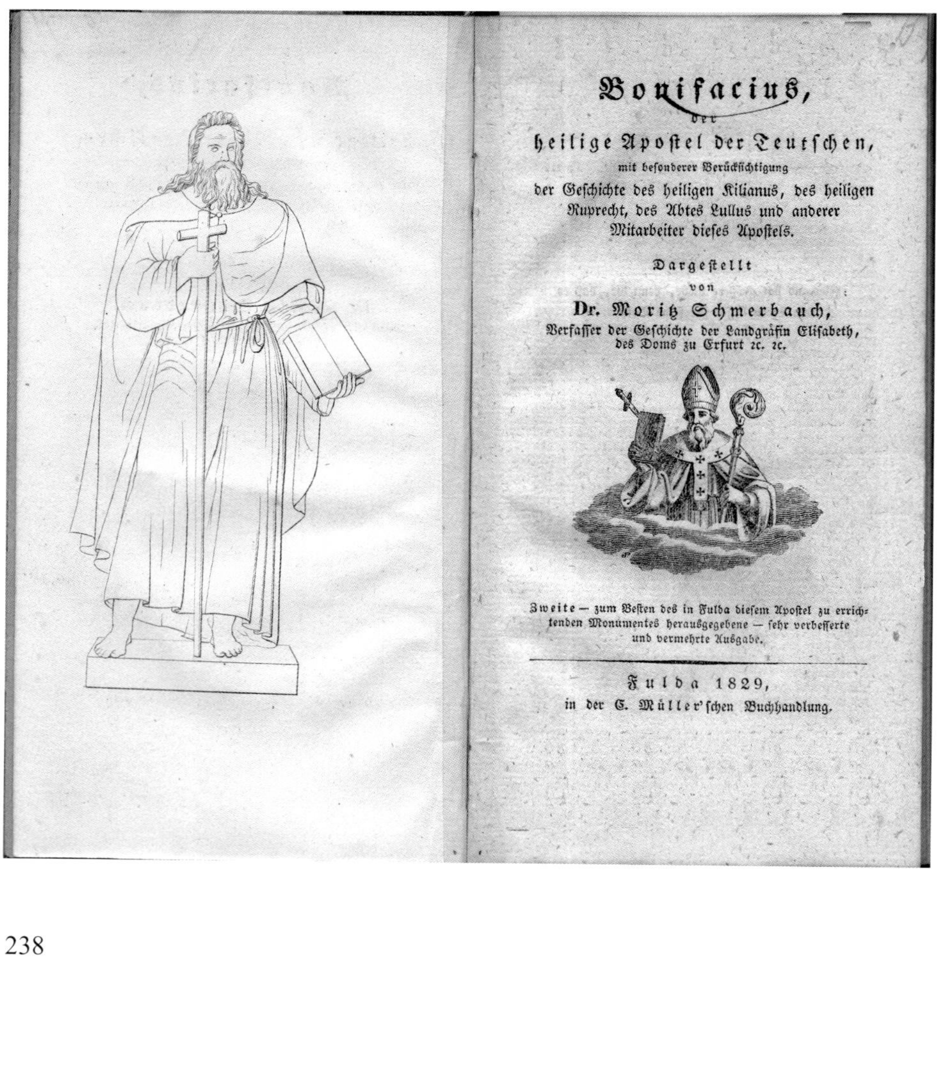

Bonifacius,
der
heilige Apostel der Teutschen,
mit besonderer Berücksichtigung
der Geschichte des heiligen Kilianus, des heiligen
Ruprecht, des Abtes Lullus und anderer
Mitarbeiter dieses Apostels.
Dargestellt
von
Dr. Moritz Schmerbauch,
Verfasser der Geschichte der Landgräfin Elisabeth,
des Doms zu Erfurt rc. rc.

Zweite – zum Besten des in Fulda diesem Apostel zu errichtenden Monumentes herausgegebene – sehr verbesserte und vermehrte Ausgabe.

Fulda 1829,
in der C. Müller'schen Buchhandlung.

Schmerbauch, Moritz: Bonifatius, der heilige Apostel der Deutschen, mit besonderer Berücksichtigung der Geschichte des heiligen Kilianus, Ruprechts, des Abtes Lullus und anderer Mitarbeiter, Fulda 1829.

Bonifatiusdenkmal, Ausführungsentwurf, Feder/Papier; 50,2 x 40,2 cm, von oder nach Werner Henschel (1782–1850), um 1830, Vonderau Museum Fulda.

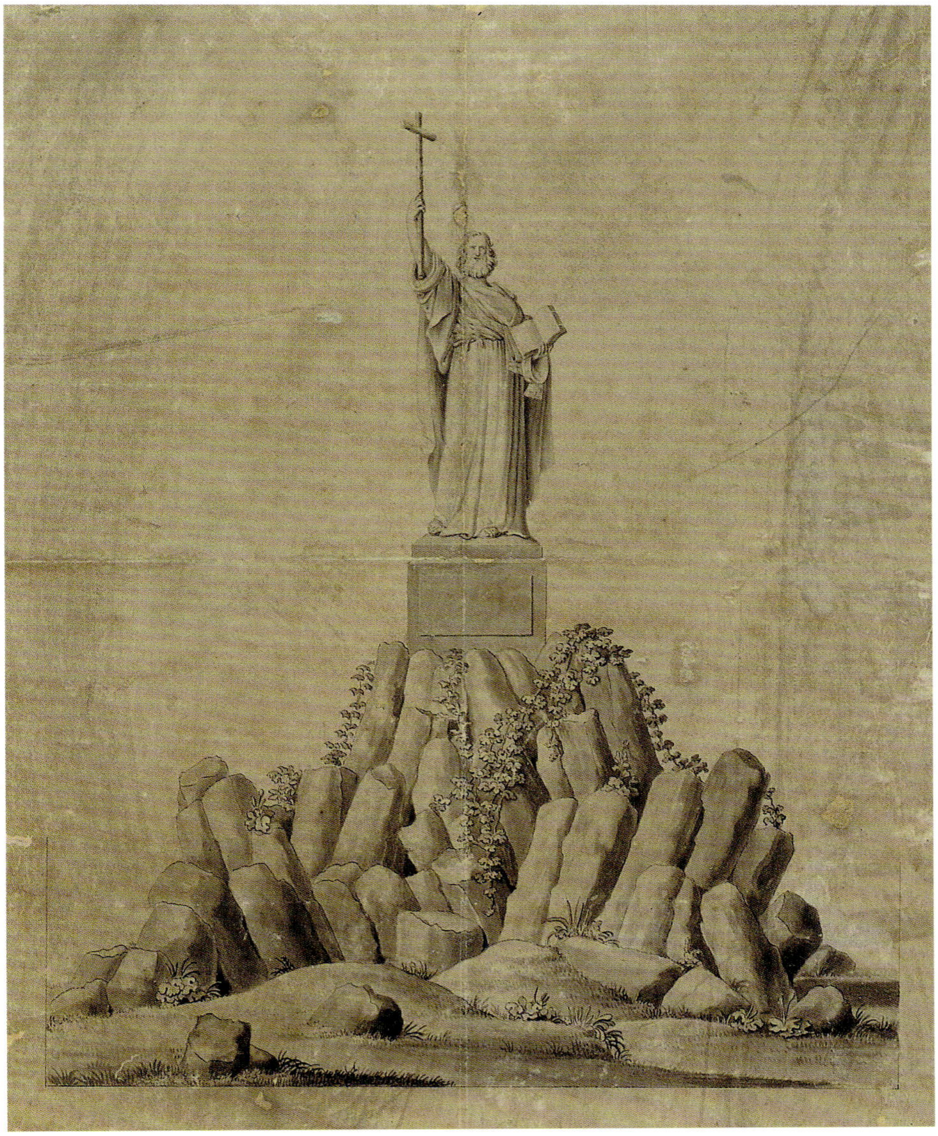

Bonifatiusdenkmal, Kupferstich, 19,2 x 11,3 cm, von Josef Anton Klauber (1779–1837) nach einem 1. Entwurf von Werner Henschel, um 1829.

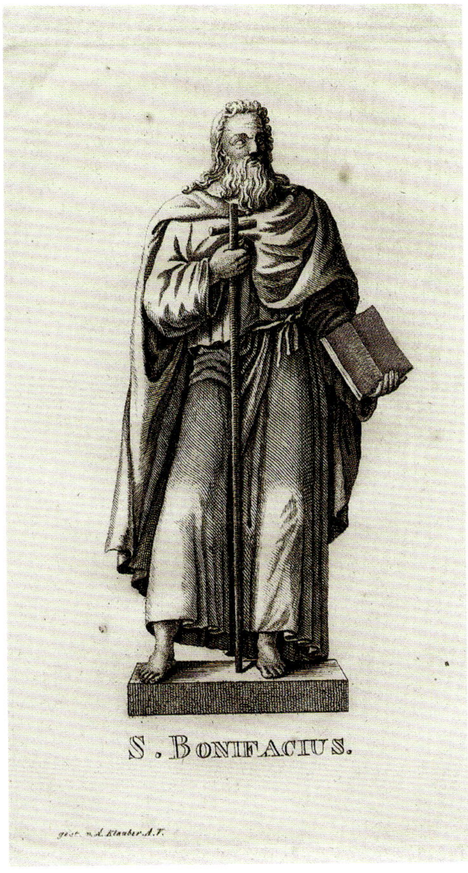

Fulda diesem Apostel zu errichtenden Monumentes herausgegebene – sehr verbesserte und vermehrte Ausgabe" herauszugeben. Hatte sich unter den ca. 250, im Wesentlichen aus den Ländern Thüringens kommenden Subskribenten der 1. Auflage noch kein Fuldaer Bürger befunden, bildeten diese unter den mehr als 1300 Subskribenten der 2. Auflage mit 229 die weitaus größte Gruppe aus einer Stadt. Auffällig ist die besonders große Zahl von Subskribenten aus allen Gegenden des Königreichs Bayern. Subskribenten aus diesem Land hatten von der 1. Auflage noch keine Kenntnis genommen. Die vermehrte 2. Auflage nahm auf die Denkmalpropaganda in Fulda auch dadurch Rücksicht, dass den einzelnen Kapiteln Strophen des Poems von Johann Leonhard Pfaff aus dem Jahr 1828 vorangestellt wurden.

Die hohe Zahl der Subskribenten aus allen deutschen Bundesstaaten darf sicher auch als Gradmesser für den Erfolg des Spendenaufrufs angesehen werden.

Die Lebensbeschreibung Schmerbauchs enthält im 3. Kapitel (der 2. Auflage) eine mit dem Text der 1. Auflage übereinstimmende Beschreibung der Gründungsumstände eines Denkmals, das im Jahr 1811 zur Erinnerung an die mutmaßlich älteste christliche Kirche in Thüringen, die 734 in Altenberga durch Bonifatius errichtete Johanneskirche in der Form eines ca. 10 m hohen

Kandelabers errichtet worden war. Der Verfasser berichtet, dass die Kosten des Denkmals über eine Sammlung unter den Bewohnern der Umgebung zusammengebracht worden war und „eine Summe zwischen 700 und 800 Reichstalern ergeben habe". Hatte die 1. Auflage der Lebensbeschreibung neben dem Titelblatt noch die Abbildung dieses an Bonifatius erinnernden Denkmalkandelabers gezeigt, so trat an die gleiche Stelle der 2. Auflage die erste Skizze eines Entwurfs für die Denkmalfigur des Bonifatius selbst, für die eine Höhe von ca. 3 m angegeben und für die der Herbst 1830 bereits als Fertigstellungstermin genannt wird. Möglicherweise hatte bei den Fuldaer Initiatoren des Denkmalprojektes diese Beschreibung eines aus bürgerschaftlicher Initiative hervorgegangenen und über eine Sammlung finanzierten Denkmals für Bonifatius sogar den Gedanken ausgelöst, in Fulda in gleicher Weise zu verfahren.

Die Einweihung des Bonifatiusdenkmals in Altenberga am 1. Sep. 1811 ist in einer im Jahr 1812 in Gotha gedruckten Festschrift „Bonifatius, oder Feier des Andenkens an die erste christliche Kirche in Thüringen ..." dokumentiert, in deren Mittelpunkt die aus Anlass dieser Feier gehaltenen Reden stehen. Es sprachen der lutherische General-Superintendent des Herzogtums Gotha, der ehemalige Abt des Benediktinerklosters auf dem Petersberg in Erfurt und ein reformierter Prediger aus Schmalkalden für die drei in der Umgebung der ersten christlichen Kirche in Thüringen zu dieser Zeit vertretenen christlichen Konfessionen. In allen Reden wird Bonifatius übereinstimmend als Apostel Deutschlands, als erster Vertreter des Christentums und in dieser nationalen überkonfessionellen Bedeutung als denkmalwürdige Gestalt bezeichnet. Das gemeinsame Auftreten von Predigern dreier christlicher Konfessionen zeigt, dass die Bedeutung des Bonifatius über konfessionelle Grenzen hinweg gesehen wurde. Alle Predigten erklären die Denkmalform des Kandelabers als Metapher für Bonifatius, den Lichtträger des Glaubens. Allen Predigten gemeinsam ist eine enge Verbindung vaterländischer und religiöser Gedanken.

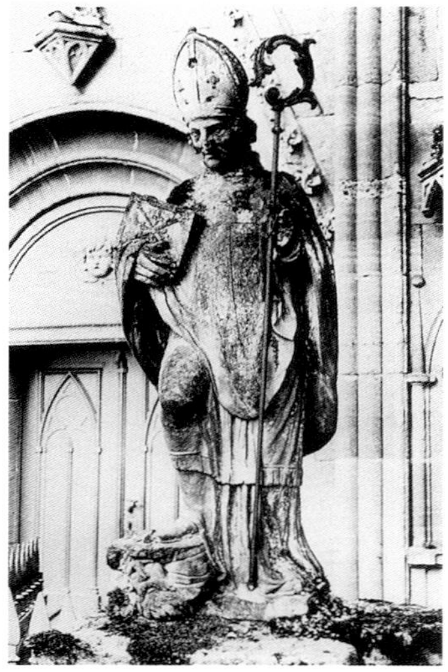

Bonifatiusdenkmal von 1811 vor der Kirche in Altenberga (Thüringen), Zustand vor dem 2. Weltkrieg.

Dieses Bild eines idealen, Konfessionsunterschiede überwindenden Christentums wurde, wie es das Mittelalter gekannt hatte, damals im Kreis der in Jena, Weimar, Dresden und anderen Orten sich entwickelnden Frühromantik als ein neuer geschichtsphilosophischer Ansatz entwickelt. Als das Manifest dieses idealen neuen Christentums kann der bereits im Jahr 1799 entstandene Aufsatz „Die Christenheit oder Europa" von Novalis verstanden werden, der zwar zunächst ungedruckt blieb, im Kreis der Romantiker aber bekannt war und im Jahr 1826 in die „Schriften" von Novalis aufgenommen wurde.

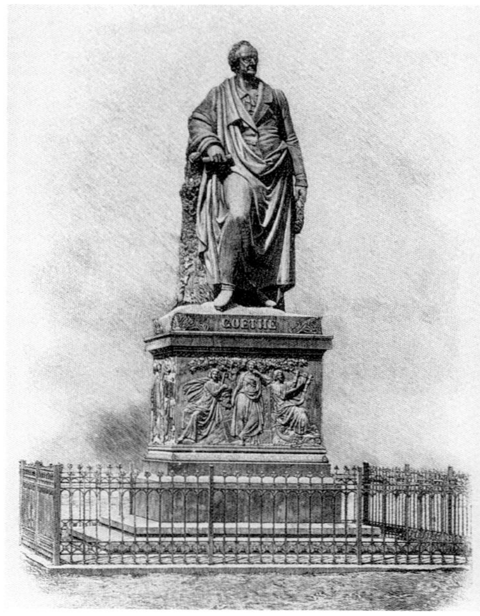

Goethedenkmal in Frankfurt von Ludwig Schwanthaler, 1844.

In der Vorstellung der Zeit konnte nationale Größe nicht als politische, sondern nur als kulturelle Dimension verstanden werden. Die durch nationale Bedeutung ausgezeichnete Person konnte daher auch nur diejenige sein, die Geistesgröße beanspruchen kann. Diese Auffassung zeigt exemplarisch ein im Jahr 1797 entstandener Balladenentwurf „Deutsche Größe" Friedrich Schillers, dessen Skizzen die Formulierung einschließt: „Deutsches Reich und deutsche Nation sind zweierlei Dinge. Die Majestät des Deutschen ruhte nie auf dem Haupt seiner Fürsten. Abgesondert von dem Politischen hat der Deutsche sich einen eigenen Wert gegründet, und wenn auch das Imperium unterginge, so bliebe die deutsche Würde unangefochten. Sie ist eine sittliche Größe, sie wohnt in der Kultur und im Charakter der Nation, die von ihren politischen Schicksalen unabhängig ist."

Sicher waren weder das Manifest von Novalis, noch der Entwurf Schillers in Fulda bekannt, beide können jedoch als prägnante Formulierungen einer Auffassung verstanden werden, wie sie zu der Denkmalfeier des Jahres 1811 bei Gotha, die über die Lebensbeschreibung des Bonifatius von Schmerbauch

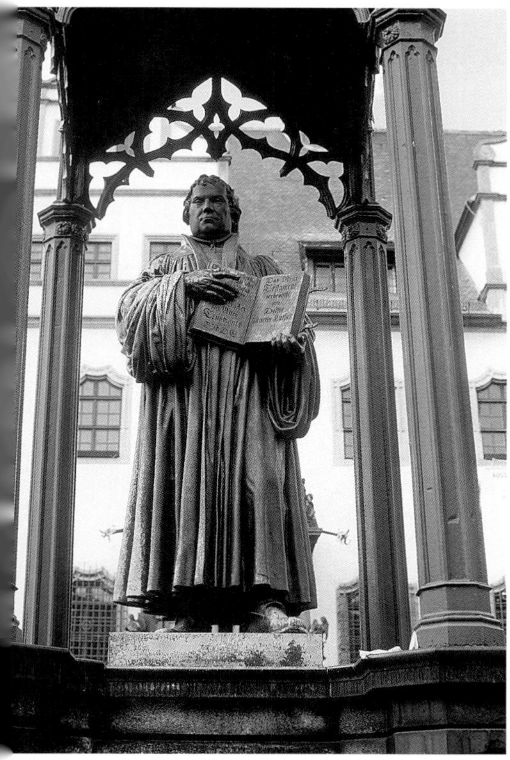

oben und unten: Lutherdenkmal in Wittenberg, 1821, nach einem Entwurf von Johann Gottfried Schadow.

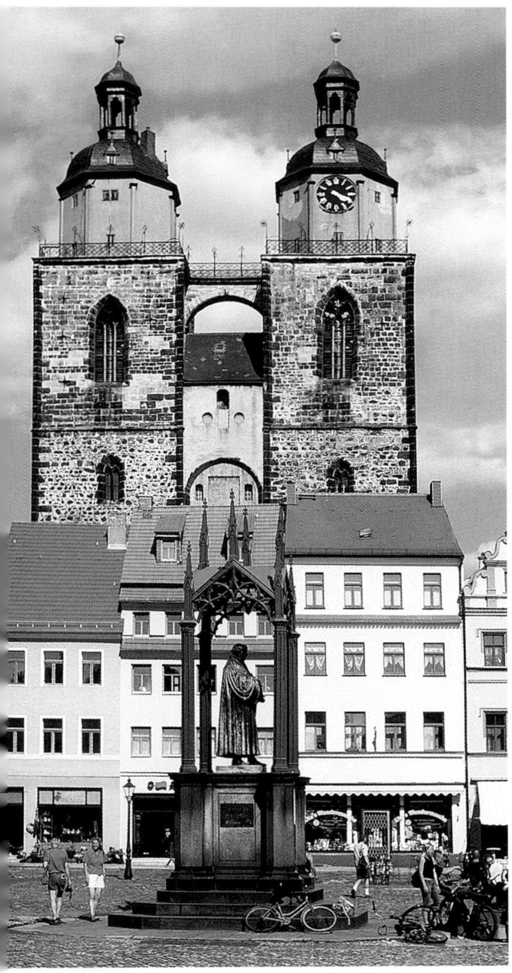

auch in Fulda bekannt gewesen sein muss, hatte führen können und die sittliche, religiöse und nationale Gedanken im Sinne Schillers über Konfessionsgrenzen hinaus zu einem Geschichtsbild miteinander verbinden wollte.

Die bürgerschaftliche Initiative zur Errichtung des Denkmals und die Finanzierung der hohen Kosten durch Spendensammlung der ganzen Nation bringt das Bonifatiusdenkmal in Fulda in den Zusammenhang einer Gruppe von Denkmälern, die nach einer von Thomas Nipperdey vorgeschlagenen Typologie durch „vornehmlich von Bürgern errichtete Individualdenkmäler für einzelne große Männer des deutschen Geisteslebens" bestimmt wird." „Wenn solche Denkmäler durch Sammlungen der ganzen Nation zustande kamen, hießen sie auch Nationaldenkmäler, vor allem aber haben einige dieser Denkmäler bis in die 50er Jahre hinein die Funktionen von Nationaldenkmälern beansprucht und gehabt. Der in der Welt des Geistes Große galt als Repräsentant der einheitlichen deutschen und bürgerlichen Nation, die sich in einer Feier ihrer Identität gewiss werden konnte; und wenn sich die Nation dabei auch vornehmlich von der Einheit ihrer Kultur her verstand, so wurden daran doch zugleich politische Hoffnungen und Wünsche geknüpft." Dieser Zusammenhang wird für das Denkmal des Apostels Deutschlands umso eher anzunehmen sein, als Nipperdey diese Denkmälergruppe mit dem auf die Initiative einer „vaterländisch-literarischen Gesellschaft in der Grafschaft Mansfeld" zurückgehenden Projekt eines Denkmals für Martin Luther einsetzen lässt, das bereits 1804 als „Nazionaldenkmal" bezeichnet wurde und auch der zur Realisierung dieses Denkmals formulierte Spendenaufruf sich ebenfalls an ganz Deutschland und alle Konfessionen gerichtet hatte.

Dieses nach einem Entwurf von Johann Gottfried Schadow ausgeführte Denkmal wurde 1821, nur wenige Jahre vor dem Fuldaer Denkmalprojekt, in Wittenberg fertiggestellt, nachdem es der preußische König Friedrich Wilhelm III. bereits 1804 unter seine persönliche Protektion genommen und es damit zu einer Angelegenheit des Staates gemacht hatte. Mit der Wiederaufnahme des Denkmalplans nach den Befreiungskriegen im Jahr 1816 verlangte der König für die Denkmalfigur Schadows die Bekrönung durch einen Baldachin, der nach einem Entwurf Karl Friedrich Schinkels ausgeführt wurde. Seine gotischen Architekturformen, mit den zu dieser Zeit inhaltlich eindeutig bestimmten Aussagen verweisen zwar allgemein auf die nationale Thematik, führen aber mit ihrer klaren Verbindung zu dem durch den Wiener Kongress in seiner Vormachtstellung wiederhergestellten preußischen Staat zu einer Denkmalaussage, die gerade den durch die Gestalt Luthers bestimmten Protestantismus in den Rang der nationalen Religion erhob und damit den überkonfessionellen Anspruch einschränkte.

Diese kritische Bewertung des Lutherdenkmals, dessen einseitiger Konfessionsbezug bereits dadurch deutlich wurde, dass seine Grundsteinlegung im Jahr 1817 zur 300-Jahr-Feier des Thesenanschlags in Wittenberg in Verbindung mit der Rekonstruktion der historischen Türe der Schlosskirche vorgenommen wurde, war sicher auch in Fulda bekannt, da sich der „allgemeine Religions- und Kirchenfreund und Kirchenkorrespondent" zu dem 1829 vorgestellten ersten Entwurf der Bonifatiusstatue dadurch abfällig geäußert hatte, dass er sich „unwillkürlich an das Wittenberger Denkmal des Dr. Martin Luther" erinnert fühlte. Seine Charakterisierung als Zeichen preußisch-protestantischen Vormachtsanspruchs ist sicher auch dadurch begünstigt worden, dass die sich mit dem Jahr 1817, der 300-Jahr-Feier des Thesenanschlags in Wittenberg verbindenden Aktivitäten des preußischen Königs unmittelbar der in das Jahr 1815 fallenden Abtretung des nördlichen Teils des Königreichs Sachsens mit Wittenberg an Preußen als Ergebnis des Kriegs gegen Napoleon folgte. Als Vorbild und Anknüpfungspunkt für das Denkmal eines Kirchenvertreters nationaler und überkonfessioneller Bedeutung, wie Bonifatius von den Denkmalinitiatoren in Fulda gesehen wurde, konnte das Lutherdenkmal in Wittenberg daher kaum angesehen werden, der von Nipperdey angesprochene typologische Zusammenhang innerhalb der Gattung der Nationaldenkmäler besteht dagegen aber sicher zu Recht. Dafür kann auch der in dem Zusammenhang der Diskussion um das Goethedenkmal in Frankfurt gehörende Brief Schopenhauers vom 5. Mai 1837 eintreten, in dem dieser ausführt: „... Standbilder ..., wohl erwogen, (sind) nur dem Andenken solcher Männer angemessen, welche mit ihrer ganzen Persönlichkeit, mit Herz und Kopf zugleich, ja oft auch noch mit Arm und Bein dazu, für die Menschheit tätig gewesen, also Helden, Herrschern, Heerführern, Staatsmännern, Volksrednern, Religionsstiftern, Heiligen, Reformatoren usw. mit einem Wort, den eigentlichen historischen Charakteren ..." Mit einem „Heiligen", der mit „Herz und Kopf" für die Glaubensverkündigung und mit „Arm und Bein" für deren Durchsetzung (z. B. die Fällung der Donareiche) tätig war und sich seine Denkmalwürdigkeit erworben hatte, könnte Schopenhauer vielleicht Bonifatius und sein Fuldaer Denkmal gemeint haben.

Seine nationale Denkmalwürdigkeit gewinnt klarere Konturen, wenn Bonifatius nicht für sich betrachtet werden muss, sondern in einen in der Entstehungszeit des Denkmals gebildeten Zusammenhang weiterer denkmalwürdiger Gestalten gestellt werden kann.

Diese Möglichkeit bietet der Monumentalbau der Walhalla bei Regensburg, ein Denkmalprojekt König Ludwig I. von Bayern, das „einzige, tatsächlich gebaute gesamtdeutsche Nationaldenkmal der ersten Jahrhunderthälfte" (Nipperdey). Die von 1830 bis 1842 reichende Bauzeit der Walhalla ist mit der Zeit der Entwicklung des Fuldaer Denkmalprojekts fast identisch. Die bis in das Jahr 1807 zurückreichenden Planungen Ludwig I. für die Walhalla stellen zudem auch noch die Verbindung mit dem Bonifatiusdenkmal in Altenberga her. Das unter maßgeblicher Beteiligung des Königs entstandene Bildprogramm der Walhalla umfasste z. Z. der Fertigstellung 123 Portraitbüsten denkmalwürdiger Personen nationaler Bedeutung; aufgestellt waren Darstellungen von Fürsten, Bischöfen, Staatsmännern und Militärs, aber auch von Dichtern, Komponisten, Malern, Natur- und Geisteswissenschaftlern, Kaufleuten und Erfindern. Das aus den Portraitbüsten zusammengestellte Bildprogramm wird durch eine Reihe von 64 Tafeln mit Namensnennungen ergänzt, die Personen gleicher Bedeutungswürdigkeit bezeichnen, von denen aber für eine Portraitdarstellung keine geeigneten physiognomischen Vorlagen vorhanden waren. In der Reihe der durch die Inschriftentafeln bezeichneten Personen findet sich auch Bonifatius. Unabhängig von der durch den König selbst auch literarisch gefassten Bedeutungsbeschreibung, die Bonifatius „Teutschland's Apostel" nennt – Walhallas Genossen, geschildert durch König Ludwig I. von Bayern, den Gründer Walhallas, München 1842 – wird Bonifatius in der Walhalla aber dennoch auch in bildlicher Darstellung vorgestellt. Ein ca. 85 m langer Relieffries mit erzählender Darstellung, der ursprünglich als der obere Wandabschluss des mit einem Tonnengewölbe geschlossenen Innenraums gedacht und bereits 1822 bei dem Bildhauer Martin von Wagner in Auftrag gegeben worden war, stellt in sieben Abschnitten Szenen aus der germanischen Frühzeit von der Einwanderung in Deutschland bis in die Völkerwanderungszeit hinein dar, die mit denkmalwürdigen Namensträgern nicht ausreichend hätte zitiert werden können. Der abschließende achte Friesabschnitt, der die dem Eingang gegenüberliegende Schmalseite des Innenraums, damit eine für den Betrachter hervorgehobene Position einnimmt, thematisiert die Verkündung

rechts: Bonifatiusdenkmal in Fulda, 1842 errichtet.

Modell zum Nürnberger Dürer-Denkmal mit Sockel, der schlichter ausgeführt wurde, Gipsmodell, 112 x 36 x 36 cm, 1828, von Christian Daniel Rauch, Christian Daniel Rauch Museum in Bad Arolsen.

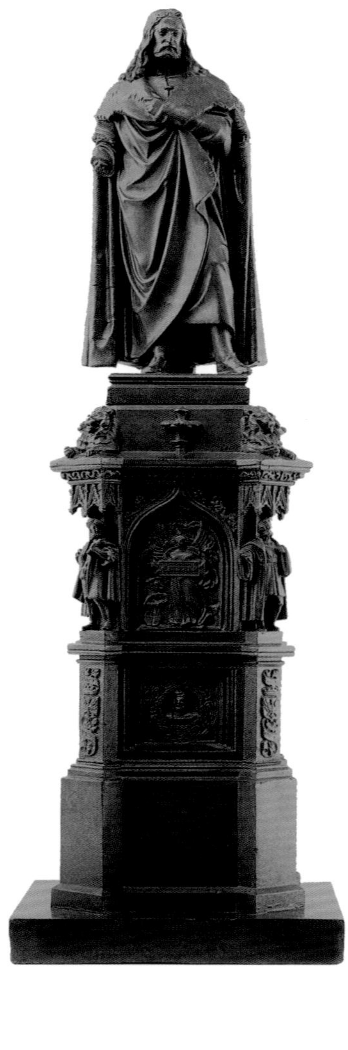

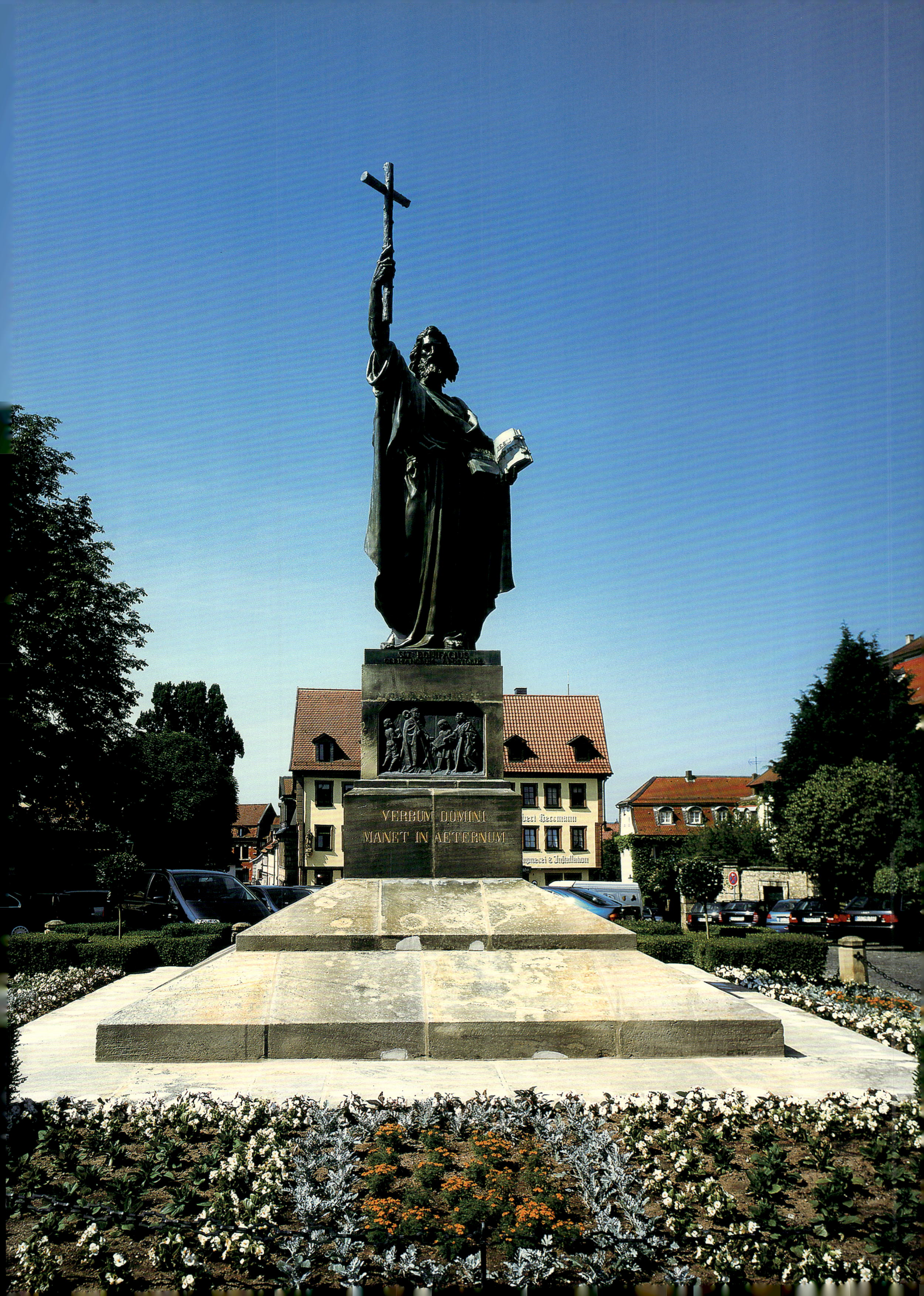
VERBUM DOMINI
MANET IN AETERNUM

des Christentums an die Germanen durch den namentlich bezeichneten Bonifatius. Er tritt für die Überwindung des germanischen Heidentums durch die sittliche Kraft des christlichen Glaubens ein, ein Verdienst, das damit auch seine durch die Inschriftenplatte dokumentierte Denkmalwürdigkeit begründet.

Den in die germanische Mythologie übersetzten, umfassenden Geltungsanspruch der zur Denkmalwürdigkeit führenden Bewertung zeigen die Giebelfüllungen im Inneren, die mit der Darstellung von Schöpfung, Blütezeit und Untergang die Ewigkeit als die für den Ruhm der dargestellten Personen geltenden Zeitraum darstellen. Auf die Einbettung in die reale Geschichte deuten die Giebel des Außenbaus, die mit der Schlacht im Teutoburger Wald (9 n. Chr.) den Versuch einer ersten Einigung der deutschen Stämme und mit der Gründung des deutschen Bundes im Jahr 1815 das Ziel der nationalen Geschichte aus der Perspektive des Königs eines der Bundesstaaten beschreiben. Einen Hinweis auf den zu diesem Ziel zurückgelegten Weg enthalten die Inschriftentafeln des Fußbodenmosaiks, die mit der zweimaligen Nennung des 18. Oktober, für die Grundsteinlegung im Jahr 1830 und die Vollendung im Jahr 1842 zweimal das Datum der entscheidenden Schlacht der Befreiungskriege bei Leipzig gegen Napoleon zitieren. Die Walhalla sollte es mit künstlerischen Mitteln bewirken, Deutschland als eine durch Sprache und Kultur sich über Stammes- und Konfessionsgrenzen zusammenfindende geistige Einheit zu verstehen. Sie beschwört in ihrem vielteiligen Bauprogramm die „Wiedergeburt der deutschen Nation aus dem Geist ihrer großen Vergangenheit" (J. Traeger); aber sie „war nicht als Vorgriff auf die noch zu gründende Einheit der Staatsnation gedacht, sondern als eine Verkörperung der schon bestehenden Einheit der Kulturnation." (H. Wilderotter)

Es ist bezeichnend für die Komplexität des Ausstattungsprogramms der Walhalla und sichert die Deutung der Personendenkmäler der ersten Hälfte des 19. Jahrhunderts im nationalen Sinne, dass alle Personen, deren Denkmalwürdigkeit in der monumentalen Form des Einzeldenkmals umgesetzt wurde, auch unter „Walhallas Genossen" vertreten sind: Martin Luther in Wittenberg nach 1804, Johann Wolfgang Goethe in Frankfurt nach 1820, Friedrich Schiller in Stuttgart nach 1825, Johann Gutenberg in Mainz nach 1826, Albrecht Dürer in Nürnberg nach 1828, Hermann der Cherusker bei Detmold nach 1838, Wolfgang Amadeus Mozart in Salzburg nach 1841, Johann Gottfried Herder in Weimar 1844, Ludwig van Beethoven in Bonn 1845. In dieser Reihe ist auch das Bonifatiusdenkmal in Fulda, mit der ersten Vorlage des Denkmalplans im Jahr 1828, zudem auch noch in relativ früher Zeitstellung zu verstehen.

Für eine formgeschichtliche Einordnung der Denkmalfigur, mit deren Ausführung noch 1828 der Kasseler Bildhauer Werner Henschel beauftragt worden war, ist die in der zweiten Auflage der Lebensbeschreibung von Schmerbauch im Jahr 1829 abgedruckte Zeichnung Henschels die älteste Quelle. Diesen hatte der auch für das Bauwesen in der kurfürstlichen Provinzhauptstadt Fulda verantwortliche Oberhofbaudirektor Konrad Bromeis in Kassel für die Ausführung des Denkmals vorgeschlagen. Der inzwischen in Hanau ansässige, aber aus Fulda stammende Baumeister Arndt hatte gefordert, ein Denkmal mit nationalem Anspruch nur einem bedeutenden Künstler zur Ausführung anzuvertrauen. Er hatte deshalb auf Christian Rauch, den bedeutenden Berliner Bildhauer hingewiesen. Auch wenn wegen der hohen Geldforderung Rauchs für eine kolossale Denkmalfigur die begonnenen Verhandlungen zu keinem Ergebnis führten und der von dem bis 1816 für das Bauwesen in Fulda zuständigen Weimarer Oberbaudirektor Klemens Wenzeslaus Coudray genannte Christian Friedrich Tieck nicht mehr konsultiert wurde, zeigen die als

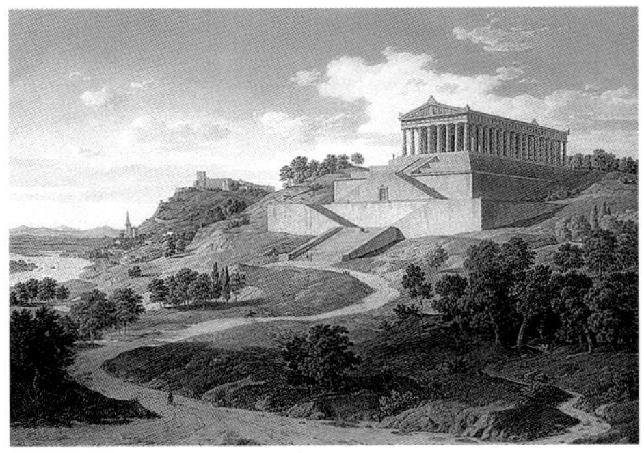

Walhalla bei Donaustauf, 1815–42 (Grundsteinlegung 1830), von Leo von Klenze (1784–1864), Ansicht (Ölgemälde von Klenze, 1836).

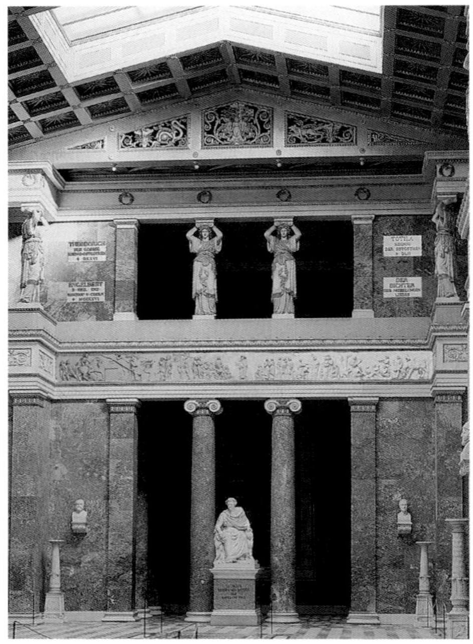

Walhalla, Inneres mit dem Fries, deren Mitte Bonifatius einnimmt (unten, heutiger Zustand)

Bonifatius verkündigt das Christentum, Ausschnitt aus dem Fries von Martin von Wagner, Marmor, 1837, Walhalla.

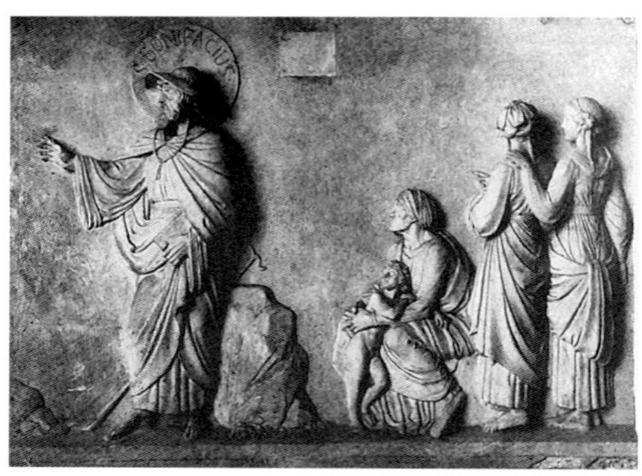

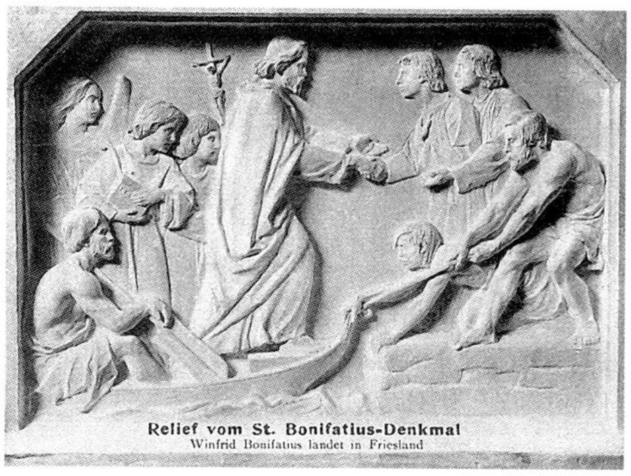

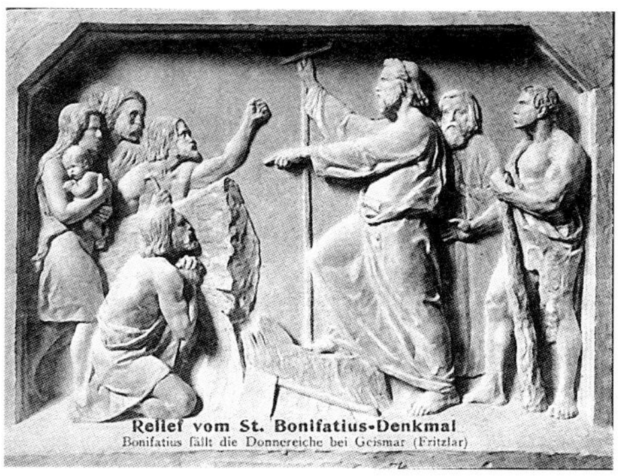

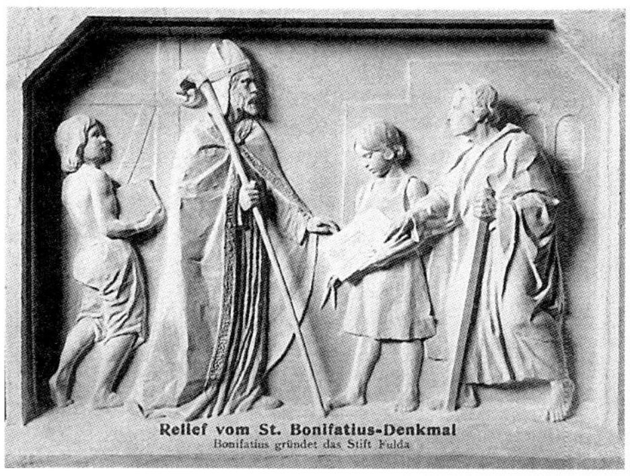

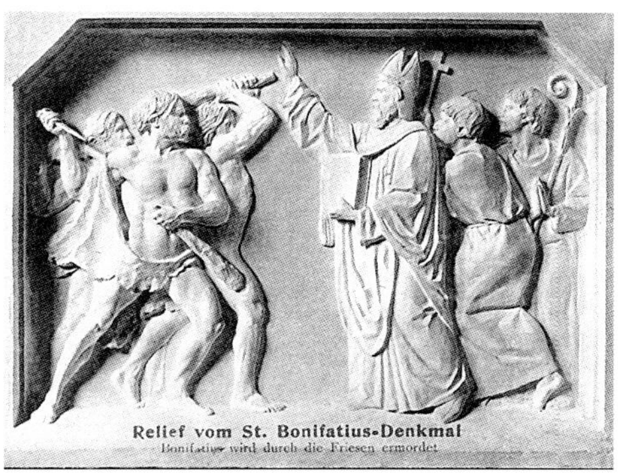

Ursprüngliche, 1903 ausgeführte Reliefs des Bonifatiusdenkmals in Fulda, im 2. Weltkrieg entfernt: Landung des Bonifatius auf dem europäischen Festland, Fällung der Donareiche bei Geismar, Gründung des Klosters Fulda und Martyrertod in Friesland.

Alternativen zu Henschel ausgewählten Künstler den besonders hohen künstlerischen Qualitätsanspruch, den die Fuldaer Denkmalinitiatoren stellen wollten. Christian Daniel Rauch und Christian Friedrich Tieck hatten in den Jahren zwischen 1820 und 1826 einige der die wichtigsten Schlachten der Befreiungskriege personifizierenden Genienfiguren an dem von Friedrich Schinkel entworfenen Kreuzbergdenkmal in Berlin geschaffen und könnten sich mit diesen, in Gusstechnik hergestellten Monumentalskulpturen, die der mit dem Fuldaer Denkmalprojekt sich stellenden Aufgabe in künstlerischer und technischer Hinsicht vergleichbar waren, empfohlen haben. Die Figuren waren sicher spätestens 1828 in Abbildungen des „Magazin von Gusswaaren aus der königlichen Eisengiesserei" bekannt.

Bereits die erste Skizze Henschels vom März 1829 löste eine Diskussion über das Motiv der Darstellung des Bonifatius aus, die ein grundsätzliches Problem fast aller Denkmalprojekte dieser Zeit, vor allem des noch in das 18. Jahrhundert zurückreichenden Projekts für ein Denkmal Friedrichs des Großen berührte. Die Auseinandersetzung galt der Frage, ob der Dargestellte in zeitgenössischer Kleidung oder idealisierendem Kostüm darzustellen sei; dabei wurde das zeitgenössische Kostüm mit der angestrebten, realistischen Nähe des Geehrten zum Betrachter, das idealisierende Kostüm mit der unabhängig von der realen Zeit zu sehenden Denkmalwürdigkeit begründet.

Für Bonifatius konnte sich dieses Problem nur bei programmatischer Zuspitzung stellen, da, wie Christian Rauch bereits 1828 feststellte, „über das Kostüm des Standbilds und des Bildnisses ... weniger Rat in der Geschichte wahrzunehmen" ist. Gegen das von Henschel vorgeschlagene Gewandmotiv das offenbar als idealisierend, in der Polemik sogar als karikierend angesehen wurde, stellte man die Darstellung des Bonifatius als Bischof, jedenfalls aber in einer Charakterisierung durch kirchliche Insignien. Die mit dem „Aufruf" angesprochene Thematik „Apostel der Deutschen" wurde bei der Vergabe des Auftrags noch dadurch besonders hervorgehoben, dass Bonifatius ohne „Abzeichen eines Bischofs oder Erzbischofs und ohne Kopfbedeckung" dargestellt werden solle. Dieser Eingrenzung entsprach bereits der erste Entwurf Henschels, obwohl diesem in unmittelbarer Umgebung in Kassel auch das Vorbild einer Bonifatiusdarstellung im bischöflichen Ornat bekannt gewesen sein muss: Diese stand vor der 1798 fertiggestellten Kapelle der Löwenburg und war von dem Kasseler Bildhauer Johann Christian Ruhl gefertigt worden. Die dieser Bonifatiusstatue als Pendant zugeordnete Statue der hl. Elisabeth deutet daraufhin, dass Bonifatius dort in seiner Eigenschaft als ein Landespatron verstanden wurde. Für die Henschel sich stellende Aufgabe, den „Apostel der Deutschen" darzustellen, konnte daher an die Ikonographie dieser Darstellung nicht angeknüpft und ein neues Motiv entwickelt werden.

Der offenbar nicht lang anhaltende Streit fand mit der spätestens 1836 gefundenen endgültigen Form der Denkmalfigur und der Wahl einer sich an antike Philosophendarstellungen anschließenden Ikonographie ihren Abschluss. Als Kompromiss an die 1828/29 alternativ diskutierte Auffassung der Gestalt, der aber gerade wegen ihres fast verborgenen Auftretens besondere Bedeutung zuzurechnen sein dürfte, ist die zur Ausführung gekommene Bonifatiusdarstellung aber unter ihrem wallenden Mantel durch eine reich ornamentierte Stola charakterisiert worden, die in kleinen Abschnitten am Halsausschnitt und unter dem linken Unterarm sichtbar wird. Gerade die Rücksicht auf die antike Ikonographie der Philosophenstatue in Verbindung mit der auf dem mitgegossenen Statuensockel angebrachten Charakterisierung eines „Germanorum Apostolus", ohne Angabe seiner kirchlichen Ämter, erweist noch einmal deutlich den über konfessionelle Grenzen hinausweisenden Anspruch der Darstellung. Diese Auffassung bestätigt die in einer Schrift Hermann Breitungs, „Erinnerungen an den Hl. Bonifatius in Fulda" aus dem Jahr 1892 enthaltene Kritik, die aus dem Verständnis einer Zeit heraus, die Bonifatius bereits wieder demonstrativ für die katholische Konfession in Anspruch genommen hatte, in milder Herablassung äußert: „Auf wohlproportioniertem Sandsteinsockel erhebt sich in meisterhaftem, durch Henschel in Kassel ausgeführten Guss die etwa 3 1/2 Meter hohe Statue des Heiligen ... Die Kritik hat zwar die Gewandung beanstandet; auch mir will scheinen, dass der Künstler unbeschadet der Freiheit in idealisierender Darstellung doch etwas mehr der historischen Treue hätte Rechnung tragen können; denn bei übrigens gleicher Darstellung des Apostels würde der Benediktinerhabit mit übergeworfener Flocke (Mantel) dem Künstler zu einem reichen Faltenwurf den passendsten Stoff geliefert haben. Indes ist ohne Zweifel das Monument, wie es vor uns steht, sehr schön und auch das man ihm den Philosophenmantel gegeben hat, hat seinen Grund. Denn wer hätte mehr Recht, im Gewande eines Weisen dargestellt zu werden, als der Apostel Jesu, der Verkünder der unverfälschten christlichen Weisheit, welche alle Gebilde bloß irdischer Weisheit und menschlicher Kraft überdauert?" Die Inschrift „Germanorum Apostolus" wird in diesem Zusammenhang nicht genannt, da diese dem damals favorisierten Verständnis des Bonifatius nicht entsprochen hätte.

Wie sehr die Wahl des Philosophenmotivs als idealisierende Bezeichnung der mit der Verkündung der christlichen Lehre an die Germanen verbundenen historischen Bedeutung des Bonifatius als des Apostels der Deutschen verstanden werden sollte, zeigen im Übrigen auch vier, erst im Jahr 1903 am Sockel der Statue angebrachte Reliefplatten, die noch auf Entwürfe Henschels zurückgehen und nach seinen Skizzen von einem seiner Schüler (Heinrich Gerhardt 1823–1915) ausgeführt wurden. Diese erzählenden Darstellungen der Reliefplatten, die sich auf Szenen aus dem Leben des Heiligen, d. h. reale Situationen beziehen, zeigen diesen, tatsächlichen Abschnitten seiner Biographie entsprechend, zweimal in bischöflicher Tracht – Bonifatius gründet das Stift Fulda, Bonifatius wird durch die Friesen ermordet – und zweimal als benediktinischen Mönch – Winfrid Bonifatius landet in Friesland, Bonifatius fällt die Donnareiche bei Geismar. Die Philosophendarstellung in Verbindung mit der Darstellung der Reliefs erweist damit die Absicht Henschels, mit dem Statuenmotiv die Lebensleistung des „Germanorum Apostolus" in einer idealisierten Darstellung zusammenzufassen und zu überhöhen.

Die Verwendung des antike Vorbilder zitierenden Mantelmotivs ist im Übrigen auch bei weiteren, zu den Nationaldenkmälern zu zählenden Figurenmonumenten der ersten Hälfte des 19. Jahrhunderts zu bemerken. Auch dort wird das Mantelmotiv dazu eingesetzt, das unter diesem dargestellte realistische, zeitbezogene Kostüm durch den darüber gezogenen, aus der zeitgenössischen Mode kaum zu erklärenden Mantel zu idealisieren. Besonders deutlich zeigt den Einsatz des idealisierenden „Denkmalmantels" die Goethestatue Schwanthalers in Frankfurt.

Die Umstände der Errichtung des Denkmals für Bonifatius, den Apostel der Deutschen, seine Stellung in der Reihe der Figurendenkmäler der ersten Hälfte des 19. Jahrhunderts und seine Ikonographie zeigen, dass das Denkmal als eines der Nationaldenkmäler der deutschen „Kulturnation" vor 1848 und als ein Beleg für einen Abschnitt der Rezeptionsgeschichte der Gestalt des Bonifatius angesehen werden muss, der seiner Interpretation als des katholischen, romverpflichteten Kirchenmannes, wie sie nach dem Jubiläum des Jahres 1855 sich durchzusetzen begann, vorausging.

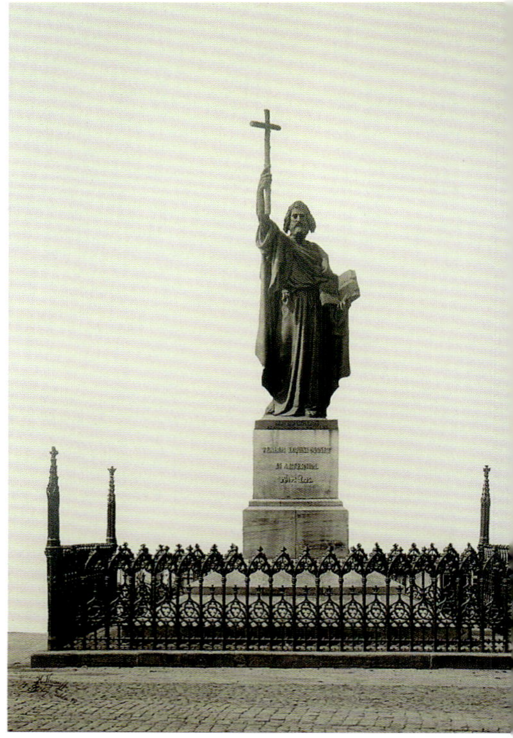

Bonifatiusdenkmal in Fulda, Fotografie von H. Knauff, 1899.

Bonifatiusdenkmal, Darstellung von J. I. Raab nach einem Foto von P. Fink-Theissinger, um 1900.

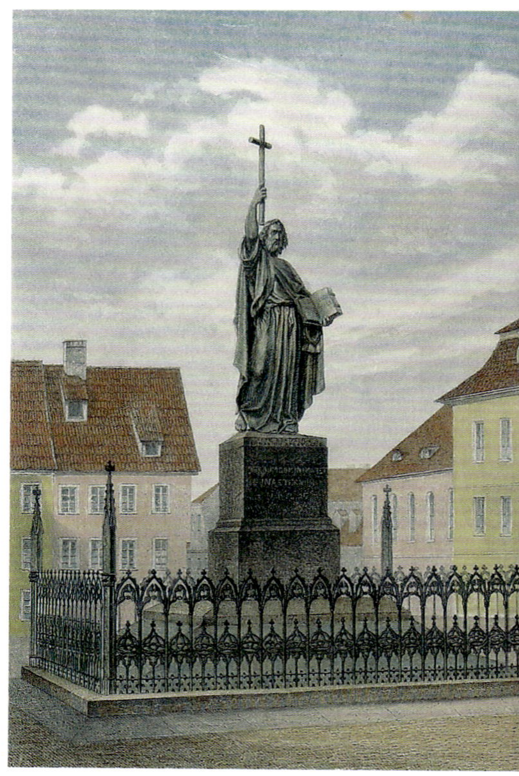

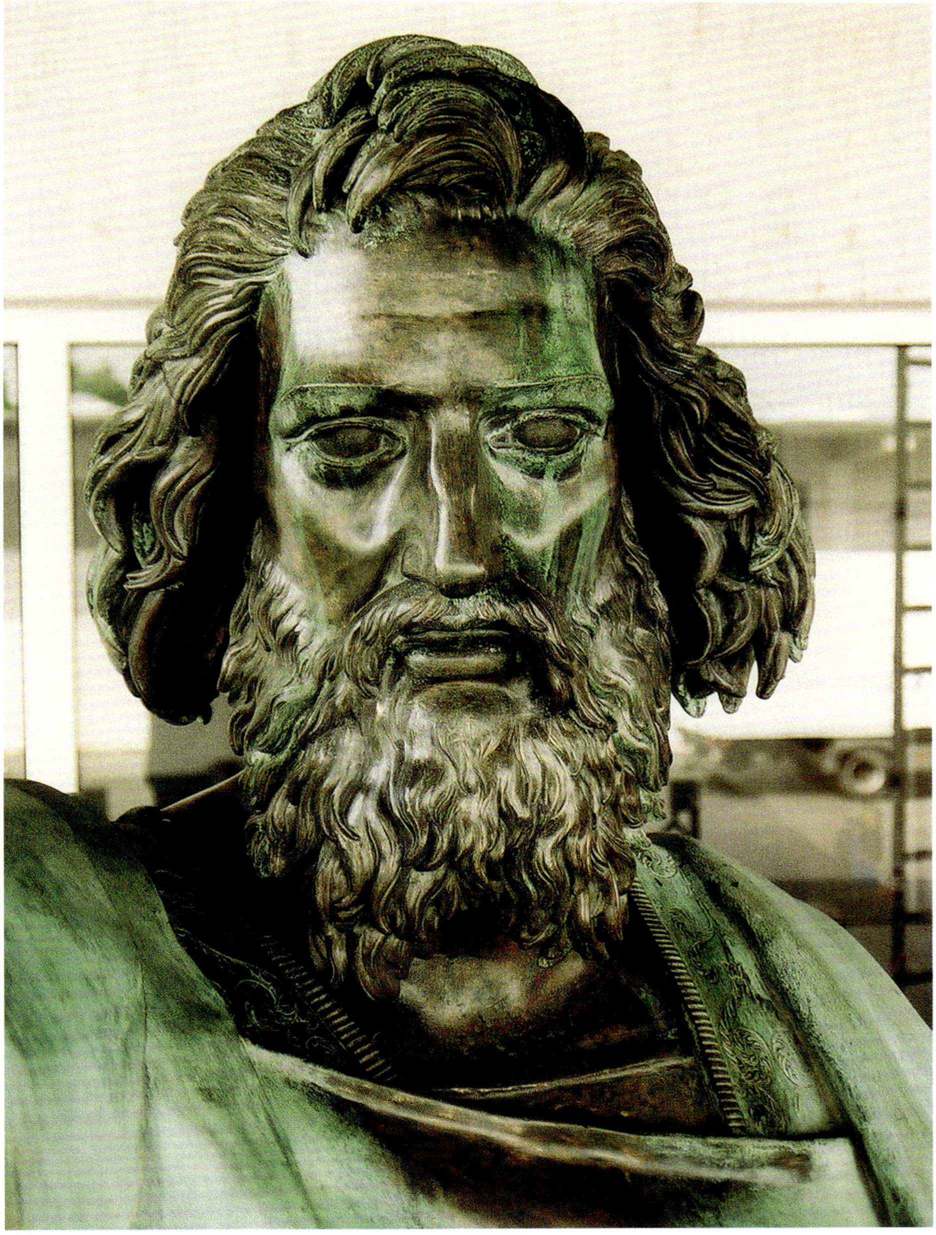

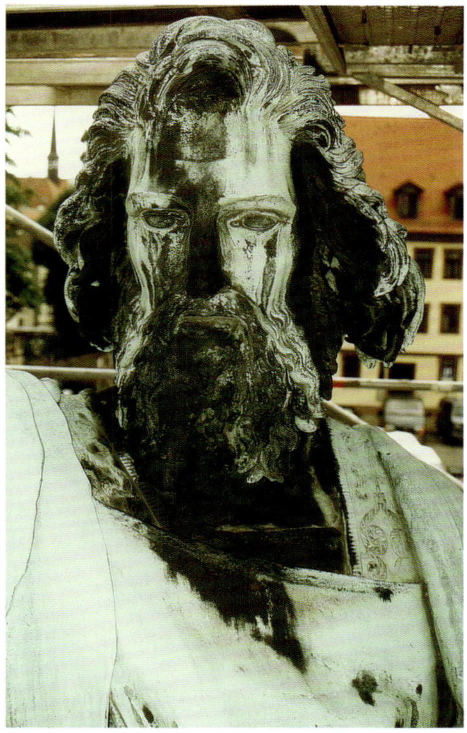

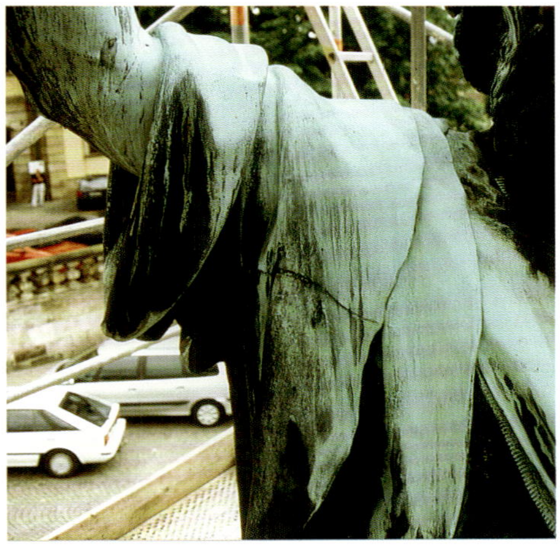

oben links: Kopf des Fuldaer Bonifatiusdenkmals nach der Restaurierung 2001–03. Deutliche Farbvertiefung und ein intensives Licht- und Schattenspiel heben die bildplastischen Formen hervor.

oben rechts: Kopf des Bonifatius und rechte Schulterpartie vor der Restaurierung.

Die von den Denkmalinitiatoren in Fulda erhoffte Wirkung des Monuments konnte dieses nicht mehr erreichen, da das mit der Gründung des Denkmals verbundene Gedankengut bereits wenige Jahre nach seiner Vollendung die Aktualität verloren hatte und das, von der katholischen Kirche getragene Verständnis des Heiligen nach der Jahrhundertmitte sich wieder eher mit dem Grab und dem Ort der kultischen Verehrung verbinden ließ.

Exkurs: Die Restaurierung des Bonifatiusdenkmals

von Katharina Fiebig-Krönung

Seit 1842 stand die ca. 5,10 m hohe und 3 Tonnen schwere Bronzeskulptur, eine Arbeit des Kasseler Bildhauers Werner Henschel, auf ihrem Steinsockel. Knapp 160 Jahre später wurde eine Neigung der Statue zu ihrer Frontseite festgestellt, wegen der die Stöße einzelner Gussteile, sich geöffnet und kleinere

Teile sich gelöst hatten. Zudem musste festgestellt werden, dass sich der rechte Fuß der Statue auf dem Sockel verschoben hatte und die Statue insgesamt von einer dicken Schmutzschicht überzogen war. So schien es ratsam, eine Voruntersuchung durchführen zu lassen, die dann auch Mitte 2001 in Auftrag gegeben wurde.

Äußerlich bestimmte die grüne Patina den Gesamteindruck. Sie hatte sich im Laufe der Standzeit gebildet. Ursprünglich besaß die Figur einen Bronzeton. Der Metallmischung hatte man extra Zink zugesetzt, um eine glänzendere Goldfarbe zu erhalten. Auch war ausdrücklich für die Zeit der Lagerung darauf hingewiesen worden, die Figur nicht zu betasten oder zu befeuchten, da anderenfalls erst wieder eine aufwendige Reinigung hätte erfolgen müssen. Was seinerzeit als Bronze bezeichnet wurde, würde – entsprechend der heute definierten Normen – als Rotguss deklariert werden. Neben den Bronzebestandteilen Kupfer und Zinn ist Zink enthalten. Es kommen aber laut Analyse auch einige Elemente wie Blei, Eisen, Arsen sowie weitere Elemente vor, bei denen es sich vorwiegend um Verunreinigungen handeln dürfte.

Als Restaurierungsziel war angenommen worden, die Bonifatiusfigur nicht wieder in ihren ursprünglichen Zustand, den des glänzenden Goldtons, zu versetzen, oder diese aufzupolieren, da es sich bei der grünen Patina um eine gewachsene, den Eindruck des Monumentes bestimmende Schutzschicht handelt, die auch Henschel beabsichtigt haben wird, denn die Skulptur war mit keinem dauerhaften Oberflächenschutz versehen worden. Abweichungen in der Legierung lassen sich nun an den verschiedenen Grüntönen der Patina ablesen und auch die bis zu 0,5 mm tiefen Auswaschungen auf der Oberfläche sind auf Unterschiede in der Materialzusammensetzung zurückzuführen.

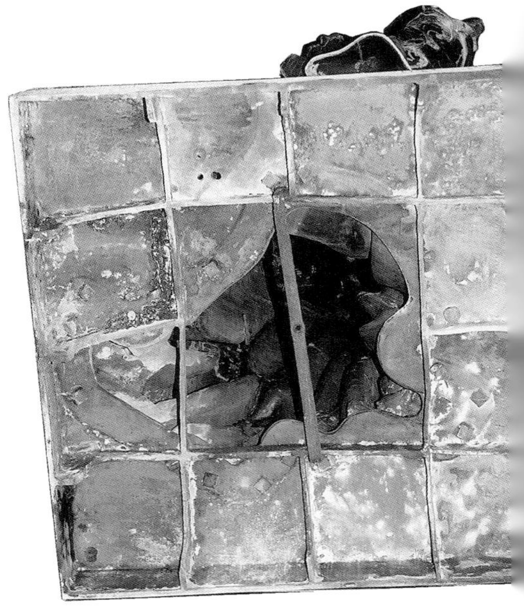

Fuldaer Bonifatiusdenkmals vor der Restaurierung 2001–03: Ansicht der Standfläche von unten mit einer Stahlstrebe im Sockel. Eine Versteifungsrippe hatte im freitragenden Bereich einen Bruch.

Gravierend dagegen war die dicke, schwarze Schmutzschicht, die an einigen Stellen regelrechte Schuppen bildete. Sie war an den Stellen entstanden, die vom Regenwasser nicht regelmäßig abgespült wurden. Diese Schmutzkruste wirkte wie ein Schwamm bzw. eine Kompresse, nahm die Feuchtigkeit gut auf und ließ Verunreinigungen weiterhin auf die Bronze einwirken, so dass sich unter der Schmutzschicht keine gesunde Patina bilden konnte. Weitere Folgen waren ausgedehnte Oxidationen. Deshalb war eine Reinigung, unter Verwendung von viel Wasser, Bürsten und Skalpell unumgänglich.

In Einzelteilen von sehr unterschiedlicher Größe gegossen und zusammengesetzt, besteht die Bonifatiusfigur aus neun Hauptteilen: 1. Sockel – 2. Rumpf bis zum Gürtel – 3. Brustkorb bis zum Halsansatz – 4. Hals mit Kopf – 5. Gewandteil rechts – 6. Gewandteil links – 7. rechter Arm mit Kreuz – 8. Buch – 9. rechter Fuß und zahlreichen Kleinteilen, z. B. Locken im Bart und im Haupthaar. Verbunden sind die Teile im Wesentlichen durch Bronzeschrauben mit Vierkantunterlegscheiben. Auf Gürtelhöhe befinden sich zusätzlich noch einige Stahlstifte zur Arretierung. Vom Kopf bis zur Basis bildet der ganze Körper einen einzigen Hohlkörper, der nur zur Basis hin offen ist. Die Gewandteile sind aufgesetzt und mit dem Korpus verschraubt. Hier wurden aber auch eingegossene Stahlbänder gefunden, die von außen zu erreichen waren, deren Zugang anschließend mit einem kleinen bronzenen Verschlussstück abgedeckt und dieses wiederum mit einer Bronzeschraube fixiert wurde.

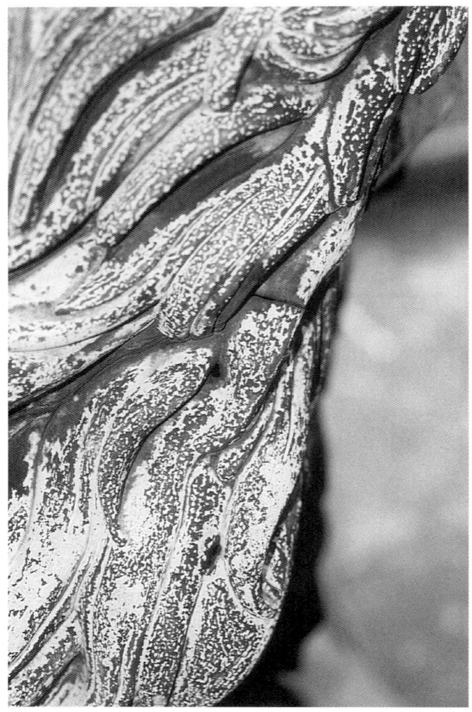

Fuldaer Bonifatiusdenkmals vor der Restaurierung 2001–03: Angesetzte Lockenteile.

Die wenigen sichtbaren Stahlteile waren durch Rost zersetzt. Da man vom Rumpf aus nicht in die Gewandteile blicken konnte und die Stahlteile eingegossen sind, ließ sich nicht genau feststellen, wie umfangreich eine evtl. Armierung ist und in welchem Zustand sie sich befindet. Zur Sicherung wurden daher von innen weitere Verschraubungen mit V4A-Schrauben angebracht.

Bei einem Gewicht von 3000 kg waren wir davon ausgegangen, dass sich im Inneren ein Stützgerüst mit Verankerung zum Sockel befinden müsste. Doch je weiter die Voruntersuchung voranschritt wuchs die Erkenntnis, dass die Figur ausschließlich durch ihr Eigengewicht stand, diese sich aber leicht nach vorne neigte. Auch war die Verschraubung des rechten Fußes zum Sockel abgerissen, so dass er sich auf dem Bronzesockel nach hinten verschoben hatte. Um diese Entwicklung aufzuhalten hat die Figur, vor der erneuten Aufstellung, innen eine Edelstahlstütze erhalten, die sie auf Gürtelhöhe fasst und die auf dem Steinsockel befestigt ist. Da sich die Figur langsam und stetig verzogen hatte, ließ sich diese nicht mehr aufrichten.

Nach Voruntersuchung des Äußeren folgte die Untersuchung des Inneren der Statue. Erst diese konnte genaueren Aufschluss geben über den inneren Aufbau und die Verbindungstechniken. Dafür musste die Skulptur von ihrem Sockel gehoben und horizontal gelagert werden. Am 21.11.2001 wurde mit diesem Unterfangen begonnen. Am rechten Arm wurden die Verschraubungen aufgebohrt und der Arm samt Kreuz abgenommen. Im Bereich des Ellenbogens war der Unterarm doppelwandig gearbeitet worden. Dies war nötig, um ihn genau auf den Stumpf am Oberarm setzen zu können. Die Gurte wurden angelegt, der Bonifatius gut gepolstert und nachts der Platz gesperrt. Am nächsten Morgen hob ein Kran die Figur an, die sich problemlos vom Sockel löste, und stellte sie auf dem Platz ab. Die Gurte mussten neu platziert werden und ein zweiter Kran wurde benötigt, um den Bonifatius in eine waagrechte Position zu bringen und auf einem LKW abzulegen.

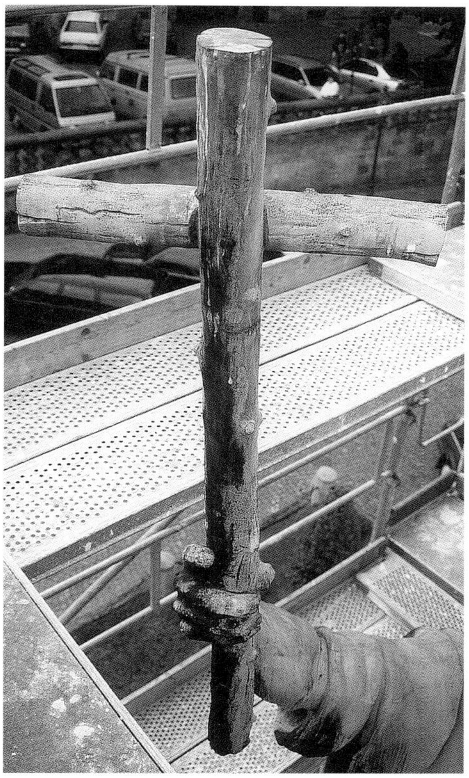

Fuldaer Bonifatiusdenkmals vor der Restaurierung 2001–03: Kreuz von vorne.

Hatte der Bonifatius vor seiner Einweihung 1842 fast drei Jahre lang im städtischen Brandwein-Freilager gelegen, so wurde er nun zur Durchführung der Untersuchungen in einer Halle des Betriebshofes untergebracht.

Von innen betrachtet wurde deutlich, dass die Bronzehaut eine Wandungsstärke von ca. 10 mm hat. Deutlich zu erkennen war, auch wie die Gewandteile durch eine ganze Kette von Bronzeschrauben am Rumpf befestigt waren und dass einige Schrauben fehlten. Von außen erkennbare Verschlussplatten konnten nun als Verbindungs- und als Flickstücke identifiziert werden, die nach dem Guss in Fehlstellen eingebracht worden waren. Sie waren innen mittels Bügeln und Spangen auf Vorspannung gehalten worden und mit Bronzeschrauben versehen. Genau eingepasst waren sie von außen, genau wie die Stoßkanten der Gussteile, sauber nachziseliert worden. Überbleibsel der Produktionstechnik waren weiße Reste des Formkerns, festhaftende Stahldrahtreste und eine, sich im Guss befindliche, spiegelverkehrte Nummerierung von I bis VIII, die Kennzeichnung der Gießkerne.

Um diese schwere Figur ohne zusätzliche Stütze tragen zu können, war die Basis durch rasterförmig angelegte Stege stabilisiert worden. Zur Unterstützung waren Winkel angeschraubt und eine Stahlstrebe quer über die Öffnung zum Rumpf hin gezogen worden. Der Stahl war komplett korrodiert und einer der Bronzestege gerissen. Auf dieser Basis war die Figur verschraubt und die Positionen mit I bis XVI markiert worden.

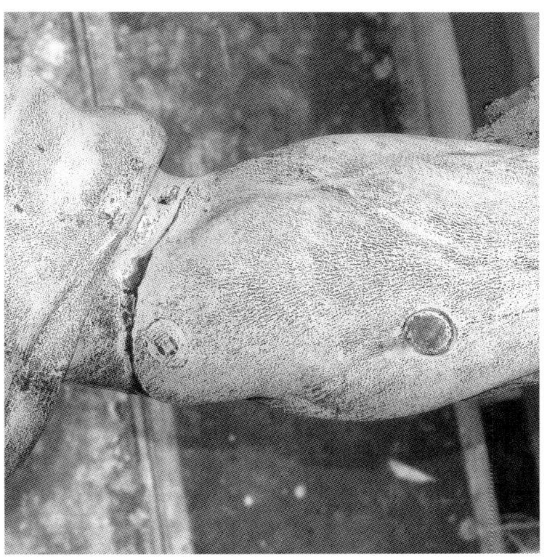

Fuldaer Bonifatiusdenkmals vor der Restaurierung 2001–03: Ansicht des rechten Arms von oben mit Verbindungsschrauben.

Nachdem das Schadensbild feststand, konnte eine Ausschreibung erfolgen. Als Ergebnis wurde die Firma Fuchs und Girke mit der Restaurierung betraut.

In aufwendiger und akribischer restauratorischer Arbeit wurde die Bonifatiusskulptur gereinigt. Schwerpunkt war dabei die Verschmutzungen zu entfernen, ohne die Patina zu schädigen. Einige der Verschlussplatten waren nicht mehr dicht. Aus ihnen war Wasser ausgetreten und hatte deutliche Schmutz- und Feuchtigkeitsspuren auf der Oberfläche hinterlassen. Die Verschlussstücke wurden geöffnet, die Hohlräume ausgespült, gründlich getrocknet und wieder dicht verschlossen.

Um in Zukunft Wasseransammlungen in den Hohlräumen des Faltenwurfs zu vermeiden, wurden an verdeckten Stellen einige Löcher gezielt gebohrt, so

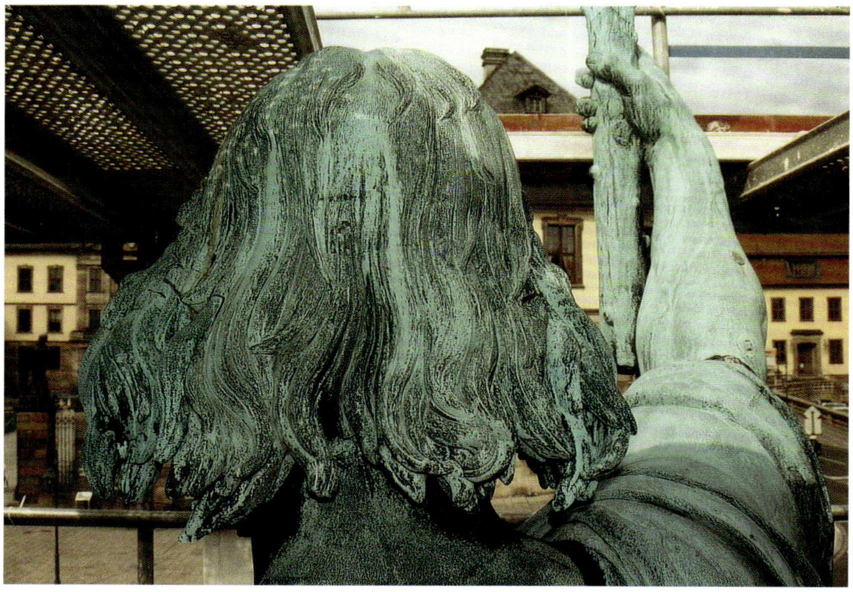

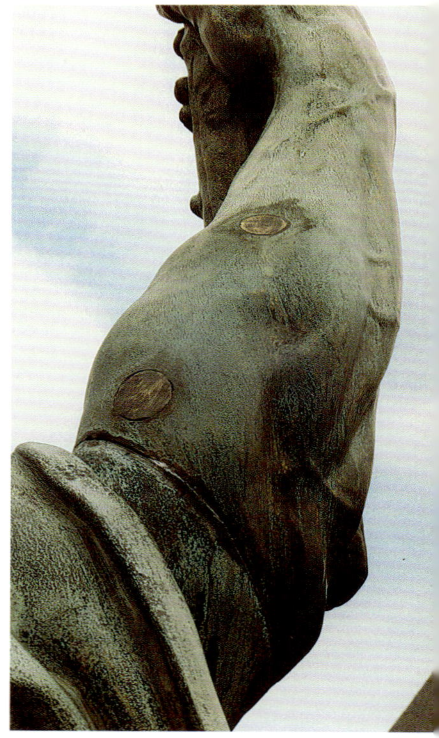

Fuldaer Bonifatiusdenkmals vor der Restaurierung 2001–03: Kopf von hinten (oben links), rechter Arm (oben rechts), Kopf mit angesetzten Lockenteilen von oben sowie Schulter (unten).

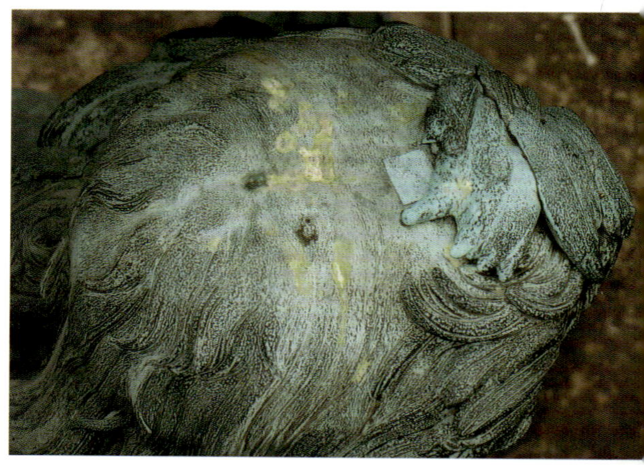

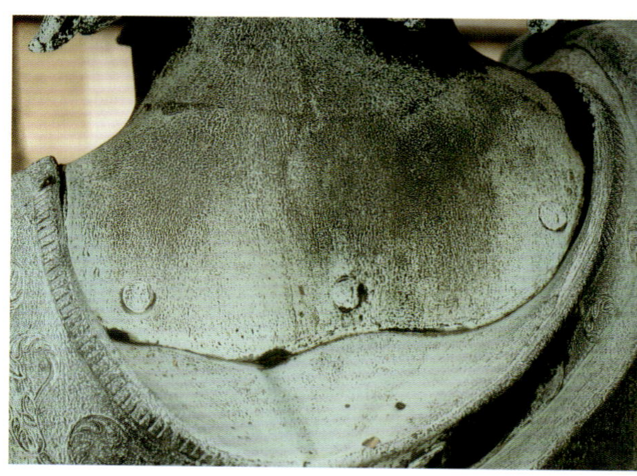

dass das Wasser abfließen kann und die Hinterlüftung verbessert wird. Wie schon erwähnt wurden innen zusätzliche Verschraubungen und eine Stützkonstruktion angebracht. Zum Schutz wurde die Oberfläche mehrfach mit mikrokristallinem Wachs behandelt. Dem Wachs wurden Pigmente beigemischt, um nach der Reinigung die Farbnuancen der Oberfläche optisch aneinander anzugleichen.

Am Montag, den 26.5.2003, war es schließlich soweit, die Bonifatiusfigur wurde wieder aufgestellt und tags drauf in einem offiziellen Akt der Bevölkerung wieder übergeben.

Literatur

Zum Bonifatiusdenkmal in Fulda

Berge, Otto: 125 Jahre Bonifatiusdenkmal in Fulda. In: Buchenblätter (Beilage der Fuldaer Zeitung), 15, 1967 – 10, 1968

ders.: Einweihung und Entfernung der Reliefs am Bonifatiusdenkmal in Fulda. In: Buchenblätter (Beilage der Fuldaer Zeitung) 10, 1993

Lenhart, Ludwig: Die Bonifatius Renaissance des 19. Jahrhunderts. In: Sankt Bonifatius, Gedenkgabe zum zwölfhundertsten Todestag, Fulda 1954, S. 533 ff.

Zur Bildhauerkunst im 19. Jahrhundert

Christian Daniel Rauch Museum, Bad Arolsen, Katalog, hg. v. Birgit Kümmel, Bernhard Maaz, Berlin 2002

Antlitz des Schoenen. Klassizistische Bildhauerkunst im Umkreis Goethes, Ausstellungskatalog Rudolstadt 2003

Zur Gattung Nationaldenkmäler

Schrade, Hubert: Das Deutsche Nationaldenkmal, München 1934

Nipperdey, Thomas: Nationalidee und Nationaldenkmal in Deutschland im 19. Jahrhundert. In: HZ 206, 1968, S. 529ff.

Mittig, Hans Ernst; Plagemann, Volker: Denkmäler im 19. Jahrhundert, München 1972

Scharf, Helmut: Kleine Kunstgeschichte des Deutschen Denkmals, Darmstadt 1984

Schlie, Ulrich: Die Nation erinnert sich, München 2002

Zu einzelnen Nationaldenkmälern

Nungesser, Michael: Das Denkmal auf dem Kreuzberg von Karl Friedrich Schinkel, Berlin 1987

Wilderotter, Hans: Nationaldenkmäler. In: Baumunk, Bodo-Michael und Brunn, Gerhard (Hg.) Hauptstadt, Ausstellungskatalog Bonn 1989

Roettig, Petra: Hercules Germanicus, Luthers Läuterung zum Nationaldenkmal. In: Deutsche Nationaldenkmäler 1790-1990, Ausstellungskatalog Bielefeld 1993

Stolz, Ruprecht, Die Walhalla, Ein Beitrag zum Denkmalsgedanken im 19. Jahrhundert, Diss. Köln 1977

Traeger, Jörg (Hg.), Die Walhalla, Idee Architektur, Landschaft, Regensburg 1979

Paul, Ina-Ulrike und Puschner, Uwe, Walhalla's Genossen. In: „Vorwärts, Vorwärts sollst du schauen ..." – Geschichte, Politik und Kunst unter Ludwig I., Veröffentlichungen zur Bayerischen Geschichte und Kunst 9. München 1986

v. Buttlar, Adrian, Leo von Klenze, Leben-Werk-Vision, München 1999

Jürgen Krüger

Bonifatiuskirchen im 19. Jahrhundert

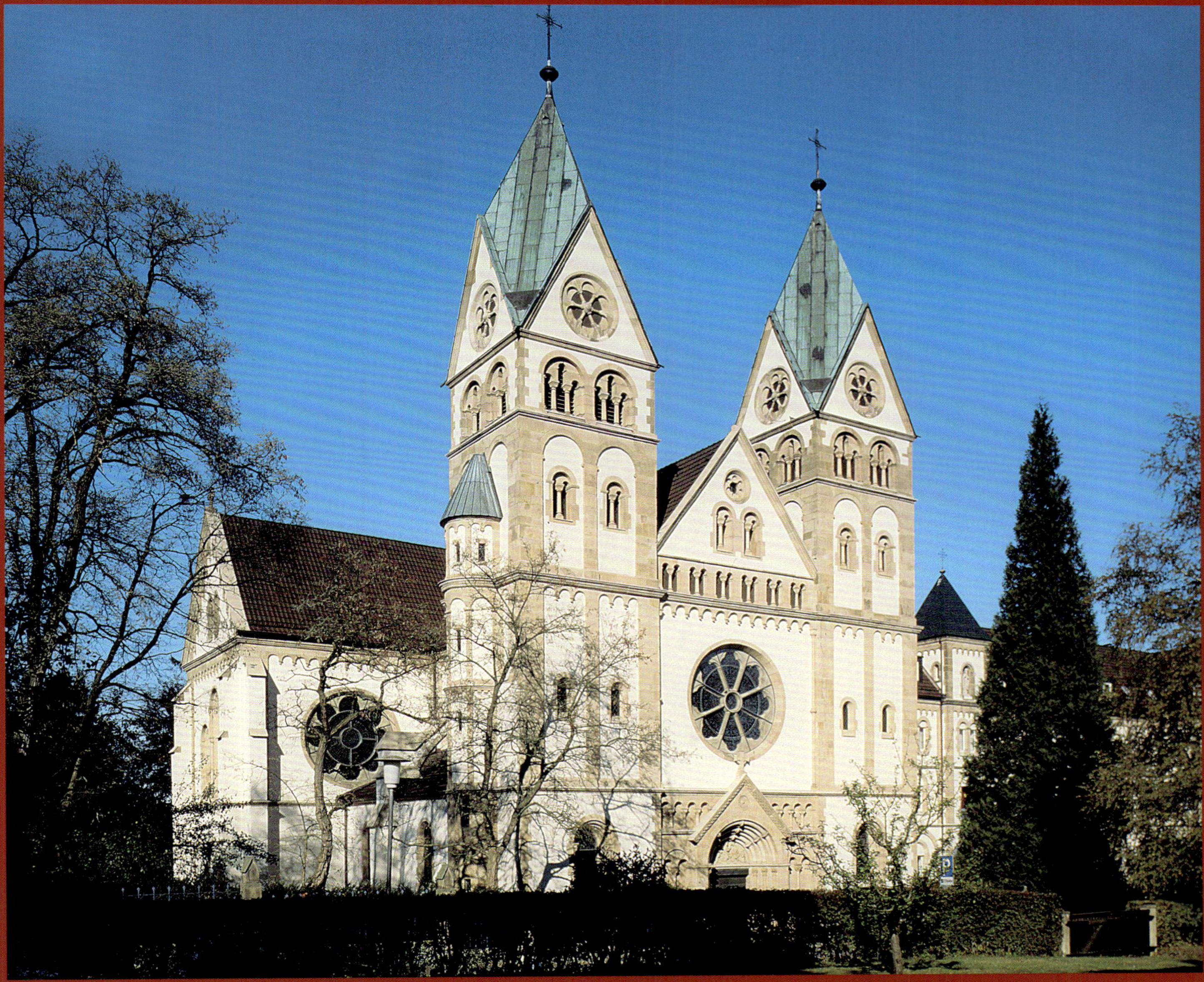

Bonifatius im 19. Jahrhundert

S. 251: Bonifatiusklosterkirche in Hünfeld.

Die meisten Bonifatiuskirchen, die wir heute besitzen, stammen überraschenderweise aus dem 19. und 20. Jahrhundert, und dieses Phänomen fordert eine Erklärung. Tatsächlich war der Bonifatiuskult im Mittelalter nicht sonderlich weit verbreitet, was Altar- und Kirchenpatrozinien angeht. Wieso änderte sich dies im 19. Jahrhundert, welche Beweggründe können wir dafür ausmachen? Es wird sich herausstellen, dass es vor allem zwei Schübe des Bonifatiuskultes gab, im frühen und im ausgehenden 19. Jahrhundert, und dass diese nur teilweise gleiche gedankliche Wurzeln haben. Der Bonifatiuskult wurde in dieser Zeit als ein „apostolischer" Kult betrachtet, und wir finden Bonifatiuskirchen in Orten, die wir in drei Kategorien einteilen können: an Stätten seines Wirkens, dann, wo es um den „Apostel der Deutschen" geht, und zuletzt, wo es um den „Apostel der deutschen Katholiken" geht.

Es handelt sich grundsätzlich um ein Problem der Patrozinienkunde. Ging es im Mittelalter um den Wunsch und realen Besitz bestimmter Reliquien, die dann ausschlaggebend für die Benennung von Altarstellen und Kirchen wurden, bestimmte die Erreichbarkeit von Reliquien also auch die Benennung von Altären – erinnert sei an die römischen Katakombenheiligen, die in mehreren Schüben über die Alpen wanderten –, so trat im 19. Jahrhundert die Politik noch mehr in den Vordergrund. Während zur mittelalterlichen Patrozinienkunde zahlreiche Detailuntersuchungen vorliegen, die Reliquienkunde einen festen Bestandteil interdisziplinärer Forschung zwischen Theologie, Ge-

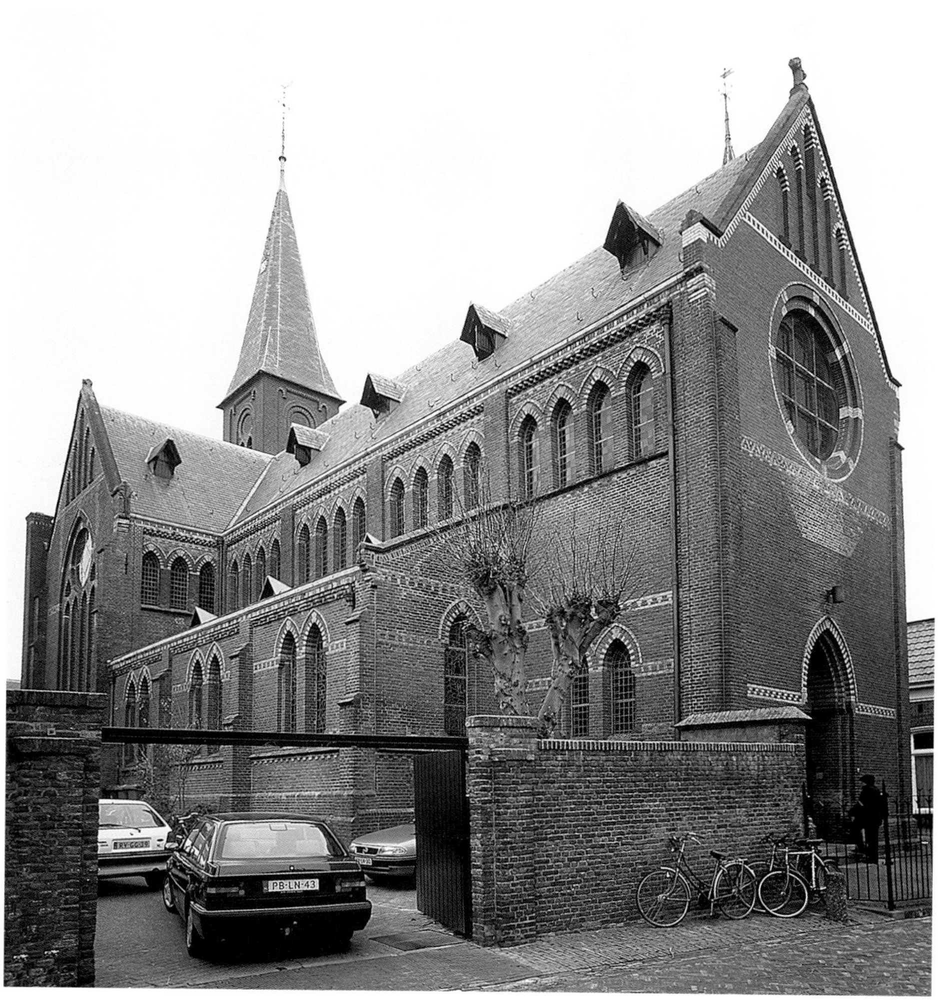

Dokkum/Friesland, St. Bonifatius von Petrus Josephus Hubertus Cuypers, 1871/72.

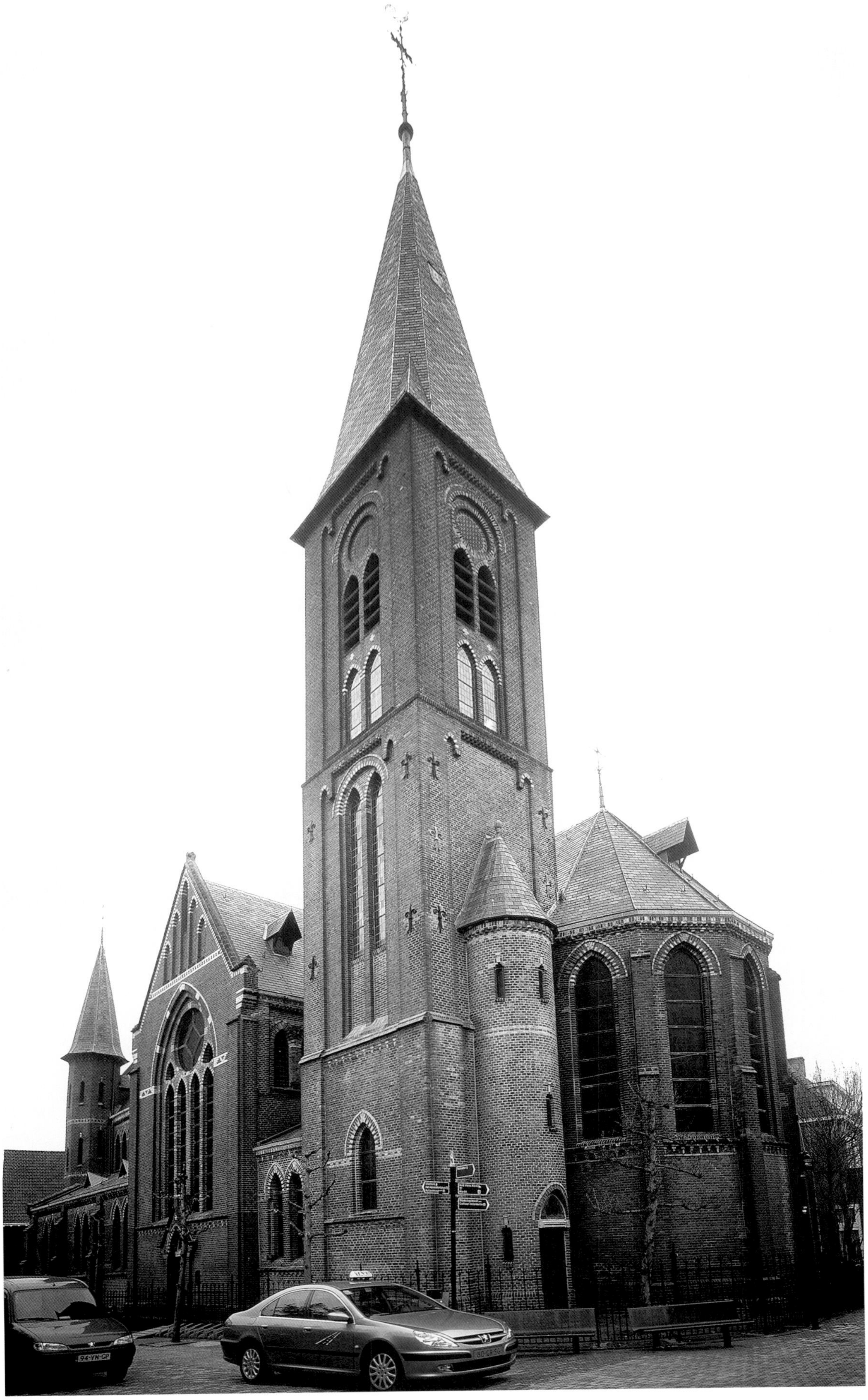

Dokkum, St. Bonifatius, 1871/72.

schichte und Kunstgeschichte einnimmt, liegen für eine Patrozinienkunde des 19. und 20. Jahrhunderts noch keine umfassenden Studien vor. Dass interessante Ergebnisse zu erwarten sind, zeigt die folgende Skizze, die das Bonifatiuspatrozinium in der Neuzeit verfolgt.

Stätten des Wirkens

Im 19. Jahrhundert, einer Epoche der Romantik und politischen Restauration, ging es zunächst darum, den Kult des Bonifatius wiederzubeleben. Dafür war es nur natürlich, an die Stätten des Missionars zu gehen, dahin, wo er gewirkt und gelitten hat.

In Friesland, genauer im niederländischen Dokkum, wurde in der Mitte des Jahrhunderts die katholische Pfarr- und Wallfahrtskirche des hl. Martin und der hll. Bonifatius und Gefährten errichtet. Es handelt sich dabei um den Martyriumsort des Bonifatius, wo er im Jahr 754 ermordet worden war.

Die Situation konnte sich kaum glücklicher fügen: Die alte Bonifatiuskirche war nach der Reformation in den Besitz der Reformierten übergegangen, erst 1853 wurde die Katholische Kirche in den Niederlanden wieder offiziell als Kirchengemeinschaft erlaubt. Zuvor, seit 1671, hatten Katholiken versteckt in einer privaten Wohnung ihren Gottesdienst gefeiert, die als eine Art Notkirche hergerichtet war. Im Jahr 1854 konnte das 1100-Jahr-Jubiläum des Martyriums des Bonifatius also bereits in der Öffentlichkeit gefeiert werden, und ein Jahr später wurde die Notkirche in den Status einer Pfarrkirche erhoben. Rasch folgten hochfliegende Kirchbaugedanken. Jedoch konnte der in den Niederlanden sehr bekannte Kirchenbaumeister Petrus Josephus Hubertus Cuypers (aus Roermond, 1827–1921) die Kirche erst 1871/72 errichten. Sie wurde als Backsteinkirche großzügig im Stil der frühen Gotik errichtet. Seither hat sie sich als ein wichtiges Zentrum des niederländischen Katholizismus entwickelt.

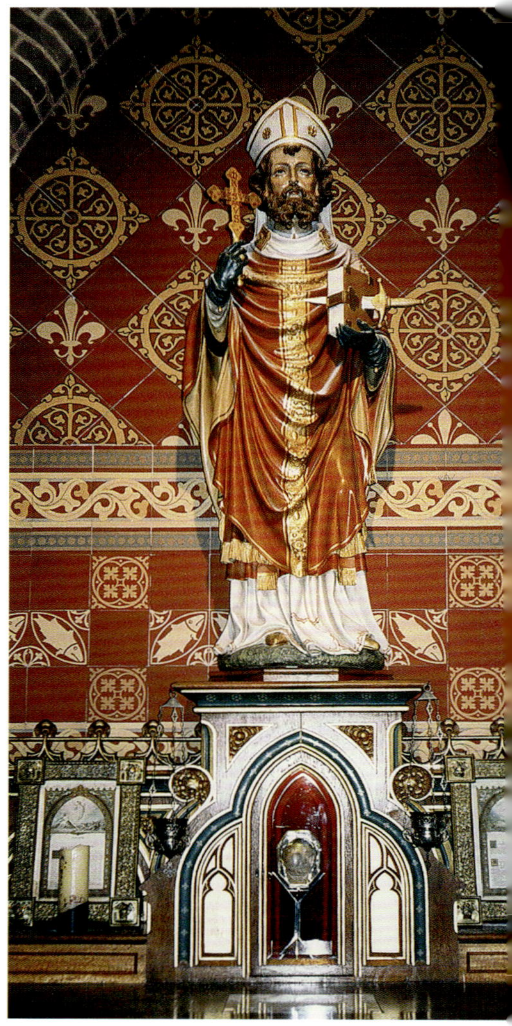

Neugotische Bonifatiusfigur, 19. Jahrhundert, St. Bonifatius in Dokkum.

In jenen Jahrzehnten im 19. Jahrhundert war die Vita des Missionars noch nicht auf die Basis gesicherter quellenkundlicher Arbeiten gestellt worden. So konnte es auch zu Bauten am „falschen" Ort kommen, wie auf der Salzburg nahe Bad Neustadt an der Saale (Unterfranken).

Die Salzburg war damals zu einem berühmten Ort deutscher Frühgeschichte avanciert. Man nahm an, dass die Burg schon am Anfang des 8. Jahrhunderts von Karl Martell erbaut worden sei, ja Karlmann hätte hier zusammen mit Bonifatius, zu dieser Zeit päpstlicher Legat, im Jahr 741 das erste deutsche Nationalkonzil abgehalten und hier drei neue Bistümer eingerichtet, indem er deren erste Bischöfe weihte. Erst Anfang des 20. Jahrhunderts wurde dieses Geschichtsbild korrigiert: der Bau der Salzburg wurde um mehrere Jahrhunderte jünger angesetzt (12. Jahrhundert), und der Ort der Bischofsweihe durch Bonifatius wurde nicht mit der Salzburg, sondern mit Sülzenbrücke nahe Erfurt identifiziert. Doch die Ereignisse um 1840/50 tangiert das natürlich nicht.

Am 27. Februar 1840 hatte Werner Moritz Maria Graf von Haxthausen die Burg und den Ort Neuhaus daneben erworben. Aus Paderborn stammend, hatte er die Freiheitskriege miterlebt und war mit den großen Politikern und Gelehrten seiner Zeit zusammengetroffen, darunter Görres, Clemens von Brentano und Ernst Moritz Arndt. In Neuhaus freundete er sich mit dem bayerischen Monarchen, König Ludwig I., an.

Harxthausen ließ in der neuerworbenen Burg sogleich Grabungen vornehmen und fand Reste „einer uralten Konstruktion". Man glaubte, an der Stelle

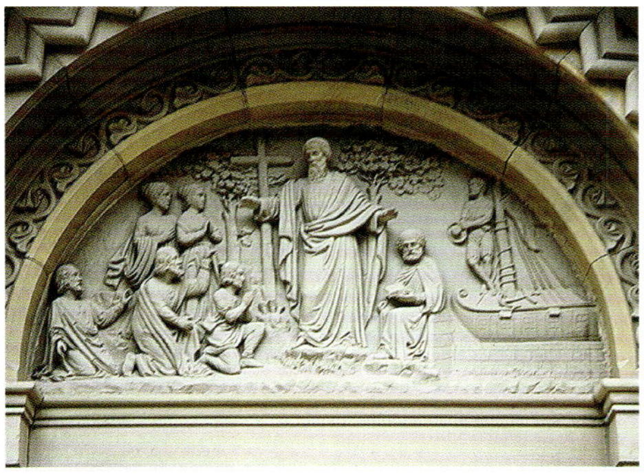

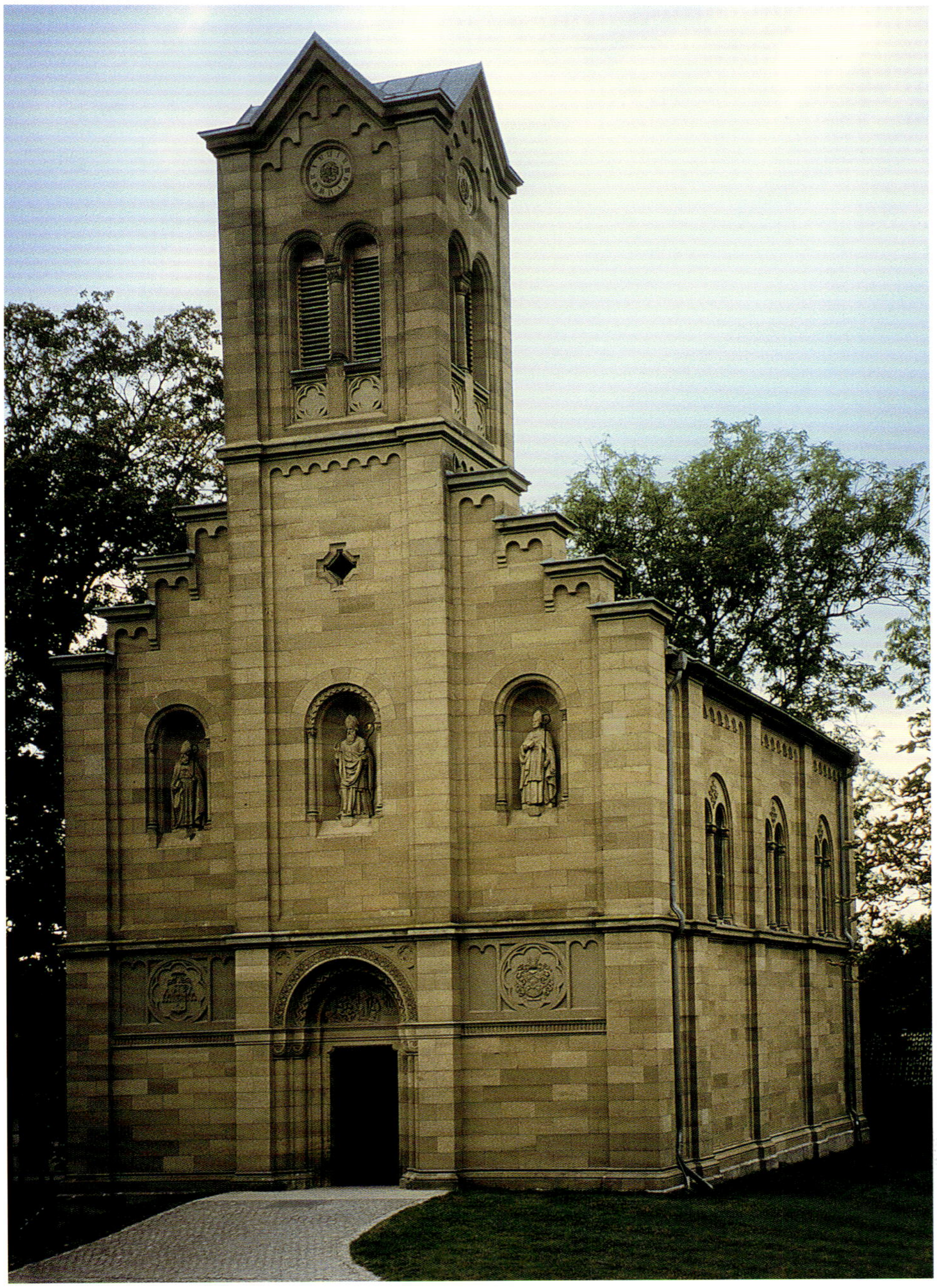

oben und links: Salzburg bei Bad Neustadt a. d. Saale, Bonifatiuskapelle, Ansicht und Tympanonrelief.

der Bischofsweihe zu sein, und bereitete sogleich die Grundsteinlegung für eine neue Bonifatiuskirche vor, stand doch die 1100-Jahrfeier der Diözese Würzburg bevor, die eben von Bonifatius eingerichtet worden war. An einem derartigen Ereignis hatte freilich auch Ludwig I. selbst großes Interesse. Als der Graf überraschend im Jahr 1842 starb, übernahm der König die Weiterführung des Baus und übertrug ihn seinem Münchener Architekten August Voit, einem Schüler Friedrich von Gärtners.

August Voit, protegiert von Friedrich von Gärtner, machte seine Karriere vor allem im bayerischen Rheinkreis, also im heutigen südlichen Rheinland-Pfalz. Dort lernte er die zahlreichen romanischen Bauwerke am Oberrhein kennen, die seine Vorstellungen von historistischer Architektur besonders beeinflussen sollten: Er bevorzugte den „Rundbogenstil", der sogar gegen den Wunsch des Königs, der die Neogotik wünschte, durchgesetzt wurde. So zeugt auch die Bonifatiuskapelle auf der Salzburg, die nach manchen Planänderungen im Jahr 1848 geweiht wurde, von Voits Baukunst.

Apostel der Deutschen

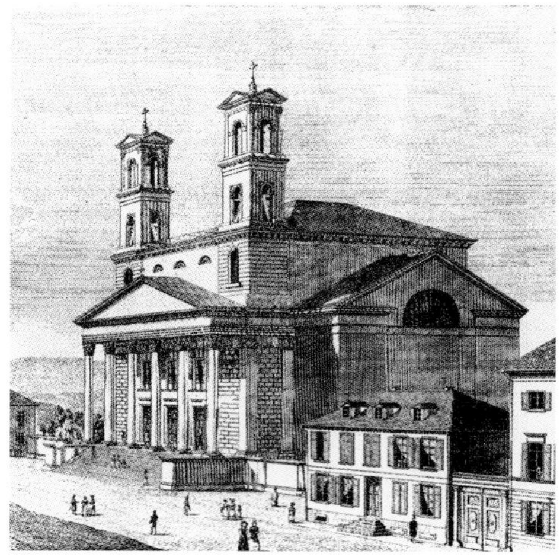

Wiesbaden, erste Bonifatiuskirche von Friedrich Ludwig Schrumpf, 1828.

Als die Kapelle auf der Salzburg dem hl. Bonifatius geweiht wurde, klang bereits ein Motiv an, das für die erste Hälfte des 19. Jahrhunderts bestimmend werden sollte: man wünschte die Kapelle dem „Apostel der Deutschen" zu weihen.

Der Titel „Apostel" war ursprünglich nur auf die Jünger Jesu angewandt worden, die bei seinem Opfer anwesend waren und auf ihren Missionsreisen davon Zeugnis ablegen sollten. Erst in der modernen Geschichte wurde der Begriff auf andere Personengruppen ausgeweitet, wurden besonders die frühen Missionare mit einbezogen. So wurde – vereinzelt – Kyrill unter dem Pontifikat Sixtus' V. (1585–90) als „beato Cirillo *apostolo* dei Moravi, Schiavoni e Boemi", als Apostel der Mähren, Slawen und Böhmen bezeichnet. Schließlich wurden im 19. Jahrhundert (genau ab 1823), der Epoche der Nationalstaaten, Kyrill und Method systematisch *Slaven-Apostel* genannt, wurden also politische Nation und religiöses Bekenntnis in eins gesetzt. Auf ähnliche Weise avancierte Bonifatius nach den Befreiungskriegen zum „Apostel der Deutschen".

Früh wurde dieser Wunsch nach einer Bonifatiuskirche in Wiesbaden formuliert. Katholiken durften in der lutherischen Badestadt erstmals 1791 Messen beiwohnen, am 12. April 1800 konnte sich eine katholische Gemeinde konstituieren, die rasch großen Zulauf bekam. Als sich die Kirchenbaupläne ca. 1826 konkretisierten, suchte man einen geeigneten Architekten, den man im nassauischen Hofbaumeister Friedrich Ludwig Schrumpf fand. Den ursprünglich gewählten Kirchennamen auf Petrus und Paulus ließ man fallen und einigte sich auf Bonifatius, den „Apostel der Deutschen".

Im Juni 1828 begann man mit dem Kirchenbau, einer Rotunde im klassizistischen Stil. Man hatte nicht lange Freude an dem aufwendigen Bauwerk, denn es stürzte bereits drei Jahre später ein. Mit fürstlicher Unterstützung konnte man allerdings bald wieder den nächsten Neubau planen, den Oberbaurat Philipp Hoffmann 1845–49 durchführte. Hoffmann, ein Schüler des Friedrich von Gärtner wie Voit, bediente sich einer Mischung aus frühchristlichem Rundbogenstil und Spätromanik, um die geräumige, auf 2.500 Besucher berechnete Kirche zu errichten.

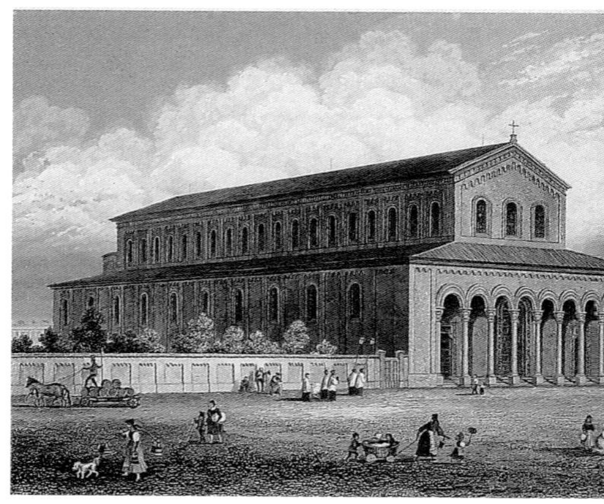

München, St. Bonifatius,von Friedrich Ziebland, 1835–50, Ansicht vor der Zerstörung im 2. Weltkrieg.

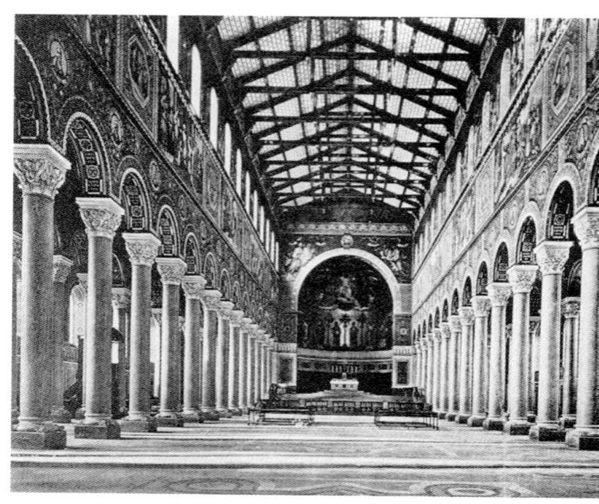

Noch später vollendet, aber gedanklich weiter zurück reicht schließlich die Bonifatiuskirche in München. Ludwig stellte bereits zu seiner Kronprinzenzeit – möglicherweise 1811/12, eventuell während seines Romaufenthalts 1818 – Überlegungen zur Gestaltung des Königsplatzes in München an. Ein Kirchbau gehörte immer dazu, im Jahr 1816 etwa entwarf Leo von Klenze eine „Apostelkirche". Von Anfang an spielten bei den Plänen Ludwigs die römischen frühchristlichen Kirchen eine große Rolle, die in jenen Jahren gerade in der Architekturtheorie unter dem Stichwort „Basilika" lebhaft diskutiert wurden. Der spektakuläre Brand von St. Paul vor den Mauern im Juli 1823 wirkte dabei wie ein Katalysator: Nun wurde die monumentale römische Basilika das direkte Vorbild für den Münchener Bau. Ludwig schickte 1826 den jungen Architekten Friedrich Ziebland nach Rom, eben zum Studium der frühchristlichen Kirchenbauten. 1835 betraute er ihn schließlich mit dem Bau der Basilika: „Ich bin gesonnen, dem Apostel der Deutschen und Baiern, dem heiligen Bonifacius, in München eine Kirche zu erbauen, und zwar in der Form einer Basilika". 15 Jahre später wurde die Kirche geweiht.

Die Bonifatiuskirche in München ist schon von der Größe, aber auch von der Lage her das anspruchsvollste Kirchenbauprojekt der Zeit. In ihr wird der Anspruch, dem Apostel der Deutschen (und Bayern!) eine Apostelkirche zu

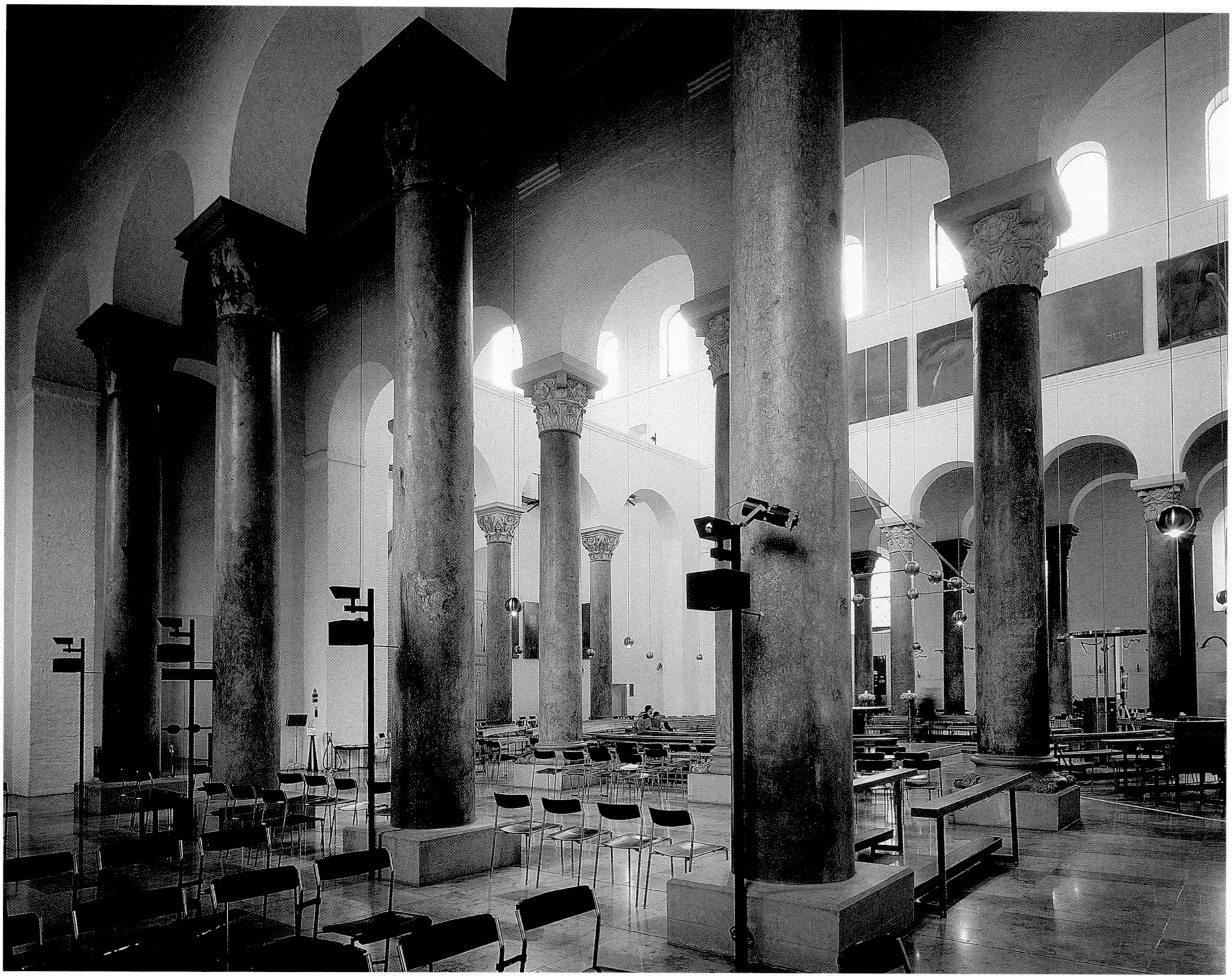

München, St. Bonifatius, Zustand 2004. Obgleich nur noch der Eingangsbereich und Teile des Langhauses der Kirche nach dem 2. Weltkrieg wiederhergestellt wurden, bieten die Reste des fünfschiffigen Innenraums noch immer ein eindrucksvolles Erscheinungsbild, das sich am frühchristlichen Kirchenbau orientiert. Die farbige Raumausstattung des Historismus, der nördliche Teil des Langhauses und die Apsis sind jedoch verloren.

bauen, wie sie in Rom gestanden hatte, besonders evident. Die Anlage als mächtige fünfschiffige Basilika geht sicher auf die römische Paulusbasilika zurück, wenn auch manche Details stärker den Bauten Ravennas verpflichtet sind. Die Münchener Kirche, die im Zweiten Weltkrieg leider stark zerstört und nur teilweise wieder aufgebaut wurde, trug zugleich einen großen Zyklus nazarenischer Malerei.

Wenn Bonifatius in München eine Kirche nach frühchristlichem, apostolischem Vorbild erhielt, wird der geistige Anspruch besonders evident, dass nämlich Bonifatius selbst in die Reihe der Apostel eingereiht wurde. Missionar und Apostel wurden in ihrer Funktion gleich. In ähnlicher Weise wuchs auch die Rolle, in der Ludwig I. sich sah. Wie ein römischer Kaiser in apostolischen Zeiten sorgte er für die Ausbreitung des Christentums, belebte deswegen den Geist des Bonifatius, der die bayerischen Bistümer eingerichtet hatte, wieder. Auch im Ausland sorgte er für das katholische Christentum: Besonders versorgte er die Vereinigten Staaten mit einer ganzen Reihe von Benediktinerklöstern.

Deutschland im 19. Jahrhundert wieder zu missionieren, ähnlich wie zu Zeiten des Bonifatius, erschien damals nicht so abwegig. Die Industrialisierung und Verstädterung hatten die ersten Spuren hinterlassen, es galt, die Menschen wieder verstärkt an die Kirchen zu binden. Menschen in der Dias-

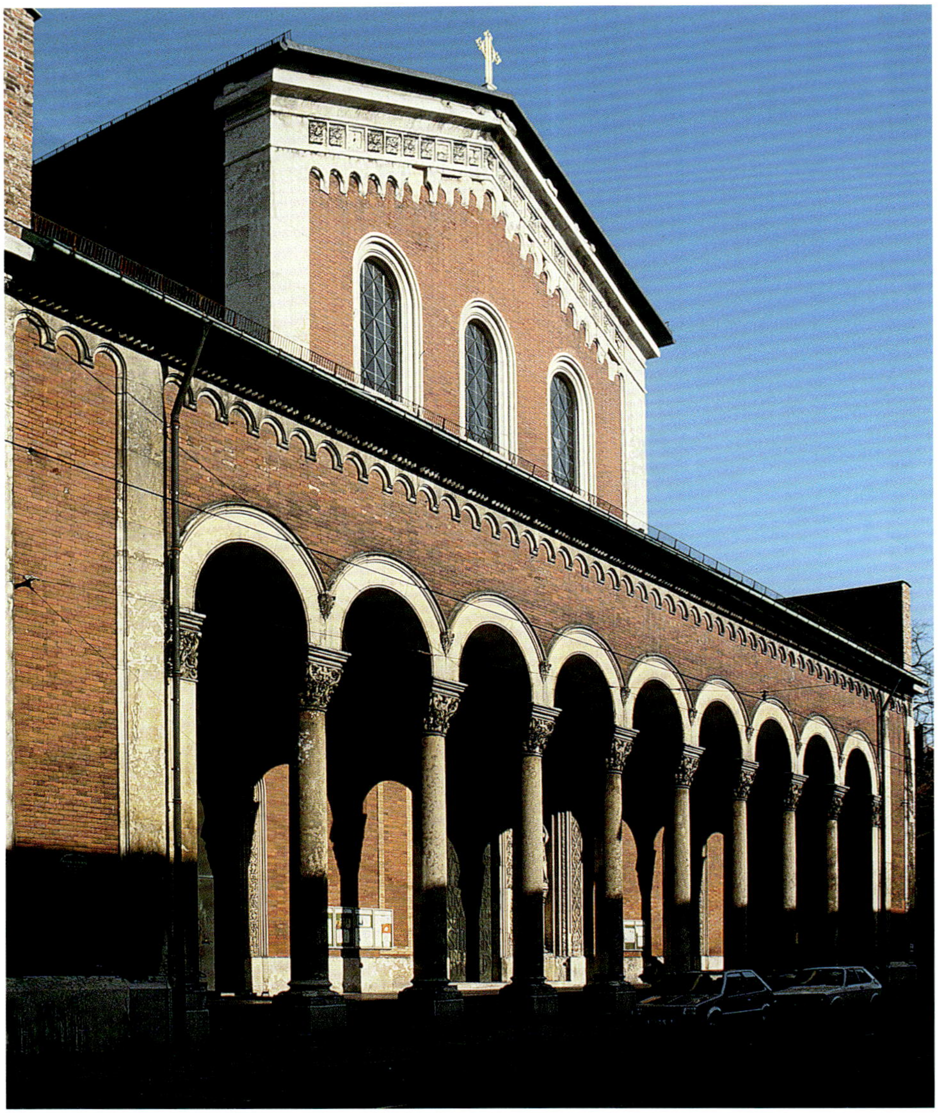

München, St. Bonifatius, Fassade.

pora mussten versorgt werden. In der Folge entstand daher 1849 der Bonifatiusverein zur Unterstützung in der Diaspora lebender Katholiken. Doch noch galt Bonifatius als Apostel aller Deutschen. Anders ist es nicht zu verstehen, wenn 1854 auch der evangelische Verein für Diaspora-Arbeit, der Gustav-Adolf-Verein, seine Mitglieder zur Gedenkfeier des 1100. Todestags des Bonifatius nach Thüringen rief.

Apostel der deutschen Katholiken

Erst im späten 19. Jahrhundert sollte sich die Situation ändern. Nun waren „Bonifatiuskirchen" konfessionell besetzt, ausgerichtet *gegen* protestantische Kirchen. Im Kulturkampf, der nach der Reichsgründung ausgebrochen war, mussten sich Katholiken häufig antikatholischer Gesetze erwehren, was zu einer Verschlechterung der Beziehungen zwischen den Konfessionen beitrug. Einen Höhepunkt erreichte die Situation im Jahr 1883, einem Jubeljahr der Reformation für die evangelische Kirche. Das 400. Geburtsjahr Luthers bot Gelegenheit zu vielerlei Polemik.

Auffällig ist in jenen Jahren um 1883 eine allgemeine gereizte Stimmung in weiten Teilen der Bevölkerung. Die großen Städte z. B. des Ruhrgebiets waren

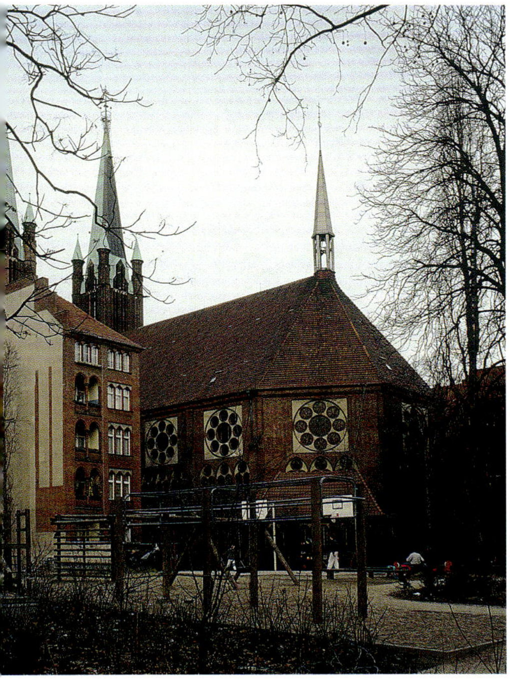

Berlin, St. Bonifatius, von Max Hasak, 1906/07, Ansicht entlang der Yorkstraße (rechts) und rückwärtige Ansicht.

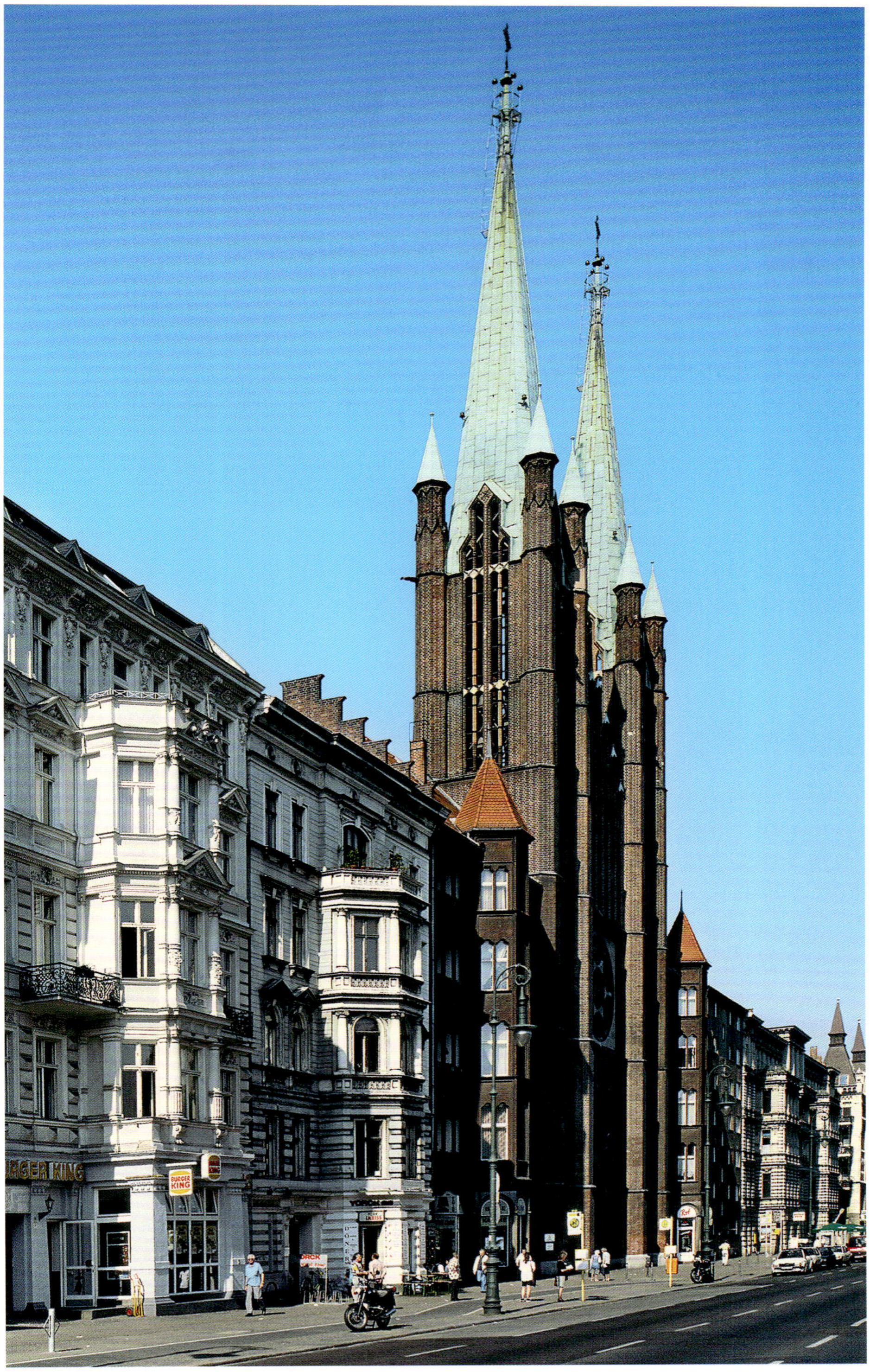

konfessionell gemischt, und die Konfessionen achteten streng auf ihre Vorteile. In dieser Zeit kam es vermehrt zu Spenden wohlhabender Bürger, die zum Bau etwa einer Lutherkirche beitragen wollten, um die eigene Konfession auf diese Weise am Ort zu stärken, insbesondere das Selbstbewusstsein der Glaubensbrüder. „Lutherpatrozinien" sind erst seit diesem Lutherjubiläumsjahr 1883 feststellbar. Luther stieg zum weiteren Apostel der Deutschen auf.

Mit dem Blühen des Lutherkultes wuchs auch die Zahl der Bonifatiuskirchen. Auffällig ist die rapide Zunahme des Patroziniums in Städten mit großem Wachstum, etwa im Ruhrgebiet, und das häufige nahe Beieinanderliegen von Luther- und Bonifatiuskirchen. Weiter ist zu differenzieren zwischen konfessionell aufgeheizten Gegenden wie etwa wieder dem Ruhrgebiet und liberalen Gegenden wie Baden, wo die entsprechenden Kirchen weder in räumlicher noch in zeitlicher Nähe zueinander gebaut wurden.

Berlin hatte lange nur eine kleine katholische Minderheit. Im 19. Jahrhundert konnten sich etliche Gemeinden bilden, die natürlich auch nach einem Kirchbau strebten. An der großen Tangentiale im Südwesten der Altstadt, die ihren Fluchtpunkt in der Kaiser-Wilhelm-Gedächtniskirche hat, entstanden in rascher Folge und Nähe die Luther- und die Bonifatiuskirche. Die Lutherkirche – Architekt Johannes Otzen – war vom Kaiser gefördert worden, Benennung und Gründung gehen aber auf die Berliner Bürgerschaft und ihre Aktionen 1883 zurück. Demonstrativ wurde die Kirche auf einem Platz freigestellt, der Turm in die Fluchtachse der Hauptstraße gestellt, so dass die Kirche von weither sichtbar ist.

Die neugotische Bonifatiuskirche dagegen steht zwar in derselben Straßenflucht, muss sich dieser aber ganz unterordnen. Dem Architekten Hasak gelang trotzdem ein moderner Bau: Die Kirche wurde innerhalb eines großen Baugrundstücks so angeordnet, dass um sie herum eine große Anzahl Wohnungen und Gemeinderäume geschaffen werden konnten. In der Diasporasituation waren solche Sozialbauten von Anfang an wichtig.

In einem Duisburger Vorort, Hochfeld genannt, wurde 1905/06 eine weitere Bonifatiuskirche gebaut. Die Kirche nimmt schwere romanische Formen auf, die gleichzeitig aber auch einen relativ freien Umgang mit historischen Stilformen zeigt, ein typisches Produkt des Jugendstileinflusses. Auf der Fassade erhebt sich ein steinernes Kreuz mit Ringstein, in seiner Form ein typisches iroschottisches Grundmotiv. Die Kirche erinnert damit an die Herkunft des Namensträgers, was einer Identifizierung von Stil und Inhalt entspricht.

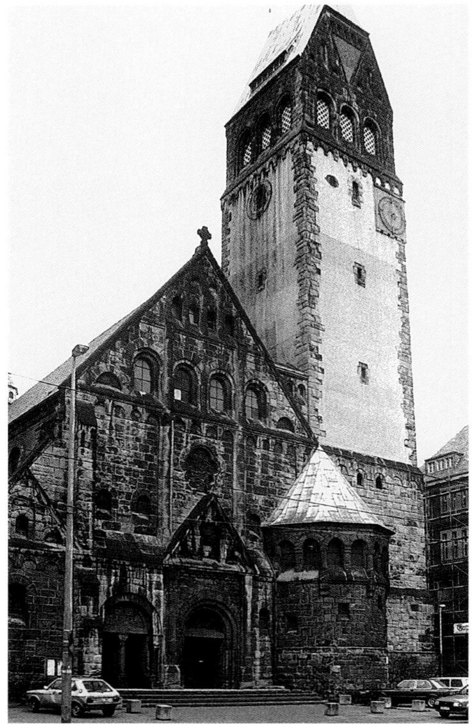

oben und unten: Duisburg-Hochfeld, St. Bonifatius, 1905/06, Fassade und Fassadenkreuz.

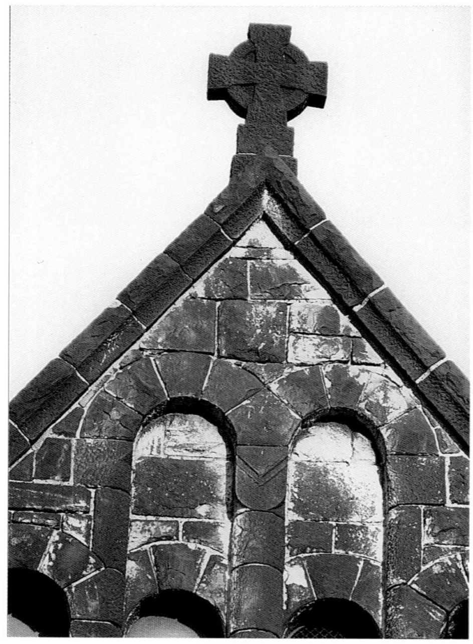

Resümee

Die Untersuchung legte eine ganze Reihe unterschiedlicher Motivationen zur Errichtung von Bonifatiuskirchen offen. Neben der Neu-Herrichtung alter Bonifatiusstätten wurde der Missionar im 19. Jahrhundert vor allem als „Apostel" gefeiert. Bayern war in diesen Bestrebungen führend, die Bonifatiuskirche in München stellt in jeder Beziehung den Höhepunkt dieser Bemühungen dar. In einer ähnlichen Haltung, mit der in Preußen das Erlöserpatrozinium bestimmend für den Kirchenbau und seinen Rückgriff auf (vermeintlich) apostolische Bauten wurde (Berliner Dom, Friedenskirche in Potsdam), wurde für die Münchener Kirche der aktuelle Basilika-Stil gewählt, mit dem apostolische Assoziationen verstärkt werden konnten. Am Ende des 19. Jahrhunderts hatte sich die Situation gewandelt. Die Stile „Neoromanisch" und „Neogotisch" beherrschten die Baukunst, und in einem nationalen Kontext wurden Bonifatiuskirchen nun verstärkt für die konfessionell geprägte Architektur eingesetzt. Am Ende standen sich zwei „Apostel der Deutschen" in den meisten Städten gegenüber: Bonifatius und Luther.

Exkurs: Bonifatiuskirchen im Fuldaer Land

von Michael Imhof

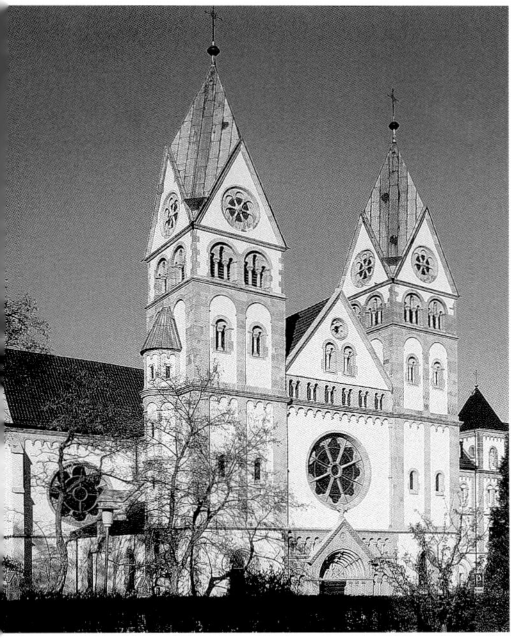

Hünfeld, St. Bonifatius, 1897–1900, von Arnold Güldenpfennig, Fassade.

Bonifatius weihte die Fuldaer Abteikirche dem Salvator und dem Apostel Petrus. Aber bereits in der 2. Hälfte des 8. Jahrhunderts findet sich neben dem offiziellen Weihetitel auch die volkstümliche Bezeichnung „Klosterkirche des hl. Bonifatius". Im 1. Viertel des 9. Jahrhunderts setzte sich schließlich Bonifatius als spezieller Klosterpatron durch. Er wird zum kennzeichnenden Schutzheiligen fuldischer Eigenkirchen. Daher entstanden Bonifatiuskirchen nicht zuletzt in den fuldischen Besitzungen in Friesland, Thüringen und Franken. Es lässt sich allerdings feststellen, dass mit dem Abnehmen des Einflusses des Klosters Fulda eine Absage an das Bonifatiuspatrozinium einherging, so dass der Titel im Laufe der Zeit verschwand. Auffällig ist die Ablehnung des Bonifatiuspatroziniums insbesondere in der Diözese Würzburg, vermutlich aufgrund der stetigen Streitigkeiten zwischen dem Kloster Fulda und der Diözese Würzburg.
Die Betonung des Fuldaer Landespatrons Bonifatius äußert sich im Fuldaer Land während der Barockzeit nicht durch neue Kirchenpatrozinien, da man die alten beibehielt, sondern durch die Darstellung des Heiligen an den Kirchenfassaden und Altären. Dies gilt etwa für die barocke Pfarrkirche in Batten. Das Gebiet von Batten war erst 1727 endgültig vom Hochstift Würzburg an das Hochstift Fulda übergegangen. Die neue Pfarrkirche von 1737–41 erhielt deshalb eine reiche Ausstattung und als sichtbares Zeichen der Zugehörigkeit zu Fulda vielfache Darstellungen des Bonifatius. Gleiches lässt sich auch für die Kloster- und Pfarrkirche in Salmünster festellen. Die Betonung des Landespatrons und die reiche Ausstattung der Kirche erklären sich hier aus der territorialen Lage des Ortes als fuldische Exklave in fremdem Gebiet.
Bonifatiuspatrozinien vor dem 19. Jahrhundert sind sehr selten. Unter dem Mainzer Erzbischof Johann Philipp von Schönborn (1647–73) erhielt immerhin das Priesterseminar eine Bonifatiuskapelle und das wieder katholisch gewordene Ober-Abtsteinbach im Odenwald eine Bonifatiuskirche.
Wie der vorangegangene Beitrag ausführlich schildert, entstanden erst im 19. Jahrhundert eine große Zahl von Bonifatiuskirchen. Im Fuldaer Land ist St. Bonifatius in Fulda-Horas die erste große Bonifatiuskirche, nachdem in der Barockzeit lediglich die Friedhofskirche in Petersberg und die Schlosskirche in Schloss Fasanerie bei Fulda das Bonifatiuspatrozinium getragen hatten. Die neugotische Pfarrkirche in Fulda-Horas wurde 1881 bis 1885 nach Plänen des Diözesanbaumeisters Arnold Güldenpfennig erbaut. Die Kirche sollte als ein „Denkmal" nahe der Lieblingsgründung des „Apostels der Deutschen" einen baulichen Akzent setzten und deshalb von seiner Größe und Ausstattung über den Rahmen einer einfachen Dorfkirche hinausgehen. Deshalb war am 12. September 1878 in allen größeren katholischen Zeitungen ein Spendenaufruf zum Bau der Kirche gestartet worden. Die Kirche ist heute die bedeutendste neugotische Kirche im Bistum Fulda. Sie zeigt sich in den für die Zeit typischen frühgotischen Bauformen mit weithin sichtbarem Fassadenturm.
Ebenso trägt die Klosterkirche der Oblaten der Allerheiligsten Jungfrau Maria in Hünfeld bei Fulda den Namen des „Apostels der Deutschen". Die Ordensgemeinschaft wollte – verdeutlichtlich durch das Patrozinium – die Nachfolge des 781 als Cella der Fuldaer Abtei gegründeten Nebenklosters, das mit der Säkularisation 1803 aufgelöst worden war, antreten. Die neue Glaubensgemeinschaft der von Eugen von Mazenod (1782–1861) gegründeten deutschen Oblaten ließ sich bewusst bei Fulda 1895 nieder. Es war ihre erste Kloster-

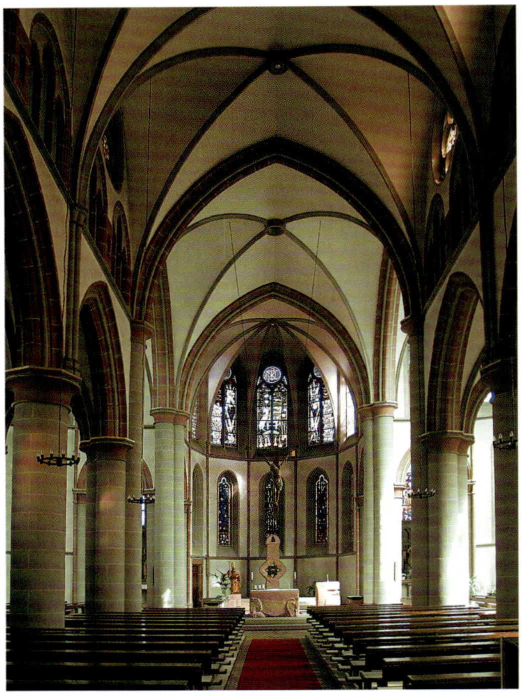

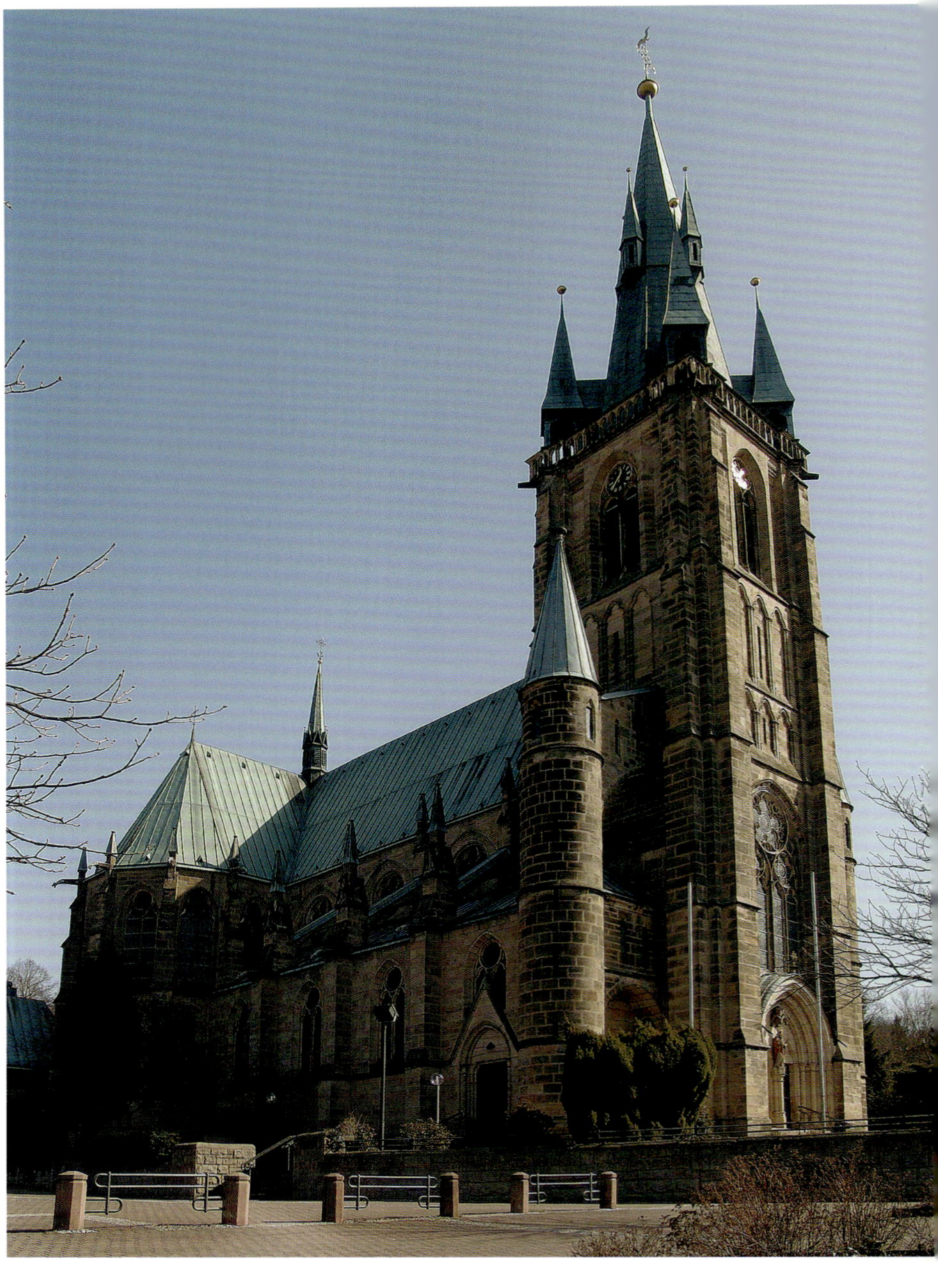

gründung in Deutschland. Der Orden sah seine Aufgabe in der Missionierung der Landbevölkerung. Damit knüpfte man an die Tätigkeit des Bonifatius an, was auch in der Wahl des Patroziniums gezeigt werden sollte. Die Hünfelder Klosterkirche wurde wie die Kirche in Horas nach Plänen des Paderborener Architekten Arnold Güldenpfennig errichtet. Der Bau entstand zwischen 1897 und 1900 als kreuzförmige, dreischiffige Basilika in neuromanischen Formen. Zu diesem Zeitpunkt hatte sich der neoromanische Stil vor allem für Klosterkirchen und -gebäude durchgesetzt (vgl. z. B. die zeitgleiche Abteikirche St. Hildegard in Rüdesheim-Eibingen). Die in den 1960er Jahren purifizierte Kirche besitzt neue Glasfenster mit Szenen aus dem Leben des hl. Bonifatius.

St. Bonifatius in Fulda-Horas, 1881–85.

Literaturhinweise

Aleweld, Norbert: Arnold Güldenpfenning, in: Westfälische Lebensbilder, 15. Bd., hg. v. Robert Stupperich, Münster 1990, S. 221 ff.

Czysz, Walter: Kath. Stadtpfarrkirche St. Bonifatius Wiesbaden (Kleine Kunstführer, 1893); München 1992

Gauly, Heinz: Die Bonifatius-Kapelle auf der Salzburg, in: Heimat-Jahrbuch des Landkreises Rhön-Grabfeld 25, 2003, S. 208–218

Groblewski, Michael: Thron und Altar. Der Wiederaufbau der Basilika St. Paul vor den Mauern (1823–1854) (Forschungen zur europäischen Geistesgeschichte, 2); Freiburg 2001

Hasak, Max: Die St. Bonifaziuskirche in der Yorckstraße in Berlin und die Aufteilung ihres Baugeländes, in: Zentralblatt der Bauverwaltung 28, 1908, Sp. 426–428; 442–443

Jost, Michael: Die Patrozinien der Kirchen Roms während des ersten Jahrtausends. Entstehung, Bedingungen und Zusammensetzung, in: Hagiographica 8., 2001, S. 1–34

Karnapp, Birgit Verena: Georg Friedrich Ziebland. Studien zu seinem Leben und Werk, in: Oberbayerisches Archiv 104,1979, 7–116

Krüger, Jürgen: Das Melanchthonhaus in Bretten im Vergleich der Reformationsgedächtnisstätten des 19. Jahrhunderts, in: Frank, Günter; Lalla, Sebastian (Hrsg.): Fragmenta Melanchthoniana. Gedenken und Rezeption – 100 Jahre Melanchthonhaus; Bd. 2; Ubstadt-Weher 2003, S. 79–96

Krüger, Jürgen: Grab und Verehrung Kyrills in S. Clemente in Rom, in: Evangelos Konstantinou (Hrsg.): Leben und Werk der byzantinischen Slavenapostel Methodios und Kyrillos; Symposion Mitwitz 1985; Münsterschwarzach 1991, S. 105–126

Krüger, Jürgen: Kirchenbau in der Diaspora, in: Krüger, Jürgen; Tichy, Christiane: Kirchenbau und Politik. Deutsche evangelische Kirchen auf der iberischen Halbinsel 1900–1945; Petersberg 2003, S. 161–302

Krüger, Jürgen: Rom und Jerusalem. Kirchenbauvorstellungen der Hohenzollern im 19. Jahrhundert (Acta humaniora); Berlin 1995

Leonhart, Ludwig: Die Bonifatius-Renaissance des 19. Jahrhunderts, in: Sankt Bonifatius. Gedenkgabe zum 1200. Todestag; Fulda 1954, S. 533–585

Sepp, Johann Nepomuk: Ludwig Augustus, König von Bayern und das Zeitalter der Wiedergeburt der Künste; 2., verm. Aufl. Regensburg 1903

Verheijen, Paul; Schneider, Hans-Günter: Dokkum. Kath. Pfarr- und Wallfahrtskirche des hl. Martin und der hll. Bonifatius und Gefährten (Kleine Kunstführer, 2356); Regensburg 1998

Wörner, Hans Jakob: Zieblands Basilika in München und Hardeggers Liebfrauenkirche in Zürich, in: Das Münster 27, 1974, S. 50–67

Zimmermann, Gerd: Patrozinienwahl und Frömmigkeitswandel im Mitelalter, in: Würzburger Diözesangeschichtsblätter 20, 1958, S. 24–126; 21, 1959, S. 5–124

Paul Lang

Das 1150-jährige Bonifatiusjubiläum in Fulda 1905

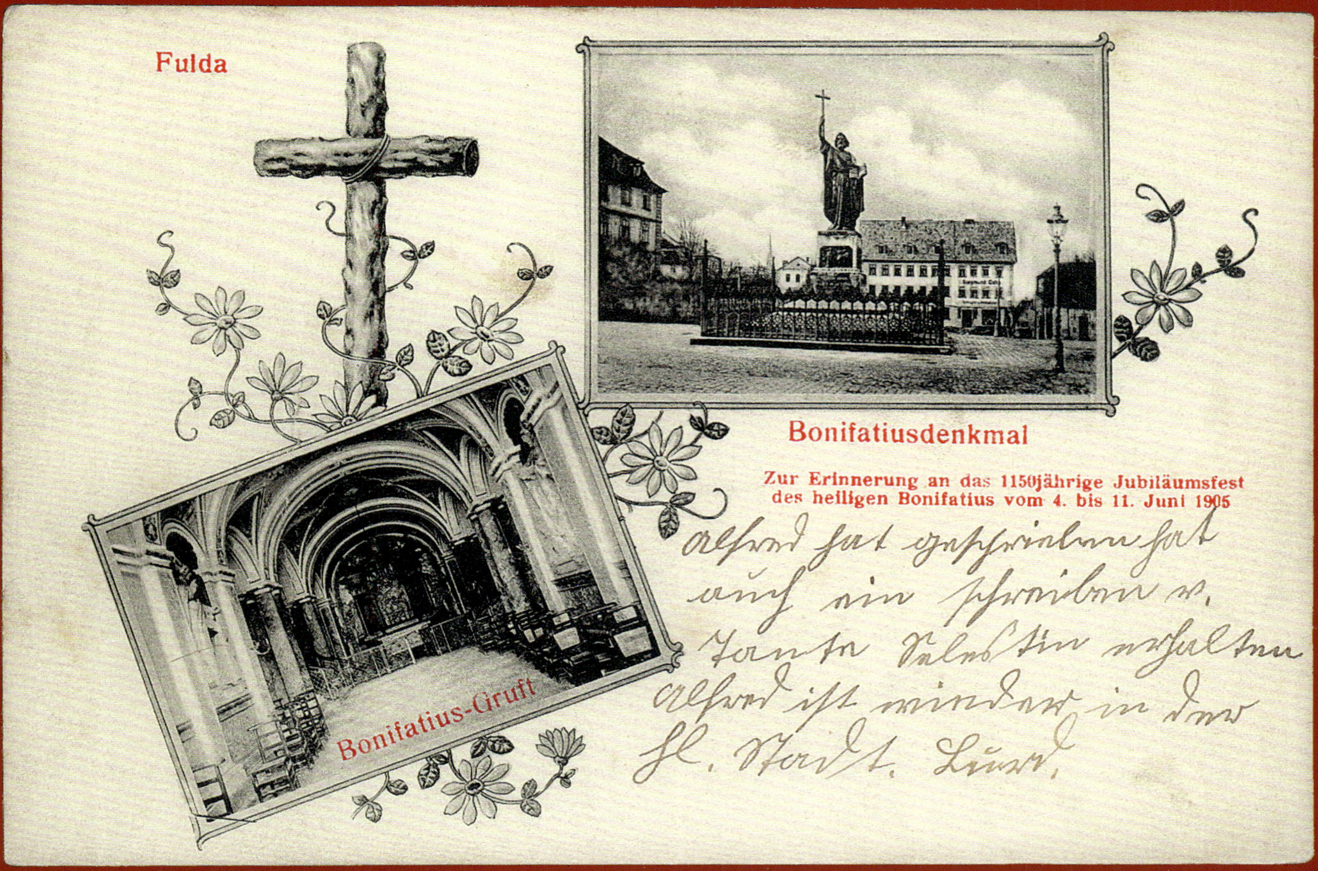

Am 17. Oktober 1904 – man rechnete damals als Todesjahr des hl. Bonifatius noch das Jahr 755 – lud der Fuldaer Diözesanbischof Adalbert Endert Vertreter des Bistums und der Stadt Fulda zu einer Besprechung: Das 1150-jährige Bonifatiusjubiläum, das im folgenden Jahr anstand, sollte vorbereitet werden. Einmütig wurde ein Festkomitee gebildet, dem als Ehrenpräsidenten Bischof Adalbert und Domdechant Heinrich Fidelis Müller vorangestellt wurden. Bis zum 3. November traf man vielfältige Vorbereitungen. Müller wurde insbesondere die Hauptverantwortung für die gesanglichen Teile des Festes zugewiesen. Ihm zur Seite standen Hofbuchhändler Richard Maier, Lehrer Maenz, Domorganist Rübsam, Stadtkantor Scherer, Professor Schreiber und Seminarmusiklehrer Wagner.

Neben dem Gesangskomitee berichten die umfangreichen „Erinnerungsblätter“, eine 1906 als Nachlese des Jahrhundertjubiläums erschienene Schrift, von zahlreichen weiteren Arbeitsgruppen: Neben einem Rednerkomitee finden sich Komitees für die Einquartierung der Gäste, die Dekoration, die öffentliche Ordnung, die Finanzen, den Verkehr, die Auswahl der Prediger, die liturgische Gestaltung und schließlich das „Komitee zur Ausschmückung des Domes“.

Nach einer vom Bischof zelebrierten Messfeier für das Hauptkomitee begannen die einzelnen Unterabteilungen ihre Arbeit am 3. November 1904. Arbeitsam widmeten sich die zahlreichen Helfer und Mitarbeiter in den nächsten Monaten den erforderlichen Absprachen, Planungen und Proben. In musikalischer Hinsicht etwa beteiligte sich ein neben den beiden bestehenden Kirchenchören der Stadt- und der Dompfarrei, dem Chor des Lehrerseminars sowie dem katholischen Männerchor Winfridia und dem Chor der Alumnen des Priesterseminars nur zum Fest gebildeter Männerchor unter Seminarlehrer Wagner an den Gesangsdarbietungen. Ihm allein schlossen sich etwa 200 Sänger an. Für diesen Massenchor komponierte H. F. Müller zu Texten des in Müs als Pfarrkurat tätigen Priesters Ludwig Nüdling zwei Festlieder. Er überschrieb sie: „Dem hochwürdigsten Episkopate bei der Feier des Bonifatius-Jubiläums zu Fulda am 4. Juni 1905 in tiefster Ehrfurcht gewidmet.“ Die Arbeit der übrigen Komitees war nicht minder aufwändig und effektiv.

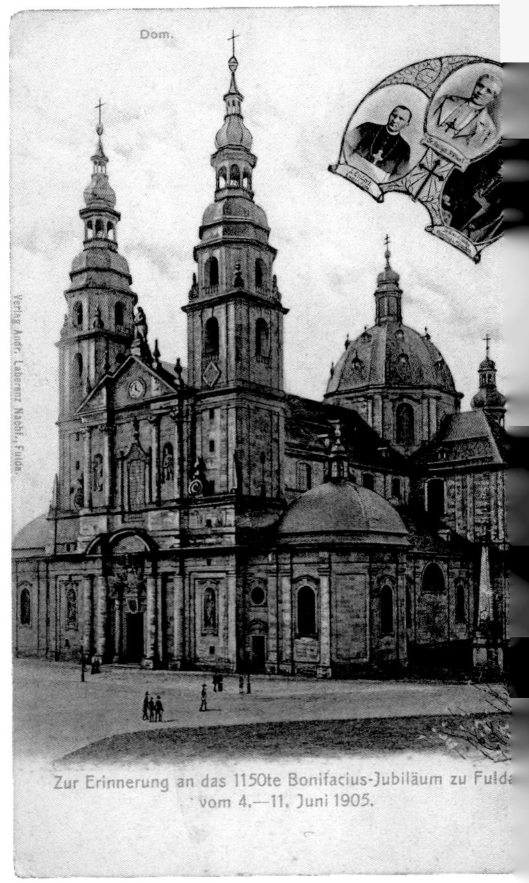
Dom.
Verlag Andr. Laberenz Nachf., Fulda.
Zur Erinnerung an das 1150te Bonifacius-Jubiläum zu Fulda
vom 4.—11. Juni 1905.

Festpostkarte zum Bonifatiusjubiläum 1905.

Am Sonntag, dem 4. Juni 1905, begannen die mit großer Umsicht und Mühe vorbereiteten Feierlichkeiten. Eine volle Woche lang, bis zum 11. Juni, stand Fulda ganz im Zeichen des heiligen Bonifatius: „Alle Stände waren beim Jubelfest vertreten. Fürsten, Barone, Weltgeistliche, Ordensleute, Arbeiter, Bürger und Landvolk waren dem Rufe nach der Bonifatiusstadt gefolgt. Ein buntes Gewimmel von Festgästen flutete durch die bis in die entlegensten Gassen und Gässchen reich gezierte Bischofsstadt, die für einige Tage das Aussehen einer Großstadt trug. Ein für Fulda ganz ungewohntes Bild zeigte besonders der Bahnhofsplatz: Galawagen fuhren vor, um die Kardinäle, Bischöfe und geistlichen Würdenträger nach ihren Wohnungen zu bringen ...“ (Erinnerungsblätter, S. 30).

Viele Gäste reisten bereits am Vortag, dem 3. Juni, an, blieben teils während der gesamten Oktav, teils für mehrere Tage, andere kamen als Tagesgäste. Rund 105.000 Besucher beförderte in diesen Tagen allein die Eisenbahn nach und von Fulda, wie die einzelnen Aufstellungen ausweisen. Insgesamt wurden neben fahrplanmäßigen Verbindungen 89 Sonderzüge eingesetzt.

Weit gestreut waren Einladungen und Ankündigungen der Feiern verfasst und versandt worden, und kaum eine Persönlichkeit von Bedeutung scheint diesen Einladungen nicht nachgekommen sein, die in der Tat nur aus heutiger Sicht kurzfristig erscheinen mögen.

S. 263: Festpostkarte zum Bonifatius-jubiläum 1905.

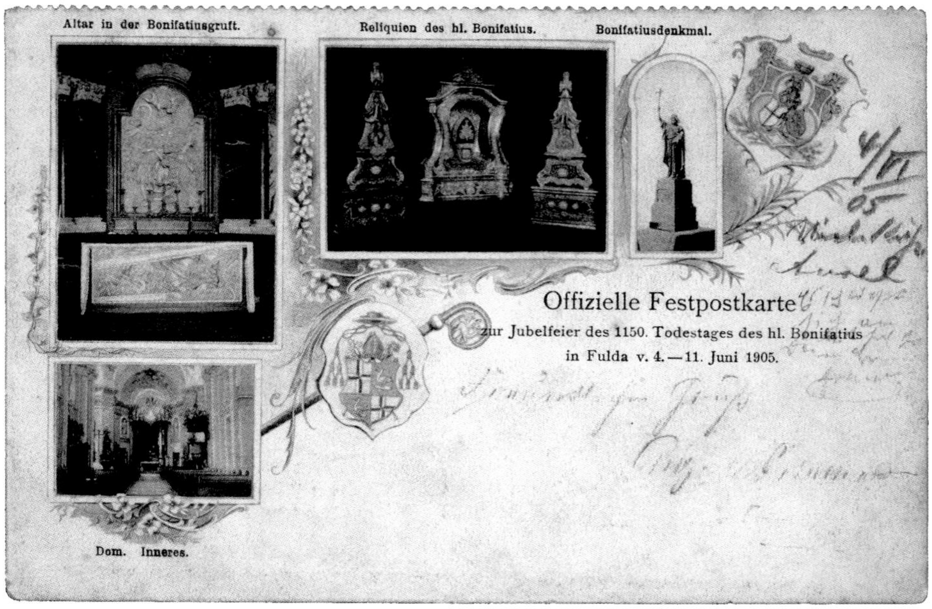

Altar in der Bonifatiusgruft.
Reliquien des hl. Bonifatius.
Bonifatiusdenkmal.
Offizielle Festpostkarte
zur Jubelfeier des 1150. Todestages des hl. Bonifatius
in Fulda v. 4.—11. Juni 1905.
Dom. Inneres.

Festpostkarte zum Bonifatiusjubiläum 1905.

Der Trierer Bischof Dr. Felix Korum, der während des Festes als Gast bei Domdechant Müller untergebracht war, war Prediger im Eröffnungsgottesdienst. Insgesamt zählte die Besucherliste zu Festbeginn 33 Kirchenfürsten – darunter Äbte, apostolische Vikare, Weihbischöfe, Bischöfe, Erzbischöfe und 3 Kardinäle: Kardinal Georg Kopp, Fürsterzbischof von Breslau, Kardinal Fischer aus Köln und Kardinal Katschthaler, der Fürsterzbischof von Salzburg. Glockengeläut aller Fuldaer Kirchen eröffnete die Feier am Vorabend. Müllers „Begrüßungschor" – vermutlich für diesen Abend komponiert – fasste die Empfindungen zusammen:

„Seid uns willkommen, hehre Völkerhirten,
seid uns gegrüßt in Ehrfurcht tausendmal,
die Ihr zu des Apostels heilgem Grabe
hierhergepilgert in das Fuldatal.
Seid uns gegrüßt viel tausendmal,
seid uns gegrüßt viel tausendmal.

Ihr seid die Leuchten auf den Bergen Gottes,
die sichren Sterne in der Zeiten Nacht,
Ihr seid die Hüter jener ewgen Wahrheit,
die uns Sankt Bonifatius gebracht.
Seid uns gegrüßt viel tausendmal,
seid uns gegrüßt viel tausendmal.

Der Hirtenstab, der seiner Hand entsunken,
als für die Herde er vergaß sein Blut,
wird nun von Euch dem Volk vorangetragen
und hält sein Erbe noch in treuer Hut.
Seid uns gegrüßt viel tausendmal,
seid uns gegrüßt viel tausendmal.

Sein Grab soll Euch zur Lebensquelle werden,
sein Geist zum Führer auf der Hirtenbahn,
wir folgen Euch auf Gottes lichten Wegen,
Sankt Bonifatius geht uns voran.
Seid uns gegrüßt viel tausendmal,
seid uns gegrüßt viel tausendmal."

Vom frühen Sonntagmorgen des warmen und sonnigen Junitags an zogen Prozessionen der Gläubigen zum Dom. Neben der großartigen Dekoration vor allem des Bereichs zwischen Dom, bischöflichem Palais und Bonifatiusplatz hatte das „Dekorations-Komitee" dafür Sorge getragen, auf dem Domplatz, unterhalb der Mauer zum Michaelsberg, eine Estrade mit einem provisorischen Sturmidenkmal zu errichten.

Zu Beginn des Festgottesdienstes gegen 10 Uhr reichte der Domdechant den Kardinälen, die vom gesamten Klerus am Domportal empfangen wurden, das Weihwasser. Glockengeläut, Orgelspiel, der Gesang des Chores des Priesterseminars und die festliche Liturgie – „ähnlich wie es bei dem päpstlichen Hochamte zu Rom zu geschehen pflegt" – bewirkten eine erhebende Feier von enormer Pracht.

Am Nachmittag führte eine Reliquienprozession vom Dom aus durch die Fuldaer Innenstadt; Trompetensignale und Salutschüsse begleiteten den päpstlichen Segen, den Kardinal Kopp, vor seinem Ruf nach Breslau Fuldaer Diözesanbischof, abschließend den Teilnehmern, deren Zahl auf 30.000 geschätzt wurde, spendete. Als Podium dazu diente – wie bei weiteren Veranstaltungen der Festwoche – die rund 200 Personen fassende Bühne des provisorischen Sturmidenkmals auf dem Domplatz.

Im Anschluss an die über zwei Stunden dauernde Prozession gestaltete der Fuldaer Gesellenverein, der zugleich sein 50-jähriges Bestehen feierte, in seinem neuen Vereinshaus eine Feier, an der auch der Kölner Kardinal Fischer teilnahm.

Am Abend schließlich war der Stadtsaal Schauplatz einer offiziellen Festversammlung. Neben den kirchlichen Honoratioren waren viele Abgeordnete und Politiker zugegen sowie zahlreiche Mitglieder des Hochadels. Ansprachen des Oberbürgermeisters, von Bischof Adalbert, zwei Landtagsabgeordneten und Kardinal Kopp wurden umrahmt von Musikbeiträgen der Fuldaer Artilleriekapelle, dem Kirchenchor der Stadtpfarrei, dem Chor des Priesterseminars und dem Männergesangverein „Winfridia". In festliche Illumination gehüllt durch zahlreiche Leuchtkörper waren danach im abendlichen Dunkel der Dom und seine Umgebung; eine dramatische Wendung indes nahm das kurze Zeit später beginnende Feuerwerk: an beiden Domtürmen entstanden durch den Funkenregen kleinere Brände. Rasch hatten die bereitstehende Feuerwehren zwar die Brände gelöscht, der anschließend aufgestellten Feuerwachen blieb jedoch ein Glutherd im nördlichen Turm verborgen. Gegen Mit-

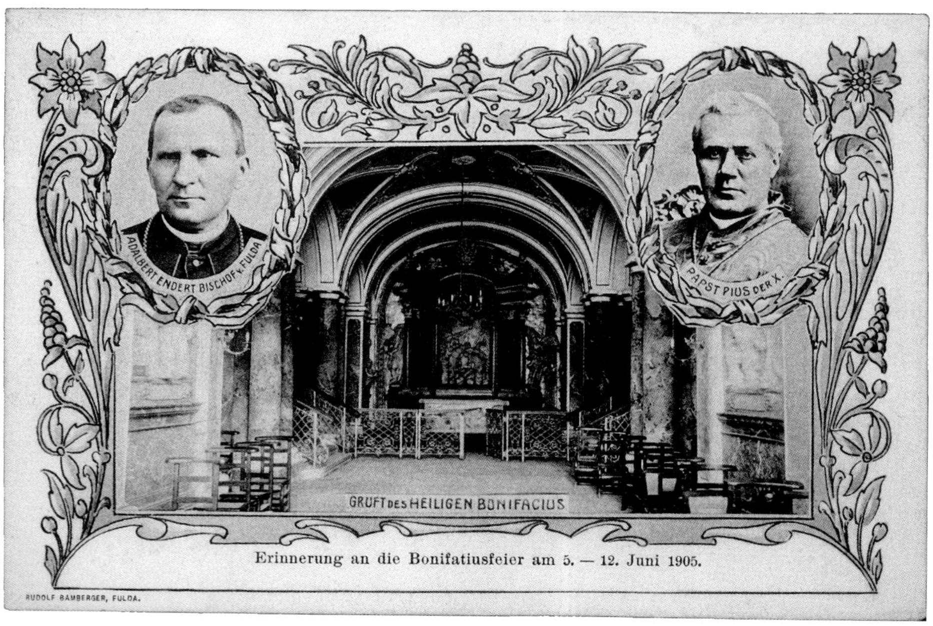

Festpostkarte zum Bonifatiusjubiläum 1905.

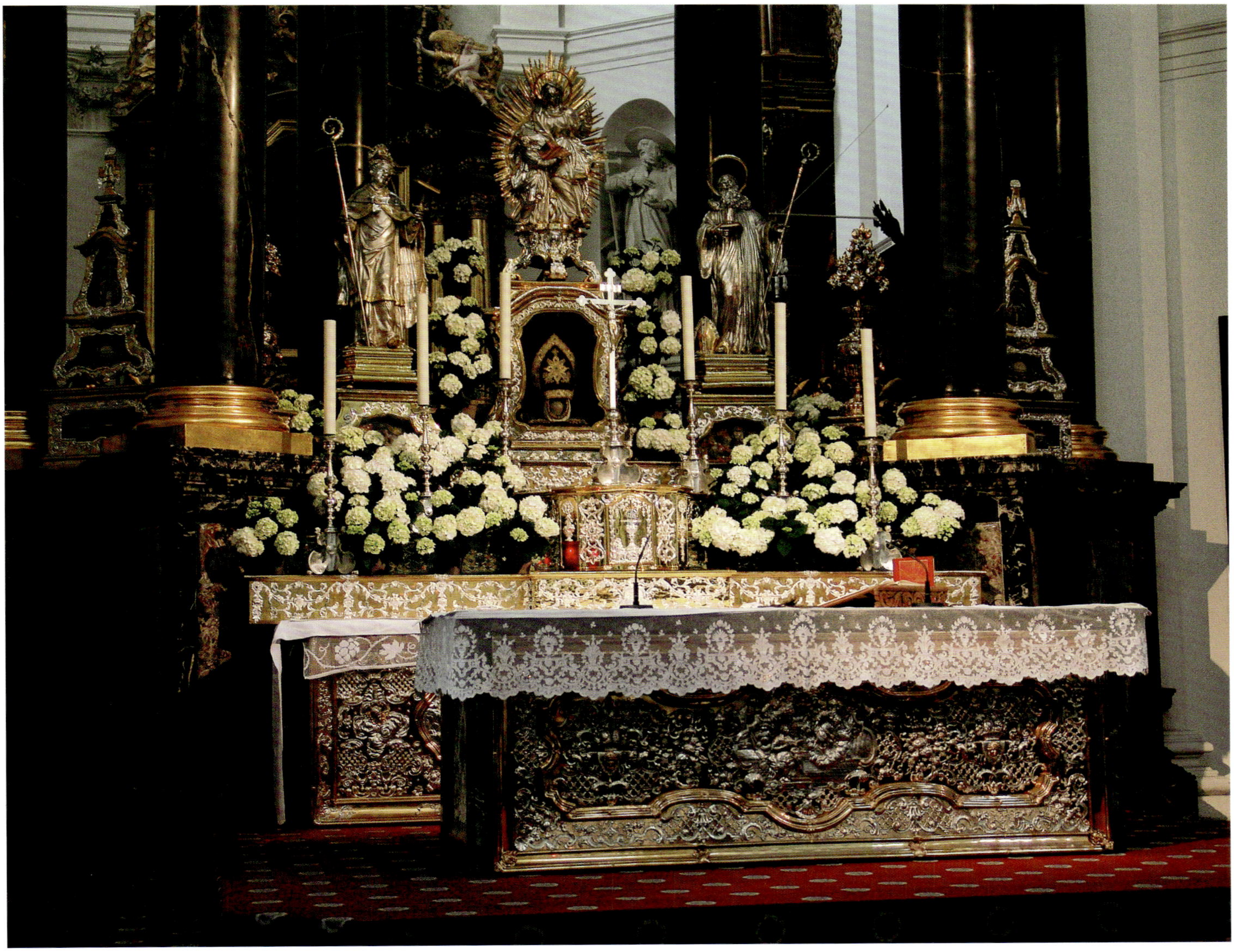

Silbener Altar und Silberfiguren, 18. und 19. Jahrhundert, Dommuseum Fulda, hier zum Hochfest am Hochaltar des Domes aufgestellt.
Silberantependium des Augsburger Goldschmieds Johann David Saler (1693–1724) mit getriebenen Reliefs aus dem Leben des hl. Benedikt, kleine Reliquienpodeste mit Vasenbekrönungen und Sturmireliquien von 1779, Schaugehäuse von 1854 für das Kopfreliquiar des hl. Bonifatius, bekrönt von einer großen Silberfigur der hl. Anna mit der kindlichen Maria des Augsburger Goldschmieds Johann Christian Reinhard.

ternacht setzte er den hölzernen Turmhelm in Brand. Die sofort einsetzenden Löscharbeiten konnten ein Übergreifen der Flammen auf das Gotteshaus verhindern, die Turmbekrönung jedoch war unrettbar verloren. Sie stürzte glücklicherweise nicht auf den Dom, sondern auf den Domplatz. Zwei Glocken, die altehrwürdige 4 Tonnen schwere Osanna, die tieftönende Grundlage des Domgeläutes, und die kleinere Bonifatiusglocke gingen in der Hitze des Brandes zugrunde.

Ein gewaltiger Schock für Gastgeber wie Gäste! Kardinal Kopp selbst, der unmittelbar nach Ausbruch des Brandes aus seinem Quartier im Priesterseminar zum Dom eilte, ordnete die Räumung des Dominventars an. Die kostbaren Reliquiare wurden in benachbarte Häuser in Sicherheit gebracht, das Allerheiligste in die Michaelskirche übertragen, bewegliches Inventar, Tücher, Teppiche, Altarbilder und Antependien wurden von Seminaristen und abgeordneten Soldaten aus dem Gefahrenbereich gebracht.

Trotz dieser Ereignisse und wenn auch von ihnen überschattet, gelang es den Verantwortlichen die Festfreude aufrecht zu erhalten und die Feierlichkeiten weitgehend im vorgesehenen Rahmen schon am nächsten Morgen – natürlich unter gewaltigen Anstrengungen – fortzusetzen. An jedem Werktag wurde dazu um 9 Uhr ein Pontifikalamt zelebriert, um 16 Uhr als Abschluss eine Pontifikalvesper. Täglich kamen Pilgergruppen aus den Regionen des

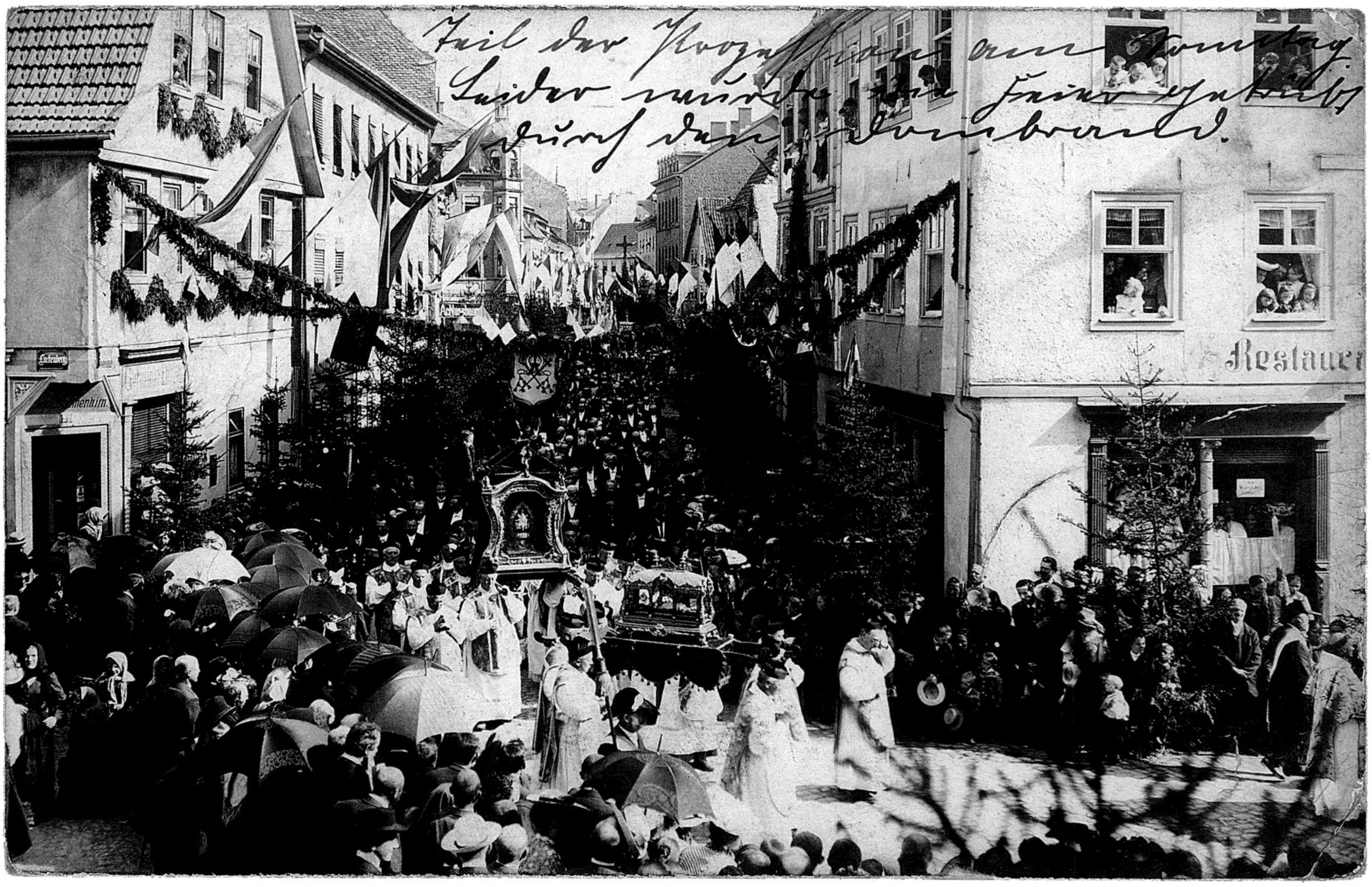

Prozession in Fulda zum Bonifatiusfest 1905.

Bistums mit Sonderzügen, um Krypta und Grabeskirche zu besuchen und dem Heiligen ihre Aufwartung zu machen. Am Montag – er war der Todestag Bonifatius' – pilgerten die dem Heiligen in besonderer Weise verbundenen Dekanate Amöneburg und Fritzlar nach Fulda. Festzelebrant war Kardinal Klatschthaler, abendlicher Prediger der Rottenburger Bischof. Der Chor des Priesterseminars unterstrich die Feier in musikalischer Hinsicht. Ein für diesen Abend geplanter Fackelzug wurde verständlicherweise abgesagt.

Die musikalische Gestaltung der Messfeier am Dienstag oblag dem stadtpfarrlichen Kirchenchor, der außerdem am Nachmittag im Stadtsaal ein von August Wiltberger (1850–1920) komponiertes Oratorium „Bonifatius" mit lebenden Bildern aufführte. Kardinal Fischer zelebrierte die Festmesse, zu der die Prozessionen der Dekanate Bad Orb und Salmünster begrüßt wurden. Am Abend folgte im Dom eine thematische Predigt mit einem Andachtsteil; am erleuchteten Bonifatiusdenkmal in der Stadt schloss sich eine Serenade an. Die Artilleriekapelle spielte auf und der dompfarrliche Chor unter Lehrer Maenz sang – mit Bläserbegleitung – ein von Heinrich Fidelis komponiertes Bonifatiuslied.

„Der du das blinde Heidentum
in Deutschland hast vernichtet
und Jesu, deinem Herrn, zum Ruhm
Altäre hast errichtet.

Manch hohen Tempel eingeweiht
hast du im deutschen Lande,
und mit dem Haupt der Christenheit
geknüpft der Einheit Bande.

Das Leben gabst du freudig hin
für deine Marterkrone;
denn Sterben war dir nur Gewinn,
rief dich zum ewgen Lohne.

Für Deutschland reiche Gnad' erfleh',
auf dass es fest im Glauben steh',
o heilger Bonifatius!"

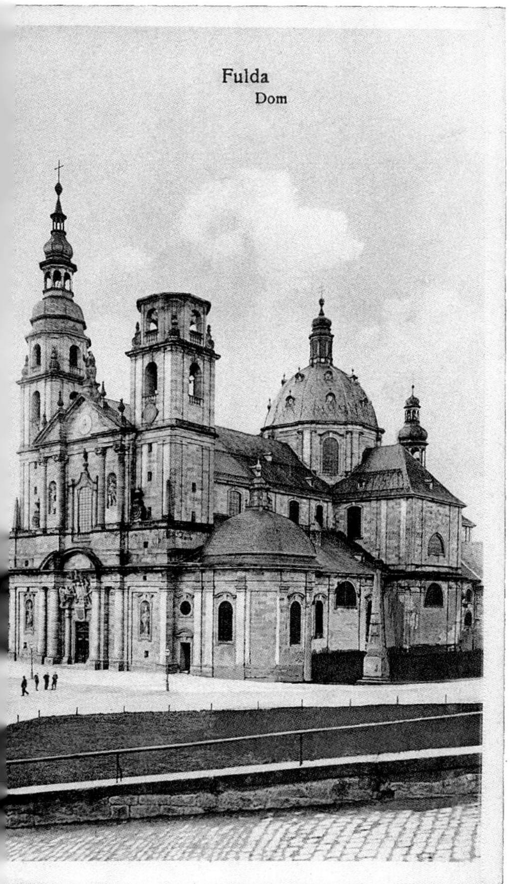
Fulda
Dom

Dom in Fulda nach dem Brand vom 5. Juni 1905, Postkarte.

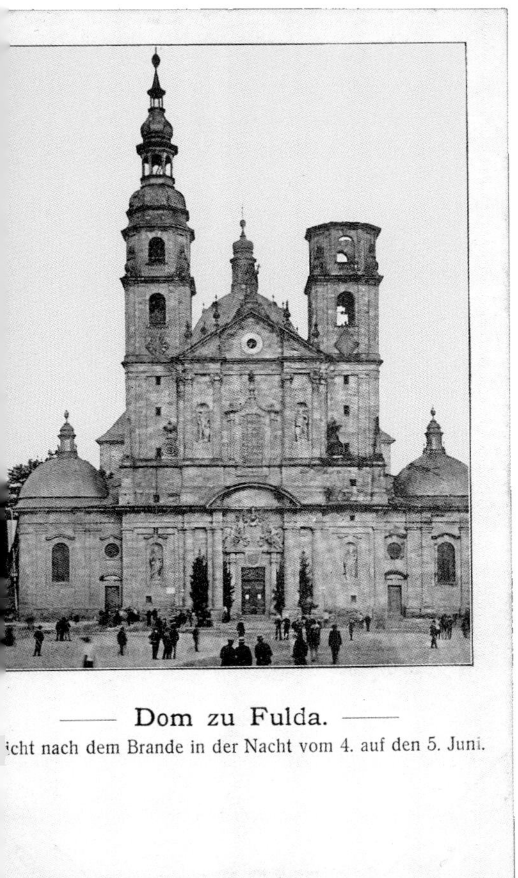
Dom zu Fulda.
icht nach dem Brande in der Nacht vom 4. auf den 5. Juni.

Am Mittwoch, dem Prozessionstag der Dekanate Hünfeld und Eiterfeld, verließen die meisten Bischöfe Fulda, nachdem sie bis dahin zugleich ihre jährliche Konferenz abgehalten hatten. Anstelle der geplanten Pontifikalvesper wurde am Nachmittag auf allgemeinen Wunsch ein weiteres Mal das Bonifatius-Oratorium aufgeführt. Den morgendlichen Gottesdienst am Mittwoch gestaltete musikalisch der Chor des Lehrerseminars, am Donnerstag sang der dompfarrliche Chor. Wie am Dienstag folgten am Abend eine thematische Predigt im Dom und eine Serenade am Bonifatiusdenkmal. Am Donnerstag pilgerten die Dekanate Neuhof und Geisa in die Bonifatiusstadt.

Am Freitag folgten Hilders und Weyhers; im Festgottesdienst sang wiederum der Chor des Priesterseminars. Am Nachmittag reiste der päpstliche Nuntius, Erzbischof Karl Caputo, in Fulda ein. Im festlichen Ornat, begleitet vom Klerus der Stadt und den Priesterseminaristen, erwarteten Bischof, Domdechant und Domkapitel den Gast am Bonifatiusdenkmal und geleiteten ihn mit Chorgesang und Blasmusik zum Dom. Am Abend folgte eine weitere Aufführung des Bonifatiusoratoriums und eine Predigt im Dom mit anschließender Andacht.

Am Samstag früh verwendete der dompfarrliche Kirchenchor für die Gottesdienstgestaltung H. F. Müllers „Bonifatius-Messe"; es war der Wallfahrtstag besonders der Dekanate Margretenhaun und Großenlüder. An die abendliche Predigt im Dom schloss sich abermals eine Serenade an, diesmal jedoch ganz zu Ehren des päpstlichen Nuntius im Innenhof des Priesterseminars, wo er Quartier bezogen hatte. Die Artilleriekapelle und der Chor des Priesterseminars waren die Akteure dieser Veranstaltung.

Der abschließende Festtag, der 11. Juni, zugleich Pfingststonntag, sah den Vertreter des Papstes als Zelebranten des Festgottesdienstes. Prozessionen aus der Stadt Fulda, aus Horas, Neuenberg und Dietershan trafen ein. Noch einmal war es der Chor des Priesterseminars, der die Feier musikalisch gestaltete. Nach einem Festmahl der kirchlichen und weltlichen Honoratioren im bischöflichen Palais und dem Singen der Vesper im Dom bildete eine große Serenade vor dem Priesterseminar den abschließenden Programmpunkt der Festwoche. Die eigentlich geplante großartige Illumination, die die am zurückliegenden Sonntag vorausgegangene noch hätte übertreffen sollen, unterblieb in Anbetracht der Brandereignisse. Den Höhepunkt der Darbietungen an diesem letzten Abend bot der von den vereinigten Sängern aller am Fest beteiligten Chöre dargebotene Jubelchor mit dem Text Nüdlings. Energisch beschworen Text und antiphonaler Refrain den Heiligen, sein Grab zu verlassen. Sie setzten gleichsam das alabasterne Altarbild der Krypta in Wort und Ton:

„Wach auf, wach auf aus deinem hehren Grab,
nimm wieder deinen heilgen Hirtenstab
und horch auf deines Volkes Jubelgruß!
O sieh' in Gnaden wieder auf die Stadt,
die dein Vermächtnis treu behütet hat,
und segne uns, Sankt Bonfatius!

Noch strahlt das Licht, das du voreinst gebracht,
allüberall in deutsche Heidennacht,
wohin nur eilte dein Apostelfuß!
Noch siegt die Wahrheit, die du uns gelehrt,
noch glänzt der Schild, mit dem du uns bewehrt,
noch sind wir dein, Sankt Bonifatius!

Mach all im Glauben eins, im Lieben groß,
es sei ein Hirt und eine Herde bloß;
bring für den Kampf uns deinen Friedenskuss!
Du gingst zum Himmel, der dich uns gesandt,
vom Himmel schirme dein Germanenland
und segne uns, Sankt Bonifatius!"

Die glänzende, liturgisch überlegte und durch die Beteiligung unterschiedlichster Gruppen viele ansprechende und vereinende Gestaltung der Festwoche wurden insgesamt als gelungen beurteilt.

Die Festfeier war kaum verstrichen, da begannen mit den Nachbereitungen die Überlegungen zur Wiederherstellung des Domturmes und zur Vervollständigung des beeinträchtigten Geläutes. Die Gesundheit des Domdechanten Müller hatte nicht zuletzt der Dombrand und die damit verbundenen Sorgen erheblich angeschlagen. Er starb noch im Sommer 1905 an den Folgen eines kurz nach dem Jubiläum erlittenen Schlaganfalls.

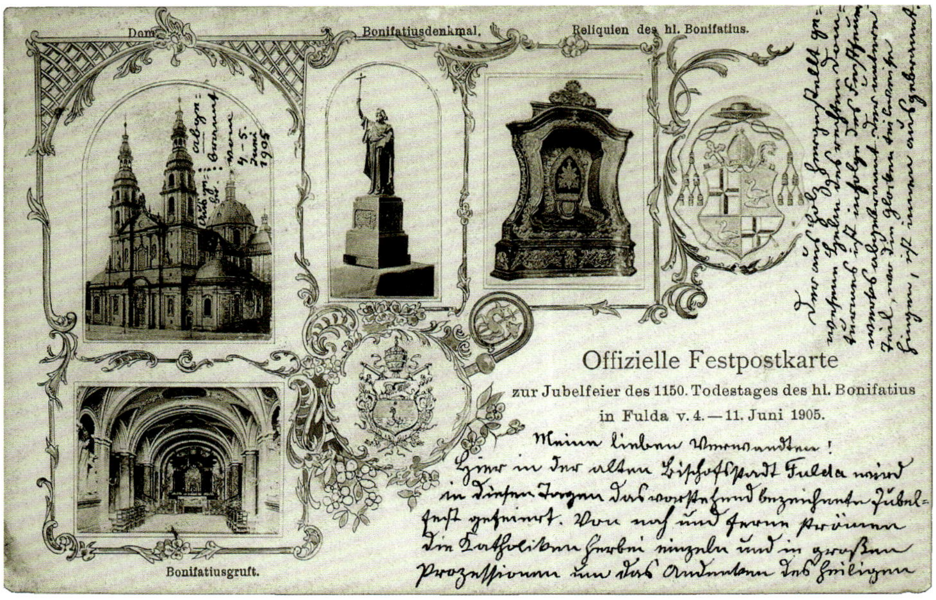

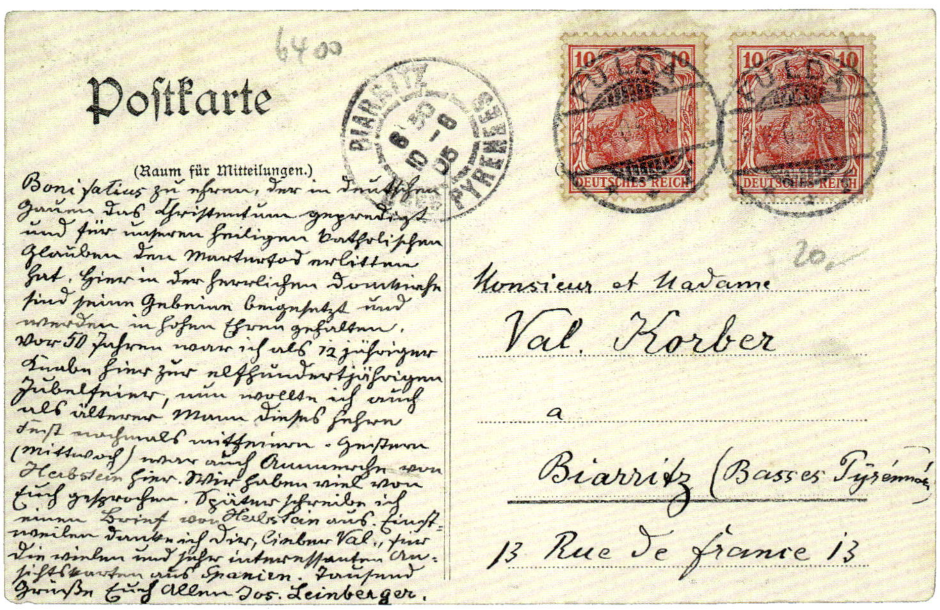

Postkarte aus Anlass des Bonifatiusfestes 1905, verschickt von Jos. Leinberger an Val. Korber (Valerian Körber, geb. 30.08.1848, ursprünglich aus Herbstein, verheiratet 1885 in Biarritz (Südwestfrankreich), Haushofmeister in einem Hotel in Biarritz, freundlicher Hinweis von Edith Parzeller).
„Meine lieben Verwandten!
Hier in der alten Bischofstadt Fulda wird in diesen Tagen das vorstehend bezeichnete Jubelfest gefeiert. Von nah und fern strömen die Katholiken herbei einzeln und in großen Prozessionen um das Andenken des heiligen Bonifatius zu ehren, der in deutschen Gauen das Christentum gepredigt und für unseren heiligen katholischen Glauben den Martertod erlitten hat. Hier in der herrlichen Domkirche sind seine Gebeine beigesetzt und werden in hohen Ehren gehalten.
Vor 50 Jahren war ich als 12jähriger Knabe hier zur elfhundertjährigen Jubelfeier, nun wollte ich auch als älterer Mann dieses hehre Fest nochmals mitfeiern. Gestern (Mittwoch) waren auch Ammerswehn von Herbstein hier. Wir haben viel von Euch gesprochen. Später schreibe ich einen Brief von Herbstein aus. Einstweilen danke ich Dir, lieber Val., für die vielen und sehr interessanten Ansichtskarten aus Spanien.
Tausend Grüße Euch allen
Jos. Leinberger

Der aus Holz hergestellt gewesene Helm des rechten Domturmes ist infolge des Festfeuerwerks abgebrannt. Der untere Teil, wo die Glocken teilweise hingen, ist innen ausgebrannt.“

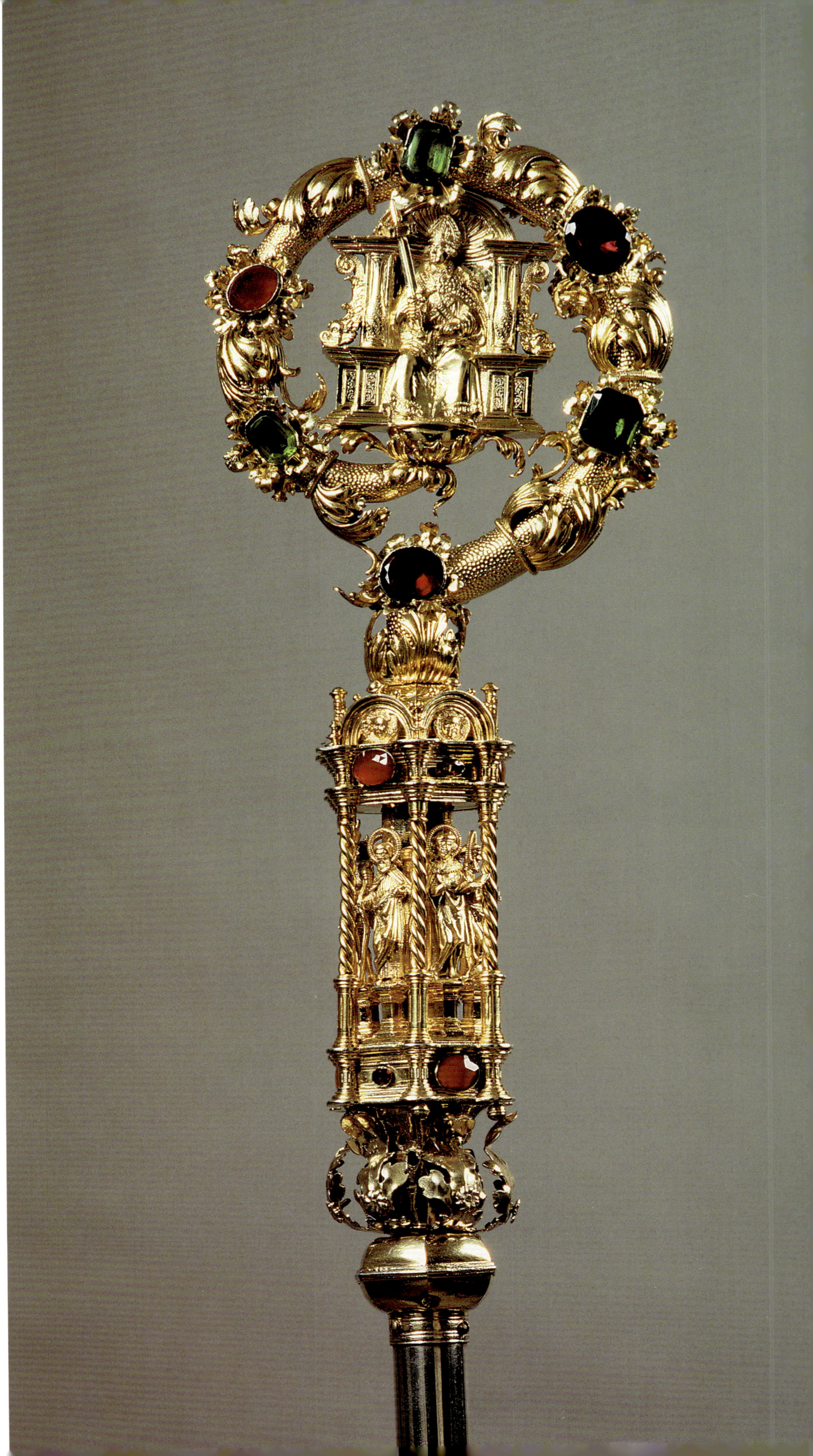

Abtsstab mit der Darstellung des hl. Bonifatius, kurz vor 1632, Dommuseum Fulda

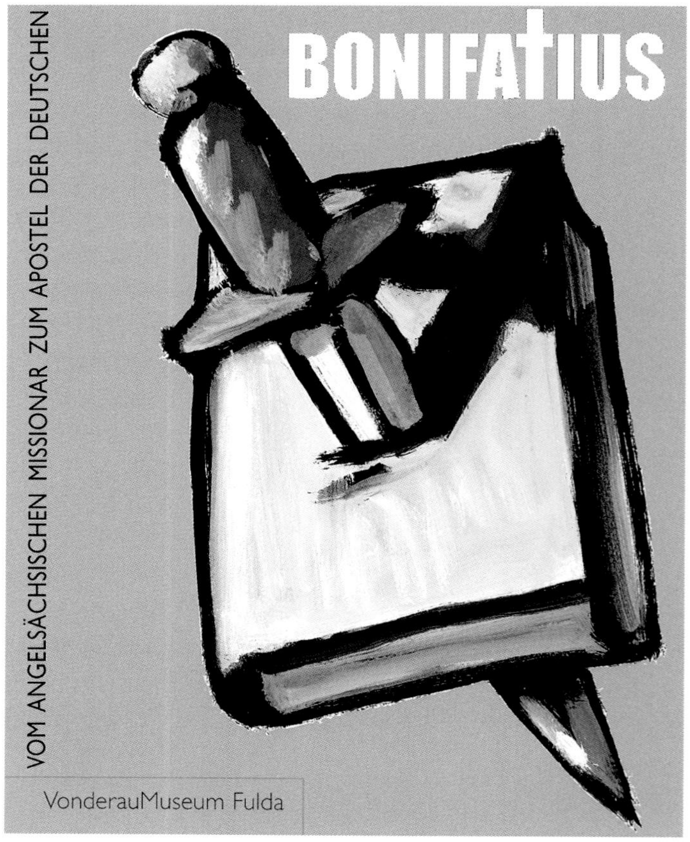

Katalog zur Ausstellung in Fulda 2004

21 x 26 cm, 96 S., 185 Farbabb., ISBN 3-937251-63-4
8,80 Euro